M. Földi · S. Kubik
LEHRBUCH DER LYMPHOLOGIE

# LEHRBUCH DER LYMPHOLOGIE
## für Mediziner und Physiotherapeuten

Herausgegeben von
Michael Földi und Stefan Kubik

Mit Beiträgen von
P. D. Asmussen, D. Berens von Rautenfeld, A. Brügger,
L. Clodius, Ch. Ertel, E. Földi, M. Földi, O. Gültig,
E. Kaiserling, A. Knauer, S. Kubik, M. Manestar, G. Molz,
H. Schoberth, A. Seffers, E. M. Streicher, R. Strößenreuther
und K. U. Tiedjen

3., neubearbeitete Auflage

265 Abbildungen und 35 Tabellen

Gustav Fischer Verlag
Stuttgart · Jena · New York · 1993

Anschriften der Herausgeber:

Prof. Prof. h.c. Dr. med. Michael Földi
Ärztlicher Direktor der Földi-Klinik, Fachklinik für Lymphologie
Freiburger Straße 38, D-79856 Hinterzarten
und der Földi-Schulen
apl-Professor an der Albert-Ludwigs-Universität, D-79098 Freiburg

Prof. Dr. med. Stefan Kubik
Physiologisches Institut der Universität Zürich-Irchel
Winterthurerstraße 190, CH-8057 Zürich

Geschützte Warennamen (Warenzeichen) wurden **nicht** besonders kenntlich gemacht. Aus dem Fehlen eines solchen Hinweises kann also nicht geschlossen werden, daß es sich um einen freien Warennamen handelt.

**Wichtiger Hinweis**
Die pharmakotherapeutischen Erkenntnisse in der Medizin unterliegen laufendem Wandel durch Forschung und klinische Erfahrungen. Herausgeber und Autoren dieses Werkes haben große Sorgfalt darauf verwandt, daß die in diesem Werk gemachten therapeutischen Angaben (insbesondere hinsichtlich Indikation, Dosierung und unerwünschter Wirkungen) dem derzeitigen Wissensstand entsprechen. Das entbindet den Benutzer dieses Werkes aber nicht von der Verpflichtung, anhand der Beipackzettel zu verschreibender Präparate zu überprüfen, ob die dort gemachten Angaben von denen in diesem Buch abweichen, und seine Verordnung in eigener Verantwortung zu bestimmen.

Die Umschlagabbildung zeigt die Kollateralwege beim Verschluß des Ductus thoracicus; Chylusreflex in die Organe und die untere Extremität (siehe Abb. 1/17, S. 24).

Die Deutsche Bibliothek – CIP-Einheitsaufnahme

**Lehrbuch der Lymphologie**: für Mediziner und
Physiotherapeuten / hrsg. von Michael Földi und Stefan Kubik.
Mit Beitr. von P. D. Asmussen ... – 3., neubearb. Aufl. –
Stuttgart; Jena; New York: G. Fischer, 1993

ISBN 3-437-00722-X
NE: Földi, Michael [Hrsg.]; Asmussen, Peter D.

© Gustav Fischer Verlag · Stuttgart · Jena · New York · 1993
Wollgrasweg 49 · D-70599 Stuttgart
Das Werk einschließlich aller seiner Teile ist urheberrechtlich geschützt. Jede Verwertung außerhalb der engen Grenzen des Urheberrechtsgesetzes ist ohne Zustimmung des Verlages unzulässig und strafbar. Das gilt insbesondere für Vervielfältigungen, Übersetzungen, Mikroverfilmungen und die Einspeicherung und Verarbeitung in elektronischen Systemen.

Gesetzt in der Sabon 9,5/10,5 p und der Helvetica auf Linotron 300 System 4,
gedruckt auf Condat Samtoffset®#, 100 g/m².
Satz und Druck: Gulde-Druck GmbH, Tübingen
Einband: Heinrich Koch, Tübingen
Umschlaggestaltung: H. Lämmle, Stuttgart

Printed in Germany

«… montibus altis levis crepante lympha desilit pede …»
*(Horaz)*

# Vorwort zur 3. Auflage

Wir freuen uns, bereits 26 Monate nach Erscheinen der 2. Auflage – und nachdem in der Zwischenzeit noch einmal 2000 Exemplare aufgrund der starken Nachfrage neuaufgelegt werden mußten – nun die erheblich überarbeitete 3. Auflage des Lehrbuches den interessierten Lesern präsentieren zu können.

Die folgenden Kapitel wurden ergänzt, bearbeitet und auf den neuesten Stand gebracht: Kapitel 1: Anatomie des Lymphgefäßsystems, Kapitel 3: Physiologie und Pathophysiologie des Lymphgefäßsystems, Kapitel 4: Das Lymphödem, Kapitel 5: Die chirurgische Therapie des Lymphödems, Kapitel 6: Das Lipödem, Kapitel 7: Zyklisch-idiopathische Ödemsyndrome, Kapitel 8: Die chronische Veneninsuffizienz, Kapitel 9: Hypoprotienämische Ödeme, Kapitel 10: Chylöser Reflux, Kapitel 12: Lymphostatische Enzephalopathie und Kapitel 19: Morphologische und funktionelle Aspekte des normalen und pathologisch veränderten lymphatischen Gewebes. Für das Kapitel 2: Grundlagen der vergleichenden Lymphologie wurde als neuer Autor Herr Professor Berens von Rautenfeld von der Medizinischen Hochschule Hannover gewonnen. Außerdem wurde der physiotherapeutische Teil unter der Federführung von Herrn cand. med. Strössenreuther komplett neu erstellt.

Wir freuen uns, Ihnen zusätzlich als besonderen Service zwei begleitende Videokassetten, die die Thematik der Behandlung des Arm- und des Beinlymphödems beinhalten, anbieten zu können. Bitte beachten Sie hierzu die entsprechende Anzeige am Schluß des Lehrbuches.

Michael Földi
Freiburg/Hinterzarten, April 1993

Stefan Kubik
Zürich, April 1993

# Vorwort zur 1. Auflage

Das Lymphsystem ist Teil des Gefäßsystems, d.h. Organ der Zirkulation, gleichzeitig aber auch Teil des Immunapparates. Dementsprechend kann die Lymphologie in Lymphangiologie und Lymphadenologie eingeteilt werden. Die Lymphangiologie gehört in das Gebiet der Angiologie, die Lymphadenologie in dasjenige der Immunologie. Beide Teilgebiete der Lymphologie haben intensive Wechselbeziehungen zur Onkologie. Die Immunologie und mit ihr die Lymphadenologie stehen heute im Brennpunkt des Interesses, die Lymphangiologie gehört jedoch weltweit nicht zu den Pflichtfächern der Medizin. Der Leidtragende ist der an einem Lyphödem erkrankte Patient, der nicht selten vom Arzt abgewiesen und vertröstet wird und dann bei Quacksalbern sein Heil sucht. Manchmal wird er Opfer einer nicht therapiebezogenen, aggressiven, sein Leiden verschlechternden Diagnostik, falscher konservativer Therapiemaßnahmen oder einer «Science fiction Operation» *(Clodius)*.

Dieses Lehrbuch wendet sich sowohl an den Arzt als auch an den Physiotherapeuten; die so erfolgreiche komplexe physikalische Entstauungstherapie des Lymphödems ist nur möglich, wenn beide Berufsstände über das erforderliche theoretische Rüstzeug verfügen und harmonisch Hand in Hand miteinander zusammenarbeiten.

Wir danken allen unseren Mitarbeitern für ihre Beiträge und dem Verlag für die außerordentlich angenehme Zusammenarbeit und die schöne Ausstattung des Buches.

Michael Földi  
Freiburg/Hinterzarten, Juli 1989

Stefan Kubik  
Zürich, Juli 1989

# Autorenverzeichnis

P. D. Asmussen
c/o Firma Beiersdorf AG
Unnastr. 48
D-20253 Hamburg

Prof. Dr. D. Berens von Rautenfeld
Med. Hochschule Hannover
Abt. Funktionelle und
Angewandte Anatomie
Konstanty-Gutschow-Str. 8
D-30625 Hannover

Dr. med. A. Brügger
Rotfluhstr. 9
CH-8702 Zollikon

PD Dr. med. L. Clodius
Seefeldstr. 4
CH-8008 Zürich

Frau Ch. Ertel
Fachlehrerin für ML/KPE
Klenzestr. 12
D-80469 München

Dr. E. Földi
Chefärztin der Földi-Klinik
Fachklinik für Lymphologie
Freiburger Str. 38
D-79856 Hinterzarten

Prof. Prof. h.c. Dr. med. M. Földi
Ärztlicher Direktor der Földi-Klinik
Fachklinik für Lymphologie
Freiburger Str. 38
D-79856 Hinterzarten
und der Földi-Schulen
apl-Professor an der
Albert-Ludwigs-Universität
D-79098 Freiburg

O. Gültig
Fachlehrer für ML/KPE, Földi-Schule
Im Ziegelhaus 5
D-63571 Gelnhausen

Prof. Dr. E. Kaiserling
Direktor der Abteilung
Spezielle Histo- und Zytopathologie
Institut für Pathologie der
Eberhard-Karls-Universität Tübingen
Liebermeisterstr. 8
D-72076 Tübingen

A. Knauer
Fachlehrer für ML/KPE
Gottfried-Keller-Str. 2
D-85521 Ottobrunn

Prof. Dr. med. S. Kubik
Physiologisches Institut der
Universität Zürich-Irchel
Winterthurerstr. 190
CH-8057 Zürich

Dr. med. M. Manestar
Oberassistentin der klinisch-anatomischen
Abteilung des anatomischen Instituts der
Universität Zürich-Irchel
Winterthurer Str. 190
CH-8057 Zürich

Prof. Dr. med. G. Molz
Leiterin der Abteilung für pränatale
Pathologie, Anatomisches Institut
Universität Zürich-Irchel
Winterthurer Str. 190
CH-8057 Zürich

Prof. Dr. med. H. Schoberth
Ostseeklinik Damp
D-24351 Damp

A. Seffers
Fachlehrerin für ML/KPE
Földi-Schule
Abrichstr. 4
D-79108 Freiburg

Frau E. M. Streicher
Fachlehrerin für ML/KPE
Ammerseestr. 11
D-82239 Alling

Cand. med. R. Strößenreuther
Fachlehrer für ML/KPE
Hans-Sachs-Str. 11
D-80469 München

PD Dr. med. K. U. Tiedjen
Leitender Arzt der Radiologischen
und Nuklearmedizinischen Abteilung
St.-Elisabeth-Krankenhaus
Bleichstr. 15
D-44787 Bochum

# Inhaltsverzeichnis

Vorworte .................................................... VII

Autorenverzeichnis ........................................... IX

| 1 | **Anatomie des Lymphgefäßsystems** ............................. | 1 |
|---|---|---|
| | *S. Kubik* | |
| 1.1 | Bauelemente des Lymphsystems – Lymphgefäße ................. | 1 |
| 1.1.1 | Einleitung ................................................ | 1 |
| 1.1.2 | Gliederung des Lymphgefäßsystems – Nomenklatur ............ | 3 |
| 1.1.3 | Lymphkapillaren .......................................... | 5 |
| 1.1.4 | Präkollektoren und Kollektoren ............................ | 9 |
| 1.1.5 | Lymphstämme ............................................. | 14 |
| 1.1.6 | Ductus thoracicus ........................................ | 15 |
| 1.1.7 | Lymphstämme der oberen Körperquadranten .................. | 18 |
| 1.1.8 | Einmündung der Lymphstämme in die Venen .................. | 19 |
| 1.1.9 | Fördermechanismen des Lymphtransportes ................... | 21 |
| 1.1.10 | Wiederherstellung des Lymphabflusses nach Unterbrechung der Lymphgefäße ............................................. | 21 |
| 1.1.11 | Folgen der Lymphabflußstörungen der unteren Körperhälfte .. | 22 |
| 1.1.12 | Das initiale Lymphsystem verschiedener Gewebe ............. | 23 |
| 1.2 | Lymphatisches Gewebe – Lymphknoten – Grundlagen der Lymphzirkulation ......................................... | 25 |
| 1.2.1 | Lymphatisches Gewebe ..................................... | 25 |
| 1.2.2 | Lymphknoten .............................................. | 26 |
| 1.2.3 | Regionale Lymphknoten-Tributärgebiete .................... | 31 |
| 1.2.4 | Lymphknotentypen ......................................... | 32 |
| 1.2.5 | Füllungsform der Lymphknoten ............................. | 33 |
| 1.2.6 | Regeneration der Lymphknoten ............................. | 36 |
| 1.3 | Lymphgefäße und regionale Lymphknoten des Kopf- und Halsgebietes ..... | 36 |
| 1.3.1 | Lymphknoten im Kopfbereich ............................... | 36 |
| 1.3.2 | Lymphknoten des Halses ................................... | 40 |
| 1.3.3 | Verbindungen der tiefen Lymphknotenketten ................ | 44 |
| 1.3.4 | Lymphdrainagegebiete der Kopf- und Halsorgane ............ | 44 |
| 1.3.5 | Lymphdrainagegebiete der Gesichtsregion .................. | 46 |
| 1.3.6 | Lymphgefäße des Mundhöhlendaches, der Gingiva und der Zähne ........ | 49 |
| 1.3.7 | Zunge .................................................... | 50 |
| 1.3.8 | Lymphgefäße der Speicheldrüsen und der Tränendrüse ....... | 53 |
| 1.3.9 | Lymphgefäße der Nasenhöhlenschleimhaut ................... | 54 |
| 1.3.10 | Pharynx .................................................. | 55 |
| 1.3.11 | Kehlkopf ................................................. | 57 |
| 1.3.12 | Schilddrüse .............................................. | 58 |
| 1.4 | Lymphknoten der Brusthöhle – Lymphdrainagegebiete der Brustorgane .... | 60 |
| 1.4.1 | Parietale Knotengruppen .................................. | 60 |
| 1.4.2 | Viszerale Knoten ......................................... | 62 |

| | | |
|---|---|---|
| 1.4.3 | Verbindungen zwischen den intrathorakalen, abdominalen und zervikalen Lymphsystemen | 66 |
| 1.4.4 | Lymphknoten im Drainagebereich des Ductus thoracicus – Thorakozervikale Kollateralwege | 66 |
| 1.4.5 | Pleura parietalis | 67 |
| 1.4.6 | Trachea – Bronchien | 69 |
| 1.4.7 | Lungen | 70 |
| 1.4.8 | Perikard | 73 |
| 1.4.9 | Herz | 73 |
| 1.4.10 | Thymus | 79 |
| 1.4.11 | Oesophagus | 79 |
| 1.5 | Lymphsystem der oberen Extremität | 81 |
| 1.5.1 | Regionale Lymphknoten | 82 |
| 1.5.2 | Das oberflächliche Lymphgefäßsystem | 86 |
| 1.5.3 | Tiefes System | 95 |
| 1.5.4 | Verbindungen zwischen oberflächlichem und tiefem System | 98 |
| 1.5.5 | Lymphterritorien | 98 |
| 1.5.6 | Regionale Knotengruppen der oberen Extremität | 99 |
| 1.5.7 | Internodale Abflußwege | 100 |
| 1.6 | Lymphsystem der unteren Extremität | 100 |
| 1.6.1 | Regionale Lymphknoten | 101 |
| 1.6.2 | Oberflächliches Lymphsystem | 108 |
| 1.6.3 | Tiefes Lymphgefäßsystem – tiefe interkalare Knoten | 115 |
| 1.6.4 | Lymphgefäße der Muskulatur | 117 |
| 1.6.5 | Lymphgefäße der Gelenke und der Knochen | 117 |
| 1.6.6 | Lymphgefäße der Nerven | 117 |
| 1.6.7 | Anastomosen zwischen oberflächlichem und tiefem System | 118 |
| 1.6.8 | Lymph-Chylus Reflux in die unteren Extremitäten | 118 |
| 1.7 | Lymphgefäße und regionale Lymphknoten der Rumpfwand | 119 |
| 1.7.1 | Oberflächliches Lymphsystem *(M. Manestar)* | 119 |
| 1.7.2 | Subkutane Interkalarknoten *(M. Manestar)* | 122 |
| 1.7.3 | Verbindungen zwischen den Lymphterritorien – Abflußmöglichkeiten beim Lymphödem | 123 |
| 1.7.4 | Tiefe Lymphgefäße der Rumpfwand *(M. Manestar)* | 129 |
| 1.7.5 | Tiefe Interkalarknoten *(M. Manestar)* | 130 |
| 1.7.6 | Lymphgefäße der Brustdrüse | 131 |
| 1.7.7 | Efferente Lymphgefäße und die regionalen Lymphknoten der Brustdrüse | 133 |
| 1.7.8 | Metastasenwege und Metastasenlokalisation | 136 |
| 1.8 | Lymphknotengruppen des Beckens und der Bauchhöhle | 138 |
| 1.8.1 | Parietale Lymphknoten | 138 |
| 1.8.2 | Sammelgebiete und Verbindungen der iliakalen und lumbalen Lymphknoten | 150 |
| 1.8.3 | Sammelgebiete, Verbindungen und Abflußwege der einzelnen iliakalen und lumbalen Knotengruppen | 152 |
| 1.8.4 | Internodale Verbindungen und efferente Gefäße | 156 |
| 1.8.5 | Kollateralen (Bypasses) | 157 |
| 1.8.6 | Beziehungen zwischen den lumbalen Lymphknoten und den vegetativen Nervengeflechten | 157 |
| 1.9 | Abflußwege und regionale Lymphknoten der Becken- und Bauchorgane | 159 |
| 1.9.1 | Harnorgane | 159 |
| 1.9.2 | Männliche Genitalien | 164 |

| | | |
|---|---|---|
| 1.9.3 | Abflußwege und regionale Lymphknoten der weiblichen Genitalien | 170 |
| 1.9.4 | Die viscerale Knotengruppe der Lnn. lumbales | 176 |
| 1.9.5 | Allgemeine Baueigenschaften des initialen Lymphsystems im Bereich des Magen-Darmkanals | 183 |
| 1.9.6 | Efferente Lymphgefäße und primäre, regionale Lymphknoten der Bauchorgane | 184 |
| 1.9.7 | Beziehungen der Lymphknoten des Magens, Pankreas, der Leber und der Milz zu den Vagusästen und zum Plexus coeliacus | 198 |
| | Literatur | 198 |

| | | |
|---|---|---|
| **2** | **Grundlagen der vergleichenden Lymphologie** | **202** |
| | *D. Berens von Rautenfeld* | |
| 2.1 | Einleitung: Phylogenese, Ontogenese und Lymphödeme | 202 |
| 2.2 | Bedeutung lymphödematöser Erkrankungen bei Tieren | 202 |
| 2.3 | Frühe Menschwerdung und Lymphödembereitschaft | 203 |
| 2.4 | Funktionelle Anatomie der lymphvaskulären Evolution | 205 |
| 2.4.1 | Besitzen Fische Lymphgefäße? | 205 |
| 2.4.2 | Zur Funktion des Lymphgefäßsystems bei den Amphibien | 206 |
| 2.4.3 | Aufbau und Funktion initialer Lymphgefäße | 206 |
| 2.4.4 | Die ursprüngliche Angioarchitektur des Lymphgefäßsystems | 209 |
| 2.4.5 | Ontogenese und Evolution des Lymphgefäßsystems im Vergleich | 211 |
| 2.4.6 | Das ausdifferenzierte Lymphgefäßsystem der Vögel | 213 |
| 2.4.7 | Variabilität des Kollektorensystems beim Säuger | 216 |
| 2.4.8 | Schlußbetrachtung: Morphologie, Lymphdynamik und lymphvaskuläre Evolution | 216 |
| | Literatur | 218 |

| | | |
|---|---|---|
| **3** | **Physiologie und Pathophysiologie des Lymphgefäßsystems** | **219** |
| | *E. Földi und M. Földi* | |
| 3.1 | Physikalisch-chemische Grundbegriffe | 219 |
| 3.1.1 | Diffusion | 219 |
| 3.1.2 | Osmose | 221 |
| 3.1.3 | Kolloidosmose | 222 |
| 3.1.4 | Ultrafiltration | 224 |
| 3.2 | Grundbegriffe der Mikrozirkulation | 225 |
| 3.2.1 | Der periphere Widerstand | 225 |
| 3.2.2 | Blutkapillardruck | 227 |
| 3.2.3 | Das Starlingsche Gleichgewicht | 228 |
| 3.3 | Die lymphpflichtigen Lasten | 232 |
| 3.3.1 | Die lymphpflichtige Eiweißlast | 233 |
| 3.3.2 | Die lymphpflichtige Wasserlast | 235 |
| 3.3.3 | Die lymphpflichtige Zellast | 235 |
| 3.3.4 | Die lymphpflichtige Fettlast | 236 |
| 3.4 | Die Sicherheitsventilfunktion des Lymphgefäßsystems; die Transportkapazität | 236 |

| | | |
|---|---|---|
| 3.4.1 | Die Wirkung einer aktiven Hyperämie auf das Nettoultrafiltrat und auf das Lymphzeitvolumen | 237 |
| 3.4.2 | Die Wirkung einer passiven Hyperämie auf das Nettoultrafiltrat | 238 |
| 3.4.3 | Hypoproteinämie/Hypoonkie | 238 |
| 3.4.4 | Sicherheitsventilfunktion bei einem Anstieg der lymphpflichtigen Eiweißlast | 239 |
| 3.4.5 | Der Mechanismus der Sicherheitsventilfunktion der Lymphgefäße | 239 |
| 3.4.6 | Die «Transportkapazität der Lymphgefäße» | 242 |
| 3.5 | Die Insuffizienz des Lymphgefäßsystems | 243 |
| 3.6 | Ödem | 249 |
| 3.6.1 | Definition und Klassifikation | 249 |
| 3.6.2 | Das Schicksal eiweißreicher Ödeme; die klinischen Verlaufsstadien des Lymphödems | 250 |
| 3.6.3 | Angiosarkom (Stewart-Treves-Syndrom) | 255 |
| 3.6.4 | Lymphangiopathie mit noch suffizientem Lymphgefäßsystem; das Intervall-(Latenz-)Stadium | 255 |
| 3.6.5 | Ödembereitschaft und Ödem; die Dehydrationsreaktion | 257 |
| 3.6.6 | Die Antworten des Körpers auf eine Lymphostase | 258 |
| 3.6.7 | Die Rolle der Narbe bei der Entstehung des Lymphödems | 261 |
| | Literatur | 262 |

| | | |
|---|---|---|
| **4** | **Das Lymphödem** | 263 |
| | E. Földi und M. Földi | |
| 4.1 | Klassifikation | 263 |
| 4.1.1 | Gutartige und bösartige Lymphödeme | 263 |
| 4.1.2 | Primäres und sekundäres Lymphödem | 264 |
| 4.2 | Die Häufigkeit des Lymphödems | 274 |
| 4.3 | Das klinische Bild des Lymphödems; Diagnose und Differentialdiagnose | 274 |
| 4.4 | Vorbeugung | 283 |
| 4.5 | Die Therapie des Lymphödems | 283 |
| 4.5.1 | Konservative Therapie des Lymphödems | 284 |
| | Literatur | 299 |

| | | |
|---|---|---|
| **5** | **Operative Behandlung des Lymphödems** | 300 |
| | L. Clodius | |
| 5.1 | Einleitung | 300 |
| 5.2 | Die Prophylaxe des Lymphödems aus chirurgischer Sicht | 300 |
| 5.3 | Chirurgische Anatomie des Lymphödems | 301 |
| 5.4 | Chirurgisch-pathophysiologische Gesichtspunkte | 302 |
| 5.5 | Chirurgische Möglichkeiten für die Behandlung des Lymphödems | 303 |
| | Literatur | 305 |

| | | |
|---|---|---|
| **6** | **Das Lipödem** | 308 |
| | E. Földi und M. Földi | |
| 6.1 | Definition | 308 |
| 6.2 | Ist das Lipödem tatsächlich eine Krankheit? | 308 |
| 6.3 | Pathophysiologie | 309 |
| 6.4 | Weitere Kombinationsformen | 310 |
| 6.5 | Lipödem und «Cellulitis» *(Panniculopathia oedematicosclerotica)* | 310 |
| 6.6 | Therapie | 312 |
| | Literatur | 312 |
| | | |
| **7** | **Generalisierte Ödeme der Frau** | 313 |
| | M. Földi | |
| 7.1 | Zyklisch-idiopathische Ödemsyndrome | 313 |
| 7.1.1 | Prämenstruelles Syndrom | 313 |
| 7.1.2 | Vom Menstruationszyklus unabhängiges Ödemsyndrom | 316 |
| 7.1.3 | Durch Diuretika- oder/und Laxantien-Abusus entstandene Ödeme infolge eines sekundären Hyperaldosteronismus | 317 |
| 7.1.4 | Kombinationsformen | 317 |
| 7.1.5 | Diagnose und Differentialdiagnose der zyklisch-idiopathischen Ödemsyndrome | 318 |
| 7.1.6 | Therapie | 319 |
| 7.2 | Schwangerschaftsödem | 319 |
| | Literatur | 320 |
| | | |
| **8** | **Die chronische venöse bzw. venös-lymphostatische Insuffizienz** | 322 |
| | M. Földi | |
| 8.1 | Physiologie und Pathophysiologie der venösen Hämodynamik des Beines | 322 |
| 8.2 | Die Verhütung der Folgen der ambulatorischen venösen Hypertension mittels Kompression | 324 |
| 8.3 | Pathophysiologische Stadien der chronischen Veneninsuffizienz | 325 |
| 8.4 | Das arthrogene Stauungssyndrom | 329 |
| 8.5 | Therapie | 330 |
| | Literatur | 331 |
| | | |
| **9** | **Hypoproteinämische Ödeme** | 332 |
| | E. Földi und M. Földi | |
| 9.1 | Einleitung | 332 |
| 9.2 | Pathophysiologie | 332 |
| 9.3 | Nephrose-Syndrom | 333 |
| 9.4 | Eiweißverlierende Enteropathie | 333 |
| 9.4.1 | Pathophysiologie und Klassifikation | 333 |
| 9.4.2 | Therapie | 335 |

| 10 | **Chylöser Reflux** | 336 |

E. Földi und M. Földi

| 10.1 | Pathophysiologie und Erscheinungsformen | 336 |
| 10.2 | Diagnose und Differentialdiagnose | 340 |
| 10.3 | Die Therapie gutartiger chylöser Refluxzustände | 341 |
| | Literatur | 343 |

| 11 | **Strahlendiagnostik bei Gliedmaßenschwellungen** | 344 |

K. U. Tiedjen

| 11.1 | Xeroradiographie | 344 |
| 11.2 | Computergestützte digitale Radiographie (CT) und Ultraschall | 350 |
| 11.3 | Die Röntgendiagnostik mit Kontrastmitteln | 351 |
| 11.3.1 | Die «direkte» Röntgen-Lymphographie | 351 |
| 11.3.2 | Die «indirekte» Röntgen-Lymphographie | 354 |
| 11.4 | Nuklearmedizinische Diagnostik | 357 |
| 11.4.1 | Bildgebende Verfahren: Lymphszintigraphie | 358 |
| 11.4.2 | Funktionsdiagnostik: Die Isotopenlymphographie | 359 |
| 11.5 | Wertigkeit der bildgebenden Verfahren | 362 |

| 12 | **Lymphostatische Enzephalopathie und Ophthalmopathie** | 364 |

M. Földi

| 12.1 | Verbindungen zwischen dem Zentralnervensystem und dem Lymphgefäßsystem | 364 |
| 12.2 | Die experimentelle lymphostatische Enzephalopathie | 365 |
| 12.3 | Die Sicherheitsventilinsuffizienz des Lymphgefäßsystems im Gehirn | 366 |
| 12.4 | Lymphostatische Enzephalopathie und Ophthalmopathie des Menschen | 366 |
| 12.4.1 | Primäre Formen | 366 |
| 12.4.2 | Sekundäre Formen | 366 |
| 12.5 | Therapie | 369 |
| | Literatur | 369 |

| 13 | **Das Ödem bei der akuten Entzündung** | 370 |

E. Földi und M. Földi

| 13.1 | Pathophysiologie | 370 |
| 13.2 | Therapie | 371 |
| | Literatur | 373 |

| 14 | **Der «rheumatische Formenkreis»** | 374 |
| 14.1 | Allgemeine lymphologische Gesichtspunkte | 374 |

E. Földi und M. Földi

| 14.1.1 | Der entzündliche Rheumatismus | 375 |

H. Schoberth

| | | |
|---|---|---|
| 14.1.2 | Der degenerative Rheumatismus *(Arthrosis deformans)* .............. | 378 |
| | H. Schoberth | |
| 14.1.3 | Der Weichteilrheumatismus ........................................ | 384 |
| | H. Schoberth | |
| | | |
| 15 | **Traumatische Erkrankungen** ..................................... | 385 |
| | H. Schoberth | |
| 15.1 | Pathogenese ..................................................... | 385 |
| | | |
| 16 | **Das Sudeck-Syndrom** ............................................ | 391 |
| | H. Schoberth | |
| | | |
| 17 | **Lymphologische Aspekte in der Sportmedizin** ...................... | 395 |
| | H. Schoberth | |
| | | |
| 18 | **Trophische Störungen als Begleiterscheinungen der reflektorisch schmerzhaften Behinderungen des Bewegungsapparates** ............... | 398 |
| | A. Brügger | |
| | | |
| 19 | **Morphologische und funktionelle Aspekte des normalen und pathologisch veränderten lymphatischen Gewebes** .................. | 403 |
| | E. Kaiserling | |
| 19.1 | Das normale lymphatische Gewebe .................................. | 403 |
| 19.1.1 | Spezifische und unspezifische Abwehrmechanismen .................. | 403 |
| 19.2 | Zur Morphologie des nicht pathologisch veränderten Lymphknotens ... | 409 |
| 19.3 | Zur Morphologie der entzündlichen Lymphknotenveränderungen ........ | 419 |
| 19.4 | Maligne Lymphome ................................................. | 435 |
| 19.4.1 | Klassifikation der Non-Hodgkin-Lymphome .......................... | 435 |
| 19.4.2 | Non-Hodgkin-Lymphome von niedrigem Malignitätsgrad ............... | 439 |
| 19.4.3 | Non-Hodgkin-Lymphome von hohem Malignitätsgrad ................... | 445 |
| 19.4.4 | Die Hodgkin-Lymphome ............................................. | 447 |
| 19.5 | Tumormetastasen im Lymphknoten ................................... | 450 |
| 19.6 | Schlußbemerkung .................................................. | 452 |
| | Literatur ....................................................... | 453 |
| | | |
| 20 | **Praktische Hinweise für Physiotherapeuten** ....................... | 455 |
| | R. Strößenreuther; P. D. Asmussen, Ch. Ertel, O. Gültig, A. Knauer, A. Seffers, E. M. Streicher | |
| 20.1 | Die Befunderhebung ............................................... | 455 |
| 20.1.1 | Anamnese ......................................................... | 455 |
| 20.1.2 | Inspektion und Palpation ......................................... | 457 |
| 20.1.3 | Untersuchung der einzelnen Körperregionen ........................ | 463 |

| | | |
|---|---|---|
| 20.2 | Manuelle Lymphdrainage (ML) | 469 |
| 20.2.1 | Die Technik und Wirkung der ML | 469 |
| 20.2.2 | Griffbeschreibung der ML | 470 |
| 20.2.3 | Griffreihenfolgen | 472 |
| 20.2.4 | Behandlung der Lymphonodi cervicales und ihrer Tributargebiete | 473 |
| 20.2.5 | Behandlung der Lymphonodi axillares und ihrer Tributargebiete | 476 |
| 20.2.6 | Behandlung der großen Lymphstämme im Körperinnern | 479 |
| 20.2.7 | Behandlung der Lymphonodi inguinales und ihrer Tributargebiete | 481 |
| 20.2.8 | Spezialgriffe der ML | 484 |
| 20.3 | Therapieaufbauten für primäre und sekundäre Extremitätenlymphödeme und weitere ausgewählte Krankheitsbilder | 485 |
| 20.3.1 | Behandlungsaufbau bei einem einseitigen sekundären Armlymphödem nach Entfernung der Lymphonodi axillares (ohne Strahlentherapie) | 485 |
| 20.3.2 | Behandlungsaufbau bei einem beidseitigen sekundären Armlymphödem nach beidseitiger Entfernung der axillären Lymphknoten | 487 |
| 20.3.3 | Behandlungsaufbau bei einem einseitigen sekundären Beinlymphödem nach einseitiger Entfernung der iliacalen und/oder inguinalen Lymphknoten | 488 |
| 20.3.4 | Behandlungsaufbau bei einem beidseitigen sekundären Beinlymphödem nach Entfernung der iliacalen und/oder inguinalen Lymphknoten | 490 |
| 20.3.5 | Therapieaufbau für primäre Lymphödeme | 492 |
| 20.3.6 | Therapieaufbau beim Lipödem | 493 |
| 20.3.7 | Therapieaufbau beim Lipo-Lymphödem | 493 |
| 20.3.8 | Physikalische Therapie bei der chronischen venös-lymphatischen Insuffizienz (CVI) | 493 |
| 20.3.9 | Behandlungsaufbau bei einem sekundären Kopflymphödem nach Entfernung der Halslymphknoten (zervikale Blockdissektion; neck-dissection) und Bestrahlung | 497 |
| 20.3.10 | Lymphostatische Enzephalopathie (sekundäre Form bei Kindern) | 498 |
| 20.3.11 | Zyklisch-idiopathische Ödemsyndrome | 498 |
| 20.3.12 | Rheumatischer Formenkreis | 498 |
| 20.3.13 | Physikalische Therapie bei der Sudeck Dystrophie (Reflexdystrophie) | 499 |
| 20.3.14 | Physikalische Therapie bei der progressiven systemischen Sklerodermie | 501 |
| 20.3.15 | Das traumatische Ödem – das Ödem der akuten Entzündung | 504 |
| 20.4 | Strahlentherapie in der Tumorbehandlung und ihre möglichen Folgen für die Lymphödemtherapie | 506 |
| 20.4.1 | Akute Strahlenfolgen | 506 |
| 20.4.2 | Chronische Folgen | 507 |
| 20.4.3 | Radiogene Fibrose – ML-Behandlung | 507 |
| 20.4.4 | Therapie der radiogenen Fibrose | 507 |
| 20.5 | Kompressionstherapie | 508 |
| 20.5.1 | Wirkungsweise der Kompressionstherapie | 509 |
| 20.5.2 | Befunderhebung | 510 |
| 20.5.3 | Kontrollmessungen | 510 |
| 20.5.4 | Kompressionsbandage in der Phase I | 510 |
| 20.5.5 | Kompressionsstrümpfe in der Phase II | 515 |
| 20.6 | Entstauende Bewegungsübungen und Atemtherapie | 520 |
| 20.6.1 | Wirkung von Bewegung auf das Lymphzeitvolumen | 520 |
| 20.6.2 | Muskel- und Gelenkpumpen | 520 |
| 20.6.3 | Atemtherapie | 521 |
| 20.6.4 | Entstauende Bewegungsübungen | 521 |

| | | |
|---|---|---|
| 20.6.5 | Allgemeine Grundsätze zur Entstauungsgymnastik | 522 |
| 20.6.6 | Entstauungsübungen bei Patienten mit Armlymphödemen | 522 |
| 20.6.7 | Entstauungsübungen bei Patienten mit Beinlymphödemen oder phlebolymphostatischen Ödemen | 523 |

**Anhang** ............................................................. 524
*M. Földi*

Verhaltenskodex des Physiotherapeuten bei der Durchführung der komplexen
physikalischen Entstauungstherapie (KPE) ................................. 524

**Sachregister** ........................................................ 527

# 1 Anatomie des Lymphgefäßsystems

S. Kubik
mit Beiträgen von M. Manestar und G. Molz

Mit der Etablierung der von Kinmonth ausgearbeiteten lymphographischen Methode war das Lymphgefäßsystem erneut ins Interessenfeld der Kliniker gerückt. Nach der Gründung der Internationalen Lymphologengesellschaft 1966 durch A. Rüttimann in Zürich wurde die Lymphologie zu einer neuen Disziplin der Medizin. Zur Auswertung der radiologischen Befunde wurden die früheren ausgezeichneten anatomischen Beschreibungen und Darstellungen von Mascagni (1787), Cruikshank (1790), Poirier und Cunéo (1902), Bartels (1909), Jossifow (1930) und Rouvière (1932) benützt. Die Angaben dieser umfassenden Werke sind größtenteils heute noch gültig, wurden jedoch durch umfangreiche klinische Ergebnisse ergänzt. Da das ausführlichste und grundlegendste Werk von Rouvière seither nicht überarbeitet worden ist und weil er die weniger geläufige spezielle französische Nomenklatur benützt hat, habe ich beschlossen, dieses Gebiet von aktuellen Gesichtspunkten aus neu zu bearbeiten. Die konstanten Strukturen, wie die Topographie der Knoten und der Lymphgefäße sind größtenteils aus Rouvières Werk übernommen. Ergänzungen betreffen die mit neuen Methoden – Elektronenmikroskopie, Lymphographie, Lymphszintigraphie, intravitale Fluoreszenzmikroskopie und Metastasenforschung – gewonnenen Angaben. Neue eigene Daten ergaben sich aus der Bearbeitung klinischer Fragestellungen. Diese betreffen die Skeletotopie des Ductus thoracicus, die Füllungsform und die Füllungskapazität der Lymphknoten, die Lokalisation der Drainagegebiete in den Knoten, die Klassifikation und die Funktion der Bauelemente der Lymphgefäßbündel, der Bedeutung der Lymphterritorien und der lymphatischen Wasserscheiden bei der Lymphödemtherapie[1].

## 1.1 Bauelemente des Lymphsystems – Lymphgefäße

### 1.1.1 Einleitung

Das **Lymphsystem** besteht aus Lymphgefäßen und aus lymphatischen Organen. Die **Lymphgefäße** leiten die Lymphe in das Venensystem ab, die **lymphatischen Organe** (Lymphknoten, Milz, Tonsillen, Thymus) und das lymphatische Gewebe der Schleimhäute (Folliculi solitarii und aggregati) dienen als Abwehrorgane, sowie als Bildung- und Differenzierungsorte der Lymphozyten.

---

[1] Meinen Dank möchte ich aussprechen an Frau Dr. M. Manestar für die große Hilfe bei der Suche nach Literaturangaben, an Frau M. Müller für das Abschreiben des Manuskriptes, an Frau H. Weber für die Herstellung der Photographien und an Frau S. Burger für die Herstellung eines Teiles der Zeichnungen. Ein besonderer Dank gilt dem Laboratoire OM S.A. Genève für die Unterstützung bei der Herstellung des Manuskriptes.

## 2 Anatomie des Lymphgefäßsystems

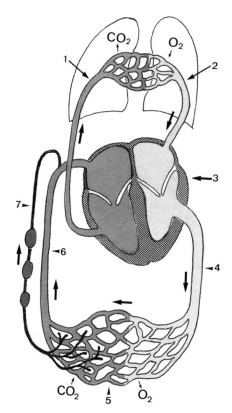

Abb. 1/1: Blut- und Lymphgefäßsystem.
1 Lungenarterie ⎱ kleiner Kreislauf (Lungenkreislauf)
2 Lungenvenen ⎰
3 Herz
4 Aorta – Arteriensystem ⎱ großer Kreislauf
5 Kapillaren ⎰ (Körperkreislauf)
6 Venensystem
7 Lymphgefäße und Lymphknoten.

In **Abbildung 1/1** sind das Blut- und Lymphgefäßsystem stark schematisiert dargestellt. Die funktionell unterschiedlichen zwei Teile des Blutkreislaufes, der kleine und der große Kreislauf, sind morphologisch ähnlich strukturiert. Beide bestehen aus einem arteriellen und aus einem venösen Schenkel, die durch ein Kapillarnetz kontinuierlich verbunden sind. Die Aufgabe des großen oder Körperkreislaufes ist die Versorgung aller Gewebe mit Nährstoffen und $O_2$; und der Abtransport der Schlackenstoffe und $CO_2$ durch die Venen. Der kleine oder Lungenkreislauf dient dem Gasaustausch (Abgabe von $CO_2$ und Aufnahme von $O_2$). Hier wird das Blut wieder mit Sauerstoff angereichert (arterialisiert). Charakteristisch für beide Kreisläufe ist:
1. daß sie geschlossene Kreise bilden,
2. daß die Blutzirkulation durch eine Pumpe, durch das Herz aufrechterhalten wird.

Das **Lymphgefäßsystem** stellt ein dem Venensystem parallelgestelltes Drainagesystem dar. Es dient in erster Linie dem Abtransport von Eiweißen und anderen Stoffen, aus dem Interzellularraum, die nicht durch Absorption in die venösen Blutkapillaren aufgenommen werden können. Das Lymphgefäßsystem ist dadurch charakterisiert,
1. daß es an der Peripherie blind beginnt,
2. daß der Verlauf der Kollektoren durch eingeschaltete Lymphknoten unterbrochen ist und
3. daß die Sammelstämme in die Venenwinkel münden (**Abb. 1/1**).

Der Hauptunterschied zwischen Blut- und Lymphgefäßsystem besteht darin, daß letzteres nur einen Halbkreis bildet und daß für den Lymphtransport keine Pumpe zur Verfügung steht. Aus diesem Grund müssen bei dem Lymphtransport verschiedenartige Fördermechanismen zur Anwendung kommen (s. Kap. 1.1.9). Da das Lymphgefäßsystem nur ein Halbkreis ist, kann man nicht von Lymphzirkulation, sondern nur von **Lymphtransport** sprechen.

Die Lymphe ist – mit Ausnahme der milchig weißen **Chylus** (s. Kap. 1.9.6.2) – eine wasserklare Flüssigkeit, deshalb sind die Lymphgefäße ohne Farbstoffüllung schwer sicht- und präparierbar.

## 1.1.2 Gliederung des Lymphgefäßsystems – Nomenklatur

Topographisch und funktionell können am Lymphgefäßsystem drei Kompartimente unterschieden werden:
1. Das **oberflächliche** (subkutane, epifasciale) **System** drainiert die Haut und Subcutis (**Abb. 1/2 A**).
2. Das **tiefe** (subfasciale) **System** leitet die Lymphe aus den Muskeln, Gelenken und Knochen ab. Die tiefen Kollektoren folgen den Arterien und sind mit diesen und den Begleitvenen in eine gemeinsame Gefäßscheide eingeschlossen (**Abb. 1/2 B**). Die Arterienpulsation wirkt in der undehnbaren Scheide fördernd auf den Blut- und Lymphabfluß, dessen Richtung durch Klappen geregelt ist (**Abb. 1/2 C**).
3. Das **System der Organlymphgefäße** ist der Organstruktur angepaßt und zeigt dementsprechend organspezifische Unterschiede.

Das oberflächliche und das tiefe System sind durch **Perforansgefäße** miteinander verbunden (**Abb. 1/2 A**). Die meisten Perforansgefäße leiten Lymphe aus der Tiefe zur Oberfläche. Sie

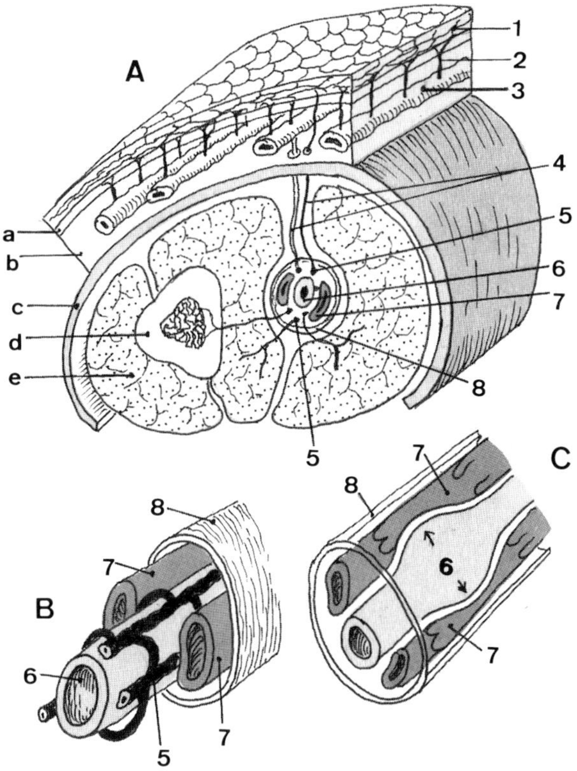

**Abb. 1/2:** Gliederung des Lymphsystems.
**A** Schichtenbau
**B** Inhalt der Gefäßscheide
**C** Fördermechanismus der Arterienpulsation.
1 Kapillaren der Haut ⎱ oberflächliches
2 Präkollektor ⎰ System
3 Kollektor
4 Perforansgefäße
5 Tiefes Lymphgefäßsystem
6 Arterie
7 Begleitvenen
8 Gefäßscheide.
a Cutis
b Subcutis
c Fascia
d Knochen
e Muskel.

können nur vorübergehende Druckunterschiede ausgleichen, die Insuffizienz eines Systems durch das andere jedoch nicht kompensieren.

**Gefäßnomenklatur.** An Hand der histologischen Wandstruktur der Gefäße gliedert sich das Lymphgefäßsystem in verschiedene Abschnitte. Die Auswertung bzw. das Vergleichen der Literaturangaben wird dadurch erschwert, daß einzelne Autoren die gleichen Gefäßabschnitte unterschiedlich bezeichnen. Wir unterscheiden folgende Gefäßabschnitte:

1. Lymphkapillaren,
2. Präkollektoren,
3. Kollektoren und
4. Lymphstämme.

Das Schema in **Abbildung 1/3** zeigt die prinzipiellen Strukturunterschiede der einzelnen Gefäßabschnitte. Gemeinsam ist für alle Gefäßabschnitte, daß sie – wie die Blutgefäße – durch eine Endothelschicht ausgekleidet sind. Die unvollständige Basalmembran bildet nur einzelne Flecken. Darüber liegt eine retikuläre Faserschicht (nach Castenholz). V. Rautenfeld spricht von einem subendothelialen Faserfilz bzw. retikuläre Gefäßwand. Die Wand der Präkollektoren ist durch eine Bindegewebsschicht verstärkt. Die Kollektoren besitzen eine aus glatten Muskelzellen bestehende Muskelschicht. Innen verlaufen die Muskeln in der Längsrichtung, außen zirkulär. Ähnlich der Venen können auch bei den Kollektoren drei Schichten, Tunica interna, media und externa unterschieden werden, die jedoch nicht scharf abgrenzbar sind.

Funktionell sind die Kapillaren **Resorbtionsgefäße**, die Kollektoren und die Lymphstämme **Leitungsgefäße**. Die Präkollektoren üben eine Doppelfunktion aus. Lagemäßig sind sie Leitungsgefäße, zeigen jedoch auf weiteren Strecken einen kapillären Charakter und sind deshalb auch resorbtionsfähig.

Die exakte Klassifizierung der Gefäße ist nur histologisch möglich, bei klinischen Vitaluntersuchungen hingegen ist es oft schwierig. Aus praktischen Gründen, weil die Übergänge fließend sind und weil die Teilabschnitte der Präkollektoren einen kapillären Bau zeigen, wäre

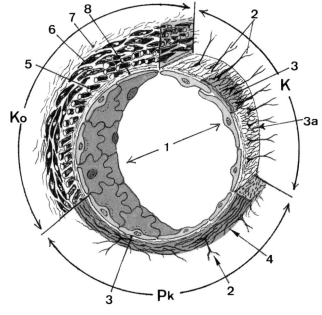

**Abb. 1/3:** Wandschichten verschiedener Lymphgefäßabschnitte.
**K** Kapillare
**Pk** Präkollektor
**Ko** Kollektor bzw. Lymphstämme.
**1** Endothel
**2** Ankerfilamente
**3** Basallamina
**3a** Subendothelialer retikulärer Faserfilz
**4** Bindegewebsschicht
**5** Längsmuskelschicht ⎫
**6** Ringfaserschicht ⎬ Media
**7** Adventitia
**8** Intima.

es deshalb angebracht, die Kapillaren und die Präkollektoren gemeinsam mit dem Sammelbegriff «**initiale Lymphgefäße**» zusammenzufassen.

Einige Autoren nehmen ein **prälymphatisches Kanalsystem** an und verstehen darunter den amorphen submikroskopischen Raum in der bindegewebigen Grundsubstanz zwischen faserigen Elementen und makromolekulären Glycanen (Casley-Smith) (**Abb. 1/5**).

Abschließend muß hervorgehoben werden, daß mit Ausnahme der Kapillaren alle anderen Gefäßabschnitte mit Klappen ausgestattet sind, welche die Abflußrichtung bestimmen (s. Kap. 1.1.4).

## 1.1.3 Lymphkapillaren

Das Ursprungsgebiet des Lymphgefäßsystems bildet in der Haut und in den Schleimhäuten ein im interstitiellen Bindegewebe gelegenes feinmaschiges polygonales **Kapillarnetz** (**Abb. 1/4 A, B**) mit blindendenden, fingerförmigen Ausbuchtungen. Letztere und die Kapillarschlingen, welche die Interzellularflüssigkeit bilden, befinden sich im lockeren Bindegewebe (**Abb. 1/5**). Die Interzellularsubstanz dieses Gewebes besteht aus kollagenen, elastischen Fasern und amorpher Grundsubstanz, welche sich aus komplexen Polysacchariden zusammensetzt. Im Vergleich zu den Blutkapillaren ist das Lumen der Lymphkapillaren weiter und unregelmäßiger; ihre Weite kann bis zu 100 µm betragen. Dichte Kapillarnetze bestehen aus zwei Schichten: die oberflächliche Schicht ist feinmaschig und englumig, die tiefe grobmaschig und breitlumig.

**Histomorphologisch** stellen die Kapillaren einen Endothelschlauch dar, bei dem die **Basalmembran** in vielen Fällen fehlt, oder nur fleckenförmig ausgebildet ist (**Abb. 1/3**). Die Basalmembran ist ersetzt durch einen **subendothelialen Faserfilz** (retikuläre Gefäßwand nach v. Rautenfeld). Castenholz betrachtet die retikuläre Faserschicht als Basalmembran. Der Faserfilz besteht aus einem System von Filamenten von denen die **Basalfilamente** parallel, die **Ankerfilamente** radiär zur Oberfläche angeordnet sind (**Abb. 1/4C, 1/5**). Die Ankerfilamente setzen an Fortsätzen der Außenfläche der Endothelzellen, bevorzugt im Bereiche der open junctions, an. Sie verankern die Kapillaren zum umgebenden Bindegewebsgerüst. Bei Ödembildung weicht das Bindegewebsgerüst auseinander, die Anker- und die Basalfilamente übertragen den Zug breitflächig auf die Kapillarwand. Dadurch werden die Kapillaren und die interendothelialen Öffnungen weitgestellt und der Flüssigkeitseinstrom in das Kapillarlumen begünstigt. Der subendotheliale Faserfilz dient einerseits als Schutzmembran gegen extreme Dehnung, andererseits spielt er durch seine Elastizität bei der Rückstellung der Ausgangslage eine wichtige Rolle.

Ankerfilamente sind nicht selten sowohl in Präkollektoren als auch in Kollektoren in solchen Abschnitten, in welchen die Basalmembran fehlt, vorhanden. Sie verankern das Endothel im Bindegewebsfaseranteil der Gefäßwand.

Perizyten finden sich nur in pathologisch veränderten Lymphkapillaren in Ödemfällen (Daroczy).

Die Wanddicke der Lymphkapillaren variiert zwischen 0,1 µm und mehreren Mikra (im Zellkernbereich). Das Zytoplasma der Endothelzellen enthält mäßig entwickelte Zellorganellen, Lysosomen und überall im Zytoplasma zerstreute Aktin Mikrofilamente. Letztere verleihen den Endothelzellen kontraktile Eigenschaften (tonische Kontraktilität unter Histamineinwirkung).

Die Zellgrenzen verlaufen im kollabierten Zustand wellenförmig; die Zellen zeigen eine Eichenblattform (**Abb. 1/3**). Bei der Dehnung ändern sich die Zellprofile; sie werden linear. Die Dehnungskapazität wird noch durch intensive Faltenbildung des Endothels und durch Zellprotrusionen erhöht. Diese strukturelle Reserven glätten sich bei der Dehnung aus. An der

# 6  Anatomie des Lymphgefäßsystems

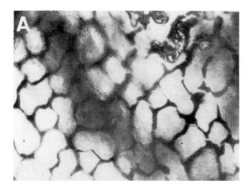

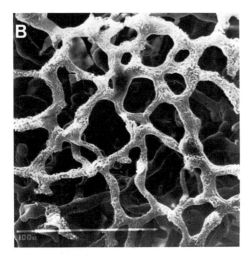

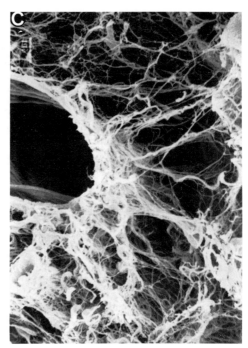

**Abb. 1/4:** Lymphkapillarnetze; Ankerfilamente.
**A** Poligonales Netz (Tusche Injektion); **B** Mercox-Korrosionspräparat des subepithelialen Lymphgefäßplexus der Zunge (neugeborene Ratte), Vergr.-marke = 100 μm (Präparat von Prof. A. Castenholz); **C** Initiales Lymphgefäß der Rattenzunge mit umgebenden radiärem Faserwerk (Vitalfixierung unter erhöhtem Gewebedruck, Präparat von Prof. A. Castenholz).

luminalen Endothelfläche finden sich mancherorts stark verzweigte prominente Zellen, brückenartige und trabekuläre Strukturen, die dem Lumen ein labyrinthartiges Aussehen verleihen. Im allgemeinen besitzen die Lymphkapillaren **keine Klappen**, deshalb kann im Kapillarnetz Lymphe in allen Richtungen abfließen. Kleine septenartige Vorsprünge betrachtet Castenholz als **primitive Klappen**, die den Lymphstrom gegen die Präkollektoren lenken. Der gleiche Autor beschreibt an verschiedenen Stellen auch voll entwickelte Bikuspidalklappen. Nach der Ansicht von v. Rautenfeld beeinflussen die klappenähnlichen Duplikaturen und Trabekel die Transportkapazität der Gefäße nicht. In der Haut können sich nach v. Rautenfeld auch noch postfetal klappenähnliche Endothelduplikaturen zu Klappen ausdifferenzieren, wodurch Kapillaren zu Präkollektoren umstrukturiert werden. Die folgliche Reduktion der Kapillarstrecke kann die Resorptionskapazität erheblich einschränken.

Die Ränder benachbarter Endothelzellen können sich einfach berühren, untereinander ein- oder mehrfach interdigitieren, oder sich überlappen. Die angrenzenden Zellmembranen sind zahlreiche short nexus – Maculae occludentes und adherentes (Desmosomen) zusammengehalten. Gewöhnlich bilden sich keine Zonulae occludentes aus. Bei den zahlreichen **Überlappungen**, überlagern sich die benachbarten Endothelzellen dachziegelartig auf einer Distanz von 4–8 μm. Die sich überlappenden Ränder der Endothelzellen, die sog. **schwingenden**

Bauelemente des Lymphsystems – Lymphgefäße

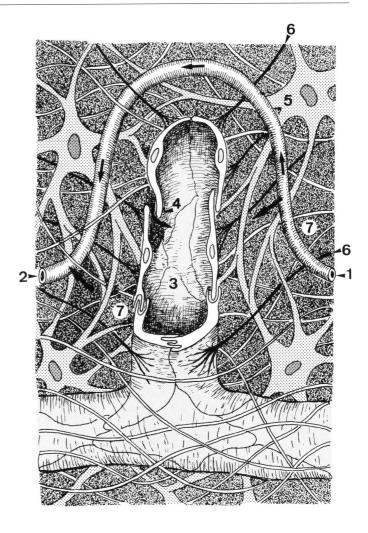

**Abb. 1/5:** Einbau der Lymphkapillare in das Interstitium.
**1** Arterieller Schenkel der Blutkapillare
**2** Venöser Schenkel der Blutkapillare
**3** Lymphkapillare
**4** Offene Interzellularfuge – Schwingender Zipfel
**5** Fibrozyt
**6** Ankerfilamente
**7** Interzellularraum.
Kleine Pfeile markieren die Richtung des Blutstromes, die großen Pfeile die der Interzellularflüssigkeit.

**Zipfel**, stellen **Einwegklappen** (inlet valves) dar und bilden die Hauptpforten der Kapillaren. Diese **interendotheliale Öffnungen** (open junctions) stellen unter physiologischen Bedingungen schräg verlaufende Kanälchen dar (**Abb. 1/6 A**). In der Füllungsphase wird der abluminale Zipfel durch Ankerfilamente fixiert und der lumenwärts gelegene Zipfel nach innen gekippt (**Abb. 1/6 A**). Das geöffnete **interendotheliale Kanälchen** erlaubt den Eintritt von Interzellularflüssigkeit, Proteinen, korpuskulären Elementen, Zelltrümmern und Zellen in die Kapillare. In der Entleerungsphase legen sich die Zipfel aufeinander und schließen das Kanälchen. Wegen der zahlreichen seitlichen schlitzförmigen Öffnungen ist die Kapillare einem Drainagerohr vergleichbar, bei dem Dank der Klappen die Drainageleistung von außen nach innen gerichtet ist. Open junctions wurden neuerdings auch bei den Präkollektoren und Kollektoren beobachtet. Sie sind in diesen Gefäßabschnitten jedoch wesentlich seltener als bei den Kapillaren. Bei starker Dehnung der Kapillaren (maximale Füllung) verschieben sich die überlappenden Zellränder kulissenartig übereinander und das Kanälchen wird vorerst in eine halbmondförmige, später in eine runde porenförmige Öffnung transformiert. Durch die Porenöffnung wird vom Lumen her gesehen der subendotheliale Faserfilz sichtbar (**Abb. 1/6 B, C**). Die

# 8 Anatomie des Lymphgefäßsystems

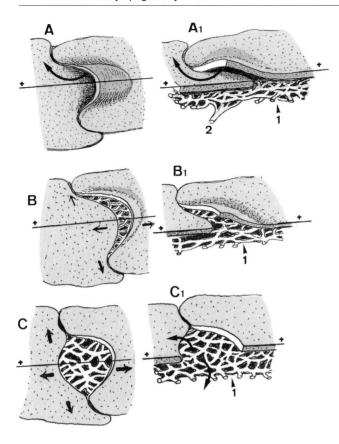

**Abb. 1/6:** Transformation eines interendothelialen Kanälchens (open junction) in eine porenförmige Öffnung (nach D. Berens v. Rautenfeld u. B. I. Wenzel-Hora 1986).
Die linke Bildreihe zeigt luminale Ansichten, die rechte Querschnittsbilder. Die Schnittebenen sind mit + markiert.
**A** Kulissenartig sich überlappende Zellränder bilden interendotheliale Kanälchen.
**B** Bei der Dehnung (durch Pfeile markiert) verschieben sich die Zellränder und bilden eine halbmondförmige Öffnung.
**C** Bei maximaler Dehnung entsteht eine porenförmige Öffnung.
**1** Subendothelialer Faserfilz, der durch die Öffnungen sichtbar wird.
**2** Ankerfilament.

Öffnungen können wegen dem Ausfall der Klappenfunktion der schwingenden Zipfel, nicht nur als Eintritts-, sondern auch als Ausflußöffnung funktionieren. Die Basalfilamente stellen für Zellen ein Hindernis bei der Passage der Kapillarwand dar. Die Zellen passieren den subendothelialen Faserfilz an besonders gedehnten oder defekten Stellen und wandern nachher in Richtung eines interendothelialen Kanälchens. Während dieser sog. Suchbewegung lösen sie den Faserfilz vom Endothel ab und bilden einen subendothelialen Kanal. Treffen die wandernden Zellen auf ein interendotheliales Kanälchen, so dehnen sie es so weit, bis eine porenförmige Öffnung entsteht, welche die Zellpassage in das Lumen zuläßt (v. Rautenfeld). Platschek et al. zeigten dagegen, daß Melanomzellen nicht durch interzelluläre Öffnungen in das Lymphgefäß gelangen, sondern nach lokaler Zerstörung des Endothels. Die Pseudopodien der Tumorzellen haften bevorzugt an der extrazellulären Matrix der Endothelzellen, insbesondere an Fibronectin. Ihr selektives Einbrechen in Lymphgefäße könnte damit erklärt werden, daß bei den Lymphgefäßen, im Gegensatz zu den Blutgefäßen, die extrazelluläre Matrix des Endothels, an welcher die Melanomzellen bevorzugt adhärieren, relativ frei zugänglich ist.

Die Interzellularkanälchen stellen, wie besprochen wurde, den Hauptweg der Passage dar. Einen weiteren, weniger wirksamen Transportweg stellt die Zytopemphsis dar, bei dem die mikropinozytotisch aufgenommenen Stoffe durch die Endothelzellen geschleust und entweder in das Lumen abgegeben oder in Phagolysosomen verdaut werden.

Schließlich soll noch erwähnt werden, daß die Endothelien der Lymphgefäße eine spezifische Reaktion auf enzym- und immunhistochemische Methoden zeigen. Dadurch können

Lymphgefäße von ähnlich strukturierten Blutgefäßabschnitten histologisch unterschieden werden.

Lymph- und Blutkapillaren können auch mit guanilat cyclase Reaktion unterschieden werden, weil nur die Lymphkapillaren eine positive Reaktion geben.

### 1.1.4 Präkollektoren und Kollektoren

Die etwa 150 µm breiten **Präkollektoren** sammeln Lymphe aus umschriebenen Arealen des Kapillarnetzes und leiten sie in die Kollektoren. Sie besitzen bereits Klappen und üben, entsprechend ihrer Lokalisation, eine ableitende Funktion aus. Wesentlich ist jedoch, daß ein und dasselbe Gefäß unterschiedlich aufgebaute Wandabschnitte zeigt. Es gibt Wandanteile, welche von einer Membrana accessoria (bestehend aus kollagenem Bindegewebe mit vereinzelten glatten Muskelzellen) umgeben sind (**Abb. 1/3**) und daneben auch solche mit kapillärem Charakter. Dank der letzteren Abschnitte können die Präkollektoren auch eine resorbierende Funktion ausüben.

Die **Kollektoren** stellen muskuloendotheliale Röhren dar, deren Durchmesser zwischen 100–600 µm schwankt.

**Histomorphologisch** zeigen sie eine ähnliche Dreischichtung wie die Venen. Die **Tunica intima** besteht aus dem Endothel und der Basalmembran. In größeren Kollektoren findet sich gelegentlich eine inkomplette Membrana elastica interna. Charakteristisch für die Kollektoren sind in das Lumen eingebuchtete subendotheliale Polster, bestehend aus längsorientierten glatten Muskelzellen. Sie erzeugen ein längslaufendes Faltenrelief. Aus diesem Grund zeigen kontrahierte Gefäße im Querschnitt sichel-, kreuz- oder sternförmige Lichtungen. Der dickste Wandabschnitt, die **Tunica media**, besteht aus 2–3 Lagen von glatten Muskelzellen (**Abb.**

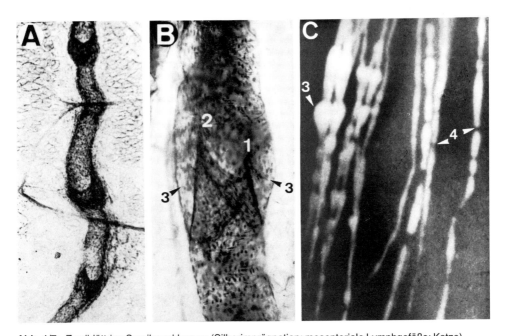

**Abb. 1/7:** Zweiblättrige Semilunarklappen (Silberimprägnation; mesenteriale Lymphgefäße; Katze). **A** Übersicht; **B** Schrägprojektion; **C** Lymphographie (Mensch). **1, 2** Vordere und hintere Ansatzstelle; **3** Klappensinus (Bulbus); **4** Füllungslücken zwischen den Klappensegmenten.

1/3), die von feinen kollegen und elastischen Fasern umhüllt sind. Betreffend der Muskulatur ist ein Kollektor kein Rohr von einheitlichem Wandbau, sondern eine Kette von muskelstarken Rohrabschnitten, die im Klappenbereich durch muskelarme oder muskellose Abschnitte unterbrochen sind (**Abb. 1/8**). Im allgemeinen gilt, daß oberflächliche Kollektoren eine stärkere Muskelschicht besitzen, als tiefe Kollektoren und daß der periphere Abschnitt eines Kollektors muskelreicher ist als sein zentraler Abschnitt. Die **Tunica externa** oder **Adventitia** besteht aus lockerem kollagenem Bindegewebe. Sie enthält Fibroblasten, Fibrozyten und stellenweise Adventitiazelen, Histiozyten und Mastzellen.

**Lymphgefäßklappen.** Wirksame Einzel- oder Doppelblattklappen gibt es erst von den Präkollektoren an zentralwärts. Ein Rückfluß oder eine retrograde Füllung des Lymphgefäßsystems ist deshalb nur bei Insuffizienz des Klappensystems möglich.

Die Lymphgefäßklappen sind vorwiegend paarige Semilunarklappen (**Abb. 1/7 A**). An bestimmten Stellen (Lunge, Mesenterium) kommen vereinzelt auch trichterförmige Bikuspidalklappen vor (**Abb. 1/7 B**). Sie bestehen aus einer Endothelfalte mit einer Platte aus feinen Kollagen- und Reticulumfasern zwischen den zwei Endothelschichten.

Die **Funktion der Klappen** ist rein passiv. Sie werden durch die Füllung des Klappensinus geschlossen, wobei in der Anfangsphase mit einem minimalen Rückfluß gerechnet werden muß.

Funktionell gliedern sich die Kollektoren in **Klappensegmente**. Diese zur Eigenmotorik befähigten Einheiten wurden anfänglich «**Mikrolymphherzen**» genannt. Heute nennt man sie **Lymphangion**. Die tropfenförmigen Segmente beginnen mit einer distalen bulbusartigen Erweiterung, die sich nach proximal bis zum nächsten Segment verjüngt (**Abb. 1/8 A**). Die Tropfenform der Segmente und die daraus resultierende perlschnurartige Struktur der gefüllten Kollektoren sind an Injektionspräparaten und auf Lymphogrammen gut erkennbar (**Abb. 1/7 C**). Die Muskulatur ist im klappenhaltigen Bulbusteil schwach ausgebildet. Sie besteht aus Längsbündeln, die die Segmentgrenze überbrücken (**Abb. 1/8 A**). Der verjüngte Segmentabschnitt ist mit einer kräftigen **Muskelmanschette** umgeben. Die Muskelmanschette weist eine äußere und innere Längsmuskelschicht und eine mittlere Ringschicht auf. Es handelt sich dabei um ein spiraliges Geflecht, dessen Spiralzüge die äußere und innere Längsschicht bilden und in der mittleren zirkulären Schicht einen flachen Steigungswinkel zeigen. Die Spiralzüge strahlen von einer Schicht in die andere ein (**Abb. 1/8 A**). Die Dicke der

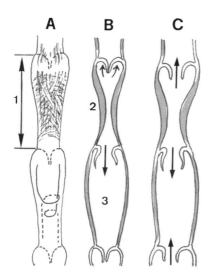

**Abb. 1/8:** Bau und Funktion der Klappensegmente.
**A** Anordnung der Muskulatur
**B** Normale Funktion
**C** Dilatiertes Lymphgefäß mit Klappeninsuffizienz und Reflux.
1 Klappensegment
2 Kontrahiertes Segment (Auslehrung)
3 Erschlafftes Segment (Füllungsphase).
Die Pfeile geben die Lymphabflußrichtung an.

Muskulatur ist funktionsabhängig. In kontrachierten Segmenten ist die Muskelmanschette verdickt und ihre Schichtung ist erkennbar, bei den dilatierten, prallgefüllten Segmenten verjüngt sich die Muskulatur ohne erkennbarem Schichtenmuster (**Abb. 1/8 B**). Durch intermittierende und teilweise auch aufeinanderfolgende Kontraktionen der Klappensegmente wird die Lymphe in **Kontraktionswellen** (10–12/min.), ähnlich der Peristaltik, von Segment zu Segment weiterbefördert. Die Förderrichtung wird durch das Schließen der distalen und Öffnen der proximalen Klappe bestimmt (**Abb. 1/8 B**). Bei dilatierten Gefäßen kommt es wegen Klappeninsuffizienz zu einem retrograden Fluß (Reflux) in das distale Segment (**Abb. 1/8 C**).

Experimentelle Untersuchungen von Mislin haben gezeigt, daß

1. für die Aktivität der Lymphangione K besonders wichtig ist,
2. Temperatursteigerung zur Frequenzzunahme führt (Frequenzmaximum bei 37–41 °C),
3. ein kontinuierlicher Puls nur bei einem Binnendruck von mindestens 4 cm $H_2O$ möglich ist und
4. bei der initialen Kontraktion der Gefäßtonus eine bedeutende Rolle spielt.

Eine optimale Aktivität wurde bei einem Binnendruck von 10–12 cm $H_2O$ beobachtet. Bei der Pulsauslösung sind Temperatur- und Druckreize gleichzeitig wirksam; d. h. bei niederer Temperatur ist ein höherer Binnendruck zur Pulsaktivierung nötig als bei höherer Temperatur. Gefäßtonus und Kontraktionsfrequenz können durch L Arginin Applikation erhöht werden.

Die **Innervation** der Wand konzentriert sich auf den mittleren Segmentabschnitt. In der Adventitia enden vegetative markhaltige und marklose Nervenfasern plexusartig. Sie stellen keine direkten synaptischen Kontakte zu den glatten Muskelzellen her. Man rechnet hier auch, wie bei den Blutgefäßen und bei den Hohlorganen, mit adrenerger Innervation par distance.

Die **Länge der Klappensegmente**, d. h. der Abstand zweier Klappen, ist meist unregelmäßig (**Abb. 1/7 C**). Sie ist vom Gefäßlumen abhängig und beträgt etwa das Drei- bis Zehnfache des Gefäßdurchmessers. Der Klappenabstand beträgt in den Präkollektoren 2–3 mm, in den Kollektoren zwischen 6–8 mm bis zu 20 mm und im unteren thorakalen Abschnitt des Ductus thoracicus 6–10 cm. Die Zahl der Klappen wird in den oberflächlichen Armkollektoren mit 60–80, in den Beinkollektoren mit 80–100 angegeben. Im Vergleich zu den oberflächlichen sind in den tiefen Lymphgefäßen die Klappenabstände länger.

Der **Durchmesser der Kollektoren** schwankt zwischen 100–600 µm; kontrahierte Gefäße zeigen im Querschnitt sichel-, kreuz- oder sternförmige Lichtungen. An der Gefäßwand werden histomorphologisch Intima, Media und Adventitia unterschieden, jedoch gelingt es kaum, die einzelnen Schichten voneinander abzugrenzen. Die Intima umfaßt Endothelzellen, zarte kollagene Fasern und glatte Muskelzellen. In der Media treten mit zunehmendem Kaliber Bündel glatter Muskelzellen auf, die in flachen schraubenartigen oder in steilen korkzieherartigen Windungen verlaufen und von kollagenen Fasern umhüllt werden. Die Adventitia enthält längsverlaufende Bindegewebsbündel, elastische Fasernetze und glatte Muskelzellen.

**Topographisch** sind oberflächliche, tiefe und viszerale Kollektoren zu unterscheiden. Die **oberflächlichen oder subkutanen Kollektoren** folgen zwar der Verlaufsrichtung größerer Hautvenen, sind aber nicht um diese herum gruppiert. Sie bilden breite, unter der Venenschicht gelegene Bündel, deren Drainagegebiet etwa dem der Leitvenen entspricht. Charakteristisch für die oberflächlichen Lymphgefäße ist, daß sie in ihrer ganzen Länge gleichkalibrig sind und daß sie annähernd gradlinig verlaufen.

Innerhalb der Lymphgefäßbündel der Extremitäten können lange und kurze Hauptkollektoren, Kollateralen und Anastomosenäste unterschieden werden. Wie das Beispiel der unteren

## 12  Anatomie des Lymphgefäßsystems

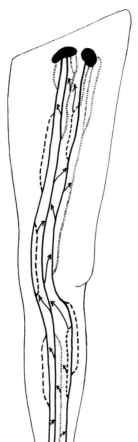

**Abb. 1/9:** Bauelemente eines Lymphgefäßbündels (ventromediales Bündel).
Lange Hauptkollektoren: durchgezogene Linien
Kurze Kollektoren: quer gestrichelt
Kollateralen: unterbrochene Linien
Anastomosenäste: Pfeile.

Extremität zeigt (**Abb. 1/9**), steigen die **langen Hauptkollektoren** vom Tributärgebiet (Fuß) direkt zu den regionalen Lymphknoten auf. **Kurze Hauptkollektoren** finden sich vor allem im Unter- und Oberschenkelbereich. Erstere münden in die langen Hauptkollektoren, letztere zweigen hingegen aus ihnen ab. Die mit den Hauptkollektoren parallel gestellten inselbildenden **Kollateralen** verbinden den distalen Teil eines Hauptkollektors mit seinem proximalen Teil und können dadurch den überbrückten Abschnitt entlasten oder ersetzen. **Anastomosenäste** verbinden benachbarte gleich- oder verschiedenartige Gefäßabschnitte miteinander. Durch diese kann die Lymphe in weit seitwärts gelegene Kollektoren übergeleitet werden. Sie sind mit den Weichen eines Rangierbahnhofes vergleichbar, welche einen Zug durch Umgehung der belegten Geleise auf die freie Bahn führen können.

Die Anastomosenäste haben das gleiche Kaliber wie die Kollektoren, sind aber wegen ihren Mündungsklappen nur in schräg aufsteigender Richtung durchgängig (**Abb. 1/10 A**). Die Anastomosenäste können, je nach dem ob sie zu- oder abführende Äste eines Hautterritoriums sind, das gestaute Gebiet entlasten oder bei Klappeninsuffizienz gesteigert belasten (**Abb. 1/10 B**).

Die Folgen peripherer Lymphgefäßunterbrechungen sind von der Zahl, Art und Lokalisation der betroffenen Gefäße, sowie von der Struktur eines Gefäßbündels bzw. peripher vom Verschluß gelegenen Gefäßnetzes abhängig (s. Extremitäten).

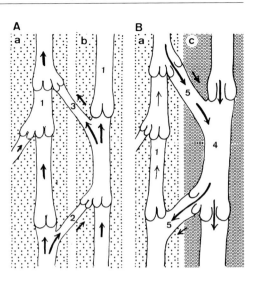

**Abb. 1/10:** Funktion der Anastomosenäste.
**A** Normale Zirkulation
**B** Zirkulationsumkehr in dilatierten Anastomosenäste mit Klappeninsuffizienz.
**a, b** Lymphterritorien
**c** Gestautes Territorium.
1 Kollektoren mit suffizienten Klappen
2 Zuführender Anastomosenast vom Territorium a
3 Abführender Anastomosenast vom Territorium b
4 Dilatierter Kollektor mit insuffizienten Klappen
5 Retrograder Fluß in dilatierten Anastomosenästen mit insuffizienten Klappen.

Unter **tiefen Lymphgefäßen** versteht man die subfaszialen Kollektoren der Extremitäten und der Rumpfwand, die Muskeln, Gelenke und Knochen drainieren. Sie verlaufen entlang der aus einer Arterie und ihren Begleitvenen bestehenden Gefäß-Stränge (**Abb. 1/2 B, 1/56**) und sind untereinander meist strickleiterartig verbunden. Die tiefen Kollektoren sind meist großkalibriger als die oberflächlichen.

In die Gruppe der tiefen Lymphgefäße gehören auch die **viszeralen Kollektoren**. Diese verlaufen meist entlang der Organblutgefäße und können durch kleine **Schaltknoten** (**interkalare Knoten**) unterbrochen werden.

### 1.1.4.1 Innervation der Lymphkollektoren

In dem vegetativen Nervengeflecht der Lymphkollektoren konnten mit histochemischen und immunohistochemischen Methoden adrenerge, cholinerge und peptiderge Fasern unterschieden werden. In den postganglionären sympathischen Fasern finden sich nebst dem Transmitter (Noradrenalin) auch das Neuropeptid Y (NPY) und Serotonin. In den postganglionaren parasympathischen Fasern wurde die Koexistenz des Transmitters Acetylcholin mit VIP (Vasoactives intestinales Peptid) beschrieben. Dieses Neuropeptid ist ein Verstärker des Acetylcholins und wirkt erschlaffend auf die glatte Muskulatur. Sensorische Fasern konnten durch ihr CGRP (Calcitonin gene-related peptid) und Substanz P Gehalt identifiziert werden.

Das in der Adventitia gelegene Nervengeflecht der Lymphkollektoren ist zonenweise im Bereiche der Muskelmanschetten am stärksten ausgebildet. Das fein granulierte Axoplasma enthält neben vereinzelten Mitochondrien in der Längsrichtung gruppierte synaptische Bläschen. Die Axone treten einzeln, oder gruppenweise in die Media ein und zweigen sich dort auf. Sie sind von Schwannschen Zellen nur halbseitig bedeckt, oder meist «nackt» und bilden mit Muskelzellen synaptische Kontakte. Die Beschaffenheit der neuromuskulären Kontaktstellen weist darauf hin, daß diese im Gegensatz zur motorischen Endplatte der Skelettmuskulatur, keine feste Verbindung zwischen Nerv- und Effektorgewebe sein kann. Der Grund dafür ist, daß bei den Kontraktionen zwischen Axon und Muskelzelle Verschiebungen entstehen, die die Weite und die Lage der Kontaktstellen verändern können. Schipp (1967) fand zwischen den Muskelzellen der Media einen besonderen Zelltyp, welcher neben vielen Fortsätzen mit Rinnen und Buchten ausgestattet ist. In die Vertiefungen sind zahlreiche Axone eingelagert, die mit der Zellmembran in synaptischen Kontakt stehen. Das Plasma des beschriebenen Zelltyps enthält zahlreiche Vakuolen von 350–400 μm Durchmesser. Wegen auffallenden strukturellen Übereinstimmungen mit den Pressorezeptorzellen (Terminalzellen) des Sinus caroticus wird der gefundene Zelltyp **Terminalzelle** genannt und man schreibt ihnen eine rezeptive Funktion zu. Übereinstimmend für beide Terminalzelltypen ist die feste Verankerung in das umliegende Gewebe, die extreme Vakuolisierung und die Einlagerung der Axone in die Zellbuchten. Die Axone umwinden die Terminalzelle mehrmals, ähnlich wie es bei Tast- und Druckrezeptoren der Fall ist. Durch die feste Verankerung in das Bindegewebe und die glatte Muskulatur kann der Dehnungszustand der Gefäßwand auf die Rezeptorzellen übertragen und von diesen perzipiert werden. Die Vakuolen sind wahrscheinlich mit Flüssigkeit gefüllt und es ist anzunehmen, daß sie wie die flüssigkeitsgefüllten interlamellären Räume der Vater-Paccinischen Körperchen unter einem hydrostatischen Druck stehen, der kolloidosmotisch reguliert wird. In Analogie zur Funktion der Flüssigkeitsräume der Vater-Paccinischen Körperchen bildet die Terminalzelle ein elastisches «Druckpolster» oder «Wiederlager». Demnach fängt die Terminalzelle die vom wechselnden Gefäßdruck ausgehenden Druck- und Dehnungsreize auf und leitet sie direkt, oder was wahrscheinlicher ist, transformiert an die Axonendigungen weiter. Der Terminalzell-Rezeptor kann als Ursprung eines Reflexbogens aufgefaßt werden, dem wahrscheinlich eine pressoregulatorische Funktion bei der Autonomie der Klappensegmente zukommt.

Im Mesenterium der Katze wurde eine enge Beziehung zwischen Kollektoren und Vater-Paccinischen Körperchen beobachtet, die die Gefäße stellenweise sogar umklammern. Die Funktion dieser Kontakte ist zur Zeit unbekannt. Degenerationsversuche zeigen, daß die Zellen der zu den Vater-Paccinischen Körperchen und zu den Terminalzellen führenden afferenten Axone in den pre- und paravertebralen Ganglien zu suchen sind.

## 1.1.5 Lymphstämme

Wie **Abbildung 1/11** zeigt, wird die Lymphe aus drei Körperquadranten in den linken Venenwinkel, aus dem rechten oberen Quadranten in den rechten Venenwinkel geleitet. Die von den Venenwinkeln weit entfernte untere Körperhälfte wird durch den Ductus thoracicus drainiert, während die um die Einmündungsstelle gelegenen Gebiete durch kurze Einzelstämme drainiert werden. Letztere können einzeln (Primärstämme) oder in verschiedenen Kombinationen miteinander vereinigt einmünden (Sekundär- bzw. Tertiärstämme). Die Primärstämme entstehen durch die Vereinigung der efferenten Gefäße einzelner Lymphknotengruppen.

Nach dem **feingeweblichen Bau** verfügen die Lymphstämme über kräftigere Wandschichten. Eine Gliederung läßt sich jedoch auch hier kaum vornehmen, da an den zahlreichen Einmündungsstellen die Schichten ineinander übergreifen. Die Intima besitzt eine Basalmembran. Media und Adventitia enthalten reichlich elastische Fasernetze. Adrenerge Nervenfasern stehen in engem Kontakt mit den glatten Muskelzellen. Der Klappenapparat ist gut ausgebildet, sein Bau stimmt mit demjenigen der Kollektorenklappen überein.

Die Wand des Ductus thoracicus zeigt, betreffend ihrer Dicke und Struktur, erhebliche lokale Unterschiede. Im allgemeinen ist sie kaudal dicker als im kranialen Abschnitt.

**Abb. 1/11:** Lymphstämme und Knotengruppen der Körperquadranten.
1 V. jugularis interna (sin.)
2 V. subclavia (sin.)
3 Ductus thoracicus
4 Lnn. parotidei
5 Lnn. submandibulares
6 Lnn. comitantes n. accessorii
7 Lnn. jugulares interni mit Tr. jugularis (sin.)
8 Lnn. supraclaviculares mit Tr. supraclavicularis (sin.)
9 Lnn. axillares mit Tr. subclavius (sin.)
10 Lnn. intercostales mit Tr. intercostalis (sin.)
11 Lnn. parasternales mit Tr. parasternalis (sin.)
12 Lnn. mediastinales anteriores mit Tr. mediastinalis anterior (sin.)
13 Lnn. tracheobronchiales mit Tr. tracheobronchialis (sin.)
14 Cisterna chyli
15a Truncus lumbalis sinister
15b Truncus lumbalis dexter
16 Lnn. mesenterici
17 Lnn. lumbales
18 Lnn. iliaci communes (sin.)
19 Lnn. iliaci externi (dext.)
20 Lnn. iliaci interni
21 Lnn. inguinales
22 Ductus lymphaticus dexter.

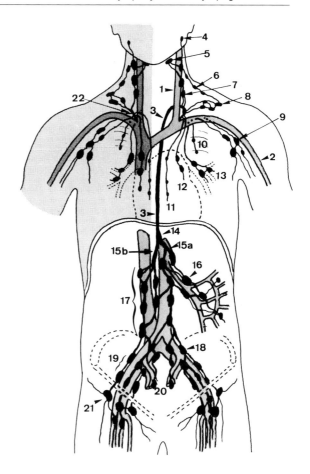

## 1.1.6 Ductus thoracicus (D. th.)

Der größte Lymphstamm, der D. th. leitet die Lymphe aus der unteren Körperhälfte, den tiefen Schichten des Rückens, den paravertebralen Pleuraabschnitten und dem hinteren Mediastinum ab. Das Sammelgebiet kann sich sogar noch auf einzelne Gebiete oder auf den ganzen oberen linken Körperquadranten ausdehnen, wenn auch die kurzen Lymphstämme der Halsbasis in den D. th. einmünden.

Der D. th. entspringt variierend zwischen LWK 2 und BWK 10, steigt im hinteren Mediastinum zur Halsbasis auf und mündet in der Regel in den linken (95%), seltener in den rechten (1%) oder in beide Venenwinkel (4%). Die vollständige Verdoppelung des ganzen D. th. ist seltener (1,4%) als die Y-förmige Teilung im oberen Brustbereich. Die partielle Verdoppelung in Form von Insel- oder Geflechtbildung betrifft meistens den mittleren Abschnitt des D. th. (10–20%) hingegen nur sehr selten seine ganze Länge (1%) (**Abb. 1/13B; 1/14A, B**). Diese Varianten können aus der doppelten Anlage und ihren geflechtartigen Verbindungen hergeleitet werden.

Die **Wurzeln des D. th.** bilden, nach der klassischen Beschreibung, die paarigen Trunci lumbales und der unpaarige Truncus gastrointestinalis.

# 16  Anatomie des Lymphgefäßsystems

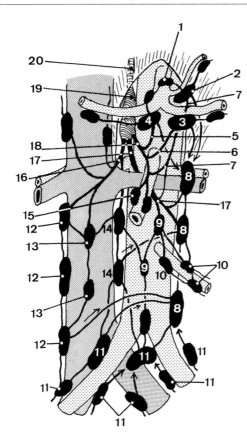

**Abb. 1/12:** Wurzeln des Ductus thoracicus und des Truncus gastrointestinalis.
1 Lnn. coeliaci
2 Ln. gastrocoeliacus
3 Lnn. pancreatici superiores
4 Ln. hepaticus
5 Truncus hepaticus
6 Truncus pancreaticolienalis
7 Truncus gastricus
8 Lnn. lateroaortici
9 Lnn. preaortici
10 Lnn. mesenterici inferiores
11 Lnn. iliaci communes
12 Lnn. laterocavales
13 Lnn. precavales
14 Lnn. interaorticocavales
15 Lnn. mesenterici superiores
16 Truncus lumbalis dexter
17 Truncus lumbalis sinister
18 Truncus gastrointestinalis
19 Cisterna chyli
20 Ductus thoracicus.

Der *Truncus lumbalis dexter* führt Lymphe aus den Lnn. lumbales dextri und intermedii, der *Truncus lumbalis sinister* aus den Lnn. lumbales sinistri ab (**Abb. 1/11**).

Die efferenten Kollektoren der Lnn. mesenterici superiores (ein oder mehrere) bilden allein oder vereinigt mit dem *Truncus gastricus, hepaticus* und *pancreaticolienalis* den *Truncus gastrointestinalis*, welcher entweder in die Cisterna chyli oder in den Truncus lumbalis sinister mündet (**Abb. 1/12**). Aus diesem «klassischen» Fall gibt es sehr viele Varianten.

Nach der **Ursprungshöhe** unterscheidet man einen tiefen (Höhe LWK 2) und einen hohen Ursprung (zwischen BWK 11–12). Beim häufigeren hohen oder thorakalen Ursprung herrscht die Plexusbildung vor (**Abb. 1/13 B; 1/14 A**), beim tiefen oder abdominalen Ursprung hingegen die Zisternenbildung (**Abb. 1/13 A; 1/14 B**).

Beim Menschen ist die *Cisterna chyli* weder konstant noch einheitlich gebaut. In 50–60% ist die Erweiterung auf die wurzelbildenden Lymphstämme lokalisiert; in 40–50% dagegen dehnt sie sich auch auf den D. th. aus. Der sack-, spindel- oder rosenkranzartig erweiterte Anfangsteil des D. th. stellt eine echte Cisterna chyli dar, die je nach ihrer Form 3–8 cm lang und 0,5–1,5 cm breit sein kann (**Abb. 1/14 B**). Eng beisammenliegende und mit einer Bindegewebskapsel umhüllte Lymphstämme können sich auch als Zisterne präsentieren. Rein äußerlich ist eine solche **Pseudozisterne** von einer echten schwer zu unterscheiden.

## 1.1.6.1 Topographie

Topographisch gliedert sich der D. th. in eine Pars abdominalis, Pars thoracalis und Pars cervicalis. Die *Pars abdominalis* liegt retroperitoneal hinter oder rechts der Aorta und wird vom rechten Zwerchfellschenkel bedeckt. In der Regel gelangt der D. th. durch den Hiatus aorticus in die Brusthöhle (**Abb. 1/13 A**). Ausnahmsweise kann er zwischen dem Crus mediale und laterale dextrum des Zwerchfells liegen und die V. azygos begleiten.

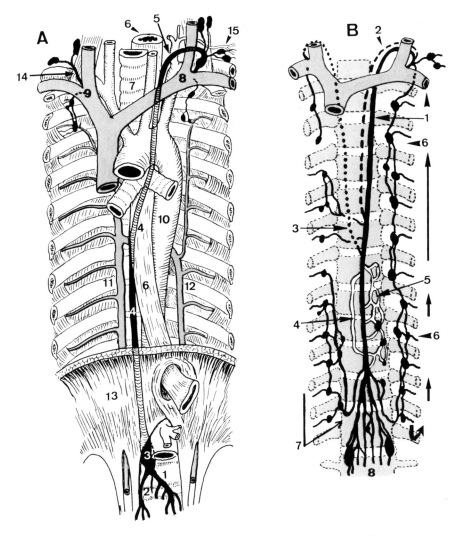

**Abb. 1/13: A** Topographie des Ductus thoracicus. **1** Truncus lumbalis sinister; **2** Truncus lumbalis dexter; **3** Cisterna chyli; **4** Pars thoracalis ductus thoracici; **5** Pars cervicalis ductus thoracici; **6** Oesophagus; **7** Trachea; **8** Angulus venosus sinister; **9** Angulus venosus dexter; **10** Aorta; **11** V. azygos; **12** V. hemiazygos; **13** Zwerchfell; **14** Ductus lymphaticus dexter; **15** A. cervicalis superficialis.
**B** Varianten des Ductus thoracicus. **1** Ductus thoracicus (normaler Verlauf); **2** Verdoppelung des oberen Abschnittes (homolateral); **3** Y-förmige Teilung mit Einmündung in den rechten Venenwinkel; **4** Inselbildung; **5** Plexusbildung mit Anschluß zu den Lnn. prevertebrales; **6** Lnn. intercostales; **7** Einmündung des absteigenden Interkostalstammes; **8** Plexiformer Ursprung.

Der zwischen der V. azygos und Aorta aufsteigende untere Abschnitt der *Pars thoracalis* ist vom Oesophagus überlagert und von der Pleura bedeckt. Beim 4.–5. BWK unterkreuzt der D. th. den Oesophagus und den Aortenbogen und steigt am linken Wirbelsäulenrand zwischen Oesophagus und A. subclavia sin. zur Thoraxapertur auf (**Abb. 1/13 A**). Skelettotopische Studien haben 4 Lagevarianten gezeigt mit folgender prozentualer Verteilung: Linkslage 36%, mittelständige Lage 20%, Schräglage 17%, Rechtslage 6%. Die Linkslage wird als altersbedingte Verlagerung, die anderen als konstitutionsbedingte Varianten betrachtet. Formvarianten (Bogenbildung 14%, bajonettförmige Abknickung 7%) sind immer mit der Deformation der Aorta gekoppelt und werden als pathologische Formänderungen interpretiert (**Abb. 1/14 B, C**). Beim thorakalen Ursprung des D. th. stellt sein Anfangsteil ein weit- oder engmaschiges Geflecht dar, in welchem kleine Lymphknoten eingeschaltet sein können (Lnn. proprii ductus thoracici). Afferente Lymphgefäße nimmt der D. th. aus den interkostalen und hinteren mediastinalen Lymphknoten auf (**Abb. 1/13 B; 1/14 A**). Der aufsteigende Teil der *Pars cervicalis* liegt zwischen dem Oesophagus und dem M. scalenus anterior, überdeckt durch die A. carotis communis sin. und den N. vagus (**Abb. 1/13 A**). Der zu dem linken Venenwinkel führende Bogenabschnitt überkreuzt den Tr. thyreocervicalis sin., die A. und V. vertebralis sin., den M. scalenus anterior, den N. phrenicus sin. und das Ganglion cervicothoracicum (stellatum). Meistens ist der Bogen von der V. jugularis interna verdeckt, selten liegt er vor dieser Vene.

Als Leitgebilde für das operative Aufsuchen des Bogens (**Abb. 1/13 A**) dient die A. cervicalis superficialis sin.

Der **Endabschnitt des D. th.** ist meist einbahnig (66%), kann sich aber in 2–5 Äste aufteilen. In 7,5% bilden die Äste ein Geflecht, in welchem Interkalarknoten eingeschaltet werden können. Auch einzelne Seitenäste stehen oft mit Skalenusknoten in Verbindung und führen in diesen und in den supraklavikulären Knoten zu Metastasenbildungen (s. Kap. 1.3.2.2 und **Abb. 1/15 D**). In 30–40% ist die Pars cervicalis unmittelbar vor der Einmündung ampullenartig erweitert oder spiralförmig gewunden (**Abb. 1/13 A**).

Die **Länge der D. th.** variiert zwischen 36 und 45 cm, die **Breite** zwischen 1–5 mm, wobei das Mittelstück meistens der schmalste Teil ist.

Die **Klappen des D. th.** sind paarige Taschenklappen, deren Zahl zwischen 1–8 bzw. 20 variiert. Die meisten Klappen befinden sich im oberen, die wenigsten im mittleren Duktusabschnitt. Mündungsklappen kommen in 80% vor.

Beim Fehlen einer Mündungsklappe stößt der Ductus die Venenwand schräg durch und der Verschluß kommt durch Dehnung der Venenwand zustande. Die Terminalklappe liegt meist vor der ampullären Erweiterung, so daß die Ampulle häufig mit Blut gefüllt und von den Venen nicht leicht unterscheidbar ist.

## 1.1.7 Lymphstämme der oberen Körperquadranten

Der *Truncus jugularis* entsteht aus der Vereinigung der efferenten Lymphgefäße der Lnn. jugulares interni, der *Truncus supraclavicularis* aus der Vereinigung der efferenten Gefäße der Lnn. supraclaviculares (s. Kap. 1.3.2.2). Der *Truncus subclavius* führt die Lymphe aus den axillären Lymphknoten ab. In 80% gibt es 2–3 solche Stämme (s. Kap. 1.5.1). Bei den mediastinalen Stämmen, **Truncus parasternalis** (s. Kap. 1.4.1), *mediastinalis anterior* (s. Kap. 1.4.2.1), *tracheobronchialis* (s. Kap. 1.4.2.2) und **intercostalis** (s. Kap. 1.4.1) kommen folgende Varianten vor:
1. Verdoppelung, 2. separate Einmündung in die Venen und
3. Vereinigung von 2–3 Stämmen in verschiedenen Kombinationen.

Die Vereinigung aller Stämme zum *Truncus bronchomediastinalis* kommt selten vor.

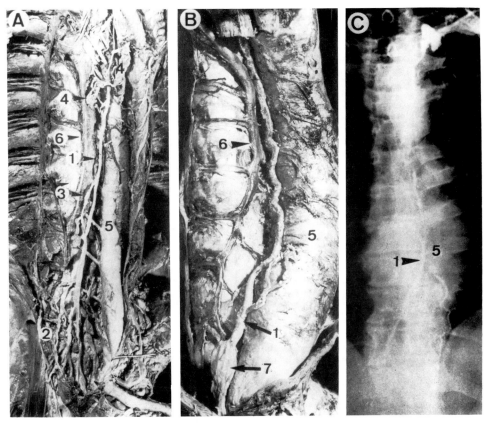

**Abb. 1/14:** Ursprungs- und Verlaufstypen des Ductus thoracicus.
**A** Gradliniger Verlauf; **B** Bogenbildung; **C** Duktogramm. **1** Ductus thoracicus; **2** Plexiformer Ursprung; **3** Inselnbildung; **4** Kollaterale zu den hinteren mediastinalen Lymphknoten; **5** Aorta; **6** V. azygos; **7** Cisterna chyli.

## 1.1.8 Einmündung der Lymphstämme in die Venen

Die Einmündung der Lymphstämme in die Venen (**Abb. 1/15**) ist außerordentlich variabel. Die Vereinigung aller rechtsseitigen Stämme zum *Ductus lymphaticus dexter* und die Einmündung aller linksseitigen Stämme in den Endabschnitt des D. th. sind selten. In den meisten Fällen gibt es 2–7 Stämme. Die große Variabilität ergibt sich sowohl aus der wechselnden Zahl der einmündenden Äste als auch daraus, daß die Äste außer in den Angulus venosus, auch in die benachbarten Venen einmünden können (**Abb. 1/15B**). Wir bezeichnen das Einmündungsgebiet als **Area jugulosubclavia** und markieren sie mit einem Kreis, dessen Mittelpunkt im Angulus venosus liegt und dessen Radius 1,5–2 cm beträgt. Im Bereich der rechten Area jugulosubclavia gibt es meistens einen *Ductus lymphaticus dexter*, hervorgegangen aus der Vereinigung des Tr. jugularis, supraclavicularis, parasternalis und mediastinalis anterior, die übrigen Stämme münden gesondert (**Abb. 1/15 C**).

Der D. th. mündet in die **linke** *Area jugulosubclavia*. Seine drei häufigsten Mündungsstellen sind der Angulus venosus 50% (22–85%), die V. jugularis interna 87,8% (4,5–87,5%) und

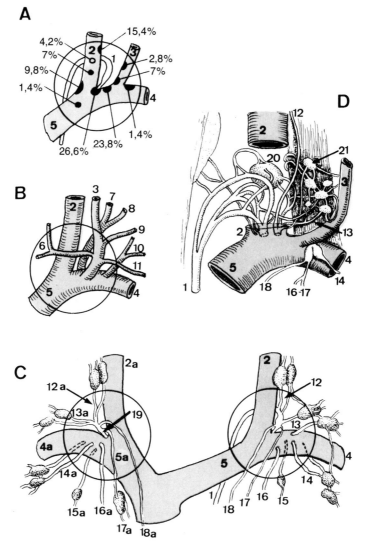

**Abb. 1/15:** Einmündungsvarianten des Ductus thoracicus und der kurzen Lymphstämme.
**A** Einmündungsstellen des Ductus thoracicus (modifiziert nach Greenfeld und Gottlieb 1956); **B** Venen in der Nachbarschaft des Angulus venosus; **C** Einmündung der Lymphstämme in die Area jugulosubclavia dextra und sinistra; **D** Plexiforme Endigung des Ductus thoracicus (Präparat von M. Manestar). Der Kreis umrahmt die Area jugulosubclavia.
**1** Ductus thoracicus; **2** V. jugularis interna sin. (2a dext.); **3** V. jugularis externa; **4** V. subclavia sin. (4a dext.); **5** V. brachiocephalica sin. (5a dext.); **6** V. jugularis anterior; **7** V. vertebralis; **8** V. cervicalis profunda; **9** V. cervicalis superficialis; **10** V. transversa colli; **11** V. suprascapularis; **12** Truncus jugularis sin. (12a dext.); **13** Truncus supraclavicularis sin. (13a dext.); **14** Truncus subclavius sin. (14a dext.); **15** Truncus intercostalis sin. (15a dext.); **16** Truncus tracheobronchialis sin. (16a dext.); **17** Truncus mediastinalis anterior sin. (17a dext.); **18** Truncus parasternalis sin. (18a dext.); **19** Ductus lymphaticus dexter; **20** Lymphknoten im Verlaufe des Ductus thoracicus; **21** Lnn. supraclaviculares.

die V. subclavia 28,2% (5−44,8%). Die angegebenen Prozentzahlen sind Durchschnittswerte, in Klammern sind die Minima und Maxima aller Prozentangaben vermerkt, die in der Literatur vorkommen. Der D. th. mündet in die V. brachiocephalica sin. in 3,6% und in die V. jugularis externa sin. in 2% (**Abb. 1/15 A**). Von den kurzen Stämmen sind der Trunci jugularis, parasternalis und mediastinalis anterior meist Äste des D. th., während die anderen unmittelbar in die Venen münden (**Abb. 1/15 C**). Bei beiden Venenwinkeln kann sich die Zahl der Stämme durch Verdopplung erhöhen, durch Vereinigung hingegen vermindern. Wegen der Vielfalt der Variationsmöglichkeiten kann kein verbindliches Schema angegeben werden. Durch Verbindungen der benachbarten Knotengruppen entstehen indirekte Anastomosen zwischen den Lymphstämmen (**Abb. 1/15 D**).

### 1.1.9 Fördermechanismen des Lymphtransportes

Die Fortbewegung der Lymphe in den Lymphgefäßen wird durch folgende Faktoren gefördert:

1. **Kontraktion der Lymphangione** stellt einen aktiven Fördermechanismus dar.
2. **Aktive und passive Bewegungen**, vor allem der Extremitäten (Turnübungen bei der Therapie).
3. **Arterienpulsation** ist im tiefen System und beim Ductus thoracicus wirksam.
4. **Muskelpumpe** wirkt im tiefen System innerhalb des Faszienstrumpfes.
5. **Atmung.** Beim Einatmen wird Lymphe aus dem Ductus thoracicus und Ductus lymphaticus dexter in die Venenwinkel eingesaugt (Atmungsübungen bei der Therapie).
6. **Massage.** Durch Massage kann Lymphe oder injizierter Farbstoff auch nach dem Tode von der Peripherie bis zu den regionalen Knoten befördert werden.

### 1.1.10 Wiederherstellung des Lymphabflusses nach Unterbrechung der Lymphgefäße

Die Lymphdrainage eines Gebietes kann entweder wegen Verletzung von Kollektoren oder – was häufiger ist – wegen Entfernung von erkrankten regionalen Lymphknoten unterbrochen werden. Die Folgen der Unterbrechung (Ödembildung) und die Rekonstruktionsmöglichkeiten des Abflusses sind in beiden Fällen unterschiedlich. Die Verletzung peripherer Kollektoren (unter einer bestimmten Zahl s. Kap. 1.6.2) führt meistens nur zu einer transitorischen Ödembildung, da der Abfluß durch geeignete kurze Kollektoren, Kollateralen und Anastomosenäste wieder hergestellt werden kann (s. **Abb. 1/9, 1/67**). Bei der Lymphadenektomie sind die Folgen meist schwerwiegender, auch die Rekonstruktionsvorgänge laufen anders ab. Letztere wurden von zahlreichen Autoren tierexperimentell untersucht und festgestellt, daß in jedem Fall ein Ersatzweg ausgebildet wird. Die Wiederherstellung der Drainage kann erfolgen durch:

1. Benützung vorhandener Kollateralwege,
2. Ausbildung neuer Kollateralwege und
3. Gefäßneubildung.

**Kollateralwege**, welche Lymphknoten überspringen, sind selten und nicht in allen Regionen vorhanden (**Abb. 1/53, 1/60**).

**Neue Kollaterale** können durch Ausweitung von vorhandenen Gefäßstrecken und der Kapillaren entstehen. Die Folgen von jeder Gefäßunterbrechung sind überall: Stau, Dilatation, Klappeninsuffizienz und ein retrograder Fluß (Reflux) im peripheren Gefäßabschnitt.

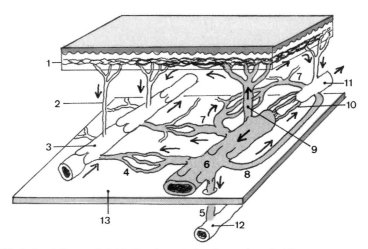

**Abb. 1/16:** Wiederherstellungsmöglichkeiten des unterbrochenen Lymphabflusses.
**1** Kapillarplexus der Haut; **2** Präkollektor; **3** Kollektor; **4** Faszialer Plexus (erweitert); **5** Perforansgefäß; **6** Gestauter und erweiterter Kollektor mit retrogradem Fluß; **7** Kontra- und homolaterale Anastomosen durch erweiterte subkutane Seitenäste; **8** Normale Kollaterale; **9** Erweiterter Präkollektor mit Rückfluß (dermal backflow); **10** Neugebildete Gefäße; **11** Proximaler Teil des unterbrochenen Kollektors; **12** Tiefes Lymphgefäß; **13** Faszie. Die Pfeile geben die Lymphabflußrichtung an.

(**Abb. 1/16, 1/76**). Durch die Ausbildung der erwähnten Umleitungen kann die angestaute Lymphe in den benachbarten intakten Gebieten abfließen oder durch Massage überführt werden. Nicht alle neugebildete Verbindungen bleiben erhalten, da nach der Wiederherstellung des Abflusses viele von den anfänglich erweiterten Anastomosen ihr normales Kaliber wieder erlangen. Erweiterte Anastomosenäste können das gestaute Gebiet unter Umständen zusätzlich belasten (s. Kap. 1.1.4 und **Abb. 1/10**).

Die **Neubildung von Lymphgefäßen** erfolgt durch Aussprossung und Verbindung der Stümpfe des verletzten Kollektors oder der afferenten und efferenten Kollektoren eines entfernten Knotens. Die neugebildeten Gefäße sind kleinkalibrig, dafür zahlreich. Praktisch wichtig ist, daß der schnellst einsetzbare und effizienter funktionierende Rekonstruktionsweg nicht durch Neubildung, sondern durch die Ausweitung bereits vorhandener Strukturen entsteht.

## 1.1.11 Folgen der Lymphabflußstörungen der unteren Körperhälfte

Beim Funktionsausfall der Cisterna chyli (Fehlbildung, Ruptur, Tumor- oder Parasitenbefall) kann die Lymphe aus der gesamten unteren Körperhälfte durch den Ductus thoracicus nicht Die gleichen Veränderungen treten auch in den gestauten Seitenästen auf, deshalb kann durch diese Lymphe retrograd die Anastomosen mit den benachbarten Seitenästen erreichen und durch diese entweder in den proximalen Gefäßabschnitt oder in einen nicht unterbrochenen Kollektor abfließen (**Abb. 1/16**). Solche Umleitungswege können im oberflächlichen System, wie **Abbildung 1/16** zeigt, die subkutanen Seitenäste, und der fasziale Plexus, bilden. Gleichzeitig fließt Lymphe durch die erweiterten Präkollektoren in das Kapillarnetz zurück (dermal backflow) und wird durch das erweiterte Kapillarnetz in intakte Kollektoren übergeleitet mehr abfließen. Die wegen der Stauung erweiterten Lymphgefäße werden variköse, ihre

Klappen werden insuffizient und das Lymph-Chylusgemisch fließt retrograd in die Organe, Körperwand und Extremitäten zurück. Gleichzeitig erweitern sich auch normalerweise unsichtbare Kollateralen und die normale Abflußrichtung in bestimmten Gebieten kehrt um. Diese Veränderungen führen zur Ausbildung von Umleitungswegen (**Abb. 1/17, 1/40**).

Der verhinderte Abfluß im Truncus gastrointestinalis wirkt sich auf die folgenden Organe aus: Magen, Leber, Pancreas, Dünndarm, Caecum und Colon ascendens (**Abb. 1/107, 1/110**).

Die Blockade der Trunci intestinales verursacht Reflux in Richtung Bauchwand, Zwerchfell, Nieren, Nebennieren, Colon descendens, Sigmoid, Rectum und Beckenorgane (Blase, Uterus und Adnexa). Nach dem Durchbruch der inguinalen Barriere werden auch die äußeren Genitalien und die untere Extremität betroffen. Obwohl die iliakalen Wege beidseits dilatieren, werden meist nicht beide Beine ödematös (**Abb. 1/17, 1/70**).

**Umleitungswege.** Beim Ausfall des Ductus thoracicus kann Lymphe und Chylus durch die ausgeweiteten beidseitigen paravertebralen Ketten zu den Venenwinkeln geführt werden (**Abb. 1/17**). Wegen der Überfüllung dieser Ketten erweitern sich die interkostalen Lymphgefäße und führen Chylus in die parasternalen Stränge und durch die Brustwand zu den axillären Knoten (**Abb. 1/17**). Weitere thorakale Entlastungswege gehen aus den erweiterten Zwerchfellgeflechten aus, welche Lymphe retrograd durch die Leber und durch die prä- und retropankreatische Geflechte erhalten. Aus der Pleura diaphragmatica fließt Lymphe und Chylus durch die parasternalen Stränge in die Venenwinkel und durch die lateroperikardialen Wege zu den Lnn. bifurcationis und tracheobronchiales (**Abb. 1/17, 1/40**). Aus den letztgenannten Knotengruppen kommt es dann zum Reflux in die Pleura pulmonalis, in die Lungen und in die Herzlymphgefäße. Ein weiterer, normal aus dem Thorax zu den Lumbalknoten führender Weg, führt beim Stau die Lymphe retrograd durch das Lig. pulmonale in die tracheobronchialen Knoten. Die Ruptur der erweiterten Lymphgefäße der Pleura parietalis, diaphragmatica oder pulmonalis führt zum Chylothorax; die Ruptur der subepicardialen Gefäße verursacht ein Chylopericard (**Abb. 1/40**).

Mehrere erweiterte Umleitungswege (Lymphangiektasia mediastinalis) dürfen operativ nicht zerstört werden, weil jede Veränderung den Krankheitszustand verschlechtert.

## 1.1.12 Das initiale Lymphsystem verschiedener Gewebe

Die **initialen Lymphgefäße der Muskeln** liegen im Peri- und Epimysium und umgeben geflechtartig die Muskelfaserbündel, reichen jedoch nicht in das Endomysium hinein. Die untereinander strickleiterartig anastomosierenden Kollektoren begleiten die Blutgefäße.

Über **Lymphgefäße der Herzmuskulatur** s. Kap. 1.4.9, Herz.

In den **Sehnen** verlaufen die im Peritenonium internum gelegenen Kapillaren parallel mit den Sehnenfaserbündeln und sind durch Queranastomosen miteinander verbunden. Sie gehen in ein oberflächlich der Sehne aufgelegtes dichtes, dem Blutgefäßnetz angeschlossenes Lymphgefäßnetz über.

Im **Periost** gibt es ein reichliches Lymphgefäßnetz. In der **Kompakta** und im **Knochenmark** konnten hingegen Lymphgefäße mit Sicherheit nicht nachgewiesen werden.

In der **Synovialhaut der Gelenkkapsel** bilden die initialen Lymphgefäße ein Netz direkt unterhalb des Kapillarnetzes. In den Villi synoviales wurden keine Lymphkapillaren gefunden. Die efferenten Lymphgefäße verlassen die Kapsel in Gruppen (2–3 oder mehr) in Begleitung der Blutgefäße.

Über **Lymphgefäße in der Gefäßwand** gibt es nur wenige Angaben. Ein adventitielles Lymphgefäßnetz mit 30–70 µm Kapillarbreite wurde nur in der Aorta, Truncus pulmonalis

# 24 Anatomie des Lymphgefäßsystems

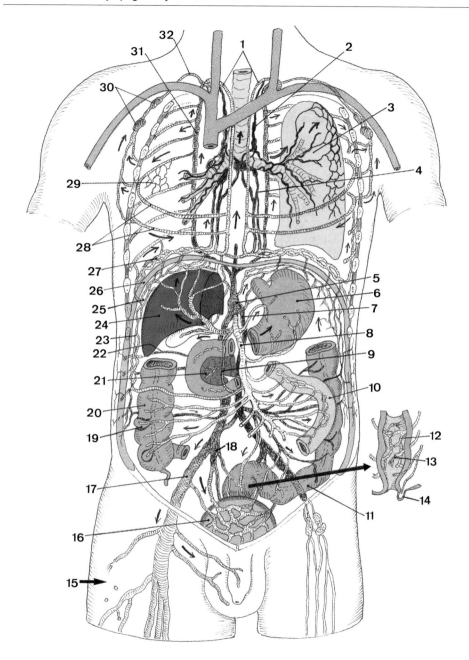

**Abb. 1/17:** Kollateralwege beim Verschluß des Ductus thoracicus. Chylusreflux in die Organe und in die untere Extremität.
**1** Parasternale Stränge; **2** Truncus tracheobronchialis; **3** Chylusreflux in die Lunge und in die Pleura pulmonalis; **4** Lateroperikardialer Weg; **5** Cisterna chyli; **6** Magen; **7** Truncus lumbalis (sinister); **8** Truncus gastrointestinalis (mesentericus); **9** Prepankreatische Gefäße; **10** Dünndarm; **11** Colon sigmoideum; **12** Erweiterte Rektumlymphgefäße; **13** Chylorrhö; **14** Perianale Varizen; **15** Chyloödematöses Bein; **16** Harnblase; **17** Reflux in den äußeren iliakalen Strang; **18** Reflux in den inneren iliakalen Strang; **19** Appendix epiploica; **20** Colon ascendens; **21** Duodenum und Pancreas; **22** Lumbale parietale Lymphgefäße; **23** Subperitonea-

und in den Koronararterien beschrieben. Im Gegensatz zu den Arterienstämmen findet man in den Venen (V. cava, V. pulmonalis, Herzvenen) ein Lymphkapillarnetz auch in der Tunica media.

In den **Nerven** fand man Lymphkapillaren im Peri- und Epineurium. Die abführenden Lymphgefäße begleiten die Vasa nervorum. Entsprechend der segmentalen arteriellen Versorgungsgebiete sind die Lymphdrainagegebiete auch segmental gegliedert, stehen jedoch durch kapilläre Anastomosen miteinander in Verbindung. Ob der unterhalb des Perineurium gelegene sog. Endoneuralraum mit den epineuralen Lymphgefäßen in Verbindung steht oder nicht, ist vorläufig ungeklärt. Ebenfalls fraglich und umstritten ist die Verbindung der perineuralen Spalträume mit dem Liquorraum und mit den epineuralen Lymphgefäßen.

In der **Schleimhaut** stellen die initialen Lymphgefäße ein polygonales Netz mit angehängten fingerförmigen Ausbuchtungen dar. Letztere sind im Dünndarm als zentrale Zottenkapillaren besonders stark ausgebildet (s. Kap. 1.9.6.2 und **Abb. 1/108 A, C**). Die Dichte und die Anordnung der Maschen (längs oder quer) zeigt örtliche Unterschiede. Obwohl das Netz nicht in der eigentlichen Mukosa, sondern an der Grenze zwischen Mukosa und Submukosa dicht unterhalb des Blutgefäßnetzes liegt, wird es Plexus mucosus genannt. Die ableitenden Prä- und Kollektoren verlaufen in der Submukosa. Allgemein charakteristisch für das Schleimhautnetz ist, daß es praktisch auf der gesamten Schleimhautfläche ein zusammenhängendes Geflecht bildet, d.h. die Lymphgefäßnetze der örtlich verschiedenen Schleimhautabschnitte (Mund-, Nasen- und Rachenschleimhaut) kontinuierlich ineinander übergehen. Dank der netzartigen Gefäßstruktur kann Lymphe im Schleimhautnetz – ähnlich der Haut – in allen Richtungen abfließen bzw. durch Massage in Gebiete mit intaktem Abfluß befördert werden.

Über die Lymphgefäße der Haut s. Kap. 1.5.2.

## 1.2 Lymphatisches Gewebe – Lymphknoten – Grundlagen der Lymphzirkulation

### 1.2.1 Lymphatisches Gewebe

Das lymphatische Gewebe stellt den spezifischen Anteil des Abwehr- bzw. Immunsystems dar. Es wird einerseits durch Organe (Thymus, Milz, Lymphknoten), andererseits durch freies (nicht eingekapseltes) lymphatisches Gewebe repräsentiert. Letzteres bevorzugt die inneren Körperoberflächen (Schleimhaut des Magen-Darmkanals; Respirationswege), die den Antigenen aus der Nahrung und der Atemluft ausgesetzt sind und bildet die erste Abwehrstation. In der Schleimhaut finden sich kugelige Lymphozytenansammlungen, die **Lymphfollikel** oder **Lymphknötchen** (*Noduli lymphatici*) genannt werden. Alleinstehende Knötchen heißen *Noduli lymphatici solitarii* oder **Solitärfollikel**. Dicht beisammen gelegene Follikel (*Noduli lymphatici aggregati*) erscheinen als Platten (z.B. Peyersche Platten im Ileum). Es gibt zwei Erscheinungsformen der Follikel, Primär- und Sekundärfollikel. **Primärfollikel** stellen eine rundliche Zellanhäufung dar, bestehend vorwiegend aus differenzierten kleinen Lymphozy-

---

◄ ler Plexus; **24** Leber; **25** Subperitoneales Zwerchfellnetz; **26** Zwerchfell; **27** Subpleurales Zwerchfellnetz; **28** Interkostale Lymphgefäße; **29** Lymphgefäßnetz der Pleura parietalis; **30** Axilläre Lymphknoten; **31** Paravertebraler Strang; **32** Truncus subclavius.

ten. Sie kommen bei Neugeborenen und bei steril aufgezogenen Versuchstieren vor. **Sekundärfollikel** entstehen aus den Primärfollikeln nach Antigenkontakt. Sie sind durch ein helles Zentrum (Keim- bzw. Reaktionszentrum) und durch eine dunkelgefärbte Randzone (Lymphozytenwall) charakterisiert. Im hellen Zentrum erfolgt die blastische Transformation der antigenstimulierten Lymphozyten, danach eine klonale Proliferation und schließlich die Differenzierung zu antigendeterminierten Lymphozyten (über die Zelltypen der Follikel und über die Transformations- und Differenzierungsvorgänge geben die Histologiebücher ausführliche Informationen).

Bei der Antigenerkennung und bei der Immunantwort wirken verschiedene Subpopulationen der Lymphozyten zusammen. Die zwei wesentlichen Elemente stellen die T- und B-Lymphozyten dar. Die **T-Zellen** werden im Thymus, die **B-Zellen** im Bursa-Äquivalent, im Knochenmark, geprägt. Deshalb werden diese Stellen als primäre lymphatische Organe bezeichnet. Die mit zellständigen spezifischen Rezeptoren ausgerüsteten T-Zellen leisten eine zelluläre Immunität, während die B-Zellen durch Bildung von zirkulierenden Antikörpern die humorale Immunität vermitteln.

Die Stammzellen beider Lymphozytentypen sind im Knochenmark zu suchen. Von hier aus erreichen die Lymphoblasten durch die Blutbahn den Thymus, proliferieren und differenzieren sich und gelangen als T-Zellen via Blutbahn in die lymphatischen Organe und Gewebe, wo sie die sog. T-Zell-Areale besiedeln. Die B-Zellen gelangen ebenfalls über die Blutbahn in die lymphatischen Organe und lagern sich in den B-Zell-Arealen (Follikel) ab.

Das Grundgerüst der lymphatischen Organe und Gewebe bildet das retikuläre Bindegewebe. Es besteht aus einem Netzwerk von Retikulumzellen, welches von Retikulinfasern gestützt wird. Die Auswahl der Besiedelungsorte (Areale) für T- und B-Lymphozyten hängt wahrscheinlich mit den lokalen Unterschieden der Retikulumzellen zusammen. So kommen fibroblastische (Retikulumfasern bildende) Retikulumzellen in allen Gewebsarealen vor, während die B-Zell-Regionen durch dendritische Retikulumzellen, die T-Zell-Regionen durch interdigitierende Retikulumzellen gekennzeichnet sind.

## 1.2.2 Lymphknoten

Die in den Lymphstrom eingeschalteten Lymphknoten (*Nodi lymphatici, Lymphonodi = Lnn.*) kommen in Gruppen oder als Knotenketten entlang der Blutgefäße vor und sind meistens in Fettgewebe eingelagert. Sie stellen lymphatische Organe mit vielfältigen Funktionen dar.

Die Nomenklatur betreffend müssen zwei in der Praxis oft verwendete falsche Begriffe korrigiert werden. Der Name «Lymphdrüse» sollte vermieden werden, weil die Knoten nicht im Sinne einer Drüse sezernieren. Kleine Lymphknoten werden sogar in der Fachliteratur als Lymphknötchen bezeichnet. Eine solche Bezeichnung ist irreführend, da, gemäß richtiger Begriffsanwendung, die Folliculi solitarii, aggregati und die Follikel der Lymphknotenrinde als Knötchen verstanden werden.

**Form, Zahl und Größe der Lymphknoten** sind variabel. Ihre **Form** kann rund, oval, spindel- oder nierenförmig sein. Trotz der großen Variabilität gibt es für gewisse Knotengruppen mehr oder weniger charakteristische Merkmale (Inguinale Knoten groß rundlich; äußere iliakale groß länglich; innere iliakale klein rundlich; lumbales dextri und sinistri groß länglich; intermediäre klein rundlich).

Die **Größe** ist von der Konstitution, vom Lebensalter, von der funktionellen Belastung und von der Knotenzahl abhängig. Sie variiert beim Erwachsenen zwischen 0,2 und 3 cm. An der Drainage eines Gebietes oder Organes ist eine bestimmte Menge von lymphatischem Gewebe beteiligt. Dieses kann sich, im Laufe der Entwicklung, in viele kleine oder wenige große

Knoten aufteilen, deshalb sind Zahl und Größe der Knoten umgekehrt proportional. Sog. Riesenknoten entstehen, im Gegensatz zur allgemeinen Vorstellung, nicht durch sekundäre Verschmelzung von Einzelknoten, sondern weil die ursprünglich einheitliche Anlage einer ganzen Knotengruppe nicht aufgegliedert wurde. Auffallend große Knoten deuten meist auf pathologische Veränderungen hin. Die Knotengröße kann auch durch die Darstellungsmethode (Füllung) beeinflußt werden. So wurde z.B. nach einer Lymphographie eine leichte Volumenzunahme, welche sich innerhalb von 1–3 Wochen zurückbildet, beobachtet.

Die **Gesamtzahl** der Lymphknoten wird auf etwa 600–700 (davon 100–200 mesenteriale Knoten), im Durchschnitt auf 650 Einzelknoten geschätzt. Die Zahl ist wie bereits erwähnt von der Knotengröße abhängig und kann auch je nach Seite und Geschlecht variieren. Die Behauptung, daß die Knotenzahl im Alter wegen Altersinvolution abnimmt, ist irreführend. Die Altersinvolution betrifft in erster Linie die Marksubstanz, während die Rinde wie eine Schale erhalten bleibt. So reduziert sich bloß die lymphatische Gewebsmenge, nicht aber die Zahl der Knoten. Viele kleine Knoten mit postfötaler Struktur, sowie die im Laufe der Altersinvolution weitgehend verfetteten Knoten können lymphographisch und präparatorisch nicht dargestellt werden, sondern nur an anatomischen Injektionspräparaten. Letztere haben gezeigt, daß bei älteren Individuen fast gleich viele Knoten zu finden sind wie bei Kindern. Es ist wichtig zu wissen, daß während der Altersinvolution Knoten nicht verschwinden und daß trotz der Reduktion des lymphatischen Gewebes in solchen Knoten Metastasen entstehen können.

Größe und Form der Knoten haben nur eine beschränkte praktische Bedeutung. Bei der lymphographischen Diagnose liefern sie gewisse Anhaltspunkte; über die Menge des lymphatischen Gewebes sagen sie hingegen kaum etwas aus.

Die **Aufnahmekapazität der Lymphknoten** spielt bei der Dosisberechnung für die endolymphatische Radionuklidtherapie und für die Szintigraphie eine praktische Rolle. Füllungsexperimente haben gezeigt, daß prallgefüllte Knoten je nach Größe 0,03–0,27 ml, im Durchschnitt 0,07 ml Flüssigkeit aufnehmen. In Wirklichkeit ist die Kapazität jedoch kleiner, weil die Knoten bei der Lymphographie nicht prall gefüllt werden und weil ein Teil des injizierten Kontrastmittels die Gefäße füllt.

Das **Knotenvolumen** beträgt, mit der Flüssigkeitsverdrängungsmethode gemessen, im Durchschnitt $0,4\, cm^3 = 0,4\, ml$ (Realwert). Die Füllungskapazität des Knotens ist nur ein Bruchteil (0,017%) davon, da der Großteil des Volumens das Knotengewebe bildet. Bei Lebenden kann an lymphographischen Bildern nur die Länge und Breite eines Knotens gemessen werden. Um Auskünfte über das Volumen zu erhalten, werden die Knoten als Rotationsellipsoide aufgefaßt und deren Volumina mit Hilfe einer Formel ausgerechnet. Vergleicht man die berechneten Werte mit den gemessenen Realwerten der selben Knoten, so erhält man nur in 19,3% der Fälle übereinstimmende Angaben. In 74,6% sind die gerechneten Werte 42% höher als die Realwerte; in 6% dagegen umgekehrt. Solche Meßergebnisse weisen darauf hin, daß die Volumenberechnung eines Rotationsellipsoids nur in solchen Fällen, in welchen das Volumen $0,2\, cm^3$ oder kleiner ist, mit den Realwerten übereinstimmende Resultate bringt.

Die Lymphe wird den Knoten durch *Vasa afferentia* zugeführt und durch die *Vasa efferentia* abgeleitet. Die afferenten Gefäße können entweder periphere, aus einem Sammelgebiet zu den Lymphknoten führende Kollektoren oder **internodale Verbindungsäste** sein. Die internodalen Kollektoren sind je nach der Lage des Knotens, auf den man sie bezieht, afferente oder efferente Gefäße. Wie **Abbildung 1/18** zeigt, sind sie in bezug auf den peripheren Knoten (a, b) efferent, in bezug auf den zentralen Knoten (c, d) hingegen afferent. Die Eintrittsstellen der meist verzweigten afferenten Gefäße verteilen sich auf die gesamte Knotenfläche. Ausschließlich polare oder marginale Eintritte kommen nur bei kleinen Knoten vor. Die efferenten Gefäße, die gegenüber den afferenten in der Minderzahl sind, verlassen den Knoten am

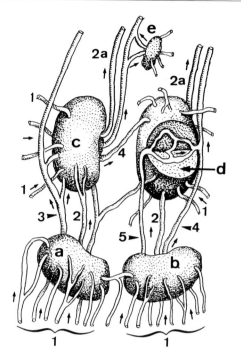

Abb. 1/18: Lymphknotentypen.
a, b: Typ I
c, d, e: Typ II.
1 Afferente Lymphgefäße
2 Efferente Gefäße der Knoten a, b gleichzeitig afferente Gefäße für die Knoten c, d
2a Efferente Gefäße der Knoten c, d
3 By-pass mit Verbindungen zu Knoten c
4 By-pass
5 Afferentes Gefäß mit intranodalem By-pass zu 4.

Hilus. Sie sind dicker und klappenreicher als die Vasa afferentia und im Kaliber unregelmäßiger.

### 1.2.2.1 Feinbau der Lymphknoten
G. Molz

Der Lymphknoten ist von einer Kapsel umhüllt, welche aus kollagenfaserigem Bindegewebe besteht und auch glatte Muskelzellen enthält. Die Stelle, wo die Blutgefäße in den Knoten ein- und die efferenten Lymphgefäße austreten, wird als Knotenhilus bezeichnet (Abb. 1/19 A).

Das grobe innere Gerüst des Knotens bilden Bindegewebsbalken, die Trabekel. Kurze Trabekel strahlen aus der Kapsel in das Knoteninnere, lange, verzweigte Balken gehen aus dem verbreiterten Kapselteil des Hilusgebietes aus. Letztere führen die größeren Blutgefäße des Knotens. Die Zwischenräume des Balkenwerkes werden durch ein Netzwerk aus fibroblastischen Retikulumzellen und den sie begleitenden Retikulumfasern ausgefüllt. Der größte Teil dieses Gitterwerkes wird vom lymphatischen Gewebe, vor allem von Lymphozyten, besiedelt, nur ein Spaltsystem bleibt in Form von **Lymphsinus** für die Lymphzirkulation frei.

Die äußere zelldichte Zone des Lymphknotens bildet die **Rinde**. Der innere locker gebaute Anteil, das **Mark**, besteht aus untereinander anastomosierenden **Marksträngen**, die sich bis zum Hilus erstrecken. In der **äußeren Rinde** bilden die B-Lymphozyten zusammen mit den dendritischen Retikulumzellen und verschiedenen Makrophagentypen Primär- oder Sekundärfollikel. Diese Zone wird daher auch als **B-Zell-Areal** bezeichnet. Anschließend folgt die diffus, mit T-Zellen und interdigitierenden Retikulumzellen besiedelte **innere Rinde** (auch **Paracortex** genannt), die sich abschnittsweise auch zwischen den Follikeln bis zum Randsinus ausbreitet. Ähnlich wie zwischen äußerer und innerer Rinde gibt es auch zwischen Rinde und Mark keine scharfe Grenze. Die Markstränge bestehen auch aus diffusem lymphatischem Gewebe und stellen ein weiteres B-Zell-Areal dar, welches reich an Plasmazellen ist.

Die Lymphe passiert den Lymphknoten durch das **Sinussystem**. Die afferenten Lymphgefäße durchsetzen die Kapsel in schräger Richtung und münden in den **Rand-** oder **Marginalsinus**. Der Randsinus stellt zwischen Kapsel und Rinde einen flachen, die Konvexität des Knotens schalenförmig umgebenden Raum dar. Aus ihm zweigen in radiärer Richtung die engen **Intermediärsinus** ab. Diese steigen beidseits der Trabekeln in das Knoteninnere ab und münden in die weitlumige, miteinander vielfach anastomosierende **Marksinus**. In der Nähe des Hilus fließen die Marksinus und der Marginalsinus zusammen *(Confluens sinuum)* und bilden den sog. **Terminalsinus**, aus welchem die Vasa efferentia ihren Ursprung nehmen. Letztere sind ähnlich der Vasa afferentia mit Klappen ausgestattet (**Abb. 1/19 A**).

Die Sinus sind von flachen Endothelzellen ausgekleidet. Ihr Lumen ist stellenweise von verzweigten Endothelzellen durchzogen, deren Fortsätze untereinander und mit den Wänden verbunden sind und so eine Art Reuse bilden. Die Sinuswand und die intraluminalen Zellen sind durch ein Netzwerk von kollagenen und Retikulinfasern gestützt, die von den Endothelzellen umhüllt sind und so mit der Lymphe nicht in Berührung kommen. In der Lichtung der Sinus lassen sich stets Lymphozyten, sowie Makrophagen nachweisen (**Abb. 1/19 B**).

### 1.2.2.2 Blutversorgung und Innervation

Die durch den Hilus eingetretenen Arterien verlaufen in den Trabekeln, geben Seitenäste zum Mark ab und erreichen durch das lymphatische Gewebe der Markstränge die Rinde, wo sie sich arkadenförmig aufzweigen. Schlingenförmig anastomosierende Arteriolen und Kapillaren umgeben korbartig die Follikeln (**Abb. 1/19 A**). Aus dem reichverzweigten Venulennetz gelangt das Blut in die Venen, die die Arterien in den Trabekeln begleiten und den Knoten über den Hilus verlassen. Eine besondere Struktur weisen die Venulen der inneren Rinde auf, indem sie nicht mit flachen, sondern mit isoprismatischen Endothelzellen ausgestattet sind. Aus diesem Gefäßabschnitt gelangen T- und B-Lymphozyten in den Knoten. Es handelt sich dabei um eine Rezirkulation, d.h. solche Lymphozyten, welche aus dem Knoten via Lymphweg in die Blutbahn gelangen, treten aus diesem wieder in den Knoten ein (**Abb. 1/19 C**).

Die Nerven bestehen aus marklosen Nervenfasern, die die Blutgefäße begleiten.

Die **Funktionen der Lymphknoten** sind vielfältig:

1. Sie dienen als biologische Filterstationen,
2. produzieren Lymphozyten vor allem im Rahmen einer Immunreaktion und
3. regulieren den Proteingehalt der Lymphe.

1. Durch Filtration der Lymphe üben die Lymphknoten eine Schutzfunktion aus. Sie verhindern in hohem Grade, daß schädliches Material aus dem Gewebe in die Blutbahn gelangen kann. In den reich verzweigten, engen und reusenartig gebauten Sinus wird der Lymphstrom verlangsamt, so daß die in den Sinus gelegenen Makrophagen in der Lage sind, korpuskuläre Elemente, Bakterien, Zelltrümmer und Antigene abzufangen und zu phagozytieren (Filterfunktion). Durch die Aufnahme und Speicherung von Kohle- und Staubpartikeln, sowie von Farbstoffen werden die Hiluskonten der Lunge schwarz und die regionalen Knoten von tätowierten Hautgebieten meist blau gefärbt. Entzündliche Prozesse und Metastasen schalten Knotenteile oder einen ganzen Knoten aus der Zirkulation aus. Durch die so entstandene erhebliche Stauung wird die Filterfunktion noch effektvoller.
2. Die aus der Lymphe aufgenommenen Antigene werden den T- und B-Zellen dargeboten und lösen so eine Immunantwort aus, in deren Rahmen antigendeterminierte Zellen produziert werden (über den Ablauf dieser Vorgänge geben Histologiebücher Auskunft). Die zu den Knoten zufließende Lymphe enthält grundsätzlich weniger Lymphozyten (200–2000), als die abfließende Lymphe (17 000–152 000). In der efferenten Lymphe

30 Anatomie des Lymphgefäßsystems

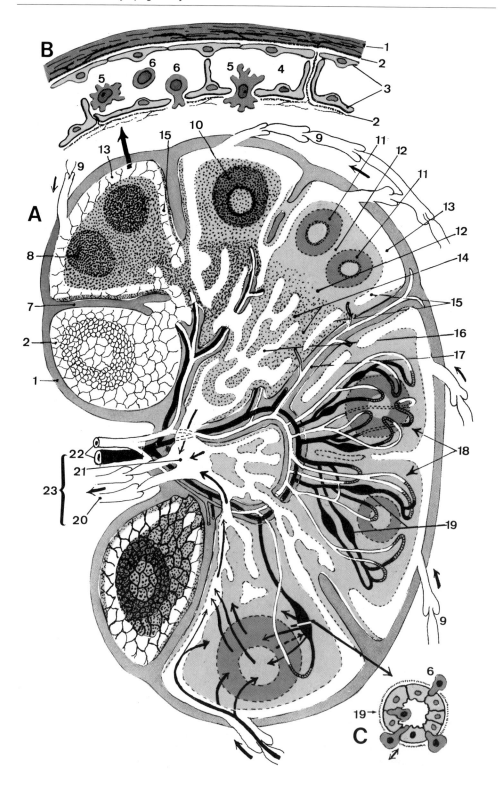

von ruhenden (nicht Antigen stimulierten) Knoten überwiegen die rezirkulierenden Lymphozyten, nur etwa 1% sind neugebildete Zellen. Ist dagegen ein Knoten Antigen stimuliert, so sind beinahe alle abfließenden Zellen neugebildete Lymphozyten, die die Immunantwort im ganzen Körper ausbreiten. Rezirkulierende immunkompetente (spezifisch sensibilisierte) Lymphozyten kontrollieren die Lymphe nach spezifischen Antigenen. Stoßen sie auf Antigene, so werden sie im Knoten seßhaft und lösen in den ihnen zugehörigen Arealen einen Nachschubvorgang aus (klonale Proliferation und Ausdifferenzierung von gleichen antigendeterminierten Zellen).

3. Die Lymphknoten sorgen auch dafür, daß die Proteinkonzentration der Lymphe in bezug auf die Interzellularflüssigkeit gleich bleibt. Ist die Proteinkonzentration der Lymphe in den afferenten Gefäßen erhöht, so wird durch die Lymph-Blut-Barriere des Knotens proteinfreie Flüssigkeit in die Lymphe filtriert und dadurch verdünnt. Bei niedrigem Proteingehalt der afferenten Lymphe wird hingegen Flüssigkeit aus ihr resorbiert. Durch diese Vorgänge wird nicht nur die Proteinkonzentration reguliert, sondern auch die Menge der abfließenden Lymphe beeinflußt; d. h. durch Verdünnung der Lymphe wird die abfließende Menge erhöht, durch Resorption dagegen erniedrigt. Die zu- und abgeführte Lymphmenge ist nur dann gleich, wenn der hydrostatische und osmotische Druck beidseits der Lymph-Blut-Barriere im Gleichgewicht ist.

## 1.2.3 Regionale Lymphknoten-Tributärgebiete

Die Verbindungen zwischen den Drainagegebieten und den Lymphknoten sind in **Abbildung 1/20** schematisch zusammengefaßt. Knoten, die einem umschriebenen Drainagegebiet (AB) unmittelbar angeschlossen sind, werden als **regionale Lymphknoten**, oder, da sie die erste Filterstation bilden, auch als **Primärknoten** bezeichnet (1a, 1b), ihr **Sammelgebiet** wird **tributäres Gebiet** genannt. Von den Primärknoten bis zur Aufnahme in das Venensystem passiert die Lymphe eine Kette von Lymphknoten. Diese sind in bezug auf die Sammelgebiete A und B **sekundäre** (2a, 2b), **tertiäre** (3a, 3b) **usw. Stationen**, bzw. Knoten. Funktionell sind sie aber nicht ausschließlich zweite oder dritte Stationen, da sie an gewisse tributäre Gebiete direkt angeschlossen sind. So ist z.B. Knoten 2a für die Gebiete A und B ein sekundärer, für das Gebiet C hingegen ein primärer Knoten.

Die Lymphe der einzelnen afferenten Gefäße füllt bestimmte Gebiete (**Lymphknotensektoren**) innerhalb des Knotens. Sie werden als primäre bzw. sekundäre Lokalisationsfelder bezeichnet. Die primäre Lokalisation der Sammelgebiete ist für die Metastasendiagnostik äußerst wichtig. Die Feststellung der Primärstationen ist jedoch nicht immer einfach. Durch Anastomosen der afferenten Gefäße (punktierte Linien) und durch Kollateralen (gestrichelte Linien) kann es zu einer Transposition der primären Lokalisation kommen. **Anastomosen** der peripheren Kollektoren ermöglichen es, daß ein Organ die regionalen Lymphknoten eines anderen als zusätzliche Primärknoten benützt. **Kollateralen** können an einem (1b) oder an mehreren Knoten vorbeilaufen (Verbindung zwischen Knoten 1a und 4). Ein solcher **by-pass**

◄ **Abb. 1/19:** A Schematische Darstellung der Struktur des Lymphknotens mit Blutversorgung und Zirkulation der Lymphozyten (durch Pfeile markiert); B Struktur eines Sinus; C Postkapilläre Venule mit kubischen Endothelzellen (Lymphozytenrezirkulation).
**1** Kapsel; **2** Retikulumfasern; **3** Sinusendothel; **4** Sinuslichtung; **5** Makrophagen; **6** Lymphozyten; **7** Trabekel; **8** Primärfollikel; **9** Afferente Lymphgefäße; **10** Sekundärfollikel; **11** Äußere Rinde (B-Zell-Areal); **12** Innere Rinde (Paracortex) T-Zell-Areal; **13** Marginalsinus (Randsinus); **14** Markstränge; **15** Intermediärsinus; **16** Marksinus; **17** Trabekelarterie; **18** Gefäßversorgung der Rinde; **19** Postkapilläre Venulen; **20** Efferente Lymphgefäße; **21** Terminalsinus; **22** Arterie (weiß), Vene (schwarz); **23** Lymphknotenhilus.

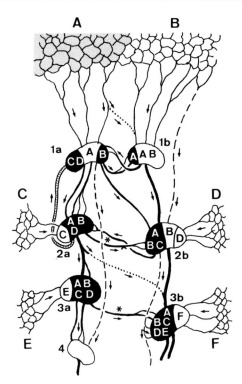

**Abb. 1/20:** Schema des Lymphabflusses durch eine Knotenkette (Erklärung im Text).

wird «**segmentales Überspringen**» genannt. Die Kollateralen können einerseits einem Ödem entgegenwirken, andererseits aber die zentrale Verbreitung eines Krankheitsherdes fördern. Bei der Suche nach Metastasen dürfen schließlich die internodalen Verbindungen und die rückläufigen Gefäße nicht außer Acht gelassen werden. Durch die **internodalen Verbindungen** werden die Knoten nicht nur hintereinander, sondern auch parallel geschaltet. Dank der strickleiterartigen Parallelverbindung (mit * markiert), die oft reziproke Verbindungen sind (2a und 2b), wird die Zahl der Filterstationen gegenüber einer einfachen Kette erhöht und damit die Abwehrfähigkeit gesteigert. Der Nachteil der Querverbindungen besteht allerdings darin, daß sie die Ausbreitung eines Prozesses begünstigen. Seltene **rückläufige Verbindungen** eines zentral gelegenen Knotens mit einem peripheren (schraffiertes Gefäß) spielen vor allem beim Entstehen tetrograder Metastasen eine Rolle. Aus dem Verlauf der Lymphwege ergibt sich, daß trotz der konstanten Verbindungen zwischen peripheren Gebieten und regionalen Knoten die primäre Lokalisation nicht als ein starres Schema betrachtet werden darf.

## 1.2.4 Lymphknotentypen

Beim klassischen Lymphknoten (Typ I) münden alle afferenten Gefäße in den Randsinus (**Abb. 1/18**). Beim Knotentyp II bohrt ein afferentes Gefäß den Knoten durch oder es läuft neben dem Knoten vorbei und ist nur durch Seitenäste mit dem Randsinus verbunden. Typ I kommt an der Peripherie, Typ II eher zentral vor. Die peripheren Knoten (Typ I) nehmen über alle ihre afferenten Gefäße Lymphe aus einem Sammelgebiet auf. Bei den zentralen Knoten stammt nur ein Teil der durchfließenden Lymphe direkt aus einem Tributärgebiet, der andere Teil dagegen aus den vorgeschalteten Knoten. Nur die aus dem eigenen Sammelgebiet stammende Lymphe muß filtriert werden, die aus den vorgeschalteten Knoten (oder Kette) ist bereits ein- oder mehrmals filtriert worden und kann deshalb über Umleitungswege (By-pass) befördert werden. Die Lymphe eines internodalen Verbindungsastes fließt schneller durch den By-pass als durch den Knoten; daraus erklärt sich, daß bei Injektionen das Lymphgefäßnetz schneller gefüllt wird als die Knoten. Lymphographische Befunde sprechen auch dafür, daß in den zentralen Regionen die Füllung der Lymphgefäße der Knotenfüllung vorausgeht.

Eine besondere Art der Lymphknoten stellen die sog. **Hämolymphknoten** dar. Sie kommen bei Tieren, vor allem in Verbindung mit Brust- und Bauchorganen vor. Ihre Struktur ist dem Lymphknoten ähnlich, die Sinus enthalten jedoch rote Blutkörperchen, deshalb die rote Knotenfarbe. Nur bei Ratten weisen sie ein afferentes Lymphgefäß auf, sonst besitzen sie weder afferente, noch efferente Lymphgefäße. Sie scheinen eher mit dem Blutgefäß-, als mit dem Lymphgefäßsystem verbunden zu sein. Es wird vermutet, daß sie phylogenetisch ein Zwischenstadium zwischen Lymphknoten und Milz darstellen. Ihre Existenz, Struktur und Verteilung ist beim Menschen ungeklärt.

## 1.2.5 Füllungsform der Lymphknoten

Die Füllung des Lymphknotens ist in erster Linie von den Druckverhältnissen in seinen afferenten Gefäßen abhängig. Da normalerweise in allen zuführenden Gefäßen der Druck ungefähr gleich hoch ist, fließt die Lymphe aus dem Randsinus in den nächstgelegenen Intermediärsinus. Daraus resultieren einzelne, nicht scharf abgetrennte Sektoren im Knoten (**Abb. 1/21 A**). Tierversuche haben gezeigt, daß gewisse periphere Gebiete durch bestimmte Knotensektoren drainiert werden (**Abb. 1/21 B**). Die Größe der Sektoren hängt davon ab, ob sich die afferenten Gefäße über der Kapsel aufzweigen oder nicht. Bei geringem Druck fließt der injizierte Farbstoff durch den kürzesten Weg und füllt nur einen Sektor (**Abb. 1/21 C**). Bei höherem Druck füllen sich die Nebenäste des Kollektors, die zu anderen Sektoren des gleichen Knotens führen.

Wegen der sektorartigen Füllung der Knoten können Mikrometastasen nur in Serienschnitten festgestellt werden. Da eine solche Verarbeitung des Materials wegen dem großen Zeitaufwand routinemäßig nicht möglich ist, wird von den Pathologen empfohlen, im oberen, mittleren und unteren Drittel des Knotens mindestens je 4 Schnitte zu erstellen. Bei einer solchen Aufarbeitungsart bleiben Metastasen erfahrungsgemäß nur selten unentdeckt.

**Füllungslücken** können im normalen Knoten z.B. durch fibrotische Veränderungen und durch Verfettung der Knoten verursacht worden sein (**Abb. 1/22 A**). Eine Füllungslücke kann aber auch als physiologische Erscheinung interpretiert werden und beruht auf der intranodalen Lokalisation der peripheren Gebiete. Wie **Abbildung 1/22 B** zeigt, füllen die Kollektoren des ventromedialen Bündels die untere Hälfte des zentralen Inguinalknotens. Die Füllungslücke in der oberen Knotenhälfte stellt das Drainagesegment der afferenten Oberschenkelgefäße, die vom ventrolateralen Bündel aus nicht gefüllt werden, dar.

Die **Barrière-Funktion** des Lymphknotens wurde an Tierversuchen untersucht und dabei festgestellt, daß nach Erkrankung eines Knotens im nächsten Glied der Kette Metastasen erst nach 3 Wochen entstehen. Erkrankte Knotenteile werden aus der Lymphzirkulation ausgeschaltet, deshalb ist die endolymphatische Therapie nur gegen kleine Herde oder frische Embolien wirksam.

Die Entstehung der **retrograden Metastasen** soll folgendermaßen zustande kommen: in einem von Metastasen befallenen Knoten wird der Lymphdurchfluß blockiert. Die gestauten afferenten Gefäße erweitern sich, ihre Klappen werden insuffizient und geben einen Rückfluß frei (**Abb. 1/23 A**). Nach dieser Vorstellung müßten die retrograden Metastasen im Hilus eines benachbarten Knotens entstehen. Nach **Zeidmans** Untersuchungen (1959) entstehen sie

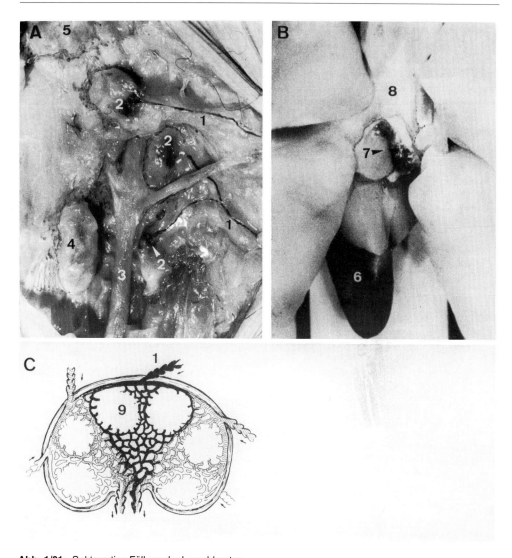

**Abb. 1/21:** Sektorartige Füllung der Lymphknoten.
**A** Abführende Lymphgefäße und regionale Lymphknoten der Genitalhaut (Tusch-Injektion, Mensch); **B** Vitaler Abtransport von Tusche (Lunge, Hund); **C** Schema der Knotenfüllung.
**1** Afferente Lymphgefäße; **2** Durch Tusche markierte Sektoren in den Lnn. inguinales superomediales; **3** V. saphena magna; **4** Zentraler Inguinalknoten; **5** Glieder der lateralen Knotengruppe; **6** Mit Tusche gefülltes Segment des Lobus cardiacus; **7** Gefüllter Knotensektor im Bifurkationsknoten; **8** Tracheabifurkation; **9** Füllungssektor.

aber im Randsinus und in dessen Umgebung. Den retrograden Weg stellt, seiner Meinung nach, ein neugebildeter By-pass dar, der das gestaute efferente Gefäß des distalen Knotens mit einem seiner afferenten verbindet (**Abb. 1/23 B**). Ungeklärt bleibt aber, weshalb das efferente Gefäß nur partiell erweitert wird und wie sich der By-pass ausbildet. Eine weitere Möglichkeit besteht über die bereits beschriebenen normalen rückläufigen internodalen Verbindungen (**Abb. 1/23 C**).

## Lymphatisches Gewebe – Lymphknoten – Lymphzirkulation

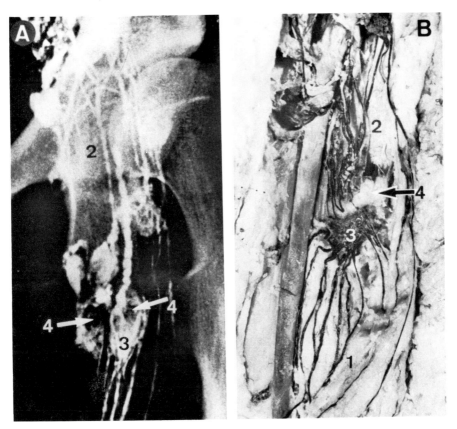

**Abb. 1/22:** Partielle Füllung der Knoten; Füllungslücken.
**A** Lymphogramm der inguinalen Lymphknoten; **B** Injektionspräparat (Mensch). **1** Afferente Gefäße; **2** Efferente Gefäße; **3** Gefülltes Knotenareal; **4** Füllungslücke.

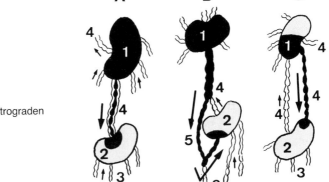

**Abb. 1/23:** Mögliche Wege der retrograden Metastasenbildung.
**1** Proximaler Lymphknoten
**2** Distaler Lymphknoten
**3** Afferente Lymphgefäße
**4** Efferente Lymphgefäße.
**5** Neugebildeter By-pass.

## 1.2.6 Regeneration der Lymphknoten

Tierexperimentelle Untersuchungen haben gezeigt, daß entfernte Knoten nicht regenerieren. Frühere Autoren, nach denen in der Nähe erkrankter Knoten neue Knoten durch Knospung oder aus lymphatischem Gewebe im Fett entstehen, haben das Vorhandensein von mikroskopischen Knoten und die Regenerationsfähigkeit atrophischer Knoten übersehen. Bei der normalen Altersatrophie vermindert sich das lymphatische Gewebe, verschwindet jedoch nie, deshalb können solche Knoten unter Umständen (Infektion, Metastasen) wieder in Funktion treten. Durch Funktionssteigerung können z.B. in der Laktationsperiode einzelne Knoten eine temporäre Volumenzunahme zeigen.

Nach partieller Knotenresektion kommt es zu einer partiellen Regeneration; das ursprüngliche Volumen wird jedoch nie erreicht. Die Volumenzunahme ist proportional zur Zahl und Wichtigkeit der afferenten Gefäße und adaptiert sich den veränderten mechanischen Verhältnissen des Lymphtransportes. Da die efferenten Gefäße fehlen, fließt die zugeführte Lymphe in retrograder Richtung durch ein afferentes Gefäß bis zu einem Anastomosenast zurück und durch diesen in einen benachbarten Kollektor über. Eine zweite Abflußmöglichkeit stellt die Verbindung eines afferenten Gefäßes, via neugebildete Lymphgefäße mit dem Stumpf des ursprünglichen efferenten Gefäßes dar. Wenn die Blutversorgung des Knotenrestes nicht gewährleistet ist, bildet sich dieser zurück und der Lymphabfluß wird durch Erweiterung vorhandener Kollateralwege hergestellt (s. Kap. 1.1.4).

## 1.3 Lymphgefäße und regionale Lymphknoten des Kopf- und Halsgebietes

### 1.3.1 Lymphknoten im Kopfbereich

Die meisten regionalen Lymphknoten des Kopfes (Lnn. occipitales, mastoidei, parotidei, submandibulares et submentales) liegen an der Hals-Kopfgrenze und bilden den Circulus lymphaticus pericervicalis (**Abb. 1/24**). Oberhalb dieser Knoten, im Gesichtsbereich, finden sich die Lnn. faciales; innerhalb des Ringes liegen die Lnn. linguales et retropharyngei. Die tiefgelegenen letzteren Gruppen können auch als viszerale Gruppen aufgefaßt werden (**Abb. 1/25**).

#### 1.3.1.1 Knotengruppen der Hals-Kopfgrenze

Die 1–2 (seltener 4–6) *Lnn. occipitales superficiales* sind platte, linsengroße Knoten. Sie liegen meist oberhalb des Ansatzes des M. semispinalis capitis (Linea nuchae superior) auf der Squama occipitalis mit der A. occipitalis und dem N. occipitalis major zusammen in derbem Bindegewebe eingelagert und von der Galea aponeurotica bedeckt (**Abb. 1/24**).

Daraus, daß die Okzipitalknoten oft auf dem N. occipitalis major oder in seiner Teilungsstelle liegen und mit ihm und seinen Ästen durch derbes Bindegewebe verbunden sind, erklärt sich, daß bei Lymphadenitis okzipitale Neuralgien auftreten können.

Das **Sammelgebiet** der *Lnn. occipitales superficiales* umfaßt den occipitalen Teil der Kopf- und die obere Hälfte der Nackenhaut. Die meisten **efferenten Gefäße** führen direkt, wenige über die tiefen Okzipitalknoten zu den obersten Knoten der Akzessoriuskette.

Die 1–3 weizengroßen *Lnn. occipitales profundi* liegen neben der A. occipitalis auf dem M. obliquus capitis superior, vom M. splenus capitis bedeckt (**Abb. 1/24**). Ihr **Sammelgebiet** stellt die Nackenmuskulatur dar. Gelegentlich nehmen sie Lymphe auch aus den oberflächlichen Okzipitalknoten oder direkt aus deren Hautgebieten auf. Ihre **efferenten Gefäße** folgen der A. und V. occipitalis und münden in die obersten Knoten der Akzessoriuskette (Lnn. substernocleidomastoidei) (**Abb. 1/24**).

Die 1–2 (seltener 3–4) *Lnn. retroauriculares* liegen in der Regio mastoidea und werden deshalb auch Lnn. mastoidei genannt (**Abb. 1/24**). Ihr **Sammelgebiet** umfaßt das parietale Territorium der Kopfhaut und die hintere Hauptpartie der Ohrmuschel (**Abb. 1/26**). Die **efferenten Gefäße** gehen teils zu den Lnn. infraauriculares, teils zu den Lnn. substernocleidomastoidei. Diese, am unteren Rand des M. auricularis posterior hervortretenden tiefen Lymphgefäße können für die Halslymphographie benützt werden (**Abb. 1/24**).

Die **Lnn. parotidei** bilden eine oberflächliche oder extraglanduläre und eine tiefe oder intraglanduläre Gruppe (**Abb. 1/24**). Zu den *Lnn. parotidei superficiales* gehören die *Lnn. preauriculares et infraauriculares*.

Die **Lnn. preauriculares** bilden eine epifasziale und eine subfasziale Gruppe. Die 1–4 epifaszialen Knoten liegen im Subkutangewebe, die gleich vielen subfaszialen Knoten liegen zwischen Parotisfaszie und Drüsenoberfläche am oberen Parotisrand, benachbart mit der A. und V. temporalis superficialis (**Abb. 1/24**).

Die 1–3 *Lnn. infraauriculares* (parotidei inferiores) befinden sich subfaszial am Parotispol. Sie sind mit der V. jugularis externa benachbart und werden deshalb von einigen Autoren zu den oberflächlichen Halslymphknoten gerechnet (**Abb. 1/24**).

Von den subfaszialen prä- und infraurikulären Knoten können einige in Grübchen der Parotisoberfläche liegen, oder durch eine dünne Drüsenschicht bedeckt sein. Da einzelne, meist epifasziale Knoten nur mikroskopisch feststellbar sind, gibt es sehr unterschiedliche Angaben über die Zahl der einzelnen Knotengruppen. In der anatomischen Literatur werden 11 (8 präaurikuläre, 3 infraaurikuläre) oberflächliche Lymphknoten angegeben.

Die Zahl der präparierbaren *Lnn. parotidei profundi* (intraglandulares, **Abb. 1/24**) variiert nach anatomischen Angaben zwischen 4 und 10, die klinischen Arbeiten geben dagegen 33 Knoten an. Die Diskrepanz sowohl bei den oberflächlichen als auch bei den tiefen Knoten zwischen den anatomischen und klinischen Angaben rührt offensichtlich daher, daß die Kliniker die Lymphfollikel und die Lymphozytenansammlungen auch als Lymphknoten bezeichnen. Solitärfollikel kommen in der Parotis nicht vor.

Die tiefen Knoten sind mit dem N. facialis und der V. facialis posterior benachbart. Die meisten von ihnen liegen im präaurikulären Bereich des oberflächlichen Parotislappens, seitlich vom Facialis in der Nähe der V. facialis posterior in das Drüsengewebe eingelagert. Im tiefen Lappen gibt es nur wenige (1–3) Knoten. Sie liegen meist medial vom N. facialis, seltener neben der A. carotis externa, oder hinter der V. facialis posterior an der retromandibulären Parotisfläche.

Daß die tiefen Parotisknoten in einer Bindegewebsschicht, welche den oberflächlichen Lappen vom tiefen trennt und die Fazialisäste führt, eingelagert sind, ist eine Annahme, die sehr selten zutrifft. Gewöhnlich wird die Lappengrenze durch die Verlaufsebene des N. facialis nur angedeutet; zwischen den Nervenästen sind die Lappen jedoch verschmolzen. Die Lymphknoten – egal zu welcher Gruppe sie gehören – sind von den Drüsenläppchen meist schwer unterscheid- und abgrenzbar. Die tiefen Knoten sind histologisch dadurch charakterisiert, daß sie oft Einstülpungen oder inselartige Einlagerungen von Parotisgewebe enthalten.

Zum **Drainagegebiet der präaurikulären Knotengruppe** gehören: das frontale und parietale Territorium der Kopfhaut, die Nasenwurzel, das Oberlid, die laterale Hälfte des Unterlides, die Ohrmuschel und der äußere Gehörgang. Zusätzliche, nicht konstante Zuflußgebiete stellen die Nasenhaut, Oberlippe, Wange und die Tuba auditiva dar (**Abb. 1/24**).

Die *Lnn. infraauriculares* nehmen Lymphe aus Parotis, äußerem Ohr, Oberlippe, Nase, Gingiva, Lnn. retroauriculares, preauriculares und parotidei profundi auf (**Abb. 1/24**).

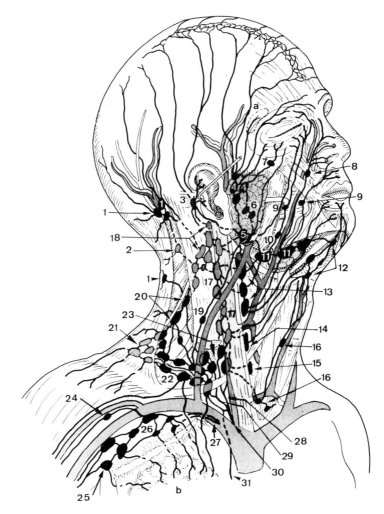

**Abb. 1/24:** Regionale Lymphknoten des Kopf- und Halsgebietes – oberflächliche Schicht.
1 Lnn. occipitales superficiales; 2 Ln. occipitalis profundus; 3 Ln. retroauricularis;
4 Lnn. preauriculares ⎫
5 Lnn. infraauriculares ⎬ parotidei superficiales
6 Lnn. parotidei profundi
7 Ln. zygomaticus (malaris) ⎫
8 Ln. nasolabialis ⎬ Lnn. faciales
9 Lnn. buccinatorii ⎭
10 Ln. mandibularis
11 Lnn. submandibulares
12 Lnn. submentales
13 Lnn. jugulodigastrici ⎫
14 Ln. juguloomohyoideus ⎬ jugulares interni anteriores
15 Ln. juguloomohyoideus inferior ⎭
16 Lnn. jugulares anteriores; 17 Lnn. jugulares interni laterales; 18 Lnn. substernocleidomastoidei; 19 Ln. jugularis externus; 20 Lnn. comitantes n. accessorii; 21 Lnn. subtrapezoidei cervicales; 22 Lnn. supraclaviculares; 23 Skalenusknoten; 24 Ln. deltoideopectoralis; 25 Lnn. axillares centrales; 26 Lnn. infraclaviculares; 27 Truncus subclavius; 28 Truncus jugularis; 29 Truncus supraclavicularis; 30 Ductus lymphaticus dexter; 31 Truncus tracheobronchialis. a Tränendrüse; b Brustdrüse.

In die *Lnn. parotidei profundi* werden die Parotis, die frontale und parietale Partie der Kopfhaut, die Nasenwurzel, laterale Abschnitte der Augenlider, die Tränendrüse, der äußere Gehörgang, das Trommelfell, die Paukenhöhle, die Tuba auditiva und die Schleimhaut der Mundhöhle und des Sinus maxillaris drainiert. Sie nehmen auch efferente Gefäße aus den präaurikulären Knoten auf.

Die meisten **efferenten Lymphgefäße der** *Lnn. parotidei* münden entweder direkt oder via Lnn. infraauriculares in die Lnn. jugulares interni.

Ein akzessorischer Weg führt in etwa 56% der Fälle entlang der V. jugularis externa zu den Lnn. supraclaviculares, ein anderer in etwa 38% entlang der V. facialis posterior zu den Lnn. submandibulares. Kurze efferente Gefäße verbinden die einzelnen Lnn. parotidei untereinander (**Abb. 1/24**).

Die 3–6 *Lnn. submandibulares* liegen in der Faszienloge der Submandibulardrüse teils am Vorderrand, teils über der Drüse, vor oder hinter der A. und V. facialis (**Abb. 1/24, 1/25**).

Die **afferenten Lymphgefäße** der Submandibularknoten (**Abb. 1/24–1/30**) drainieren: die Gl. submandibularis, sublingualis, den Mundboden, den Zungenkörper, den Gaumen, die Gingiva, die Zähne, den vorderen Teil der Nasenhöhle, den medialen Teil der Augenlider, die Haut der Nase, die Ober- und Unterlippe und den lateralen Teil des Kinns. Die von der Gesichtsregion stammenden Kollektoren können durch einen der Lnn. faciales unterbrochen werden. Die drei zu den Lnn. jugulodigastrici führenden **efferenten Wege** folgen der A. und V. facialis und dem vorderen Rand des M. omohyoideus. Inkonstante Abflußwege führen zu den Lnn. submentales oder seltener zur Akzessoriuskette. Efferente Gefäße verbinden die Submandibularknoten auch untereinander (**Abb. 1/24**).

Die *Lnn. submentales* liegen im Trigonum submentale im subfaszialen Fett auf dem M. mylohyoideus, seltener im Subkutanfett (**Abb. 1/24, 25, 26**). Ihre Zahl variiert zwischen 1–8. Meist gibt es nur 2–3 Knoten, die eng beisammen liegen.

Die submentalen Knoten enthalten ihre **afferenten Lymphgefäße** aus dem Kinn, dem Mittelteil der Unterlippe und aus den Wangen (**Abb. 1/26**). Tiefe Gefäße kommen aus dem Schneidezahnbereich der Gingiva, aus der Zungenspitze und aus dem vorderen Bereich des Mundbodens (**Abb. 1/25, 28, 29, 30**).

Die **efferenten Gefäße** bilden einen konstanten, zu den Lnn. juguloomohyoidei und einen inkonstanten, zu den Lnn. submandibulares führenden Weg (**Abb. 1/24**). Die Submentalknoten sind nicht nur mit den homolateralen, sondern auch mit den kontralateralen Submandibular- bzw. Jugularisknoten verbunden (**Abb. 1/24, 1/30C**).

## 1.3.1.2 Knotengruppen der Gesichtsgegend

Die *Lnn. faciales* stellen eine inkonstante Knotengruppe dar, bestehend aus kleinen Interkalarknoten. Sie liegen im Subkutanfett, meist entlang der Vasa facialia und bilden 4 Gruppen.

Der meist inkonstante *Ln. nasolabialis* liegt in der oberen Hälfte der gleichnamigen Furche im Wege der Lymphgefäße der Nase bzw. des Augenlides (**Abb. 1/24**). Der kleine *Ln. malaris* befindet sich seitlich und unterhalb des lateralen Augenwinkels im Verlaufe der Lymphgefäße des Oberlides. Nach der regionalen Einteilung des Gesichtes bezeichnen wir diesen Knoten als *Ln. zygomaticus* (**Abb. 1/24**).

*Lnn. buccinatorii* kommen in 20–30% der Fälle vor. Sie liegen an der zwischen Ohrläppchen und Mundwinkel gezogenen Horizontallinie in zwei Gruppen geordnet, die je aus 1–2 Knoten bestehen. Die vorderen Knoten befinden sich zwischen der A. und V. facialis, die hinteren hinter der Vene, oft vom Bichatschen Fettpfropf bedeckt (**Abb. 1/24**).

In 1/10 der Fälle findet sich ein (seltener 2–3) *Ln. mandibularis* über der Mandibula, am Vorderrand des M. masseter, neben der A. facialis. Sie kann Zufluß aus jeder beliebigen Gesichtsregion erhalten (**Abb. 1/24**).

Die efferenten Lymphgefäße der Lnn. faciales gehen zu den Lnn. submandibulares. Mit Ausnahme des Ln. zygomaticus können sie einen weiter kaudal gelegenen Gesichtsknoten passieren.

### 1.3.1.3 Viszerale Knoten

Die *Lnn. linguales s. sublinguales* stellen Schaltknoten der Zungenlymphgefäße dar (**Abb. 1/25**). Die auf dem M. genio- bzw. hypoglossus gelegenen **Lnn. linguales laterales** sind Schaltknoten der marginalen Lymphgefäße der Zunge (**Abb. 1/25, 29**). Die zwischen den Mm. genioglossi gelegenen *Lnn. linguales mediani s. intralinguales* sind im Wege der zentralen, den Zungenrücken drainierenden Kollektoren eingeschaltet (**Abb. 1/25, 1/30 B**). Die **efferenten Lymphgefäße** der lateralen Knoten führen zu den Lnn. jugulodigastrici, die der medianen Knoten zu den Lnn. submandibulares und den Lnn. submentales (**Abb. 1/25, 1/30 B**).

Die zwischen Pharynx und Fascia colli profunda gelegenen *Lnn. retropharyngei* bilden eine laterale und eine mediale Gruppe. Die 1–2, oft nur unilateral vorhandenen *Lnn. retropharyngei laterales* liegen in der Höhe des 1.–2. HWK, mit dem Gefäß-Nervenstrang und dem Ganglion cervicale superius benachbart (**Abb. 1/25, 28, 29, 30**). Kleinere *Lnn. retropharyngei mediales* finden sich in der Nähe der Raphe pharyngis nahe der Schädelbasis und in Höhe des Hyoids (**Abb. 1/31**).

Die **afferenten Lymphgefäße** der lateralen Knoten stammen aus der Nasenhöhle, Sinus paranasales, Palatum durum et molle, aus der Paukenhöhle und aus dem Epi- und Mesopharynx. Die medialen Knoten sind Schaltknoten. Sie unterbrechen die vom Pharynx zu den Lnn. retropharyngei laterales und die vom Pharynx und der Schilddrüse zu den Lnn. jugulares interni führenden Lymphwege.

Die **efferenten Lymphgefäße** der lateralen Knoten überkreuzen das Ganglion cervicale superius und den Gefäß-Nervenstrang und enden in einem der oberen Knoten der Lnn. jugulares interni laterales. Die efferenten Gefäße der oberen medialen Knoten führen zu den Lnn. retropharyngei laterales, die der unteren zu der Kette des N. laryngeus superior (**Abb. 1/31**).

## 1.3.2 Lymphknoten des Halses

Die Halslymphknoten bilden eine vordere und eine seitliche Gruppe.

### 1.3.2.1 Lnn. cervicales anteriores

Die in der Regio infrahyoidea (begrenzt vom Hyoid, Manubrium sterni und seitlich vom Gefäß-Nervenstrang) gelegenen vorderen Halslymphknoten bilden zwei Gruppen: die Lnn. jugulares anteriores et juxtaviscerales.

a) Die in den sog. vorderen Jugulariswegen eingeschalteten kleinen *Lnn. jugulares anteriores* befinden sich neben der gleichnamigen Vene. Die **afferenten Lymphgefäße** der vorderen Jugularknoten drainieren die Haut und Muskulatur der vorderen Halsregion und die Schilddrüse. Ihre **efferenten Gefäße** führen zu den Lnn. jugulares interni oder zu den Lnn. supraclaviculares (**Abb. 1/24, 1/26**).

b) Die *Lnn. juxtaviscerales* liegen vor und seitlich vom Larynx, der Schilddrüse und der Trachea. Je nach ihrer topographischen Lage unterscheidet man 3 Gruppen:

1. Die kleinen inkonstanten *Lnn. prelaryngei* und *preglandulares* bilden eine Knotenreihe (**Abb. 1/32, 1/33**). Der obere Prälaryngealknoten liegt auf der Membrana thyreohyoidea,

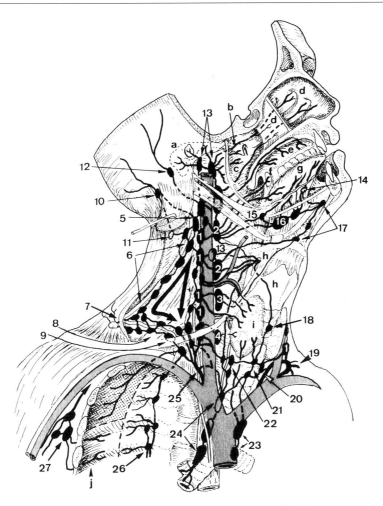

**Abb. 1/25:** Regionale Lymphknoten des Kopf- und Halsgebietes – tiefe Schicht.
**1** Lnn. jugulares interni laterales; **2** Lnn. jugulodigastrici;
**3** Ln. juguloomohyoideus         ⎫
**4** Ln. juguloomohyoideus inferior ⎬ jugulares interni anteriores
**5** Lnn. substernocleidomastoidei; **6** Lnn. comitantes n. accessorii; **7** Lnn. subtrapezoidei cervicales; **8** Lnn. supraclaviculares; **9** Skalenusknoten; **10** Ln. occipitalis superficialis; **11** Ln. occipitalis profundus; **12** Ln. retroauricularis; **13** Lnn. retropharyngei (laterales); **14** Ln. lingualis medianus; **15** Ln. lingualis lateralis; **16** Lnn. submandibulares; **17** Lnn. submentales; **18** Ln. prelaryngeus; **19** Ductus thoracicus; **20** Ln. laterotrachealis sinister; **21** Lnn. pretracheales; **22** Lnn. laterotracheales dextri; **23** Lnn. mediastinales anteriores; **24** Lnn. laterotracheales thoracales; **25** Ductus lymphaticus dexter; **26** Lnn. intercostales; **27** Lnn. axillares.
**a** Paukenhöhle, Trommelfell, Cellulae mastoideae; **b** Tuba auditiva; **c** Pharynx; **d** Nasenhöhle; **e** Gaumen; **f** Tonsilla palatina; **g** Zunge; **h** Kehlkopf; **i** Schilddrüse; **j** Pleura parietalis.

der mittlere auf dem Schildknorpel und die unteren 1–2 *Lnn. cricothyreoidei* auf der Membrana cricothyreoidea. Die 1–2 *Lnn. preglandulares* befinden sich über oder am unteren Rand des Isthmus glandulae thyreoideae (**Abb. 1/33**). Die **afferenten Gefäße** der oberen und mittleren Prälaryngealknoten nehmen Lymphe aus der Epiglottis, dem Recessus piriformis, der Plica aryepiglottica und aus der Pars supraglottica des Kehlkopfes auf. Die Lnn. cricothyreoidei und preglandulares drainieren den subglottischen Abschnitt des Kehlkopfes, den anteromedialen Teil der Schilddrüsenlappen und den Processus pyramidalis. Sie enthalten gelegentlich Schilddrüsengewebe, das mit Metastasen nicht verwechselt werden darf.

Die **efferenten Gefäße der prälaryngealen und präglandulären Knoten** gehen einerseits direkt, seltener via Lnn. jugulares anteriores, zu den Lnn. jugulares interni, andererseits zu den Lnn. pretracheales (**Abb. 1/32, 33**).

2. Die 2–12, gewöhnlich 6–8 kleinen *Lnn. pretracheales* liegen an der Vorder- und Seitenfläche der Trachea zwischen Schilddrüse und V. brachiocephalica sinistra und sind vom Thymus bedeckt (**Abb. 1/33**). Die **afferenten Gefäße** stammen aus der Schilddrüse, aus der Trachea und aus den Lnn. prelaryngei und preglandulares. Die **efferenten Gefäße** führen zu den benachbarten Rekurrensketten.
3. Die *Lnn. laterotracheales cervicales* bilden entlang der Trachea bzw. des N. laryngeus recurrens eine Kette, die auch «**Rekurrenskette**» genannt wird (**Abb. 1/31, 32, 33**). Die beidseitigen, je aus 4–10 kleinen Knoten bestehenden Ketten bilden die Fortsetzung der thorakalen paratrachealen Knotenketten. Sie nehmen **afferente Gefäße** aus Schilddrüse, Nebenschilddrüsen, Trachea, Oesophagus, aus der Pars infraglottica des Kehlkopfes, aus den Lnn. pretracheales und retropharyngei auf. Einige **efferente Gefäße** beider Seiten gehen zu den Lnn. jugulares interni, andere verhalten sich rechts und links unterschiedlich. Die linke Kette kann mit dem Ductus thoracicus, mit dem Truncus jugularis oder mit einem vordern mediastinalen Knoten in Verbindung stehen oder auch direkt in den Venenwinkel münden. Die efferenten Lymphgefäße der rechten Rekurrenskette können in den Truncus jugularis münden oder zu den obersten Lnn. paratracheales bzw. mediastinales anteriores dextri führen.

Wegen der großen Variabilität der Lymphknotenverbindungen und der Abflußwege gibt es im Zervikothorakalbereich keine scharfe Seitentrennung; hierdurch werden kontralaterale Metastasen erleichtert.

### 1.3.2.2 Lnn. cervicales laterales

Die im lateralen Halsdreieck gelegenen Knoten bilden eine oberflächliche und eine tiefe Gruppe.

Die oberflächlichen *Lnn. jugulares externi* sind in einem Lymphweg eingeschaltet, welcher aus der Parotis bzw. der Lnn. infraauriculares, entlang der V. jugularis externa zu den Lnn. supraclaviculares oder zu den untersten Jugularisknoten führt (**Abb. 1/24, 1/26**).

Die in den supraklavikulären Fettkörper eingebettete tiefe Lymphknotengruppe (*Lnn. cervicales laterales profundi*) besteht aus drei Ketten: aus den Lnn. comitantes n. accessorii, jugulares interni et supraclaviculares. Das von den Ketten umrahmte sog. Rouvièresche Dreieck enthält vor allem die Querverbindungen der Ketten, in welchen nur wenige kleine inkonstante Knoten eingeschaltet sind (**Abb. 1/24**). Größere Knotenanhäufungen finden sich nur bei den Spitzen des Dreiecks, dort wo die Ketten aufeinanderstoßen.

Die **Lymphknotenkette des** *N. accessorius* (*Lnn. comitantes n. accessorii*) bildet den dorsolateralen Schenkel des Rouvièreschen Dreiecks (**Abb. 1/24, 25, 26**). Die Zahl der Knoten kann zwischen 5 und 20 variieren. Der unmittelbar hinter oder über den Knoten gelegene Nerv muß bei Probeexzisionen geschont werden. Die meisten Knoten bilden flache Anhäufungen am oberen und unteren Ende der Kette. Die obere, beim Treffpunkt der Akzessorius- und der Jugulariskette gelegene Knotengruppe liegt unter dem M. sternocleidomastoideus, deshalb nennt man sie *Lnn. substernocleidomastoidei* (**Abb. 1/24, 25, 26**). Die untere, beim

Treffpunkt der Akzessorius- und der Supraklavikularkette gelegene, vom M. trapezius bedeckte Knotengruppe wird als *Lnn. subtrapezoidei cervicales* (**Abb. 1/24, 25, 26**) bezeichnet. Ihre Fortsetzung bilden die neben den Endästen des N. accessorius und der A. transversa colli gelegenen *Lnn. subtrapezoidei dorsales* (s. Kap. 1.7.5, Rumpf).

Die Akzessoriuskette nimmt **afferente Lymphgefäße** auf: aus dem parietalen und okzipitalen Territorium der Kopfhaut (Lnn. substernocleidomastoidei), dem Nacken, der Schulter, dem lateralen Hautgebiet des Halses (**Abb. 1/26**) und aus den Lnn. occipitales, retroauriculares und suprascapulares. Die **efferenten Gefäße** führen zu den Lnn. supraclaviculares (**Abb. 1/25**).

Die entlang der A. transversa colli angeordneten 4–12 *Lnn. supraclaviculares* bilden die **supraklavikuläre** oder **transversale Halskette** (**Abb. 1/24, 1/25**). In der Nähe des Venenwinkels stößt sie auf die Jugulariskette. Die hier auf dem M. scalenus anterior gelegenen Knoten werden **Skalenusknoten** genannt. Einer von diesen ist der sog. Virchow- bzw. Troisierscher Lymphknoten (**Abb. 1/24, 1/25**). Die supraklavikuläre Kette ist lateral mit der Akzessoriuskette verbunden und stellt deren Hauptabflußweg dar. Sie nimmt weitere **afferente Gefäße** aus der Haut des anterolateralen Halsgebietes, der Thoraxwand, vor allem aus der Brustdrüse, gelegentlich aus der oberen Extremität und den Infraklavikularknoten auf (**Abb. 1/24**). Die mit der «grand central station» der Lymphstämme benachbarten **Skalenusknoten** sind oft mit dem Ductus thoracicus bzw. lymphaticus dexter, mit dem Truncus subclavius oder mit den mediastinalen Lymphstämmen verbunden, deshalb werden sie auch «**sentinel lymph nodes**» genannt. Durch solche Verbindungen können Tumore der Lunge, des Oesophagus und der Mamma, sowie der Bauch- und Beckenorgane (Magen, Pancreas, Ovar, Uterus, Prostata) in diesen Knoten Metastasen bilden (**Abb. 1/24, 1/80**). Supraklavikuläre Metastasen finden sich häufiger links (59,8%) als rechts (25,4%) oder bilateral (14,8%). Die efferenten Gefäße der transversalen Kette (in 80% 2–3) bilden den *Truncus supraclavicularis*, welcher entweder direkt oder via Ductus thoracicus bzw. lymphaticus dexter in den Venenwinkel mündet (**Abb. 1/15**).

Die *Lnn. jugulares interni* bilden die **Jugularis-Interna-Kette**. Sie stellen eine vordere und eine laterale Knotengruppe dar.

Die vor der V. jugularis interna im Trigonum caroticum gelegene vordere Gruppe (*Lnn. jugulares interni anteriores*) umfaßt die Lnn. jugulodigastrici und den Ln. juguloomohyoideus. Die von den *Lnn. jugulodigastrici* (digastric nodes) gebildete Kette erstreckt sich vom hinteren Digastricusbauch bis zur Einmündungsstelle der V. facialis communis (**Abb. 1/24, 1/25**). Die Zahl dieser sog. subdigastrischen Knoten kann zwischen 2–10 variieren. Meist gibt es 2–3 flache, ovale Knoten. Der größte ist der oberste, vom Digastricus partiell verdeckte sog. **Prinzipalknoten**, der bei pathologischer Vergrößerung bis zur Schädelbasis oder sogar in das Foramen jugulare hineinreichen kann.

Der längliche *Ln. juguloomohyoideus* liegt unterhalb der Einmündungsstelle der V. facialis communis zwischen dieser und dem M. omohyoideus (**Abb. 1/24, 1/25**).

Die Lnn. jugulodigastrici sind untereinander, jedoch nicht mit dem Ln. juguloomohyoideus verbunden. Die efferenten Gefäße aus allen vorderen Jugularknoten führen in die laterale Jugulariskette (**Abb. 1/25**).

Im Gegensatz zu den vorderen finden sich **laterale Knoten** (*Lnn. jugulares interni laterales*) in der ganzen Länge der V. jugularis interna (**Abb. 1/25**). Die untersten Glieder der aus 10–20 Knoten bestehenden Kette liegen hinter der Vene auf dem M. scalenus anterior.

Die **afferenten Lymphgefäße** der Jugularis-Interna-Kette drainieren die Nasenhöhle, den harten und weichen Gaumen, die Zunge, die Tonsillen, äußeres Ohr und Mittelohr, die Tuba auditiva, Pharynx und den Larynx bis und mit den Plicae vocales. Gelegentlich können auch Lymphgefäße der Speicheldrüsen, der Schilddrüse und der Nebenschilddrüsen direkt in die Jugulariskette münden. Zu ihrem afferenten Gebiet gehören weiterhin die regionalen Lymphknoten der Kopf- und Halsorgane, d.h. alle in diesem Kapitel beschriebenen Lymphknoten, mit Ausnahme der Lnn. faciales (**Abb. 1/24**).

Da die laterale Jugulariskette eine beträchtliche Lymphmenge passiert, sind die Knoten durch zahlreiche Lymphgefäße plexusartig miteinander verbunden. Kaudalwärts werden die Knoten kleiner, die Verbindungsäste dafür stärker. Die **efferenten Gefäße** der untersten Knoten vereinigen sich zum *Truncus jugularis*, in 30% bilden sie mehrere Stämme. Der Truncus jugularis mündet in den Ductus thoracicus bzw. Ductus lymphaticus dexter oder direkt in den Venenwinkel bzw. in die umgebenden Venenstämme (**Abb. 1/15, 24, 25**) (über Einmündungsvarianten s. Kap. 1.1.8).

## 1.3.3 Verbindungen der tiefen Lymphknotenketten

Die Lymphe des Kopf- und Halsgebietes erreicht durch zwei Wege das Venensystem. Den lateralen Weg stellen die Akzessorius- und die Supraklavikulärkette dar, den medialen bildet die Jugularis-Interna-Kette (**Abb. 1/25**). Da die Lnn. substernocleidomastoidei an der Spitze des Rouvièreschen Dreiecks für beide Lymphwege als Ursprung dienen, können durch die afferenten Lymphgefäße dieser Knoten alle drei tiefen Halslymphknotenketten, mit Ausnahme der Lnn. jugulares interni anteriores, lymphographisch dargestellt werden. Daraus, daß die efferenten Gefäße der Lnn. jugulodigastrici zu den obersten Knoten der Jugulariskette führen, folgt, daß maligne Prozesse aus diesen Knoten sich auf alle drei Halsketten ausbreiten können. Vom Ln. juguloomohyoideus dagegen fließt die Lymphe nur in die untere Hälfte der Jugulariskette (**Abb. 1/25**).

## 1.3.4 Lymphdrainagegebiete der Kopf- und Halsorgane

### 1.3.4.1 Kopfhaut

Die gewundenen und untereinander anastomosierenden **Lymphgefäße der Kopfhaut** liegen in der Subkutanschicht. Sie überkreuzen die Mittellinie nie; kontralaterale Verbindungen sind nur durch das dichte kutane Kapillarnetz möglich.

Man unterscheidet an der Kopfhaut 3 **Lymphterritorien:** ein frontales, ein parietales und ein okzipitales **Territorium** (**Abb. 1/24**). Die Grenzen der Lymphterritorien stimmen mit denen der Versorgungsgebiete der Blutgefäße (Aa. frontalis, temporalis superficialis, auricularis posterior und occipitalis) nicht überein.

2–3 **Gefäße des frontalen Territoriums** biegen sich am Rand des *M. orbicularis oculi* nach hinten und enden gewöhnlich in den Lnn. preauriculares, seltener in den infraaurikularen und in den tiefen Parotisknoten. 2–5 hintere Gefäße steigen direkt zu den Lnn. preauriculares hinunter (**Abb. 1/24**).

Die **Lymphgefäße des parietalen Territoriums** umgehen das Tuber parietale in nach vorne gerichtetem Bogen und vereinigen sich hinter dem Ohr in 2–5 Sammelstämme. Gewöhnlich endet nur ein Teil von ihnen in den Lnn. retroauriculares, ein anderer Teil geht zu den Lnn. jugulares interni oder direkt zu den Lnn. infraauriculares (**Abb. 1/24**).

Die mediale Gruppe der 3–10 **Sammelstämme des okzipitalen Territoriums** endet am häufigsten in den Lnn. occipitales superficiales; die laterale Gruppe in den oberen Knoten der Lnn. cervicales laterales profundi (**Abb. 1/24**).

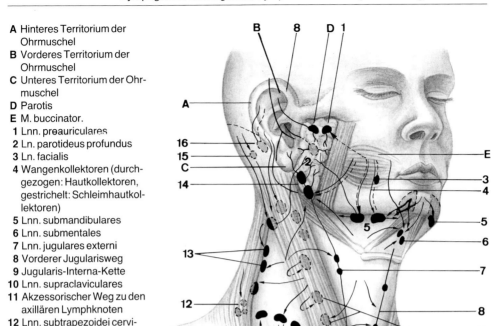

A Hinteres Territorium der Ohrmuschel
B Vorderes Territorium der Ohrmuschel
C Unteres Territorium der Ohrmuschel
D Parotis
E M. buccinator.
1 Lnn. preauriculares
2 Ln. parotideus profundus
3 Ln. facialis
4 Wangenkollektoren (durchgezogen: Hautkollektoren, gestrichelt: Schleimhautkollektoren)
5 Lnn. submandibulares
6 Lnn. submentales
7 Lnn. jugulares externi
8 Vorderer Jugularisweg
9 Jugularis-Interna-Kette
10 Lnn. supraclaviculares
11 Akzessorischer Weg zu den axillären Lymphknoten
12 Lnn. subtrapezoidei cervicales
13 Akzessoriuskette
14 Lnn. infraauriculares
15 Ln. occipitalis
16 Ln. retroauricularis.

**Abb. 1/26:** Lymphdrainage der Haut des Halses, der Ohrmuschel, der Wange, der Kinnregion und der Glandula parotis.

### 1.3.4.2 Halshaut

Aus dem oberen Teil der **Nackenregion** wird die Lymphe meist direkt, seltener durch Zwischenschaltung eines oberflächlichen Okzipitalknotens in die Akzessoriuskette geleitet. Die aus dem unteren Teil der Region stammenden Gefäße durchbohren den M. trapezius und enden in den Lnn. subtrapezoidei cervicales (**Abb. 1/26**).

Das dreieckige Hautgebiet an der **Seitenfläche des Halses** (begrenzt vom Vorderrand der Mm. trapezius und sternocleidomastoideus und der Clavicula) wird in die drei angrenzenden Knotenketten (Akzessorius-, Jugularis-Interna- und supraklavikuläre Kette) drainiert. Aus dem oberen Abschnitt steigen Kollektoren in die Lnn. infraauriculares auf. Selten steigt ein Gefäß über die vordere Brustwand zu der zentralen Gruppe der Axillarknoten hinunter oder überquert horizontal den Sternocleidomastoideus und endet in einem Ln. jugularis anterior (**Abb. 1/26**).

Die Hautkollektoren der **suprahyoidalen Regionen** (Regiones submentalis und submandibularis) steigen zu den Lnn. submentales und infraauriculares auf. In die Submandibularknoten fließt keine Lymphe aus der Haut, weil diese Knoten von der Haut durch das Platysma abgetrennt sind.

Im Gegensatz zum suprahyoidalen Gebiet wird die Lymphe aus dem **infrahyoidalen** (prälaryngealen) **Hautgebiet** abwärts in die Lnn. jugulares anteriores und jugulares interni geleitet (**Abb. 1/26**).

## 1.3.5 Lymphdrainagegebiete der Gesichtsregion

Die Lymphgefäße des Kinns und der Nase führen Lymphe aus der Haut, Muskulatur, Perichondrium und Periost, diejenigen der Lippen, Wange und Augenlider hingegen auch aus der Schleimhaut ab. Gemeinsam ist für alle Regionen, daß sie gegeneinander nicht scharf abgegrenzt sind.

### 1.3.5.1 Kinnregion

Aus dem mittleren Drittel der Kinnregion (**Abb. 1/26**) steigen die Lymphgefäße zu den Lnn. submentales ab. Die Kollektoren des lateralen Drittels enden in den Lnn. submandibulares. Wegen der Anastomosen und der Überkreuzung der Kollektoren wird die Kinnregion praktisch in die Lnn. submentales und in die beidseitigen Lnn. submandibulares drainiert.

### 1.3.5.2 Nase

Die äußeren Lymphgefäße der Nase (**Abb. 1/24**) führen Lymphe aus dem kutanen Netz, aus den Muskeln, Perichondrium und Periost ab. Die 5–8 Kollektoren verlaufen entlang der Vasa facialia zu den Lnn. submandibulares. Aus der Nasenwurzel kann ein Kollektor über dem Oberlid zu den Lnn. parotidei führen. Kollektoren aus dem Vestibulum nasi treten am Nasenflügelrand und zwischen den Knorpelteilen aus und vereinigen sich mit den oberflächlichen Lymphgefäßen.

### 1.3.5.3 Unterlippe

Sowohl an der Haut als auch an der Schleimhaut der Unterlippe (**Abb. 1/27**) gibt es ein mittleres und zwei seitliche Drainagegebiete. Aus jedem der einzelnen Gebiete führen meist zwei Haut- und zwei Schleimhautkollektoren die Lymphe ab. Sie sind bloß im Lippenbereich durch den M. orbicularis oris voneinander getrennt, seitlich davon verlaufen sie beisammen. Die Kollektoren des mittleren Drittels der Lippe führen zu den Lnn. submentales, diejenigen des seitlichen Drittels folgen den Vasa facialia und enden in den Lnn. submandibulares. Ähnlich wie am Kinn können die Drainagegebiete weder scharf abgegrenzt, noch zu einer bestimmten Knotengruppe zugeordnet werden; d. h. aus dem mittleren Gebiet kann Lymphe in die Submandibularknoten, aus dem lateralen Gebiet zu den Submentalknoten fließen.

### 1.3.5.4 Oberlippe

Im Gegensatz zur Unterlippe gibt es bei der Oberlippe (**Abb. 1/27**) keine getrennten Drainagegebiete und nur die Hautkollektoren überkreuzen die Mittellinie. Gewöhnlich führen 2–3 **Schleimhautkollektoren** (gestrichelte Linien) entlang den Vasa facialia entweder direkt, oder durch einen Ln. mandibularis (15%) zu den Lnn. submandibulares. In 20% der Fälle gehen 1–2 Lymphgefäße zu den Lnn. infraauriculares und in 15% steigt ein Kollektor in die Lnn. submandibulares und submentales ab. Die **Lymphgefäße der Haut** (ausgezogene Linien) folgen der Vasa facialia und enden in den Lnn. submandibulares. Gelegentlich kann ein abgezweigtes Gefäß zu den Lnn. infraauriculares oder in die Lnn. submentales führen. Hautkollektoren können die Mittellinie überkreuzen und so Lymphe in die kontralateralen Submandibularknoten leiten.

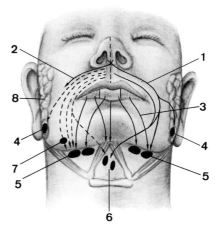

**Abb. 1/27:** Drainagewege und regionale Lymphknoten der Ober- und Unterlippe.
**1** Hautkollektoren
**2** Schleimhautkollektoren
**3** Haut- und Schleimhautkollektoren der Unterlippe
**4** Ln. infraauricularis
**5** Lnn. submandibulares
**6** Lnn. submentales
**7** Ln. mandibularis
**8** Parotis.

### 1.3.5.5 Primärstationen der Lippen und die Streuungswege der Metastasen

Wegen der Anastomosen der mukösen und kutanen Geflechte und der Überkreuzung der Mittellinie durch die Kollektoren wird die **Unterlippe** in die beidseitigen Lnn. submentales und submandibulares drainiert. Bei den Hautkollektoren ist die Kreuzung normal, bei den Schleimhautgefäßen sind dagegen nur die medialen betroffen.

Der konstante Abflußweg der **Oberlippe** führt zu den Lnn. submandibulares, ein inkonstanter zu den Lnn. infraauriculares. Schleimhautkollektoren können gelegentlich in den Lnn. submentales und preauriculares enden. Nur kutane Lymphgefäße sind mit beidseitigen Knoten in Verbindung. Kollektoren des Mundwinkels leiten Lymphe aus beiden Lippen ab.

Nach klinischen Angaben entstehen Metastasen am häufigsten in den Submandibularknoten und breiten sich von dort auf die homolateralen oberen und mittleren Lnn. jugulares interni aus, oder erreichen durch einen By-pass gleich die unteren Jugularknoten. Ist der Durchfluß der Submandibularknoten blockiert, so können durch erweiterte Kollateralwege die Akzessorius- und Retropharyngealknoten befallen werden. Von befallenen Submentalknoten aus ist eine Streuung in die beidseitigen Submandibular- und Jugularknoten möglich.

### 1.3.5.6 Wange

**Lymphgefäße der Haut.** Aus dem infraorbitalen Hautgebiet steigen geschlängelte Kollektoren in die Subkutanschicht ab und erreichen entlang den Vasa facialia die Lnn. submandibulares. Das vordere, kinnahe Hautgebiet wird in die Lnn. submentales, das hintere in die Lnn. infraauriculares drainiert (**Abb. 1/26**).

Die 6–12 **Schleimhautkollektoren** (gestrichelte Linien) bohren den M. buccinator und den Bichatschen Fettkörper durch, folgen den Vasa facialia und enden in den Lnn. submandibulares. Als Variante kann aus irgendeinem Schleimhautgebiet ein Kollektor zu den Lnn. pre- oder infraauriculares führen. Im Gegensatz zur Haut ist die Schleimhaut mit den Lnn. submentales nie direkt verbunden (**Abb. 1/26**).

Weder in der Wangenhaut noch in der Schleimhaut gibt es Gebiete, die in bestimmte Lymphknoten lokalisiert sind. Durch die ausgedehnten initialen Netze kann Lymphe aus dem vorderen Gebiet zu den Parotisknoten und umgekehrt aus dem hinteren Hautgebiet zu den Submentalknoten gelangen.

## 1.3.5.7 Augenlid

Die Lymphgefäße der Augenlider entspringen teils aus dem kutanen, teils aus dem konjunktivalen Netz.

Das oberflächliche, **kutane Netz** ist ähnlich strukturiert wie in den übrigen Hautgebieten. Das tiefe, **konjunktivale Netz** besteht im Bereiche der Conjunctiva palpebralis aus unregelmäßigen, im Fornixbereich aus transversalen Maschen. Die **initialen Lymphgefäße der Conjunctiva bulbi** stellen am Kornearand ein etwa 1 mm breites dichtes Schlingennetz dar (Circulus lymphaticus nach Teichmann). Die Fortsetzung von diesem bildet über der Sklera das grobe **Radiär-Netz** und beim Fornix ein **zirkuläres Netz**, welches mit dem Plexus conjunctivalis palpebralis kommuniziert.

Die Ursprungsgebiete der Haut- und der Schleimhautkollektoren, der Plexus cutaneus und conjunctivalis sind am Lidrand, zwischen den Meibomschen Drüsen und durch Perforansäste, welche die Tarsalplatte durchbohren, eng miteinander verbunden. Klappen in den Perforansgefäßen der Tarsalplatten lenken den Lymphfluß vom tiefen kutanen Netz in das konjunktivale Geflecht.

Nur im Lidbereich trennt der M. orbicularis oculi die Haut- und die konjunktivalen Kollektoren voneinander; seitlich davon verlaufen sie beisammen und bilden zwei Abflußwege.

Die 6–7 **Kollektoren des lateralen Abflußweges** leiten Lymphe aus folgenden Gebieten ab:
1. aus der Haut des Oberlides und den zwei lateralen Dritteln des Unterlides,
2. aus den entsprechenden Teilen der Conjunctiva palpebralis und
3. aus der Conjunctiva bulbi. Sie folgen der A. transversa faciei und enden in den Lnn. preauriculares. Aus dem Unterlid kann ein Gefäß zu den Lnn. infraauriculares führen (**Abb. 1/24**).

Die **Kollektoren des medialen Abflußweges** leiten Lymphe aus der Haut und Conjunctiva des medialen Drittels des Unterlides entlang den Vasa facialia in die Lnn. submandibulares. Einige Kollektoren des medialen Drittels des Oberlides folgen dem medialen Weg, deshalb wird dieser Lidabschnitt sowohl in die Parotis- als auch in die Submandibularknoten drainiert (**Abb. 1/24**).

## 1.3.5.8 Ohrmuschel, äußerer Gehörgang, Trommelfell

Das dichte und engmaschige initiale kutane Lymphgefäßnetz der Ohrmuschel hängt mit dem des Gehörganges und des Trommelfelles zusammen.

An der **Ohrmuschel** werden 3 **Lymphterritorien** unterschieden (**Abb. 1/26**). Das **untere Territorium** (Lobulus, Antitragus, Unterteil der Concha) wird in die Lnn. infraauriculares, das **vordere Territorium** (Tragus, Vorderteil der Concha und der Helix, Fossa triangularis) in die Lnn. preauriculares und parotidei profundi drainiert. Die Lymphgefäße des **hinteren Territoriums** (Hinterteil der Helix und der Concha, Antihelix) und der ganzen medialen Fläche führen in die Lnn. retroauriculares, infraauriculares und jugulares interni. Da die efferenten Gefäße der Lnn. parotidei und retroauriculares in die Lnn. jugulares interni münden, wird die Lymphe der Muschel schlußendlich direkt oder indirekt durch die tiefen Jugularknoten aufgenommen.

Die Lymphgefäße der vorderen **Gehörgangwand** führen zu den Lnn. preauriculares. Die untere Wand wird in die Lnn. infraauriculares und parotidei profundi, die hintere Wand in die Lnn. jugulares interni drainiert.

Die äußeren subkutanen und die inneren submukösen **Lymphgefäße des Trommelfells** anastomosieren einerseits untereinander durch die Lamina propria, andererseits mit den initialen Gefäßnetzen des Gehörganges bzw. der Paukenhöhle. Die drei Drainageterritorien (vordere, hintere, untere) werden in die gleichen regionalen Lymphknoten drainiert wie die entsprechenden drei Gehörgangterritorien (**Abb. 1/25**).

## 1.3.6 Lymphgefäße des Mundhöhlendaches, der Gingiva und der Zähne

Das **Mundhöhlendach** bildet die Schleimhaut der Gaumenunterfläche. Das initiale Lymphgefäßnetz dieses Schleimhautabschnittes ist dicht und feinmaschig.

Die Kollektoren verlaufen von vorne, von der Area incisiva, dem Zahnbogen entlang nach hinten zur Retromolarregion und folgen von dort aus drei Wegen (**Abb. 1/28**). Die den konstanten **mittleren Weg** bildenden Gefäße bohren den Bukzinatorursprung durch, steigen am Vorderrand des Mandibulaastes zu den oberen und mittleren Gliedern der Jugularis-Interna-Kette (Ln. jugulodigastricus), seltener zu einem Ln. jugularis internus lateralis ab. Ein vorderer Weg ist in 50%, ein hinterer in 60% der Fälle zu finden. Die **Kollektoren des vorderen Weges** gehen aus dem harten Gaumen aus und steigen nach Durchbohrung des

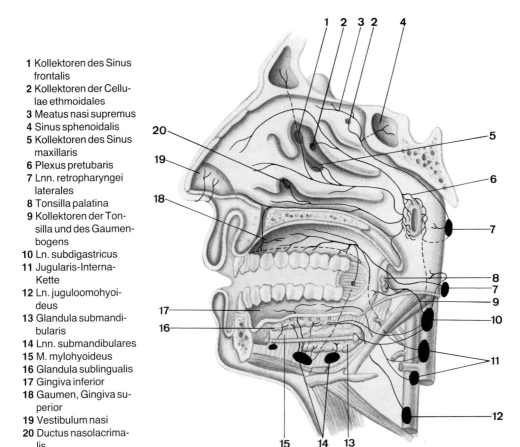

1 Kollektoren des Sinus frontalis
2 Kollektoren der Cellulae ethmoidales
3 Meatus nasi supremus
4 Sinus sphenoidalis
5 Kollektoren des Sinus maxillaris
6 Plexus pretubaris
7 Lnn. retropharyngei laterales
8 Tonsilla palatina
9 Kollektoren der Tonsilla und des Gaumenbogens
10 Ln. subdigastricus
11 Jugularis-Interna-Kette
12 Ln. juguloomohyoideus
13 Glandula submandibularis
14 Lnn. submandibulares
15 M. mylohyoideus
16 Glandula sublingualis
17 Gingiva inferior
18 Gaumen, Gingiva superior
19 Vestibulum nasi
20 Ductus nasolacrimalis.

**Abb. 1/28:** Efferente Lymphwege der lateralen Nasenwand, der Sinus paranasales, des Mundhöhlendaches, der Lingualfläche der Gingiva superior und inferior, der Tonsilla palatina und der Glandulae submandibularis und sublingualis.

Bukzinators zu den Lnn. submandibulares ab. Die **Kollektoren des hinteren Weges** folgen dem Arcus palatopharyngeus, bohren den M. constrictor pharyngis superior durch und enden in einem Ln. retropharyngeus lateralis (**Abb. 1/28**).

Die Mittellinie überkreuzende Kollektoren kommen überall vor, besonders häufig sind sie jedoch in den drüsenhaltigen Gebieten zu finden. Nach klinischen Angaben sind die beidseitigen Jugularisknoten und die homolateralen Submandibularknoten von Metastasen am häufigsten befallen.

### 1.3.6.1 Gingiva, Periodontium, Zähne

Die **initialen Lymphgefäße der Gingiva** bilden einen feinmaschigen Plexus papillaris und einen gröberen Plexus subpapillaris.

Die **äußeren Kollektoren der Gingiva superior und inferior** entspringen, verlaufen und enden ähnlich. In beiden Gebieten bilden 3–4 Kollektoren entlang der gingivo-bukkalen Umschlagsfalte ein Geflecht, welches bei den Frenula labii mit dem gegenseitigen Geflecht kommuniziert. Die je 3–4 (bis 9) efferenten Gefäße dieser Geflechte durchbohren den Bukzinatorursprung und steigen der Vasa facialia entlang ab und münden in die Lnn. submandibulares (**Abb. 1/30 B**). Aus der Regio incisiva der Gingiva inferior gehen in etwa 33% der Fälle Kollektoren zu den Lnn. submentales und aus der Regio molaris in 8% zu den Lnn. infraauriculares.

Die **inneren Kollektoren der** *Gingiva superior* vereinigen sich mit den Gaumenkollektoren und führen wie diese durch drei Wege zu den Lnn. retropharyngei laterales, jugulares interni und submandibulares (**Abb. 1/28**).

Die **inneren Kollektoren der** *Gingiva inferior* bilden zwei Gruppen (**Abb. 1/28**). Die **vorderen Kollektoren** steigen an der Innenseite der Mandibula ab und enden in den Lnn. submandibulares. Die **hinteren Kollektoren** verlaufen zu den vorderen oberen und mittleren Knoten der Jugularis-Interna-Kette (Ln. jugulodigastricus und juguloomohyoideus).

Die zu den Lnn. submandibulares führenden inneren Kollektoren der Gingiva inferior und die äußeren Kollektoren beider Gingivae können durch einen Ln. mandibularis unterbrochen sein, welcher gelegentlich subperiostal liegt (**Abb. 1/30 B**).

Die **Lymphgefäße der Zahnpulpa** sind mittels des längsmaschigen Plexus periodontalis mit den Kollektoren der Gingiva verbunden, deshalb sind ihre Abflußwege und regionale Lymphknoten mit denjenigen der Gingiva identisch. Bestimmte Gingivagebiete können jedoch in bestimmten Lymphknoten nicht genau lokalisiert werden.

## 1.3.7 Zunge

Die Lymphgefäße der Zunge entspringen teils aus dem Plexus mucosus, teils aus dem Plexus muscularis.

Das **initiale Schleimhautnetz** bedeckt den ganzen Zungenrücken und die Unterfläche, hängt seitlich mit dem des Mundbodens, hinten mit dem mukösen Netz des Rachens und des Kehlkopfes zusammen.

Der *Plexus muscularis* bildet ein reiches Netzwerk zwischen den Muskelbündeln um die Blutgefäße herum. Gegen die Tiefe nimmt das Gefäßkaliber zu und es treten Klappen in ihnen auf. Durch Anastomosen kann das tiefe Netz Lymphe aus dem oberflächlichen Netz ableiten. Bei der Metastasenbildung spielen vermutlich zwei Faktoren, die Kaliberzunahme der Gefäße und die massierende Wirkung der Muskulatur eine wichtige Rolle.

Die oberflächlichen und die tiefen Geflechte benützen die selben **ableitenden Kollektoren**, die in 4 Gruppen eingeteilt werden können.

a Zungenspitze
b Zungenkörper (laterale Kollektoren)
c Zungengrund.
1 Subarachnoidalraum
2 Lymphwege entlang der Fila olfactoria
3 Regio olfactoria
4 Sinus sphenoidalis
5 Obere Kollektoren des Nasenseptum und der lateralen Nasenwand
6 Untere Kollektoren der lateralen Nasenwand
7 Plexus pretubaris
8 Lnn. retropharyngei laterales
9 Ostium pharyngeum tubae
10 Ln. subdigastricus
11 Lnn. jugulares interni
12 Ln. juguloomohyoideus
13 Glandula submandibularis
14 Lnn. submandibulares
15 Glandula sublingualis
16 Ln. submentalis
17 M. mylohyoideus
18 Drainageweg zu den Hautkollektoren
19 Septum nasi (Regio respiratoria)
20 Ln. lingualis lateralis

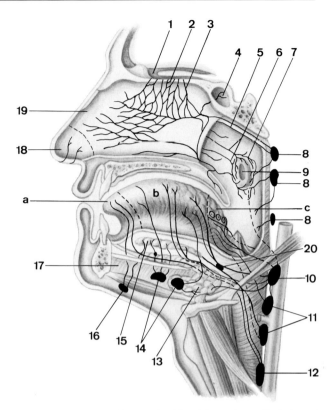

**Abb. 1/29:** Efferente Lymphgefäße des Nasenseptum, der Zunge, der Glandulae submandibularis und sublingualis.

Aus der **Zungenspitze** steigen beidseits dem Frenulum linguae je zwei **apikale Kollektoren** zum Mundboden ab. Von hier an steigt der konstante Hauptweg zum Ln. juguloomohyoideus hinunter. Der inkonstante zweite Weg geht zu den Lnn. submentales (**Abb. 1/29**).

Der **Zungenkörper** wird durch marginale und zentrale Kollektoren drainiert. Zwischen den Sammelgebieten der zwei Kollektorengruppen gibt es keine scharfe Grenze.

Die **marginalen Kollektoren** führen Lymphe aus dem lateralen Drittel des Zungenrückens, aus dem Zungenrand und aus der Unterfläche ab. Sie bilden drei Gruppen (**Abb. 1/29**):

1. Die 3–4 **äußeren Kollektoren** steigen seitlich der Glandula sublingualis ab und enden in den Lnn. submandibulares.
2. Aus der vorderen Hälfte der lateralen Area gehen 5–6 **innere Kollektoren** aus. Einige davon verlaufen auf der Außenseite des M. hyoglossus entlang dem N. hypoglossus und der V. sublingualis, andere liegen medial vom M. hyoglossus und begleiten die A. lingualis. Am Hinterrand des Muskels treffen sich die beiden Stränge und treten unter dem M. digastricus und stylohyoideus in das Trigonum caroticum ein. Von hier aus geht ein Teil der Gefäße nach hinten zum Ln. subdigastricus (principalis), der andere Teil biegt sich nach unten, überkreuzt das Zungenbeinhorn und endet in einem Ln. jugularis internus anterior unterhalb der V. facialis communis. Bemerkenswert ist, daß die Kollektoren der vorderen Zungenhälfte in weiter kaudal gelegenen Lymphknoten als die des Zungengrundes enden. Wegen der engen Verbindung der inneren Kollektoren mit dem Mm. digastricus und Stylohyoideus müssen diese Muskeln in die Radical-Neck-Dissection einbezogen werden.

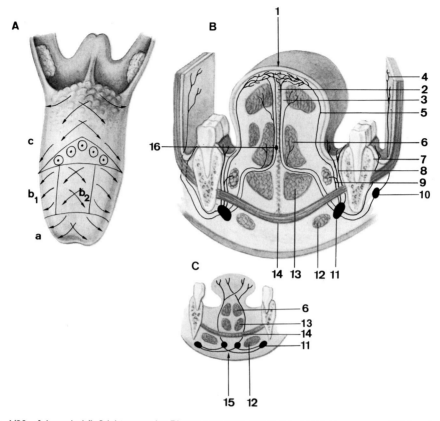

**Abb. 1/30:** **A** Lymphabflußrichtungen im Plexus mucosus der Zunge (nach Haagensen 1972). **a** Apikale Zone; **b₁** Mittlere laterale Zone; **b₂** Mittlere zentrale Zone; **c** Hinteres Drittel.
**B** Tiefe Kollektoren der mittleren zentralen Zone; **C** Tiefe Kollektoren der Zungenspitze.
**1** Plexus mucosus; **2** Septum linguae; **3** Zentrale Kollektoren; **4** Bukkale Schleimhaut und M. buccinator; **5** Marginale Kollektoren; **6** M. genioglossus; **7** Gingiva inferior (laterale Seite); **8** Gingiva inferior (linguale Seite); **9** Glandula sublingualis; **10** Ln. mandibularis; **11** Ln. submandibularis; **12** M. digastricus; **13** M. geniohyoideus; **14** M. mylohyoideus; **15** Lnn. submentales; **16** Ln. lingualis medianus.

3. Die hintere Hälfte der lateralen Area wird durch 3–4 **hintere Kollektoren** drainiert. Die meisten von diesen verlaufen zu den Lnn. subdigastrici. Einige laterale Kollektoren, welche bereits zum Mundboden gehören, biegen beim Mylohyoideusrand nach außen und nach vorne und enden in einem Ln. submandibularis (**Abb. 1/29**).

Die 5–6 **zentralen Kollektoren** drainieren das mittlere Drittel des Zungenkörpers. Sie steigen zwischen den beidseitigen Mm. genioglossi entlang dem Septum linguae ab. Die beidseitigen Gefäße anastomosieren nicht, können aber durch das Septum auf die Gegenseite übertreten (**Abb. 1/30 B, C**). Beim unteren Genioglossusrand weichen die rechts- und linksseitigen Gefäße auseinander und treten zwischen dem M. genioglossus und geniohyoideus in die rechte bzw. linke Sublingualregion ein. Von hier aus geht ein Gefäß durch den M. mylohyoideus zu den Lnn. submandibulares (**Abb. 1/30 B**). Die anderen Gefäße verlaufen auf dem M. hyoglossus nach hinten und enden in dem Ln. juguloomohyoideus (**Abb. 1/25**).

Sowohl die marginalen als auch die zentralen Kollektoren können durch inkonstante Lnn. linguales laterales bzw. mediani unterbrochen werden (**Abb. 1/25**).

Die *Radix linguae* wird durch 8–10 **basale oder hintere Kollektoren** drainiert. 4–5 untereinander verflochtene **mediane Kollektoren** ziehen von der Spitze des Sulcus terminalis zur Plica glossoepiglottica mediana. Von da an verläuft ein Bündel nach rechts, das andere nach links zum unteren Tonsillenpol, wo sie sich mit den **lateralen Kollektoren** treffen (**Abb. 1/31**). Letztere, meist 2 auf jeder Seite, drainieren den lateralen Teil des Zungengrundes und verlaufen gradlinig von vorne nach hinten. Die basalen Kollektoren treten gestaffelt durch die Pharynxwand und enden in verschiedenen Knoten. Die oberen gehen durch den M. constrictor pharyngis superior zum Ln. principalis, die mittleren durch den M. constrictor pharyngis medius zu einem Ln. subdigastricus und die unteren durch die Membrana thyreohyoidea zu einem Ln. jugularis internus anterior, unterhalb der V. facialis communis (**Abb. 1/29, 1/31**).

**Kontralaterale Verbindungen.** Aus einer Zungenhälfte kann die Lymphe die kontralateralen Lymphknoten durch die folgenden 4 Wege erreichen:

1. über den Plexus mucosus (**Abb. 1/30 A, B**),
2. über zentrale Kollektoren, welche durch das Septum linguae auf die Gegenseite übertreten (**Abb. 1/30 B**),
3. über kommunizierende beidseitige basale Kollektoren,
4. über apikale Kollektoren, weil diese die Mittellinie überkreuzen können und weil die efferenten Wege ihrer regionalen Knoten immer bilaterale Verbindungen haben (**Abb. 1/30 C**). Solange manche Kollektoren des zentralen Korpus- und Radixgebietes die Mittellinie überkreuzen, ist eine Überkreuzung bei den marginalen Kollektoren höchst unwahrscheinlich. Aus diesem Grund entstehen kontralaterale Metastasen in solchen Fällen, in welchen ein Tumor gegen die Mittellinie und in die Tiefe wächst.

## 1.3.8 Lymphgefäße der Speicheldrüsen und der Tränendrüse

Das initiale Lymphgefäßnetz der Speicheldrüsen bildet um die Läppchen herum ein Plexus interlobularis. Die aus diesem entspringenden und untereinander anastomosierenden Kollektoren umspinnen die Gefäßäste und die Ausführungsgänge und verlassen entlang diesen die Drüse. Interlobulär gelegene kleinere oder größere Lymphozytenansammlungen gehören zum normalen histologischen Bild der Drüsen. In der Parotis kommen gelegentlich auch Lymphfollikel vor.

### 1.3.8.1 Glandula sublingualis

Aus der vorderen Drüsenhälfte führen meist zwei Kollektoren zu den Lnn. submandibulares (**Abb. 1/28, 1/29**). Die 2–3 Kollektoren der hinteren Drüsenhälfte zeigen einen ähnlichen Verlauf wie die inneren und hinteren marginalen Zungenkollektoren und enden mit diesen zusammen in den Lnn. subdigastrici und juguloomohyoidei.

### 1.3.8.2 Glandula submandibularis

Aus dem oberen lateralen Teil der Drüse führen die efferenten Lymphgefäße zu den Lnn. submandibulares. Aus dem hinteren Drüsenteil gehen 1–2 Kollektoren der A. facialis entlang zu den Lnn. subdigastrici oder principales (**Abb. 1/28, 1/29**).

### 1.3.8.3 Glandula parotis

Die regionalen Lymphknoten der Parotis stellen die teils intra-, teils extraglandulär gelegenen Lnn. parotidei profundi und superficiales dar. Gelegentlich kann aus dem vorderen unteren Drüsenabschnitt ein Kollektor über dem M. masseter zu einem Ln. submandibularis und aus dem hinteren Drüsenabschnitt ein anderer zu der Akzessoriuskette führen (**Abb. 1/24, 1/26**). Da die efferenten Wege der Parotisknoten zu der oberen Hälfte der Jugulariskette führen und weil die letztere an der Spitze des Rouvièreschen Dreieckes mit der Akzessoriuskette zusammenhängt, entstehen sekundäre Metastasen meist in diesen Knoten.

### 1.3.8.4 Tränendrüse

Die initialen Lymphgefäße befinden sich teils in den Interlobarsepten, teils in der Drüsenkapsel. Am lateralen Rand des orbitalen Drüsenabschnittes treten 1–2 Kollektoren aus, bohren das Septum orbitae durch und biegen sich am lateralen Orbitarand nach auswärts um. Sie verlaufen vorerst bedeckt durch den M. orbicularis oculi, dann im Subkutangewebe und enden entweder in den Lnn. praeauriculares oder in den Lnn. parotidei profundi (**Abb. 1/24**). Eine seltene Wegvariante führt durch die Orbita, Fissura orbitalis inferior und Fossa infratemporalis zu den Lnn. parotidei profundi. Die 1–2 Kollektoren der Pars palpebralis vereinigen sich nach der Perforation des Orbitaseptums mit den Kollektoren des Oberlides.

Das lockere Bindegewebe der Drüsenstroma enthält stets eine große Anzahl von Lymphozyten und Plasmazellen. Letztere sind wahrscheinlich an der Antikörperübertragung in die Tränenflüssigkeit beteiligt.

## 1.3.9 Lymphgefäße der Nasenhöhlenschleimhaut

Die Kapillarnetze der Regio olfactoria und respiratoria kommunizieren nicht; sie sind nur durch die gemeinsamen Abflußwege indirekt miteinander verbunden (**Abb. 1/29**).

Das Lymphkapillarnetz der *Regio olfactoria* überlagert die Blutkapillaren und steht mit den Perineuralscheiden der Fila olfactoria in enger Beziehung, kommuniziert jedoch mit diesen nicht. Die Verbindung mit dem Subarachnoidalraum erfolgt durch Lymphkapillaren, welche entlang der Fila olfactoria auf die Innenfläche der Lamina cribrosa gelangen (**Abb. 1/29**). Sie können einen meningealen Infektionsweg darstellen.

Alle **Kollektoren** der *Regio respiratoria*, inklusive des unteren Abschnittes des Ductus nasolacrimalis, sind nach hinten gerichtet, nur das Vestibulum wird nach außen in das kutane Lymphgefäßnetz drainiert (**Abb. 1/28, 1/29**).

Die **Kollektoren der lateralen Nasenwand** treten in den Nasopharynx über und bilden vor der Tubenmündung den sog. Plexus pretubaris. Nur 1–2, aus dem Meatus nasi supremus und dem Recessus sphenoethmoidalis stammende Kollektoren setzen sich über dem Fornix pharyngis fort und enden in einem Ln. retropharyngeus lateralis (**Abb. 1/28**). An der Grenze der Regio olfactoria und respiratoria gelegene **obere Kollektoren des Nasenseptum** drainieren beide Regionen. Ein Teil der Kollektoren verläuft zusammen mit den oberen Seitenwandgefäßen unter dem Rachendach zu den Lnn. retropharyngei laterales, der andere Teil steigt am Septumhinterrand ab, vereinigt sich mit den **unteren Septumkollektoren** und den **Nasenbodenkollektoren** und mündet in den Plexus pretubaris (**Abb. 1/29**). Der *Plexus pretubaris* dehnt sich seitlich zwischen den Mm. levator und tensor veli palatni aus und enthält gelegentlich einen kleinen Schaltknoten. Die **efferenten Lymphgefäße** des Geflechtes folgen zwei Wegen (**Abb. 1/28, 1/29**). Die 3–4 **lateralen Kollektoren** enden in einem subdigastrischen Knoten der Jugularis-Interna-Kette (Ln. principalis). 2–4 **hintere Kollektoren** des Plexus pretubaris bohren die Pharynxwand durch und enden in den Lnn. retropharyngei laterales.

Injektionspräparate zeigen, daß die Lnn. retropharyngei laterales konstante, die Lnn. jugulares interni dagegen inkonstante **Primärknoten der Nasenschleimhaut** sind.

### 1.3.9.1 Sinus paranasales

Die efferenten Lymphgefäße aller Nebenhöhlen treten durch ihre natürlichen Öffnungen aus, vereinigen sich mit den Kollektoren der Nasengänge und enden dementsprechend in den Lnn. retropharyngei laterales und in den oberen Jugularisknoten (Lnn. subdigastrici) (**Abb. 1/28**).

### 1.3.9.2 Tuba auditiva

Das aus länglichen Maschen aufgebaute **initiale Lymphgefäßnetz** ist in der Pars fibrocartilaginea dichter als in der Pars ossea. Die **efferenten Lymphgefäße** folgen einem hinteren und zwei vorderen Wegen. Der **hintere Weg** führt entweder direkt oder via Lnn. retropharyngei laterales zu den homolateralen Lnn. substernocleidomastoidei. Ein **vorderer Weg** steigt durch das Spatium retrostyloideum, der andere durch das Spatium prestyloideum, entlang der Aa. palatina ascendens und facialis zu der Jugularis-Interna-Kette, zu den Lnn. jugulodigastrici hinunter (**Abb. 1/31**). In 25% der Fälle fließt die Lymphe via Lymphgefäße des Trommelfelles in die Lnn. parotidei und Lnn. jugulares interni (Transtympanaler Weg nach Arnold).

Die **Lymphgefäße der Paukenhöhle** sind wegen der geringen Dicke der Schleimhaut und der Rarität der Kapillaren schwer darstellbar, deshalb weitgehend unbekannt. Es wird angenommen, daß die efferenten Gefäße perivaskulär verlaufen und zu den Lnn. preauriculares, infraauriculares, jugulares interni und retropharyngei führen (**Abb. 1/25, 1/31**). Die Anschwellung der Lnn. mastoidei bei Otitis media kann entweder durch direkte Afferenzen oder via Efferenzen des Trommelfells und der Lnn. infraauriculares, parotidei inferiores erfolgen. Die Lnn. retropharyngei sind bei Erwachsenen an Entzündungsprozessen nur äußerst selten beteiligt, weil sie und ihre afferenten Gefäße im Alter atrophieren. Sinkt der Druck in der Paukenhöhle wegen Tubenverschluß ab, so schwillt die Schleimhaut ödematös an und außer kapillärem Transsudat tritt auch Lymphe durch das Epithel durch.

## 1.3.10 Pharynx

Die **initialen Lymphgefäße** bilden ein über der ganzen Pharynxwand ausgedehntes, zusammenhängendes Netz (Plexus mucosus), welches mit den Schleimhautnetzen der Nasen-, Mundhöhle, Larynx, Ösophagus und der Tuba auditiva zusammenhängt. Besonders dicht ist das Netz im Bereiche des Waldayerschen Rachenringes und im Recessus piriformis. Der Zwischenraum der Tonsillen im Nasopharynx enthält oft reichlich lymphatisches Gewebe. Diese sog. adenoid Area dehnt sich gelegentlich auf die hintere-untere Pharynxwand und auf der Tubenmündung aus. Das stark hypertrophierte Gewebe kann bei Kindern die nasalen Atemwege und die Tuba blockieren.

Die ganze dorsale Pharynxwand wird durch **hintere Kollektoren** drainiert. Sie bohren die Pharynxwand beidseits der Raphe pharyngis durch und wenden sich dann nach lateral. Die meisten von diesen führen in die Lnn. retropharyngei laterales, nur einige wenige enden in der oberen Gruppe der Lnn. jugulares interni, welche von der Schädelbasis bis zur Einmündung der V. facialis communis reicht (**Abb. 1/31**). Hintere Kollektoren überkreuzen die Mittellinie nicht. Auf die kontralaterale Seite kann Lymphe nur durch das muköse Netz gelangen.

Aus der vorderen Hälfte des Epi- und Mesopharynx gehen laterale, aus dem vorderen Teil des Hypopharynx gehen vordere Kollektoren aus. Die **lateralen Kollektoren des Epipharynx**

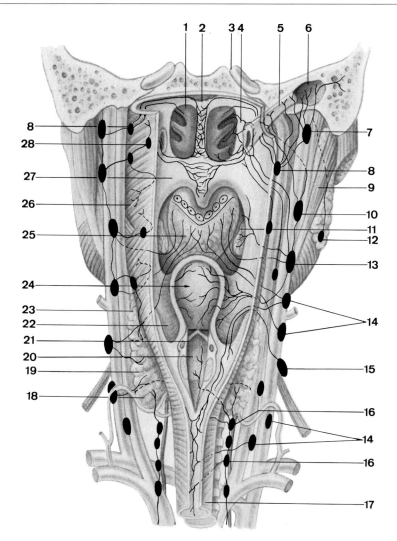

**Abb. 1/31:** Lymphgefäße des Pharynx, des Larynx, der Tuba auditiva, der Paukenhöhle und der Pars cervicalis oesophagi (Pharynx, Larynx und Oesophagus von hinten eröffnet).
**1** Choana; **2** Septum nasi; **3** A. carotis interna; **4** Plexus pretubaris; **5** Tuba auditiva; **6** Paukenhöhle; **7** Ln. substernocleidomastoideus; **8** Ln. retropharyngeus lateralis; **9** M. digastricus; **10** Ln. jugulodigastricus; **11** Tonsilla, Gaumenbögen; **12** Ln. infraauricularis; **13** Ln. subdigastricus (principalis); **14** Jugularis-Interna-Kette; **15** Ln. juguloomohyoideus; **16** Rekurrenskette; **17** Oesophagus; **18** Unterer Schilddrüsenpol; **19** Schilddrüse Hinterfläche; **20** Pars infraglottica laryngis; **21** Stimmband; **22** Recessus piriformis; **23** Oberer Schilddrüsenpol; **24** Regio supraglottica laryngis; **25** Radix linguae; **26** Hintere Pharynxkollektoren; **27** Weicher Gaumen; **28** Ln. retropharyngeus medialis.

nehmen ihren Ursprung aus dem Plexus pretubaris und enden in den gleichen Knotengruppen wie die hinteren Gefäße (**Abb. 1/31**). Die 4–6 **lateralen Mesopharynxkollektoren** drainieren die Gaumenbögen und die Tonsilla palatina (**Abb. 1/31**). Sie steigen entlang der A. palatina ascendens ab und enden in einem Ln. subdigastricus, meist in den Ln. principalis. Die 3–5 **vorderen Kollektoren des Hypopharynx** verlaufen unter der Schleimhaut des Recessus piriformis und treten gemeinsam mit den supraglottischen Kehlkopfkollektoren und der A. laryngea superior durch die Membrana thyreohyoidea (**Abb. 1/31**). Auf der Membranaußenfläche weichen sie auseinander. Einige gehen direkt zu den Lnn. subdigastrici und zu den Lnn. jugulares interni laterales der gleichen Höhe, andere steigen zum Ln. juguloomohyoideus hinunter. Letzterer Weg kann durch Lnn. prelaryngei unterbrochen werden (**Abb. 1/32**).

Die **Primärstationen des Pharynx** stellen die Lnn. retropharyngei laterales und die oberen Glieder der Jugularis-Interna-Kette dar. Die Tonsille wird konstant in die Lnn. subdigastrici (principalis) drainiert.

*Pars cervicalis oesophagei* s. Kap. 1.4.11 und **Abb. 1/31**.

## 1.3.11 Kehlkopf

Das dichtmaschige **initiale Schleimhautnetz** ist durch die gefäßarme Zone des Glottisbereiches (Schleimhautüberzug des Lig. vocale, des Lig. thyreoepiglotticum und des Petiolus epiglottidis) in zwei Abschnitte, in die Regio supraglottica und infraglottica geteilt. Das Kapillarnetz der Stimmbänder besteht aus sehr feinen längsorientierten Maschen, aus welchen die Lymphe gewöhnlich in das supraglottische Netz fließt und nur selten in beiden Richtungen drainiert wird. Wegen der relativen Kapillararmut stellt der Glottisbereich eine Barrière zwischen den supra- und infraglottischen Regionen dar, so daß diese nur an der hinteren Lichtungsfläche kommunizieren.

Die 4–6 **efferenten Lymphgefäße** der *Regio supraglottica* konvergieren beidseits gegen den oberen Teil der Plica aryepiglottica und treten durch diesen in den Recessus piriformis über (**Abb. 1/31**). Hier vereinigen sie sich mit den vorderen Hypopharynxkollektoren, treten mit diesen und mit der A. laryngea superior durch die Membrana thyreohyoidea und schlagen nachher drei Richtungen ein (**Abb. 1/32**). Einige steigen zu den Lnn. subdigastrici auf, andere erreichen querverlaufend die Lnn. jugulares interni auf Höhe der V. facialis communis. Die dritte Kollektorgruppe steigt zum Ln. juguloomohyoideus ab. Durch prälaryngeale Knoten sind jeweils nur diejenigen Gefäße unterbrochen, welche Lymphe aus der Epiglottis, Plica aryepiglottica und dem Recessus piriformis erhalten, die Kollektoren des übrigen epiglottischen Netzes jedoch nicht.

Die **Kollektoren** der *Regio infraglottica* bilden ein vorderes und zwei posterolaterale Bündel. Das **vordere Bündel** drainiert die vordere Hälfte der Region. Seine 3–6 Kollektoren bohren die Membrana cricothyreoidea durch (**Abb. 1/32**). In 50% der Fälle münden sie direkt in diejenigen Knoten der Jugularis-Interna-Kette, welche zwischen der V. facialis communis und dem M. omohyoideus liegen. In der anderen 50% der Fälle enden alle oder nur einige Kollektoren des vorderen Bündels in den Lnn. prelaryngei. Von hier aus gibt es dann folgende Abflußmöglichkeiten:

1. direkt oder via vorderer Jugularisweg in die unteren Knoten der Jugularis-Interna-Kette,
2. in die Lnn. pretracheales,
3. zu einigen oder
4. zu allen der erwähnten Knotengruppen (**Abb. 1/32**).

Die 3–6 **posterolateralen Kollektoren** bohren die Membrana cricotrachealis durch, wenden sich nach lateral und nach vorne und enden in den oberen Knoten der Rekurrenskette (**Abb. 1/31, 1/32**).

Die Kehlkopfkollektoren überkreuzen die Mittellinie nicht. Farbstoff kann nur über das muköse Geflecht in die kontralateralen Kollektoren gelangen, und auch nur dann, wenn er sehr nahe bei der vorderen oder hinteren Mittellinie injiziert wurde. Das gleiche gilt auch für paramedian gelegene Tumoren.

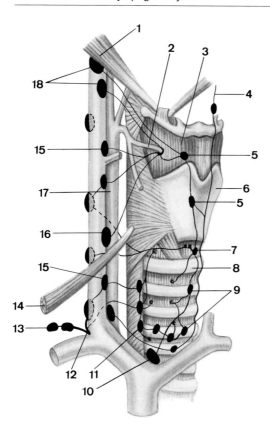

**Abb. 1/32:** Lymphgefäße und regionale Lymphknoten des Kehlkopfes und der Pars cervicalis tracheae.
1 M. digastricus
2 A. laryngea superior
3 Membrana thyreohyoidea
4 Vorderer Jugularisweg
5 Lnn. prelaryngei
6 Schildknorpel
7 Ln. cricothyreoideus
8 Ringknorpel
9 Lnn. pretracheales
10 Ln. anguli brachiocephalici
11 Rekurrenskette
12 Ductus lymphaticus dexter
13 Lnn. supraclaviculares
14 M. omohyoideus
15 Jugularis-Interna-Kette
16 Ln. juguloomohyoideus
17 A. carotis communis
18 Lnn. subdigastrici.

**Primärknoten des Kehlkopfes.** Die Lnn. jugulares interni und prelaryngei nehmen Lymphe aus dem gesamten Kehlkopfbereich auf, die Lnn. pretracheales und die Rekurrenskette nur aus der Regio infraglottica. Ein kontralateraler Abfluß ist nur aus den paramedianen Gebieten möglich.

*Pars cervicalis tracheae* s. Kap. 1.4.6 und **Abb. 1/32.**

## 1.3.12 Schilddrüse

Die **efferenten Lymphgefäße** nehmen ihren Ursprung aus dem subkapsulären Netz und bilden beidseits drei Hauptabflußwege, einen oberen, mittleren und unteren.

Der **obere Hauptweg** besteht aus drei Kollektorenbündeln. Die **oberen seitlichen Kollektoren** führen Lymphe entlang der A. thyreoidea superior in die subdigastrischen Knoten der Jugulariskette ab. Die **oberen mittleren Kollektoren** drainieren den oberen Teil des Isthmus, die benachbarten medialen Lappenteile und den Processus pyramidalis primär in die Lnn. prelaryngei und durch sekundäre Verbindungen dieser Knoten in die subdigastrischen Jugularisknoten, in die Lnn. pretracheales und via vordere Jugulariskette in die unteren Knoten der Jugularis-Interna-Kette und zu den Lnn. supraclaviculares (**Abb. 1/33**). In 1/5 der Fälle führen **obere hintere Kollektoren** Lymphe aus der Hinterfläche des oberen Lappenteiles in die Lnn. retropharyngei laterales (**Abb. 1/31**).

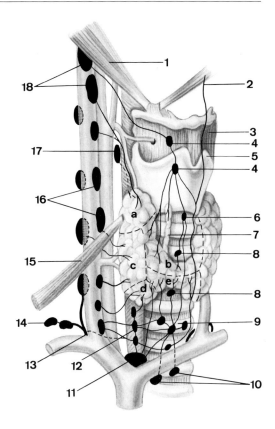

**Abb. 1/33:** Lymphgefäße und regionale Lymphknoten der Schilddrüse.
 a Obere seitliche Kollektoren
 b Obere mittlere Kollektoren
 c Mittlerer Hauptweg
 d Untere seitliche Kollektoren
 e Untere mittlere Kollektoren.
 1 M. digastricus
 2 Vorderer Jugularisweg
 3 Membrana thyreohyoidea
 4 Lnn. prelaryngei
 5 Schildknorpel
 6 Ln. cricothyreoideus
 7 Processus pyramidalis
 8 Lnn. preglandulares
 9 Lnn. pretracheales
 10 Lnn. mediastinales anteriores
 11 Ln. anguli brachiocephalici
 12 Rekurrenskette
 13 Ductus lymphaticus dexter
 14 Lnn. supraclaviculares
 15 M. omohyoideus
 16 Jugularis-Interna-Kette
 17 Ln. retropharyngeus lateralis
 18 Lnn. subdigastrici.

Der **mittlere Hauptweg** drainiert den mittleren Abschnitt der Schilddrüsenlappen (Vorder-Seiten-Hinterfläche) entlang der V. thyreoidea media in die vorderen und lateralen Knoten der Jugularis-Interna-Kette (**Abb. 1/31, 1/33**).

Der **untere Hauptweg** umfaßt drei Kollektorenbündel. Die **unteren seitlichen Kollektoren** entstammen aus dem unteren vorderen Lappenabschnitt und verlaufen der A. thyreoidea inferior entlang zu den Lnn. jugulares interni (**Abb. 1/33**). Die **unteren hinteren Kollektoren** sind für den unteren hinteren Lappenteil tributär und enden in der Rekurrenskette (**Abb. 1/31**). Die **unteren mittleren Kollektoren** drainieren den unteren Teil des Isthmus und die benachbarten medialen Lappenteile teils direkt, teils via Interkalarknoten in die Lnn. pretracheales. Manchmal überspringen einige Kollektoren diesen Knoten und enden in der transversalen Kette der Lnn. mediastinales anteriores, vor allem in den Ln. anguli brachiocephalici (**Abb. 1/33**).

Zusammenfassend kann festgestellt werden, daß die wichtigsten **regionalen Lymphknoten der Schilddrüse** die zwischen dem M. digasticus und der V. subclavia gelegenen Knoten der Jugularis-Interna-Kette sind. Die Lnn. prelaryngei, pretracheales und die Rekurrenskette stellen zwischengeschaltete Primärstationen dar. Sekundäre Verbindungen bestehen mit den vorderen mediastinalen und supraklavikulären Knoten; seltener mit den großen Lymphsammelstämmen oder direkt mit der V. jugularis interna bzw. dem Angulus venosus. Die ausgedehnten Knotenverbindungen erklären, daß in gewissen Fällen die totale Thyreoidektomie gepaart mit «periglandular node dissection» und mit «radical neck dissection» durchgeführt werden muß.

## 1.4 Lymphknoten der Brusthöhle – Lymphdrainagegebiete der Brustorgane

Die Lymphknoten der Brusthöhle bilden eine parietale und eine viszerale Gruppe: parietale Knoten liegen an der hinteren, vorderen und unteren Brustwand, viszerale im Mediastinum.

### 1.4.1 Parietale Knotengruppen

An der **hinteren Brustwand** liegen die *Lnn. intercostales* und *juxtavertebrales*. Im paravertebralen Abschnitt der einzelnen Interkostalräume finden sich 1–3, maximal 6 etwa erbsengroße Lnn. intercostales (**Abb. 1/34, 1/35**). Ihre **afferenten Gefäße** stammen aus der Interkostal- und tiefen Rückenmuskulatur, der Pleura parietalis und der Wirbelsäule. Die Interkostalknoten geben Anastomosenäste und efferente Gefäße ab. Auf- und absteigende **Anastomosenäste** verbinden die Interkostalknoten untereinander (**Abb. 1/34**). Sie stellen in Fällen von Fehlbildungen der Cisterna chyli bzw. des Ductus thoracicus bilaterale Ersatzwege dar (s. Kap. 1.1.11 und **Abb. 1/17**).

Die **efferenten Gefäße** verhalten sich gebietsweise unterschiedlich. Die **efferenten Gefäße** der 1–2 Interkostalknoten bilden den *Truncus intercostalis*. Dieser, hinter der A. subclavia in die Supraklavikularregion aufsteigende Stamm, mündet entweder direkt oder vereinigt mit einem der kurzen Lymphstämme des oberen Körperquadranten in das Venensystem (s. Kap. 1.1.8). Die **Efferenten** der 3–6 Interkostalknoten verlaufen nach medial und münden entweder direkt oder über gemeinsame Stämme in den Ductus thoracicus (**Abb. 1/34**). Aus den 5–6 unteren Interkostalknoten wird die Lymphe in einen gemeinsam absteigenden Stamm geleitet, der auf Höhe des 11. Brustwirbelkörpers eine U-förmige Schlinge bildet und in den Ductus thoracicus mündet (**Abb. 1/34**). Durch Anastomosen der efferenten Gefäße der einzelnen Interkostalknoten und der beidseitigen gemeinsamen Stämme entsteht vor der Wirbelsäule ein Geflecht, in welchem zahlreiche bis 17 kleine Knoten eingeschaltet sind. Diese latero- und prävertebralen Knoten (**Abb. 1/34**) bilden die Gruppe der **Lnn. juxtavertebrales**. Am häufigsten findet man ein Geflecht mit eingeschalteten juxtavertebralen Knoten zwischen Brustwirbelkörpern 8–12.

Beim **Chylusreflux in die Brusthöhle** funktionieren die stark dilatierten beidseitigen paravertebralen Ketten als Ersatzwege (s. Kap. 1.1.11 und **Abb. 1/17**).

Die an der **unteren Brustwand**, am Zwerchfell gelegenen **Lnn. phrenici** (**diaphragmatici**) **superiores** bilden eine vordere und eine seitliche Gruppe. Die vordere Gruppe liegt zwischen Perikard und Processus xiphoideus sterni (**Lnn. prepericardiaci**). Sie nimmt Lymphe aus dem Perikard, Zwerchfell, der Pleura diaphragmatica, dem vorderen oberen Teil der Leber (via Lig. falciforme hepatis), dem oberen Teil des M. rectus abdominis und der Rektusscheide und aus dem benachbarten unteren inneren Sektor der Brustdrüsen auf und gibt sie an die Lnn. pasternales weiter (**Abb. 1/35**). Das Sammelgebiet der seitlichen Knotengruppe (**Lnn. lateropericardiaci s. juxtaphrenici**) (**Abb. 1/35**) fällt mit dem der vorderen Gruppe zusammen; für den Abfluß stehen ihr 4 Wege offen:

1. entlang dem N. phrenicus in die Lnn. mediastinales anteriores,
2. seitlich der V. cava inferior in die Lnn. mediastinales posteriores,
3. durch die präperikardialen Knoten in die Lnn. parasternales,
4. durch das Zwerchfell in die Lnn. lumbales bzw. juxtacardiaci (**Abb. 1/35**).

Der erste Abflußweg steht auf der rechten Seite mit den Hilusknoten in Verbindung. Aus diesem Grund kann sich ein Bronchustumor retrograd entlang dem N. phrenicus auf die obere Zwerchfellfläche ausbreiten.

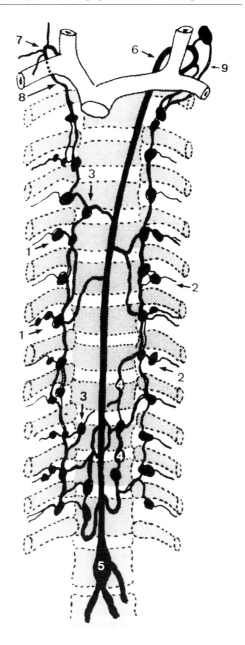

**Abb. 1/34:** Lymphknoten der hinteren Brustwand.
1 Lnn. intercostales dextri
2 Lnn. intercostales sinistri
3 Lnn. laterovertebrales s. juxtavertebrales
4 Lnn. prevertebrales
5 Cisterna chyli
6 Ductus thoracicus
7 Ductus lymphaticus dexter
8 Truncus intercostalis dexter
9 Truncus intercostalis sinister.

Beim **Chylusreflux aus der Bauchhöhle** erweitern sich diese Wege und dienen als Ersatz für den Ductus thoracicus (s. Kap. 1.1.11 und **Abb. 1/17, 1/40**).

Die **Lnn. parasternales** (mammarii interni) bilden eine Knotenreihe an der Innenseite der vorderen Brustwand. Sie sind meist lateral, seltener medial oder beidseits der Vasa thoracica interna angeordnet (**Abb. 1/35, 1/37**). Ihr Abstand vom Sternalrand beträgt gewöhnlich nicht mehr als 3 cm. Zu dieser, für die Strahlentherapie wichtigen Angabe, muß bemerkt werden, daß manchmal einzelne kleine Knoten wesentlich weiter lateral liegen können.

Meist gibt es insgesamt 9 Knoten, von denen je einer in den oberen drei Interkostalräumen und je einer im 6. Interkostalraum liegt. Der zusätzliche 9. Knoten befindet sich meist in einem der oberen Interkostalräume (**Abb. 1/37**). In Einzelfällen kann die Knotenzahl bis auf 18 erhöht werden.

Die Größe der Knoten variiert von 1 mm bis 1 cm. Die Bestimmung der Knotenzahl ist schwierig, weil kleine Knoten im Fettgewebe schwer zu finden sind und weil es neben diesen auch noch nur mikroskopisch auffindbare Ansammlungen von lymphatischem Gewebe gibt.

2–3 entlang der Vasa thoracica interna aufsteigende Lymphgefäße verbinden die einzelnen Knoten untereinander und mit den Lnn. prepericardiaci. Dieser, von den präperikardialen bis zum obersten Parastenalknoten reichende Lymphweg, wird als **parasternales Lymphgefäßbündel** bezeichnet. Als Variante kann ein efferentes Gefäß des präperikardialen Knotens in der Mittellinie zum 1. homolateralen Parasternalknoten oder zum gegenseitigen parasternalen Bündel aufsteigen, oder es können Verbindungen zwischen den beidseitigen parasternalen Bündeln existieren, in welchen *Lnn. retromanubriales* eingeschaltet sind (**Abb. 1/37**). Schließlich, weil die Parasternalknoten Lymphe aus dem Sternalmark aufnehmen, gibt es auch eine intrasternale Verbindung zwischen den beidseitigen parasternalen Bündeln.

Zum **Sammelgebiet der parasternalen Knoten** gehören: die vordere Hälfte der Pleura costalis und mediastinalis, die Muskeln der anterolateralen Brustwand, das Sternum, die Brustdrüse und der obere Teil der vorderen Bauchwand (**Abb. 1/38**). Da sie efferente Gefäße aus den Lnn. prepericardiaci aufnehmen, bilden sie zudem die zweite Filterstation im Lymphabfluß des Zwerchfells, des Perikards, der Pleura diaphragmatica, der Leber, des oberen Abschnittes des M. rectus abdominis, der Rektusscheide und des unteren inneren Sektors der Brustdrüse (s. Kap. 1.7.7).

Die **efferenten Lymphstämme** der parasternalen Knoten bzw. der parasternalen Bündel stellen den *Truncus parasternalis dexter* et *sinister* dar. Der linke Stamm mündet in den Ductus thoracicus, der rechte in den Ductus lymphaticus dexter (**Abb. 1/35**).

Von großer praktischer Bedeutung ist:

1. daß die parasternalen Knoten Lymphe aus der Tiefe und aus dem medialen Rand der Brustdrüse aufnehmen,
2. daß in solchen Fällen, in welchen die axillären Lymphknoten vergrößert sind, die parasternalen Knoten fast immer Mikrometastasen enthalten und
3. daß der Weg von den befallenen obersten Knoten zum Venensystem sehr kurz ist.

Beim **thorakalen Chylusreflux** stellen die erweiterten beidseitigen parasternalen Stränge Ersatzwege dar. Sie erhalten das Lymph-Chylusgemisch aus den paravertebralen Ketten durch interkostale Lymphgefäße (**Abb. 1/17**) und aus dem ausgeweiteten Zwerchfellplexus (s. Kap. 1.4.5 und **Abb. 1/17, 1/40 B**).

## 1.4.2 Viszerale Knoten

Die viszeralen oder mediastinalen Knoten bilden 2 Gruppen: die Lnn. mediastinales anteriores und posteriores.

### 1.4.2.1 Lymphknoten des vorderen Mediastinum

Die **Lnn. mediastinales anteriores** bilden im Mediastinum supracardiacum 3 Ketten.

Die aus 2–5 Knoten bestehende rechte vordere mediastinale Lymphknotenkette (*Lnn. mediastinales anteriores dextri*) liegt prävenös, d. h. vor der V. brachiocephalica dextra und der V. cava superior. Das oberste Kettenglied befindet sich im Winkel der Vv. brachiocephalicae,

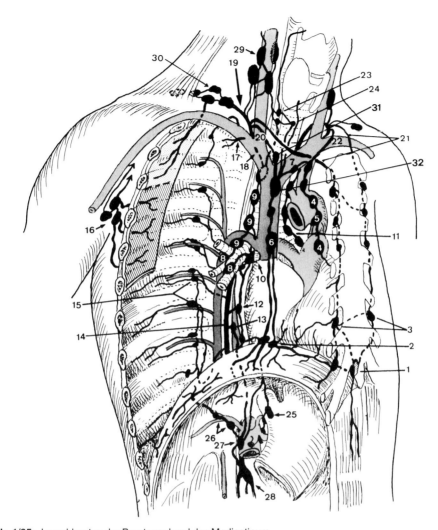

**Abb. 1/35:** Lymphknoten der Brustwand und des Mediastinum.
**1** Lnn. prepericardiaci; **2** Lnn. lateropericardiaci (juxtaphrenici); **3** Lnn. parasternales; **4** Lnn. mediastinales anteriores sinistri; **5** Botallscher Lymphknoten; **6** Lnn. mediastinales anteriores dextri; **7** Lnn. mediastinales anteriores intermedii; **8** Lnn. radicis pulmonis; **9** Lnn. tracheobronchiales superiores et laterotracheales dextri; **10** Lnn. bifurcationis; **11** Lnn. tracheobronchiales superiores et laterotracheales sinistri; **12** Lnn. juxtaoesophagei; **13** Lnn. juxtaaortici; **14** Ductus thoracicus; **15** Lnn. intercostales; **16** Lnn. axillares; **17** Truncus subclavius dexter; **18** Truncus tracheobronchialis dexter; **19** Ductus lymphaticus dexter; **20** Truncus mediastinalis anterior dexter; **21** Trunci parasternales; **22** Truncus mediastinalis anterior sinister; **23** Lnn. paratracheales; **24** Ln. pretrachealis; **25** Lnn. juxtacardiaci; **26** Lnn. diaphragmatici inferiores; **27** Ln. lumbalis; **28** Cisterna chyli; **29** Lnn. jugulares interni dextri; **30** Lnn. supraclaviculares dextri; **31** Ln. anguli brachiocephalici; **32** Ln. cardiacus.

das weiter kaudal folgende im Winkel der V. brachiocephalica dextra und der V. cava superior, medial vom N. phrenicus. Ersteres wird *Ln. anguli brachiocephalici*, letzteres *Ln. cardiacus* genannt. Der Ln. anguli brachiocephalici nimmt Lymphe aus der Schilddrüse und aus dem Kehlkopf via Lnn. prelaryngei und pretracheales auf (**Abb. 1/32, 1/33**). Die übrigen Kettenglieder sammeln Lymphe aus dem Herz, Perikard und Thymus und erhalten efferente Lymphgefäße der Lnn. lateropericardiaci. Der Sammelstamm der rechten vorderen mediastinalen Kette, der *Truncus mediastinalis anterior dexter*, mündet in den Ductus lymphaticus dexter (**Abb. 1/35**).

Die linke vordere mediastinale Lymphknotenkette (*Lnn. mediastinales anteriores sinistri*, **Abb. 1/35**) liegt präarteriell, d. h. auf dem Aortenbogen und entlang der A. carotis communis sinistra. Der unterste, neben dem Ligamentum arteriosum Botalli gelegene Knoten (Ln. Botalli, **Abb. 1/35**) ist gelegentlich mit dem N. laryngeus recurrens sin. verwachsen. Die Erkrankung dieses Knotens oder seines Nachbarns (Ln. tracheobronchialis superior sinister) kann deshalb eine Rekurrenslähmung verursachen. Die afferenten Gefäße der linken Lymphknotenkette stammen aus der linken Lunge, aus dem Perikard, der Pleura und dem Thymus. Ihre efferenten Gefäße bilden den *Truncus mediastinalis anterior sinister*, welcher in den Endteil des Ductus thoracicus mündet (**Abb. 1/35**).

Die transversale Lymphknotenkette (*Lnn. mediastinales anteriores intermedii*, **Abb. 1/36**) zieht entlang der V. brachiocephalica sinistra. Sie nimmt einerseits Lymphe aus dem Thymus, der Schilddrüse und der Trachea auf, andererseits verbindet sie die Lnn. mediastinales anteriores dextri und sinistri mit der rechten vorderen mediastinalen Lymphknotenkette, an die sie ihre Lymphe weitergibt.

### 1.4.2.2 Regionale Lymphknoten der Lunge

Die an der Lymphdrainage der Lungen beteiligten Knoten liegen an der Grenze zwischen Mediastinum anterius und posterius. Sie bilden eine intra- und eine extrapulmonale Gruppe.

#### Intrapulmonale Knoten

Die große Gruppe der **Hilusknoten** (**Lnn. hili pulmonis**) befindet sich im Hiluskrater. Die meisten Knoten liegen zwischen den Hilusgebilden und in den Teilungswinkeln der Gefäße und Bronchi (*Lnn. radicis pulmonis*), einzelne in den Interlobarfissuren, entlang der Pulmonalarterie (*Lnn. interlobares*, **Abb. 1/36**).

Bei dem intrapulmonalen lymphatischen Gewebe handelt es sich nicht um Lymphknoten, sondern um kapsellose Lymphknötchen (Noduli lymphatici) (Ausführliches s. Kap. 1.4.7.1).

#### Extrapulmonale Knoten

Die intrapulmonalen Knoten sind die ersten Lymphstationen der Lunge. Von ihnen gelangt die Lymphe zu den extrapulmonalen Knoten; nur efferente Gefäße der Lnn. lig. pulmonalis können direkt in den Ductus thoracicus gelangen.

Die Hilusknoten gehen ohne scharfe Grenze in die paratracheobronchiale Kette über, die sich entlang der Hauptbronchien und der Trachea bis zur oberen Thoraxapertur erstreckt. Die Kette besteht aus drei Knotengruppen: Lnn. tracheobronchiales superiores, inferiores und paratracheales.

Die Gruppe der *Lnn. tracheobronchiales superiores* (dextri et sinistri) und der **Lnn. paratracheales** (dextri et sinistri) lassen sich nicht voneinander abgrenzen. Sie bilden zusammen auf beiden Seiten der Trachea eine **Lymphknotenkette** (Tractus paratracheobronchialis), die sich vom Lungenhilus bis zur V. subclavia erstreckt.

Die **rechte laterotracheale Kette** liegt am rechten Trachealrand (**Abb. 1/35**). Sie besteht aus 3–12 Knoten von variabler Größe. Die beiden größten Knoten liegen an den Enden der Kette: der obere unterhalb der A. subclavia, der untere auf dem Azygosbogen (Ln. arcus venae azygos). Der obere Knoten ist mit dem Abgang des N. recurrens dexter aus dem N. vagus benachbart. Metastasen in diesen Knoten können deshalb zur Rekurrenslähmung führen. Die laterotracheale Kette bildet die zweite Lymphstation der rechten Lunge und sammelt die Lymphe aus den Lnn. bifurcationis, aus der Trachea und aus dem Thymus. Ihre efferenten Gefäße bilden den *Truncus tracheobronchialis dexter*, der meist direkt in den Angulus venosus dexter mündet (**Abb. 1/35**).

Die **linke laterotracheale Kette** (**Abb. 1/35, 36, 37**) ordnet sich entlang dem linken Trachealrand und besteht meist nur aus 4–5 kleinen Knoten, die die zweite Station des oberen und mittleren linken Lungenterritoriums bilden und auch Lymphe aus dem Oesophagus und aus der Trachea sammeln. Ihre efferenten Gefäße bilden den *Truncus tracheobronchialis sinister*, der, ähnlich wie der rechte, direkt in den Venenwinkel mündet (**Abb. 1/36**).

Zwischen der linken und rechten laterotrachealen Kette gibt es unterhalb der V. brachiocephalica sinistra eine konstante (**Abb. 1/36, 1/37**), im Bereiche der Tracheabifurkation eine inkonstante Verbindung. Eine weitere bi-direktionale Verbindung bilden die *Lnn. pretracheales* (**Abb. 1/36, 1/37**).

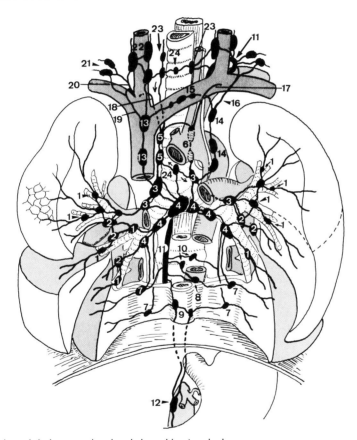

**Abb. 1/36:** Lymphdrainage und regionale Lymphknoten der Lungen.
**1** Lnn. radicis pulmonis; **2** Lnn. interlobares; **3** Lnn. tracheobronchiales superiores (dextri et sinistri); **4** Lnn. tracheobronchiales inferiores (bifurcationis); **5** Lnn. laterotracheales dextri; **6** Lnn. laterotracheales sinistri; **7** Lnn. ligamenti pulmonalis; **8** Lnn. juxtaaortici; **9** Lnn. juxtaoesophagei; **10** Lnn. prevertebrales; **11** Ductus thoracicus; **12** Ln. lumbalis; **13** Lnn. mediastinales anteriores dextri; **14** Lnn. mediastinales anteriores sinistri; **15** Lnn. mediastinales anteriores intermedii; **16** Truncus mediastinalis anterior sinister; **17** Truncus tracheobronchialis sinister; **18** Truncus tracheobronchialis dexter; **19** Truncus mediastinalis anterior dexter; **20** Ductus lymphaticus dexter; **21** Lnn. supraclaviculares; **22** Lnn. jugulares interni; **23** Lnn. paratracheales; **24** Ln. pretrachealis (cervicalis, thoracalis).

Die *Lnn. tracheobronchiales inferiores s. bifurcationis* liegen entlang der kaudalen Fläche der Hauptbronchien von der Bifurcatio tracheae bis zu den unteren Pulmonalvenen (**Abb. 1/36**) und schmiegen sich dorsal dem Oesophagus und den Nn. vagi an. Sie nehmen Lymphe aus den intrapulmonalen Lymphgefäßnetzen, aus dem Zwerchfell, Perikard, Herz und Oesophagus auf und leiten sie den rechten tracheobronchialen und paratrachealen Knoten zu; die Verbindung zur linken laterotrachealen Kette ist selten. Die Bifurkationsknoten können via Lnn. pretracheales mit beiden laterotrachealen Ketten verbunden sein (**Abb. 1/36**).

Die in das Lig. pulmonale eingeschlossenen 1−5 (meist 2) *Lnn. ligamenti pulmonalis* (**Abb. 1/36**) sind inkonstant und können oft gegen den juxtaösophagealen Knoten nicht abgegrenzt werden. Sie nehmen Lymphe aus den Basalsegmenten der Lungen auf. Ihre efferenten Gefäße führen zu den Lnn. bifurcationis und juxtaoesophageales oder münden direkt in den Ductus thoracicus. Selten sind sie via den juxtaösophagealen Knoten mit den obersten Lumbalknoten verbunden (**Abb. 1/36**).

### 1.4.2.3 Lymphknoten des hinteren Mediastinum

Die *Lnn. mediastinales posteriores* befinden sich zwischen der Tracheabifurkation und dem Zwerchfell neben dem Oesophagus (2−5 *Lnn. juxtaoesophagei*), zwischen Ösophagus und Aorta (1−2 *Lnn. interaortico-oesophagei*) und hinter der Aorta (2−5 *Lnn. juxtaaortici*) (**Abb. 1/35, 1/37**). Die afferenten Gefäße der hinteren mediastinalen Knoten stammen aus dem Zwerchfell, bzw. Pleura diaphragmatica, aus dem Oesophagus, Perikard und aus den Basalsegmenten der Lunge. Die meisten efferenten Gefäße gehen zu den Bifurkationsknoten, wenige münden direkt in den Ductus thoracicus (**Abb. 1/35, 1/37**).

## 1.4.3 Verbindungen zwischen den intrathorakalen, abdominalen und zervikalen Lymphsystemen

Aus dem Brustraum steigen folgende Gefäße in den Bauchraum hinunter:
1. Kollektoren der Pleura diaphragmatica zu den Lnn. diaphragmatica inferiores,
2. efferente Gefäße der Lnn. lateropericardiaci zu den Lnn. lumbales und juxta cardiaci,
3. seltene efferente Gefäße der Lnn. juxtaoesophagei zu den Lnn. lumbales. Aus der Bauchhöhle steigen Kollektoren der Leber und der Nebenniere zu den hinteren mediastinalen Knoten auf (**Abb. 1/96, 107, 110**).

Die Verbindungen zwischen den Lnn. prae- und paratracheales mit den vorderen mediastinalen und den tracheobronchialen Knoten stellen bi-direktionale Leitungswege zwischen Halsgebiet und Thoraxraum dar (**Abb. 1/35, 1/37**).

## 1.4.4 Lymphknoten im Drainagebereich des Ductus thoracicus – Thorako-zervikale Kollateralwege

Lymphographische, klinisch-anatomische und experimentelle Untersuchungen zeigen, daß aus dem Ductus thoracicus subdiaphragmale, thorakale, zervikale und sogar axilläre Lymphknoten mit Kontrastmittel gefüllt werden können.

Im Abdominalbereich werden Knoten nur beim geflechtartigen Ductusursprung kontrastiert (28%). Im Thorakalbereich füllen sich vor allem hintere, mediastinale Knoten (juxtaösophageale und juxtaaortale 19,3%, paratracheobronchiale 12%), seltener interkostale und vordere mediastinale (6%) und parasternale Knoten (4%). Im Halsbereich ist die Füllung der

**Abb. 1/37:** Lymphknoten im Drainagebereich des Ductus thoracicus; intrathorakale Kollateralwege.
1 Lnn. intercostales
2 Lnn. juxtavertebrales
3 Lnn. juxtaoesophagei
4 Lnn. juxtaaortici
5 Ln. lateropericardiacus
6 Ln. prepericardiacus
7 Lnn. parasternales
8 Lnn. radicis pulmonis
9 Lnn. bifurcationis
10 Lnn. tracheobronchiales superiores
11 Rechte und linke laterotracheale Kette
12 Lnn. mediastinales anteriores
13 Lnn. mediastinales anteriores intermedii
14 Lnn. pretracheales (cervicales, thoracales)
15 Lnn. paratracheales
16 Lnn. jugulares interni
17 Lnn. supraclaviculares
18 Lnn. axillares
19 Ln. juxtacardiacus
20 Lnn. lumbales
21 Parasternales Lymphgefäßbündel.

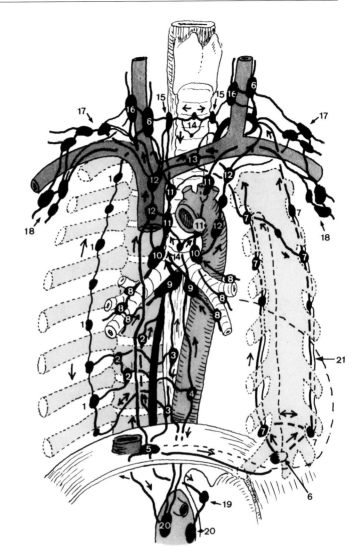

linken supraklavikulären Knoten die häufigste (40–50%). Obere Zervikalknoten wurden in 3%, Axillarknoten in 2,4% kontrastiert. Die Füllung der rechten Hals- und Axillarknoten ist selten (3–4%).

## 1.4.5 Pleura parietalis

Aus dem feinmaschigen pleuralen Lymphgefäßnetz fließt die Lymphe in das grobmaschige subpleurale Netz ab, aus welchem die efferenten Kollektoren ihren Ursprung nehmen. Das subpleurale Netz nimmt auch Lymphe aus den Interkostalmuskeln auf. Die aus dem subpleuralen Netz ausgehenden Kollektoren folgen den Interkostalgefäßen und Nerven entlang dem unteren Rippenrand und leiten die Lymphe der Pleura und der Interkostalmuskulatur zu den regionalen Lymphknoten.

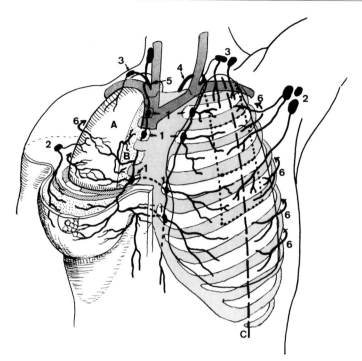

**Abb. 1/38:** Lymphdrainage der Pleura und der Mamma.
**A** Pleura costalis
**B** Pleura mediastinalis
**C** Mittlere Axillarlinie.
**1** Lnn. parasternales
**2** Lnn. axillares
**3** Lnn. supraclaviculares
**4** Ductus thoracicus
**5** Ductus lymphaticus dexter
**6** Zu den Lnn. intercostales führende Lymphgefäße.

Die *Pleura costalis* teilt sich durch die mittlere Axillarlinie in ein vorderes und hinteres Sammelgebiet auf (**Abb. 1/38**). Ersteres wird in die Lnn. parasternales, letzteres in die Lnn. intercostales drainiert (**Abb. 1/79**). Aus einem zwischen vorderer und hinterer Axillarlinie gelegenen Streifen führen zusätzliche efferente Gefäße in extrathorakale Knoten. Innerhalb dieses streifenförmigen Mittelfeldes sind drei Drainageterritorien zu unterscheiden (**Abb. 1/38**). Das obere Territorium umfaßt die Cupula pleurae und reicht bis zur 2. Rippe. Seine efferenten Lymphgefäße treten durch die obere Thoraxapertur aus und enden entweder in einem der Lnn. supraclaviculares oder cervicales profundi oder münden in einen der Sammelstämme. Aus dem mittleren, zwischen 2.–4. Rippe gelegenen Territorium gelangen Lymphgefäße durch die Brustwand in die Lnn. axillares. Ein ähnlicher Abflußweg aus dem unteren Territorium (zwischen 4.–6. Rippe) ist inkonstant.

Durch Lymphgefäße, welche bei fibrösen Adhäsionen die Lungen- mit den Pleuralymphgefäßen verbinden, können Metastasen von Lungentumoren in die Rippen und via Lnn. paravertebrales in den Körper der unteren Thorakal- und Lumbalwirbel entstehen. Das selektive Befallensein dieser speziellen Wirbelkörper kann nur durch eine lymphogene Ausbreitung erklärt werden, da bei der hämatogenen Streuung auch andere Wirbel und Knochen involviert sein würden.

Wenn wegen **Chylusreflux aus der Bauchhöhle** die paravertebralen Stränge überlastet sind (s. Kap. 1.1.11), dehnt sich der Stau via interkostale Lymphgefäße auf die Pleura aus. Ein Teil des Lymph-Chylusgemisches wird durch die Brustwand in die axillären Knoten abgeleitet, ein anderer Teil gelangt via parasternaler Stränge in die Venenwinkel (**Abb. 1/17**). Die Ruptur der varikös erweiterten Pleuralymphgefäße führt zum Chylothorax.

Die **Lymphgefäße der** *Pleura mediastinalis* münden in die Lnn. intercostales und parasternales (**Abb. 1/38**).

Die initialen **Lymphgefäße des Zwerchfells** bilden zwei Geflechte. Auf der thorakalen Fläche befindet sich das Gefäßnetz der Pleura diaphragmatica, auf der abdominalen Fläche das subperitoneale Netz.

Das **subpleurale Lymphgefäßnetz der** *Pleura diaphragmatica* drainiert die Pleura und die Zwerchfellmuskulatur. Die durch das Mediastinum getrennten beidseitigen Gefäßnetze sind nur am hinteren Rand des Centrum tendineum miteinander verbunden. Der mit dem Perikard verwachsene vordere Teil des Sehnenblattes ist gefäßfrei. Das subpleurale Lymphgefäßnetz der Pleura diaphragmatica anastomosiert entlang dem Recessus costodiaphragmaticus mit dem der Pleura costalis und durch perforierende Äste mit dem Plexus subperitonealis (**Abb. 1/35**).

Entsprechend der Abflußrichtung der Lymphe kann an der Pleura diaphragmatica ein vorderes und ein hinteres Drainageterritorium unterschieden werden. Die Grenze bildet eine vom hinteren Rand des Centrum tendineum schräg zur lateralen Thoraxwand ziehende Linie. Die größere periphere Zone des vorderen Territoriums wird in die Lnn. prepericardiaci drainiert. Die Kollektoren der medialen, dem Centrum tendineum angrenzenden Zone, münden in die Lnn. lateropericardiaci (juxtaphrenici). Aus diesen gelangt die Lymphe via Lnn. prepericardiaci in die Lnn. parasternales und entlang dem N. phrenicus in die Lnn. mediastinales anteriores (**Abb. 1/35**).

Ein Teil der Lymphgefäße des hinteren Territoriums perforiert das Zwerchfell und endet in den obersten paraaortalen Knoten, in den Lnn. diaphragmatici inferiores, in Knoten neben der Pars abdominalis oesophagi, der kleinen Curvatur und des Pancreas. Ein anderer Teil der Kollektoren mündet via Lnn. intercostales und prevertebrales in den Ductus thoracicus.

Der *Plexus subperitonealis* wird durch das Lig. falciforme hepatis in eine rechte und eine linke Hälfte geteilt. Ein Teil der Kollektoren bleibt und endet abdominal, andere perforieren das Zwerchfell und führen zu den supradiaphragmatischen Knoten.

Die **abdominalen Kollektoren** (3–4 pro Seite) folgen den Ästen der A. phrenica inferior und enden rechts in den Lnn. diaphragmatici inferiores, links in den präösophagealen und juxtaaortalen Knoten.

Die etwa 15–20 **perforierenden Kollektoren** münden teils in einen subpleuralen Hauptkollektor, teils direkt in die Lnn. pre- und lateropericardiaci.

Beim **Funktionsausfall der Cisterna chyli** dient das Zwerchfell mit seinem breitflächigen subperitonealen und subpleuralen Lymphgefäßnetz als eine **Umleitungsplatte** für das gestaute abdominale Lymph-Chylusgemisch. Von den lumbalen Knoten her wird der subperitoneale Lymphgefäßplexus retrograd gefüllt. Durch Perforansgefäße füllt sich dann das subpleurale Netz. Aus dem letzteren führen lateroperikardiale Wege die Lymphe zu den Lnn. bifurcationis, tracheobronchiales und mediastinales anteriores und über den parasternalen Ketten zu den Venenwinkeln (**Abb. 1/17, 1/40**).

Die Ruptur der subpleuralen Gefäße führt zum Chylothorax, die der subperitonealen Gefäße zum Chyloperitoneum.

## 1.4.6 Trachea – Bronchien

Die Maschen des mukösen Lymphgefäßnetzes der Trachea sind im Bereiche der Knorpelspangen transversal, an der membranösen Wand dagegen longitudinal orientiert. Die aus dem mukösen Netz entstammenden kurzen Kollektoren bohren die membranösen Wandabschnitte durch. Je nach Lage und Verlaufsrichtung können vordere und laterale Kollektoren unterschieden werden. Die wichtigsten und zahlreichsten sind die **lateralen Kollektoren:** Sie treten an der seitlichen Trachealfläche zwischen den Knorpelspangen aus und enden nach kurzem Verlauf in den regionalen Lymphknoten. Die lateralen Kollektoren des Halsgebietes führen in die Lnn. paratracheales (Rekurrenskette), die des thorakalen Abschnittes in die tracheobronchiale Knotenkette. Die **vorderen Kollektoren** bohren die vordere Tracheawand durch und enden in den Lnn. petracheales. Konstant treten solche durch das Lig. cricotracheale und zwischen den 1. und 2. Trachealknorpel aus und steigen einerseits zu den prälaryngealen Knoten auf, anderseits zu den prä- und laterotrachealen Knoten hinunter (**Abb. 1/32, 1/36**).

Das initiale muköse Lymphgefäßnetz der **Bronchien** ist ähnlich wie das der Trachea. Die aus der Bronchialschleimhaut ausgehenden Tumore breiten sich entweder durch die Wandschichten oder via efferente Kollektoren aus. Um eine solche Ausbreitung auf die Außenfläche zu verhindern, bilden die Knorpelspangen eine Barriere. Eine Tumorinvasion in den Knorpeln ist ungewöhnlich, da die Ausbreitung meist zwischen den Knorpeln erfolgt.

## 1.4.7 Lungen

An der Lymphdrainage der Lungen sind zwei Systeme, das intra- und das extrapulmonale System beteiligt. Das intrapulmonale System besteht aus Lymphgefäßen und aus lymphatischem Gewebe, das in Form von Lymphfollikeln und regionalen Knoten angeordnet ist. Zum extrapulmonalen System gehören die hinteren mediastinalen Lymphknoten und der Tractus paratracheobronchialis.

### 1.4.7.1 Intrapulmonales Lymphsystem

Lymphgefäße

Die intrapulmonalen Lymphgefäße sind im Bindegewebsgerüst der Lunge eingebaut (**Abb. 1/39**). Dadurch, daß die Lymphgefäße dem jeweiligen Inhalt der Bindegewebssepten (Bronchien, Arterien, Venen) folgen, gibt es ein **oberflächliches oder subpleurales** und ein **tiefes oder peribronchiales Lymphgefäßsystem**. Das oberflächliche System bildet ein Netz im subpleuralen Bindegewebe, die tiefen Gefäße umspinnen die Bronchien und die Lungengefäße und führen durch das Peribronchium zu den Hilusknoten. Oberflächliches und tiefes System stehen durch die Interlobularsepten und entlang der Venenäste miteinander in Verbindung (**Abb. 1/39 A**).

Bei der Lymphdrainage der Läppchen können zwei Zonen, eine zentrale und eine periphere Zone unterschieden werden. Aus der zentralen Zone führen die intralobulären Lymphkapillaren die Lymphe ab. Sie liegen im periarteriellen Bindegewebe und stellen den Ursprung des tiefen Systems dar (**Abb. 1/39 C**). In den Alveolarsepten gibt es keine Lymphkapillaren. Aus den Abständen benachbarter Lymphkapillaren (1–1,5 mm) folgt, daß die Größe ihres Drainagegebietes etwa 1 mm$^2$ beträgt.

Aus der peripheren Zone der Läppchen wird die Gewebsflüssigkeit in das perilobuläre Kapillarnetz aufgenommen.

Die in der Pleura, in den Interlobularsepten (**Abb. 1/39 A**) und in der Umgebung der Bronchiolen gelegenen Lymphgefäße (**Abb. 1/39 B**) zeigen trotz des Auftretens von Klappen einen kapillarähnlichen Bau. Sie stellen aus dem Bindegewebe ausgestanzte Lichtungen mit Endothelauskleidung dar und werden deshalb von verschiedenen Autoren als Lymphspalten bezeichnet.

Im intralobulären Abschnitt des Peribronchiums sind nur die Arterien von Lymphgefäßen umgeben (periarterielles Geflecht). Um die Luftwege herum finden sich Lymphgefäße nur von den Bronchien an hiluswärts (peribronchiales Geflecht). Kollektoren mit bindegewebiger und

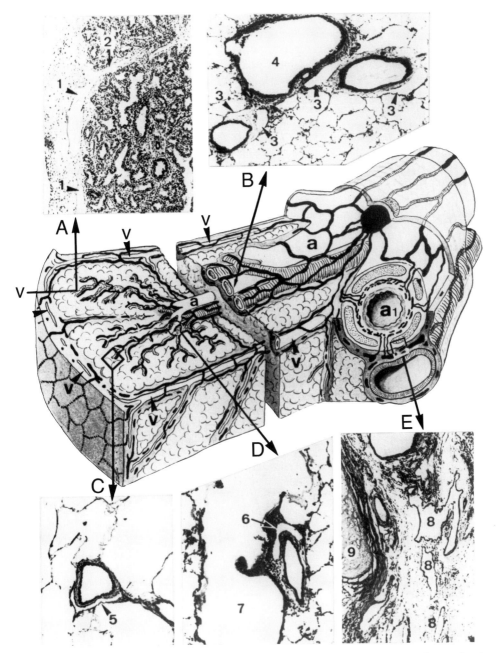

**Abb. 1/39:** Intrapulmonale Lymphgefäße (Schema). Lymphgefäße und Lymphknoten: schwarz. Arterien: gestrichelt. **a** Bronchus; **a₁** Querschnitt eines Bronchus; **v** Venen. Das intramurale Lymphgefäßnetz liegt zwischen Lamina muscularis und fibrocartilaginea. Peribronchium, Interlobularsepten und subpleurales Bindegewebe: grau.
**A** Subpleurale (1) und interlobuläre (2) Lymphgefäße; **B** Periarterielle Lymphgefäße (3) im Bereich eines Bronchiolus (4); **C** Periarterielle Lymphkapillare (5) umgeben von Alveolen; **D** Periarterielle Lymphkapillare (6) neben einem Bronchiolus alveolaris (7); **E** Lymphkollektoren (8) im peribronchialen Bindegewebe, Knorpel der Bronchuswand (9).

muskulöser Wand finden sich nur im Hilus und in seiner näheren Umgebung (**Abb. 1/39 E**). Der Übergang der muskelfreien in die muskelhaltigen Gefäßabschnitte ist allmählich.

Aus den lymphgefäßfreien Alveolarsepten gelangt die überschüssige interstitielle Flüssigkeit in das nächstgelegene subpleurale oder peribronchiale Bindegewebe und wird von dort aus durch die subpleuralen bzw. peribronchialen Lymphgefäße abtransportiert. Den gleichen Weg schlagen auch die in die Septen eingetretenen und mit phagozytiertem Material (Staub-Rußpartikel) beladenen Alveolarmakrophagen ein. Ein Teil von diesen wird via Lymphgefäße in die Hilusknoten transportiert und dort abgelagert. Der Großteil der Makrophagen bleibt im lockeren peribronchialen und subpleuralen Bindegewebe und im lymphoiden Gewebe liegen und bildet Ansammlungen von anthrakotischen Zellen. Durch die dauerhafte Ablagerung solcher Zellen an den Vereinigungsstellen der oberflächlichen Interlobularsepten mit der Tela subserosa pleurae, wird die Läppchengliederung an der Lungenoberfläche sichtbar markiert.

### Das lymphatische Gewebe der Lunge

Ähnlich wie die Lymphgefäße verteilt sich das lymphatische Gewebe in der Lunge vom Lungenhilus bis zur Pleura. Vom Hilusbereich bis zu der 1. oder 2. Aufteilung der Bronchien ist es in Form von Lymphknoten organisiert, im übrigen Bereich dagegen ist es ungeformt und diffus verteilt. Letztere Erscheinungsform wird als lymphoides Gewebe bezeichnet. Lymphoides Gewebe findet sich vor allem in der Wand der Bronchi und Bronchioli, dicht unter dem Epithel. Bei den Bronchioli liegt es oft in ihrem Teilungswinkel und schiebt sich gelegentlich zwischen die Alveolen vor.

Die Menge des lymphoiden Gewebes nimmt mit dem Alter zu. Die Vermehrung im Bereich der Bronchioli respiratorii, in den Interalveolarsepten und in der Pleura ist besonders auffällig.

### 1.4.7.2 Extrapulmonales Lymphsystem

Die Primärstationen der Kollektoren der Lunge und der Pleura pulmonalis stellen die Hilusknoten, die sekundären, die Lnn. tracheobronchiales superiores, inferiores, Lnn. pretracheales und vordere mediastinale Knoten dar. Die Hauptabflußwege, die Trunci tracheobronchiales und mediastinales anteriores münden in den rechten bzw. linken Venenwinkel. Beide Lungen gliedern sich in ein oberes, mittleres und unteres Drainageterritorium. Ihre Abflußwege sind zusammen mit dem extrapulmonalen Drainagesystem auf **Abbildung 1/36** schematisch dargestellt.

### Rechte Lunge

Das **obere Territorium** der rechten Lunge umfaßt den vorderen und medialen Teil des Oberlappens. Es wird durch die rechte laterotracheale Lymphknotenkette, insbesondere durch den Ln. arcus venae azygos drainiert. Zum **mittleren Territorium** gehören der dorsale und laterale Teil des Oberlappens, der ganze Mittellappen und der apikale Teil des Unterlappens. Seine efferenten Gefäße gelangen zu den laterotrachealen und zu den Bifurkationslymphknoten. Das **untere Territorium** stellt den basalen Teil des Unterlappens dar, seine Lymphe wird den Lnn. bifurcationis zugeführt.

### Linke Lunge

Im linken Oberlappen können zwei Gebiete unterschieden werden: der Lappenoberteil, welcher dem rechten Oberlappen entspricht und das Lingualgebiet, welches mit dem Mittellappen vergleichbar ist.

Das **obere Territorium** der linken Lunge wird vom Lappenoberteil des Oberlappens gebildet. Seine efferenten Gefäße führen zur linken laterotrachealen und zur vorderen mediastinalen Knotenkette und zum Botallschen Lymphknoten. Das **mittlere Territorium** faßt das Lingulagebiet des Oberlappens und den oberen Teil des Unterlappens zusammen und drainiert sich zu den selben Knotengruppen wie das obere Territorium und zusätzlich zu den Lnn. bifurcationis, welche auch die Lymphe aus dem **unteren Territorium**, dem basalen Abschnitt des Unterlappens aufnehmen.

Aus beiden Unterlappen stammen Lymphgefäße, die über die Lnn. ligamenti pulmonalis entweder in die Lnn. bifurcationis oder direkt in den Ductus thoracicus munden oder aber über die retroösophagealen Knoten zu den Lnn. aortici abdominales (lumbales) absteigen (**Abb. 1/36**).

Zusammenfassend kann festgestellt werden, daß die Lymphe des oberen und eines Teiles des mittleren Territoriums der linken Lunge über die linksseitigen paratrachealen und vorderen mediastinalen Lymphknoten in den Halsteil des Ductus thoracicus geführt wird. Die Lymphe aus dem unteren Abschnitt der linken Lunge gelangt hingegen über die Lnn. bifurcationis auf die rechte Seite und wird zusammen mit der Lymphe aus dem ganzen rechten Lungenflügel in den rechten Venenwinkel geleitet.

Die Lymphe eines Lungensegmentes wird in bestimmte Areale der Primärknoten drainiert (**Abb. 1/21 B**). Wegen der Anastomosen der afferenten Gefäße nehmen meist mehrere Knoten Lymphe aus einem Segment auf. Durch die zahlreichen und variablen internodalen Verbindungen breitet sich ein Prozeß nach Passage der Primärknoten fast auf alle tracheobronchialen Knoten aus.

Wenn die regionalen Lymphknoten wegen **Chylusreflux in die Brusthöhle** überbelastet sind, wird der Lymphabfluß aus den Lungen erheblich erschwert. Durch die dilatierten Kollektoren fließt ein Lymph-Chylusgemisch retrograd in die Lungen und erweitert sowohl das subpleurale, als auch das Schleimhautnetz. Bei einer Gefäßruptur kann Chylus in die Luftwege, oder in die Pleurahöhle (**Chylothorax**) gelangen (**Abb. 1/40 A**).

## 1.4.8 Perikard

Im Perikard finden sich nur wenig und feine Lymphgefäße. An den Seitenflächen stehen sie mit jenen der anliegenden Pleura mediastinalis in Verbindung und führen zu den Lnn. latero- und prepericardiaci. Aus den ersteren fließt die Lymphe entlang dem N. phrenicus in die vorderen mediastinalen Knoten, aus den letzteren via parasternales Bündel in die Lnn. parasternales. Aus der Hinterfläche des Perikards führen die Lymphgefäße zu den hinteren mediastinalen und zu den Bifurkationsknoten. Die mit dem Centrum tendineum verwachsene Basalfläche weist keine Lymphgefäße auf.

## 1.4.9 Herz

Die initialen Lymphgefäße bilden entsprechend den drei Schichten der Herzwand einen Plexus subendocardialis, myocardialis und epicardialis. Aus dem **Plexus subendocardialis** fließt die Lymphe einerseits in den Plexus myocardialis, andererseits durch klappenhaltige Kollektoren, die das Myokard entlang den Koronariaästen überqueren, direkt in den Plexus epicardialis ab.

Die Lymphgefäße des Myokard bilden ein lockeres Geflecht (*Plexus myocardialis*). Ein Teil der Gefäße begleitet die myokardialen Äste der Koronararterien. Das myokardiale Geflecht

# 74   Anatomie des Lymphgefäßsystems

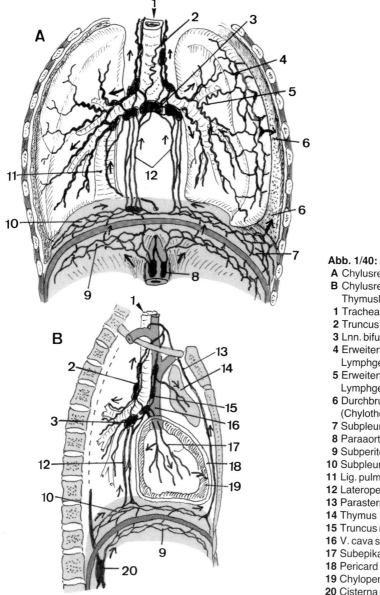

Abb. 1/40:
A Chylusreflux in die Lungen
B Chylusreflux in die Herz- und Thymuslymphgefäße.
1 Trachea
2 Truncus tracheobronchialis
3 Lnn. bifurcationis
4 Erweitertes subpleurales Lymphgefäßnetz
5 Erweiterte peribronchiale Lymphgefäße
6 Durchbruch in die Pleurahöhle (Chylothorax)
7 Subpleurales Zwerchfellnetz
8 Paraaortale lumbale Knoten
9 Subperitoneales Zwerchfellnetz
10 Subpleurales Zwerchfellnetz
11 Lig. pulmonale
12 Lateroperikardialer Strang
13 Parasternaler Strang
14 Thymus
15 Truncus mediastinalis anterior
16 V. cava superior
17 Subepikardiale Lymphgefäße
18 Pericard
19 Chylopericard
20 Cisterna chyli.

erhält kurze Verbindungsäste aus dem Plexus subendocardialis und gibt solche zum Plexus subepicardialis ab (**Abb. 1/41**).

Der *Plexus subepicardialis* zeigt ein quadratisch-rhombisches Muster (**Abb. 1/42 A, B**). Das sonst kontinuierliche Geflecht der Kammern überquert die Sulci interventriculares und den Margo sinister nicht. Die aus den konvergierenden Längsgefäßen entstandenen klappenhaltigen Kollektoren münden bei den Sulci interventricularis anterior und *posterior und an dem Margo sinister in den Trunci interventricularis anterior, posterior und marginalis*. Diese meist paarigen aufsteigenden Stämme folgen den entsprechenden Ästen der Koronararterien

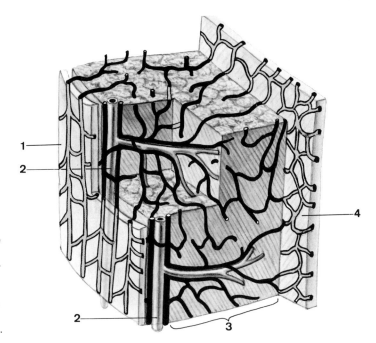

**Abb. 1/41:** Schematische Blockdarstellung der Herzwandlymphgefäße (modifiziert nach Patek 1939).
**1** Plexus subepicardialis
**2** Äste der Koronararterien
**3** Plexus myocardialis
**4** Plexus subendocardialis.

und werden vom *Truncus coronarius dexter* und *sinister* aufgenommen (**Abb. 1/43 A, B**). Die beidseits der Arterien gelegenen Lymphkollektoren sind streckenweise durch supraarteriell gelegene Queranastomosen untereinander verbunden (**Abb. 1/42 A**). Die Trunci coronarii entstehen an der Facies diaphragmatica und verlaufen im Sulcus coronarius nach vorne bis zu den Herzohren. Ihr Ursprung variiert je nach dem, ob der Truncus interventricularis posterior zum rechten oder zum linken Stamm angeschlossen ist (**Abb. 1/43 E, F**). In seltenen Fällen teilt er sich Y-förmig auf und steht mit beiden Koronarstämmen in Verbindung (**Abb. 1/43 D**).

### 1.4.9.1 Drainagegebiete und regionale Lymphknoten

Im Bereiche der **Kammern** gibt es 2 Drainageterritorien. Das **linke Territorium** umfaßt den linken Ventrikel und einen dem Sulcus interventricularis anterior anliegenden Streifen des rechten Ventrikels. Aus dem linken Territorium wird die Lymphe durch drei von der Herzspitze zur Herzbasis aufsteigende Stämme (durch die zwei *Trunci interventriculares anteriores* und den *Truncus marginalis sinister*) in den territorialen Hauptstamm, in den *Truncus coronarius sinister* geleitet (**Abb. 1/43 A**). Oft ist der Truncus interventricularis posterior auch dem Truncus coronarius sinister angeschlossen (**Abb. 1/43 E**). In solchen Fällen gehört ein dem Sulcus interventricularis posterior anliegender Streifen des rechten Ventrikels auch zum linken Territorium. Der Truncus coronarius sinister geht zwischen Auricula sinistra und Truncus pulmonalis in die Tiefe und steigt auf der Hinterseite des Truncus pulmonalis auf. Er endet in den Lnn. bifurcationis, seltener in den Lnn. pretracheales oder tracheobronchiales dextri. Von hier aus gehen efferente Gefäße zu dem obersten, zwischen V. cava superior und Truncus brachiocephalicus gelegenen Glied (*Ln. cardiacus* genannt) der rechten vorderen mediastinalen Knotenkette (**Abb. 1/43 A**).

Das **rechte Territorium** entspricht zum größten Teil der rechten Kammer und wird vom Truncus coronarius dexter drainiert. Ein Streifen der hinteren linken Ventrikelwand gehört

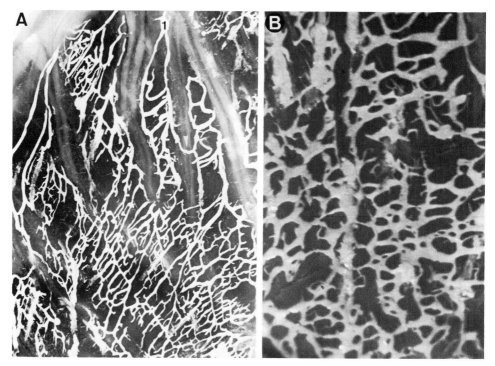

**Abb. 1/42:** Plexus subepicardialis (Hund), Injektionspräparat von L. Szlavi.
**A** Rechte Kammer; **1** Truncus interventricularis; **B** Apexarea.

nur dann zu diesem Territorium, wenn der Truncus interventricularis posterior den Anfang des Truncus coronarius dexter bildet (**Abb. 1/43 B**). Der rechte Koronarstamm erreicht durch den Sulcus coronarius die Aorta und steigt an deren Vorderfläche zu einem Knoten der linken vorderen mediastinalen Knotenkette auf, welche beim Ursprung der A. carotis communis sinistra liegt.

Verfolgt man die Abflußwege der territorialen Lymphknoten bis zu den Anguli venosi, so kann festgestellt werden, daß die Lymphe des Truncus coronarius dexter in den linken, und die des Truncus coronarius sinister in den rechten Angulus venosus fließt. Abflußvarianten entstehen dann, wenn ein zwischen der Aorta und dem Truncus pulmonalis gelegener Kollektor die zwei Koronarstämme verbindet (**Abb. 1/43 D**), oder wenn der Truncus corona-

**Abb. 1/43:** Lymphdrainage des Herzens.
**A** Linkes Drainageterritorium; **B** Rechtes Drainageterritorium; **C** Lymphgefäße der Vorhöfe; **D** Verbindung zwischen Truncus coronarius dexter et sinister, Y-förmige Teilung des Truncus interventricularis posterior; **E** Einmündung des Truncus coronarius dexter und des Truncus interventricularis posterior in den Truncus coronarius sinister; **F** Einmündung des Truncus coronarius sinister in den Truncus coronarius dexter.
**1** Truncus interventricularis anterior; **2** Truncus marginalis; **3** Truncus coronarius sinister; **4** Ln. dorsopulmonalis; **5** Ln. bifurcationis; **6** Lnn. pretracheales; **7** Ln. tracheobronchialis superior dexter; **8** Ln. cardiacus; **9** Rechter Venenwinkel; **10** Truncus coronarius dexter; **11** Ln. preaorticus; **12** Ln. mediastinalis anterior sinister; **13** Linker Venenwinkel; **14** Lnn. radicis pulmonis; **15** Ln. juxtaphrenicus; **16** Rechter Vorhof; **17** Linker Vorhof; **18** Verbindungsast zwischen Truncus coronarius dexter und sinister.

Lymphknoten der Brusthöhle – Lymphdrainagegebiete der Brustorgane 77

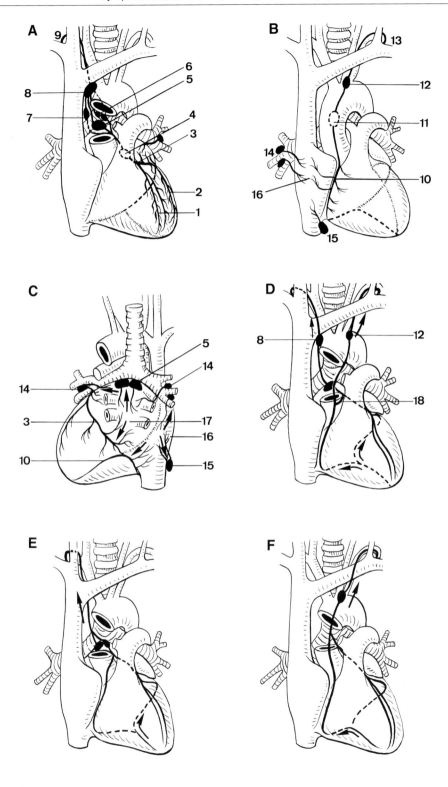

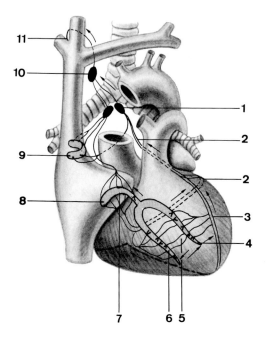

Abb. 1/44: Lymphdrainage des Reizbildungs- und des Erregungsleitungssystems.
1 Lnn. bifurcationis
2 Truncus coronarius sinister
3 Truncus interventricularis anterior
4 Crus sinistrum
5 Septum interventriculare
6 Crus dextrum
7 Crus commune des Hisschen Bündels
8 Atrioventrikularknoten (AV-Knoten)
9 Nodus sinuatrialis (Sinusknoten)
10 Ln. cardiacus
11 Rechter Venenwinkel.

rius dexter in den Truncus coronarius sinister mündet (**Abb. 1/43 E**), oder umgekehrt (**Abb. 1/43 F**). In den letzteren zwei Fällen fließt die gesamte Lymphe des Herzens entweder in den rechten oder in den linken Venenwinkel.

Gelegentlich sind auf dem Wege der Haupt- und der intraterritorialen Kollektoren kleine inkonstante subepikardiale Lymphknoten eingeschaltet.

Aus den dem Sulcus coronarius anliegenden Gebieten der **Vorhöfe** fließt die Lymphe in die homolateralen Trunci coronarii. Die Lymphe der übrigen Vorhofabschnitte wird direkt in die Lnn. bifurcationis, radicis pulmonis und rechts in die Lnn. juxtaphrenici drainiert (**Abb. 1/43 B, C**).

**Lymphdrainage des Reizbildungs- und Erregungsleitungssystems** (**Abb. 1/44**). Aus dem Nodus sinuatrialis steigen zwei Kollektoren zu den Bifurkationsknoten auf, der dritte mündet in den Truncus coronarius sinister. Aus dem Atrioventrikularknoten und aus dem Crus commune des Hisschen Bündels führen die vorderen Lymphgefäße zu den Bifurkationsknoten, die unteren in den Truncus coronarius sinister. Die zwei Schenkel des Hisschen Bündels werden durch das Kammerseptum in die Trunci interventriculares drainiert. Jeder Interventrikularstamm nimmt Lymphe durch transseptale Verbindungen aus beiden Hisschen Bündeln auf. Entlang dem Crus commune können die Lymphgefäße der beiden Crura mit denen des AV-Knotens in Verbindung stehen. Den Hauptabflußweg des Reizleitungssystems stellt der Truncus coronarius sinister dar.

Beim **Chylusreflux in die Brusthöhle**, wenn die regionalen Lymphknoten des Herzens überlastet sind, kommt es zum Reflux in die gestauten Kollektoren. Die Ruptur der subperikardialen Gefäße führt zum **Chylopericardium** (**Abb. 1/40 B**).

## 1.4.10 Thymus

Die initialen Lymphgefäße verlaufen von der Medulla-Cortex-Grenze den Venen entlang, einerseits radiär durch die Cortex, andererseits durch die Sekundärsepten zum perimedullären oder perilobulären Geflecht. Die aus diesem ausgehenden Kollektoren folgen den Interlobularsepten bis zur Organoberfläche. Die T-Lymphozyten verlassen den Thymus durch die Lymphgefäße, ähnlich wie durch die Venen.

Die efferenten Lymphgefäße schlagen 3 Wege ein. Die **obere Gefäßgruppe** (1–2 aus jedem Lappen) steigen zu den sog. *Lnn. thymici superiores* auf. Diese Knoten stellen die obersten, in der Nähe des Angulus venosus gelegenen Glieder der vorderen mediastinalen Knoten dar, und nehmen auch Lymphe aus der Schilddrüse auf. Ihre efferenten Gefäße münden entweder direkt, oder vereinigt mit dem Truncus jugularis oder subclavius in die V. subclavia. Die **vordere Gefäßgruppe** mündet zusammen mit efferenten Gefäßen der parasternalen Knoten in eine zwischen Sternum und Thymus gelegene Untergruppe der vorderen mediastinalen Knoten, den sog. **Lnn. prethymici**. Die efferenten Gefäße dieser Knoten biegen auf die hintere Organfläche und münden in die **Lnn. retrothymici**. Die 4–6 Kollektoren der **hinteren Gefäßgruppe** führen zu den, zwischen Thymus und Perikard gelegenen, oberen Glieder der präperikardialen Knotengruppe (Lnn. prepericardiaci retrothymici). Diese nehmen auch noch efferente Gefäße aus den Lnn. prethymici und parasternales auf. Ihre efferenten Gefäße münden entweder direkt oder via Truncus tracheobronchialis in die V. subclavia.

Wenn wegen **Chylusreflux in die Brusthöhle** die vorderen mediastinalen Lymphknoten als Umleitungsweg überlastet sind, kann es in seltenen Fällen zu einem Reflux in die konsekutiv erweiterten Thymuskollektoren kommen (**Abb. 1/40 B**).

## 1.4.11 Oesophagus

Die initialen Lymphgefäße bilden in der Speiseröhrenwand zwei kommunizierende Geflechte. Der voluminösere *Plexus mucosus* besteht aus längsovalen Maschen, die teils in der Lamina propria, teils in der Submukosa liegen (**Abb. 1/45 A**). Am oberen Ende des Oesophagus geht dieses Netz ohne Grenze in das muköse Netz des Pharynx über (**Abb. 1/31**). Bei der Cardia dagegen kommuniziert es nicht mit dem Lymphgefäßnetz des Magens. Bei der Ausdehnung eines Magenkarzinoms auf das untere Ösophagusende entstehen sekundär Lymphgefäßverbindungen; d.h. das Tumorgewebe breitet sich nicht durch vorhandene Lymphgefäße aus, sondern der vorgewachsene Tumor bildet ein Gerüst für die Expansion der Lymphgefäße. Der Lymphfluß ist im mukösen und submukösen Netz eher in längs als in zirkulärer Richtung gerichtet. Dies erklärt die beträchtliche Ausdehnung von Tumoren in der Längsrichtung und das Fehlen einer Obstruktion in der Frühphase. Die initialen Lymphgefäße des *Plexus muscularis* sind kleinkalibriger und wesentlich breitmaschiger als die des Plexus mucosus. Die klappenhaltigen efferenten Gefäße beider Geflechte vereinigen sich in der Adventitia zu gemeinsamen Kollektoren (**Abb. 1/45 A**).

Die Lymphe fließt aus dem Plexus mucosus teils in den Plexus muscularis, teils durch eigene Kollektoren ab. Ein Teil der Kollektoren bohrt die Wand in ihrer Ursprungshöhe durch und endet in den nächstgelegenen Lymphknoten. Andere dagegen steigen bevor sie die Muscularis durchstoßen in der Submucosa auf oder ab (**Abb. 1/45 A**). Im oberen 2/3-Teil des Oesophagus (oberhalb der Tracheabifurkation) ist der Abfluß kranialwärts, im unteren Drittel kaudalwärts gerichtet. Kollektoren der Mukosa und der Muskularis können auch noch in der Adventitia mehr oder weniger weit auf- oder absteigen. Aus dem Erwähnten folgt, daß die Lymphe eines bestimmten Ösophagussegmentes nicht nur in einen benachbarten, sondern auch in einen weiter entfernt gelegenen Lymphknoten fließen kann.

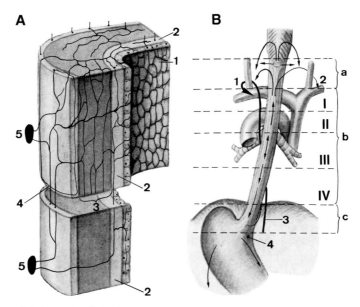

**Abb. 1/45:** Lymphdrainage des Oesophagus.
**A** Schematische Blockdarstellung der Lymphgefäße der Oesophaguswand. 1 Plexus mucosus; 2 Submucosa; 3 Plexus muscularis; 4 Adventitia; 5 Lymphknoten.
**B** Abflußrichtungen der Lymphe aus den einzelnen Ösophagusabschnitten (Ansicht von hinten). a Pars cervicalis; b Pars thoracalis; c Pars abdominalis. I Segmentum supraaorticum; II Segmentum retroaorticum; III Hilussegment; IV Unteres Segment (nach Resano 1951). 1 Linker Venenwinkel; 2 Rechter Venenwinkel; 3 Ductus thoracicus; 4 Cardia.

### 1.4.11.1 Drainagegebiete und regionale Lymphknoten

Aus dem **Halsabschnitt** des Oesophagus wird die Lymphe in die Lnn. paratracheales cervicales (Rekurrenskette) und jugulares interni geleitet. Die Lymphgefäße der postcricoid Area steigen durch den Recessus piriformis auf und vereinigen sich mit den Kollektoren des Pharynx und Larynx (Abb. 1/31).

Der **thorakale Ösophagusabschnitt** wird von den Chirurgen in 4 Segmente gegliedert (**Abb. 1/45 B**). Aus dem **Segmentum supraaorticum** (oberhalb des Aortenbogens) steigen antero- und posterolaterale Kollektoren in der Fascia visceralis zu den Lnn. paratracheales cervicales auf. Die meisten Gefäße enden in einem bei der Teilungsstelle der A. thyreoidea inferior gelegenen Knoten (**Abb. 1/46**). Die Kollektoren des hinter dem Aortenbogen gelegenen **Segmentum retroaorticum** führen beidseits zu den Lnn. tracheobronchiales. Die aus dem **Hilussegment** wird die Lymphe in die Lnn. bifurcationis, ligamenti pulmonalis und mediastinales posteriores (juxtaoesophageales, interaortico-oesophageales) geleitet (**Abb. 1/46**). Das **untere Segment** (unterhalb der Lungenvenen) und die *Pars abdominalis* werden in die Lnn. gastrici superiores, juxtacardiaci und diaphragmatici inferiores drainiert (**Abb. 1/46**).

Praktisch wichtig ist, daß der Lymphabfluß im oberen, oberhalb der Tracheabifurkation gelegenen Ösophagusabschnitt kranialwärts, im unteren Abschnitt dagegen kaudalwärts gerichtet ist. In der Hilusarea ist der intramurale Abfluß bidirektional (**Abb. 1/45 B**). Die vertikale Ausbreitung wird durch sog. lange intramurale und extramurale Kollektoren verstärkt (**Abb. 1/45**). Solche aus dem oberen Thorakalabschnitt steigen in das Halsgebiet auf, solche aus dem unteren Thorakalbereich zu der Cardia ab.

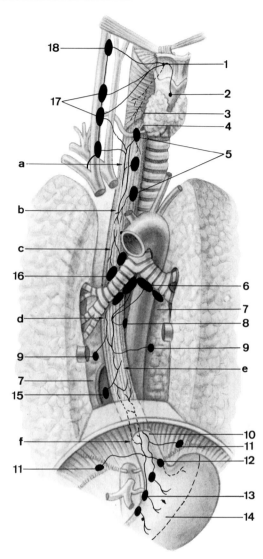

**Abb. 1/46:** Efferente Lymphgefäße und regionale Lymphknoten des Oesophagus).
1 Kollektoren der postkrikoid Area, des Pharynx und der Pars infraglottica des Kehlkopfes
2 Ln. prelaryngeus
3 Pharynx
4 A. thyreoidea inferior
5 Lnn. paratracheales cervicales (Rekurrenskette)
6 Lnn. bifurcationis
7 Ligamentum pulmonale
8 Ln. interaorticooesophageus
9 Ln. ligamenti pulmonalis
10 Hiatus oesophageus
11 Ln. diaphragmaticus inferior
12 Lnn. juxtacardiaci
13 Lnn. gastrici superiores
14 Rechtes oberes Magenterritorium
15 Ln. juxtaoesophageus
16 Lnn. tracheobronchiales
17 Lnn. jugulares interni
18 Ln. subdigastricus.
  a Pars cervicalis
  b Segmentum supraaorticum ⎫
  c Segmentum retroaorticum ⎬ Pars thoracalis
  d Hilussegment ⎪
  e Unteres Segment ⎭
  f Pars abdominalis.

## 1.5 Lymphsystem der oberen Extremität

An der Lymphdrainage der oberen Extremität nehmen zwei Systeme, das oberflächliche und das tiefe Gefäßsystem teil. Das oberflächliche oder subkutane System führt die Lymphe aus der Haut und Subkutis, das tiefe oder subfasziale System aus der Muskulatur, Gelenken, Knochen und Nerven ab. Dadurch, daß die zwei Systeme anastomosieren und in den gleichen regionalen Lymphknoten (Lnn. axillares) enden, bilden sie eine Funktionseinheit, in welcher eine Schicht die Insuffizienz der anderen bis zu einem gewissen Grad kompensieren kann. Bei beiden Systemen sind im Wege bestimmter Kollektoren interkarale Knoten eingeschaltet.

## 1.5.1 Regionale Lymphknoten

Die axillären Lymphknoten (*Lnn. axillares*) nehmen Lymphe aus der oberen Extremität, Schulterregion und aus dem supraumbilikalen Abschnitt der vorderen und hinteren Rumpfwand auf. Sie liegen an der Extremitäten-Rumpf-Grenze im Fettgewebe der Achselhöhle.

Der axilläre Fettkörper ist die Fortsetzung des subkutanen Fettgewebes, deshalb können die Axillarknoten mit diesem zusammen entfernt werden. Läßt man sich beim Entfernen des axillären Fettkörpers von den Wandfaszien leiten, so bleiben Gefäße und Nerven verschont, da sie subfaszial liegen.

Die **Zahl der Lymphknoten** variiert stark und ist wie überall durch die Regel des Zahl-Volumenverhältnisses bestimmt (s. Kap. 1.2.2). Die Literatur berichtet über eine Variationsbreite von 8–50 Knoten. Im Durchschnitt sind 10–24, am häufigsten jedoch nur 10–12 Knoten vorhanden. Geschlechtsunterschiede gibt es in der Gesamtzahl der Knoten nicht, nur innerhalb der einzelnen Gruppen.

Die **Knotengröße** kann vom Stecknadelkopf bis zu 8 cm Länge variieren. Die Größe der Knoten variiert gruppenweise. Im allgemeinen sind die Knoten an der Basis der Axilla groß und werden apikalwärts immer kleiner. Die größten Knoten findet man meist zentral, die kleinsten infraklavikulär.

**Gruppierung der Axillarknoten.** Je nach ihrer topographischen Lage werden folgende **Untergruppen der Axillarknoten** unterschieden:

1. Lnn. axillares laterales,
2. Lnn. subscapulares,
3. Lnn. pectorales,
4. Lnn. centrales und
5. Lnn. apicales s. infraclaviculares.

Einige Autoren unterscheiden **oberflächliche** und **tiefe Axillarknoten**. In die oberflächliche Gruppe reihen sie die Lnn. laterales, pectorales und subscapulares, in die tiefe Gruppe die Lnn. centrales und infraclaviculares ein. Im Gegensatz zu Tandler, nach ihm bilden die Knotengruppen deutlich getrennte Züge, weisen alle andern Autoren darauf hin, daß die Grenzen oft unscharf sind und die Einreihung einzelner Knoten eine Ermessensfrage ist.

Wir unterscheiden in bezug auf die Achselhöhlenpyramide **parietale** und **axiale Knotengruppen**. Die Lnn. laterales liegen parietal an der Außenwand, die Lnn. subscapulares an der Hinterwand und die Lnn. pectorales im thorakopektoralen Winkel (unter dem lateralen Rand des M. pectoralis major auf dem M. serratus anterior). Die Lnn. centrales liegen axial an der Basis der Axilla und die Lnn. apicales bei der Spitze der Achselpyramide (**Abb. 1/47**). Mit Ausnahme der zentralen Knotengruppe, die im axillären Fettkörper liegt, sind die anderen Gruppen den Blutgefäßen benachbart. Die lateralen und infraklavikulären Knoten bilden eine Kette der V. axillaris entlang. Aus dieser Kette zweigen die subskapulären und pektoralen Ketten ab. An der Basis der Axilla findet man wenige, dafür aber große, apikal hingegen zahlreiche kleine Knoten. Eine Einteilung nach Einzugsgebieten ist nicht möglich, da die meisten Knotengruppen Lymphe aus mehreren Drainagegebieten erhalten.

Die *Lnn. laterales* sind in 96% der Fälle vorhanden. Die 1–7 (meist 4–6) Knoten bilden eine von der Latissimussehne bis zur Einmündung der V. subscapularis reichende Kette entlang der medialen oder hinteren Wand der V. axillaris und sind hier dem N. cutaneus brachii medialis benachbart (**Abb. 1/47**). Die meisten Knoten sind erbsengroß, nur die distalen können voluminöser sein. Normalerweise ist die laterale Kette von der Gefäßscheide ohne deren Verletzung abtrennbar.

Die **afferenten Lymphgefäße** der lateralen Knoten sind vor allem die oberflächlichen und tiefen Kollektoren des Oberarmbündels, wobei die tiefen Gefäße in den proximalen, unter der

V. axillaris gelegenen Knoten enden. Weitere Afferenzen kommen aus der Regio deltoidea und entlang der A. circumflexa humeri posterior aus der Skapularregion, selten einige auch aus der vorderen Brustwand und der Mamma (**Abb. 1/57**).

Die **efferenten Lymphgefäße** führen teils zu den Lnn. centrales, teils zu den Lnn. subscapulares und infraclaviculares. Einige Efferenzen steigen hinter der V. axillaris direkt zu den Lnn. supraclaviculares auf, deshalb können diese Knoten früher erkranken als die Infraklavikulären.

Die *Lnn. subscapulares* (posterior group, chaîne subscapulaire) sind in 95% der Fälle vorhanden und bilden eine aus 1–8 (bis 12) Knoten bestehende Kette entlang den Vasa subscapularia und thoracodorsalia. Sie liegen an der Hinterwand der Achselhöhle; die oberen Knoten am Unterrand des M. subscapularis, die unteren in der Rinne zwischen Mm. teres major und latissimus dorsi (**Abb. 1/47**). Dehnt sich die Knotenkette über dem M. subscapula-

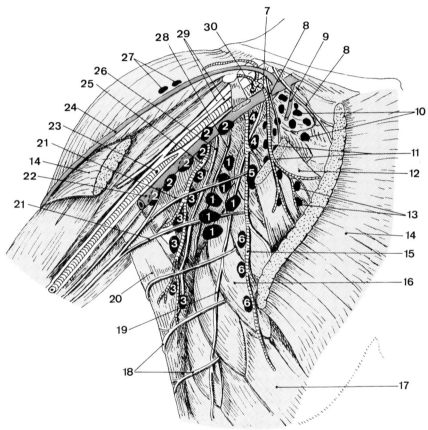

**Abb. 1/47:** Axilläre Lymphknotengruppen (Achselhöhle von vorne eröffnet, Mm. pectoralis major und minor teilweise entfernt).
**1** Lnn. axillares centrales; **2** Lnn. axillares laterales; **3** Lnn. subscapulares; **4** Lnn. pectorales (obere Gruppe); **5** Sorgius-Knoten; **6** Lnn. pectorales (untere Gruppe); **7** R. pectoralis; **8** Nn. pectorales; **9** V. thoracoepigastrica; **10** Lnn. axillares apicales (infraclaviculares); **11** Lnn. subpectorales; **12** M. pectoralis minor; **13** Lnn. interpectorales (Rottersche Knoten); **14** M. pectoralis major; **15** A. thoracalis lateralis; **16** M. serratus anterior; **17** M. obliquus abdominis externus; **18** Rr. cutanei laterales; **19** N. thoracicus longus; **20** M. latissimus dorsi; **21** Nn. intercostobrachiales; **22** V. axillaris; **23** A. axillaris; **24** V. cephalica; **25** A. subscapularis; **26** N. thoracodorsalis; **27** Lnn. deltoideopectorales; **28** N. subscapularis; **29** Plexus brachialis; **30** A. thoracoacromialis.

ris nach kranial aus, so ist sie von den Lnn. subpectorales schwer abtrennbar. Die Lnn. subscapulares sind von wenig Fett bedeckt und von den Nn. intercostobrachiales, N. subscapularis inferior und N. thoracodorsalis überkreuzt. Die Schonung der zwei letztgenannten Nerven ist bei der Lymphknotenentfernung erwünscht, aber nicht unbedingt erforderlich, da ihr Ausfall keine nennenswerte Störungen verursacht.

Die **afferenten Lymphgefäße** stammen aus dem Schulter-, Nacken- und Rückenbereich (bis zur Crista iliaca), nur einige direkt aus dem Oberarmbündel. Die **efferenten Gefäße** führen zu den Lnn. axillares centrales und über den Lnn. subpectorales zu den Lnn. infraclaviculares (**Abb. 1/57**).

Die 1–14, im Mittel 2–6, **Lnn. pectorales** bilden eine Knotenreihe entlang der A. thoracalis lateralis zwischen der 2. und 6., bzw. 3. und 7. Rippe (**Abb. 1/47**). Sie liegen an der medialen Achselhöhlenwand auf dem M. serratus anterior, meist epifaszial in einer dünnen Fettschicht eingelagert und sind deshalb mobil. Einige Knoten können in die Faszie eingeschlossen sein oder darunter liegen. Im letzteren Fall können sie bei der Knotenausräumung übersehen werden, besonders wenn sie klein sind. Bei der Entfernung der subfaszialen Knoten muß der ebenfalls subfaszial gelegene N. thoracicus longus geschont werden. Die Größe der Knoten variiert zwischen 5 und 22 mm. Manche Autoren unterscheiden eine obere und eine untere Knotengruppe. Die 1–4 oberen Knoten befinden sich zwischen der 2. und 4. Rippe vor der A. thoracalis lateralis, entlang dem Unterrand des M. pectoralis minor (**Abb. 1/47**). Der größte Knoten (meist der unterste) wird **Sorgius-Knoten** oder **Prinzipalknoten** genannt. In diesen enden die efferenten Lymphgefäße des oberen äußeren Quadranten der Mamma und deshalb bildet er oft die erste Station bei Tumormetastasen. Der Sorgius-Knoten liegt gewöhnlich über der 3. Serratuszacke an der Kreuzungsstelle der A. thoracalis lateralis mit dem N. intercostobrachialis. Seine Affektion kann deshalb ausstrahlende Schmerzen an der Innenseite des Oberarmes verursachen. Die obere sog. Sorgiussche Knotengruppe fehlt in etwa 26% der Fälle.

Die 1–3 Knoten der unteren Gruppe liegen hinter der A. thoracalis lateralis, zwischen der 4. und 6. Rippe, teils am Unterrand des M. pectoralis major, teils bedeckt von diesem und werden deshalb von einigen Autoren als Lnn. subpectorales genannt (**Abb. 1/47**). Die untere Knotengruppe ist inkonstant. Sie fehlt in 54%. In manchen Fällen ist sie von den Lnn. subscapulares nicht scharf abtrennbar. Die untersten Knoten können durch die Gitterfaszie in das Subkutanfett vorstülpen und so durch die Haut wahrgenommen werden.

Die **afferenten Lymphgefäße der Lnn. pectorales** drainieren die vordere Brustwand (Haut, Brustdrüse, Muskulatur) und die vordere Bauchwand bis zum Nabel. Es gibt Angaben, nach denen die pektoralen Knoten auch bei Lungentuberkulose vergrößert werden können. Die **efferenten Lymphgefäße** führen teils zu den Lnn. axillares centrales, teils zu den Lnn. subpectorales und infraclaviculares (**Abb. 1/57**).

Die *Lnn. axillares centrales* bilden die konstanteste Knotengruppe der Achselhöhle. Je nach Knotengröße gibt es 1–10, im Durchschnitt 3–6 Knoten. Sie liegen im Zentrum der Basis der Achselhöhle im Fett eingebettet und sind mit den Nn. intercostobrachiales benachbart (**Abb. 1/47**). Gewöhnlich sind sie subfaszial, nur in solchen Fällen, in welchen die Faszie durchlöchert ist (Gitterfaszie 8%) erscheinen einzelne Knoten in den Lücken und deshalb sprechen einzelne Autoren von subkutanen Knoten. Form und Größe der Knoten sind variabel. Meist gibt es einen großen zentralen Knoten (Ln. centralis primus) unmittelbar auf dem N. intercostobrachialis. Die zentrale Gruppe kann einen aus Knoten und Fett bestehenden Klumpen bilden, welcher bis zur Kuppe der Achselhöhle hinaufreicht. Seltener verschmelzen die einzelnen Gruppenglieder miteinander und bilden einen bis zu 8 cm langen Knoten. In beiden der letztgenannten Fällen sind die Zentralknoten von den anderen Gruppen gut abtrennbar. Einige, unter den M. pectoralis minor geschobene Knoten der zentralen Gruppe werden von verschiedenen Autoren *Lnn. subpectorales* genannt. Die zentrale Knotengruppe ist klinisch deshalb wichtig, weil sie tastbar ist und dadurch zur Beurteilung des Status der axillären Knoten dient. Bei Operationen kann sich der Chirurg an diese Gruppe, als Zentrum halten und von hier aus die anderen Knoten aufsuchen.

Die **afferenten Lymphgefäße** der zentralen Gruppe stammen einerseits aus den benachbarten Lnn. axillares laterales, subscapulares und pectorales, andererseits direkt aus der oberen Extremität und der Mamma. Die **efferenten Lymphgefäße** führen zu den Lnn. infraclaviculares, können aber unter Umgehung von diesen, direkt mit den Lnn. supraclaviculares oder mit einem Lymphstamm verbunden sein (**Abb. 1/57**). Aus diesem Grund kann die supraklavikuläre Gruppe vor den infraklavikulären Knoten erkranken. Meist erkranken jedoch beide Gruppen gleichzeitig, weil beide Verbindungen regelmäßig und zahlreich sind.

Die 3–14, im Durchschnitt 3–8 *Lnn. subpectorales* liegen hinter dem M. pectoralis minor im Bereiche des 2.–3. Interkostalraumes auf dem M. serratus anterior (**Abb. 1/47**). Meist gibt es mehrere kleine stecknadelkopfgroße Knoten, seltener nur 1–2 größere (bis zu 2 cm). Einige Autoren halten die subpektoralen Knoten für eine separate Gruppe; gewöhnlich werden sie jedoch zu den Lnn. infraclaviculares gerechnet.

Die **afferenten Lymphgefäße** kommen von den peripher gelegenen Knotengruppen, vor allem von den Lnn. centrales, wenige sind direkte Kollektoren der lateralen Brustwand und der Mamma. Die efferenten Gefäße führen zu den Lnn. infraclaviculares und bilden mit deren efferenten Gefäßen ein Geflecht, aus welchen der Truncus subclavius entsteht (**Abb. 1/57**).

Die *Lnn. infraclaviculares* (*apicales*) bilden die Fortsetzung der lateralen bzw. subpektoralen Knotengruppe. Ihre Zahl variiert, je nach Knotengröße, zwischen 1–6 oder 7–12. Meist gibt es mehrere kleine hirsen- bis linsengroße Knoten. Sie liegen im Trigonum clavipectorale (**Abb. 1/47**) über dem 1. Interkostalraum bzw. 1. Serratuszacke im Fettgewebe eingebettet und sind von den Mm. pectorales und von der Fascia clavipectoralis bedeckt. Die infraklavikuläre Gruppe ist von den Chirurgen gefürchtet:

1. wegen ihrer hohen und tiefen Lage,
2. wegen ihrer engen Verbindung mit der Fascia clavipectoralis und
3. weil sie zahlreich und klein sind und deshalb bei der Ausräumung der Axilla Mikroknoten zurückbleiben können.

Die Lnn. infraclaviculares erhalten **afferente Lymphgefäße** aus allen anderen axillären Knotengruppen, aus dem medialen und lateralen Oberarmbündel, aus der Regio deltoidea (Vaccinationsarea), aus den Brustmuskeln und aus der Brustdrüse (**Abb. 1/57**).

Die **efferenten Lymphgefäße** bilden mit denen der anderen axillären Gruppen zusammen ein Geflecht, aus welchem 1–3 in 80% zwei *Trunci subclavii* entspringen. Sie steigen zwischen V. subclavia und M. subclavius auf und münden rechts in den Ductus lymphaticus dexter, links meist direkt in einen der Venenstämme (**Abb. 1/57**). Der etwa 3 cm lange, gut sichtbare und präparierbare Truncus subclavius stellt den Hauptabflußweg der Lymphe aus der oberen Extremität, Schultergegend und aus den oberen vorderen und hinteren Körperwandquadranten dar (über Einmündungsvarianten s. Kap. 1.1.8). **Efferente Lymphgefäße** steigen aus den infraklavikulären auch zu den supraklavikulären Knoten auf, deshalb erkranken diese zwei Gruppen meist gemeinsam.

Eine **akzessorische axilläre Knotengruppe** stellen die *Lnn. interpectorales*, **Rottersche Knoten** dar (**Abb. 1/47**). Die 1–4 erbsengroßen Knoten liegen zwischen den Mm. pectorales in den Teilungswinkeln der Rr. pectorales der A. thoracoacromialis und sind etwa in 50% der Fälle vorhanden. Sie nehmen afferente Gefäße aus der Brustdrüse auf und senden ihre efferenten Gefäße zu den Lnn. subpectorales und infraclaviculares (**Abb. 1/57**) (s. Kap. 1.7.7, Brustdrüse).

Über Sammelgebiete der einzelnen Knotengruppen und internodaler Abflußwege s. Kap. 1.5.7 und **Abb. 1/57**, über seltene akzessorische Knoten s. Kap. 1.8, Rumpf.

## 1.5.2 Das oberflächliche Lymphgefäßsystem

Für die Verhütung bzw. Rückbildung eines sekundären Lymphödems ist das Vorhandensein oder die Neubildung von Kollateralen nötig. Da beim Lymphödem vorwiegend die subkutane Schicht befallen ist, spielt bei der Drainage das oberflächliche Lymphgefäßsystem, welches die Haut und Subcutis drainiert, die wichtigste Rolle.

Die Bauelemente und die Anordnung der **Lymphgefäße der Haut** sind in der **Abbildung 1/48** schematisch dargestellt. Die initialen Lymphgefäße (Lymphkapillaren) stellen ein zweidimensionales polygonales Netz (Rete cutaneum superficiale s. subpapillare) an der Grenze zwischen Stratum papillare und reticulare dar. Es ist überlagert von den flach ausgebreiteten Maschen der präkapillären Arteriolen, von den postkapillären Venulen und darüber von den Arealen der Epidermiskämme. Der Gefäßdurchmesser schwankt zwischen 10 und 30 µm; die Breite der Maschen zwischen 400 und 500 µm. Die letzteren Meßwerte stimmen mit denen überein, welche von den Klinikern bei Vitaluntersuchungen gefunden worden sind. **Abbildung 1/49 A** zeigt an einem Flachschnitt die wabenartige Struktur der Epidermiskämme und die von ihnen umschlossenen Koriumkapillaren. Im Zentrum der Papillen erkennt man die Blutkapillarschlingen und um diese herum die Perikapillärspalten als helle Ringe (Halos). Sie hängen mit dem korialen Interzellularspaltsystem zusammen und stellen den Anfang des sog. prälymphatischen Systemes dar (**Abb. 1/49 E**). Eine zentrale fingerförmige Papillenlymphka-

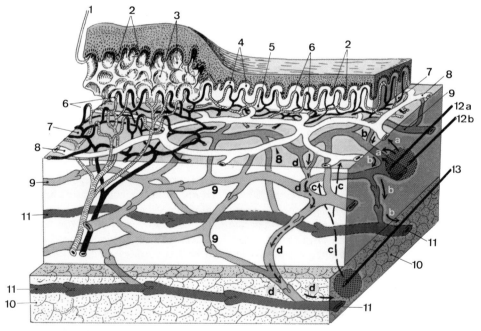

**Abb. 1/48:** Schematische Blockdarstellung der Hautschichten mit den Blut- und Lymphgefäßen.
**1** Aufgehobener Epidermisabschnitt; **2** Epidermiskämme; **3** Buchten für die Coriumpapillen; **4** Coriumpapillen mit Kapillarschlingen; **5** Stratum papillare; **6** Blutkapillarschlingen; **7** Gefäßmaschen der subpapillären Arteriolen und Venulen; **8** Lymphkapillarmaschen; **9** Prekollektoren im Stratum fibrosum des Corium; **10** Subcutis; **11** Subkutaner Kollektor; **12** Intrakutane Injektion: **a** in einem Lymphgefäß, **b** paravasal; **13** Subkutane Injektion; **a** Resorbtionsweg, **b** Transportweg eines intrakutanen Depots, **c** Resorbtionsweg, **d** Transportweg eines subkutanen Depots.

pillare kommt nur selten vor. Die subpapillär gelegenen initialen Lymphgefäße liegen den Blutgefäßen eng an (**Abb. 1/49B**). Sie stellen ein flach ausgebreitetes zweidimensionales klappenloses **Kapillarnetz** dar (**Abb. 1/48**), welches funktionell als **Resorbtionsschicht** aufgefaßt werden kann. Eine bestimmte Kapillarstrecke nimmt in einer Netzstruktur immer Lymphe aus zwei benachbarten Netzgliedern auf (**Abb. 1/49F**). Angenommen, daß ein Kettenglied durchschnittlich 500 µm breit ist, so wird durch eine bestimmte Kapillarstrecke ein etwa 1 mm breites Gewebsareal drainiert. Daraus ergibt sich eine Drainagefläche von etwa 0,25 mm$^2$ (**Abb. 1/49F**).

Morphometrische Analysen haben gezeigt, daß das Kapillarnetz in dicken Hautpartien dicht und kleinkalibrig ist, in der dünnen Haut hingegen weniger dicht und großkalibrig.

Der tiefe, im Stratum fibrosum gelegene Lymphgefäßabschnitt (*Rete cutaneum profundum*) stellt ein dreidimensionales Netz (**Koriumnetz**) dar (**Abb. 1/48**). Innerhalb dieses Netzes nimmt das Gefäßkaliber gegen die Tiefe bis auf etwa 100 µm zu. Die Gefäße dieser Schicht, da sie vereinzelte Klappen enthalten (**Abb. 1/49C**), stellen **Präkollektoren** dar, welche die Lymphe aus der Kapillarschicht durch das Corium und die Subcutis in die präfaszialen großen Kollektoren leiten (**Abb. 1/48**). Die Klappen schützen die Kapillarschicht vor retrograder Füllung. Stellenweise ist die Wand der Präkollektoren kapillarähnlich gebaut (**Abb. 1/49D**), deshalb können diese im geringen Maße auch Flüssigkeit resorbieren. Wegen der Klappen und dem stellenweise kapillären Bau können die Präkollektoren funktionell als **Leit- und Resorbtionsschicht** angesehen werden.

Lymphszintigraphische Untersuchungen zeigen, daß beim ruhenden Patienten die Ankunftszeit der radioaktiven Substanz in den Inguinalknoten bei intradermaler Injektion deutlich kürzer ist (4–6 Min.) als bei subkutaner Injektion (bis 30 Min.). Auch unter standardisierter Belastung (passive Fußbewegungen mit Ergometer) finden sich abhängig vom Injektionsort deutliche Unterschiede in den Ankunftszeiten (intradermal 1–3 Min., subkutan 3–10 Min.). Da der Transportweg von der Injektionsstelle bis zu den inguinalen Lymphknoten in beiden Fällen gleich lang ist, könnte der Zeitunterschied nur durch die verschiedene Länge der Resorbtionsstrecke erklärt werden. Bei intradermaler Injektion (wenn kein Lymphgefäß direkt getroffen ist), liegt das intrakutane Depot (**Abb. 1/48: 12a, 12b**) nahe der Kapillaren bzw. resorptionsfähigen Präkollektorstrecken. Bei subkutaner Applikation (**Abb. 1/48: 13**) muß dagegen das Injektionsmaterial durch das Interzellularspaltensystem der Cutis (**Abb. 1/49E**) aufwärts diffundieren bis es resorptionsfähige Gefäße erreicht (**Abb. 1/48**, gestrichelte Pfeile).

Das Stratum cutaneum profundum ist durch segmental angeordnete senkrechte Präkollektoren mit den subkutanen Kollektoren verbunden (**Abb. 1/50C**). Das kutane Lymphgefäßnetz ist im Bereich der Leistenhaut bedeutend dichter als im Bereich der Felderhaut. Je nach Art der Abflußwege (Präkollektoren, Kollektoren, Lymphgefäßbündel) können an der Haut lymphatische Areale, Zonen und Territorien unterschieden werden. Die vertikalen Präkollektoren drainieren runde **Hautareale**, deren Durchmesser an der Handfläche und an der Fußsohle etwa 1,5 cm, in den übrigen Gebieten 3–4 cm beträgt. Jedes Hautareal kann in mehreren Richtungen drainiert werden, da seine Randzone durch die Nachbarfelder überlappt wird (**Abb. 1/50A**). Da die initialen Lymphgefäße klappenlos sind, könnte das gesamte subpapilläre Netz theoretisch von einem Punkt aus gefüllt werden, wie es im Fötalstadium noch der Fall ist. Praktisch füllt sich jedoch postnatal nur ein gewisses Hautareal, weil der Abfluß wegen des geringeren Widerstandes in Richtung der senkrechten Präkollektoren günstiger ist als die Breitenausdehnung. Die Präkollektoren mehrerer Hautareale münden meist mit einem gemeinsamen Stamm in die oberflächlichen Kollektoren. Aus diesem Grunde füllen sich bei Klappeninsuffizienz retrograd fleckenförmig immer größere, unregelmäßig begrenzte Hautgebiete (**Abb. 1/50A**).

Die an einen Kollektor angeschlossenen Hautareale bilden zusammen streifenförmige

# Anatomie des Lymphgefäßsystems

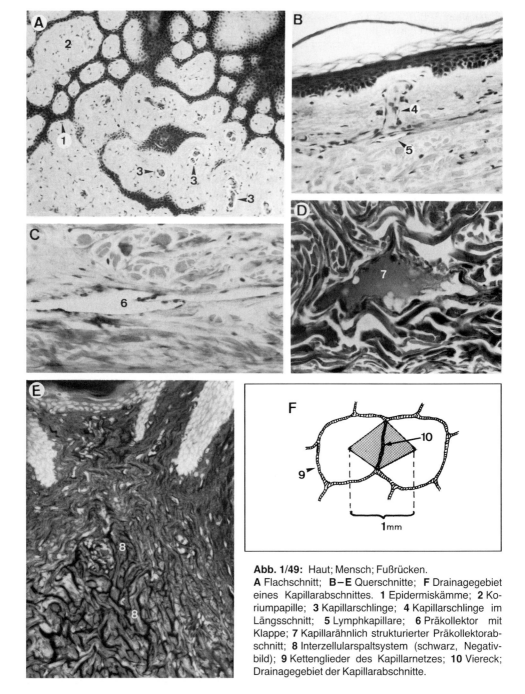

**Abb. 1/49:** Haut; Mensch; Fußrücken.
**A** Flachschnitt; **B−E** Querschnitte; **F** Drainagegebiet eines Kapillarabschnittes. **1** Epidermiskämme; **2** Koriumpapille; **3** Kapillarschlinge; **4** Kapillarschlinge im Längsschnitt; **5** Lymphkapillare; **6** Präkollektor mit Klappe; **7** Kapillarähnlich strukturierter Präkollektorabschnitt; **8** Interzellularspaltsystem (schwarz, Negativbild); **9** Kettenglieder des Kapillarnetzes; **10** Viereck; Drainagegebiet der Kapillarabschnitte.

Hautzonen (Abb. 1/50 B). Die Hautzonen aller Kollektoren eines Lymphgefäßbündels bilden zusammen ein **Territorium**.

Die Hautzonen anastomosieren untereinander durch das kutane Lymphgefäßnetz und vor allem durch zahlreiche Verbindungen benachbarter Kollektoren. Im Gegensatz dazu sind die randständigen Kollektoren benachbarter Territorien nur durch wenige Anastomosenäste miteinander verbunden. Die gefäßarmen Interterritorialzonen werden als **lymphatische Wasserscheiden** bezeichnet. Aus einem Territorium ins andere kann die Lymphe praktisch nur über die Wasserscheide durch das initiale Gefäßnetz gelangen (**Abb. 1/50 C**). Der Abfluß wird nur dann erleichtert, wenn es die Klappenstellung in den interterritorialen Anastomosenästen zuläßt, oder wenn in den, infolge Stauung erweiterten Gefäßen die sperrenden Klappen insuffizient werden und so einen retrograden Abfluß ermöglichen (**Abb. 1/76**). Die Zahl der interterritorialen Anastomosenäste variiert individuell und regional.

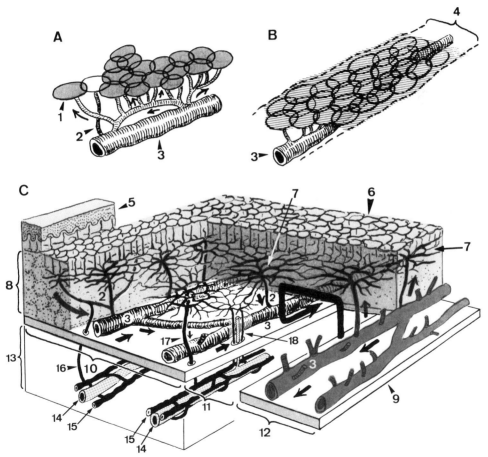

**Abb. 1/50: A** Hautareale; **B** Lymphatische Hautzone; **C** Drainage eines gestauten Territoriums.
**1** Hautareale; **2** Ableitender Präkollektor; **3** Subkutaner Kollektor; **4** Lymphatische Hautzone; **5** Haut; **6** Rete cutaneum superficiale (Kapillarschicht), **7** Rete cutaneum profundum (Präkollektoren); **8** Subcutis; **9** Faszie; **10** Normales Lymphterritorium; **11** Lymphatische Wasserscheide; **12** Gestautes Territorium; **13** Subfasziale Schicht; **14** Arterie; **15** Tiefe perivaskuläre Lymphgefäße; **16** Verbindung zwischen Präkollektor und tiefem Kollektor; **17** Direkte Verbindung zwischen Präkollektoren und tiefen Lymphgefäßen; **18** Hautarterien begleitende Präkollektoren.

Außer den Präkollektoren, welche die Lymphe aus der Haut in die subkutanen Kollektoren führen, gibt es für die Drainage der Haut noch zwei **akzessorische** Abflußwege. Der eine führt die Lymphe aus dem Rete cutaneum profundum, der andere aus den Präkollektoren in die tiefen Lymphgefäße (**Abb. 1/50 C**). So dient das oberflächliche System als Hauptweg, das tiefe System als Entlastungsweg bei der Lymphdrainage der Haut und Subcutis.

Innerhalb der subkutanen Lymphgefäßbündel können, wie bereits beschrieben wurde (s. Kap. 1.1.4), lange und kurze Hauptkollektoren, Kollaterale und Anastomosenäste unterschieden werden.

Die **subkutanen Kollektoren der oberen Extremität** nehmen beim zweiten Glied der Finger ihren Ursprung und enden in den axillären Lymphknoten. Sie liegen meist dicht unter den Hautvenen im epifaszialen lockeren Bindegewebe und verlaufen mit Ausnahme von wenigen Kollektoren nicht den Venen entlang.

Die **Kollektoren der Finger**, 2–3 an jedem Fingerrand, folgen der Aa. digitales palmares propriae. Einer drainiert die Volar-, ein zweiter die Dorsalfläche und ein dritter das Endglied. Sie vereinigen sich bei den Fingerbasen und setzen sich in den **Lymphgefäßen des Handrückens** fort (**Abb. 1/51**). In diesem Bereich verlaufen die meist geradegestreckten Kollektoren im fettarmen lockeren Bindegewebe über die Venen und anastomosieren untereinander. Manche Gefäße über- oder unterkreuzen die benachbarten Gefäße und verbinden sich mit weiter ulnar bzw. radial gelegenen Stämmen (**Abb. 1/54**). Die Zahl der Kollektoren ist schwer zu bestimmen, da sich diese durch die wiederholte Teilung und Vereinigung der Gefäße von Höhe zu Höhe ständig ändert. Nach Sappey gibt es in der Höhe der Fingerbasen etwa 30, in der Mitte des Handrückens 21 und am Carpus 16 Gefäße. Wir fanden bei den Fingerbasen 15–18, im Metakarpalgebiet 12–14 und in der Karpalregion 6–8 Gefäße. Die dorsalen Kollektoren drainieren nicht nur die Haut der Finger und des Handrückens, sondern auch den Großteil des palmaren Hautgebietes.

Die **Kollektoren der Palma manus** bilden 5 Gruppen (**Abb. 1/52**). Die **radialen, ulnaren** und die **absteigenden Gefäße** (Gruppe 1–3) wenden sich nach dorsal und münden in die Kollektoren des Handrückens. Die aus dem Mesothenar **aufsteigenden Gefäße** (Gruppe 4) bleiben

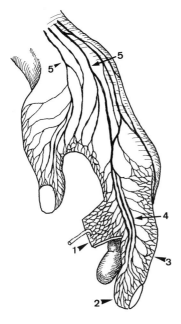

**Abb. 1/51:** Lymphdrainage der Finger.
1 Rete palmare
2 Kutanes Lymphgefäßnetz des Endgliedes
3 Rete dorsale
4 Kollektoren der lateralen Seite des Zeigefingers
5 Handrückenkollektoren.

volar und bilden das mediane Gefäßbündel am Unterarm. Aus dem Zentrum der Hohlhand wird die Lymphe vor allem durch tiefe, unter der Palmaraponeurose gelegene **zentrale Kollektoren** (Gruppe 5) abgeleitet. Sie münden entweder einzeln oder mittels eines gemeinsamen Stammes in einen Kollektor des Handrückens (**Abb. 1/52 A**). Wesentlich ist dabei, daß Lymphgefäße nicht nur aus dem volaren Hautgebiete der Finger und der Hand, sondern auch aus den Interphalangealgelenken, Sehnenscheiden und Handmuskeln in die Kollektoren des Handrückens führen. Deshalb errötet und schwillt bei Infektion volarer Gebiete der Handrücken an (kollaterales Handrückenödem) und täuscht dadurch eine dorsale Primärinfektion vor.

Die **Lymphgefäße am Unterarm** bilden drei Bündel, von denen das **mediane Vorderarmbündel** das schwächste und das kürzeste ist. Es umfaßt 4–5 aus dem Mesothenar aufsteigende Kollektoren, die sich im mittleren Drittel des Unterarmes mit dem radialen und ulnaren Bündel vereinigen (**Abb. 1/52**). Das **radiale und das ulnare Bündel** bilden die Fortsetzung der Kollektoren des Handrückens (**Abb. 1/54**). Das radiale Bündel besteht aus 6–7, das ulnare Bündel aus 10–12 Kollektoren. Sie winden sich schraubenförmig um den medialen, resp. lateralen Rand des Unterarmes auf der Volarseite (**Abb. 1/52**). In der unteren Hälfte des Unterarmes biegen die lateralen, in der oberen Hälfte die medialen Kollektoren des radialen Bündels abrupt nach innen, überqueren die Regio olecrani in horizontaler Richtung und vereinigen sich in der Regio cubiti mit dem ulnaren Bündel (**Abb. 1/55 A**).

Infolge wiederholter Teilung nimmt die **Zahl der Kollektoren** ellenbogenwärts immer zu. Da die marginalen Äste beider Bündel die Volarseite bereits in der unteren Hälfte des Unterarmes erreichen, gibt es an der Streckseite weniger Kollektoren als volar. Die Gesamtzahl der Unterarmkollektoren variiert zwischen 20 und 30.

Die Füllung einzelner Kollektoren zeigt, daß sie sich etwa in 8–10 Äste teilen (**Abb. 1/52 B, 1/54 B**). Nur etwa 1/3–1/2 davon bilden neue, bis zum Oberarm aufsteigende Kollektoren, die übrigen vereinigen sich mit benachbarten Ästen oder stellen inselbildende Kollateralen dar. So wird die Zahl der dorsalen Karpalgefäße (6) nicht auf das 8–10fache (48–60), sondern nur auf das 4–5fache (24–30) erhöht. Da von der Kubitalregion an ab- aufwärts die Gefäßzahl wegen sukzessiver Vereinigung der Stämme wieder abnimmt, kommt es im Ellenbogenbereich zu einer reservoirartigen Verbreiterung der Lymphbahn, ähnlich wie in der Kniegegend. Der stark gebogene Verlauf der dorsalen Gefäße bewirkt einen Längenausgleich bei der Flexion und Extension. Da die horizontale Abbiegung die Gefäße des radialen Bündels betrifft, ist es wahrscheinlicher, daß es sich hier um eine Anpassung zu den Rotationsbewegungen handelt.

Die **Lymphgefäße des Oberarmes** bilden eine vordere und eine hintere Gruppe. Die **vordere Gefäßgruppe** stellt die Fortsetzung der drei Unterarmbündel dar. Die meisten Kollektoren steigen als **mediales Oberarmbündel** entlang dem Sulcus bicipitalis medialis zu den axillären Lymphknoten auf (**Abb. 1/52**). Ein oder zwei Gefäße des ulnaren Bündels gehen durch den Hiatus basilicus unter der Fascie und steigen entlang der A. brachialis auf, anastomosieren aber mit den tiefen Kollektoren nicht (**Abb. 1/52, 1/56**).

Die Kollektoren des dorsolateralen Oberarmterritoriums und der Regio deltoidea bilden in 60% ein **laterales Oberarmbündel**. Die 1–2 Kollektoren des Bündels steigen entlang der V. cephalica auf und enden teils in den infraklavikulären, teils in den supraklavikulären Knoten. Manche Radiologen beschreiben 3–4 Kollektoren entlang der V. cephalica und nennen sie «deltoid system». In 10% der Fälle kann dieses Bündel durch eingeschaltete sog. *Nodi lymphatici deltoideopectorales* unterbrochen werden (**Abb. 1/52**). Einige Autoren betrachten das laterale Oberarmbündel als inkonstant, andere hingegen als konstant. Unserer Erfahrung nach ist das Bündel konstant, zeigt aber zwei Erscheinungsformen. Der lange Typ besteht aus abgezweigten Kollektoren des radialen Bündels (**Abb. 1/53 A, B**). Der kurze Typ entsteht aus der Vereinigung der dorsolateralen Oberarm- und Schulterkollektoren (**Abb.**

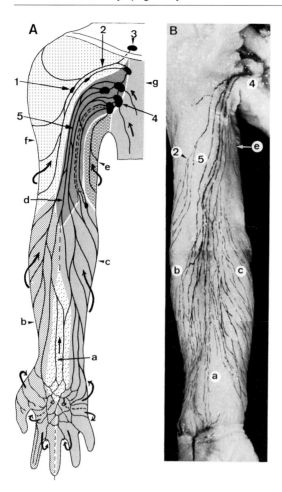

**Abb. 1/52:** Lymphgefäßbündel und Lymphterritorien der oberen Extremität (Volarseite).
A Schema der Ausdehnung der Lymphterritorien mit den trennenden Wasserscheiden
B Injektionspräparat (Foet 20 cm SSL).
a Mittleres Unterarmterritorium mit medianem Vorderarmbündel
b Territorium des radialen Bündels
c Territorium des ulnaren Bündels
d Mittleres Oberarmterritorium
e Dorsomediales Oberarmterritorium
f Dorsolaterales Oberarm- und Schulterterritorium
g Oberes Rumpfterritorium.
1 Lnn. deltoideopectorales
2 Laterales Oberarm- oder Deltoidbündel (kurzer Typ)
3 Ln. supraclavicularis
4 Lnn. axillares
5 Mediales Oberarmbündel.

1/52, 1/53 C). In etwa 40% der Fälle münden die lateralen Oberarmkollektoren direkt in das mediale Oberarmbündel und nur die Schulterkollektoren bilden ein sehr kurzes laterales Bündel (**Abb. 1/53 D**). Ein kurzes laterales Bündel, unabhängig welche Form es zeigt, kann von dem radialen Bündel her nie aufgefüllt werden; deshalb wird es von verschiedenen Autoren als inkonstant betrachtet. Der funktionelle Unterschied der zwei Typen besteht darin, daß der kurze Typ nur das dorsolaterale Oberarmterritorium drainiert, der lange Typ hingegen auch Lymphe aus dem Unterarmgebiet ableiten kann (**Abb. 1/53 B**). Letzterer kann deshalb beim Ausfall des medialen Bündels als Entlastungsbahn wirken.

In Einzelfällen gibt es einen Anastomosenast vom kurzen lateralen Bündel zum medialen Bündel (**Abb. 1/53 C**) oder aus einem direkt in das mediale Oberarmbündel mündenden dorsolateralen Kollektor zum kurzen und lateralen Bündel (**Abb. 1/53 D**). In solchen Fällen, wo das mediale Bündel gestaut wird (Lymphadenektomie), dehnen sich diese Anastomosenäste auch aus, ihre Klappen werden insuffizient und können dadurch Lymphe in das kurze laterale Bündel abführen (**Abb. 1/53 C, D**, gestrichelte Pfeile). Die Drainageeffizienz solcher Verbindungsäste ist jedoch sehr gering.

Einige Röntgenologen sind der Meinung, daß das laterale Oberarmbündel lymphographisch nur unter pathologischen Umständen – vor allem nach radikaler Mastektomie –

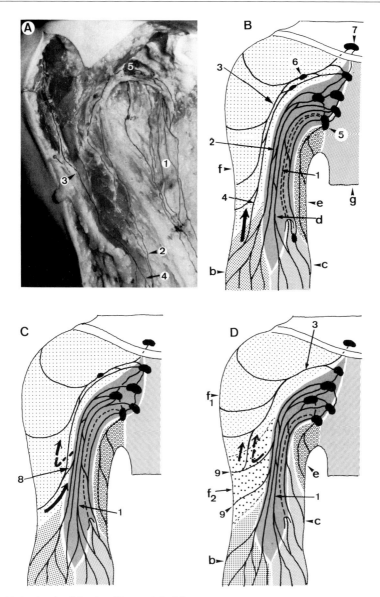

**Abb. 1/53:** Varianten des lateralen Oberarmbündels.
**A** Injektionspräparat; **B** Langer Typ verbunden mit dem Radialbündel; **C** Kurzer Typ verbunden mit dem medialen Oberarmbündel; **D** Stark verkürztes Deltoidbündel, direkte Einmündung der dorsolateralen Oberarmkollektoren (9) in das mediale Oberarmbündel (1), vergrößertes ulnares Territorium (c).
**1** Mediales Oberarmbündel; **2** Radiales Bündel; **3** Laterales Oberarmbündel; **4** Verbindung des radialen Bündels mit dem lateralen Oberarmbündel (langer Typ); **5** Lnn. axillares; **6** Lnn. deltoideopectorales; **7** Ln. supraclavicularis; **8** Verbindung zwischen lateralem und medialem Oberarmbündel; **9** Dorsolaterale Oberarmkollektoren.
**b** Territorium des radialen Bündels; **c** Territorium des ulnaren Bündels; **d** Mittleres Oberarmterritorium; **e** Dorsomediales Oberarmterritorium; **f** Dorsolaterales Oberarm- und Schulterterritorium; $f_1$ Schulterterritorium; $f_2$ Dorsolaterales Oberarmterritorium; **g** Oberes Rumpfterritorium.
Die durchgezogenen Pfeile geben die natürliche, der gestrichelte Pfeil die retrograde (bei Stauung entstandene) Lymphabflußrichtung an.

## 94  Anatomie des Lymphgefäßsystems

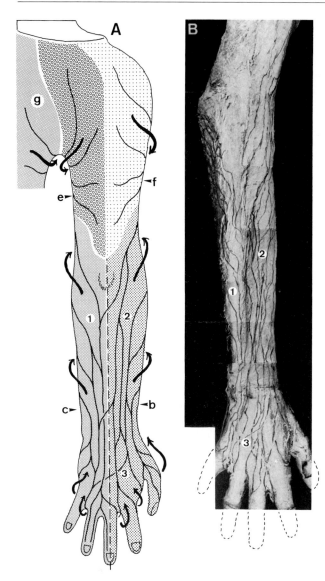

**Abb. 1/54:** Lymphgefäßbündel und Lymphterritorien in der Dorsalfläche der oberen Extremität.
**A** Schema der Ausdehnung der Lymphterritorien
**B** Injektionspräparat.
**1** Ulnares Bündel
**2** Radiales Bündel
**3** Lange Querkollaterale zwischen radialen und ulnaren Handrückenkollektoren.
**b** Territorium des radialen Bündels
**c** Territorium des ulnaren Bündels
**e** Dorsomediales Oberarmterritorium
**f** Dorsolaterales Oberarmterritorium
**g** Oberes Rumpfterritorium.

darstellbar ist und daß es die unterbrochenen medialen Kollektoren ersetzen kann. Ein Lymphödem entsteht nach Ansicht der erwähnten Autoren nur in solchen Fällen, wo das Deltoid-System wegen starker lateraler Ausdehnung des Operationsfeldes verletzt wurde, oder weil es während der Nachbestrahlung durch Narbenbildung bzw. Entzündungsprozesse insuffizient geworden ist. Nach unserer Meinung spielen bei der Ödembildung noch zwei weitere Faktoren eine Rolle:

1. daß ein kompensationsfähiges laterales Bündel (langer Typ) nur etwa in 16% der Fälle zu finden ist und
2. daß der Ausfall der 8–10 Kollektoren des medialen Bündels durch 1–2 Kollektoren nicht sofort voll kompensiert werden kann.

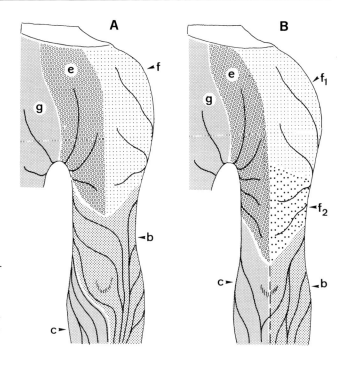

**Abb. 1/55:** Variable Ausbreitung der dorsalen Abschnitte der Schulter- und Oberarmterritorien.
**A** Ausgedehntes radiales Territorium
**B** Separates Schulter- und dorsolaterales Oberarmterritorium (entsprechend Abb. 1/53 D).
**b** Territorium des radialen Bündels
**c** Territorium des ulnaren Bündels
**e** Dorsomediales Oberarmterritorium
**f** Dorsolaterales Oberarm- und Schulterterritorium
**$f_1$** Separates Schulterterritorium wegen verkürztem Deltoidbündel (s. Abb. 1/53 D)
**$f_2$** Separates dorsolaterales Oberarmterritorium wegen direkter Einmündung der Kollektoren in das mediale Oberarmbündel (s. Abb. 1/53 D)
**g** Oberes Rumpfterritorium.

Die **hintere Gefäßgruppe** des Oberarmes zeigt drei Varianten (**Abb. 1/54, 1/55**). Bei der häufigsten Variante wird das dorsale Hautgebiet des Armes durch kurze, etwa in der Mittellinie entspringende dorsomediale und dorsolaterale Kollektoren drainiert. Die dorsomedialen Kollektoren münden in Sammelstämme, welche parallel mit dem medialen Oberarmbündel zu den Axillarknoten aufsteigen, die dorsolateralen Kollektoren münden dagegen in das laterale Oberarmbündel (**Abb. 1/52**). Bei der zweiten Variante mündet nur die obere Gruppe der dorsolateralen Kollektoren in das laterale Bündel, die untere Gruppe dagegen in das mediale Bündel (**Abb. 1/53 D**). Bei der dritten Variante wird ein Teil oder das ganze dorsale Hautgebiet durch querverlaufende Kollektoren des radialen Bündels in das mediale Oberarmbündel drainiert (**Abb. 1/53 D, 1/55 A**).

## 1.5.3 Tiefes System

Die **Kollektoren des tiefen Lymphsystems** (**Abb. 1/56**) werden nach den Arterien, welche sie begleiten, benannt. Nur in Ausnahmefällen verlaufen die Lymphgefäße separat oder den Nerven entlang. Die Begleitstämme der Aa. metacarpeae dorsales et palmares münden in den *Arcus lymphaticus palmaris profundus*, die der Aa. digitales palmares communes in den *Arcus lymphaticus palmaris superficialis*. Aus dem oberflächlichen Bogen fließt die Lymphe entlang der A. ulnaris, aus dem tiefen entlang der A. radialis ab. Die **tiefen Kollektoren des Unterarmes** begleiten die Aa. radialis, ulnaris, interossea anterior et posterior. Die Begleitgefäße der Arterien teilen sich streckenweise in 2–3 Äste auf, welche sich proximalwärts zu einem Stamm vereinigen (**Abb. 1/56**). In der Ellenbeuge vereinigen sich die tiefen Unterarmgefäße in verschiedenen Kombinationen und bilden 2–3, entlang der A. brachialis aufsteigende Stämme. Sie können durch tiefe kubitale Lymphknoten unterbrochen werden oder auf die Oberfläche gelangen. Am häufigsten wird das Vas radiale oder einer seiner Äste oberflächlich.

## Anatomie des Lymphgefäßsystems

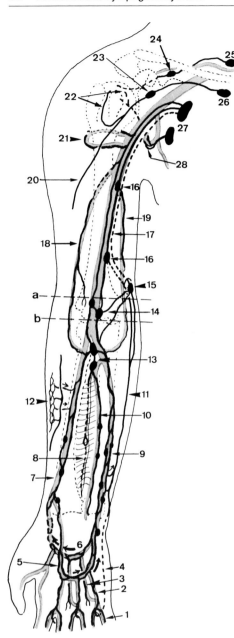

**Abb. 1/56:** Tiefe Lymphgefäße und interkalare Knoten des Armes und des Schultergürtels.
a Epicondyluslinie
b Gelenklinie.
V. ly. = Vas lymphaticum
1 V. ly. digitale proprium
2 V. ly. digitale commune
3 V. ly. metacarpale
4 Lymphgefäß am Handrücken
5 Arcus lymphaticus palmaris superficialis
6 Arcus lymphaticus palmaris profundus
7 V. ly. radiale
8 V. ly. interosseum dorsale
9 V. ly. ulnare
10 V. ly. interosseum volare
11 Kollektor des ulnaren Bündels
12 Rete cutaneum
13 Lnn. cubitales profundi distales
14 Lnn. cubitales profundi proximales
15 Ln. cubitales superficialis
16 Ln. brachialis
17 Tractus brachialis
18 V. ly. brachiale profundum
19 V. ly. collaterale ulnare
20 Laterales Oberarmbündel
21 V. ly. circumflexum humeri
22 Lymphgefäße des Schultergelenkes
23 Ln. deltoideopectoralis
24 Ln. suprascapularis
25 Ln. supraclavicularis
26 Ln. infraclavicularis
27 Lnn. axillares
28 V. ly. circumflexum scapulae.

Die **tiefen Kollektoren des Oberarmes** begleiten die A. brachialis, A. profunda brachii und die A. collateralis ulnaris superior. Der entlang der A. brachialis aufsteigende *Tractus brachialis* besteht aus 3–5 Gefäßen. Einige davon bilden die Fortsetzung der tiefen Unterarmgefäße, die anderen sind subfascial gewordene Kollektoren des ulnaren Bündels (**Abb. 1/52**). In der Nähe der Achselhöhle bohrt der Tractus brachialis die Fascia durch und endet in den gleichen Knoten, wie die oberflächlichen Gefäße. Einige Kollektoren des Tractus brachialis können durch *Lnn. brachiales* unterbrochen werden (**Abb. 1/56**).

Den **tiefen Lymphgefäßen des Schultergürtels** folgen die Aa. circumflexa humeri anterior, posterior, subscapularis et suprascapularis. **Das *Vas suprascapulare* mündet in die Lnn. supraclaviculares, die anderen in die axillären Lymphknoten.**

### 1.5.3.1 Lymphgefäße der Gelenke

Die Kollektoren folgen im allgemeinen den nutritiven Arterienästen. Die Interphalangealgelenke werden vom oberflächlichen System, die Metakarpophalangealgelenke und das Handgelenk teils vom oberflächlichen, teils vom tiefen System, das Ellenbogen- und das Schultergelenk nur vom tiefen System drainiert.

### 1.5.3.2 Lymphgefäße der Muskulatur

Die Thenarmuskulatur wird durch die Vasa radialia, die Hypothenarmuskulatur durch die Vasa ulnaria drainiert. Die Lymphgefäße der Mm. lumbricales und interossei münden in den Arcus lymphaticus palmaris superficialis et profundus. Die Kollektoren der oberflächlichen Flexoren des Unterarmes führen in die Vas ulnaria, die der tiefen Flexoren in die Vasa interossea anteriora. Die radialen Extensoren (Mm. brachioradialis, extensor carpi radialis longus et brevis, supinator) werden durch die Vasa radialia, die übrigen Extensoren durch die Vasa interossea posteriora drainiert. Die Kollektoren der Oberarmflexoren münden in den Tractus brachialis, die des M. triceps vereinigen sich mit denjenigen Kollektoren des Ellenbogengelenkes, welche entlang der A. profunda brachii aufsteigen.

Die **Lymphgefäße der Nerven** folgen den nutritiven Arterien und münden in die tiefen Kollektoren. Die aus dem brachialen Abschnitt des N. medianus und des N. ulnaris führen in den Tractus brachialis, diejenigen aus den Nerven des Unterarmabschnittes teils in die tiefen, teils in die oberflächlichen kubitalen Lymphknoten. Der kubitale Abschnitt des N. radialis wird in die Lnn. cubitales profundi, der brachiale Abschnitt in die Begleitgefäße der A. profunda brachii drainiert.

### 1.5.3.3 Interkalare Knoten

**Oberflächliche interkalare Knoten** finden sich in der Regio cubiti und im Sulcus deltoideopectoralis.

Die *Lnn. cubitales superficiales* liegen epifaszial neben der V. basilica und dem N. cutaneus antebrachii medialis in der Nähe des Hiatus basilicus (**Abb. 1/52, 1/56**). Nach Angaben der Literatur kommen sie in 30% der Fälle vor, wir fanden sie hingegen in 68,5%. Die meisten Autoren sind der Meinung, daß im allgemeinen nur ein Knoten zu finden ist, 2–3 oder mehr kommen nur selten vor. Wir fanden 1 Knoten in 36%, 2 Knoten in 9%, 3 Knoten in 4,5%, 4 Knoten in 13,5% und 5 Knoten in 4,5%. Die Größe der Knoten variiert zwischen 2–6 mm. Wenn es mehrere Knoten gibt, so sind sie meist klein (2–3 mm). Die oberflächlichen kubitalen Knoten nehmen einzelne Kollektoren des ulnaren Bündels auf (**Abb. 1/52**), deshalb können sie bei Infektionen der 3–5 Finger anschwellen. Meist gehen ihre efferenten Gefäße durch den Hiatus basilicus in die Tiefe. Sie gesellen sich zum Truncus brachialis, anastomosieren mit ihm aber gewöhnlich nicht. Manchmal geht nur ein efferentes Gefäß in die Tiefe, das andere verläuft oberflächlich im medialen Oberarmbündel (**Abb. 1/52 A**). Im Wege eines ulnaren Kollektors können mehrere Knoten hintereinander eingeschaltet sein. Es muß betont werden, daß beim Hiatus basilicus einige ulnare Kollektoren auch dann in die Tiefe gehen, wenn die oberflächlichen kubitalen Lymphknoten fehlen.

Das laterale Oberarmbündel kann durch 1–3 *Lnn. deltoideopectorales* unterbrochen werden. Diese 0,2–1 cm großen Knoten liegen neben der V. cephalica entweder im Sulcus oder im

Trigonum deltoideopectorale (**Abb. 1/52**). Die **Häufigkeit** der Lnn. deltoideopectorales wird in der Literatur mit 9−44% angegeben. An eigenen Präparaten kamen sie in 10% vor.

**Tiefe interkalare Knoten** (**Abb. 1/56**) sind nur selten zu finden. Ihre Zahl, Größe und Lokalisation sind sehr variabel. Die Zahl und die Häufigkeit der tiefen Knoten nimmt von proximal nach distal ab. Am häufigsten (14,4%) finden sich im Sulcus biciptalis medialis und in der Fossa cubiti tiefe Knoten (**Abb. 1/56**). Die *Lnn. brachiales* sind im Wege des Tractus brachialis eingeschaltet. Ihre Zahl variiert zwischen 1 und 7; am häufigsten gibt es 3 Knoten. Die *Lnn. cubitales profundi proximales* liegen oberhalb der Gelenklinie, neben der A. brachialis, die *Lnn. cubitales profundi distales* unterhalb der Gelenklinie, neben der A. interossea communis, der A. radialis oder A. ulnaris (**Abb. 1/56**). Die Zahl der tiefen kubitalen Knoten variiert zwischen 2−8.

Im Unterarmbereich fand man im mittleren und unteren Drittel entlang der A. ulnaris 1−6, entlang der A. radialis 1−4 und neben der A. interossea anterior 1−3 kleine Knoten (**Abb. 1/56**).

## 1.5.4 Verbindungen zwischen oberflächlichem und tiefem System

Es gibt zwei verschiedene **Verbindungswege zwischen dem oberflächlichen und dem Tiefen Lymphsystem**:

1. Anastomosen zwischen den **oberflächlichen und tiefen Kollektoren** findet man in der Karpal- und in der Kubitalregion. Die karpalen Anastomosen führen Lymphe aus den tiefen in die oberflächlichen Kollektoren. Kubital führt ein Weg von der Tiefe zur Oberfläche, ein anderer in umgekehrter Richtung (**Abb. 1/56**).
2. Aus den oberflächlichen Sammelgebieten direkt in das tiefe System führende Gefäße stellen die Verbindungen zwischen Rete cutaneum und den tiefen Kollektoren dar (**Abb. 1/50**). In umgekehrter Richtung wird Lymphe aus bestimmten Gelenken, Muskelgruppen und Nerven in die subkutanen Kollektoren geleitet.

## 1.5.5 Lymphterritorien

An der oberen Extremität können insgesamt sechs, drei Unterarm- und drei Oberarmterritorien unterschieden werden.

Das schmale, bis zur Mitte des Mesothenar hinunterreichende **mittlere Unterarmterritorium** wird vom medianen Vorderarmbündel drainiert (**Abb. 1/52 A**). Die Kollektoren der **radialen** und des **ulnaren Territoriums**, das radiale und das ulnare Bündel, bilden die Fortsetzung der Handrückenkollektoren, nehmen jedoch auch palmare Kollektoren auf. Die Grenze zwischen den zwei Territorien entspricht etwa der Mittellinie der Hand und des Unterarmes. Dorsal stoßen die zwei Territorien aufeinander, volar in den unteren zwei Dritteln des Unterarmes sind sie durch das keilförmige mittlere Unterarmterritorium voneinander getrennt (**Abb. 1/52, 1/54**). Das streifenförmige **mittlere Oberarmterritorium** entspricht dem Verlauf des medialen Oberarmbündels (**Abb. 1/52 A**). Das **mediale** und das **laterale Oberarmterritorium** sind volar durch das mittlere Territorium voneinander getrennt, dorsal stoßen sie dagegen bei der Mittellinie aufeinander (**Abb. 1/54 A**). Aus dem dorsomedialen Oberarmterritorium fließen die Kollektoren in Sammelstämme, welche parallel dem medialen Oberarmbündel verlaufen (**Abb. 1/52 A**). Aus dem dorsolateralen Territorium gehen entweder alle Kollektoren in das laterale Oberarmbündel (**Abb. 1/52 A**) oder nur die obere Kollektorgruppe (**Abb. 1/53 D**). Im letzteren Fall münden die unteren hinteren Kollektoren in das mediale Oberarmbündel und ihr Territorium verschmilzt deshalb mit dem mittleren Oberarmterritorium. Die untere Abgrenzung der dorsalen Territorien gegenüber den radialen und ulnaren Territorien ist schwierig, da ein Teil des dorsalen Oberarmgebietes in vielen Fällen durch aufsteigende Kollektoren des radialen Bündels drainiert wird (**Abb. 1/55 A**). Wegen der variablen Ausdehnung der Bündel und wegen der interterritorialen Anastomosenäste können die Bündel nur bedingt zu bestimmten Drainagegebieten zugeteilt und die Territorien nicht immer scharf abgetrennt werden.

Die Lymphterritorien der oberen Extremität sind an der Extremitätenbasis von den Rumpfterritorien durch die sog. **axilläre Wasserscheide** getrennt (**Abb. 1/52 A, 1/54 A**). Über Verbindungen zwischen Extremitäten- und Rumpfterritorien s. Kap. 1.7.3.

## 1.5.6 Regionale Knotengruppen der oberen Extremität

Praktisch wichtig ist, daß die Lymphgefäße der Schulterregion und der oberen Extremität nicht in einer bestimmten axillären Knotengruppe enden, sondern daß sie mit mehreren Gruppen in Verbindung stehen (**Abb. 1/57**). Nur das Vas suprascapulare (**Abb. 1/56**) und in

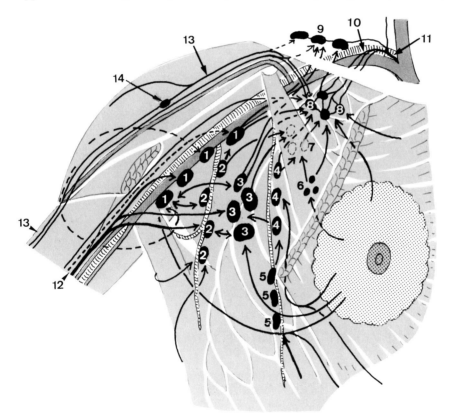

**Abb. 1/57:** Afferente Lymphgefäße, internodale Verbindungen und efferente Lymphgefäße der axillären Lymphknotengruppen.
**1** Lnn. axillares laterales; **2** Lnn. subscapulares; **3** Lnn. centrales; **4** Lnn. pectorales (obere Gruppe); **5** Lnn. pectorales (untere Gruppe); **6** Lnn. interpectorales (Rottersche Knoten); **7** Lnn. subpectorales; **8** Lnn. apicales (infraclaviculares); **9** Lnn. supraclaviculares; **10** Truncus subclavius; **11** Ductus lymphaticus dexter; **12** Mediales Oberarmbündel (tiefe Lymphgefäße punktiert); **13** Laterales Oberarmbündel (Deltoidbündel); **14** Ln. deltoideopectoralis.

Einzelfällen das laterale Oberarmbündel führen zu den Lnn. supraclaviculares. Gewöhnlich mündet das laterale Oberarmbündel entweder direkt oder nach Zwischenschaltung von Lnn. deltoideopectorales in die apikale Knotengruppe der Achselhöhle, in die Lnn. infraclaviculares. In solchen Fällen, in welchen die V. cephalica mit der V. jugularis externa anastomosiert, können einzelne Kollektoren entlang dem präklavikulären Anastomosenast zu den Lnn. supraclaviculares aufsteigen oder in den Truncus subclavius münden. Wenn das laterale Oberarmbündel die Fortsetzung des radialen Bündels bildet (langer Typ), kann eine aus dem 1. und 2. Finger ausgehende Infektion die infraklavikulären Knoten erreichen und einen subpektoralen Abszeß hervorrufen, während bei der Erkrankung des 3.–5. Fingers vorwiegend die Lnn. laterales, subscapulares, ventrales und die kubitalen Lymphknoten anschwellen. Das stärkere mediale Oberarmbündel und der Tractus brachialis enden variablerweise in den Lnn. axillares laterales, subscapulares und centrales (**Abb. 1/57**). Die meisten Autoren sind der Meinung, daß die obere Extremität keine Lymphknoten zur alleinigen Verfügung hat, deshalb ist die Beschreibung der vielfältigen Variationen überflüssig. Die Lokalisation einzelner peripherer Gebiete in den axillären Lymphknoten ist wegen der Anastomosen der afferenten Kollektoren und wegen der internodalen Verbindungen nur in geringem Maße möglich.

### 1.5.7 Internodale Abflußwege

Die einzelnen Knotengruppen der Achselhöhle sind durch zahlreiche internodale Lymphgefäße untereinander verbunden, die den sog. Plexus axillaris bilden. Trotz der bidirektionalen Leitung der internodalen Gefäße gibt es einen nach zentral und apikal gerichteten Hauptweg. Praktisch fließt die Lymphe aus allen parietalen Knotengruppen in die zentralen und von dort in die apikalen Knoten. So bilden die zentralen Knoten die zweite, die apikalen die dritte Station bei der Metastasenbildung (**Abb. 1/57**).

Nach einer Lymphadenektomie, wenn die Abflußwege unterbrochen sind, kann die Lymphe nur durch das kutane Kapillarnetz oder durch akzessorische Wege, wenn solche vorhanden sind, die axilläre Wasserscheide passieren. Einen solchen Weg stellt bei der oberen Extremität der lange Typ des lateralen Oberarmbündels dar, vorausgesetzt, daß es in die supraklavikulären Knoten mündet oder mit diesen wenigstens durch Kollaterale verbunden ist. Ein solches Bündel ist nur in 16% der Fälle zu finden (**Abb. 1/53 A, B**), deshalb entsteht nach Lymphadenektomie meist ein leichtes oder starkes Ödem (weitere Ableitungswege s. Kap. 1.7, Rumpf).

## 1.6 Lymphsystem der unteren Extremität

Die Lymphdrainage der unteren Extremität erfolgt, wie bei der oberen Extremität durch ein oberflächliches und ein tiefes System. Das oberflächliche, oder subkutane System drainiert die Haut und Subcutis; an solchen Stellen, wo die Haut direkt über dem Knochen liegt (Malleolen, vordere Tibiafläche) auch das Periost. Seine regionalen Knoten sind die Lnn. inguinales superficiales und die Lnn. poplitei superficiales. Das tiefe System führt die Lymphe aus Muskulatur, Gelenken, Knochen und Nerven durch die Lnn. poplitei profundi zu den Lnn. inguinales profundi. Einzelne tiefe Gefäße können durch interkalare Knoten unterbrochen werden.

## 1.6.1 Regionale Lymphknoten

Die Lymphknoten der Leiste (*Lnn. inguinales*) bilden eine oberflächliche und eine tiefe Gruppe.

Die oberflächlichen Knoten (*Lnn. inguinales superficiales*) liegen in der unteren Schicht des subkutanen Fettgewebes, deshalb sind sie normalerweise nur bei mageren Individuen tastbar. Sie sind gemeinsam mit der V. saphena magna in das lamellär trabekuläre Verspannungssystem des subkutanen Bindegewebes eingebaut.

Die meisten Knoten befinden sich im Trigonum femorale (begrenzt durch das Lig. inguinale, M. sartorius und M. adductor longus) und sind um den Endabschnitt der V. saphena magna und ihre Äste (V. saphena accessoria, circumflexa ilium superficialis, epigastrica superficialis und Vv. pudendae externae) gruppiert. Da einzelne Knoten der inguinalen Gruppe und eventuelle aberrante Knoten auch außerhalb des Trigonom femorale liegen können, empfehlen die Chirurgen bei der Knotendissektion das Operationsfeld durch ein Viereck zu begrenzen (**Abb. 1/58 B**).

Die schräge obere Grenzlinie des angegebenen quadratischen Knotenareals verläuft parallel zum Lig. inguinale, 1 cm oberhalb von ihm. Die laterale und mediale Grenze bilden zwei senkrechte, durch die Spina iliaca anterior superior bzw. das Tuberculum pubicum gezogene 20 bzw. 15 cm lange Linien. Die horizontale Verbindung der seitlichen Endpunkte ergibt die untere Grenzlinie (**Abb. 1/58 B**).

Die Zahl der Knoten ist von der Größe der einzelnen Knoten abhängig. Die Variationsbreite wird in der Literatur zwischen 4 und 25 angegeben. Am häufigsten sind 6–12 Knoten (im Durchschnitt 10) zu finden. Fast immer gibt es 1–2 große, 3–4 cm lange und 1–2 cm breite Knoten.

Einige Anatomen teilen die oberflächlichen Inguinalknoten durch ein senkrechtstehendes Kreuz in 5 Gruppen: superolaterale (I), superomediale (II), inferomediale (III) und inferolaterale (IV) Gruppe. Die fünfte, oder zentrale Gruppe (V) befindet sich in der Kreuzmitte, welche bei der Einmündungsstelle der V. saphena magna liegt (**Abb. 1/58 B**). Chirurgen, die diese Einteilung benützen, bezeichnen die Gruppen als Zonen. Die Form und die topographische Lage der Knoten, ihre zahlenmäßige Variabilität und die Häufigkeit ihres Vorkommens in den einzelnen Zonen sind aus der **Abb. 1/58 C** zu entnehmen.

In der Zone I finden sich durchschnittlich 4 längliche *Lnn. inguinales superolaterales*. Sie sind parallel mit dem Lig. inguinale, entlang der V. circumflexa ilium superficialis angeordnet.

Die Zone II enthält im Durchschnitt 2 runde Knoten (*Lnn. inguinales superomediales*). Sie sind mit den Endabschnitten der V. epigastrica superficialis und der Vv. pudendae externae benachbart.

In den beiden unteren Zonen ist die Längsachse der ovalen Knoten vertikal gestellt. Zone III ist am häufigsten knotenfrei oder enthält nur einen Knoten (*Ln. inguinalis inferomedialis*).

In der Zone IV sind im Durchschnitt 4 *Lnn. inguinales inferolaterales* zu finden. Ein Knoten liegt in dem Winkel der V. saphena magna und der V. saphena accessoria lateralis, einer lateral der V. saphena accessoria und ein Knotenpaar etwa 1 cm lateral vom Hiatus saphenus an der horizontalen Zonengrenzlinie über dem M. sartorius. Zwischen der V. saphena magna und accessoria sind in 22% zwei und in 3,5% drei Knoten (**Abb. 1/58 B**). Die zwei mit den Vv. saphenae benachbarten Knoten sind oft durch eine retrovenöse Brücke miteinander verbunden.

In der zentralen Zone V (Regio presaphena) gibt es nur in 15% der Fälle einen Knoten (Ln. centralis s. presaphenus). Zwei oder drei Knoten kommen nur in Einzelfällen vor (**Abb. 1/58 C**).

Da zentrale Knoten meist fehlen, betrachten wir die Unterscheidung in 4 Gruppen (Lnn. su-

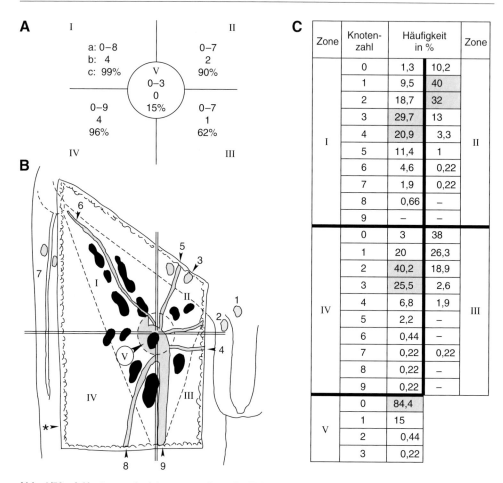

Abb. 1/58: **A** Knotenareale. **I** Area superolateralis; **II** Area superomedialis; **III** Area inferomedialis; **IV** Area inferolateralis; **V** Area centralis. **a** Variabilität der Knotenzahl; **b** Durchschnittliche Knotenzahl; **c** Häufigkeit des Vorkommens.
**B** Topographische Gliederung der oberflächlichen inguinalen (schwarz) und der aberranten Lymphknoten (grau). \* Umrahmt: Operationsfeld nach Daseler (1948); gestrichelt: Trigonum femorale. **I** Lnn. inguinales (superficiales) superolaterales; **II** Lnn. inguinales superomediales; **III** Lnn. inguinales inferomediales; **IV** Lnn. inguinales inferolaterales; **V** Ln. inguinalis centralis. **1** Ln. prepubicus; **2** Ln. penis; **3** Lnn. abdominales superficiales; **4** Vv. pudendae externae; **5** V. epigastrica superficialis; **6** V. circumflexa ilium superficialis; **7** N. cutaneus femoris lateralis; **8** V. saphena accessoria lateralis; **9** V. saphena magna.
**C** Häufigkeit verschiedener Knotenzahlen in den einzelnen Arealen (häufigste Werte grau markiert).

perolaterales, superomediales, inferolaterales, inferomediales) sowohl für die Anatomie, als auch für die Klinik (lymphographische Identifizierung) als ausreichend (**Abb. 1/59**). Es muß dabei bemerkt werden, daß keine der Gruppierungen sich mühelos ausführen läßt, da in den meisten Fällen mehrere Knoten an den Grenzlinien liegen. Da es nicht geregelt ist, zu welchen Gruppen solche Knoten gerechnet werden sollten, wird ihre Gruppenzugehörigkeit von den einzelnen Autoren unterschiedlich vorgenommen.

Die meisten Lehrbücher benützen eine einfache 2-Gruppen-Einteilung. Zur oberen Gruppe (*Tractus horizontalis*) rechnen sie die entlang des Lig. inguinale gelegene Knotenkette (Zone

I–II), zur unteren Gruppe (*Tractus verticalis*) die, die Saphenaeinmündung umgebenden Knoten (Zone III–V, **Abb. 1/59 A**).

Die im Wege der afferenten inguinalen Kollektoren eingeschalteten **interkalaren Knoten** werden als **aberrante Inguinalknoten** bezeichnet (**Abb. 1/58 B**). Zu dieser Gruppe rechnet man die folgenden Knoten:

1. Die oberhalb des Lig. inguinale und beim Anulus inguinalis externus gelegenen *Lnn. abdominales superficiales* unterbrechen die oberflächlichen Kollektoren der vorderen Bauchwand.
2. In die Lymphwege der äußeren Genitalien können *Lnn. prepubici* und ein *Ln. penis* eingeschaltet sein. Erstere befinden sich vor der Symphyse, letzterer liegt seitlich von der Peniswurzel.
3. Ein aberranter Knoten kann auf dem M. tensor fasciae latae und ein anderer neben dem N. cutaneus femoris lateralis in der Nähe der Spina iliaca anterior superior gefunden werden.

Zum **Sammelgebiet der oberflächlichen inguinalen Lymphknoten** gehören Haut und Subkutis der unteren Körperhälfte (von der Nabellinie abwärts), die äußeren Genitalien, die Gesäßregion und das Perineum (**Abb. 1/63**). Die genaue Zuordnung der einzelnen Gebiete zu bestimmten Lymphknoten ist nicht möglich, da

1. die Gruppierung der Knoten oft ohne Zwang nicht durchführbar ist
2. weil die Kollektoren eines Sammelgebietes oft zu mehreren Knotengruppen führen.

Grob eingeteilt nehmen die unteren Gruppen Lymphe aus der Extremität, die oberen aus der Rumpfwand und aus den äußeren Genitalien auf.

Die **Sammelgebiete der einzelnen Knotengruppen** können wie folgt zusammengefaßt werden:

1. **Superolaterale Knotengruppe:** Rücken, laterale Bauchwand, oberer Teil der Glutaealregion und gelegentlich die Penishaut bzw. Praeputium clitoridis.
2. **Superomediale Gruppe:** die oberflächlichen Schichten der vorderen Bauchwand (bis zum Nabel), die äußeren Genitalien, das untere Drittel der Vagina, das Perineum, die Skrotalhaut, die Pars analis recti und gelegentlich der Tubenwinkel des Uterus.
3. **Inferomediale Gruppe:** äußere Genitalien, unteres Drittel der Vagina, untere Extremität.
4. **Inferolaterale Gruppe:** Haut und Subkutis der unteren Extremität (mit Ausnahme der Sammelgebiete des dorsolateralen Bündels), der untere Teil der Glutaealregion und gelegentlich ein Teil des Perineum.

Die **efferenten Gefäße der oberflächlichen inguinalen Lymphknoten** durchbohren die Fascia lata teils bei der Lamina cribrosa (Hiatus saphenus), teils zwischen dieser und dem Lig. inguinale und bilden drei Bündel, die in den Lnn. lacunares endigen (**Abb. 1/59, 1/60**). Das gefäßreichste mediale Bündel passiert den Femoraliskanal (Lacuna lymphatica) und führt zu den Lnn. lacunares mediales et intermedii. Einige Gefäße erreichen die lacunaren Knoten nicht unmittelbar, sondern durch Zwischenschaltung der Lnn. inguinales profundi. Das mittlere Bündel besteht meist aus 2–3 Gefäßen. Es steigt entlang der Vasa femoralia durch die Lacuna vasorum zu allen drei lakunaren Knoten auf. Das stärkere laterale Bündel folgt den M. iliopsoas, tritt durch die Lacuna musculorum und endet in dem Ln. lacunaris lateralis (**Abb. 1/59, 1/60**). Einige, meist laterale Kollektoren überspringen die lacunaren Knoten und enden entweder im obersten Glied der Lnn. iliaci externi laterales, oder in einem der Lnn. iliaci communes. Im letzteren Fall steigt das geschlängelte Gefäß durch die Fossa iliaca auf und kann durch einen kleinen Schaltknoten unterbrochen werden (**Abb. 1/90, 1/93**). Durch efferente Gefäße sind die inguinalen Lymphknoten auch untereinander strang- oder netzförmig verbunden (**Abb. 1/59 B**). Wesentlich hierbei ist, daß von den unteren Knoten aus ein Teil

# Anatomie des Lymphgefäßsystems

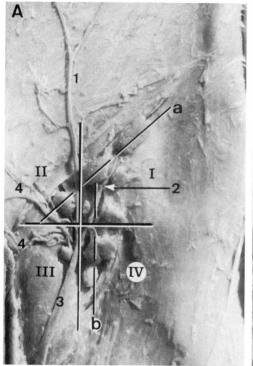
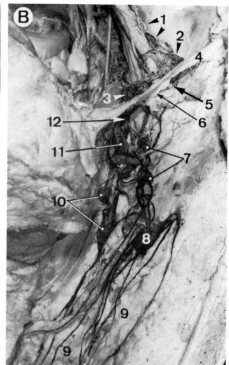
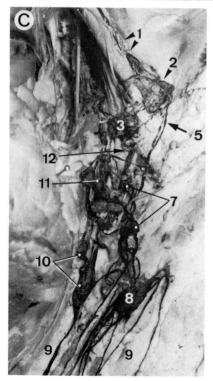

**Abb. 1/59:**
A Gruppierung der oberflächlichen Inguinalknoten.
 I Lnn. inguinales superolaterales
 II Lnn. inguinales superomediales
 III Lnn. inguinales inferomediales
 IV Lnn. inguinales inferolaterales.
 a Tractus horizontalis
 b Tractus verticalis.
 1 V. epigastrica superficialis
 2 V. circumflexa ilium superficialis
 3 V. saphena magna
 4 Vv. pudendales externae.
B, C Afferente und efferente Gefäße der inguinalen Lymphknoten. Injektionspräparate (in Abb. C. Lig. inguinale entfernt).
 1 Lnn. iliaci externi laterales
 2 Ln. lacunaris lateralis
 3 Ln. lacunaris medialis
 4 Lig. inguinale
 5 Lacuna musculorum
 6 Lig. iliopectineum
 7 Lnn. inguinales superficiales superiores
 8 Ln. inguinalis superficialis inferior
 9 Ventromediales Bündel
 10 Lnn. inguinales profundi
 11 Rosenmüllerscher Knoten
 12 Lacunae vasorum und lymphatica.

Lymphsystem der unteren Extremität 105

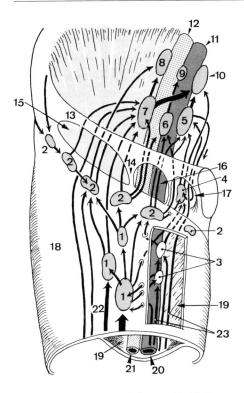

**Abb. 1/60:** Afferente und efferente Verbindungen der inguinalen Lymphknoten.
1 Lnn. inguinales superficiales inferiores (Tractus verticalis)
2 Lnn. inguinales superficiales superiores (Tractus horizontalis)
3 Lnn. inguinales profundi
4 Rosenmüllerscher Knoten
5 Ln. lacunaris medialis
6 Ln. lacunaris intermedius
7 Ln. lacunaris lateralis
8 Ln. iliacus externus lateralis
9 Ln. iliacus externus intermedius
10 Ln. iliacus externus medialis
11 V. iliaca externa
12 A. iliaca externa
13 Lig. inguinale
14 Lig. iliopectineum
15 Lacuna musculorum
16 Lacuna vasorum
17 Anulus femoralis (Lacuna lymphatica)
18 Fascia lata
19 Fossa iliopectinea
20 V. femoralis
21 A. femoralis
22 Ventromediales Bündel
23 Tiefe Lymphgefäße
Retrograde Verbindung zwischen Ln. lacunaris medialis und dem Rosenmüllerschen Knoten.

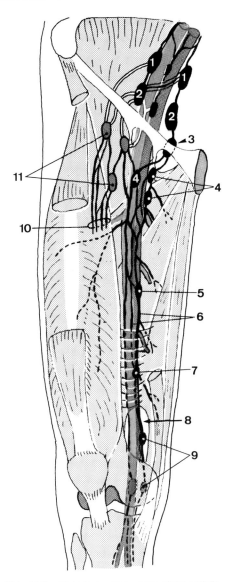

**Abb. 1/61:** Tiefe femorale Lymphgefäße und die Lnn. inguinales profundi.
1 Lnn. iliaci externi
2 Lnn. lacunares
3 Rosenmüllerscher Lymphknoten
4 Lnn. inguinales profundi
5 Ln. femoralis anterior superior
6 Vasa lymphatica femoralia
7 Ln. femoralis anterior inferior im Adduktorenkanal
8 Hiatus canalis adductorii
9 Lnn. poplitei profundi
10 Ventromediales Bündel
11 Lnn. inguinales superficiales.

der oberen und der tiefen inguinalen Knoten gefüllt wird. Die meisten Knoten der oberen Gruppe kommen bei der Lymphographie nicht zur Darstellung, da sie ihre afferenten Gefäße ausschließlich aus der Bauchwand, Gesäß- und Perinealregion, sowie aus den äußeren Genitalen erhalten. Diese Tatsache ist für die Praxis wichtig, denn sie erklärt, weshalb bei Carcinomen der äußeren Genitalien und des Anus, sowie malignen Tumoren der Bauchhaut keine pathologischen Veränderungen in den lymphographisch dargestellten Inguinalknoten nachweisbar sind, obwohl inguinal Metastasen tastbar sind. Knoten der oberen Gruppe (vor allem superomediale) füllen sich bei der Lymphographie nur selten (1–10%). Die Gesamtzahl der kontrastierten Knoten beträgt durchschnittlich 7–11 (mit einer Streuung von 1–20). In diesen Zahlen sind auch die tiefen Inguinalknoten eingerechnet, da sie von den oberflächlichen Knoten röntgenologisch schwer abzugrenzen sind.

**Kollateralverbindungen** bestehen zwischen den beidseitigen Inguinalknoten und zwischen den homolateralen Inguinal- und Axillarknoten. Erstere kommen durch präsymphyseale Anastomosen der genitalen Kollektoren, letztere durch die Anastomosen der Rumpfwandgefäße zustande (**Abb. 1/75**).

Die *Lnn. inguinales profundi* liegen unter der Fascia lata in der Fossa iliopectinea (**Abb. 1/60, 1/61**). Sie bilden entlang der A. und V. femoralis eine Kette, welche sich nach kranial in die mediale Kette der Lnn. iliaci externi fortsetzt und distalwärts bis zum Adduktorenkanal reichen kann (**Abb. 1/61**). Der oberste und konstanteste Knoten der Kette, der im Anulus femoralis liegt und den Eingang des Femoraliskanals abschließen hilft, wird **Rosenmüllerscher, Cloquetscher** oder **Pirogoffscher** Knoten genannt. Da er etwa in 70% mit dem Ln. lacunaris medialis verbunden ist, wird er von einigen Autoren als der unterste Knoten der iliaca externa Kette betrachtet (**Abb. 1/60, 1/61**). Bei pathologischer Vergrößerung kann dieser Knoten die V. femoralis einengen oder eine Femoralhernie vortäuschen. Die übrigen tiefen Inguinalknoten sind klein bis mittelgroß und können deshalb von den ähnlichen Elementen der oberflächlichen Gruppe am Lymphogramm nicht unterschieden werden. Die Zahl der tiefen inguinalen Knoten variiert zwischen 1–3. Die tiefen Knoten sind konstant, jedoch wegen ihrer Kleinheit ohne Injection oft nicht darstellbar.

Durch efferente Lymphgefäße der oberflächlichen Knoten werden die tiefen Knoten bei der Beinlymphographie auch kontrastiert.

Zum **Sammelgebiet der tiefen inguinalen Knoten** gehören vor allem die tiefen Schichten der unteren Extremität (Muskeln, Gelenke, Faszien, Periost), sowie der Glans und Corpus penis et clitoridis. Sie nehmen auch Lymphe aus den Lnn. inguinales superficiales auf. In seltenen Fällen kann der Rosenmüllersche Knoten von dem Ln. lacunaris medialis aus retrograd gefüllt werden (**Abb. 1/60**). Nach Haagensen ist der Rosenmüllersche Knoten die kranialste Filterstation am Wege der Lymphgefäße der unteren Extremität und der äußeren Genitalien und hat etwa die gleiche prognostische Bedeutung, wie die apikalen Axillarknoten, da seine Erkrankung eine schlechte Prognose bedeutet. Es muß jedoch vermerkt werden, daß etwa die Hälfte der oberflächlichen efferenten Gefäße und auch ein Teil der tiefen Kollektoren diesen Knoten nicht passieren (**Abb. 1/60**).

Die **efferenten Gefäße der tiefen inguinalen Knotenkette** gehen durch den Anulus femoralis (Lacuna lymphatica) zu dem Ln. lacunaris medialis, können aber diesen überspringen und auch in höher gelegenen Knoten endigen (**Abb. 1/60**).

Die *Lnn. poplitei* sind kleine, unter der Faszie im Fettkörper der Fossa poplitea eingelagerte Knoten, die ohne Injection schwer auffindbar sind (**Abb. 1/62**). 1–3 Knoten liegen oberflächlich (*Lnn. poplitei superficiales*), direkt unter der Fascia (oder in einer Faszienduplikatur) bei der Einmündung der V. saphena parva. Die tiefen Knoten (*Lnn. poplitei profundi*) liegen medial oder beidseits der A. poplitea, meist am Abgang der Kniegelenkarterien. Die, zwischen den Femurkondylen gelegenen Knoten werden *Lnn. intercondylares* und die, über dem Planum popliteum gelegenen *Lnn. supracondylares* genannt. Ein Knoten kann auf dem Sehnen-

Lymphsystem der unteren Extremität 107

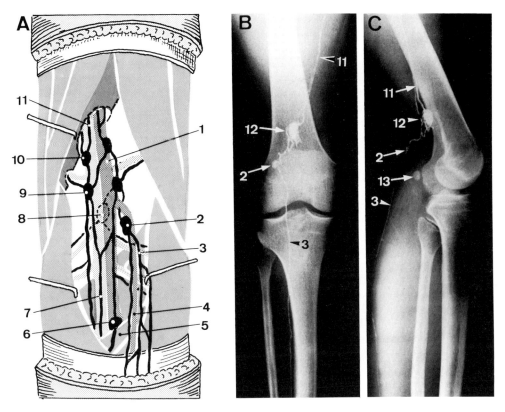

**Abb. 1/62:** Lnn. poplitei; dorsolaterales Bündel.
**A** Topographie; **B, C** Lymphogramme (von W. Wirth).
**1** V. poplitea; **2** Ln. popliteus superficialis; **3** Dorsolaterales Bündel; **4** V. saphena parva; **5** Soleusarkade; **6** Ln. tibiofibularis; **7** Vasa lymphatica poplitea;
  **8** Ln. juxtaarticularis ⎫
  **9** Lnn. intercondylares ⎬ Lnn. poplitei profundi
  **10** Lnn. supracondylares ⎭
**11** Hiatus canalis adductorii mit Vasa lymphatica femoralia; **12** Ln. popliteus profundus; **13** Fabella.

bogen des M. soleus (*Ln. tibiopopliteus*) und einer unter der A. poplitea auf der Gelenkkapsel liegen (*Ln. juxtaarticularis*). Am Röntgenbild darf ein tiefer Poplitealknoten mit einer Fabella nicht verwechselt werden (**Abb. 1/62 B, C**).

Die **afferenten Lymphgefäße** der oberflächlichen Poplitealknoten stammen aus dem dorsolateralen Bündel, die der tiefen Knoten bilden die tiefen Kollektoren des Unterschenkels und der Knieregion (**Abb. 1/63, 1/69**).

Die **efferenten Lymphgefäße** der oberflächlichen Knoten führen zu den tiefen Knoten, die ihrerseits durch internodale Kollektoren miteinander verbunden sind (*Plexus popliteus*). Dank dieser Verbindungen können alle poplitealen Knoten aus dem oberflächlichen Knoten bzw. durch das dorsolaterale Bündel sichtbar gemacht werden (**Abb. 1/62 B, C**). Die 3–5 efferenten Gefäße der tiefen Knoten steigen entlang der Vasa femoralia zu den Lnn. inguinales profundi auf (**Abb. 1/61, 1/69**). Gelegentlich kann eines dieser Gefäße durch einen **Ln. femoralis anterior** unterbrochen werden (**Abb. 1/61**).

Drei konstante accessorische Wege sind in der Literatur erwähnt. Einer von diesen führt dem N. ischiadicus entlang zu den Lnn. iliaci interni. Ein zweiter folgt den Aa. perforantes und mündet in die tiefen Oberschenkelkollektoren. Der dritte begleitet die Anastomose zwischen V. saphena parva und magna und steigt der letzteren entlang zu den Lnn. inguinales superficiales auf (**Abb. 1/69**). Der erstgenannte Weg entsteht in dem Stadium der Fötalzeit, in welchem die *A. ischiadica* oder *A. axialis* das Hauptgefäß der Extremität darstellt. Nach der Ausbildung des endgültigen Gefäßmusters wird die ursprüngliche Hauptarterie auf die dünne *A. comitans n. ischiadici* reduziert, die begleitenden Lymphgefäße bleiben jedoch erhalten.

## 1.6.2 Oberflächliches Lymphsystem

Die **oberflächlichen Lymphgefäße des Fußes** sind ähnlich angeordnet wie diejenigen der Hand, d.h. die Plantarfläche wird in die Kollektoren des Fußrückens drainiert. Das kutane Netz, aus welchem die Kollektoren ihren Ursprung nehmen, ist plantar und an den Rändern des Fußes und der Zehen wesentlich dichter als an den übrigen Hautgebieten, deshalb können die Lymphgefäße des Fußrückens von diesen Stellen aus am besten injiziert werden. Die medialen und lateralen **Fußrückenkollektoren** stammen aus der entsprechenden Hälfte der Fußsohle. Die mittleren Kollektoren entstehen aus der Vereinigung der Lymphgefäße benachbarter Zehenränder und nehmen noch die vorderen Fußsohlenkollektoren auf, die den Fußrücken über die Interdigitalspalten erreichen (**Abb. 1/63**). Da die mittleren Kollektoren in der Längsrichtung verlaufen, sollten sie bei der Kanülation von einem Längsschnitt aus aufgesucht werden. Eine solche Schnittführung ermöglicht die Freilegung einer längeren Gefäßstrecke und vermeidet gleichzeitig die Verletzung mehrerer parallelverlaufender Gefäße. Die Zahl der Fußrückenkollektoren ändert sich von Höhe zu Höhe infolge der wiederholten Teilung und Vereinigung der Gefäße. Im vorderen Metatarsalbereich gibt es etwa 6–8, in der Mitte des Fußrückens 12–15, und in der Malleolarhöhe 7–8 Gefäße (**Abb. 1/64**).

Das **ventromediale Bündel** (vorderes präfasziales Bündel) umfaßt die Kollektoren der Streckseite von der Malleolargegend bis zu den Lnn. inguinales superficiales. Es stellt die Fortsetzung der Fußrückenkollektoren dar und wird bei der Lymphographie aus einem von diesen aufgefüllt. Sein Drainagegebiet umfaßt die Haut und Subcutis der freien unteren Extremität mit Ausnahme des lateralen Fußrandes und des Mittelstreifens der Wade. Charakteristisch für das ventromediale Bündel ist:

1. daß es am Unter- und Oberschenkel breit und in der Knieregion eingeengt ist und
2. daß es die Knieregion, ähnlich der V. saphena magna, hinter dem medialen Femurkondylus an der Flexorseite passiert (**Abb. 1/64, 1/66**).

Am Fußrücken, am Unter- und am Oberschenkel kann innerhalb des Bündels eine mediale und eine laterale Portion unterschieden werden. Gewöhnlich biegt sich die laterale Bündelportion unterhalb des Knies (**Abb. 1/64 A**), seltener oberhalb davon nach medial (**Abb. 1/64 B**) und vereinigt sich mit dem medialen Anteil.

Das ventromediale Bündel besteht, wie die Gefäßbündel der oberen Extremität, aus Hauptkollektoren, Kollateralästen und Anastomosenästen (s. Kap. 1.1.4). Nach eigenen Untersuchungen zeigt es zwei Typen mit je 2 Varianten, die wir Typ Ia, b und Typ IIa, b nennen (**Abb. 1/65**). Typ I wird als **gemischter Typ** bezeichnet, weil er neben den Hauptkollektoren viele Kollaterale- und Anastomosenäste enthält. Typ II, der vor allem aus Hauptkollektoren besteht, ist hingegen ein **Kollektortyp**.

Unterschiedlich geformt sind die beiden Typen vor allem in der Knieregion und im Unterschenkelbereich. In der Variante Ia ist die krurale Portion, in der Variante Ib die popliteale Portion des Bündels plexusartig verbreitert. Die Gefäßzahl wird in diesem Gebiet wegen

# Lymphsystem der unteren Extremität

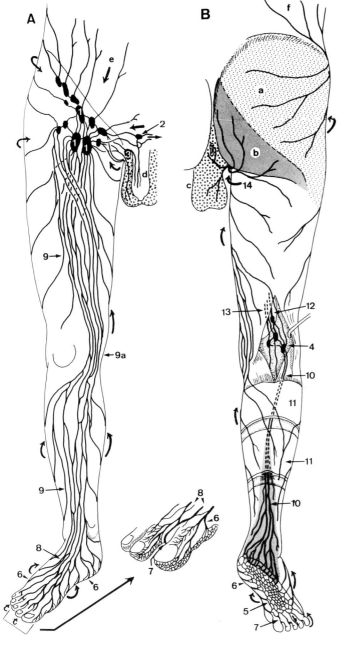

**Abb. 1/63:** Drainagegebiete der oberflächlichen inguinalen und der poplitealen Lymphknoten.
1. Lnn. inguinales superficiales
2. Ln. prepubicus
3. Ln. penis
4. Lnn. poplitei
5. Plexus lymphaticus plantaris
6. Vasa plantaria medialia
7. Vasa plantaria interdigitalia
8. Kollektoren des Dorsum pedis
9. Ventromediales Bündel
9a. Poplitealer Abschnitt des ventromedialen Bündels: physiologischer Flaschenhals
10. Dorsolaterales Bündel
11. Fascia cruris superficialis
12. Hiatus canalis adductorii
13. Vasa lymphatica femoralia
14. Sulcus genitofemoralis.
a, b Glutealregion
c Perineum, Anus, Scrotum
d Äußere Genitale
e Vordere Bauchwand
f Rücken.

zahlreichen Anastomosen und Kollateralen sprunghaft erhöht (beim Typ I a von 1 auf 8, beim Typ I b von 1 auf 12) und im folgenden Bündelsegment durch Verminderung der Kollateralen und Anastomosen reduziert. Im oberen Drittel des Oberschenkels steigt die Gefäßzahl wieder an, als Folge der Zunahme von Kollektoren (**Abb. 1/65**).

## 110 Anatomie des Lymphgefäßsystems

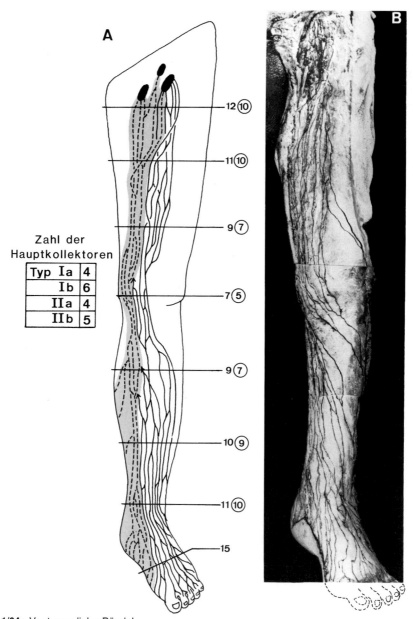

**Abb. 1/64:** Ventromediales Bündel.
**A** Mediale Bündelportion (grau) durch gestrichelte, laterale Portion durch durchgezogene Linien markiert. Zahl der Hauptkollektoren (eingerahmt) und die Gesamtzahl der Lymphgefäße in den verschiedenen Bündelabschnitten. **B** Injektionspräparat.

Beim Typ II a nimmt die Gefäßzahl zentralwärts allmählich zu. Typ II b verhält sich ähnlich, eine Ausnahme macht die Knieregion, da einige Anastomosenäste und Kollaterale die Gefäßzahl lokal erhöhen (**Abb. 1/65**).

Vergleicht man die Zahl der Gefäße in den verschiedenen Bündelabschnitten, so stellt sich

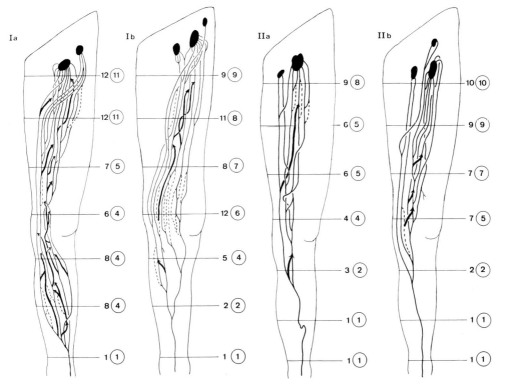

**Abb. 1/65:** Bautypen des ventromedialen Bündels.
Hauptkollektoren: durchgezogene Linien; Kollateralen: gestrichelte Linien; Anastomosenäste durch Pfeile markiert. Die eingerahmten Zahlen geben die Zahl der Hauptkollektoren, die anderen die Gesamtzahl der Gefäße an (Erläuterung im Text).

heraus, daß diese bis zur Knieregion abnimmt und von dort an zentralwärts wieder zunimmt (**Abb. 1/64 A**). Die Gefäßzahl variiert am Fußrücken zwischen 15–24, am Unterschenkel zwischen 5–10, am Oberschenkel zwischen 8–20. Unbeachtet blieb bis jetzt die Gefäßzahl in dem eingeengten Knieabschnitt des Bündels, welchen Brunner (1969) als «physiologischen Flaschenhals» bezeichnet. In diesem Gebiet ist vor allem die Zahl der Hauptkollektoren maßgebend. Vergleicht man die Zahl dieser Gefäße bei den verschiedenen Bündeltypen, so stellt sich heraus, daß diese zwischen 4–6 variiert (**Abb. 1/64 A**). Die niedrige Variationsquote zeigt, daß der scheinbar gefäßarme Typ II an seiner engsten Stelle etwa gleich viel Hauptkollektoren besitzt, wie der gefäßreiche Typ I. Bei der Beurteilung einer Hypoplasie der Beinlymphgefäße sollte daher die Zahl der Hauptkollektoren in erster Linie in der Knieregion, und auch dann möglichst an einem Seitenbild festgestellt werden. Für die ausreichende Drainage des Unterschenkels und des Fußes sind 4–6 Hauptkollektoren nötig. Eine stärkere postoperative Beinschwellung wurde in solchen Fällen festgestellt, in denen weniger als 3 Lymphgefäße intakt geblieben sind. Berücksichtigen sollte man, daß das Risiko einer Ödembildung bei dem gefäßreichen Typ I kleiner ist, als bei dem gefäßarmen Typ II, bei dem der Ausfall eines Gefäßes einen Hauptkollektor trifft (**Abb. 1/66**). Gerade aus diesem Grund sollte bei chirurgischen Eingriffen im medialen Kniebereich die quere Incisionsrichtung vermieden werden.

Das gesamte ventrale Gefäßsystem zeigt übrigens auch eine zweite, weniger ausgeprägte Einengung zwischen den Malleolen (malleolärer Flaschenhals) (**Abb. 1/64**). Die gefäßreichen

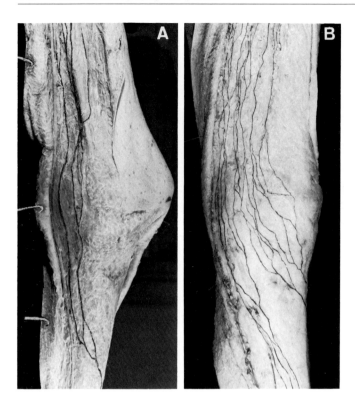

**Abb. 1/66:** Ventromediales Bündel in der Knieregion (Injektionspräparate).
**A** Gefäßarmer Typ
**B** Gefäßreicher Typ.

Bündelabschnitte vor den engen Stellen und vor den regionalen Knoten, die den Lymphabfluß verlangsamen, dienen wahrscheinlich als Reservoirs.

Die Zusammenhänge zwischen der Zahl der ausgefallenen Gefäße und der Größe des primär gestauten Drainagegebietes zeigen die Teilabbildungen A–J von **Abbildung 1/67**. Als Beispiel dient die Verletzung eines Typ Ia Bündels in der Knieregion. Wie Fig. A zeigt, hat der Ausfall eines einzigen Kollektors praktisch keine Folgen. Beim Ausfall von zwei Gefäßen ist die Ausdehnung des gestauten Gebietes größer wenn randständige Gefäße des Bündels betroffen sind (Abb. B), als beim Ausfall der zentralen Äste (Abb. C). Bei der Obliteration von 3 Gefäßen sind die Ausfälle etwa gleich groß wie beim Ausfall von zwei randständigen Gefäßen (Abb. D, E, F). Fallen 4 laterale Gefäße des Bündels aus (Abb. G), so ist das Stauungsgebiet größer, als beim Ausfall von medialen Gefäßen (Abb. H, I). Die Bedeutung der Anastomosenäste zeigen die Abbildungen D, G, I und J. Vergleicht man die bedeutende Vergrößerung des Stauungsgebietes in Abbildung G gegenüber Abbildung D, so hängt es nur mit dem zusätzlichen Verschluß der Anastomose d zusammen. Wäre der Anastomosenast x in Abbildung I nicht vorhanden, so würde sich das Stauungsgebiet etwa verdoppeln, wie Abbildung J zeigt. Es muß nochmals ausdrücklich betont werden, daß es sich in den besprochenen Fällen um primäre Stauungsgebiete handelt. Die Knieregion ist, wie bereits erwähnt wurde, ein Flaschenhals, in welchem minimal drei Gefäße intakt bleiben müssen, um eine genügende Drainage zu gewährleisten. In unserem Beispiel ist es nur in 4 Situationen (Abb. A, B, C, E) der Fall gewesen. Aus diesem kann geschlossen werden, daß in solchen Fällen, in welchen die Knieregion von 6 Gefäßen passiert wird, eine knappe Kompensation nur dann möglich ist, wenn nicht mehr als zwei Gefäße ausfallen.

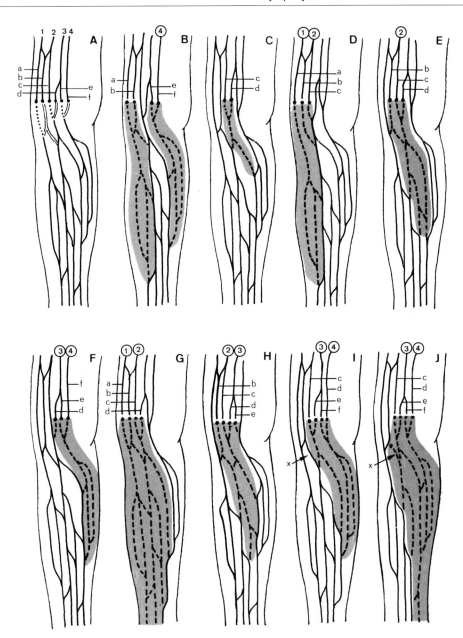

**Abb. 1/67:** Gestaute Gefäßabschnitte nach Unterbrechung des ventromedialen Bündels in der Knieregion. Gestaute Gefäßstrecke: gestrichelt, gestautes Gebiet: grau markiert.
**a–f** Lymphgefäße in der Unterbrechungsebene. **1–4** Hauptkollektoren.
Unterbrechung von: **A** einzelnen Gefäßen, **B** 2 lateralen bzw. medialen Gefäßen, **C** 2 zentralen Gefäßen, **D** 3 lateralen Gefäßen, **E** 3 zentralen Gefäßen, **F** 3 medialen Gefäßen, **G** 4 lateralen Gefäßen, **H** 4 zentralen Gefäßen, **I** 4 medialen Gefäßen; **J** Zusätzliche Ausfallvergrößerung nach Unterbrechung der Anastomose **x**. Weitere Erklärung im Text.

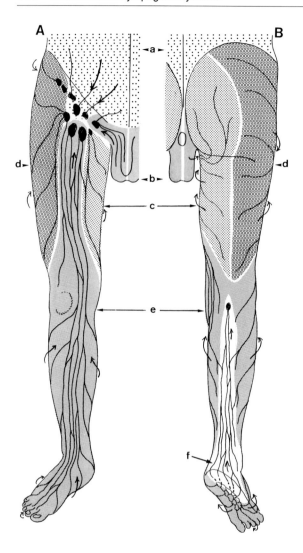

**Abb. 1/68:** Drainageterritorien der unteren Extremität und die angrenzenden Rumpfterritorien.
**A** Vorderansicht
**B** Dorsalansicht.
 **a** Unteres Rumpfterritorium
 **b** Territorium der äußeren Genitale und des Darmes
 **c** Mediales Oberschenkelterritorium
 **d** Laterales Oberschenkelterritorium
 **e** Territorium des ventromedialen Bündels
 **f** Territorium des dorsolateralen Bündels.
Weiße Linien markieren die lymphatischen Wasserscheiden.

An der **unteren Extremität** können 4 **Drainageterritorien**, das Territorium des ventromedialen und des dorsolateralen Bündels, und das dorsomediale und dorsolaterale Oberschenkelterritorium unterschieden werden (**Abb. 1/68**). Gefäßausfälle in den beiden letztgenannten Territorien sind wegen intraterritorialen Anastomosen bedeutungslos. Der Ausfall des ventromedialen Bündels ist mit der inguinalen Lymphadenektomie gleichbedeutend. Der Abfluß kann in solchen Fällen nur durch die Wasserscheide der Extremitätenwurzel in das untere Rumpfwandterritorium erfolgen (**Abb. 1/71**).

Durch die Vereinigung verschiedener Fußrückengefäße im Bereiche des malleolaren Flaschenhalses wird die Gefäßzahl im supramalleolären Teil des Unterschenkels von 15 auf 8 reduziert. Von den letzteren sind jedoch nur etwa 6 Hauptkollektoren, die übrigen stellen Kollateralen von diesen dar. Aus diesem Grund wird je nach dem, ob ein medialer oder ein lateraler Fußrückenkollektor kanüliert wird, jeweils nur ein medialer oder ein lateraler Kollektor des Unterschenkelbündels und dessen variablen Verzweigungssystems (**Abb.**

1/66A) mit Röntgenkontrastmittel oder Farbstoff aufgefüllt. Am Oberschenkel gibt es auch zwei Bündelportionen, eine mediale und eine laterale. Welche von diesen beiden bei der Lymphographie gefüllt wird, hängt wiederum von der Wahl der Punktionsstelle am Fußrücken ab. Die erwähnten Verhältnisse erklären, daß nur dann die Diagnose einer Lymphgefäßhypoplasie gestellt werden kann, wenn die Gefäßzahl am Unter- und Oberschenkel trotz der Punktion eines medialen und eines lateralen Fußrückenkollektors abnorm niedrig bleibt.

Das **dorsolaterale Bündel** (hinteres prefasciales Bündel) drainiert die Haut und Subcutis der hinteren Hälfte des lateralen Fußrandes, der Ferse, des lateralen Knöchels und ein streifenförmiges Gebiet in der Wadenmitte (**Abb. 1/63, 1/68**). Hinsichtlich ihres Drainagegebietes kann es mit dem medianen Unterarmbündel verglichen werden. Die 1–3 Kollektoren folgen der V. saphena parva und münden in die Lnn. poplitei superficiales. Das Bündel liegt im unteren Drittel der Wade epifascial, im mittleren Drittel in der Duplikatur der Fascie und im oberen Drittel subfascial (**Abb. 1/63**). Zur lymphographischen Füllung wird der Anfangsteil des Bündels hinter dem lateralen Knöchel aufgesucht. Einige Kollektoren der Fersenregion und der Wadenmitte verlaufen oberflächlicher als das dorsolaterale Bündel und schließen sich dem ventromedialen Bündel an (**Abb. 1/63, 1/68**).

Die Haut und Subcutis der **Glutealregion** teilt sich in zwei Drainagegebiete. Die aus dem vorderen Gebiet (vordere zwei Drittel der Region) entspringende obere Gefäßgruppe endet in den Lnn. inguinales superficiales superolaterales, die untere Gruppe in den Lnn. inguinales inferolaterales. Die Gefäße des hinteren Drittels biegen perinealwärts ab, vereinigen sich mit den Kollektoren der Analregion und erreichen die Lnn. inguinales superomediales durch den Sulcus genitofemoralis (**Abb. 1/63 B**). Einige aus der Mitte der Glutealregion stammende Gefäße können entlang der A. glutea superior zu den Lnn. iliaci interni führen (**Abb. 1/69**).

## 1.6.3 Tiefes Lymphgefäßsystem – tiefe interkalare Knoten

Das tiefe oder subfasciale System besteht aus Haupt- und Nebenkollektoren. Einzig an den Zehen, die keine Fascie haben, können das epi- und subfasciale System nicht voneinander getrennt werden. Die durch interkalare Knoten unterbrochenen **Hauptkollektoren** begleiten die Arterienstämme, die **Nebenkollektoren** folgen den zu den Muskeln, Gelenken, Knochen und Nerven führenden Arterienäste. Da alle Lymphgefäße dem Arterienverlauf folgen, werden die Anomalien und Verlaufsvarianten der Arterien von den Lymphgefäßen wiederholt. Die Hauptkollektoren werden nach den begleitenden Arterien benannt.

Die Arterienstämme des Fußes und des Unterschenkels sind von 1–3 Kollektoren begleitet, die alle in die Lnn. poplitei profundi münden (**Abb. 1/69**). Die plantaren Gefäße stehen entlang des Arcus plantaris mit den tiefen Gefäßen des Fußrückens in Verbindung. Die *Vasa lymphatica tibialia anteriora* werden in etwa 1/3 der Fälle durch zwei Interkalarknoten (**Lnn. tibiales anteriores**) unterbrochen (**Abb. 1/69**). Am Wege der *Vasa lymphatica tibialia posteriora et fibularia* sind drei Knoten eingeschaltet (**Abb. 1/69**). Der *Ln. tibialis posterior* liegt etwa im mittleren Bereich der Wade und ist etwa in 1/4 der Fälle vorhanden. Ein *Ln. fibularis* ist etwa in 1/3 der Fälle am Anfang der A. fibularis zu finden. Bei der Vereinigung des tibialen und fibularen Weges oberhalb des Abganges der A. fibularis liegt der *Ln. tibiofibularis*. Die durch die Vereinigung der Vasa lymphatica tibialia anteriora et posteriora entstandenen *Vasa lymphatica poplitea* enden in den tiefen poplitealen Knoten (**Abb. 1/69**). Die 2–5 *Vasa lymphatica femoralia* gelangen durch den Adduktorenkanal in das Trigonum femorale und verbinden entlang der A. femoralis die tiefen poplitealen mit den tiefen Inguinalknoten (**Abb. 1/61, 1/69**). Die Zahl der Kollektoren kann kranialwärts durch Aufnahme von Nebenkollektoren auf 12–18 erhöht werden. Ein Teil der Gefäße endet in den Lnn. lacunares, ein anderer Teil führt direkt, oder via Lnn. inguinales profundi in die Lnn. inguinales

# 116 Anatomie des Lymphgefäßsystems

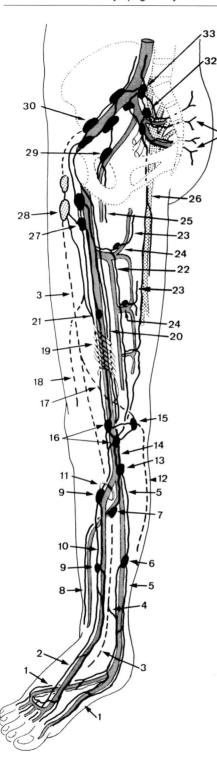

**Abb. 1/69:** Tiefe Lymphgefäße; interkalare Knoten.
 1 Tiefe plantare Lymphgefäße
 2 Tiefe Lymphgefäße des Fußrückens
 3 Ventromediales Bündel
 4 Verbindung zwischen dem oberflächlichen und tiefen System
 5 Vasa lymphatica tibialia posteriora
 6 Ln. tibialis posterior
 7 Ln. fibularis
 8 Vasa lymphatica fibularia
 9 Lnn. tibiales anteriores
10 Vasa lymphatica tibialia anteriora
11 Membrana interossea cruris
12 Dorsolaterales Bündel
13 Ln. tibiofibularis
14 Vasa lymphatica poplitea
15 Ln. popliteus superficialis
16 Lnn. poplitei profundi
17 Verbindung zwischen dorsolateralem und ventromedialem System
18 Perforierender oberflächlicher Kollektor
19 Adduktorenkanal
20 Vasa lymphatica femoralia
21 Ln. femoralis anterior
22 Vasa lymphatica femoralia profunda
23 Begleitende Lymphgefäße der Aa. perforantes
24 Lnn. femorales posteriores
25 Vasa lymphatica obturatoria
26 Lymphgefäße des N. ischiadicus
27 Lnn. inguinales profundi
28 Lnn. inguinales superficiales
29 Ln. canalis obturatorii
30 Lnn. iliaci externi
31 Vasa lymphatica glutaea
32 Lnn. iliaci interni
33 Lnn. iliaci communes.

superficiales (**Abb. 1/60**). Einige Gefäße können in verschiedenen Höhen durch *Lnn. femorales anteriores* unterbrochen werden (**Abb. 1/61**). Die wichtigsten Nebenkollektoren der tiefen Oberschenkellymphstämme begleiten die Aa. perforantes und die A. femoralis profunda. Erstere können durch *Lnn. femorales posteriores* unterbrochen werden (**Abb. 1/69**).

**Akzessorische tiefe Wege** (**Abb. 1/69**) des Oberschenkels führen entlang der A. obturatoria zu den Lnn. iliaci externi und entlang der A. comitans n. ischiadici zu den Lnn. iliaci interni (s. Kap. 1.6.1). Die **tiefen Lymphgefäße der Glutealregion** folgen den Aa. glutaeae und enden in der glutaealen Gruppe der Lnn. iliaci interni (**Abb. 1/69**). Lymphographisch kann nur ein Teil des tiefen Systems dargestellt werden, durch das Kanülieren eines der Vasa tibialia posteriora hinter dem medialen Knöchel.

### 1.6.4 Lymphgefäße der Muskulatur

Die aus den Muskeln des Fußes, des Unterschenkels und aus dem unteren Drittel der ischiokruralen Muskeln stammenden Lymphgefäße führen zu den Lnn. poplitei profundi. Aus dem Mm. sartorius, quadriceps femoris, obturatorius externus, quadratus femoris und aus den Adduktoren fließt die Lymphe in die Vasa lymphatica femoralia. Die Lymphgefäße der Gesäßmuskulatur folgen den Aa. glutaea superior, inferior und obturatoria und führen via Lnn. glutaei superiores, inferiores, obturatorii und sacrales laterales in die Lnn. iliaci externi, interni und communes.

### 1.6.5 Lymphgefäße der Gelenke und der Knochen

Die dorsalen und die plantaren Gefäße der **Fußgelenke** führen in die tiefen Lymphstämme der entsprechenden Seiten. Die vorderen oberflächlichen **Lymphgefäße des Sprunggelenkes** münden in das ventromediale, die hinteren in das dorsolaterale Bündel. Die vorderen tiefen Gefäße folgen der A. tibialis anterior, die dorsomedialen der A. tibialis posterior und die dorsolateralen der A. fibularis und münden in die Lnn. poplitei profundi. Die vorderen oberen **Lymphgefäße des Kniegelenkes** münden in die Vasa lymphatica femoralia, die vorderen unteren, lateralen und hinteren in die Lnn. poplitei profundi. Aus dem **Hüftgelenk** führen die vorderen Wege entlang der A. circumflexa femoris medialis et lateralis zu den Lnn. inguinales profundi et lacunares, die hinteren entlang der A. glutea inferior zu den Lnn. iliaci interni, und ein medialer Weg führt entlang der A. obturatoria zu den Ln. obturatorius.

Die **Lymphgefäße des Knochenmarkes, der Knochensubstanz und der Knochenhaut** folgen den Aa. nutriciae und münden in ein nahegelegenes tiefes Sammelrohr. Einzelne Lymphgefäße oberflächlich gelegener Periostabschnitte (Tibia, Malleolen) führen in das oberflächliche Lymphsystem.

### 1.6.6 Lymphgefäße der Nerven

Die **Lymphgefäße der Nerven** verlaufen entlang der Vasa nervorum. Die Lymphe des N. femoralis wird in die Lnn. iliaci externi, aus dem N. ischiadicus in die Lnn. iliaci interni und in die Vasa lymphatica femoralia, aus den N. tibialis et fibularis communis in die Lnn. poplitei profundi geleitet.

## 1.6.7 Anastomosen zwischen oberflächlichem und tiefem System

Anastomosen zwischen den tiefen und den oberflächlichen Lymphgefäßen (Abb. 1/69) wurden am Fuß und am Unterschenkel beschrieben. Sie perforieren in Begleitung der Vv. perforantes oder der kleinen Hautarterien die Faszie und leiten Lymphe aus den tiefen in die oberflächlichen Gefäße. Lymphographisch sind solche Anastomosen jedoch nur in pathologischen Fällen darstellbar.

Die Existenz von **lymphovenösen Anastomosen** an der unteren Extremität ist fraglich. Es wurde nachgewiesen, daß perivenöse Extravasate, meist falsch interpretiert, für lymphovenöse Anastomosen gehalten werden.

## 1.6.8 Lymph-Chylus Reflux in die unteren Extremitäten

Wie bereits erwähnt wurde (s. Kap. 1.1.11), führt die Blockade der Trunci lumbales zu einem Lymph-Chylus Reflux in die enorm erweiterten aortikokavalen und iliakalen Lymphgefäßstränge. Wird die inguinale Barriere gesprengt, so weitet sich der Reflux auf die äußeren Genitalien (s. Kap. 1.9.3.3) und auf die unteren Extremitäten aus. Obwohl die iliakalen

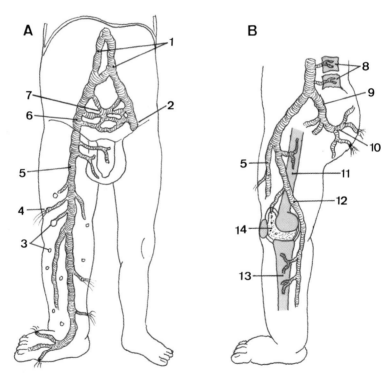

**Abb. 1/70:** Chylusreflux in die untere Extremität (nach Servelle u. Noguès 1982).
**A** Oberflächliches System; **B** Tiefes System.
**1** Trunci lumbales; **2** Inguinale Barriere; **3** Weißliche Vesikeln (lymphatische Hernien); **4** Chylorrhö; **5** Erweitertes ventromediales Bündel; **6** Äußerer iliakaler Strang; **7** Beckenlymphgefäße; **8** Reflux in die Lumbalwirbel IV–V; **9** Innerer iliakaler Strang; **10** Glutaeale Lymphgefäße; **11** Femur; **12** Tiefes Lymphsystem; **13** Tibia; **14** Chylarthrose.

Stränge beidseits betroffen sind, wird meistens nur ein Bein stark ödematös, das andere ist dagegen nur unwesentlich betroffen (**Abb. 1/70 A**). Schnell füllen sich die oberflächlichen Gefäße und auf der Hautoberfläche erscheinen weißliche Vesikeln (lymphatische Hernien), deren Ruptur zur Chylorrhö führt, welche sehr ausgiebig werden kann.

Die Erweiterung der tiefen Kollektoren kann sich auf die Gelenk- und Knochenkollektoren fortsetzen. Es gibt Berichte über Reflux in das Kniegelenk (mit Chylarthrose) sowie in Femur und Tibia (**Abb. 1/70 B**).

## 1.7 Lymphgefäße und regionale Lymphknoten der Rumpfwand

Die obere Grenzlinie des Rumpfes verläuft über Clavicula und Acromion zum Processus spinosus des 7. Halswirbels. Die untere Grenzlinie folgt dem Lig. inguinale und der Crista iliaca und endet an der Kreuzbeinspitze.

Da die Rumpfwand im Schichtenbau den Extremitäten ähnelt, d. h. aus einer oberflächlichen (Haut-Subkutis) und einer tiefen Schicht (Skelett, Muskulatur) aufgebaut ist, wird sie durch ein oberflächliches und ein tiefes Lymphsystem drainiert.

### 1.7.1 Oberflächliches Lymphsystem

M. Manestar

An der Rumpfwand gibt es zwei obere (supraumbilikale) und zwei untere (infraumbilikale) Lymphterritorien. Sie sind durch die vordere und die hintere Mittellinie und durch eine vom Nabel zum Dornfortsatz des 2. Lumbalwirbels schräg aufsteigende Linie voneinander abgegrenzt (**Abb. 1/71, 72, 75**). Durch die mittlere Axillarlinie teilen sich die einzelnen Quadranten weiter in einen vorderen und einen hinteren Abschnitt auf. Solange die zwei infraumbilikalen Quadranten von der Basis der unteren Extremität durch das Lig. inguinale und die Crista iliaca gut abgrenzbar sind, ist die Basis der oberen Extremität und die Nackenregion gegenüber dem supraumbilikalen Quadranten schwer abgrenzbar. Die regionalen Lymphknoten der einzelnen Territorien liegen an der Extremität-Rumpfgrenze bzw. an der Extremitätenbasis und stellen so gleichzeitig auch die regionalen Lymphknoten der Extremitäten dar (**Abb. 1/72**). Die supraumbilikalen Quadranten werden in die axillären, die infraumbilikalen in die oberflächlichen inguinalen Lymphknoten drainiert. Die Kollektoren verlaufen in jedem Quadrant radiär zu den regionalen Lymphknoten. Sie entspringen an den Quadrantengrenzen, deshalb dienen diese als Wasserscheiden zwischen den Drainagegebieten (**Abb. 1/71, 72, 75**).

Die Topographie und die Gruppierung der Lnn. axillares wurde in Kap. 1.5, die der Lnn. inguinales in Kap. 1.6 besprochen.

Die Struktur der initialen Lymphgefäße entspricht im gesamten Hautgebiet dem in Kap. 1.5.2 beschriebenen allgemeinen Aufbau der kutanen Geflechte (**Abb. 1/48, 1/50**). Das kutane Lymphgefäßnetz dehnt sich über die ganze Haut aus, überbrückt auch die Wasserscheiden und ermöglicht so den Lymphabfluß aus einem Territorium ins andere (**Abb. 1/50, 1/71**). Durch diesen Weg sind die supraumbilikalen Territorien mit der oberen Extremität, mit dem Nacken- und dem Halsgebiet, die infraumbilikalen Quadranten, mit der unteren Extremität, mit der Gluteal- und der Genitalregion verbunden (**Abb. 1/71**).

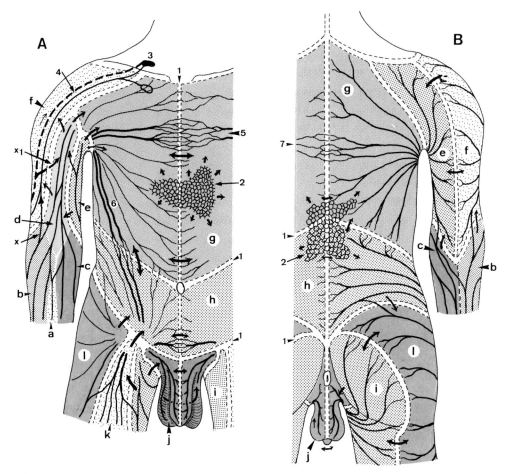

**Abb. 1/71:** Ventrale (**A**) und dorsale (**B**) Hautterritorien des Rumpfes mit den angrenzenden Territorien der Extremitäten (Pfeile markieren die möglichen Drainagegewebe nach Lymphadenektomie).
**1** Lymphatische Wasserscheiden an den Territoriumsgrenzen; **2** Kutanes Lymphgefäßnetz; **3** Supraklavikulärer Lymphknoten; **4** Laterales Oberarmbündel (Langer Typ: durchgezogene Linie, kurzer Typ: gestrichelte Linie); **5** Ventrale interaxilläre Anastomosenwege; **6** Axilloinguinale Anastomosenwege; **7** Dorsale interaxilläre Anastomosen.
**a** Mittleres Unterarmterritorium; **b** Territorium des radialen Bündels; **c** Ulnares Unterarmterritorium; **d** Mittleres Oberarmterritorium; **e** Dorsomediales Oberarmterritorium; **f** Dorsolaterales Oberarmterritorium mit Deltoid-Bündel; **g** Oberes Rumpfterritorium; **h** Unteres Rumpfterritorium; **i** Dorsomediales Oberschenkelterritorium; **j** Territorium der äußeren Genitalien und des Dammes; **k** Territorium des ventromedialen Bündels; **l** Dorsolaterales Oberschenkelterritorium; **x, $x_1$** Anastomosenäste.

### 1.7.1.1 Lymphgefäße und regionale Lymphknoten der supraumbilikalen Körperquadranten

Der **vordere Teil des supraumbilikalen Körperquadranten** umfaßt die anterolaterale Brustwand und den oberen Abschnitt der Bauchwand. Ein besonderes Gebiet stellt in diesem Quadrant die Regio mammaris dar. Der Lymphabfluß dieses Gebietes wird separat bespro-

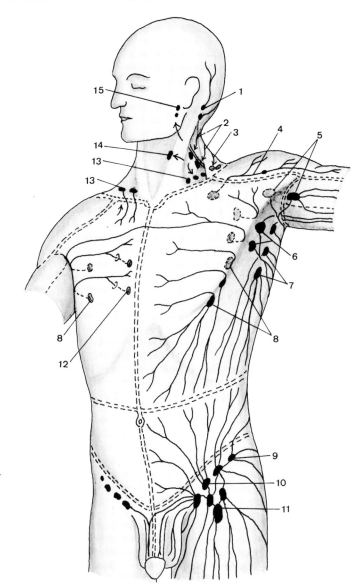

**Abb. 1/72:** Verlauf der afferenten Lymphgefäße und die regionalen Lymphknoten der Körperterritorien. Drainagerichtung des Nackens und des lateralen Halsdreieckes (gestrichelte Linien markieren die Wasserscheiden).

1 Lnn. occipitales
2 Nackenlymphgefäße zu der Akzessoriuskette
3 Nackenlymphgefäße zu den Lnn. subtrapezoidei cervicales
4 Deltoid-Bündel
5 Lnn. axillares laterales
6 Lnn. axillares centrales
7 Lnn. subscapulares
8 Lnn. pectorales
9 Lnn. inguinales superficiales superolaterales
10 Lnn. inguinales superomediales
11 Lnn. inguinales inferiores
12 Lnn. parasternales
13 Lnn. supraclaviculares
14 Ln. jugularis externus
15 Lnn. preauriculares.

chen (s. Kap. 1.7.6). Die **Kollektoren der vorderen Brustwand** konvergieren gegen die Axilla, biegen am Vorderrand des M. pectoralis major in die Achselhöhle und enden in den Lnn. pectorales (**Abb. 1/72**). Einige afferente Gefäße vereinigen sich mit jenen der Brustdrüse. Es gibt drei **akzessorische Lymphwege** in diesem Bereich.

1. Aus dem klavikulanahem Hautgebiet steigen 1–2 Kollektoren zu den Lnn. supraclaviculares auf.
2. Aus dem parasternalen Hautgebiet gehen Perforansäste zu den Lnn. parasternales und
3. kontralaterale Wege führen zu den gegenseitigen Axillarknoten (**Abb. 1/72**).

Die aus dem Bauchbereich des supraumbilikalen Territoriums aufsteigenden Kollektoren vereinigen sich sukzessive zu zwei größeren Stämmen, welche in den Lnn. pectorales enden (**Abb. 1/72**). Sie entspringen immer oberhalb des Nabels. Aus der Nabelgegend steigen die Gefäße zu den Inguinalknoten ab. Die aus dem dorsalen Abschnitt des supraumbilikalen Territoriums (Brustteil der Rückenhaut) stammenden 10–12 Kollektoren vereinigen sich axillarwärts zu 5–6 Stämmen und enden in den Lnn. axillares laterales, centrales und subcapsulares. Die kaudalsten 2–3 Kollektoren steigen entlang dem Latissimusrand zu den Lnn. subscapulares auf. Der von den vorderen und hinteren Axillarlinien begrenzte Hautstreifen wird durch 2–3 senkrecht zu den subscapulären Knoten aufsteigenden Kollektoren drainiert (**Abb. 1/72**).

### 1.7.1.2 Lymphgefäße und regionale Lymphknoten der infraumbilikalen Körperterritorien

Aus dem vorderen Teil des infraumbilikalen Territoriums (**vordere Bauchwand, Regio umbilicalis**) führen die Kollektoren zu den Lnn. inguinales superomediales und superolaterales. Die aus dem hinteren Territoriumabschnitt (**Lumbalteil des Rückens**) stammenden Gefäße biegen nach vorne und enden in den Lnn. inguinales superolaterales (**Abb. 1/72, 1/75**).

## 1.7.2 Subkutane Interkalarknoten

M. Manestar

In seltenen Fällen können die subkutanen Rumpfwandkollektoren durch kleine inkonstante Interkalarknoten unterbrochen werden.

Die subkutane Knotengruppe der vorderen **Brustwand** – die *Lnn. mammares superficiales* – umfaßt die prä- und paramammaren Knoten, sowie den Ln. pectoralis inferior (**Abb. 1/73**). Der über der Brustdrüse gelegene **Ln. premammaris** und der am unteren Drüsenrand gelegene **Ln. paramammaris** unterbrechen die zu den Lnn. pectorales führenden Hautkollektoren der Mamma (**Abb. 1/80**). Die unteren pektoralen Knoten werden gelegentlich auch als Parammarknoten bezeichnet. Der zwischen dem M. pectoralis major und dem M. obliquus abdominis externus gelegene *Ln. pectoralis inferior* unterbricht einen zu den Axillarknoten führenden Hautkollektor. Im Bereiche der vorderen **Bauchwand** liegt auf Höhe des 2. Intersectio tendinea der *Ln. lineae albae*. Er unterbricht einen Kollektor, welcher die Linea alba durchbohrt und entlang der A. epigastrica superior zu den Lnn. parasternales aufsteigt. Drei weitere subkutane Knoten, der *Ln. pubicus, penis* und *Ln. anuli inguinalis* unterbrechen die Lymphgefäße des Glans und des Corpus penis bzw. clitoridis (**Abb. 1/73**).

Die meisten **subkutanen Lymphknoten des Rückens** befinden sich in der Skapulargegend und werden als *Lnn. scapulares posteriores superficiales* zusammengefaßt (**Abb. 1/74**). Sie unterbrechen Hautkollektoren, die zu den Axillarknoten führen. In diese Gruppe gehören:

1. der *Ln. subcutaneus dorsi superior* auf Höhe von C 7 bzw. Th 1,
2. der *Ln. subcutaneus clavicularis* am akromialen Ende der Clavicula,
3. die *Lnn. subcutanei scapulares* auf dem Trapezius oberhalb der Spina scapulae (bis zu 12 kleine Knoten),
4. der *Ln. axillaris posterior superficialis* am Rande des M. teres major beim Angulus inferior scapulae,
5. der *Ln. subcutaneus dorsi inferior* am Latissimusrand auf Höhe von L 1–2.

Ein auf Nabelhöhe an der hinteren Axillarlinie gelegener unbenannter Knoten unterbricht zwar einen dorsalen Kollektor, sendet aber seine efferenten Gefäße einerseits zu den Lnn. in-

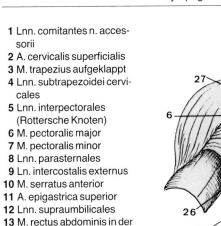

1 Lnn. comitantes n. accessorii
2 A. cervicalis superficialis
3 M. trapezius aufgeklappt
4 Lnn. subtrapezoidei cervicales
5 Lnn. interpectorales (Rottersche Knoten)
6 M. pectoralis major
7 M. pectoralis minor
8 Lnn. parasternales
9 Ln. intercostalis externus
10 M. serratus anterior
11 A. epigastrica superior
12 Lnn. supraumbilicales
13 M. rectus abdominis in der Rektusscheide
14 Ln. lineae albae
15 Ln. umbilicalis
16 M. obliquus abdominis internus
17 Lnn. circumflexi ilium profundi
18 Lnn. epigastrici inferiores
19 Ln. pubicus
20 Ln. penis
21 Ln. inguinalis superficialis superomedialis
22 Ln. anuli inguinalis
23 Ln. inguinalis superolateralis
24 Ln. pectoralis inferior
25 Ln. paramammaris
26 Ln. premammaris
27 Ln. deltoideopectoralis
28 Lnn. supraclaviculares
* Unbenannter Lymphknoten.

**Abb. 1/73:** Oberflächliche und tiefe Lymphknoten der vorderen Rumpfwand.

guinales superficiales, andererseits entlang einer A. intercostalis zu einem Ln. intercostalis (**Abb. 1/73, 1/74**). Der letztere Weg führt, ähnlich wie die efferenten Gefäße des Ln. lineae albae, Lymphe aus dem oberflächlichen Lymphsystem zu den tiefen Knoten.

## 1.7.3 Verbindungen zwischen den Lymphterritorien – Abflußmöglichkeiten beim Lymphödem

Breitet man die Haut der einen Rumpfhälfte flach aus (**Abb. 1/75**), so sieht man, daß die horizontal und die schräg verlaufenden Kollektoren der vorderen und hinteren Rumpfwand bei der vorderen bzw. hinteren Wasserscheide auf gleichgerichtete Kollektoren der Gegenseite treffen. Wegen der ventralen Lage der Inguinalknoten stoßen bei der horizontalen Wasserscheide nur die mittleren Rumpfwandgefäße auf gleichgerichtete Kollektoren des Nachbar-

# 124 Anatomie des Lymphgefäßsystems

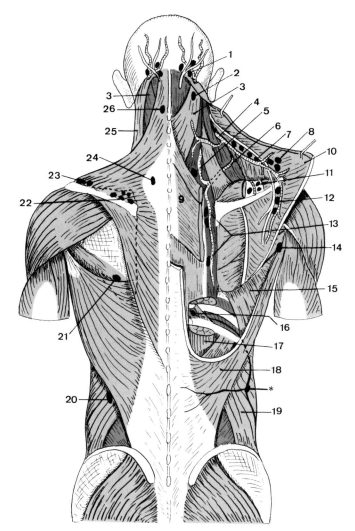

Abb. 1/74: Oberflächliche und tiefe Lymphknoten des Rückens.

1 Lnn. occipitales superficiales
2 Ln. occipitalis profundus
3 M. splenius capitis
4 A. cervicalis superficialis
5 Ln. dorsalis profundus
6 A. transversa colli
7 Lnn. comitantes n. accessorii
8 Lnn. subtrapezoidei cervicales
9 Mm. rhomboidei
10 M. trapezius aufgeklappt
11 Lnn. fossae supraspinatae neben A. suprascapularis
12 Lnn. subtrapezoidei dorsales
13 Lnn. scapulares posteriores
14 Ln. axillaris posterior profundus
15 M. serratus anterior
16 Ln. intercostalis
17 M. erector spinae
18 M. latissimus dorsi
19 M. obliquus abdominis externus
20 Ln. subcutaneus dorsi inferior
21 Ln. axillaris posterior superficialis
22 Lnn. subcutanei scapulares
23 Lnn. subcutanei claviculares
24 Ln. subcutaneus dorsi superior
25 M. sternocleidomastoideus
26 Ln. occipitalis inferior
* Unbenannter Lymphknoten.

territoriums. Sie folgen der schraubenförmigen Verbindungsachse der axillären und inguinalen Knoten (**Abb. 1/75**, grau). Aus diesem Grund werden, wie lymphographische Befunde zeigen, bei Extremitätenödemen vor allem diese zwei Wege – der **axillo-axilläre horizontale Weg** und der **axillo-inguinale schräge Weg** – als Entlastungswege eingesetzt. Eine weitere kontralaterale horizontale Verbindung stellt der **suprapubische Weg** dar. Die übrigen Kollektoren treffen schräg oder senkrecht auf langgezogene, parallel zur transversalen Wasserscheide verlaufende, auf- und absteigende Kollektoren der vorderen bzw. hinteren Rumpfwand, deshalb werden in diesem Gebiet die Anastomosen zwischen den Ursprungsästen der vertikalen Stämme und den Seitenästen der transversalen Kollektoren gebildet (**Abb. 1/71, 75**).

Die Drainage eines Extremitätenödems über die Wasserscheide der Extremitätenwurzel in ein Körperterritorium ist durch die folgenden Wege möglich:

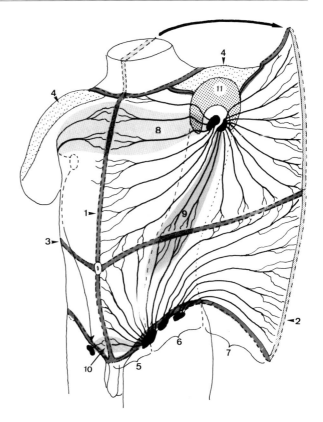

**Abb. 1/75:** Schema der Lymphdrainage der Rumpfwand (Rückenhaut seitwärts geklappt).
1 Vordere senkrechte Wasserscheide
2 Hintere vertikale Wasserscheide
3 Transversale Wasserscheide
4 Drainagegebiet des lateralen Oberarmbündels (Deltoid-Bündel)
5 Vordere Rumpfwand
6 Seitliche Rumpfwand
7 Hintere Rumpfwand
8 Interaxillärer Kollateralweg
9 Axilloinguinaler Kollateralweg
10 Suprapubische Anastomosen
11 Amputationsfläche der Schulter.

1. durch erhaltengebliebene normale Kollektoren,
2. durch vorhandene akzessorische Kollektoren,
3. durch neugebildete Lymphgefäße,
4. durch Überwindung der Wasserscheide an der Extremitätenwurzel nach Ausweitung der Hautlymphgefäße und danach am Rumpf die Verbindung zum gegenseitigen Territorium über die vertikale Wasserscheide oder zum homolateralen Territorium über die horizontale Wasserscheide. Der Abfluß aus den supraumbilikalen Territorien ist dabei deshalb begünstigt, weil Lymphe aus diesen auch noch in Richtung der Hals- bzw. Nackenregion abfließen kann.

Als akzessorische Abflußwege können solche Kollektoren dienen, welche die regionalen Lymphknoten überspringen. Einen solchen Weg stellt bei der oberen Extremität der lange Typ des lateralen Oberarmbündels dar, vorausgesetzt, daß er in die supraklavikulären Knoten mündet oder mit diesen wenigstens durch Kollaterale verbunden ist (s. Kap. 1.5.2). Ein solches Bündel ist nur in 16% der Fälle zu finden (**Abb. 1/53 B**).

Die kutanen Lymphgefäßnetze sind im Bereiche der Wasserscheiden ähnlich gut ausgebildet, wie in der übrigen Haut und erlauben einen Abfluß in beide getrennten Territorien. Gibt es keine akzessorische Wege, so kann die Lymphe aus den Extremitäten nur durch das erweiterte kutane Netz abfließen. Die relativ scharfe Trennung der Lymphterritorien, vor allem zwischen Extremitätenwurzel und Rumpf, erklärt das lange Anhalten der Ödeme.

Bei der inguinalen Lymphadenektomie trifft die Stauung nicht nur die Extremität, sondern auch die Genitalregion. Die starke und langdauernde Anschwellung der äußeren Genitalien kann dadurch erklärt werden, daß die Lymphe die mittelständige Wasserscheide dieses Gebietes nur durch das kutane Netz passieren kann. Die regionale Stauung wird durch Zufluß aus dem dorsomedialen Oberschenkelterritorium weiter gesteigert, wobei das lockere Subkutangewebe die Flüssigkeitsanreicherung begünstigt. Entlastend können nur Genitalkollektoren wirken (**Abb. 1/71, 1/72**).

**Abbildung 1/76** zeigt die Abflußmöglichkeiten der Lymphe aus den gestauten Kollektoren eines Territoriums. Betrifft der Stau nur einige der Kollektoren, so kann aus diesen Lymphe via zentralwärts gerichteten Anastomosenäste in Nachbarkollektoren des selben Territoriums, oder durch die Wasserscheide in das Nachbarterritorium abfließen. In den übrigen Wegen, in welchen wegen des Staus und der Dilatation die Klappen insuffizient geworden sind, erfolgt der Abfluß in retrograder Richtung. Einen solchen Weg stellen die erweiterten Anastomosen des fascialen Plexus dar, einen zweiten die insuffizienten Perforansgefäße und einen dritten die ebenfalls insuffizienten Präkollektoren. Durch die letzteren fließt Lymphe in das Koriumgeflecht und in die Kapillaren zurück (dermal backflow). In dem erweiterten klappenlosen Kapillarnetz kann die Lymphe in allen Richtungen fließen und so die Wasserscheide passieren. Da die Wasserscheiden nur wenige Anastomosenäste passieren und weil in dem klappenhaltigen Koriumgeflecht nur eine beschränkte Ausdehnung möglich ist, spielt bei der Überwindung der Wasserscheiden das Kapillarnetz die wichtigste Rolle.

Es muß noch bemerkt werden, daß bei der Entfernung der axillären bzw. der inguinalen Knoten nicht nur die Kollektoren der entsprechenden Extremität, sondern auch die des benachbarten Körperquadranten unterbrochen werden. In dem letzteren entsteht auch eine Stauung, die Klappen seiner Kollektoren werden insuffizient; deshalb kann man in diesen durch Massage Lymphe retrograd in die Nachbarterritorien befördern.

Prinzipiell ähnliche Abflußverhältnisse gelten auch für die Schleimhautgeflechte der Mundhöhle, welche für die Massagetherapie zugänglich sind. Hier fehlen sogar die Wasserscheiden, da wie bereits erwähnt wurde (s. Kap. 1.3.5.6), die Drainagegebiete weder scharf abgegrenzt noch zu einer bestimmten Knotengruppe zugeordnet sind. Aus diesen Gründen kann in diesem Schleimhautgebiet Lymphe sowohl in der longitudinalen Richtung (gegen Rachen), als auch in der Querrichtung (auf die Gegenseite) befördert werden; in Gebiete deren Abflußwege funktionstüchtig geblieben sind.

Die Rumpfterritorien sind, ähnlich wie alle anderen, durch den kutanen Lymphgefäßplexus miteinander verbunden. Es gibt verschiedene Meinungen, ob die subkutanen Kollektoren die Wasserscheide überqueren oder nicht. Nach Handley (1922) überqueren Kollaterale die Mittellinie nie. Forbes (1938) fand dagegen solche subkutane Kollektoren, welche eine Wasserscheide überqueren und stellt dabei fest, daß in diesen die Klappen rechts und links der Mittellinie in entgegengesetzter Richtung angeordnet sind, d.h. die Lymphe kann durch die einen nur zu den rechten, durch die anderen nur zu den linken regionalen Knoten geleitet werden. Diese Art der Klappenstellung erklärt das Wasserscheidenphänomen. Ein umgekehrter, gegen die Wasserscheide gerichteter Abfluß tritt nur bei Klappeninsuffizienz auf; deshalb betrachtet Forbes die Wasserscheiden als physiologische Grenzlinien der Territorien. In beiden Richtungen kann die Lymphe nur in der mittelständigen neutralen Area des Kollektors fließen, welcher unter der Wasserscheide zwischen der ersten rechts- bzw. linksseitiger Klappe liegt. Nach der Meinung von de Sousa (1955) kann die Lymphe die Wasserscheiden passieren. Er fand in den Gefäßen, welche die Trennlinie überqueren, in beiden Territorien gleichgerichtete Klappen. Wir konnten in Injektionspräparaten ähnliche, auf die kontralaterale Seite führende Kollektoren feststellen (**Abb. 1/77**). Einige Kollektoren überqueren die Mittellinie schlingenförmig, kehren aber auf die Ursprungsseite zurück. Manchmal teilen sich die Kollektoren T-förmig, wobei die Klappen in den beiden Schenkeln entgegengesetzt gerichtet sind, wie Forbes gefunden hat. Die Überquerung der Wasserscheide bedeutet jedoch, daß die Randzonen der Territorien in beiden Richtungen drainiert werden können, aber nicht daß

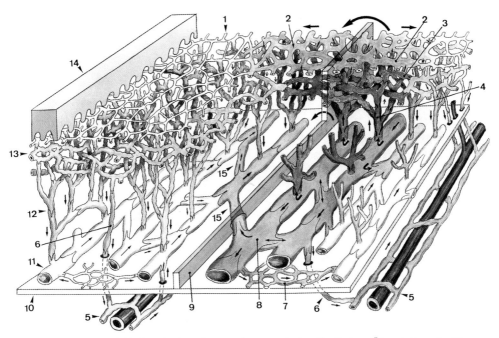

**Abb. 1/76:** Abflußmöglichkeiten der Lymphe aus einem gestauten Territorium. Überwindung der Wasserscheide.
**1** Kapillarnetz; **2** Erweitertes Kapillarnetz; **3** Erweitertes Koriumnetz; **4** Retrograd leitender erweiterter Präkollektor (dermal backflow); **5** Tiefe Lymphgefäße; **6** Perforansgefäß; **7** Erweiterter faszialer Plexus; **8** Erweiterter, insuffizienter Kollektor mit Reflux; **9** Wasserscheide; **10** Fascia; **11** Normaler Kollektor; **12** Normaler Präkollektor; **13** Koriumnetz; **14** Epidermis; **15** Anastomosenäste.

Lymphe aus dem ganzen Territorialbereich auf die Gegenseite fließen kann. Dies kann nur dann der Fall sein, wenn die Klappen der abführenden Territorialgefäße wegen Stauung und Erweiterung insuffizient werden und eine gegen das Nachbarterritorium gerichtete retrograde Strömung ermöglichen.

An Hand von Melanomfällen wurde festgestellt, daß die Rumpfquadranten trotz den Anastomosen praktisch voneinander isoliert sind (Hollinshead et al. 1966). Normalerweise fließt die Lymphe nicht durch die Wasserscheiden, weil der Strömungswiderstand in dieser Richtung größer ist, als gegen die Verlaufsrichtung der territorialen Kollektoren. Lymphographische Befunde sprechen dafür, daß größere Gefäße die Wasserscheide nur in den Fällen passieren, in welchen die regionalen Lymphknoten durch Metastasen blockiert sind. Wie die Lymphogramme der axillo-inguinalen und interaxillären Kollateralen zeigen, bestehen diese aus denjenigen gleichgerichteten Kollektoren, welche zwischen zwei Knotengruppen die kürzeste Verbindung bilden. Zwischen den zwei oberen Körperquadranten ist es die horizontale interaxilläre Bahn, zwischen den unteren Quadranten die suprasymphysealen Verbindungen und zwischen einem oberen und unteren Quadranten die leicht schraubenförmige axillo-inguinale Bahn (**Abb. 1/71–75**).

Lymphszintigraphische Untersuchungen haben gezeigt, daß die Drainagegebiete der Körperquadranten sich bei den Wasserscheiden oft weit über die früher angenommene 2,5-cm-Grenze überlappen können (Eberbach 1989). Nach Munz et al. (1982) bilden die Axillarknoten das Zentrum der Lymphdrainage der Rumpfhaut. Sie nehmen radioaktive Substanzen

128 Anatomie des Lymphgefäßsystems

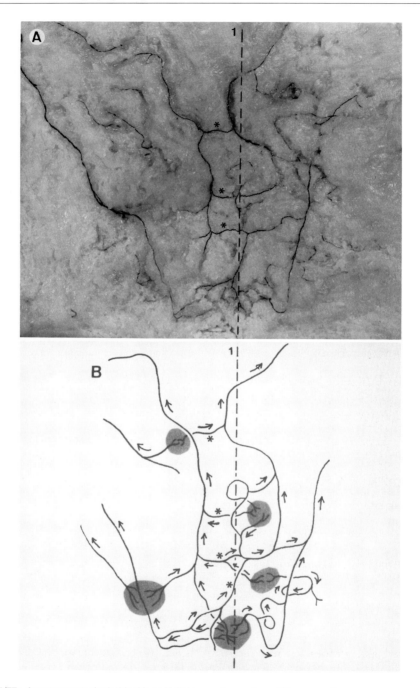

**Abb. 1/77:** Anastomosen der beidseitigen Kollektoren der vorderen Körperwand.
**A** Injektionspräparat; **B** Angabe der Zirkulationsrichtung (Pfeile); die mit einem Stern markierten Kollektoren überqueren die vertikale Wasserscheide (**1**); Injektionsstellen grau markiert.

nicht nur aus ihrem eigenen Körperquadrant, sondern auch aus den benachbarten Drainagegebieten auf. Diese Befunde sprechen dafür, daß die Wasserscheiden nicht absolute und unüberwindbare Grenzlinien sind.

Bei der manuellen Lymphdrainage muß zuerst das meist beschädigte Wasserscheidengebiet der Extremitätenbasis behutsam überwunden werden. Gleichzeitig muß man aber auch dafür sorgen, daß die Flüssigkeit in dem anschließenden Körperquadrant – in welchem sie retrograd fließen muß – in radiärer Richtung bis zu den Quadrantengrenzen befördert wird.

Die häufigsten Ursachen der sekundären Lymphödeme sind einerseits die operativen Eingriffe, anderseits die nachfolgende Narbenbildung. Für die Entstehung, Therapie und Prognose der Narben ist nach Clodius (1973) die Richtung des Lymphabflusses von entscheidender Bedeutung. Er stellte fest, daß die besten Narben dann erzielt werden, wenn sie entsprechend den Spannungslinien liegen. Da die Verlaufsrichtung der Lymphgefäße nicht überall den Spannungslinien der Haut entspricht, wäre es angebracht, überall nach «lymphfreundlichen» Schnittlinien zu suchen. Wichtig ist dabei, die Inzision im Subkutanbereich «lymphparallel» zu legen. Die erhöhte Berücksichtigung der Lymphgefäße würde nicht nur die optimale Narbenbildung begünstigen, sondern auch die Gefahr eines postoperativen Lymphödems herabsetzen.

## 1.7.4 Tiefe Lymphgefäße der Rumpfwand

M. Manestar

Die tiefen Lymphgefäße der Rumpfwand drainieren die Muskeln, Aponeurosen, Gelenke und Knochen. In ihrem Verlauf sind vielerorts Interkalarknoten eingeschaltet.

**Lymphgefäße der Brustmuskulatur.** Der Ursprungsteil des *M. pectoralis major* wird durch aufsteigende Gefäße in die Lnn. supraclaviculares und durch perforierende Gefäße in die Lnn. parasternales drainiert. Die efferenten Gefäße des *M. pectoralis minor* folgen den Muskelästen der Aa. thoracalis suprema, thoracoacromialis und thoracalis lateralis und enden in den Lnn. pectorales.

Die oberflächliche Schicht des *M. serratus anterior* und seine Faszie wird in die Lnn. subscapulares, die tiefe Muskelschicht in die Sammelstämme der Mm. intercostales externi drainiert.

Ein Teil der **Lymphgefäße der** *Mm. intercostales* liegt zwischen den zwei Muskelschichten, der andere zwischen M. intercostalis internus und Pleura parietalis. Die beiden Lymphgefäßschichten anastomosieren untereinander. Die äußeren Gefäße nehmen Perforansäste aus der Brustdrüse auf, die inneren drainieren die Pleura costalis. Der Lymphabfluß erfolgt aus dem hinteren Teil der Interkostalräume zu den Lnn. intercostales, aus dem vorderen Teil in die Lnn. parasternales (**Abb. 1/79**).

Die **tiefen Lymphgefäße der Bauchwand** verlaufen entlang der Blutgefäße und folgen 5 Wegen:
1. Der **obere epigastrische Weg** folgt der A. epigastrica superior und endet in den Lnn. parasternales.
2. Der **untere epigastrische Weg** folgt der A. epigastrica inferior zu den Lnn. lacunares (**Abb. 1/73**).
3. Der **lumbale Weg** geht entlang der Vasa lumbalia zu den lumbalen, aortikokavalen Lymphknoten.
4. Der **iliakale Weg** folgt der A. circumflexa ilium profunda und endet im Ln. lacunaris lateralis.

5. Aus der Nähe des Rippenbogens geht der **interkostale Weg** entlang den unteren Interkostalarterien zu den Lnn. intercostales.

**Lymphgefäße der** *Regio umbilicalis*. Aus dem tiefen periumbilikalen Geflecht fließt die Lymphe durch den 2., 3. und 4. Weg ab. Dazu kommen noch solche Kollektoren, welche entlang dem Lig. ters hepatis zur Leberpforte aufsteigen und in einem Lymphknoten vor der V. portae enden. Die Lymphgefäße des Nabels anastomosieren durch den beschriebenen aufsteigenden Weg mit den Lymphgefäßen der Leber und durch absteigende Gefäße – entlang der A. umbilicalis und dem Urachus – mit Lymphgefäßen der Harnblase.

**Lymphgefäße der Bauchmuskeln.** Der obere epigastrische Weg (1) führt Lymphe aus der oberen Hälfte des *M. rectus abdominis* **und der Rectusscheide**, der untere epigastrische Weg (2) aus der unteren Hälfte ab. Ersterer führt zu den Lnn. parasternales, letzterer zu den Lnn. lacunares. Die Lymphgefäße der **Aponeurosen der** *Mm. obliqui* **und des** *M. transversus abdominis* verlaufen gemeinsam mit denen der Mm. recti. Aus dem fleischigen Teil der breiten Bauchmuskeln ausgehende Kollektoren folgen der Vasa intercostalia, lumbalia und circumfleae ilium profundae und enden in den Lnn. intercostales, lumbales und lacunares.

**Lymphgefäße der Rückenmuskeln.** Aus dem oberen Teil des *M. trapezius* führen die Lymphgefäße in die Lnn. subtrapezoidei cervicales und dorsales (**Abb. 1/74**). Der untere Teil des M. trapezius und die *Mm. rhomboidei* werden in die Lnn. scapulares posteriores und durch diese in die Lnn. supraclaviculares drainiert. Aus dem **M. splenius** und aus der **tiefen Nackenmuskulatur** gehen die Lymphgefäße zu den Lnn. occipitales profundi (subsplenii) und durch diese zu der Akzessoriuskette. Die Lymphgefäße der **autochtonen Rückenmuskulatur** begleiten die dorsalen Äste der Interkostal- und Lumbalarterien und münden in die Lnn. intercostales und lumbales.

**Lymphgefäße der Knochen und Gelenke.** Die regionalen Lymphknoten der *Articulationes chondrocostales* und des *Corpus sterni* sind die Lnn. parasternales, die des **Processus xyphoideus** die Lnn. prepericardiaci und die des *Manubrium sterni* die Lnn. supraclaviculares. Aus der *Articulatio sternoclavicularis* gehen 2–5 Kollektoren zu den Lnn. supraclaviculares, 2–3 zu den Lnn. infraclaviulares und eine innere Gefäßgruppe zu den Lnn. mediastinales anteriores. Die **Halswirbelsäule** wird in die Jugularis-interna-Kette, die **Brustwirbelsäule** in die Lnn. intercostales, die **Lendenwirbelsäule** in die Lnn. lumbales drainiert. Aus der *Articulatio sacroiliaca* führen die Lymphgefäße in die Lnn. iliaci interni und iliaci communes intermedii. Aus der Vorderfläche der **Symphyse** geht ein oberes Lymphgefäß zu den Lnn. inguinales superficiales superomediales und ein unteres Gefäß durch den Hiatus subarcuatus zum Ln. lacunaris medialis und zu einem Knoten der Lnn. iliaci externi intermedii.

## 1.7.5 Tiefe Interkalarknoten

M. Manestar

Im Gegensatz zu den seltenen oberflächlichen Interkalarknoten kommen tiefe Interkalarknoten viel regelmäßiger vor.

**Tiefe Lymphknoten der anterolateralen Brustwand** (**Abb. 1/73**): zwischen dem M. pectoralis major und minor finden sich 1–3 *Lnn. interpectorales* (Rottersche Knoten s. Kap. 1.5.1) eingeschaltet in den transmuskulären Lymphweg der Brustdrüse. Der *Ln. intercostalis externus* liegt subfaszial zwischen den Ursprungszacken des M. serratus anterior und des M. obliquus abdominis externus auf Höhe des 5. Interkostalraumes. Von den benachbarten pektoralen Knoten unterscheidet er sich dadurch, daß sein efferentes Gefäß zu den Lnn. parasternales führt.

**Tiefe Lymphknoten der vorderen Bauchwand (Abb. 1/73):** Die 3—6 nahe am Ursprung der A. epigastrica inferior gelegenen *Lnn. epigastici inferiores* sind in den unteren epigastischen Weg eingeschaltet, welcher die Lymphe aus der Nabelregion und dem M. rectus abdominis in die Lnn. lacunares leitet. Die 1—2 *Lnn. circumflexi ilium profundi* unterbrechen den iliakalen, zu den Lnn. lacunares führenden Weg. Der im subperitonealen Bindegewebe hinter bzw. seitlich vom Nabelring gelegene **Ln. umbilicalis** unterbricht die vom Nabel zu den Lnn. iliaci externi führenden Kollektoren. Die *Lnn. supraumbilicales* liegen etwas oberhalb des Nabels entweder subperitoneal oder in der Rectusscheide entlang der Vasa epigastrica superiora. Sie sind eingeschaltet in den oberen epigastrischen Weg, welcher zu den Lnn. parasternales führt.

**Tiefe Lymphknoten am Rücken (Abb. 1/74):** Die 1—3 auf der Unterfläche des Trapezius entlang des R. externus, des N. accessorius und der A. cervicalis superficialis gelegenen *Lnn. subtrapezoidei dorsales* unterbrechen die Lymphgefäße des M. trapezius. Die *Lnn. scapulares posteriores* bilden eine Kette längs des medialen Skapularandes und des R. descendens a. transversae colli. Sie unterbrechen die aus dem unteren Trapeziusteil und aus dem Mm. rhomboidei stammenden Lymphgefäße. Ihre efferenten Gefäße ziehen zu den Lnn. supraclaviculares. Die 3—4 *Lnn. scapulares posteriores profundi* oder *Lnn. fossae supraspinatae* liegen in der Fossa supraspinata neben der A. suprascapularis, bedeckt vom M. supraspinatus. Sie nehmen Lymphe aus den Muskeln der Fossa supra- und infraspinata auf und führen diese zu den Lnn. subtrapezoidei cervicales.

## 1.7.6 Lymphgefäße der Brustdrüse

Die Brustdrüse ist eine in das Subkutanfett eingewachsene Hautdrüse. Der Drüsenkörper besteht aus 15—20 radiär angeordneten kegelförmigen Lappen, welche in einem vom Fett durchsetzten Bindegewebslager eingebettet sind. Das Drüsengewebe ist bei der Mamilla und bei der Areola durch periduktales Bindegewebe, peripher durch die Retinacuta cutis an der Haut befestigt. Die Bindegewebssepten, die das System der Retinacula cutis angehören, sind einerseits mit der Lederhaut, andererseits mit der Fascia pectoralis superficialis verbunden (**Abb. 1/78**). Parenchymfortsätze können entlang der Bindegewebszüge in den M. pectoralis hineinreichen und Tumore im Muskelgewebe verursachen. Die Befestigungen der Retinakula in der Haut führen, wenn die Septen durch einen wachsenden Tumor angespannt werden und die Haut retrachieren, über Tumorgebiete zu Hauteinsenkungen. Die subkutane Lage der Drüse erklärt, daß ihre Lymphe durch ein kutanes und durch ein fasziales System drainiert wird.

Das klappenlose **kutane Lymphgefäßnetz** (**Abb. 1/78, 1/79**) ist im Bereiche des Warzenhofes sehr dicht und engmaschig (**Plexus areolaris**). Seitlich setzt es sich im Kapillarnetz der Haut als *Plexus cutaneus superficialis* fort. Das darunter gelegene **Plexus cutaneus profundus** bildet unter dem Warzenhof ein zweites Geflecht, den **Plexus subareolaris**, welcher seitlich in den **Plexus circumareolaris** übergeht. Letzterer vereinigt sich am Brustdrüsenrand mit dem Plexus fascialis. Der Plexus areolaris und der Plexus cutaneus superficialis entleeren sich in den Plexus subareolaris bzw. Plexus circumareolaris, aus welchen die Hautkollektoren ihren Ursprung nehmen. Seitlich geht das kutane Lymphgefäßnetz der Brustdrüse in das kutane Netz der Brustwand über. Für die mögliche Propagation von Neoplasmen ist es wichtig zu wissen, daß die kutanen Netze der beidseitigen Mammaregionen durch die mediane Wasserscheide untereinander verbunden sind und daß einzelne Hautkollektoren zu den kontralateralen Axillarknoten führen können (**Abb. 1/79**).

Die **initialen Lymphgefäße der Brustdrüse** bilden ein dichtes intra- und ein perilobuläres Netzwerk (**Abb. 1/78**). Durch interlobuläre Anastomosen bildet das intraglanduläre Netzwerk ein zusammenhängendes System. Es gibt keine separate intraglanduläre Sektoren oder

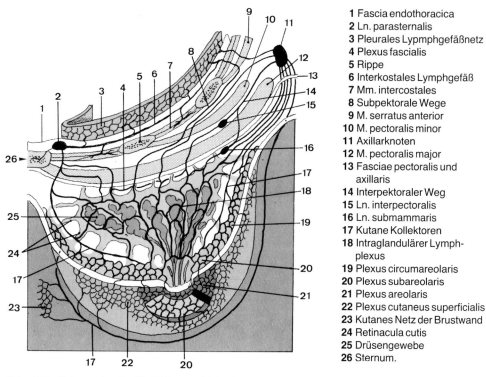

Abb. 1/78: Schema der oberflächlichen und tiefen Lymphgefäße und der Abflußwege der Mamma.

Quadranten. Die meisten Sammelgefäße folgen den Ductuli lactiferi und münden in den Plexus subareolaris. Einige interductale Kollektoren oder deren Seitenäste steigen entlang den Bindegewebssepten und der Retinacula cutis auf und stehen mit dem Plexus circumareolaris und mit Hautkollektoren in Verbindung. Schließlich gibt es Kollektoren, die an der Basis der Mamma austreten und in den Plexus fascialis münden. Letzterer wird durch Anastomosenäste der basalen Kollektoren gebildet und liegt über der Fascia pectralis superficialis.

Die Sammelstelle der intraglandulären Lymphe stellt den Plexus subareolaris dar. Ein möglichst kreisförmiger Fluß in diesem Plexus ermöglicht die Vermischung der Lymphe aus allen Drüsengebieten bevor diese in die regionalen Lymphknoten abfließt. Diese Vermischung erklärt, daß zu den einzelnen Abflußwegen keine bestimmte Drüsengebiete zugerechnet werden können. Da die intraglandulären Kollektoren teils in den Plexus subareolaris, teils entlang der Bindegewebssepten in den Plexus circumareolaris münden, gibt es Verbindungen zwischen Drüsen- und Hautlymphgefäßen. Diese Verbindungen erklären das oft bizarre Wiederkehren von intrakutanen Metastasen. In der Areolarregion kann die Haut von den eng darunterliegenden Lymphgefäßen nicht getrennt werden, deshalb muß dieses Hautgebiet so weit wie möglich (Minimum 2 cm vom Areolarrand entfernt) ausgeschnitten werden, um Metastasen zu vermeiden.

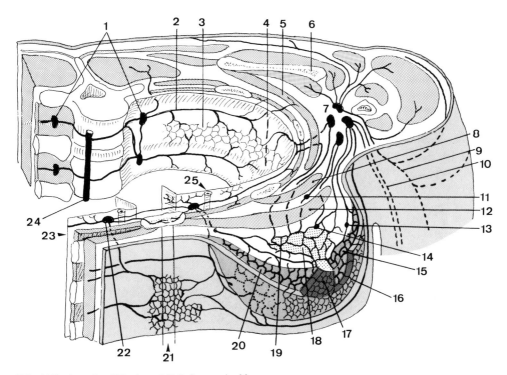

**Abb. 1/79:** Lymphgefäßnetz und Abflußwege der Mamma.
**1** Lnn. intercostales; **2** Interkostaler Kollektor; **3** Pleurales Lymphgefäßnetz; **4** Wasserscheide des pleuralen Netzes; **5** M. serratus anterior; **6** Scapula; **7** Lnn. axillares; **8** M. pectoralis minor; **9** Deltoid-Bündel; **10** Mediales Oberarmbündel; **11** Ln. interpectoralis; **12** M. pectoralis major; **13** Ln. premammaris; **14** Ln. submammaris; **15** Plexus subareolaris; **16** Plexus cutaneus supferficialis; **17** Plexus areolaris; **18** Plexus intraglandularis; **19** Plexus fascialis; **20** Plexus circumareolaris; **21** Mediane Wasserscheide; **22** Ln. parasternalis; **23** Pleura parietalis; **24** Ductus thoracicus; **25** A. thoracica interna.

## 1.7.7 Efferente Lymphgefäße und die regionalen Lymphknoten der Brustdrüse

Die **efferenten Lymphgefäße der Mamma** (**Abb. 1/80**) verlaufen in zwei Richtungen, zu den axillären und zu den parasternalen Lymphknoten. Autoradiographische Untersuchungen haben gezeigt, daß 97–99% bzw. 75% der Markierungssubstanz in die axillären und nur 1–3% bzw. 25% in die parasternalen Knoten transportiert wird. Aus diesem Grund muß der axilläre Weg als der Hauptweg und der parasternale Weg als einer der akzessorischen Wege betrachtet werden.

Der **axilläre Hauptweg** besteht aus 4–6 Kollektoren. Zwei oberflächliche Hauptstämme entspringen aus der Peripherie des Plexus subareolaris, die anderen treten aus der lateralen Seite der Drüse aus. Der laterale subkutane Hauptstamm überquert die Drüsenfläche und nimmt einen Kollektor aus dem oberen Abschnitt der Mamma auf (**Abb. 1/80**). Der mediale Hauptstamm verläuft bogenförmig am unteren Areolarrand nach lateral und nimmt einen Kollektor aus der unteren Drüsenhälfte auf. Beide Stämme biegen zusammen mit Hautkollektoren der Brustwand – mit welchen sie kommunizieren – um den Pektoralisrand in die

Achselhöhle, bohren die Faszie durch und enden in der oberen Gruppe der Lnn. pectorales und im Sorgius-Knoten. Einige vor allem aus dem Drüsenkörper stammende Gefäße führen zu den Lnn. axillares centrales, laterales und subscapulares. Im Gegensatz zu dieser an anatomischen Injektionspräparaten gezeigten Lokalisation fand Haagensen, daß Mammatumoren in 90% der Fälle in die Lnn. axillares centrales, in 34% in die lateralen und nur in 15% in die pectoralen Knoten metastasieren. Diese Kontroverse könnte mit der verschiedenen Gruppierung der Lymphknoten zusammenhängen, da einige Autoren die Zentralknoten nicht als eigene Gruppe, sondern als Bestandteil der pektoralen Gruppe betrachten.

Die axillären Kollektoren können in Einzelfällen durch kleine **Interkalarknoten** (Ln. premammaris, paramammaris) unterbrochen werden (**Abb. 1/80**). Nach Haagensen gibt es sehr selten einen subkutanen mit der Haut eng verbundenen Knoten über dem oberen äußeren Sektor der Brustdrüse. Aus diesem Grund empfiehlt er den lateralen Hautlappen von dem zu

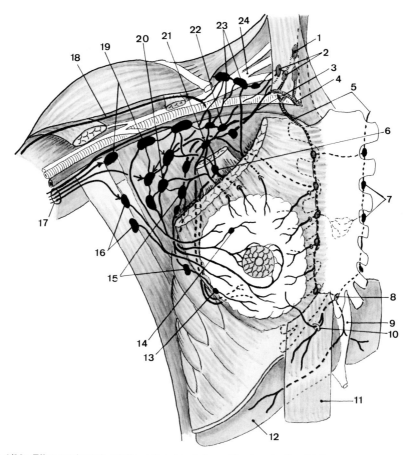

**Abb. 1/80:** Efferente Lymphgefäße und regionale Lymphknoten der Brustdrüse.
**1** Ln. jugularis internus; **2** Skalenusknoten; **3** Truncus subclavius; **4** Ductus lymphaticus dexter; **5** Truncus parasternalis; **6** Ln. interpectoralis (Rotterscher Knoten); **7** Lnn. parasternales; **8** Ln. prepericardiacus; **9** Ln. falciforme hepatis mit Leberkollektoren; **10** Epigastrischer Weg; **11** M. rectus abdominis; **12** Leber; **13** Ln. paramammaris; **14** Ln. premammaris; **15** Lnn. pectorales; **16** Lnn. subscapulares; **17** Oberarmbündel; **18** Deltoid-Bündel; **19** Lnn. axillares laterales; **20** Lnn. axillares centrales; **21** Ln. subpectoralis; **22** Lnn. infraclaviculares; **23** Lnn. supraclaviculares; **24** Plexus brachialis.

entfernenden Subkutanfett zu trennen, sonst bleibt ein eventueller Subkutanknoten zurück, und wenn er vom Tumor befallen ist, verursacht er ein promptes lokales Rezidiv in der Haut.

**Akzessorische Abflußwege** führen in 4 Richtungen:

1. Axilla,
2. Lnn. parasternales,
3. Epigastrium und
4. Supraklavikularregion.

Sie bestehen meist aus perforierenden Kollektoren, die immer wesentlich dünner sind als die subkutanen axillären Hauptwege.

**Akzessorische axilläre Wege** stellen den transpektoralen und den retropectoralen Weg dar. Beide gehen aus dem superomedialen Drüsenabschnitt und aus der hinteren Drüsenfläche aus. Ersterer kann durch den Ln. interpectoralis, letzterer durch einen Ln. submammaris unterbrochen werden (**Abb. 1/78, 79, 80**).

Die **Kollektoren des transpektoralen Weges** perforieren den M. pectoralis major und führen entlang der Muskeläste der Aa. thoracalis lateralis und thoracoacromialis teils zu den infraklavikulären, teils zu anderen axillären Knotengruppen (**Abb. 1/80**).

Der **retropektorale Weg** biegt am Pektoralisrand um und steigt an der Hinterfläche des Muskels entweder unter dem M. pectoralis minor oder zwischen den zwei Mm. pectorales zu den infraklavikulären Knoten auf (**Abb. 1/80**). Sowohl die Kollektoren des transpektoralen als auch des interpektoralen Weges können durch die Lnn. interpectorales (Rotter-Knoten) unterbrochen werden. Wegen der engen Beziehungen der erwähnten Wege und der Rotter-Knoten zu den Mm. pectorales können in diesen Muskeln Lokalrezidive entstehen, deshalb sollten diese bei der radikalen Mastektomie entfernt werden. Eine Ausnahme bildet der klavikuläre Anteil des M. pectoralis major, welcher erhalten bleiben kann, weil er zu den Mammalymphgefäßen keine direkte Beziehung hat.

Der **parasternale Weg** ist in 38% der Fälle vorhanden. Die Kollektoren dieses Weges gehen aus der Basis und aus dem medialen Drüsenrand aus, verlaufen auf der Fascia pectoralis oder im Muskel und erreichen die Lnn. parasternales entlang der perforierenden Äste der Rr. intercostales der A. thoracica interna. Sie perforieren die 2–5 Interkostalräume (in 20% den 4.), am häufigsten parasternal, seltener hinter der Brustdrüse (**Abb. 1/80**).

Die parasternalen Knoten erkranken gewöhnlich nach den Axillarknoten. Wenn die Axillarknoten von Metastasen befallen sind, gibt es gewöhnlich Mikrometastasen in den parasternalen Knoten. Letztere sind weniger zahlreich und bedeutend kleiner als die Axillarknoten, deshalb stellen sie einen schwachen Filter dar. Da der parasternale Lymphgefäßstrang Lymphe auch aus der Pleura und aus der Leber aufnimmt, können sich bei der Blockade des Stranges, Metastasen retrograd auf die Pleura und in die Leber ausbreiten. Eine weitere Gefahr der Metastasenausbreitung liegt darin, daß die Distanz der befallenen Knoten der 1.–2. Interkostalräume zur Einmündung in das Venensystem sehr kurz ist. Wenn der Truncus parasternalis mit den Skalenusknoten in Verbindung steht, können Metastasen in diesen entstehen und sich retrograd auf die Supraklavikularknoten ausbreiten.

Der **epigastrische Weg** geht aus dem unteren inneren Brustdrüsenrand, welcher auf dem 6. Rippenknorpel nahe dem Processus xyphoideus liegt. Die Kollektoren folgen den perforierenden Muskel- und Hautästen der A. epigastrica superior, bohren die Rectusscheide durch, treten in den M. rectus abdominis ein und enden zusammen mit den Muskelkollektoren in einen Ln. prepericardiacus, welcher auch gleichzeitig Kollektoren via Lig. falciorme aus der Leber aufnimmt. Durch die letzteren Wege kann ein Mammatumor bei der Blockade des parasternalen Stranges retrograd in der Leber Metastasen bilden (**Abb. 1/80**). Der epigastrische Weg ist nur in solchen Fällen wichtig, in welchen der Primärtumor in dem extrem tiefen medialen Drüsenabschnitt liegt. Nach klinischen Erfahrungen ist die Prognose bei dieser Tumorlokalisation wesentlich schlechter als bei anderswo in der Drüse gelegenen Tumoren.

Die meisten **supraklavikulären Wege** stellen indirekte Verbindungen zwischen Brustdrüse und Supraklavikularknoten dar. Sie bilden die Fortsetzung der axillären Wege, d. h. sie gehen aus den Axillarknoten, meist aus den Lnn. infraclaviculares, aus (**Abb. 1/80**). Sie führen am häufigsten nicht zu den supraklavikulären, sondern in die Skalenusknoten (sentinel nodes). Es bedeutet soviel, daß nach den Axillarknoten zuerst die «sentinel nodes» von Metastasen befallen werden und nur wenn diese blockiert sind, fließt Lymphe retrograd in die Supraklavikularknoten. Die Skalenusknoten sind vom M. sternocleidomastoideus und von der Clavicula bedeckt, deshalb sind sie nur nach starker Vergrößerung palpierbar. Wenn die mehr lateral und oberflächlicher gelegenen Supraklavikularknoten tastbar sind, ist anzunehmen, daß die «sentinel nodes» auch befallen sind und daß bereits ein Einbruch in das Venensystem stattgefunden hat. Ein aus dem oberen Drüsenabschnitt direkt zu den supraklavikulären Knoten aufsteigender sog. axillärer By-pass kommt in 5–17% der Fälle vor (**Abb. 1/80**).

**Interkostaler Weg.** Einige aus dem retroglandulären Geflecht ausgehende Kollektoren perforieren auf Höhe der vorderen Axillarlinie den M. serratus anterior und die Mm. intercostales und stehen durch interkostale Kollektoren mit dem subpleuralen Plexus in Verbindung (**Abb. 1/78, 1/79**). Da die Wasserscheide der Interkostalräume abwärts schräg nach vorne gerichtet ist, werden die oberen Interkostalräume vorwiegend in die parasternalen, die unteren dagegen zu den Lnn. intercostales drainiert. Der interkostale Weg wird nur nach Verschluß der Hauptwege (axillär, parasternal) benützt.

**Kontralaterale Abflußwege.** Wie bereits erwähnt wurde, sind die kutanen Lymphgefäßnetze der beiden Brustwandhälften über der medianen Wasserscheide untereinander verbunden, außerdem können einzelne Hautkollektoren zu den kontralateralen Axillarknoten führen. Normalerweise werden jedoch diese Wege nicht benützt. Sie treten nur dann in Funktion, wenn die axillären Abflußwege durch Metastasen, Lymphadenektomie oder durch postoperative, bzw. durch Bestrahlung bedingte Fibrose beeinträchtigt worden sind.

## 1.7.8 Metastasenwege und Metastasenlokalisation

Wie bereits erwähnt wurde (s. Kap. 1.7.6), können wegen dem möglichen kreisförmigen Lymphfluß im klappenlosen Plexus subareolaris keine bestimmte Drüsengebiete zu bestimmten Abflußwegen zugeteilt werden. Praktisch sind alle Brustdrüsenquadranten mit den axillären und mit den parasternalen Knoten verbunden. Obwohl der Lymphabfluß in Richtung Axilla stärker ist als gegen die parasternalen Knoten (75% zu 25%), werden praktisch alle Brustdrüsenquadranten in beiden Richtungen drainiert.

Die Beziehungen zwischen dem Sitz des Primärtumors (Drüsenquadranten) und die prozentuale Befallenheit der wichtigsten regionalen Knotengruppen sind in der **Abbildung 1/81** zusammengefaßt. Allgemein kann festgestellt werden, daß axilläre Metastasen am häufigsten aus dem oberen lateralen Quadrant und aus der Zentralarea, parasternale Metastasen dagegen aus dem unteren medialen Quadrant und aus der Zentralarea ausgehen.

Von den regionalen Lymphknotengruppen sind die *Lnn. axillares centrales* am häufigsten (90%) von Metastasen befallen. Sie erkranken nicht nur am häufigsten, sondern erkranken auch am häufigsten allein. Die übrigen axillären Knotengruppen sind in unterschiedlichem Maße betroffen: die Lnn. interpectorales in 35%, die Lnn. axillares laterales in 34%, die Lnn. subscapulares in 21%, die Lnn. infraclaviculares in 20% und die Lnn. pectorales in 15% der Fälle. Die **Interpektoralknoten** erkranken praktisch nie allein (1,4%), sondern meist mit den centralen, lateralen und infraklavikulären Gruppen zusammen. Die *Lnn. infraclaviculares* stellen die letzte Barriere des axillären Abflußweges dar. Allein erkranken sie nur selten

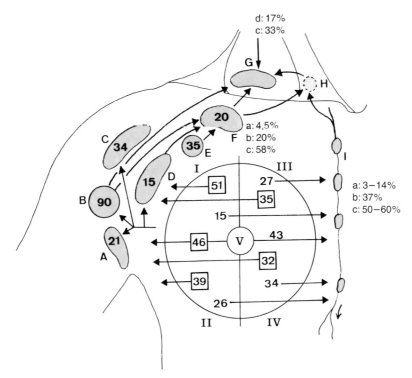

**Abb. 1/81:** Metastasierungsrichtungen der Brustdrüsentumoren; prozentuale Befallenheit einzelner Knotengruppen.
Brustdrüsenquadranten: **I** oberer lateraler, **II** unterer lateraler, **III** oberer medialer, **IV** unterer medialer Quadrant; **V** Zentralarea. Die eingerahmten Zahlen geben die prozentuale Häufigkeit der aus den einzelnen Quadranten und aus der Zentralarea ausgehenden axillären Metastasen, die nicht eingerahmten Zahlen die Häufigkeit von parasternalen Metastasen an.
**A** Lnn. subscapulares; **B** Lnn. centrales; **C** Lnn. axillares laterales; **D** Lnn. pectorales; **E** Lnn. interpectorales; **F** Lnn. infraclaviculares; **G** Lnn. supraclaviculares; **H** Skalenusknoten; **I** Lnn. parasternales. Die Zahlen in den Lymphknoten geben die Häufigkeit von Metastasen in % an.
**a** Alleiniger Befall; **b** Beim Befall der Axillarknoten; **c** Beim starken Befall der Axillarknoten; **d** Direktmetastasen aus den Zentralknoten.

(4,5%), häufiger mit anderen Knoten zusammen (20%) und zwar als die letztbetroffene Gruppe. Bei starkem Befall der axillären Knoten (im Durchschnitt von 16 Knoten) enthalten sie in 58% Metastasen.

Die *Lnn. parasternales* erhalten Lymphe individuell variabel aus beiden Brustdrüsenhälften. Bevorzugte Einzugsgebiete sind die medialen Quadranten und die Zentralarea. Erstmetastasen entstehen in den Parasternalknoten in 3–20%. In 37% treten Metastasen erst nach dem Befall der Axillarknoten auf. Bei ausgedehnten axillären Metastasen steigt ihre Mitbeteiligung auf 50–60%. Aus den Parasternalknoten ausgehend können sich Metastasen auf die Skalenus- bzw. Supraklavikularknoten oder nach Blockade des parasternalen Weges retrograd auf die Pleura oder Leber ausbreiten.

Die *Lnn. supraclaviculares* werden meist (33%) in der letzten Streuungsphase von den Axillarknoten her befallen. Die Streuung geht gewöhnlich aus den Infraklavikularknoten aus. Diese können in etwa 17% übersprungen werden, so daß supraklavikuläre Metastasen den infraklavikulären vorausgehen, meist sind jedoch beide Gruppen gleichzeitig betroffen.

Die axillären Lymphknoten nehmen Lymphe aus der oberen Extremität und aus der Brustwand auf. Betreffend der **Lokalisation der Einzugsgebiete** gibt es keine volle Überlappung von Arm- und Brustgebiet in den Axillarknoten, deshalb kommen immer von Metastasen betroffene und gesunde Knoten gemischt vor. Da die meisten Knoten Lymphe aus beiden Gebieten erhalten, müssen bei Mammatumoren möglichst alle Knoten entfernt werden. Es gibt keine selektive Gebietslokalisation, deshalb ist eine selektive Lymphadenektomie nicht möglich und wegen der plexusartigen internodalen Verbindungen auch nicht ratsam (**Abb. 1/57, 1/80**). Die meisten Axillarknoten liegen im axillären Fettkörper und können zusammen mit diesem entfernt werden.

Die axilläre Lymphadenektomie kann wegen der Unterbrechung der brachialen Abflußwege zu einem **Armlymphödem** führen. Röntgendermatitis und Infektionen sind zusätzliche Faktoren. Um die Gefahr einer Ödembildung herabzusetzen, sollte bei der Operation das laterale Oberarmbündel (Deltoidbündel) verschont bleiben (s. Kap. 1.5.2).

## 1.8 Lymphknotengruppen des Beckens und der Bauchhöhle

### 1.8.1 Parietale Lymphknoten

#### 1.8.1.1 Allgemeine Bemerkungen

Das parietale Lymphsystem des Beckens und der Bauchhöhle ist dadurch charakterisiert,
1. daß es im sub-rsp. retroperitonealen Fettgewebe eingelagert ist und
2. daß die Lymphgefäße und die Knoten, ähnlich wie beim tiefen System der Extremitäten, den Blutgefäßen entlang angeordnet sind.

Je nach den begleiteten Blutgefäßabschnitten sind folgende Knotengruppen zu unterscheiden: Lnn. iliaci externi, interni, iliaci communes und aorticocavales bzw. lumbales (**Abb. 1/82**). Die Lnn. iliaci communes et externi werden von einzelnen Autoren als Lnn. iliaci superiores et inferiores, von den Radiologen hingegen als hintere und vordere Iliakalknoten benannt.

Die Lnn. iliaci externi, iliaci communes und lumbales bilden drei von dem Leistenband bis zum Hiatus aorticus reichende Ketten (**Abb. 1/82, 84, 85**). Diese Knotengruppen sind, dank ihrer lymphographischen Darstellbarkeit am gründlichsten untersucht worden. Die grundlegenden anatomischen Studien wurden durch röntgenologische und chirurgisch-anatomische Untersuchungen ergänzt. Die lymphographischen Untersuchungen haben vor allem über Zahl, Größe und Variabilität der Knoten und der Lymphwege zusätzliche Informationen geliefert.

Für die Bestimmung und Abgrenzung der einzelnen Knotengruppen im Lymphogramm werden **skeletale Orientierungslinien** benützt (**Abb. 1/83, 1/85**). Die wichtigsten Orientierungslinien sind: Die **Obturatorlinie**; sie verläuft horizontal durch die Mitte des Foramen obturatorium und trennt die oberen Inguinalknoten von den unteren (**Abb. 1/83**). Die **Inguinallinie** entspricht dem Lig. inguinale. Sie verbindet die Spina iliaca anterior superior mit dem Tuberculum pubicum und trennt die inguinalen Knoten von den vorderen Iliakalknoten. Die **Iliosakrallinie** verläuft horizontal durch die Mitte des Sakroiliakalgelenkes. Sie markiert die Bifurkation der A. iliaca communis und bildet die Grenze zwischen den vorderen und hinteren Iliakalknoten. Die horizontale **Iliolumballinie** tangiert die Cristae iliacae, markiert die Höhe der Aortenbifurkation und trennt die Lnn. iliaci communes von den Lnn. lumbales (**Abb. 1/83, 1/85**).

### 1.8.1.2 Lymphknoten der Iliakalregion (Lnn. iliaci)

Die Lnn. iliaci externi und communes bilden drei Ketten, eine laterale, eine intermediäre und eine mediale.

Wegen der unterschiedlichen Entwicklung der Knotengruppen ist das Knotenmuster sehr variabel. Die mediale (best ausgebildete) und die laterale Kette sind meistens vorhanden, hingegen ist die intermediäre oft schwach entwickelt oder fehlt (**Abb. 1/89 A**).

### 1.8.1.3 Vordere und hintere Iliakalknoten (Lnn. iliaci externi et communes)

Die **laterale Kette** (**Abb. 1/82, 83, 84 C**) liegt seitlich der A. iliaca externa in der Rinne, welche diese Arterie mit dem M. psoas major bildet und besteht aus 2–4 spindelförmigen *Lnn. iliaci externi laterales*. Etwa in 20% der Fälle gibt es nur zwei Knoten, einen oberen in der Höhe der Teilungsstelle der A. iliaca communis und einen unteren bei der Lacuna vasorum (**Abb. 1/82: 3 a, c; 1/89 A**). Letzterer, der *Ln. lacunaris lateralis* (**Abb. 1/82: 3 a**) ist der konstanteste der lateralen Kette und einer der größeren aller Beckenlymphknoten (2–3 cm Länge). Oft bedeckt er die A. iliaca externa und reicht mit seinem unteren Pol in die Lacuna vasorum hinein. Gelegentlich wird er durch 2–3 kleinere, ebenfalls discusförmige Knoten ersetzt. Lymphographisch ist er in 96,4% der Fälle darstellbar (**Abb. 1/89 A**).

Die **intermediäre Kette** (**Abb. 1/82, 1/85**) liegt zwischen der A. und V. iliaca externa und wird aus 2–3 *Lnn. iliaci intermedii* gebildet (**Abb. 1/89 A**). In 20% fehlt sie, in 38% besteht sie aus 4–11 Knoten, unter denen der größte und konstanteste der oberste Knoten ist. Er ist etwa in 60% der Fälle vorhanden und liegt bei der Teilungsstelle der A. iliaca communis, bedeckt vom Ureter (**Abb. 1/82: 4c**). Von den Röntgenologen wird er **Ureterlymphknoten** bzw. *Ln. interiliacus* genannt. Neben ihm liegt der gleichnamige Knoten der medialen Kette. Um beide Knoten voneinander unterscheiden zu können, benennen wir den oberen Knoten der intermediären Kette als *Ln. interiliacus lateralis*, den der medialen Kette als *Ln. interiliacus medialis*. Der mittlere Knoten und der untere, der als Ln. lacunaris intermedius bezeichnet wird, sind oft nicht vorhanden (**Abb. 1/89 A**).

Die **mediale Kette** (**Abb. 1/82, 84 C, 89 A**) besteht aus 2 Knotengruppen, aus den Lnn. iliaci externi mediales und den Lnn. obturatorii. Erstere liegen entlang der medialen Fläche der V. iliaca externa (**Abb. 1/82: 5**), letztere an der seitlichen Beckenwand über der Obturatorfaszie. Beide Gruppen sind in eine Fettplatte eingebettet, die in der Fossa obturatoria (zwischen V. iliaca externa und der A. obturatoria) liegt. Diese vom N. obturatorius überquerte Fett-Lymphknoten-Platte kann operativ als Ganzes entfernt werden. Dadurch daß die einzelnen Knoten gegeneinander seitlich verschoben sind, ist die Kettenform bei dieser Gruppe weniger ausgeprägt als bei den lateralen und intermediären Knoten.

Die Zahl der *Lnn. iliaci externi mediales* variiert nach Angaben der meisten Autoren zwischen 2 und 4. Röntgenologisch wurde eine Variationsbreite von 1–18, mit 6–12 Knoten gefunden.

Die unterschiedlichen Zahlenwerte werden damit erklärt, daß die Knoten dieser Gruppe stark zur Verschmelzung neigen. Auf Verschmelzung wird auch die Entstehung eines langen, vom Leistenband bis zur A. iliaca communis reichenden Knotens zurückgeführt.

Die vorherrschende Form der Knoten ist längsoval (2–3 cm); rundlich sind nur, wie in anderen Gebieten, die kleinen Knoten (0,5–1 cm).

Der oberste Knoten der Gruppe, der *Ln. interiliacus medialis* liegt im Teilungswinkel der A. iliaca communis (**Abb. 1/82: 5 c**). Er kann mit dem mittleren Knoten durch eine schmale Brücke verbunden sein und ist stark entwickelt, wenn der entsprechende Knoten der intermediären Kette fehlt.

Die *Lnn. interiliaci* (**Abb. 1/82: 4 c, 5 c**) stellen die wichtigste Knotengruppe des Beckens dar. Sie liegen am Zusammenfluß der äußeren und inneren iliakalen Lymphwege und werden als die «axilla of the pelvis» bezeichnet.

Der unterste Knoten, der *Ln. lacunaris medialis* ist keil- oder walzenförmig. Er ist konstant (98%) und liegt mediodorsal der V. iliaca externa bei der Lacuna lymphatica; mit seinem unteren Pol berührt er den Rosenmüllerschen Knoten, mit dem er oft vereinigt ist (**Abb. 1/82: 5a; 1/84C, 1/89A**).

Die drei *Lnn. lacunares*, auch retrofemorales genannt (**Abb. 1/82: 3a, 4a, 5a; 1/84C**)

**Abb. 1/82:** Nomenklaturtabelle ▶

| Hauptgruppe | Untergruppe | Spezielle Bezeichnung einzelner Knoten |
|---|---|---|
| Lnn. inguinales superficiales (**1**) | superolaterales (**1a**)<br>superomediales (**1b**)<br>inferomediales (**1c**)<br>inferolaterales (**1d**) | |
| Lnn. inguinales profundi (**2**) | | oberster Knoten: Rosenmüller-Cloquet oder Prigoffscher Knoten (**2a**) |
| Lnn. iliaci externi (**3–5**) | laterales (**3a, b, c**) | unterster Knoten: Ln. lacunaris lateralis (**3a**) |
| | intermedii (**4a, b, c**) | unterster Knoten: Ln. lacunaris intermedius (**4a**)<br>oberster Knoten: Ln. interiliacus lateralis (**4c**) |
| | mediales (**5a, b, c**) | unterer Knoten: Ln. lacunaris medialis (**5a**)<br>mittlerer Knoten: Ln. principalis (**5b**)<br>oberer Knoten: Ln. interiliacus medialis (**5c**) |
| Lnn. obturatorii (**6**) | | Ln. canalis obturatori (**6a**)<br>Ln. fossae obtratoriae (**6b**) |
| Lnn. iliaci communes (**7–10**) | laterales (**7a, b, c**)<br>intermedii (**8**)<br>mediales (**9a, b, c**)<br>Lnn. promontorii (**10**) | oberster Knoten: Ln. precavalis inferior (**7c**) |
| Lnn. lumbales (aorticicavales) (**11–13**) | sinistri (aortici) (**11a, b, c**) | seitlich der Aorta: lateroaortici (**11a**)<br>vor der Aorta: praeaortici (**11b**)<br>hinter der Aorta: retroaortici (**11c**) |
| | intermedii (interaorticocavales) (**12**) | |
| | dextri (cavales) (**13a, b, c**) | seitlich der V. cava: laterocavales (**13a**)<br>vor der V. cava: precavales (**13b**)<br>hinter der V. cava: retrocavales (**13c**) |
| Lnn. phrenici (diaphragmatici) inferiores (**14**) | dextri (**14a**)<br>sinistri (**14b**) | |
| Lnn. iliaci interni, parietale Gruppe (**15–19**) | Lnn. iliaci interni laterales (**15, 16, 17**) | seitlich vom Arterienstamm: laterales (**15**)<br>Lnn. glutaei superiores (**16**)<br>Lnn. glutaei inferiores (**17**) |
| | Lnn. iliaci interni mediales (**18, 19**) | Lnn. sacrales laterales (**18**)<br>Lnn. sacrales medii (**19**) |
| Lnn. iliaci interni, viscerale Gruppe | siehe **Abb. 1/87** | |

Querschnitt der Lumbalregion (**Q**): **A.o.** Aorta, **V.c.i.** Vena cava inferior, **c** Truncus sympathicus.

liegen hinter dem Leistenband. Meist sind nur zwei große Knoten, der äußere und der innere vorhanden (**Abb. 1/89 A**).

Der größte und konstanteste Knoten in der inneren Kette ist der mittlere Knoten. Meist berührt oder bedeckt er mit seinem medialen Rand den N. obturatorius und mit seinen Polen

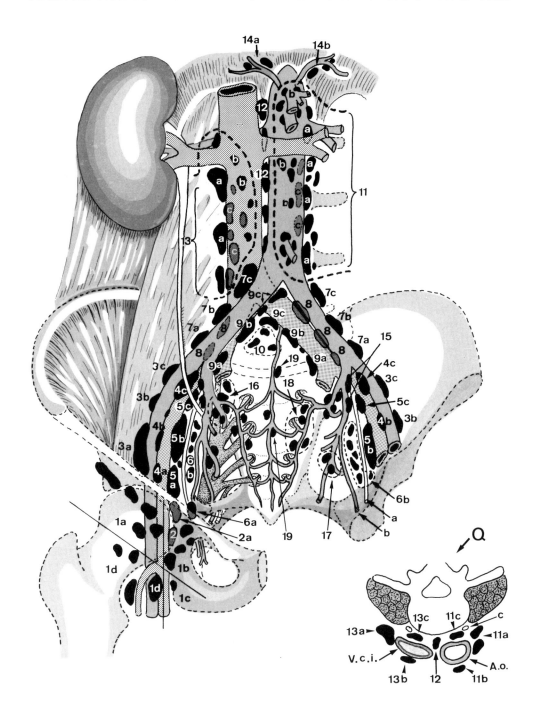

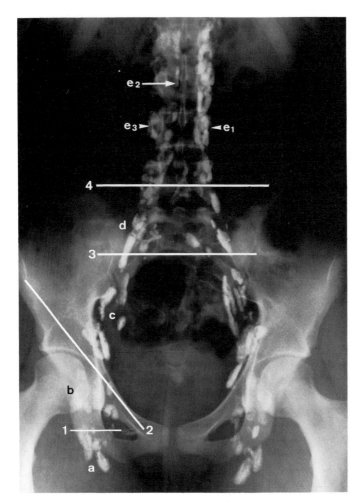

**Abb. 1/83:** Skeletale Orientierungslinien (nach Wirth 1974).
1 Obturatorlinie
2 Inguinallinie
3 Iliosakrallinie
4 Iliolumballinie.
a Untere Gruppe der Inguinalknoten
b Obere Gruppe der Inguinalknoten
c Vordere Iliakalknoten
d Hintere Iliakalknoten
e Lumbale Knotengruppe
$e_1$ Lnn. lumbales sinistri (latero-retro-preaortici)
$e_2$ Lnn. lumbales intermedii (interaorticocavales)
$e_3$ Lnn. lumbales dextri (latero-pre-retrocavales).

den Ln. interiliacus medialis resp. den Ln. lacunaris medialis (**Abb. 1/82: 5b**). Er kann mit einem, seltener mit beiden Knoten verschmolzen sein. Da die Hautlymphbahn des Collum uteri zu diesem Knoten führt, wurde er als *principal node* oder Ln. nervi obturatorii genannt.

Der *Ln. obturatorius* ist der meist umstrittene Beckenlymphknoten. Der Name Ln. obturatorius sollte für einen kleinen inkonstanten, beim Eingang des Canalis obturatorius gelegenen Knoten reserviert sein (**Abb. 1/82: 6a**), dessen afferenten Gefäße aus dem Versorgungsgebiet der A. obturatoria stammen. Sein Vorkommen variiert zwischen 0–3,5%.

Verwechslungen mit den unteren und mittleren Knoten der medialen Kette sind aus topographischen Gründen möglich. Am häufigsten werden die in das Fettgewebe der Fossa obturatoria gelegenen Satelliten des Prinzipalknotens (**Abb. 1/82: 6b**) oder ein in mehreren Gliedern aufgeteilter Principalknoten als Lnn. obturatorii bezeichnet. Nomenklatorische und Identifikationsschwierigkeiten entstanden auch dadurch, daß einige Autoren den Principalknoten zu der Obturatorgruppe rechneten, resp. ihn selber als Obturatorknoten benannt haben. Eine Verwechslung mit dem medialen lakunaren Knoten kann dadurch entstehen, daß der Obturatorknoten sich im Röntgenbild 1–2 cm medial von der Hüftgelenkspalte auf die Höhe des medialen Lakunarknotens projiziert.

## Lymphknotengruppen des Beckens und der Bauchhöhle

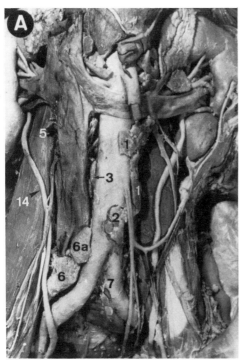
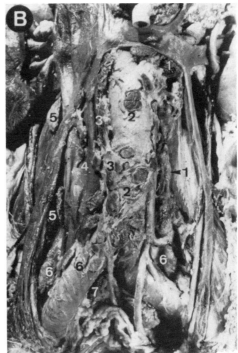
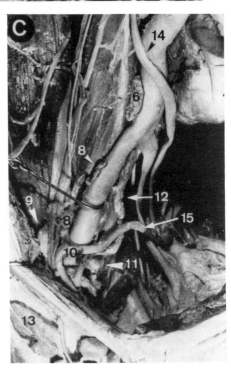

**Abb. 1/84:**
A, B Hintere iliakale und lumbale Knoten
C Vordere iliakale und inguinale Knoten.
1 Lnn. lateroaortici
2 Lnn. preaortici
3 Lnn. lumbales intermedii (interaorticocavales)
4 Lnn. precavales
5 Lnn. laterocavales
6 Lnn. iliaci communes laterales
6a Ln. precavalis inferior
7 Lnn. promontorii
8 Lnn. iliaci externi laterales
9 Ln. lacunaris lateralis
10 Ln. lacunaris intermedius
11 Ln. lucunaris medialis
12 Ln. iliacus externus medialis
13 Lnn. inguinales superficiales
14 Ureter
15 Ductus deferens.

Unser Vorschlag ist: den mittleren Knoten der medialen Kette als *Ln. principalis* (**Abb. 1/82: 5b**), den beim Eingang des Obturatorkanals gelegenen Knoten als *Ln. canalis obturatorii* (**Abb. 1/82: 6a**) und die kleinen Knoten der Fossa obturatoria als *Lnn. fossae obturatoriae* (**Abb. 1/82: 6b**) zu bezeichnen.

Die *Lnn. iliaci communes* bilden die Fortsetzung der drei Ketten der Lnn. iliaci externi und liegen entlang der Vasa iliaca communia (**Abb. 1/82−85**). Aus der unterschiedlichen Lage der rechten und linken V. iliaca communis ergeben sich für die Topographie der Lymphknoten einige Seitenunterschiede, so daß gewisse Knoten schwer einzuordnen sind.

Die durchschnittlich spindelförmigen mittelgroßen *Lnn. iliaci communes laterales* liegen am Seitenrand der A. iliaca communis auf dem M. psoas major (**Abb. 1/82: 7**) und bilden die röntgenologisch gut identifizierbare **laterale Kette** (**Abb. 1/83, 84, 85, 89 A**). Gewöhnlich gibt es 1−3 Knoten. Ihre Zahl kann bis auf 8 oder auf 11 ansteigen. Links setzt sich die Kette seitlich von der Aorta fort; rechts, wo die A. iliaca communis die Teilungsstelle der V. cava inferior überkreuzt, liegt nur der unterste Knoten zwischen der A. iliaca communis und dem Psoas major. Der mittlere, beim lateralen Rand der V. cava inferior gelegene Knoten (**Abb. 1/82: 7b**) bildet den Übergang zur laterokavalen Kette. Der oberste, präkaval gelegene Knoten führt zur prä-, rsp. interaortikokavalen Kette (**Abb. 1/82: 7c**).

Die *Lnn. iliaci communes intermedii* bilden die Fortsetzung der mittleren Kette (**Abb. 1/82: 8**). Die mittlere Kette der iliaca communis zählt 1−8, durchschnittlich 2−5 Knoten. Die meist länglichen Knoten liegen in der Fossa lumbalis (begrenzt medial vom 5. Lumbalwirbel, lateral durch den M. psoas major, hinten vom Sacrum). Sie sind durch die Vasa iliaca communia verdeckt und dem N. obturatorius, sowie dem Truncus lumbosacralis benachbart. Rechts, wo die Arterie die V. iliaca communis überkreuzt, ist die ganze Kette von der Arterie verdeckt. Links kann der oberste Knoten zwischen A. und V. iliaca communis oberflächlich werden und bei der Aortenbifurkation auf den obersten Knoten der gegenseitigen medialen Kette stoßen (**Abb. 1/82: 9c**).

Die 1−5 rundlichen, seltener spindelförmigen *Lnn. iliaci communes mediales* (**Abb. 1/82: 9c**) bilden die mediale Kette. Nach radiologischen Angaben gibt es 1−15, im Durchschnitt 1−4 Knoten. Da die A. und V. iliaca communis rechts hintereinander, links hingegen nebeneinander liegen, begleitet die mediale Kette rechts die Arterie, links dagegen die Vene. Die kontralateralen Ketten treffen wegen ihrer unterschiedlichen Lage an der Kreuzung der A. iliaca communis dextra und der V. iliaca communis sinistra zusammen und bilden dabei einen Giebel (**Abb. 1/82, 1/83**). Die linke Kette trifft den mittleren Knoten der rechtsseitigen Kette. Der oberste rechte Knoten ragt aus dem Giebel heraus und stößt auf das Endglied der linken intermediären Kette, wodurch der linke Giebelschenkel verdoppelt erscheint. Wenn die medialen Ketten nicht vollständig kontrastiert sind (11%), ist die Gabelfigur oft asymmetrisch oder fehlt (**Abb. 1/85**).

Die beidseitigen Lnn. iliaci communes mediales werden unter dem Namen *Lnn. promontorii* zusammengefaßt (**Abb. 1/82: 10**). In der klinischen Literatur werden sie auch *Lnn. subaortici* genannt. Mehrere Radiologen haben festgestellt, daß die Lage der Lnn. iliaci communes mediales von der Höhenlage der Aortenbifurkation abhängt. Liegt die Aortenbifurkation tief, so verschieben sich die medialen Knotenketten auf das Promontorium und sind dann von den Lnn. sacrales laterales und glutaei superiores schwer zu unterscheiden. Aus diesem Grund betrachten viele Autoren die Lnn. promontorii nicht als geschlossene Gruppe, sondern als einen Knotenkomplex, zu dem außer den Lnn. iliaci communes mediales, auch die Lnn. sacrales laterales und einige, in die afferenten Wege der Lnn. iliaci interni eingeschaltete Interkalarknoten dazugehören. Hieraus erklärt sich, daß im Lymphogramm alle zwischen der Aorten- und Iliaca-communis-Bifurkation gelegenen Knoten zu den Lnn. promontorii gerechnet werden.

Wir sind auch der Meinung, daß die Lnn. promontorii einen Knotenkomplex bilden. Die

Lymphknotengruppen des Beckens und der Bauchhöhle 145

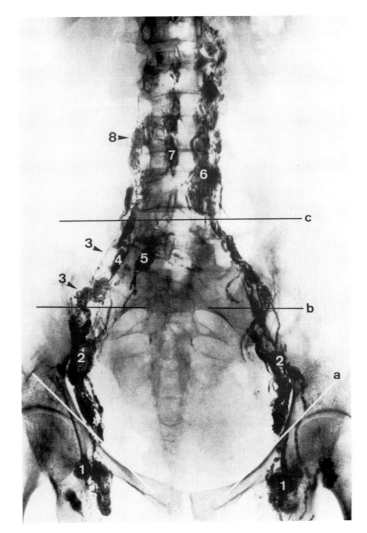

**Abb. 1/85:** Inguinale, iliakale und lumbale Knotenketten (Lymphogramm von W. Wirth).
a Inguinallinie
b Iliosakrallinie
c Iliolumballinie.
1 Lnn. inguinales
2 Lnn. iliaci externi
3 Lnn. iliaci communes laterales
4 Lnn. iliaci communes intermedii
5 Lnn. iliaci communes mediales
6 Lnn. lumbales sinistri (aortici)
7 Lnn. lumbales intermedii (interaorticocavales)
8 Lnn. lumbales sinistri (cavales).

Lnn. iliaci communes mediales bilden zwar den Hauptteil dieses Komplexes, sind aber mit ihm nicht identisch. Um die Lage dieses Knotenkomplexes einfacher angeben zu können, schlagen wir vor, das Dreieck, in dem sie liegen, als *Trigonum promontorii* zu benennen (Begrenzung: seitlich Aa. iliacae communes, unten das Promontorium und seine seitliche Fortsetzung, die Linea terminalis [**Abb. 1/82:** 10]). Mit Hilfe der röntgenologisch gut erkennbaren Promontorium-Terminallinie können die konstant darunterliegenden Lnn. glutaei superiores von den Promontoriumknoten getrennt werden. Die Promontoriumknoten sind lymphographisch in 25–30% der Fälle darstellbar.

### 1.8.1.4 Lnn. lumbales (aorticocavales) – Innere Iliakalknoten

Die vereinigten iliakalen Knotenketten setzen sich entlang der Lumbalwirbelsäule bzw. der Aorta und der V. cava inferior als *Lnn. lumbales* (aorticocavales) bis zur Höhe des LWK 1–2 fort. Diese größte parietale Knotengruppe des Körpers ist verschieden stark ausgebildet. Nach anatomischen Angaben gibt es 20–50, im Durchschnitt 35–40 Knoten. Einige Radiologen fanden ähnliche Werte, andere geben dagegen eine Variationsbreite von 8–87, mit einem Durchschnitt von 20–45 Knoten an.

Die **Knoten der aortikokavalen Region** bilden drei Ketten (**Abb. 1/82, 1/85**), eine linke (*Lnn. lumbales sinistri s. aortici*), eine intermediäre (*Lnn. lumbales intermedii s. interaorticocavales*) und eine rechte (*Lnn. lumbales dextri s. cavales*). Da die linke und die rechte Kette die Aorta bzw. die V. cava inferior hufeisenförmig umgeben (**Abb. 1/82 Q**), werden sie in drei Untergruppen aufgeteilt. Daraus ergibt sich folgende Einteilung für die Lnn. lumbales:

1. Lnn. lumbales sinistri (aortici):   – a/Lnn. lateroaortici
                                        – b/Lnn. preaortici
                                        – c/Lnn. retroaortici
2. Lnn. lumbales intermedii (interaorticocavales)
3. Lnn. lumbales dextri (cavales):    – a/Lnn. laterocavales
                                        – b/Lnn. precavales
                                        – c/Lnn. retrocavales

Die einzelnen Ketten bestehen aus großen längsovalen Knoten, zwischen denen zerstreut auch kleine rundliche Knoten zu finden sind. Die größten Knoten (bis zu 4 cm Länge) kommen in der lateroaortalen Kette und als Einzelknoten prekaval vor (**Abb. 1/82, 1/84, 1/85**). Die vor und hinter der Aorta und der unteren Hohlvene gelegenen kleinen Knoten bilden sich in der Standardprojektion übereinandergelagert zwischen den drei Längsketten ab (**Abb. 1/85**). Infolge der Überlagerung durch andere Knoten ist es auch bei seitlichem Strahlengang schwierig, die prä- oder retrovaskuläre Lage eines Knotens festzustellen.

Die **linke lumbale Kette** besteht im Durchschnitt aus 18–27 bzw. 36 Knoten (*Lnn. lumbales sinistri s. aortici*). Sie umfassen hufeisenförmig die Aorta und gliedern sich in drei Untergruppen: Lnn. lateroaortici, preaortici und retroaortici (**Abb. 1/82 Q**), von denen die laterale die stärkste, die hintere die schwächste ist.

Die *Lnn. lateroaortici* bilden eine Reihe von 9–12 Knoten am lateralen Aortenrand (**Abb. 1/82: 11 a; 1/84B**). Nach radiologischen Angaben sind bei einer Variationsbreite von 5–44 am häufigsten 10–20 Knoten zu finden. Sie projizieren sich meist auf den Rand der Wirbelsäule (**Abb. 1/83, 1/85**), liegen auf dem M. psoas major und füllen den, von der Aorta, Vv. renalis und spermatica sinistra begrenzten Raum aus. Die konstantesten sind die beim Nierenstiel gelegenen Knoten.

Die 4–9 *Lnn. preaortici* sind nicht kettenförmig angeordnet, sondern in Gruppen angehäuft (**Abb. 1/82, 1/84**). Je eine Gruppe von 2–3 Knoten findet sich am unteren Rand der V. renalis sinistra, beim Ursprung der A. mesenterica inferior und des Truncus coeliacus. Die Glieder der letzteren Gruppe werden auch Lnn. coeliaci genannt (s. Kap. 1.9.4.3).

Die 5–6 **Lnn. retroaortici** liegen zwischen Aorta und M. psoas major entlang dem linken Wirbelsäulenrand und sind dem Truncus sympathicus benachbart, wodurch bei Operationen Symphaticusganglien mit Lymphknoten verwechselt werden können (**Abb. 1/82 Q**).

Die 5–6 Knoten der mittleren Kette, die *Lnn. lumbales intermedii* liegen zwischen Aorta und V. cava inferior und werden dementsprechend auch *Lnn. interaorticocavales* genannt (**Abb. 1/82: 12; 1/84 A, B**). Die meist schwach ausgebildete Kette kann durch verlagerte präaortale Knoten verstärkt werden und nach kranial bis zum BWK 12 reichen. Sie ist von der rechtsseitigen Kette oft schwer abgrenzbar und wird deshalb von vielen Autoren als eine Untergruppe dieser Kette aufgefaßt. Im Lymphogramm projiziert sich die mittlere Kette in die rechte prävertebrale Zone (**Abb. 1/83, 1/85**).

Die 10–18 Knoten zählende rechte Kette (*Lnn. lumbales dextri s. cavales*) umgibt die V. cava inferior hufeisenförmig und gliedert sich ähnlich der aortalen Kette in drei Untergruppen: Lnn. laterocavales, precavales und retrocavales (**Abb. 1/82 Q**).

Die 3–4 *Lnn. laterocavales* (Abb. 1/82: 13a; 1/84A, B) liegen am lateralen Rand der unteren Hohlvene und projizieren sich im Lymphogramm in die rechte paravertebrale, seltener in die laterovertebrale Zone (Abb. 1/83, 1/55). Die konstantesten sind die, im Winkel der V. renalis dextra und V. cava inferior gelegenen (1–2) Knoten.

Die 3–8 *Lnn. precavales* bilden die Fortsetzung der Lnn. iliaci communes laterales dextri (Abb. 1/82: 13b; 1/84B). Meist findet sich ein großer Knoten in der Höhe der Aortenbifurkation (Ln. precavalis inferior) und ein weiterer in der Nähe der V. renalis bzw. V. spermatica dextra.

Die 4–6 *Lnn. retrocavales* liegen zwischen V. cava inferior und M. psoas major und sind dem Truncus sympathicus benachbart (Abb. 1/86). Der konstanteste, unterhalb der V. renalis gelegene mittlere Knoten wird als Prinzipalknoten bezeichnet.

Vergleicht man die Gesamtzahl der rechten und linken Lumbalknoten, so ergibt sich, daß es links fast doppel so viele Knoten gibt wie rechts.

Lymphographisch sind die rechte und die mittlere Kette in 93%, die linke Kette in 98% darstellbar.

Die 1–3 mit den Aa. phrenicae inferiores benachbarten **Lnn. diaphragmatici (phrenici) inferiores** sind dem oberen Ende der aortalen Knotenkette angegliedert (Abb. 1/35, 46, 82,

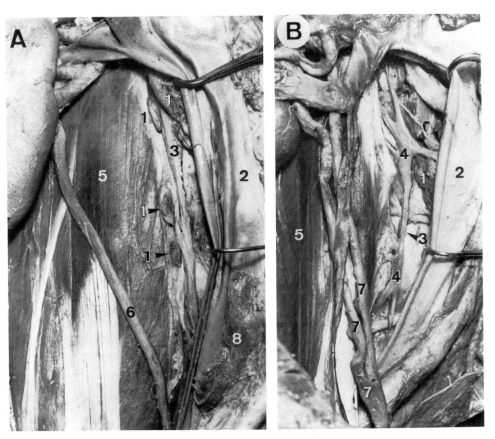

**Abb. 1/86: A** Beziehung der retrokavalen Knoten zum Truncus sympathicus. **B** Truncus sympathicus. **1** Lnn. retrocavales; **2** V. cava inferior; **3** Truncus sympathicus (Pars lumbalis dextra); **4** Ganglien des Truncus sympathicus; **5** M. psoas major; **6** Ureter; **7** Ureter fissus; **8** Lnn. laterocavales.

94). Sie nehmen **afferente Gefäße** aus dem Zwerchfell, Pleura diaphragmatica, Peritoneum diaphragmaticum und der Pars abdominalis oesophagi auf. Die **efferenten Gefäße** führen in den abdominalen Abschnitt des Ductus thoracicus und zu den obersten Lumbalknoten.

Die **innere iliakale Knotengruppe**, *Lnn. iliaci interni* (s. hypogastrici) umfaßt alle Lymphknoten, die im Versorgungsgebiet der A. iliaca interna (hypogastrica) liegen (**Abb. 1/82**). Entsprechend ihrer Beziehung zu den parietalen oder viszeralen Arterienästen sind parietale und viszerale Knoten zu unterscheiden.

Da die afferenten Gefäße der inneren Iliakalknoten aus den Beckenorganen und der Glutaealregion stammen, lassen sich lymphographisch nur einige parietale Knoten und auch diese nur in einem bestimmten Prozentsatz darstellen. Ihre Füllung erfolgt normalerweise durch afferente Gefäße der äußeren Iliakalknoten. Bei einer Lymphblockade füllen sich die parietalen Knoten häufiger und es werden sogar viszerale Knoten kontrastiert.

Die **parietale Knotengruppe** besteht variierend aus 4–8 oder aus 9–12 Knoten. Die rundlichen Knoten dieser Gruppe sind auffallend kleiner (0,5–1 cm im Durchmesser) als die Lnn. iliaci externi et communes. Nur wenige Knoten sind den Arterienästen entlang angeordnet (Lnn. sacrales laterales), die meisten liegen in deren Abgangswinkel am medialen und lateralen Rand der A. iliaca interna. Die mediale Hauptgruppe (*Lnn. iliaci interni mediales*) umfaßt die Lnn. glutaei superiores, inferiores und sacrales laterales (**Abb. 1/82**). Die aus 2–4 Knoten bestehende laterale Gruppe (*Lnn. iliaci interni laterales*) vereinigt sich spitzwinklig mit der medialen iliaca externa Kette.

Die *Lnn. glutaei superiores* liegen am medialen Rand der A. iliaca interna, neben oder vor dem Stamm der A. glutaea superior (**Abb. 1/82: 16**). Sie drainieren die tiefe Schicht der Gesäßregion und des Oberschenkels. Die Knotenzahl variiert zwischen 1–8. Im Durchschnitt gibt es 2–3 Knoten. Von den inneren Iliakalknoten stellt sich im Lymphogramm diese Gruppe am häufigsten dar (die Angaben variieren zwischen 48,5 und 62,5%). Die zuführenden Gefäße stammen aus den vorderen Iliakalknoten und umschlingen die A. iliaca communis und die A. glutaea superior. Die efferenten Gefäße der oberen Glutaealknoten führen zu den Lnn. iliaci communes mediales oder in die Lnn. promontorii, seltener zu den Lnn. sacrales laterales (**Abb. 1/90**).

Die *Lnn. glutaei inferiores* bilden eine, bis zur Spina ischiadica reichende Kette entlang dem gemeinsamen Stamm der A. glutaea inferior und der A. pudenda interna (**Abb. 1/82: 17**). Einige retrovasculäre Knoten sind dem plexus sacralis benachbart. Die unteren Glutaealknoten nehmen Lymphe aus den Beckeneingeweiden auf und sind bei der Entstehung der sog. Beckenrezidive des Cervixcarcinoms von großer Bedeutung. Die Zahl der Knoten kann zwischen 1–5 variieren. Am häufigsten gibt es 1 oder 2 Knoten, die fast ausschließlich retrograd durch ihre efferenten Gefäße von den Lnn. iliaci communes, iliaci externi oder promontorii her gefüllt werden (**Abb. 1/90**). Im Gegensatz zu den oberen Glutaealknoten sind die unteren im Lymphogramm selten dargestellt (zwischen 5,6 und 12%).

Zu den *Lnn. sacrales laterales* rechnen wir nur die 2–3, neben der A. sacralis lateralis, in der Höhe der 2. und 3. Foramina sacralia pelvina gelegenen Knoten (**Abb. 1/82: 18**). Sie nehmen Lymphe aus den Beckenorganen, vor allem aus dem Rectum auf und senden ihre efferenten Gefäße zu den Lnn. iliaci externi und iliaci communes mediales. Die Verbindungen mit der Iliaka-Externa-Gruppe sind bidirektional (**Abb. 1/90**).

Die neben der A. sacralis media unter der Fascia endopelvina gelegenen 1–2 *Lnn. sacrales medii* sind oft von den Promontoriumknoten schwer abtrennbar (**Abb. 1/82: 19**). Sie drainieren die Hinterwand des distalen Rectum, des Analkanals und der Coccygealregion und senden ihre efferenten Gefäße zu den Promontoriumknoten (**Abb. 1/90** und Kap. 1.9.6.3, Rectum).

Einige **Knoten der viszeralen Gruppe** sind den viszeralen Ästen der A. iliaca interna benachbart, andere liegen in der Umgebung der Organe im subperitonealen Fett eingebettet (**Abb.**

1/87). Die meist erbsengroßen Knoten sind in die Wege der Organlymphgefäße eingeschaltet und werden unter normalen Bedingungen im Lymphogramm nicht dargestellt. In Einzelfällen können Uteruslymphgefäße und Parametrium-Knoten bei der Hysterosalpingographie kontrastiert werden. Zur viszeralen Gruppe gehören die Lnn. vesicales, parauterini, rectales medii und spermatici interni.

Die *Lnn. vesicales (paravesicales)* bilden drei Untergruppen: Lnn. vesicales anteriores (prevesicales), vesicales laterales (laterovesicales) und vesicales posteriores.

Die inkonstanten *Lnn. vesicales anteriores* liegen zwischen Symphyse und Blasenhals. Die größeren *Lnn. vesicales laterales* (1–4 an jeder Seite) sind dem Lig. umbilicale und den Aa. vesicales benachbart. Die selten vorhandenen *Lnn. vesicales posteriores* liegen an der Blasenhinterfläche (**Abb. 1/87**).

Die *Lnn. parauterini* stellen eine im Lig. latum gelegene Knotengruppe dar. Der von Lucas-Championnière beschriebene *Ln. juxtacervicalis* findet sich in 1/6 der Fälle lateral vom Cervix uteri neben der A. uterina; der *Ln. uterovaginalis* liegt beim Fornix vaginae. Der größte und am weitesten lateral gelegene ist der **Ureter-Uterina-Knoten** bei der Kreuzung der A. uterina und des Ureters (**Abb. 1/87**).

Den parauterinen Knoten entsprechen beim Mann der *Ln. retroprostaticus* neben der A. prostatica an der Hinterfläche der Prostata und der *Ln. vesiculodeferentialis* neben der gleichnamigen Arterie, eingeschaltet in die Lymphwege des Ductus deferens und der Vesicula seminalis.

Der *Ln. rectalis (haemorrhoidalis) medius* kann am Foramen ischiadicum majus, nahe der Ursprungsstelle der A. rectalis media liegen, oder zwischen den Endästen an der Rectumwand; deshalb wird er auch Ln. pararectalis genannt (**Abb. 1/87**).

Die *Lnn. spermatici interni* sind konstante, neben der Vasa spermatica interna, meist in der Fossa iliaca gelegene Knoten. Öfters unterbrechen solche Knoten die Lymphwege des Ovars (**Abb. 1/87**), während sie an den efferenten Gefäßen des Hodens sehr selten vorkommen.

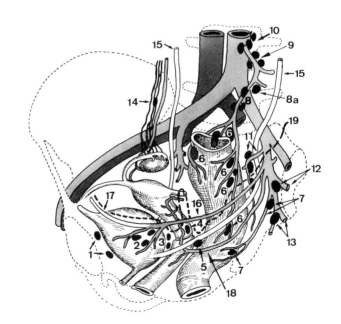

**1** Lnn. vesicales anteriores
**2** Lnn. vesicales laterales
**3** Lnn. vesicales posteriores
**4** Ln. juxtacervicalis
**5** Ureter-uterina-Knoten
**6** Lnn. pararectales (anorectales)
**7** Lnn. rectales medii
**8** Lnn. rectales superiores
**8a** Principal node of the rectum
**9** Lnn. mesenterici inferiores
**10** Lnn. pre- und lateroaortici
**11** Lnn. sacrales laterales und A. sacralis lateralis
**12** Lnn. glutaei superiores und A. glutaea superior
**13** Lnn. glutaei inferiores und A. glutaea inferior
**14** Ln. spermaticus internus
**15** Ureter
**16** A. vesicalis superior
**17** Lig. umbilicale laterale
**18** A. uterina
**19** Schnittlinie des Peritonaeums.

**Abb. 1/87:** Topographie der viszeralen Knotengruppe der Lnn. iliaci interni.

## 1.8.2 Sammelgebiete und Verbindungen der iliakalen und lumbalen Lymphknoten

Die **Sammelgebiete** der inguinalen, iliacalen und lumbalen Lymphknoten sind in **Abbildung 1/88** schematisch zusammengefaßt. Die **inguinalen Knoten** nehmen Lymphe aus den äußeren Genitalien und aus dem unteren Drittel der Vagina auf. Zu den Drainagegebieten der **iliakalen Knoten** gehören: Blase, Prostata, oberes 2/3 der Vagina, Cervix uteri und die Pars pelvina des Rectum. Die meisten Organlymphgefäße gehen direkt zu den iliakalen Lymphknoten, einige jedoch werden durch viscerale Knoten unterbrochen. Die **lumbalen Lymphknoten** sind regionale Knoten der Nieren, Nebennieren, Hoden, Ovarien, Eileiter und des Corpus uteri. Die, der A. deferentialis entlang aufsteigende Lymphgefäße der Cauda epididymidis führen zu den Lnn. interiliaci. Die Verbindungen des utero-ovarialen Stranges mit den Lnn. iliaci externi und communes stellen inkonstante, akzessorische Wege dar.

Längsgerichtete **internodale Verbindungen** verwandeln die Lymphknotenketten in Lymphbahnen, durch welche die Lymphe der unteren Körperhälfte, mit Ausnahme des Magen-Darmkanals, in den Ductus thoracicus geführt wird. Die drei iliakalen und lumbalen Bahnen sind durch zahlreiche querverlaufende Gefäße miteinander verbunden. Die längs- und quergerichteten Lymphgefäße bilden ein strumpfartiges Netz um die Blutgefäßstämme herum (**Abb. 1/89 A**), in welchem der Hauptabflußweg von einer Kette in die andere überwechseln kann (**Abb. 1/90**). Die längsgerichtete perivaskuläre Anordnung der Lymphgefäßstränge und der Knotenanlagen, sowie die Querverbindung der Stränge sind bereits im Fötalstadium erkennbar (**Abb. 1/89 B**).

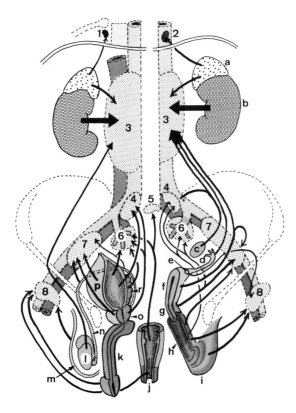

**Abb. 1/88:** Regionale Lymphknotengruppen der Urogenitalorgane, der Nebenniere und des Rectum.
1 Ln. intercostalis
2 Ln. mediastinalis posterior (retroaorticus)
3 Lumbale Knotengruppe
4 Gruppe der Lnn. iliaci communes
5 Lnn. promontorii
6 Iliaca-interna-Gruppe
7 Iliaca-externa-Gruppe
8 Inguinale Knotengruppe.
a Nebenniere
b Niere
c Ovar
d Tuba uterina
e Tubenwinkel des Uterus
f Corpus uteri
g Collum uteri
h Oberes Drittel der Vagina
i Unteres Drittel der Vagina und äußere Genitale
j Unterer Rektumabschnitt und Analkanal
k Glans und Corpus penis
l Hoden, Nebenhoden
m Skrotalhaut
n Ductus deferens
o Prostata
p Harnblase
r Samenblase.

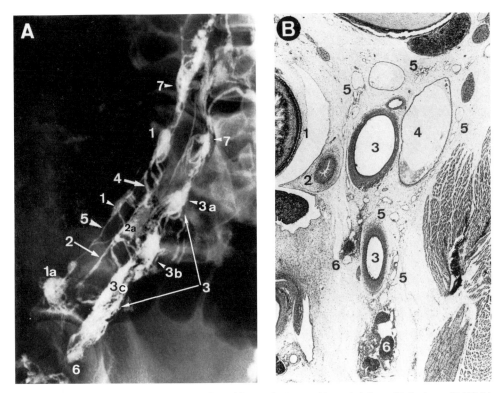

**Abb. 1/89: A** Lymphogramm der iliakalen Lymphknotenketten und Lymphstränge (Aufnahme: W. Wirth).
**1** Äußere iliakale Knotenkette und Lymphstrang; **1a** Ln. lacunaris lateralis; **2** Intermediäre Knotenkette und Strang; **2a** Ln. interiliacus lateralis; **3** Innere Knotenkette; **3a** Ln. interiliacus medialis; **3b** Ln. principalis; **3c** Ln. lacunaris medialis; **4** Prä- und retrovaskuläre Querverbindungen; **5** Longitudinaler Gefäßstrang; **6** Rosenmüllerscher Knoten; **7** Lnn. iliaci communes.
**B** Horizontalschnitt des Beckens eines Foetus von 8 cm SSL. **1** Rectum; **2** Ureter; **3** A. iliaca; **4** V. iliaca; **5** Perivaskuläre Lymphgefäße; **6** Lymphknotenanlagen.

Die perivaskulären Geflechte der einzelnen Iliakalgefäße bilden den Plexus iliacus externus, internus und communis, welche zusammen als Plexus iliopelvicus genannt werden. Dieser setzt sich im Plexus aorticocavalis fort (**Abb. 1/85**).

Die internodalen Verbindungen der iliakalen und lumbalen Lymphknoten zeigt die **Abbildung 1/90**. Die Hauptabflußwege sind durch dicke Pfeile markiert. Zu bemerken ist folgendes:

1. Den Hauptabflußweg stellt im Bereiche der Vasa iliaca externa die mediale Kette, im Bereiche der Vasa iliaca communia hingegen die laterale Kette dar.
2. Das «segmentale Überspringen» einzelner Knoten bzw. Knotengruppen im Iliakalgebiet (durch punktierte Linien markiert).
3. Gegenseitige Verbindungen zwischen den äußeren und inneren Iliakalknoten, durch welche die Lnn. glutei und sacrales laterales kontrastiert werden können.
4. Bogenförmige Verbindung der beidseitigen Lnn. iliaci communes mediales, die sog. «präsakrale Giebelfigur» (**Abb. 1/91**).

5. Querverbindungen zwischen dem rechten und linken Lumbalstrang («Crossing over»), durch welchen bei rechtsseitiger Beinlymphographie ein Teil der linken Lumbalknoten auch kontrastiert werden können.

## 1.8.3 Sammelgebiete, Verbindungen und Abflußwege der einzelnen iliakalen und lumbalen Knotengruppen

### 1.8.3.1 Lnn. iliaci externi

**Sammelgebiete:** Die lakunaren Knoten nehmen Lymphe aus den tiefen Schichten der Bauchwand, der Perinealregion und aus der unteren Extremität via Lnn. inguinales und durch direkt aufsteigende Gefäße des ventromedialen und des tiefen Bündels auf. Die mittleren und oberen Kettenglieder sind regionale Knoten der Beckeneingeweide mit Ausnahme des Rectum.

Die **internodalen Längsverbindungen** bilden den Vasa iliaca externa entlang drei Lymphbahnen: Tractus medialis, intermedius und lateralis (**Abb. 1/90**). Sie sind in der Schrägprojektion besser erkennbar (**Abb. 1/89 A**), da sie sich dabei nicht überlagern wie in der Frontalansicht (**Abb. 1/85, 1/91**). Einer der Stränge, meist der mittlere, ist oft schwach ausgebildet oder fehlt. Die konstanteste und stärkste ist die mediale Bahn. Das Fehlen des Tractus intermidius ist meistens mit der Abwesenheit des Ln. lacunaris intermedius gekoppelt. Während die laterale Bahn der A. iliaca communis entlang weiter läuft, enden die intermediäre und mediale Bahn bei den Lnn. interiliaci. Die efferenten Gefäße dieser Knoten bilden zwei V-förmig divergierende Stränge, welche die Teilungsstelle der Vasa iliaca communia über- bzw. unterkreuzen. Der stärkere laterale, die Gefäßgabel unterkreuzende Strang führt zu den Lnn. iliaci communes laterales, der schwächere mediale Strang leitet die Lymphe, nach Überkreuzung der Iliakateilung, in die Lnn. iliaci communes intermedii und mediales (**Abb. 1/90**).

### 1.8.3.2 Lnn. iliaci communes

**Sammelgebiete:** Die Lnn. iliaci communes nehmen in erster Linie Lymphe aus den Lnn. iliaci externi auf. Die mediale Knotengruppe erhält außerdem Lymphgefäße aus dem Rectum, aus der Pars abdominalis und pelvina des Ureters und aus den tiefen Schichten der Regio glutaea. Ihre Verbindungen mit efferenten Lymphgefäßen des Cervix uteri, der Vagina und der Prostata sind inkonstant.

Die **internodalen Verbindungen** bilden, ähnlich wie im vorderen Iliakalbereich, drei miteinander verbundene Längsbahnen (**Abb. 1/85, 89, 90**). Die laterale und die intermediäre Bahn vereinigen sich etwa auf Höhe des LWK 4 und setzen sich lateral der Aorta bzw. der V. cava inferior als linke bzw. rechte lumbale Bahn fort. Die vereinigten medialen Bahnen bilden den Tractus lumbalis intermedius. In vielen Fällen (40–50%) bildet die Vereinigung der medialen

---

**Abb. 1/90:** Verbindungen der inguinalen, iliakalen und lumbalen Knotengruppen (dicke Pfeile markieren die Hauptabflußwege, gestrichelte Linien die By-passes).
**1** Lnn. inguinales superficiales; **2** Ln. inguinalis profundus; **3** Lnn. iliaci externi; **3a** Ln. lacunaris lateralis; **3b** Ln. lacunaris intermedius; **3c** Ln. lacunaris medialis; **3d** Ln. interiliacus lateralis; **3e** Ln. interiliacus medialis; **3f** Ln. principalis; **4** Ln. canalis obturatorii; **5** Lnn. fossae obturatoriae; **6** Lnn. iliaci communes; **7** Lnn. promontorii; **8** Lnn. glutaei superiores; **9** Lnn. glutaei inferiores; **10** Lnn. sacrales laterales; **10a** Lnn. sacrales medii; **11** Lnn. lumbales; **12** Truncus lumbalis sinister; **13** Truncus lumbalis dexter; **14** Cisterna chyli; **15** Ductus thoracicus; **16** Crossing over; **17** Präsakrale Giebelfigur; **18** Tiefe Lymphgefäße der unteren Extremität; **19** Inguinal By-pass; **20** Iliac By-pass; **21** Lumbar By-pass.

Lymphknotengruppen des Beckens und der Bauchhöhle 153

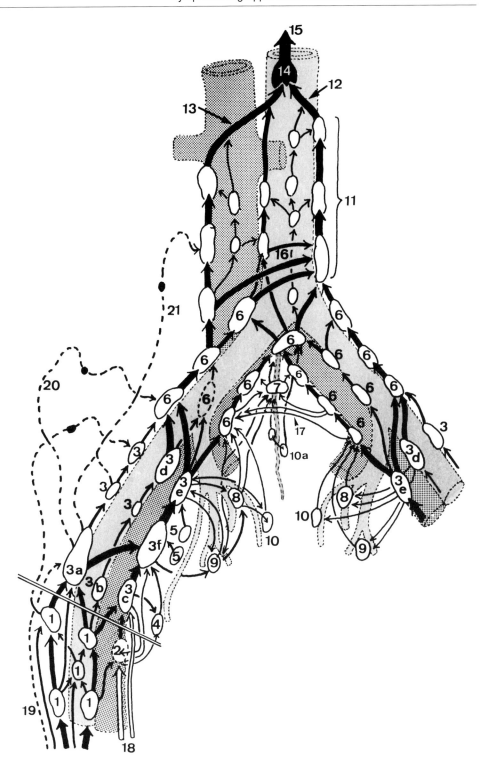

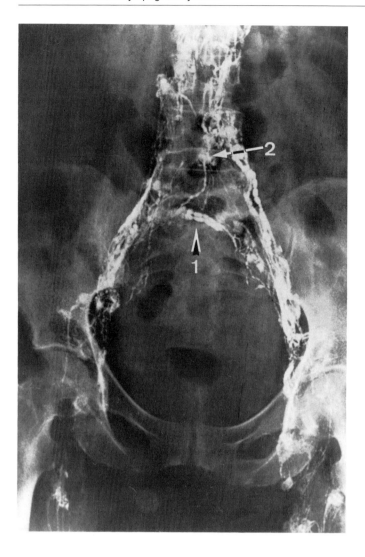

**Abb. 1/91:**
1 Präsakrale Giebelfigur (nach Wirth 1966);
2 Lnn. promontorii (infra-aortici).

Bahnen unterhalb der Aortenbifurkation einen Bogen, welcher auch präsakrale Giebelfigur genannt wird (**Abb. 1/91**). Entsprechend der bilateral asymmetrischen Lage der Vv. iliacae communes liegt der Giebel meist rechts der Mittellinie und stellt die erste Kommunikation zwischen den beidseitigen Bahnsystemen der unteren Körperhälfte dar. Eine suprasymphyseale Querverbindung der vorderen Iliakalstränge kommt normalerweise selten vor. Bei der seltenen Kombination: Fehlen der mittleren Bahnen und der präsakralen Giebelfigur, präsentiert sich eine Lymphgefäß-Knotenlücke vor den Sakrumflügeln (**Abb. 1/85**).

### 1.8.3.3 Lnn. lumbales

**Sammelgebiete:** Die lumbalen Knoten dienen einerseits als Durchflußknoten für die Lymphe aus den iliakalen Lymphbahnen, anderseits als regionäre Knoten für verschiedene Organe. Nach dem Endigungsort der Sammelgefäße der Organe lassen sich die retroperitonealen

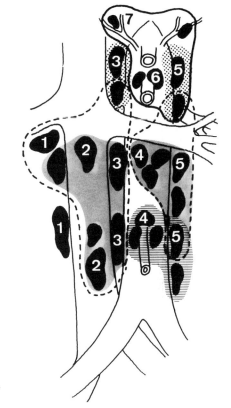

**Abb. 1/92:** Lokalisation einzelner Sammelgebiete in den lumbalen Knoten.
1 Lnn. laterocavales
2 Lnn. precavales
3 Lnn. interaorticocavales
4 Lnn. preaortici
5 Lnn. lateroaortici
6 Lnn. mesenteric superiores
7 Lnn. diaphragmatici inferiores.
Primäre Lokalisationsgebiete:
punktierte Felder: Nebenniere;
mit durchgezogener Linie umrahmt: Leber, Pancreas, Milz, Magen, Dünn- u. Dickdarm (bis zur Flexura coli sinistra);
mit gestrichelten Linien umrahmt: Niere, Ureter;
graue Felder: Genitalorgane (Ovar, Tuba, Corpus uteri, Hoden, Nebenhoden);
horizontal schraffiertes Feld: Colon descendens, Colon sigmoideum, Rectum.

Knoten in zwei unpaare und in drei paarige Gruppen einteilen (**Abb. 1/92**). Die obere unpaare Gruppe, welche die Lnn. diaphragmatici inferiores, mesenterici superiores und die oberen linken paraaortalen Knoten umfaßt, nimmt Lymphe aus Leber, Milz, Pankreas, Magen, Dünndarm, Caecum, Colon ascendens, transversum und dem oberen Teil des Colon descendens auf. Die untere unpaare Knotengruppe, zu welcher die preaortalen Knoten in der Umgebung der A. mesenterici inferior und einige auf gleichem Niveau gelegene linke lateroaortale Knoten gehören, drainiert Rectum, Colon sigmoideum und den unteren Teil des Colon descendens.

Die oberhalb des Nierenhilus gelegene paarige Gruppe (**Abb. 1/92**, punktierte Felder) nimmt die Lymphe der Nebennieren auf. Sie wird links durch lateroaortale, rechts durch interaorticocavale Knoten gebildet. Die unterhalb des Nierenhilus gelegenen lumbalen Knoten drainieren Ovar bzw. Hoden, Tuba uterina und Corpus uteri. Die rechtsseitige Knotengruppe umfaßt die laterokavalen, präkavalen und interaortikokavalen Knoten, die linke die prä- und lateroaortalen Knoten. Die regionalen Knoten der Nieren und des oberen Abschnittes des Ureters (**Abb. 1/92**, mit gestrichelter Linie umrahmt) decken sich beidseits mit denjenigen der erwähnten Geschlechtsorgane (**Abb. 1/92**, graue Felder) und mit den unteren regionalen Knoten der Nebenniere (punktiertes Feld). Bei den linksseitigen unteren Paraaortalknoten kommt es sogar zu einer dreifachen Überlappung, indem sie Lymphe nicht nur aus den Nieren und Geschlechtsorganen, sondern auch aus dem Colon descendens, sigmoideum und Rectum erhalten. Die Sammelgebiete zeigen eine kranio-kaudale Überlappung, jedoch keine rechts- und keine linksseitige. Die durch die Mittellinie vollzogene Trennung der primären Lokalisationsfelder der paarigen Organe wird jedoch durch Querverbindungen der entsprechenden bilateralen Knoten sekundär aufgehoben.

**Internodale Verbindungen** (Abb. 1/90, 1/91): In der Regel treten lumbal drei Lymphgefäßstränge hervor: zwei kräftige laterale und ein meist schwächerer intermediärer. Die Seitenstränge verlaufen links lateroaortal, rechts latero- oder präkaval. Der stärkste ist meist der linke Gefäßstrang. Der intermediäre Strang liegt entweder zwischen Aorta und V. cava oder präaortal. Wenn die präsakrale Giebelfigur fehlt, ist der mittlere Strang zumindest im unteren Drittel, mangelhaft ausgebildet (**Abb. 1/85**).

Segmental angeordnete Queranastomosen verbinden meist die lateralen Stränge mit dem mittleren Strang. Direkte rechts-links Verbindungen sind selten zu finden. Die wichtigsten von diesen sind die auf Höhe des LWK 4 gelegenen präaortalen Queranastomosen. Dieses «Crossing-over» führt einen Teil der Lymphe der rechten Beckenhälfte in die linke lumbale Bahn über (**Abb. 1/90**). Dies erklärt, daß

1. Tumoren der rechten unteren Körperhälfte auch linksseitige Metastasen bilden können und
2. bei der rechtsseitigen Fußlymphographie in den meisten Fällen auch die linke lumbale Kette zur Darstellung kommt,

während die rechte Knotenkette von links her normalerweise nur selten kontrastiert wird.

**Efferente Gefäße** der Lumbalknoten sowie Äste der drei lumbalen Bahnen und/oder des prävaskulären Lymphgefäßnetzes bilden kaudal der Nierenarterien (etwa auf Höhe von LWK 2) die beiden Trunci lumbales. Der Truncus lumbalis sinister leitet die Lymphe aus den aortalen, der Truncus lumbalis dexter aus den kavalen und interaortikokavalen Knoten ab (**Abb. 1/90**). Der linke Stamm ist gewöhnlich deshalb stärker als der rechte, weil er Lymphe auch aus dem Truncus gastrointestinalis aufnimmt. Die geschlängelt aufsteigenden trunci lumbales vereinigen sich zum Ductus thoracicus. Ist einer der Stämme verdoppelt, so wird der dritte Stamm fälschlicherweise als Truncus intestinalis gedeutet. (Über die Wurzeln des Ductus thoracicus und seine Ursprungstypen s. Kap. 1.1.6.)

### 1.8.3.4 Lnn. iliaci interni

**Sammelgebiete:** Die Lnn. glutaei superiores drainieren die tiefen Schichten der Glutaealregion und nehmen inkonstante, dem N. ischiadicus entlang aufsteigende Gefäße aus der Tiefe des Oberschenkels und aus den Lnn. poplitei auf. Sie stehen weiterhin mit efferenten Gefäßen anderer Gruppen in Verbindung. Die Lnn. sacrales laterales sind regionale Knoten des Rektum, der Prostata, der Cervix uteri und gelegentlich der Vagina (**Abb. 1/88**).

## 1.8.4 Internodale Verbindungen und efferente Gefäße

Die Lnn. iliaci interni sind einerseits untereinander, andererseits mit den Lnn. iliaci externi, communes und promontorii verbunden. Die Verbindungen mit den letztgenannten Knoten stellen die efferenten Wege der iliaca interna Gruppe dar, können aber auch afferente Gefäße enthalten. Diese vice-versa Beziehungen erklären, daß in gewissem Prozentsatz parietale Knoten der iliaca interna Gruppe bei der Lymphographie auch in Normalfällen gefüllt werden (**Abb. 1/90**), d.h. Knoten der lateralen Beckenwand (Lnn. glutaei, obturatorii, sacrales laterales) können in eine Nebenbahn der vorderen und hinteren Iliakalkette eingeschaltet sein.

## 1.8.5 Kollateralen (Bypasses)

Trotz der kettenartigen Längsorientierung stellen die einzelnen Knotengruppen des Iliolumbalgebietes funktionelle Einheiten dar, innerhalb derer die Zahl, Form, Größe, Anordnung der Knoten, Verlauf der Hauptabflußwege und die Lokalisation der Drainagegebiete charakteristisch sind. Aus diesem Grund ist es gerechtfertigt, die Knotengruppen zusammen mit den zugehörigen Lymphgefäßen als iliaca externa-, iliaca interna-, iliaca communis- und lumbales System zu bezeichnen.

Obwohl die aufeinanderfolgenden Knotenketten der einzelnen Systeme gewöhnlich der Reihe nach miteinander verbunden sind, gibt es auch solche efferente Gefäße, die einen oder mehrere Knoten bzw. Gruppen überspringen. Solche, mit der Hauptbahn parallel verlaufende Umgehungswege sind als Kollateralen **By-passes** oder «**segmentale Überspringen**» genannt. Das erscheinen solcher Wege im Lymphogramm wird gewöhnlich als ein Zeichen der Obstruktion der Abflußwege bei Metastasen gedeutet. Sie können jedoch als normale Varianten in Form von inguinalen, iliakalen und lumbalen By-passes vorkommen.

**Inguinal By-passes** sind zum Ln. lacunaris lateralis aufsteigende Kollektoren des ventromedialen Bündels (**Abb. 1/60, 1/90**). Der laterale Lakunarknoten funktioniert dadurch als regionaler Knoten der unteren Extremität und wird deshalb von einigen Autoren topographisch zu den Iliakal-, funktionell hingegen zu den Inguinalknoten gerechnet.

**Iliac by-pass** ist eine bogen- oder schlingenförmige Verbindung zwischen den vorderen und hinteren Iliakalknoten, welche durch einen oder mehrere kleine Interkalarknoten unterbrochen werden kann. In 3,5% der Fälle liegt die Gefäßschlinge in der Fossa iliaca, in 2% ragt sie in die Fossa lumbalis hinauf. Im ersten Fall liegen die Interkalarknoten bei oder entlang der Crista iliaca, im zweiten Fall neben dem lateralen Psoasrand. Die, in der Fossa iliaca gelegene Gefäßschlinge wird «lumbar vessel» oder «chaîne circonflexe iliaque» genannt (**Abb. 1/90, 1/93**).

**Lumbar by-pass** verläuft über oder neben dem Psoas major und verbindet die iliakalen mit den lumbalen Knoten (**Abb. 1/90, 1/93**).

## 1.8.6 Beziehungen zwischen den lumbalen Lymphknoten und den vegetativen Nervengeflechten

Das lumbale (aorticocavale) Knotensystem hat enge Beziehungen zu den perivaskulären vegetativen Geflechten und Ganglien. Die Lnn. phrenici inferiores, coeliaci und die zentralen Knoten der Lnn. hepatici und pancreaticolienales sind mit dem Ganglion bzw. Plexus coeliacus eng benachbart (**Abb. 1/94, 116**). Die periaortalen und perikavalen Knoten, insbesondere die distal vom Pediculus renalis gelegenen Knoten liegen auf dem Plexus aorticus abdominalis, Ganglion mesentericum superius, inferius und dem Plexus hypogastricus superior (presacralis). Letzterer ist noch von den Promontoriumknoten unterlagert. Die latero- und retrocavalen Knoten liegen – wie bereits erwähnt wurde – dem rechten (**Abb. 1/86**), die latero- und retroaortalen Knoten dem linken lumbalen Grenzstrangabschnitt eng an (**Abb. 1/82Q**). Diese Beziehungen müssen bei der lumbalen Sympathektomie berücksichtigt werden um nicht Lymphknoten mit Ganglien zu verwechseln. Die Lymphknoten sind im lockeren Bindegewebe und Fett mobil eingelagert, die vegetativen Ganglien sind dagegen durch die Rr. communicantes und viscerales stark fixiert (**Abb. 1/86 B**).

Die Beziehungen der Lymphknoten zu den vegetativen Geflechten und Ganglien sind praktisch deshalb wichtig, weil pathologische Knotenveränderungen Schmerzsymptome und Funktionsstörungen auslösen können und weil nach Lymphadenektomien Paralysen und trophische Störungen auftreten können.

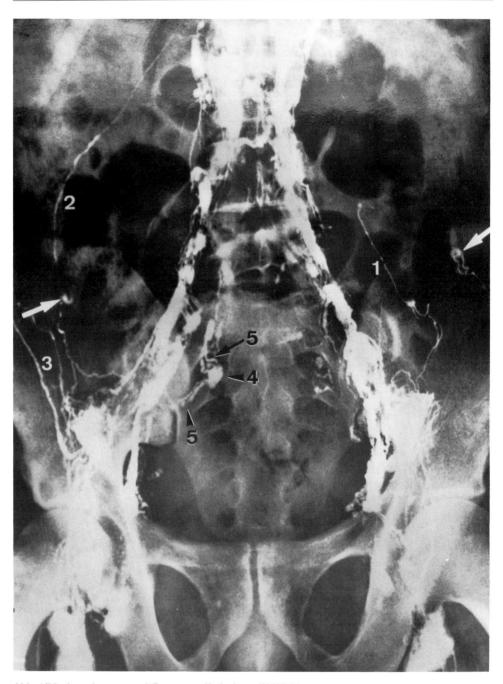

**Abb. 1/93:** Lymphogramm mit By-passes (Aufnahme: W. Wirth).
1 Iliac By-pass; 2 Lumbar By-pass; 3 Lymphgefäßschlingen in der Fossa iliaca; 4 Lnn. sacrales laterales; 5 Afferente und efferente Gefäße der Knoten 4. Die Pfeile markieren Interkalarknoten.

**Abb. 1/94:** Beziehungen der lumbalen und iliakalen Lymphknoten zu den vegetativen Geflechten, den Ganglien und zum Truncus sympathicus.
1 R. abdominalis n. phrenici
2 V. cava inferior
3 Nn. splanchnicus major und minor
4 N. vagus (R. coeliacus)
5 A. phrenica inferior mit Lnn. diaphragmatici inferiores
6 Plexus suprarenalis
7 Ganglion und Plexus coeliacus mit Lnn. coeliaci
8 Plexus renalis
9 Plexus mesentericus superior mit Lnn. mesenterici centrales
10 Truncus sympathicus
11 Plexus aorticus abdominalis
12 Lnn. lumbales sinistri (lateroaortici)
13 Plexus mesentericus inferior mit Lnn. mesenterici inferiores
14 Plexus hypogastricus superior (presacralis)
15 Plexus iliacus internus
16 Lnn. promontorii
17 Plexus hypogastricus inferior sinister
18 Truncus sympathicus
19 Lnn. lumbales dextri (laterocavales)
20 Ganglion phrenicum.

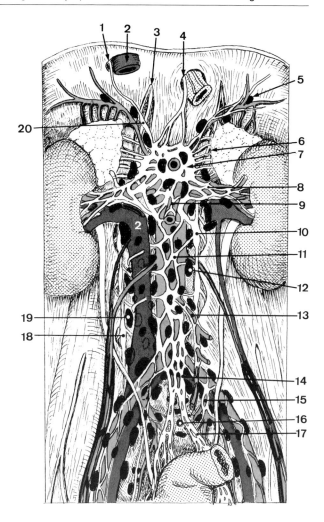

Über die Beziehungen zwischen Lymphsystem und N. Vagus bzw. Plexus coeliacus s. Kap. 1.9.7 und **Abb. 1/116**.

## 1.9 Abflußwege und regionale Lymphknoten der Becken- und Bauchorgane

### 1.9.1 Harnorgane

#### 1.9.1.1 Niere

Die **intrarenalen Lymphgefäße** sind mit den Blutgefäßen, vor allem mit den Arterien eng benachbart und liegen in dem paravasalen lockeren Bindegewebe (**Abb. 1/95**). Die Kapillaren folgen den Aa. interlobulares bis zum Abgang der letzten Arteriolae afferentes. An der Mark-

Rinden-Grenze münden die Kapillaren in die Arcuata-Lymphgefäße, welche sich in die interlobären Lymphgefäße fortsetzen. Aus der Vereinigung der letzteren entstehen im Hilus die efferenten Kollektoren. Die Arcuata- und die interlobären Lymphgefäße stellen klappenhaltige Präkollektoren (postkapilläre Lymphgefäße) dar. Da diese Gefäße streckenweise eine kapillarähnliche Struktur zeigen, ist die Flüssigkeitsaufnahme aus dem paravasalen Bindegewebe praktisch in der ganzen Länge der intrarenalen Lymphgefäße möglich. Das lymphgefäßfreie spärliche Interstitium der Rinde steht mit dem paravasalen Bindegewebe der Interlobulararterien in Verbindung. Durch diese interstitiellen Spalträume sickert Flüssigkeit aus der Rinde in das paravasale Bindegewebe, wo sie von den Lymphkapillaren aufgenommen wird. Die Marksubstanz enthält auch keine Lymphkapillaren. Hier wird interstitielle Flüssigkeit in die Blutkapillaren resorbiert und so stellen Lymphgefäße keinen Störfaktor bei den komplexen Vorgängen der Harnkonzentrierung im Gegenstromsystem des Nierenmarkes dar.

Die **efferenten Lymphgefäße** verlassen die Nieren durch den Hilus und begleiten die Blutgefäße als retro-, inter- und prävaskuläre Bündel (**Abb. 1/96**). Ihre Endstationen sind auf der rechten Seite die zwischen V. renalis und der A. mesenterica inferior gelegenen Glieder der Lnn. lumbales dextri et intermedii. Nur wenige Gefäße überschreiten die Mittellinie um zu den präaortalen Knoten zu gelangen. Die efferenten Gefäße der linken Niere münden in die

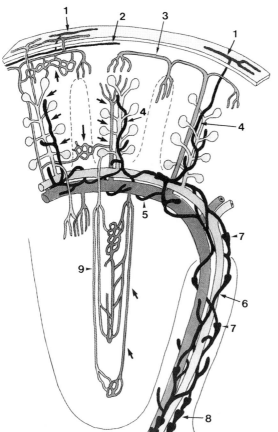

**Abb. 1/95:** Intrarenale Lymphgefäße (nach Kriz u. Ditrich 1970).
1 Kapsellymphgefäße
2 Subkapsuläre Lymphgefäße
3 V. stellata
4 Interlobuläres Lymphgefäß
5 Arcuata-Lymphgefäße
6 Interlobäre Lymphgefäße
7 Klappen
8 Efferentes Hilusgefäß
9 Vasa medullaria recta.
Die Pfeile zeigen die Strömungsrichtung der Interzellularflüssigkeit.

Lnn. lumbales sinistri (latero- und präaortale Gruppen). Die meisten Gefäße endigen in jenen Knoten, welche am unteren Rand der V. renalis liegen.

Im Falle einer **Hufeisenniere** stimmen die Abflußwege und die regionalen Knoten mit denjenigen der normalen Niere teilweise überein. Der obere Teil des Verbindungsstückes wird durch präaortale Knoten, der untere Teil desselben hingegen durch die Lnn. iliaci communes mediales, intermedii et laterales drainiert.

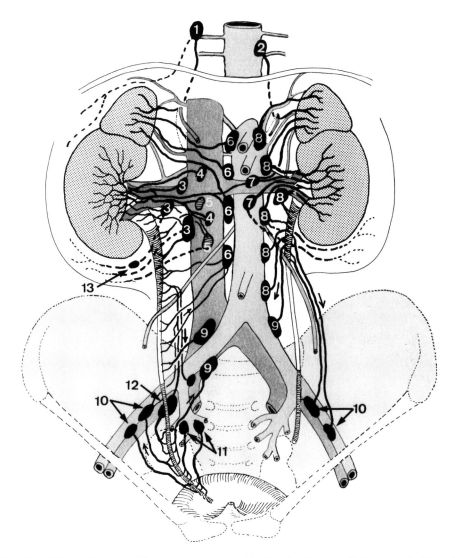

**Abb. 1/96:** Efferente Lymphgefäße und regionale Lymphknoten der Niere, der Nebenniere, der Nierenkapsel, des Nierenbeckens und des Ureters.
**1** Ln. intercostalis; **2** Ln. juxtavertebralis; **3** Lnn. laterocavales; **4** Lnn. precavales; **5** Lnn. retrocavales; **6** Lnn. lumbales intermedii (interaorticocavales); **7** Lnn. preaortici; **8** Lnn. lateroaortici; **9** Lnn. iliaci communes; **10** Lnn. iliaci externi intermedii; **11** Lnn. iliaci interni; **12** Ln. iliacus externus medialis (interiliacus); **13** Interkalarknoten.

#### 1.9.1.2 Nierenkapsel

Das Lymphgefäßnetz der **Capsula fibrosa** wurde vor allem bei Tieren untersucht und festgestellt, daß die Abflußwege entweder subkapsulär direkt zum Hilus führen (Katze) oder daß sie entlang der kapsulären Arterienäste eine Verbindung mit den kortikalen Lymphkapillaren haben. Eine Verbindung zu den Lymphgefäßen der Capsula adiposa gibt es nie.

Die efferenten **Lymphgefäße der** *Capsula adiposa* münden praktisch in die gleichen lumbalen Knoten, welche die Lymphe aus der entsprechenden Niere aufnehmen (**Abb. 1/96**). Nur einzelne Gefäße treten durch das Zwerchfell und endigen in den untersten interkostalen Knoten. Durch die Lymphgefäße des Peritonaeums und durch die Anastomosen der efferenten Lymphstämme entstehen Verbindungen zwischen den Lymphgefäßen der Nierenkapsel und des Zwerchfells, der Unterfläche der Leber, des Colon, des Coecum, des Wurmfortsatzes und der Tube. Diese Verbindungen erklären z. B. die retrograde Füllung gewisser Kapselgefäße durch die efferenten Stämme der Tube und die eventuell auftretenden «Nierenschmerzen» im Zusammenhang mit einer Salpingitis. Über Chylusreflux s. Kap. 1.9.3.3 und **Abb. 1/106**.

#### 1.9.1.3 Nebenniere

Die **initialen Lymphgefäße** der Organkapsel, der Rinde und der Marksubstanz anastomosieren untereinander. Die aus der Kapsel und der Rinde stammenden **efferenten Gefäße** begleiten die A. phrenica inferior und die A. suprarenalis media, diejenigen der Marksubstanz folgen der V. suprarenalis. Sie verlaufen zu den zwischen dem Hiatus aorticus und dem Pediculus renalis gelegenen lumbalen Lymphknoten: Lnn. lateroaortici, preaortici und lumbales intermedii (**Abb. 1/96**). Einige Kollektoren treten durch das Zwerchfell durch und steigen entlang den Nn. splanchnici zu den hinteren mediastinalen Knoten auf: Lnn. intercostales und juxtavertebrales. Die Kollektoren der rechten Nebenniere können in die Leber eintreten oder mit den Kollektoren des Leberhilus Verbindung aufnehmen. Im Zusammenhang mit der Blockade der Cisterna chyli wurden erweiterte und mit Chylus gefüllte Nebennierenlymphgefäße öfters beobachtet (s. Kap. 1.9.3.3 und **Abb. 1/106**).

#### 1.9.1.4 Lymphgefäße des Nierenbeckens, des Ureters und der Harnblase

Die **initialen Lymphgefäße** bilden einen Plexus mucosus, submucosus und muscularis. Meist wird die Submukosa zur Schleimhaut gerechnet, deshalb faßt man im Allgemeinen die ersten zwei Geflechte, die nicht immer deutlich abtrennbar sind, unter dem Namen Plexus mucosus zusammen. Aus dem Plexus mucosus gelangt die Lymphe teils über den Plexus muscularis, teils direkt in Sammelgefäße der Adventitia, aus welchen die efferenten Kollektoren ihren Ursprung nehmen.

Die untereinander anastomosierenden **efferenten Lymphgefäße des Nierenbeckens** gehen zu den lateroaortalen Lymphknoten, die im Abgangswinkel der A. renalis liegen. Sie können entlang von Polararterien verlaufen und durch kleine, am Oberrand der A. renalis gelegene Interkalarknoten unterbrochen werden (**Abb. 1/96**). Über Chylusreflux und folgliche Chyrurie s. Kap. 1.9.3.3 und **Abb. 1/106**.

Ureter

Die efferenten Lymphgefäße aus dem **oberen Teil** des Harnleiters (vom Nierenbecken bis zur Kreuzung mit der A. testicularis resp. ovarica) vereinigen sich mit denjenigen der Nieren.

Aus dem **mittleren Teil** des Ureters, welcher bis zur Kreuzung mit der Vasa iliaca externa reicht, laufen die efferenten Gefäße einerseits zu den unteren lumbalen Knoten, andererseits zu den Lnn. iliaci communes.

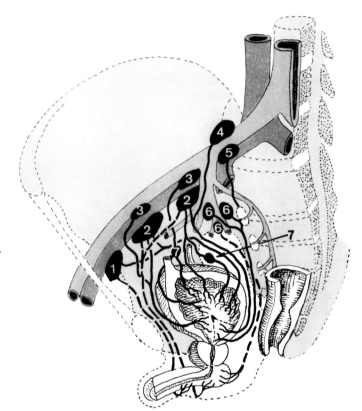

**Abb. 1/97:** Lymphgefäße und regionale Lymphknoten der Harnblase (durchgezogene Linien) und der Pars membranacea urethrae (gestrichelte Linien).
1 Ln. lacunaris medialis
2 Lnn. iliaci externi mediales
3 Lnn. iliaci externi intermedii
4 Ln. iliacus communis lateralis
5 Ln. iliacus communis medialis
6 Lnn. iliaci interni
7 Lnn. paravesicales.

Dem **intrapelvinen Ureterabschnitt** dienen die Lnn. iliaci interni und Lnn. iliaci externi mediales et intermedii als regionale Knoten (**Abb. 1/97**).

## Harnblase

Die Sammelgefäße der Blase kommunizieren im paravesikalen Raum untereinander und endigen entweder direkt oder nach Zwischenschaltung von kleinen interkalären Knoten (Lnn. vesicales anteriores, laterales, posteriores) in den mittleren und oberen Lnn. iliaci externi mediales et intermedii. Zu den Lnn. iliaci interni und communes aufsteigende Kollektoren, sowie eine Verbindung des Trigonum vesicae mit einem Ln. iliacus externus lateralis oder mit dem Ln. lacunaris medialis stellen seltenere Varianten dar (**Abb. 1/97**). Über Chylusreflux s. Kap. 1.9.3.3 und **Abb. 1/106**.

## Urethra

Die Dichte des initialen Lymphgefäßnetzes der Mukosa nimmt gegen die Fossa navicularis zu. Proximal steht es mit dem Schleimhautgeflecht der Blase und des Ductus ejaculatorius, distal mit dem des Glans in Verbindung. Die aus dem Plexus mucosus ausgehenden Kollektoren führen aus den verschiedenen Urethraabschnitten zu verschiedenen regionalen Knoten.

Die **efferenten Lymphgefäße** der *Pars prostatica* teilen ihre regionalen Knoten mit der Prostata (**Abb. 1/99**). Das gleiche Prinzip gilt für die *Pars spongiosa*, deren regionale Knoten mit denjenigen des Schwellkörpers identisch sind (**Abb. 1/102**).

Die *Pars membranacea* wird durch drei Bahnen drainiert (**Abb. 1/97**). Die erste Bahn folgt der A. pudenda interna und endet in den Lnn. glutaei inferiores, die zweite, welche hinter der Symphyse aufsteigt, erreicht den Ln. lacunaris medialis. Eine dritte, vor der Prostata aufsteigende Bahn, vereinigt sich mit den efferenten Gefäßen der Blase und erreicht so die Lnn. iliaci externi mediales (den lakunaren und den mittleren Knoten).

Die regionalen Lymphknoten der *Urethra feminina* entsprechen denjenigen der Pars prostatica et membranacea des Mannes.

## 1.9.2 Männliche Genitalien

### 1.9.2.1 Innere männliche Genitalien

Hoden – Nebenhoden

Die Lymphkapillaren bilden in den Septula testis ein strickleiterartiges Netz um die Blutgefäße. In den Lubuli gibt es keine Lymphkapillaren. Da das perilobuläre Kapillarnetz vom Lubuluszentrum etwa 1 mm entfernt liegt, erreicht die interstitielle Flüssigkeit dieses leicht, wobei der Transport auch noch durch die Peristaltik der Tubuli gefördert wird. Aus den Kapillaren fließt die Lymphe in das Lymphgefäßnetz des Rete testis und in das subepiorchiale Lymphgefäßnetz. Die efferenten Gefäße des subepiorchealen Plexus verlaufen gegen den hinteren Hodenrand und den oberen Hodenpol und gehen dort in die Kollektoren des Funiculus spermaticus über. Die interstitiellen Lymphgefäße des Nebenhodens bohren die Tunica albuginea im Bereiche des Caput, Corpus und Cauda epididymidis durch und steigen entlang der Aa. epididymidis zum Funiculus spermaticus auf.

Dadurch, daß die **efferenten Lymphgefäße der Hoden und der Nebenhoden** beim Caput und bei der Cauda epididymidis miteinander anastomosieren, verlaufen und endigen die efferenten Gefäße beider Organe größtenteils gemeinsam. Die 4–8 Sammelstämme bilden entlang der Vasa testicularia einen gemeinsamen Strang, welcher sich nach Überkreuzung des Ureters fächerförmig ausbreitet und in den regionalen Knoten der homolateralen Niere endigt (**Abb. 1/98**): rechts in den Lnn. laterocavales (1) et precavales (2), links in den Lnn. lateroaortici (5), preaortici (4) und lumbales intermedii (3). In der Nähe der regionalen Lymphknoten gibt es Anastomosen zwischen den Sammelstämmen der Hoden und der Niere. Die folgliche, fast identische Endigungsweise der Kollektoren für zwei voneinander entfernte Organe, ist entwicklungsgeschichtlich bedingt.

Die entlang der A. deferentialis bzw. des Ductus deferens aufsteigenden Lymphgefäße des Nebenhodenschwanzes treten in das kleine Becken hinein und endigen in einem Ln. interiliacus.

Abschließend muß betont werden, daß es zwischen den Lymphgefäßen des Hodens und der Hodenhüllen (Periorchium, Fascia spermatica externa und interna) keine Verbindungen gibt. Letztere werden ähnlich wie die Skrotalhaut in die inguinalen Knoten drainiert.

Ductus deferens – Vesicula seminalis

Im Ductus deferens wurde ein **initiales Lymphgefäßnetz** mit Sicherheit nur in der Tunica muscularis festgestellt. Aus den beiden Endteilen des Samenleiters treten zahlreiche Prekollektoren aus, aus dem Mittelstück weniger. Sie setzen sich in den Kollektoren fort, welche den Arterien folgen. In der Samenblasenwand gibt es einen Plexus mucosus und einen Plexus muscularis. Die aus der Wand heraustretenden Gefäße bilden einen dichten Plexus sperficialis, welcher aus anastomosierenden klappenhaltigen Kollektoren besteht.

Die aus dem Mittelteil des Ductus deferens stammenden **efferenten Lymphgefäße** werden

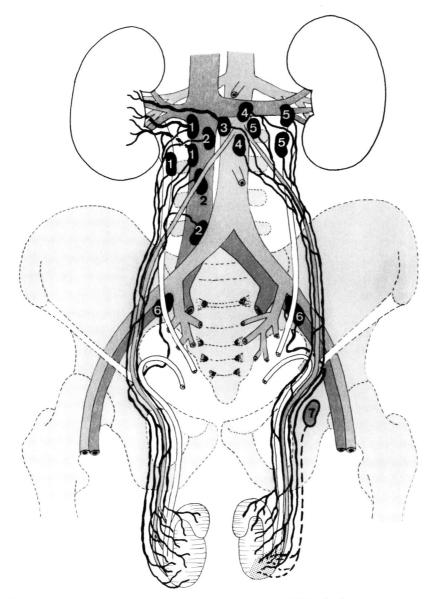

**Abb. 1/98:** Lymphgefäße und regionale Lymphknoten der Hoden und Nebenhoden.
**1** Lnn. laterocavales; **2** Lnn. precavales; **3** Ln. lumbalis intermedius (interaorticocavalis); **4** Lnn. preaortici; **5** Lnn. lateroaortici; **6** Ln. interiliacus; **7** Ln. inguinalis superficialis.

im Ln. lacunaris lateralis und in den obersten Gliedern der Lnn. iliaci externi intermedii et mediales drainiert. Die Sammelstämme seines Endstückes verlaufen gemeinsam mit denen der Samenblase. Sie vereinigen sich mit den efferenten Gefäßen der Blase und der Prostata und endigen in den Lnn. iliaci externi intermedii, mediales et iliaci interni. Die aus dem Anfangsteil des Samenleiters stammenden Lymphgefäße vereinigen sich mit den Sammelstämmen des

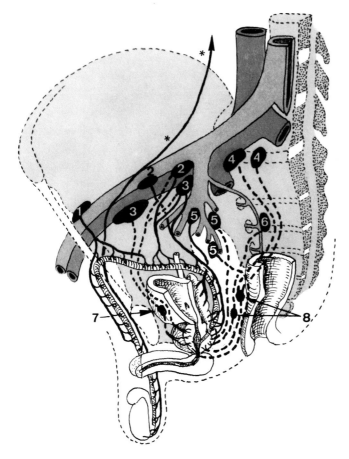

**Abb. 1/99:** Lymphgefäße und regionale Lymphknoten des Ductus deferens, der Samenblase und der Prostata (gestrichelte Linien).
1 Ln. lacunaris lateralis
2 Lnn. iliaci externi intermedii
3 Lnn. iliaci externi mediales
4 Lnn. promontorii
5 Lnn. iliaci interni
6 Ln. sacralis lateralis
7 Ln. prevesicalis
8 Interkalarknoten.
\* Zu den Lnn. lumbales aufsteigender Kollektor des Anfangsteiles des Ductus deferens.

Hodens und des Nebenhodens und steigen mit ihnen zusammen zu den lumbalen Knoten auf (in **Abb. 1/99** mit Stern markiert).

### Prostata

Die initialen Lymphgefäße bilden ein perilobuläres Geflecht. Größere gewundene Gefäße überqueren die Prostata in allen Richtungen, anastomosieren miteinander und bilden so ein breitmaschiges Geflecht, welches außer den perilobulären Gefäßen auch die Lymphgefäße der Pars prostatica urethrae und des Ductus ejaculatorii aufnimmt. Die aus der Prostata heraustretenden Äste bilden einen sehr grobmaschigen *Plexus periprostaticus*. Aus diesem subkapsulären Geflecht nehmen die efferenten Kollektoren ihren Ursprung.

Die **efferenten Lymphgefäße** des Lobus posterior verlassen die Prostata an seiner Hinterfläche und bilden drei Abflußbahnen. Eine von diesen steigt am medialen Rand der Samenblase auf, unterkreuzt den Ureter und verläuft entlang der A. vesicalis superior zu den mittleren und oberen Kettengliedern der Lnn. iliaci externi intermedii. Die zweite Bahn folgt der A. prostatica und mündet in die Lnn. iliaci interni, die dritte erreicht, entlang dem Lig. sacroprostaticum die Lnn. sacrales laterales et promontorii. Die hinteren Gefäße können zwischen Prostata und Rectum durch kleine interkalare Knoten unterbrochen sein (**Abb. 1/99**).

Die **efferenten Lymphgefäße** des Vorderlappens verlaufen in zwei Richtungen. Die Mehrzahl dieser Gefäße verläßt das Organ an der Vorderfläche, steigt im Spatium prevesicale auf und mündet entweder direkt oder nach Zwischenschaltung von prevesicalen Knoten in die Lnn. iliaci externi intermedii et mediales. Einige an der Hinterfläche der Prostata heraustretende Vorderlappengefäße begleiten die A. pudenda interna und münden in die Lnn. glutaei inferiores (**Abb. 1/99**).

Die Lymphgefäße der Prostata anastomosieren mit denjenigen der Nachbarorgane (Blase, Rectum, Samenblase) einerseits durch Verbindungen der efferenten Gefäße, anderseits durch Kommunikation der Organgefäße. Besonders wichtig sind die Verbindungen mit den rektalen Lymphgefäßen, da auf diesem Weg eine Drainage in die pararektalen Knoten erfolgen kann.

### 1.9.2.2 Äußere männliche Genitalien

Die Haut des Scrotum und des Penis

Im Gegensatz zum Hoden werden die Hodenhüllen (Periorchium, Fascia spermatica interna und externa) und die Skrotalhaut in die inguinalen Knoten drainiert.

**Skrotalhaut.** Das reichliche kutane Netz ist im Bereiche der Raphe scroti besonders dicht. Die efferenten Kollektoren entspringen in der Nähe der Raphe, wo die beidseitigen Äste

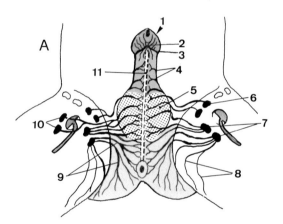

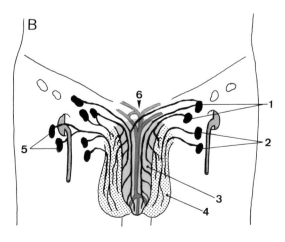

**Abb. 1/100:**
A Lymphgefäße und regionale Lymphknoten der Penishaut (grau), des Scrotum (punktiert) und des Perineums (grau punktiert).
1 Glans penis
2 Plexus lateralis frenuli (Panezza-Plexus)
3 Truncus coronarius glandis
4 Kollektoren der Penishaut
5 Scrotum
6 Lnn. inguinales superficiales superomediales
7 Lnn. inguinales superficiales inferomediales
8 Mediale Oberschenkelkollektoren
9 Perineale Kollektoren
10 Lnn. inguinales inferolaterales
11 Raphe penis, scroti, perinei.
B Lymphgefäße und regionale Lymphknoten der Penishaut und des Scrotum.
1 Lnn. inguinales superficiales superomediales
2 Lnn. inguinales superficiales inferomediales
3 Penishaut
4 Scrotum
5 Lnn. inguinales inferolaterales
6 V. dorsalis penis superficialis.

reichlich anastomosieren. Die Raphe entspricht der vertikalen Wasserscheide des Rumpfbereiches (**Abb. 1/71**). Aus der Übergangszone zwischen Skrotal- und Penishaut, bei der Radix penis, steigen 2–3 Lymphgefäße beidseits auf das Dorsum penis auf und verlaufen mit den Kollektoren der Penishaut zu den Lnn. inguinales superomediales. Aus der Mitte und aus dem hinteren Abschnitt der Skrotalhaut gehen beidseits je 7–8 Kollektoren seitwärts, biegen durch den Sulcus genitofemoralis nach vorne und enden in den Lnn. inguinales inferomediales (**Abb. 1/100 A**).

Die Hautlymphgefäße des Scrotum anastomosieren mit Hautkollektoren des Penis, der Zona cutanea recti, des Perineum und der medialen Oberschenkelfläche.

Die Kollektoren der **Perinealhaut** entspringen beidseits der Raphe perinei, der Zona cutanea recti und der medialen Fläche der Regio glutaea, steigen im Sulcus genitofemoralis auf und enden gemeinsam mit den hinteren Skrotalkollektoren in den Lnn. inguinales superficiales inferomediales (**Abb. 1/100 A**).

**Penishaut.** Die aus dem inneren und äußeren kutanen Netz des *Preputium* ausgehenden 4–5 Kollektoren verlaufen auf dem Dorsum penis in der Subcutis entlang der V. dorsalis penis superficialis. Vor der Symphyse biegt ein Teil der Gefäße nach rechts, der andere nach links. Sie enden in den Lnn. inguinales superficiales superomediales, können aber auch zu anderen Knotengruppen führen (**Abb. 1/100 B**). Die efferenten Lymphgefäße der Penishaut entspringen, ähnlich wie die des Scrotum, bei der Raphe penis und steigen beidseits entlang der Vv. circumflexae auf den Penisrücken auf (**Abb. 1/102**). Sie verlaufen zusammen mit den preputialen Gefäßen und enden in den gleichen Knotengruppen. Betreffend der Tumormetastasen muß bemerkt werden, daß

1. solche in allen inguinalen Knoten entstehen können und
2. die Anastomosen der Kollektoren auf dem Penisrücken eine bilaterale Streuung ermöglichen.

Über Chylusreflux s. Kap. 1.9.3.3 und **Abb. 1/17** u. **1/70**.

### Glans und Corpus penis

**Glans penis.** Das initiale Lymphsystem bildet ein dichtes dreischichtiges Geflecht, subpapillär, im subepithelialen elastischen Gewebe und über der Tunica albuginea. Es anastomosiert im Sulcus coronarius glandis mit dem kutanen Plexus des Preputium und beim Frenulum mit dem der Penishaut. Die efferenten Gefäße des initialen Netzes konvergieren gegen das Frenulum und bilden beidseits davon den sog. Panezzaschen Plexus lateralis frenuli, welcher 2–3 Kollektoren aus dem Endabschnitt der Harnröhre aufnimmt (**Abb. 1/100 A, 1/101**). Die 1–3 aus diesem Geflecht ausgehende Kollektoren (Truncus coronarius, Anneau limphatique circumglandulaire) steigen beidseits im Sulcus coronarius glandis auf den Penisrücken auf, wo sie entweder sich zu einem Stamm vereinigen oder 2–3 anastomosierende Stämme bilden. Die dorsalen Kollektoren verlaufen subfascial entlang der V. dorsalis penis profunda (**Abb. 1/102**) zur Symphyse und bilden vor dieser den Plexus pubicus, in welchem interkalare Knoten (Ln. pubicus, penis) eingeschaltet werden können. Aus dem Plexus pubicus führen beidseits Kollektoren zu den Lnn. inguinales superficiales superomediales. Ein unpaarer Stamm kann nach links abbiegen und unilateral oder T-förmig aufgeteilt, bilateral in den gleichen Knoten enden. Einige Autoren beschreiben einen femoralen und einen inguinalen Abflußweg. Ersterer führt in den Canalis femoralis und endet stufenweise im Ln. inguinalis profundus, im Rosenmüllerschen Knoten und im Ln. lacunaris medialis. Der zweite Weg geht durch den Leistenkanal zu den Ln. lacunaris lateralis und kann beim Anulus inguinalis externus durch einen Interkalarknoten (*Ln. anuli inguinalis*) unterbrochen werden (**Abb. 1/101**).

Als Variante kann ein Kollektor oberhalb der Symphyse zwischen den Mm. recti abdominis

Abflußwege und regionale Lymphknoten der Becken- und Bauchorgane    169

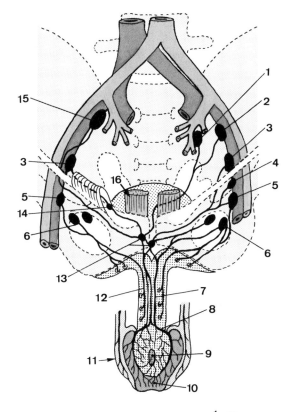

Abb. 1/101: Lymphgefäße und regionale Lymphknoten der Glans und des Corpus cavernosum penis.
1 Ln. iliacus internus
2 Ln. iliacus externus medialis
3 Ln. lacunaris medialis
4 Rosenmüllerscher Knoten
5 Ln. inguinalis profundus
6 Lnn. inguinales superficiales superomediales
7 Efferente Kollektoren der Glans penis und des Preputium
8 Truncus coronarius glandis
9 Urethra
10 Plexus lateralis frenuli (Panezza-Plexus)
11 Preputium
12 Kollektoren des Schwellkörpers
13 Plexus pubicus mit Ln. penis
14 Ln. anuli inguinalis
15 Ln. interiliacus
16 M. rectus abdominis.

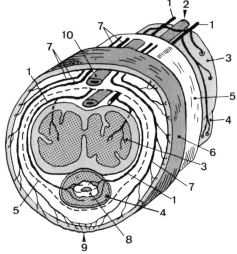

Abb. 1/102: Lymphgefäße des Peniskörpers.
1 Tiefe Kollektoren aus dem Schwellkörper, Corpus spongiosum und Pars spongiosa urethrae
2 V. dorsalis penis profunda
3 Corpus cavernosum
4 Corpus spongiosum
5 Fascia penis
6 Haut
7 Hautkollektoren
8 Urethra
9 Raphe penis
10 V. dorsalis penis superficialis.

in das kleine Becken eintreten. Er endet nach T-förmiger Teilung in einem Ln. iliacus externus und internus. Ein durch die Lacuna vasorum bis zum obersten Ln. iliacus externus aufsteigender Kollektor kommt auch nur als seltene Variante vor.

*Corpus cavernosum.* Die initialen Lymphgefäße des Schwellkörpers sind nicht bekannt.

2–3 auf der Dorsalfläche auftretende Kollektoren führen via Plexus pubicus zu den Lnn. inguinales superficiales superomediales. Als Variante kann ein Seitenast in einem tiefen inguinalen oder in einem lakunären Knoten enden (**Abb. 1/101**).

## 1.9.3 Abflußwege und regionale Lymphknoten der weiblichen Genitalien

### 1.9.3.1 Innere weibliche Genitalien

Ovar

Die initialen Lymphgefäße bilden im Rindenparenchym ein dichtes Netz um die Follikeln und die Corpora lutea. Das Lymphgefäßnetz der Corpora lutea wird während deren Rückbildung zwar reduziert, bleibt jedoch erhalten. Die Dichte des ausgedehnten und grobmaschigen Lymphgefäßnetzes der Marksubstanz nimmt gegen den Hilus ab und geht in 6–8 efferente Kollektoren über, die das Ovar durch den Hilus entlang der Blutgefäße verlassen.

Die **Hauptabflußwege der Ovarien** münden, ähnlich wie diejenigen der Hoden, in die lumbalen Lymphknoten, nur einige im Lig. latum verlaufende inkonstante Gefäße enden im obersten Glied der Lnn. iliaci externi intermedii (Ln. interiliacus) (**Abb. 1/103**). Die entlang der A. ovarica aufsteigenden Hauptstränge bestehen beiderseits aus 6–8 miteinander anastomosierenden Sammelgefäßen. Nach Überkreuzung des Ureters breiten sich die Gefäße des rechtsseitigen Stranges fächerförmig aus und endigen in den zwischen A. renalis und A. mesenterica inf. gelegenen Lnn. lumbales dextri (pre- et laterocavales) und intermedii. Die meisten Gefäße stehen mit Knoten in Verbindung, die in der Nähe der V. renalis liegen. Einige der aufsteigenden Gefäße können in Höhe von LWK 5 durch einen kleineren Knoten unterbrochen werden. Die Sammelgefäße, die den linksseitigen Strang bilden, breiten sich weniger aus. Sie endigen in pre- und lateroaortalen Gliedern der Lnn. lumbales sinistri, in Umgebung der Vasa renalia sinistra (**Abb. 1/103**).

Tuba uterina – Corpus uteri

Die **initialen Lymphgefäße der** *Tuba uterina* bilden ein Geflecht in der Schleimhaut und eines in der Muskelschicht. Aus diesem fließt die Lymphe in das sehr feinmaschige subseröse Geflecht, aus welchem die efferenten Gefäße ihren Ursprung nehmen.

Das **initiale Lymphgefäßnetz des Endometriums** ist sehr grobmaschig und irregulär. Es erinnert an fötale, noch undifferenzierte Gefäßnetze. Scheinbar reicht die kurze zyklische Regenerationsphase nicht aus zur Ausbildung eines reifen regelmäßigen Schleimhautgeflechtes. Im *Myometrium* entspricht der Verlauf der Lymphgefäße der Muskulaturarchitektur. Das grobmaschige subseröse Geflecht des *Perimetriums* besteht aus klappenhaltigen Kollektoren, welche efferente Gefäße aus dem Endo- und Myometrium, sowie aus dem feinen Plexus serosus aufnehmen.

Die **efferenten Lymphgefäße** des Corpus uteri und der Tube, die im Lig. latum den R. tubarius der A. uterina begleiten, anastomosieren untereinander und vereinigen sich bei der Ansatzstelle des Mesovarium mit den Sammelstämmen des Ovars (**Abb. 1/103**). Der gemeinsame Verlauf der Hauptabflußwege des Ovars, der Tube und des Corpus uteri und ihre gemeinsame Endigung in den lumbalen Lymphknoten erklärt sich daraus, daß sowohl die Anlage der Gonaden, als auch die Müllerschen Gänge auf der hinteren Bauchwand gelegen sind.

Bei der Überkreuzung des Ureters entstehen Anastomosen zwischen abführenden

Abflußwege und regionale Lymphknoten der Becken- und Bauchorgane 171

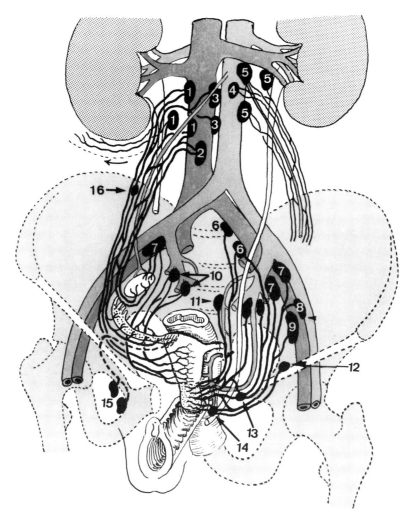

**Abb. 1/103:** Lymphgefäße und regionale Lymphknoten des Ovars, der Tuba uterina, der Corpus und Cervix uteri.
**1** Lnn. laterocavales; **2** Ln. precavalis; **3** Lnn. lumbales intermedii (interaorticocavales); **4** Ln. preaorticus; **5** Lnn. lateroaortici; **6** Lnn. promontorii; **7** Lnn. interiliaci; **8** Ln. iliacus externus intermedius; **9** Ln. iliacus externus medialis; **10** Lnn. iliaci interni; **11** Ln. sacralis lateralis; **12** Ln. canalis obturatorii; **13** Ureter-Uterina-Knoten; **14** Ln. uterovaginalis (parauterinus); **15** Lnn. inguinales superficiales superomediales; **16** Interkalarknoten.

Lymphgefäßen der inneren Geschlechtsorgane und der Nierenkapsel (**Abb. 1/103**). Durch retrograde Füllung der Nierenkapselgefäße können die im Zusammenhang mit einer Salpingitis oder Adnexitis gelegentlich auftretenden Nierenschmerzen erklärt werden.

Ähnlich wie beim Ovar, gibt es auch aus der Tube und aus dem Corpus uteri inkonstante, akzessorische Gefäße, die durch das Lig. latum zu den Lnn. interiliaci gelangen. Weitere akzessorische Gefäße der Tube erreichen entlang dem Lig. umbilicale die Lnn. iliaci interni. Einige aus dem Tubenwinkel des Uterus stammende Gefäße folgen dem Lig. teres uteri und endigen in den Lnn. inguinales superficiales superomediales (**Abb. 1/103**).

## Collum uteri

Das intramurale Lymphsystem ist ähnlich wie im Corpus uteri. Der endometriale Plexus wird gegen die Portio vaginalis uteri regelmäßiger und anastomosiert beim Fornix vaginae mit dem Schleimhautgeflecht der Scheide.

Die **Sammelgefäße des Collum uteri** bilden beiderseits im Parametrium ein Geflecht (Plexus lymphaticus juxtacervicalis), dessen abführende Lymphstämme in drei Gruppen angeordnet sind (**Abb. 1/103**). Die vordere oder präurethrale Gefäßgruppe verläuft quer durch das Lig. latum, überkreuzt den Ureter, endet im mittleren und obersten Knoten der Lnn. iliaci externi intermedii (interiliaci) und im großen mittleren Glied der Lnn. iliaci externi mediales. Der Ln. obturatorius ist eine inkonstante Endigungsstelle. Die zweite retrourethrale Gefäßgruppe folgt dem Stamm der A. uterina und mündet in die Lnn. iliaci interni. Einige Gefäße überspringen die inneren iliakalen Knoten und erreichen den Promontoriumknoten. Die dritte oder hintere Gefäßgruppe verläuft zusammen mit dem Plexus hypogastricus, seitlich dem Rectum, steigt entlang dem Kreuzbein auf und endet in den Lnn. sacrales laterales und Lnn. promontorii. Die Gefäße aller drei Gruppen können durch kleine Lnn. parauterini et uterovaginales unterbrochen werden. Der größte der interkalaren Knoten liegt meistens an der Kreuzungsstelle der A. uterina und des Ureters (Ureter-uterina-Knoten).

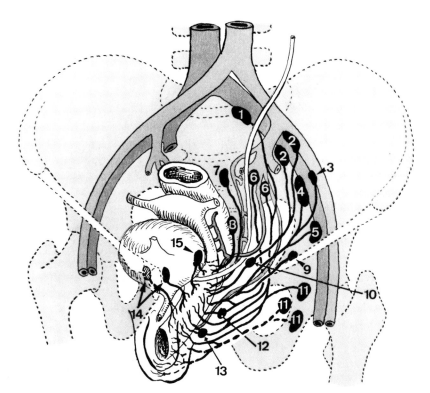

**Abb. 1/104:** Efferente Lymphgefäße und regionale Lymphknoten der Vagina.
**1** Ln. promontorius; **2** Lnn. interiliaci; **3** Ln. iliacus externus intermedius; **4** Ln. iliacus externus medialis; **5** Ln. lacunaris medialis; **6** Lnn. iliaci interni; **7** Ln. sacralis lateralis; **8** Ln. pararectalis; **9** Ln. canalis obturatorii; **10** Ureter-Uterina-Knoten; **11** Lnn. inguinales superficiales superomediales; **12** Ln. uterovaginalis; **13** Ln. paravaginalis; **14** Lnn. prevesicales; **15** Ln. laterovesicalis.

Die Variationen des Lymphabflusses aus dem Collum uteri können mit der wechselnden Anwesenheit der einzelnen Gefäßgruppen erklärt werden. Die vordere Gefäßgruppe ist die konstanteste, die anderen zwei und die Verbindungen zu den Promontoriumknoten können fehlen.

Anastomosen zwischen den Lymphgefäßen des Collum, des Corpus uteri und der Vagina entstehen einerseits intramural durch das Wandgeflecht, anderseits durch parauterine Gefäße.

## Vagina

Die **initialen Lymphgefäße** bilden in der Schleimhaut ein sehr dichtes und feinmaschiges Geflecht, welches proximal mit der gleichen Gefäßschicht der Portio vaginalis uteri, distal mit der der Vulva kommuniziert. Der Plexus muscularis ist weitmaschiger als das Schleimhautgeflecht. Die efferenten Gefäße beider Geflechte werden an der Vorder-, Hinter- und Seitenwand der Vagina oberflächlich und vereinigen sich neben den Seitenrändern zu größeren Kollektoren. Diese verlaufen zur lateralen Beckenwand, wo sie je nach ihrem Drainagegebiet in verschiedenen regionalen Knoten enden (**Abb. 1/104**).

Die aus der **oberen Hälfte der Scheide** stammenden Sammelstämme folgen dem R. vaginalis und nachher der A. uterina. Sie münden entweder direkt oder durch Zwischenschaltung des Ureter-uterina-Knotens in die mittleren und oberen Glieder der Lnn. iliaci externi intermedii et mediales (Lnn. interiliaci).

Die abführenden Lymphgefäße der **unteren Vaginalhälfte** verlaufen entlang der A. vaginalis longa zu den Lnn. iliaci interni. Sie können durch einen Ln. paravaginalis oder durch einen, neben dem Fornix vaginae gelegenen Ln. uterovaginalis unterbrochen werden. Dadurch, daß die Kollektoren des unteren Vaginaabschnittes in Knoten enden, die weiter kranial als die des oberen Abschnittes liegen, kreuzen sich die zwei Ableitungsstränge (**Abb. 1/104**). Es muß bemerkt werden, daß die Grenze zwischen den Sammelgebieten der zwei Drainagesysteme unscharf ist, deshalb kann auch Lymphe aus der oberen Vaginalhälfte in die inneren iliakalen Knoten fließen und umgekehrt.

Das Lymphsystem der Vagina anastomosiert durch die intramuralen Geflechte nach oben mit dem Gefäßnetz des Collum uteri, nach unten mit dem des Vestibulum vaginae. Der unterste Vaginaabschnitt wird so indirekt – via Vulvakollektoren – in die Lnn. inguinales superficiales superomediales drainiert. Durch Anastomosen mit rektalen Lymphgefäßen kann Lymphe aus der Vagina in die pararektalen Knoten gelangen (**Abb. 1/104**).

### 1.9.3.2 Äußere weibliche Genitalien

Der Verlauf und die Endigungsweise der efferenten Lymphgefäße der äußeren Geschlechtsorgane der Frau zeigen mit denjenigen des Mannes eine weitgehende Ähnlichkeit.

## Vestibulum vaginae, Vulva

Die **initialen Geflechte** des Vestibulum vaginae, der Labia minora und der Innenfläche der Labia majora stellen ein engmaschiges Schleimhautgeflecht dar, welches nach innen mit dem der Vagina und nach außen mit dem kutanen Lymphgefäßnetz der Labia majora und des Mons pubis kummuniziert. Beide Geflechte sind im allgemeinen ähnlich gebaut, wie andere muköse oder kutane Geflechte.

Die Lymphgefäße des Vestibulum vaginae, der Labia pudendi, der Glandula bulbourethralis und des Praeputium clitoridis werden hauptsächlich durch die homolateralen Lnn. inguinales superficiales superomediales drainiert (**Abb. 1/105**). Verbindungen mit der Gegenseite erfolgen einerseits durch die Anastomosen der Wandgeflechte, anderseits durch abführende

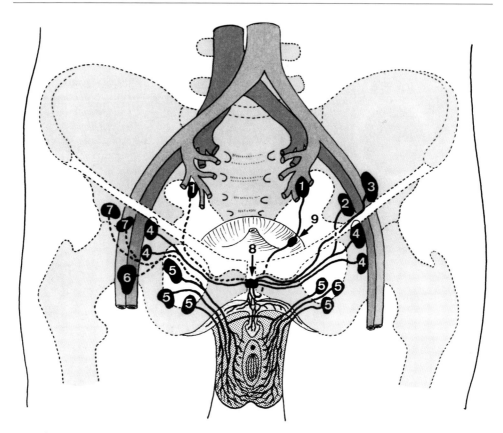

**Abb. 1/105:** Efferente Lymphgefäße und regionale Lymphknoten des Vestibulum vaginae, der Vulva, der Glans und des Corpus clitoridis.
**1** Ln. iliacus internus; **2** Ln. lacunaris medialis; **3** Ln. lacunaris lateralis; **4** Lnn. inguinales profundi; **5** Lnn. inguinales superficiales superomediales; **6** Ln. inguinalis superficialis inferomedialis; **7** Lnn. inguinales superficiales superolaterales; **8** Ln. pubicus; **9** Ln. paravesicalis.

Gefäße, welche die Mittellinie überkreuzen. Gelegentlich können Sammelgefäße die untere innere und die äußere obere Gruppe der Lnn. inguinales superficiales erreichen. Eine weitere Ausbreitungsmöglichkeit von Prozessen ist durch internodale Verbindungen der oberflächlichen inguinalen Knoten gegeben.

### Glans et corpus clitoridis

Die Lymphgefäße der Glans und des Corpus clitoridis (**Abb. 1/105**) bilden mit den abführenden Gefäßen der Vulva vor der Symphyse den *Plexus pubicus*, in welchem gelegentlich ein Ln. pubicus eingeschaltet sein kann. Ein Teil der abführenden Gefäße dieses Plexus endet in den Lnn. inguinales profundi und im Ln. lacunaris medialis, ein anderer Teil erreicht durch den Inguinalkanal dem Lig. teres uteri entlang, den Ln. lacunaris lateralis.

Eine zu den Lnn. iliaci interni führende Verbindung kommt als Variante sehr selten vor. Sie verläuft unter der Symphyse und folgt entweder der A. pudenda interna oder der A. vesicalis und kann durch einen paravesikalen Knoten unterbrochen werden.

### 1.9.3.3 Auswirkungen der Blockade der Cysterna chyli auf die Harn- und Genitalorgane

Wenn bei der Blockade der Cysterna chyli, die Entleerung der Trunci lumbales stark beeinträchtigt ist, erweitern sich die aortikokavalen und iliakalen Abflußwege stark und ein Lymph-Chylus-Gemisch fließt deshalb retrograd in das kleine Becken bis zu der Inguinalregion hinunter. Der Stau, die folgliche Dilatation und der Reflux setzt sich in alle afferenten Gefäße der Stränge bis zu deren Drainagegebieten zurück. Betroffen werden die Nieren,

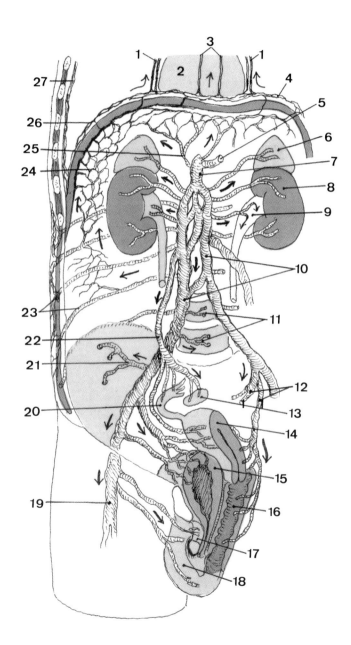

**Abb. 1/106:** Chylusreflux in die Harn- und Genitalorgane bei der Blockade der Cisterna chyli.
1 Lateroperikardialer Strang
2 Perikard
3 Parasternale Stränge
4 Subpleurales Zwerchfellnetz
5 Truncus gastrointestinalis
6 Nebenniere
7 Cisterna chyli
8 Niere
9 Nierenbecken (Chylurie)
10 Trunci lumbales
11 Reflux in die Lumbalwirbel IV–V
12 Innerer iliakaler Strang
13 Ovar
14 Uterus
15 Blase
16 Vagina
17 Clitoris
18 Labium majus
19 Ventromediales Bündel
20 Tuba uterina
21 Reflux in das Os coxae
22 Ovarialer Strang
23 Lumbale Lymphgefäße
24 Subperitoneales Zwerchfellnetz
25 Lymphgefäße entlang den Aa. phrenicae inferiores
26 Subpleurales Zwerchfellnetz
27 Lymphgefäßnetz der Pleura parietalis.

Nebennieren, die Beckenorgane, die Bauchwand und nach dem Durchbruch der inguinalen Blockade auch die äußeren Genitalien (**Abb. 1/106**). Stau- und refluxbedingt können die Lymphgefäße beider Nieren und der Nierenbecken sich erweitern. Eine in den Nierenbecken erfolgte Ruptur ist die häufigste Ursache der Chylurie. Dilatierte und mit Chylus gefüllte Nebennierenlymphgefäße wurden öfters beobachtet.

Bei der Dilatation der äußeren und inneren iliakalen Gefäßstränge dehnt sich die Dilatation und der Reflux auf die Lymphgefäße des Uterus, der Tuben, der Ovarien, der Vagina und der Blase aus. In solchen Fällen wurden chylöse Ovarialzysten und vaginale Chylorrhö beobachtet. Dilatierte Lymphgefäße rupturieren selten in die Blase. Die häufigste Ursache der Chylurie ist, wie erwähnt, eine Ruptur in das Nierenbecken (**Abb. 1/106**). Die Stauung in dem iliaca interna Gebiet kann sich in seltenen Fällen auf die glutaealen Lymphgefäße ausdehnen und zu einer glutaealen Chylorrhö führen (**Abb. 1/70B**).

Aus dem aortikokavalen und äußeren iliakalen Strang ausgehend können sich die Lymphgefäße der Bauchwandmuskulatur und über diese auch die der Haut mit Chylus füllen. Von Chylusreflux können auch die intraossealen Lymphgefäße der Beckenknochen und die unteren Lumbalwirbel betroffen werden.

Reflux in die äußeren Genitalien erzeugt beim Mann Penis-, Scrotum- und supra pubisches Ödem, mit weißlichen Hautbläschen. Ein solcher Reflux geht gewöhnlich aus der Inguinalregion aus (**Abb. 1/70 A**).

Bei der Frau in sog. einfachen Fällen, wenn die Chylorrhö auf die Labia majora beschränkt ist, kommt der Reflux ebenfalls aus der Inguinalgegend. In den meisten Fällen betrifft die Chylorrhö jedoch nicht bloß die Labia majora, sondern auch die Vagina. Der Reflux kommt in solchen Fällen teils aus der Inguinalregion, teils aus dem Becken; d.h. die Erweiterung der Uteruslymphgefäße dehnt sich allmählich nach abwärts auf die Vagina aus (**Abb. 1/106**).

### 1.9.4 Die viscerale Knotengruppe der Lnn. lumbales

Die visceralen Knoten der Bauchhöhle sind mit den Ästen der drei unpaaren Eingeweidearterien, des Truncus coeliacus und der Aa. mesenterica superior et inferior benachbart. Trotz der engen Nachbarschaft mit den Arterien ist es zweckmäßiger, die Knoten nach ihrer Organzugehörigkeit zu ordnen und nicht nach ihren Versorgungsgebieten, da die Äste der großen Eingeweidearterien verschiedene Organe bzw. Darmabschnitte versorgen.

#### 1.9.4.1 Lymphknoten des Magens

Die **Lymphknoten des Magens**, die *Lnn. gastrici*, umfassen folgende Untergruppen:

1. *Lnn. gastrici superiores* (nach N. A. Nodi lymphatici gastrici sinistri) (**Abb. 1/107**) bilden entlang der A. gastrica sinistra bzw. Curvatura minor eine Kette. Die ersten drei Knoten der Kette (*Lnn. gastrocoeliaci*) folgen dem Oberrand des Arterienstammes von der A. coeliaca bis zur Cardia. Die unteren 3–5 Kettenglieder (*Lnn. curvaturae minoris*) liegen an der Magenwand neben dem Arterienstamm benachbart mit den Rr. gastrici des linken Vagusstammes. Die Zahl der Knoten nimmt in Richtung Pylorus allmählich ab und die Kette hört etwa bei der Incisura angularis auf. Der einzige, mit der A. gastrica dextra benachbarte Knoten, der **Ln. suprapyloricus**, liegt am oberen Rand des Pylorus und wird zu den Lnn. pylorici gerechnet.

    **Afferente Lymphgefäße** erhalten die *Lnn. gastrici superiores* aus dem rechten oberen Magenterritorium und aus den Lnn. juxtacardiaci. Ihre **efferenten Lymphgefäße** stehen beim Truncus coeliacus mit den benachbarten Lnn. pancreaticolienales und hepatici in Verbindung. Ein oder zwei stärkere Stämme steigen seitlich der A. mesenterica superior und dem Plexus coeliacus ab und enden entweder im Truncus intestinalis oder in den Lnn. pre- und lateroaortici. Durch die letzteren Knotengruppen stehen sie mit dem Truncus lumbalis sinister in Verbindung.

2. Die *Lnn. gastrici inferiores* (N. A. Lnn. gastroepiploici) bilden eine mit der großen Magenkurvatur parallel verlaufende Kette, welche aus zwei Untergruppen besteht (**Abb. 1/107**).

   a) Die *Lnn. gastrici inferiores (gastroepiploici) dextri* liegen am Unterrand der A. gastroepiploica dextra, etwa 1–3 cm von der Curvatura major entfernt im Omentum majus. Sie bilden eine von den Lnn. subpylorici bis zur Mitte der großen Kurvatur reichende Kette. Ihre Zahl variiert zwischen 2 und 11. Durchschnittlich gibt es 3–4 Knoten. Die **afferenten Gefäße** stammen aus dem unteren Magenterritorium und aus dem Omentum majus. Die **efferenten Kollektoren** führen entweder via Lnn. sub- und retropylorici oder direkt zu der zentralen Gruppe der Lnn. hepatici (**Abb. 1/107**).

   b) Die *Lnn. gastrici inferiores (gastroepiploici) sinistri* (**Abb. 1/107**) sind mit der A. gastroepiploica sinistra benachbart und bilden eine meist aus 4–8 Knoten bestehende Kette. Ihre **afferenten Lymphgefäße** kommen aus dem linken oberen Magenterritorium und aus dem großen Netz, die **efferenten Gefäße** führen zu den Lnn. pancreatici superiores und lienales.

3. Die *Lnn. juxtacardiaci* bilden um die Cardia herum einen Ring (Anulus lymphaticus pericardiacus) (**Abb. 1/107**). 1–3 *Lnn. juxtacardiaci anteriores* sind konstant vorhanden. In dem Ösophagus-Kardia-Winkel finden sich in 50% der Fälle 1–2 (selten 7) kleine *Lnn. juxtacardiaci sinistri*. Der *Ln. juxtacardiacus posterior* fehlt oft. Die juxtakardialen Knoten drainieren das Kardiagebiet und geben ihre Lymphe den Lnn. gastrocoeliacis ab.

4. Die *Lnn. pylorici* umfassen folgende, im Pylorusbereich gelegene Knoten:

   a) *Ln. suprapyloricus:* am oberen Pylorusrand neben der A. gastrica dextra bzw. A. pylorica gelegener Knoten (**Abb. 1/107**).

   b) *Lnn. subpylorici:* eine Knotengruppe am unteren Pylorusrand mit der A. gastroepiploica dextra benachbart (**Abb. 1/107**). Oft ist ihre Abgrenzung gegenüber den Lnn. gastrici inferiores dextri schwierig.

   c) *Lnn. retropylorici:* hinter dem Pylorus, neben der A. gastroduodenalis gelegene Knoten (**Abb. 1/107, 1/110**).

   Die Lnn. pylorici nehmen **afferente Lymphgefäße** aus dem Pylorusgebiet, Pars superior duodeni, Pankreaskopf und Omentum majus auf. Ihre **efferenten Kollektoren** steigen zur zentralen Gruppe der Lnn. hepatici auf (**Abb. 1/107**).

### 1.9.4.2 Lymphknoten des Pancreas und der Milz

Die **Lymphknoten des Pancreas und der Milz**, die *Lnn. pancreaticolienales*, bestehen aus drei Untergruppen:

a) Die *Lnn. pancreatici superiores* bilden eine aus 3–4 Knoten bestehende Kette am oberen Pankreasrand entlang der A. lienalis (**Abb. 1/107, 110, 112**).

b) Die *Lnn. pancreatici inferiores* bilden am unteren Pankreasrand zwei Gruppen. Die mediale Gruppe liegt in der Nähe der Incisura pancreatis und ist mit der A. pancreatica inferior und der V. mesenterica inferior benachbart. Die laterale Gruppe befindet sich am Ende des Pankreaskörpers und unter dem Cauda pancratis (**Abb. 1/112**).

c) Die *Lnn. lienales* liegen am Milzhilus (**Abb. 1/107, 110, 112**).

Die Lnn. pancreaticolienales nehmen Lymphe aus dem Pankreas, der Milz und aus den Lnn. gastrici inferiores sinistri auf. Sie senden ihre **efferenten Gefäße** zu den Lnn. lateroaortici

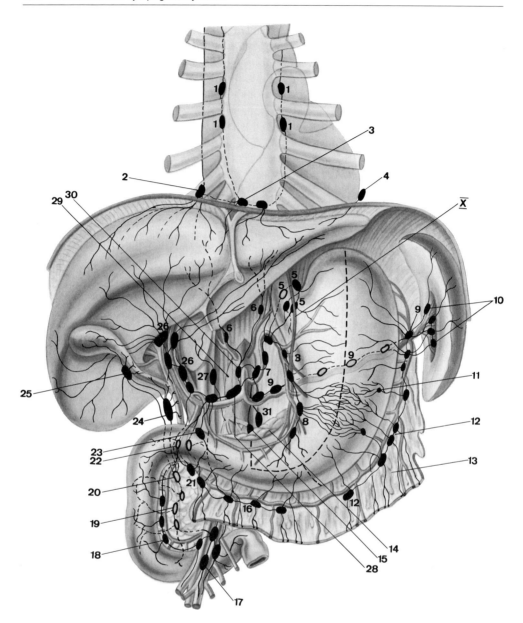

Abb. 1/107: Efferente Lymphgefäße und regionale Lymphknoten des Magens, der Milz, des Omentum majus, des Duodenum, der Gallenwege und die oberflächlichen Lymphgefäße der Leber.
**1** Lnn. parasternales; **2** Ln. juxtaphrenicus dexter; **3** Lnn. prepericardiaci; **4** Ln. juxtaphrenicus sinister; **5** Lnn. juxtacardiaci; **6** Lnn. phrenici inferiores; **7** Lnn. gastrocoeliaci; **8** Lnn. gastrici superiores; **9** Lnn. pancreatic superiores; **10** Lnn. lienales; **11** Subseröse Knoten der Magenwand; **12** Lnn. gastrici inferiores sinistri; **13** Omentum majus; **14** Pancreas; **15** Ln. mesentericus superior mit Truncus intestinalis; **16** Lnn. gastrici inferiores dextri; **17** Lnn. mesenterici centrales; **18** Lnn. pancreaticoduodenales anteriores; **19** Lnn. pancreaticoduodenales posteriores; **20** Ln. retropancreaticoduodenalis superior; **21** Lnn. subpylorici; **22** Lnn. retropylorici; **23** Ln. suprapyloricus; **24** Ln. foraminis epiploici; **25** Ln. cysticus; **26** Lnn. hepatici; **27** Ln. lumbalis dexter (juxtacavalis); **28** Lnn. hepatici centrales; **29** Cisterna chyli; **30** Ln. coeliacus; **31** Ln. lumbalis sinister (lateroaorticus). $\overline{X}$ N. vagus.

und in den Truncus intestinalis. Einzig die mediale Gruppe der Lnn. pancreatici inferiores wird in die Lnn. mesenterici centrales drainiert.

**Lymphknoten des Duodenum und des Pankreaskopfes,** die *Lnn. pancreaticoduodenales* bilden zwei Gruppen:

a) Die *Lnn. pancreaticoduodenales anteriores* befinden sich zwischen Pankreaskopf und der Vorderfläche des Duodenum, entlang des Arcus pancreaticoduodenalis anterior. Die Gruppe besteht aus 3—6 makroskopisch sichtbaren und aus einer Menge von mikroskopischen Knoten (**Abb. 1/107, 110, 112**).

b) Die *Lnn. pancreaticoduodenales posteriores* sind an der Hinterfläche des Pankreas, neben dem Arcus pancreaticoduodenalis posterior und dem Ductus choledochus bzw. V. portae liegende Knoten (**Abb. 1/107, 110, 112**). Ihre Zahl variiert zwischen 2—4. Ein konstanter Knoten (Ln. retropancreaticoduodenalis superior) liegt unter der oberen Duodenumflexur seitlich der V. portae (**Abb. 1/107**).

Die **afferenten Lymphgefäße** der Lnn. pancreaticoduodenales stammen aus dem Magen, Duodenum, Pankreaskopf und dem Ductus choledochus. Die **efferenten Gefäße** sind einerseits mit den Lnn. hepatici, andererseits mit den Lnn. mesenterici centrales in Verbindung (**Abb. 1/110**).

### 1.9.4.3 Die Lymphknoten der Leber, der Gallenblase und des Dünndarms

Die **Lnn. hepatici** bilden eine zentrale und eine periphere Gruppe (**Abb. 1/107**). Die 1—4 zentralen Knoten sind mit der horizontal verlaufenden A. hepatica communis benachbart. Die 2—3 peripheren Knoten liegen neben der aufsteigenden A. hepatica propria am linken Rand der V. portae im Lig. hepatoduodenale eingeschlossen.

Die **afferenten Lymphgefäße** der peripheren Knoten stammen aus der Leber. Die zentrale Gruppe nimmt Lymphe aus den peripheren Knoten und aus den Lnn. juxtapylorici, gastroepiploici dextri und pancreaticoduodenales auf. Die **efferenten Kollektoren** der zentralen Gruppe stehen mit den eng benachbarten Lnn. gastrocoeliaci und pancreatici superiores in Verbindung. 1—2 größere efferente Gefäße steigen hinter dem Pankreas links und vor der Aorta ab und enden in juxtaaortalen Knoten auf Höhe des linken Pediculus renalis und in den Truncus intestinalis.

Mit den Gallenwegen sind zwei Knoten eng benachbart: der *Ln. cysticus, s. colli vesicae felleae* liegt am Gallenblasenhals, der andere, ein langgestreckter Knoten, reicht vom Ductus cysticus bis zur Hinterfläche des Duodenum (**Abb. 1/107**). Er liegt in der Vorderwand des Foramen epiploicum und wird deshalb **Ln. foraminis epiploici** genannt. Die **efferenten Gefäße** des Ln. cysticus stammen aus der Leber, der Gallenblase und dem Ductus cysticus. Seine **efferenten Gefäße** führen teils zum Ln. foraminis epiploici, teils in den Ln. retropancreaticoduodenalis superior. Der Ln. foraminis epiploici erhält afferente Lymphgefäße aus der Gallenblase, dem Ductus cysticus, hepaticus und choledochus und leitet die Lymphe zum Ln. retropancreaticoduodenalis superior und zu den Lnn. lateroaortici dextri.

Die neben dem Truncus coeliacus gelegenen Knoten, die *Lnn. coeliaci*, bilden eigentlich keine selbständige Gruppe. Es sind präaortale Knoten, die gegen die letzten Glieder der Lnn. gastrici superiores, hepatici et pancreaticolienales oft schwer abzugrenzen sind (**Abb. 1/107, 1/110**). Es muß nochmals betont werden, daß die einzelnen mit den Coeliakaästen verbundenen Knotenketten selbständige efferente Stämme entsenden (Trunci gastricus, hepaticus, pancreaticolienalis), welche entweder einzeln oder vereinigt an der Bildung des Truncus intestinalis teilnehmen können (**Abb. 1/110**).

Die **Lymphknoten des Dünndarmes,** die **Lnn. mesenterici** (**Abb. 1/110**) bilden eine der größten Lymphknotengruppen des Körpers, welche aus etwa 100—150 im Mesenterium zerstreuten Knoten besteht. Sie können in drei, voneinander nicht scharf abgrenzbaren Gruppen eingeteilt werden. Die periphere oder juxtaintestinale Gruppe besteht aus kleinen, neben den periphersten Gefäßarkaden gelegenen Knoten (*Lnn. juxtaintestinales*). Die größeren Knoten der mittleren Gruppe (*Lnn. mesenterici intermedii*) sind mit der Aa. jejunales und ileae, sowie mit deren ersten Arkaden benachbart. Die zentrale Gruppe, die *Lnn. mesenterici centrales* (N. A. Lnn. mesenterici superiores) bilden eine Kette entlang der A. und V. mesenterica superior in der Radix mesenterii. Die obersten Glieder der zentralen Gruppe sind von den Lnn. pancreatici inferiores und von den präaortalen Knoten kaum abgrenzbar. Die Zahl der Knoten in einem bestimmten Mesenterialabschnitt ist einerseits von der Mesenteriumlänge (Radix – Darmabstand), andererseits von der Blutgefäßdichte abhängig. Aus diesem Grund ist das Mesenterium des Jejunum knotenreicher als dasjenige des Ileum. Am wenigsten Knoten sind in der Area avascularis von Treves (Mesenterium der letzten Ileumschlinge) zu finden.

Die intermediären Knoten erhalten ihre **afferenten Lymphgefäße** teils direkt, teils via juxtaintestinale Knoten aus dem Dünndarm. Nur das etwa 15 cm lange Endstück des Ileum wird in die Lnn. ileocolici drainiert. Die *Lnn. mesenterici centrales* bilden die große Sammelstelle der Darmlymphe. Sie erhalten afferente Gefäße aus den Lnn. pancreaticoduodenales, pancreatici inferiores mediales, mesenterici intermedii, ileocolici, colici dextri, medii, aus Intermediärknoten der A. colica sinistra (via Lnn. pancreatici inferiores) und einzelne präaortale Zuflüsse der Lnn. mesenterici inferiores. Einzelne internodale Gefäße überspringen mehrere Knoten, indem sie das Kettenende mit ihrem Anfang verbinden. Die **efferenten Kollektoren** der Lnn. mesenterici centrales (einer oder mehrere) bilden allein oder vereinigt mit den Trunci gastricus, hepaticus und pancreaticolienalis den *Truncus gastrointestinalis*, welcher entweder in die Cisterna chyli oder in den Truncus lumbalis sinister mündet (**Abb. 1/110**). Außer diesem klassischem Fall gibt es sehr viele Varianten. Je nach dem Vereinigungsmuster und nach der Zahl der beteiligten Stämme kann der Truncus gastrointestinalis einen einfachen oder einen geflechtartigen Ursprung zeigen oder wenn die Kollektoren in prä- und lateroaortalen Knoten enden, vollständig fehlen.

### 1.9.4.4 Lymphknoten des ileozekalen Überganges und der Appendix vermiformis

Die *Lnn. ileocolici* bilden eine aus 10–20 Knoten bestehende Kette entlang der A. ileocolica. Proximal schließen sie sich beim Ursprung der Arterie unterhalb der Pars inferior duodeni, der Lnn. mesenterici centrales an. Distal hängen sie mit denjenigen Knotengruppen zusammen, welche neben den Ästen der A. ileocolica plaziert sind und stellen so die zentrale Sammelstation der Lymphe des letzten Ileumabschnittes, des Caecum, des Wurmfortsatzes und des Anfangs des Colon ascendens dar. In solchen Fällen, in welchen die A. colica dextra aus der A. ileocolica entspringt, nehmen sie Lymphe auch aus dem ganzen Colon ascendens und Flexura hepatica auf. Ihre efferenten Lymphgefäße führen zu den Lnn. mesenterici centrales.

Die 2–3 kleinen und inkonstanten *Lnn. ilei* liegen am lateralen Rand der Area avascularis. Sie folgen dem R. ileus der A. ileocolica und der Arkade, welche dieser Ast mit dem Endabschnitt der A. mesenterica superior bildet. Sie drainieren den letzten, etwa 15 cm langen Abschnitt des Ileum und geben ihre Lymphe den Lnn. ileocolici ab (**Abb. 1/110**).

Die *Lnn. paracolici* liegen neben dem R. colicus der A. ileocolica und stellen den Anfang der gleichnamigen Knotenkette dar. Sie nehmen Lymphe aus dem Anfang des Colon ascendens auf und führen sie in die Lnn. ileocolici (**Abb. 1/110**).

Die 1–3 *Lnn. caecales anteriores* befinden sich neben der A. caecalis anterior in der Ileozekalfalte an der Vorderfläche des ileozekalen Überganges (**Abb. 1/110, 1/111**).

Die 6–7 *Lnn. caecales posteriores* bilden die Fortsetzung der Kette der Lnn. ileocolici entlang der A. caecalis posterior. Die proximale Knotengruppe liegt an der Hinterfläche des ileozekalen Überganges, die distale hinter dem Caecum (*Lnn. retrocaecales*) und reicht bis zum Ursprung der Appendix vermiformis hinunter. Die Lnn. caecales sind regionale Knoten des Blinddarmes. Ihre **efferenten Lymphgefäße** führen zu den Lnn. ileocolici. Die Lnn. caecales posteriores bzw. retrocaecales nehmen Lymphe auch aus dem Wurmfortsatz auf (**Abb. 1/110, 1/111**).

Die *Lnn. appendiculares* sind kleine inkonstante Knoten am Rande des Mesenteriolum appendicis vermiformis neben der A. appendicularis. Meist gibt es nur einen Knoten im unteren Ileozekalwinkel. Bei erhöhter Knotenzahl (bis 8) sind die obersten Knoten gegen den Lnn. caecales posteriores bzw. retrocaecales schwer abgrenzbar. Die Lnn. appendiculares nehmen Lymphe aus der Appendix und dem Caecum auf und führen sie teils zu den Lnn. caecales, teils zu den Lnn. ileocolici. Einzelne Lymphgefäße der Appendix überspringen die regionalen Lymphknoten und steigen direkt zu den Lnn. ileocolici auf (**Abb. 1/110, 1/111**).

### 1.9.4.5 Die Lymphknoten des Colons

Die Anordnung der Lymphgefäße und der Lymphknoten im Mesocolon (*Lnn. mesocolici*) folgt der Verästelung der Arterien und Venen, die bei den operativen Eingriffen als Orientierungsmarke dienen. Die einzelnen Kolonarterien und die Aa. sigmoideae breiten sich gegen die Peripherie fächerförmig aus. Ihre T-förmig aufgeteilten Äste bilden entlang des ganzen Colon eine Anastomosenarkade, die A. marginalis. Die hintereinander geschalteten 4 Untergruppen der Lnn. mesocolici zeigen ein ähnliches fächerförmiges Verteilungsmuster wie die Arterien (**Abb. 1/111**).

Die ersten Knotenreihen bilden die *Lnn. epiploici* an der Darmwand. Sie liegen vor allem an der Basis der Appendices epiploicae und neben den Taenien. Sie nehmen Lymphe nur aus einzelnen Darmkollektoren auf und leiten sie an die Lnn. paracolici weiter.

Die zweite Knotenreihe, die *Lnn. paracolici*, befinden sich im Mesocolon entlang der A. marginalis. Die aus etwa 70–80 Knoten bestehende Kette bildet den wirksamsten Filter für den Dickdarm, da die meisten Darmkollektoren bzw. efferenten Gefäße der Lnn. epiploici in diesen Knoten enden. Nur wenige Kollektoren überspringen diese Station und gehen direkt zu den Intermediär- und Zentralknoten. Die Lnn. paracolici sind in der ganzen Länge des Colon nicht gleichmäßig verteilt. Rechnet man die Lnn. caecales auch in diese Gruppe, so findet man die meisten Knoten (je etwa 20) in der Ileozekalregion und neben dem Colon descendens und sigmoideum, weniger (etwa 16) im Mesocolon transversum und die wenigsten (etwa 7) entlang dem Colon ascendens. Die **efferenten Lymphgefäße** der Lnn. paracolici führen zu den intermediären Knotengruppen.

Die *Lnn. mesocolici intermedii* stellen die dritte Filterstation der Dickdarmlymphe dar. Sie liegen im mittleren Bereich des Mesocolon in der Nähe der Teilungsstellen der Kolonarterien und der Aa. sigmoideae. Im Gebiete der A. colica dextra gibt es 2–3, der A. colica media 3–4, der A. colica sinistra 4–5 und der Aa. sigmoideae 7–8 Intermediärknoten. Sie nehmen Lymphe aus denjenigen Lnn. paracolici auf, welche im Versorgungsgebiet ihres Arterienstammes liegen und leiten sie zur zentralen Gruppe der Lnn. mesocolici. Diejenige Intermediärknoten, welche an der Kreuzungsstelle der A. colica sinistra und der V. mesenterica inferior liegen, senden ihre efferenten Gefäße nicht nur zu den Lnn. colici sinistri, sondern entlang der V. mesenterica inferior auch zu den Lnn. pancreatici inferiores mediales (**Abb. 1/112**). Durch die efferenten Gefäße der letzteren Knotengruppe entstehen sekundäre Verbindungen zu den Lnn. mesenterici centrales und via Lnn. pancreatici inferiores laterales zu den Lnn. lienales.

Die zentrale Gruppe der Lnn. mesocolici liegt im Mittelpunkt der fächerförmig angeordneten peripheren Knotenreihen beim Ursprung der Kolongefäße. Sie besteht aus den 1–2

*Lnn. colici dextri*, 2–3 *Lnn. colici medii*, 1–2 *Lnn. colici sinistri* und 4–5 *Lnn. sigmoidei* (Abb. 1/111).

Die Gesamtzahl der Knoten in den verschiedenen Mesokolonabschnitten ist ungleich. Die wenigsten Knoten sind im Mesocolon ascendens zu finden, die meisten im Mesosigmoideum, welches wegen seinem Knotenreichtum als *Axilla abdominalis* bezeichnet wird.

Die **efferenten Lymphgefäße** der Lnn. colici dextri und medii gehen zu den Lnn. mesenterici

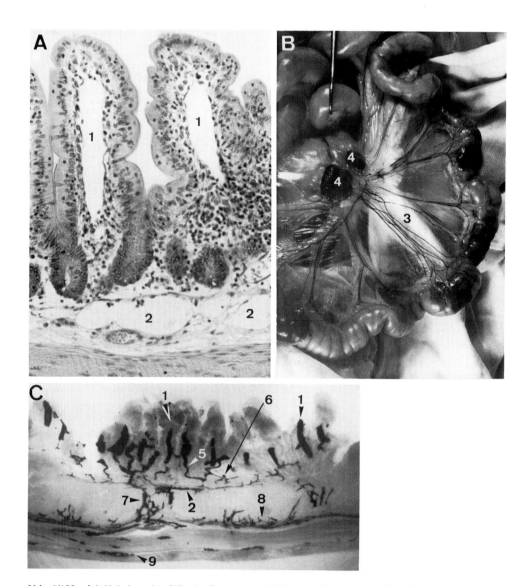

**Abb. 1/108: A** Initiale Lymphgefäße der Darmzotten; **B** Mesenteriale Lymphgefäße (Tuscheinjektion, Katze); **C** Lymphgefäßschichten der Dünndarmwand (Längsschnitt, Tuscheinjektion, Hund).
**1** Zentrale Zottenkapillare; **2** Plexus submucosus; **3** Mesenteriale Lymphgefäße; **4** Lnn. mesenterici centrales; **5** Eingeengter Halsabschnitt; **6** Plexus mucosus; **7** Verbindung zwischen Plexus submucosus und intermuscularis; **8** Plexus intermuscularis; **9** Plexus subserosus.

centrales, die der Lnn. colici sinistri und der Lnn. sigmoidei zu den Lnn. mesenterici inferiores und lateroaortici sinistri (**Abb. 1/111**).

Die 8–10 *Lnn. mesenterici inferiores* umgeben den Stamm der A. mesenterica inferior von der Aorta bis zur Abzweigung der A. colica sinistra. Sie lassen sich von der prä- und lateroaortalen Knotenkette schwer abgrenzen (**Abb. 1/111, 1/112**). Sie nehmen **afferente Lymphgefäße** aus den Lnn. colici sinistri, Lnn. sigmoidei und rectales superiores auf. Ihre **efferenten Gefäße** führen in die prä- und lateroaortale Knotenkette. Der präaortale Weg führt Lymphe aus dem Colon descendens, sigmoideum und dem oberen Rektumabschnitt via Lnn. mesenterici superiores in den Truncus intestinalis, der lateroaortische Weg in den Truncus lumbalis sinister.

### 1.9.4.6 Die Lymphknoten des Rectum

Die Lymphknoten des Rectum, die *Lnn. rectales*, bilden zwei Gruppen:

a) Die 5–6 *Lymphonodi pararectales s. anorectales* (Gerota-Knoten) liegen an den Hinter- und Seitenflächen der Pars pelvina recti, zwischen Muskulatur und Fascia recti, vorzugsweise im Teilungswinkel der Äste der A. rectalis superior (**Abb. 1/111, 1/112**).
b) Die *Lnn. rectales (haemorrhoidales) superiores* befinden sich im Mesorectum, entlang der A. rectalis (hämorrhoidalis) superior (**Abb. 1/111, 1/112**). Das oberste im Teilungswinkel der Arterie gelegene Gruppenglied wird *Ln. rectalis principalis* genannt. Die Lnn. rectales superiores nehmen Lymphe aus dem Rektosigmoid, aus dem oberen Teil des Rektums und aus den Pararektalknoten auf. Ihre **efferenten Lymphgefäße** führen zu den Lnn. mesenterici inferiores und stehen auch mit Intermediärknoten der dritten Sigmoidarkade in Verbindung.

Ein oder mehr inkonstante *Lnn. rectales medii* können an der Rektumwand oder 1–2 cm seitlich davon, neben der A. rectalis media gefunden werden (**Abb. 1/112**). Sie nehmen Kollektoren der Ampulla recti auf. Ihre **efferenten Lymphgefäße** führen zu den gleichnamigen Knoten beim Ursprung der A. rectalis media oder wenden sich nach vorne und enden in den Lnn. canalis obturatorii.

## 1.9.5 Allgemeine Baueigenschaften des initialen Lymphsystems im Bereich des Magen-Darmkanals

Die initialen Lymphgefäßnetze des Magen-Darmkanals bilden 4 Schichten. Der feinmaschige *Plexus mucosus* liegt in der Lamina propria und ist von dem grobmaschigen *Plexus submucosus* durch die Lamina muscularis mucosae abgetrennt (**Abb. 1/108 C**). Die efferenten Gefäße münden in den *Plexus intermuscularis*, welcher Lymphe aus der Muskulatur aufnimmt. Die erwähnten drei intramuralen Geflechte bestehen aus klappenlosen Kapillaren. Denengegenüber enthält der *Plexus subserosus* klappenhaltige Präkollektoren, aus welchen die segmental angeordneten Kollektoren ihren Ursprung nehmen. Der Plexus mucosus und submucosus stellen polygonale Netze, der Plexus intermuscularis ein quadratisches Gitternetz dar (**Abb. 1/109**). Die stärkeren Äste verlaufen in den ersteren in der Querrichtung, im letzteren dagegen longitudinal. Im subserösen Netz verlaufen die Präkollektoren longitudinal, die Kollektoren senkrecht zur Organlängsachse. Die horizontalen Gefäßabschnitte münden beidseits in einen Kollektor, wodurch eine baumartige Struktur entsteht mit senkrechtem Stamm und horizontalen Ästen (**Abb. 1/109**). Der Lymphabfluß wird durch die Peristaltik gefördert.

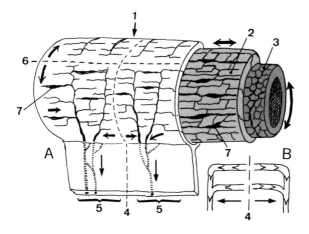

**Abb. 1/109:**
A Schematische Darstellung der Schichten der Dünndarmlymphgefäße
B Anordnung der Klappen in den subserösen Kollektoren.
1 Subseröse Kollektoren
2 Plexus intermuscularis
3 Plexus mucosus
4 Vertikale Sektorgrenze
5 Drainagesegmente
6 Längliche Trennungslinie der Drainagegebiete
7 Ampullenartige Erweiterungen.

Zum intramuralen Lymphsystem gehören auch die Lymphfollikel. Zerstreute Einzelfollikel (*Folliculi lymphatici solitarii*) finden sich in der Mucosa des Magens, Duodenum, Jejunum und des Dickdarms. Besonders follikelreich ist die Appendix vermiformis (Tonsilla abdominalis). *Folliculi lymphatici aggregati*, sog. **Peyersche Platten** (Ansammlungen von 20 oder mehr Follikeln) sind für das Ileum charakteristisch. Durchschnittlich enthält das Ileum 50–80 Platten. Sie treten in Form von makroskopisch sichtbaren, etwa 2 cm langen und 0,8 cm breiten Vorwölbungen der Schleimhaut, an der dem Mesenterialansatz gegenüberliegenden Darmwand in Erscheinung. Die einzelnen Follikel sind durch ein Lymphkapillarnetz umsponnen.

## 1.9.6 Efferente Lymphgefäße und primäre, regionale Lymphknoten der Bauchorgane

### 1.9.6.1 Magen

#### Regionale Besonderheiten des initialen Gefäßsystems

Der subglandulär auf der Lamina muscularis mucosae gelegene Plexus mucosus ist feinmaschig. Der grobmaschige Plexus submucosus breitet sich kontinuierlich auf die Magenwände aus und ermöglicht so die flächenhafte intramurale Ausbreitung von Tumoren. Der in diesem Geflecht injizierte Farbstoff breitet sich vor allem in der Querrichtung aus. Verbindungen des Plexus mucosus und submucosus mit entsprechenden Geflechten des Duodenum und des Ösophagus werden von einer Autorengruppe angenommen, von anderen hingegen verneint. Injektionen zeigen in beiden Gebieten eine Barrière, welche nur im Pylorusbereich durch einige Gefäße durchbrochen ist. Der Plexus subserosus ist im Korpusbereich dichter, als an den Kurvaturen und über dem Pylorus und der Cardia. Seine längsovalen Maschen sind gegen die Kurvaturen, d.h. gegen den Ursprung der efferenten Kollektoren gerichtet, welche den Seitenästen der Aa. gastricae und gastroepiploicae folgen. Nach Ansicht von vielen Autoren sind die subserösen Lymphgefäße des Magens von denen des Duodenum getrennt, andere Autoren nehmen dagegen eine Verbindung an und erklären dadurch die Ausdehnung der Pyloruskarzinome auf das Duodenum.

Drainageterritorien des Magens

Entsprechend der Hauptabflußwege, welche den Arterienstämmen folgen, können am Magen drei Lymphterritorien unterschieden werden (**Abb. 1/107**). Das **rechte obere Territorium** (Cardia, Curvatura minor, rechte Hälfte des Corpus und des Fundus) wird teils direkt, teils durch Zwischenschaltung der Lnn. cardiaci in die Lnn. gastrici superiores drainiert. Das **linke obere Territorium** (linke Hälfte des Fundus und des Corpus) steht mit den Lnn. gastrici inferiores sinistri, lienales et pancreatici superiores in Verbindung. Aus dem **unteren Territorium** (Pars pylorica, rechte untere Hälfte des Corpus) führen die efferenten Lymphgefäße in die Lnn. pylorici, gastrici inferiores dextri et hepatici, gelegentlich auch noch in die Lnn. mesenterici centrales. Der obere, in den Ln. suprapyloricus drainierte Teil des Pylorus wird meist als ein Subterritorium, bzw. als das vierte Drainageareal angegeben. Die Unterscheidung einer solchen Area hat jedoch keine praktische Bedeutung, da Pylorustumoren meist die ganze Region involvieren und Metastasen in allen regionalen Knoten des unteren Territoriums bilden. Die efferenten Lymphgefäße können in jedem Gebiet durch kleine subseröse Knoten unterbrochen werden. Es muß betont werden, daß die einzelnen Territorien untereinander nicht scharf abgegrenzt sind. Aus diesem Grund können die möglichen Metastasenstellen nicht mit Sicherheit durch eine einzige Abflußrichtung angegeben werden. Die vielfältige Mitbeteiligung weiter entfernter Knotengruppen (Lnn. omentales, pancreaticoduodenales, Hilusknoten der Leber, Begleitknoten der Gallenwege) kann einerseits durch die Variabilität der internodalen Verbindungen, andererseits durch Benützung retrograder Wege (erweiterte insuffiziente Afferenzen der blockierten Regionalknoten) erklärt werden.

### 1.9.6.2 Dünndarm

Das **initiale Lymphsystem** des Dünndarmes ist durch die zentralen Lymphgefäße der Zotten charakterisiert (**Abb. 1/108A, C**). Schmale Zotten enthalten eine, breite Zotten 3–4 zentrale Lymphkapillaren. Der Transportweg der aus dem Darm resorbierten Stoffe ist von deren Molekulargröße abhängig. Kohlenhydrate, Eiweiß und Fettsäuren mit kurzen und mittellangen Ketten bis zu 12 Kohlenstoff-Atomen werden in die Blutkapillaren aufgenommen. Längere Ketten von Fettsäuren gelangen als feine Fetttropfen (Chylomikra) in die Lymphkapillaren. Die durch das emulgierte Fett milchig weiß erscheinende Darmlymphe wird **Chylus** genannt. Obwohl die Darm- bzw. Mesenteriallymphgefäße nur zeitweise (während der Verdauung) mit Chylus gefüllt sind, nennt man sie allgemein **Chylusgefäße**.

Die weiten ampullenartigen zentralen Chylusgefäße der Zotten münden mit einem verjüngten Hals in den Plexus mucosus (**Abb. 1/108C**). Die Zotten üben während der Verdauung lebhafte Pumpbewegungen aus, welche durch axial verlaufende glatte Muskelfasern ausgeführt werden. Die Pumpbewegung dient zur Ausleerung der Chylusgefäße und fördert gleichzeitig die Durchblutung. Das subperitoneale Lymphgefäßnetz besteht, wie bereits beschrieben wurde (s. Kap. 1.9.5), aus längsgerichteten Präkollektoren, welche die querverlaufenden Kollektoren arkadenförmig untereinander verbinden. Die segmental angeordneten Kollektoren folgen den vorderen und hinteren Äste der Aa. rectae. Dadurch teilt sich die Darmwand in zwei halbzylinderförmige Drainagegebiete auf, deren Grenze dem freien Darmrand gegenüber am Mesenteriumansatz verläuft (**Abb. 1/109**). Von der Mitte der Verbindungsarkaden der Kollektoren ausgehend sind die Klappen in entgegengesetzten Richtungen angeordnet (**Abb. 1/109B**). Dadurch entsteht eine segmentale Gliederung im subserösen Netz. Die Grenzen der Drainagesegmente, deren Ausdehnung den Versorgungsgebieten der Aa. rectae entspricht, liegt etwa in der Mitte zwischen zwei Kollektoren. Die Klappenanordnung erlaubt einen gleichmäßigen Lymphtransport während der Peristaltik. Die segmentale Gliederung der subserösen Lymphgefäße verhindert den Lymphabfluß sowohl in der Längs-, als auch in der Querrichtung. Bei der Obliteration eines Kollektors kann die Lymphe durch den Plexus intramuscularis in die Längsrichtung und durch den Plexus submucosus zirkulär ausweichen, um benachbarte subseröse Segmente bzw. Abflußwege zu erreichen (**Abb. 1/109**). Der Lymphtransport wird in den mesenterialen Lymphgefäßen durch zwei Mechanismen gefördert:

1. durch die Kontraktion der Lymphangione und
2. durch die An- und Entspannung des Mesenterium während der Darmbewegungen.

## Duodenum

Die meisten efferenten Lymphgefäße des Duodenum (**Abb. 1/107, 1/110**) münden in die Lnn. pancreaticoduodenales anteriores et posteriores. Die Pars superior hat noch Verbindungen zu den Lnn. pylorici; die Pars ascendens und die Flexura duodenojejunalis zu den Lnn. pancreatici inferiores bzw. mesenterici centrales. Aus den Lnn. pancreaticoduodenales anteriores fließt die Lymphe kranialwärts via Lnn. subpylorici in die Lnn. hepatici centrales ab. Die meisten efferenten Lymphgefäße der Lnn. pancreaticoduodenales posteriores führen abwärts in die Lnn. mesenterici centrales, wenige steigen zu den Lnn. hepatici auf.

## Jejunum und Ileum

Die Lymphgefäße des Jejunum und des Ileum (**Abb. 1/110**), die sog. Chylusgefäße, führen zu den Lnn. mesenterici centrales. Ein Teil der Gefäße wird nur durch die Lnn. mesenterici intermedii unterbrochen, ein anderer Teil passiert auch die juxtaintestinalen Knoten. Die Zahl der mesenterialen Lymphgefäße übersteigt die Zahl der Blutgefäße etwa 3—4fach, deshalb verlaufen die Kollektoren nicht nur entlang der Blutgefäße, sondern auch zwischen diesen (**Abb. 1/108 B, 1/110**). Im Gegensatz zu den Arterien und Venen gibt es keine arkadenförmige Verbindungen zwischen den mesenterialen Lymphgefäßen.

Der etwa 15 cm lange Endabschnitt des Ileum wird nicht in die Lnn. mesenterici centrales, sondern via Lnn. ilei in die Lnn. ileocolici drainiert. Die Grenze der zwei Drainagegebiete liegt beim Endabschnitt der A. mesenterica superior am linken Rand der Area avascularis von Trèves. Einige Kollektoren des letzten Ileumabschnittes verlaufen an der Darmwand bis zum ileozekalen Übergang und enden in den Lnn. retrocaecales (**Abb. 1/110**).

### 1.9.6.3 Dickdarm

Abgesehen von den fehlenden Zotten und den zentralen Zottengefäßen ist das **initiale Lymphsystem** des Dickdarmes weitgehend ähnlich gegliedert und aufgebaut wie beim Dünndarm. Trotz der netzartigen Struktur der Lymphgefäßnetze ist beim Lymphabfluß die, beim

---

**Abb. 1/110:** Efferente Lymphgefäße und regionale Lymphknoten des Dünndarmes, des Coecum und der Appendix. Tiefe Lymphgefäße der Leber, oberflächliche Kollektoren der Leberhinterfläche (gestrichelte Linien).
**1** Lnn. juxtaphrenici; **2** Ln. phrenicus inferior; **3** Ln. coeliacus; **4** Ln. gastrocoeliacus; **5** Lnn. lumbales sinistri; **6** Lnn. pancreatici superiores; **7** Lnn. lienales; **8** Lnn. pancreatici inferiores; **9** Lnn. mesenterici centrales; **10** Lnn. juxtaintestinales; **11** Lnn. mesenterici intermedii; **12** Lnn. ilei; **13** Lnn. appendiculares; **14** Ln. caecalis posterior; **15** Lnn. caecales anteriores; **16** Ln. epiploicus; **17** Ln. paracolicus; **18** Lnn. ileocolici; **19** Ln. mesocolicus intermedius; **20** Lnn. colici dextri; **21** Lnn. lumbales dextri (juxtacavales); **22** Lymphgefäße der Nierenkapsel; **23** Lnn. pancreaticoduodenales anteriores; **24** Lnn. pancreaticoduodenales posteriores; **25** Truncus lumbalis dexter; **26** Ln. subpyloricus; **27** Lnn. retropylorici; **28** Truncus lumbalis sinister; **29** Truncus gastrointestinalis; **30** Ln. hepaticus; **31** Cisterna chyli; **32** Ln. mediastinalis posterior. * Area avascularis (Stern).

Abflußwege und regionale Lymphknoten der Becken- und Bauchorgane

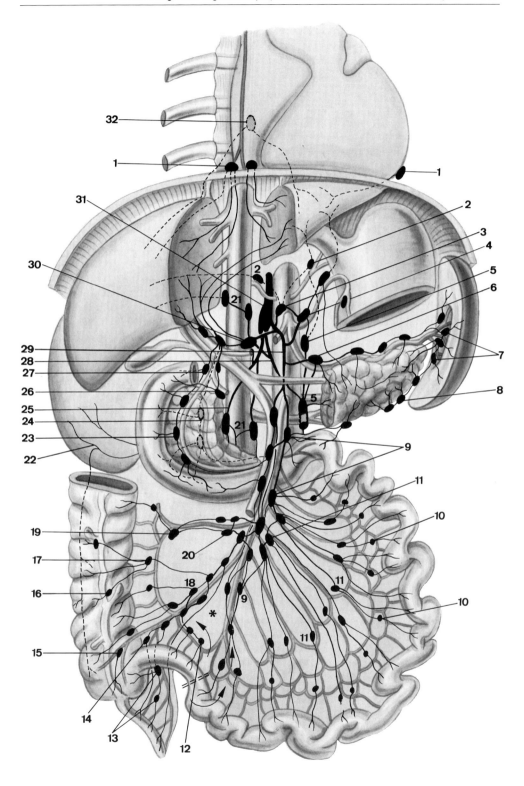

Dünndarm beschriebene, segmentale Gliederung dominierend. Aus diesem Grund bleibt die intramurale longitudinale Ausbreitung von Tumoren auf etwa 4 cm Länge beschränkt.

### Caecum und Appendix vermiformis

Die regionalen Lymphknoten des Caecum sind die Lnn. caecales anteriores et posteriores. Einige Kollektoren können in die Lnn. appendiculares führen. Die Lymphdrainage des Caecums ist gut abgesichert, da es keine, die Primärstationen überspringende Kollektoren gibt. Die 4–5 **Sammelstämme** der *Appendix vermiformis* verlaufen entlang der A. appendicularis im Mesoappendix. Sie münden entweder direkt, oder nach Zwischenschaltung eines Ln. processus vermiformis, in die Lnn. caecales posteriores und in die Lnn. ileocolici. Einige Gefäße können bis zum unteren Duodenumrand aufsteigen und dort in die obersten Glieder der Lnn. ileocolici münden (**Abb. 1/110, 1/111**).

### Colon

Die efferenten Lymphgefäße der einzelnen Kolonabschnitte folgen den Ästen der Kolonarterien und enden in den Zentralknoten beim Ursprung der Arterienstämme. Die Dickdarmkollektoren passieren im Allgemeinen drei Filterstationen, die Lnn. paracolici, mesocolici intermedii und centrales. Einzelne Gefäße können zusätzlich durch Lnn. epiploici unterbrochen werden, andere dagegen überspringen eine Knotengruppe und gehen direkt zu den Intermediär- bzw. Zentralknoten.

Die **efferenten Lymphgefäße** des unteren Abschnittes des *Colon ascendens* verlaufen entlang dem R. colicus der A. ileocolica zu den Lnn. paracolici und ileocolici (**Abb. 1/111**). Die Kollektoren des oberen bis zur Flexura hepatica reichenden Abschnittes folgen der A. colica dextra und münden in die Lnn. colici dextri. Letztere stehen einerseits mit den Lnn. mesenterici centrales, anderseits via laterokavalen, präkavalen und interaortikokavalen Knoten mit dem Truncus lumbalis dexter in Verbindung (**Abb. 1/112**). Wenn die A. colica dextra fehlt, fließt die Lymphe entlang der A. marginalis entweder nach proximal zu den Lnn. ileocolici oder nach distal zum Colon transversum und wird von dort zu den Lnn. colici medii geleitet.

Aus der *Flexura hepatica* und aus den zwei **proximalen Dritteln** des *Colon transversum* fließt die Lymphe entlang der A. colica media in die Lnn. colici medii centrales und durch diesen in die Lnn. mesenterici centrales ab. Einige Gefäße können die Lnn. paracolici oder die Lnn. mesenterici intermedii überspringen und direkt zu den zentralen Knoten führen. Solche Gefäße gehen vor allem aus der Flexura hepatica aus, deshalb besitzt diese Kolonregion nur eine schwache Filterbarriere. An der Insertionsstelle des Lig. gastrocolicum anastomosieren die Kolonlymphgefäße mit den Kollektoren des Omentum majus und stehen durch diese mit den Lnn. gastroepiploici sinistri und lienales in Verbindung (**Abb. 1/112**).

Die *Flexura lienalis* und das *Colon descendens* gehören zum Drainagegebiet der A. colica sinistra. Die Kollektoren dieses Gebietes führen zu den Lnn. colici sinistri und durch diesen in die Lnn. mesenterici inferiores (**Abb. 1/111**). Die Flexura lienalis stellt eine Art **Wasserscheide** zwischen den Drainagegebieten der Lnn. mesenterici superiores und inferiores dar. Proximal von dieser Flexur gelegene Abschnitte (Caecum, Colon ascendens und transversum) werden via Lnn. ileocolici, colici dextri und medii in die Lnn. mesenterici centrales drainiert. Aus den distalen Abschnitten (Colon descendens und sigmoideum) dagegen fließt die Lymphe via Lnn. colici sinistri und sigmoidei in die Lnn. mesenterici inferiores. Die Flexura lienalis und der anschließende Anfangsteil des Colon descendens nimmt aus zwei Gründen eine besondere Stellung ein:

1. Aus diesem Gebiet gehen alle Kollektoren zu den Lnn. mesocolici intermedii, deshalb besitzt es eine wesentlich wirksamere Barriere als die Flexura hepatica, aus welcher Kollektoren direkt zu den Zentralknoten führen.

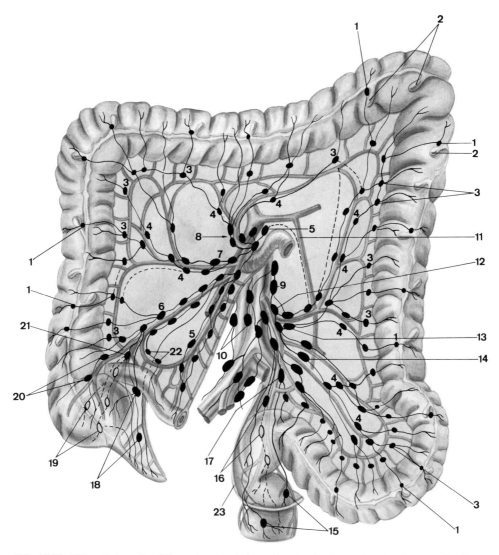

**Abb. 1/111:** Efferente Lymphgefäße und regionale Lymphknoten der Appendix, des Coecum, des Colon, des Sigmoid und der Pars superior des Rectum.
**1** Lnn. epiploicae; **2** Appendices epiploicae; **3** Lnn. paracolici; **4** Lnn. mesocolici intermedii; **5** Lnn. mesenterici superiores (centrales); **6** Lnn. ileocolici; **7** Lnn. colici dextri; **8** Lnn. colici medii; **9** Lnn. lumbales sinistri (juxtaaortici); **10** Lnn. lumbales dextri (aorticocavales); **11** V. mesenterica inferior; **12** Lnn. mesenterici inferiores; **13** Lnn. colici sinistri; **14** Lnn. sigmoidei; **15** Lnn. pararectales (Gerota); **16** Lnn. rectales superiores; **17** Ln. rectalis principalis; **18** Lnn. appendiculares; **19** Lnn. retrocaecales; **20** Lnn. caecales anteriores; **21** Lnn. caecales posteriores; **22** Lnn. ilei; **23** Peritoneum.

2. Aus den Lnn. intermedii, welche an der Kreuzungsstelle der A. colica sinistra und der V. mesenterica inferior liegen, gehen Lymphgefäße nicht nur abwärts in die Lnn. colici sinistri, sondern steigen auch entlang der V. mesenterica inferior auf und erreichen durch das Lig. suspensorium duodeni entweder direkt oder via Lnn. pancreatici inferiores mediales die Lnn. mesenterici centrales (**Abb. 1/111**).

Wenn die A. colica sinistra fehlt, wird die Flexura lienalis durch die oberste A. sigmoidea beblutet und der Lymphabfluß paßt sich dem Gefäßverlauf an, d. h. die Lymphe fließt abwärts in die Intermediärknoten des Mesocolon sigmoideum.

Aus dem *Colon sigmoideum* fließt die Lymphe durch die Lnn. epiploici, paracolici, sigmoidei intermedii und centrales zu den Lnn. mesenterici inferiores (**Abb. 1/111**). Das knotenreiche Mesosigmoideum (30–33 Knoten), welches als Axilla abdominalis bezeichnet wird, stellt ein wirksames Filter für das Sigmoid dar. Die Lymphgefäße des ersten Sigmoidabschnittes folgen dem ersten Ast der A. sigmoidea, die des mittleren Abschnittes dem zweiten Ast und die Kollektoren des Rectosigmoideum dem dritten Arterienast. Einzelne Kollektoren überspringen die Lnn. paracolici und führen direkt zu den Intermediär- bzw. Zentralknoten.

### Rectum

Das Rectum (**Abb. 1/111, 1/112**) wird allgemein in zwei Drainageterritorien aufgeteilt, die durch die mittlere Houstonsche Klappe (Kohlrausch-Falte, Plica transversalis recti) voneinander getrennt sind. Da die efferenten Lymphgefäße drei Bündel bilden, ist es praktischer von **drei Drainagegebieten** zu sprechen. Das obere Drainagegebiet reicht vom Rektosigmoid-Übergang (Plica rectoromana) bis zur Kohlrausch-Falte, das mittlere Gebiet von dieser bis zur Linea anorectalis und entspricht der Ampulla recti. Das untere Territorium umfaßt den Analkanal (Pars perinealis recti). Das obere Lymphgefäßbündel drainiert das obere und mittlere Territorium, d. h. die Pars pelvina recti. Das mittlere Bündel führt Lymphe aus dem mittleren Territorium ab und bildet, wenn das obere Bündel obliteriert ist, vor allem für die Pars pelvina einen Entlastungsweg. Das untere Gefäßbündel drainiert den Analkanal.

Das **obere Lymphgefäßbündel** (*Pediculus rectalis superior*) führt durch die Gerotaschen Lnn. pararectales und rectales superiores zu den Lnn. mesenterici inferiores. Einzelne Kollektoren steigen zu den Ln. principalis und Lnn. sigmoidei intermedii auf, andere erreichen direkt die Lnn. mesenterici inferiores oder die prä- und lateroaortalen Knoten. Ein Kollateralweg kann aus dem Ln. principalis entlang der V. mesenterica inferior zu den Lnn. pancreatici inferiores führen (**Abb. 1/112**). Dank der zahlreichen regionalen Knoten ist das obere Bündel mit einer effektvollen und operativ zugänglichen Barriere ausgestattet.

Das **mittlere Bündel** führt efferente Gefäße aus dem mittleren Territorium in drei Richtungen ab. Die meisten Kollektoren verlaufen entlang der A. rectalis media nach lateral, deshalb bezeichnen einzelne Autoren das ganze mittlere Bündel als **laterales Bündel** (*Pediculus lateralis*). Aus der Vorderfläche des Rectum geht der **vordere Weg** zuerst zum Blasenfundus und steigt nachher entlang der A. vesicalis inferior zu den Lnn. iliaci interni auf. Einzelne Kollektoren anastomosieren mit dem Pediculus lateralis, andere mit efferenten Lymphgefäßen der Blase, Prostata und der oberen zwei Drittel der Vagina. Aus der Hinterwand des Rectum gehen die **hinteren Wege** entlang der Aa. sacralis lateralis und media ab. Ersterer führt durch die Lnn. sacrales laterales zu den Lnn. iliaci interni, letzterer via Lnn. sacrales medii zu den Promontorium- bzw. juxtaaortalen Knoten (**Abb. 1/112**).

Das **untere Bündel** (*Pediculus inferior*) führt Lymphe aus dem Analkanal entlang der A. rectalis inferior und A. pudenda interna zu den Lnn. iliaci interni. Die Zona columnaris wird teils durch das mittlere, teils durch das untere Bündel drainiert. Die Kollektoren der Zona cutanea vereinigen sich mit den subkutanen perinealen Kollektoren und verlaufen im Sulcus genitofemoralis zu den Lnn. inguinales superomediales (**Abb. 1/100A, 1/112**).

Die **wichtigsten regionalen Knotengruppen des Rectum** sind die Lnn. rectales superiores bzw. mesenterici inferiores und die Lnn. iliaci interni. Nur die Zona cutanea ist mit den Inguinalknoten verbunden. Es muß dabei betont werden, daß die Trennung der Lymphterritorien unvollständig ist, da der Plexus mucosus im ganzen Rectum ein zusammenhängendes Netz bildet. Proximal steht das muköse Netz mit dem des Sigmoids, distal mit dem Plexus

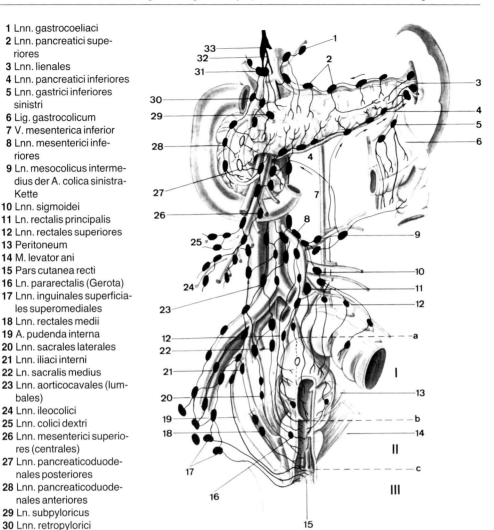

1 Lnn. gastrocoeliaci
2 Lnn. pancreatici superiores
3 Lnn. lienales
4 Lnn. pancreatici inferiores
5 Lnn. gastrici inferiores sinistri
6 Lig. gastrocolicum
7 V. mesenterica inferior
8 Lnn. mesenterici inferiores
9 Ln. mesocolicus intermedius der A. colica sinistra-Kette
10 Lnn. sigmoidei
11 Ln. rectalis principalis
12 Lnn. rectales superiores
13 Peritoneum
14 M. levator ani
15 Pars cutanea recti
16 Ln. pararectalis (Gerota)
17 Lnn. inguinales superficiales superomediales
18 Lnn. rectales medii
19 A. pudenda interna
20 Lnn. sacrales laterales
21 Lnn. iliaci interni
22 Ln. sacralis medius
23 Lnn. aorticocavales (lumbales)
24 Lnn. ileocolici
25 Lnn. colici dextri
26 Lnn. mesenterici superiores (centrales)
27 Lnn. pancreaticoduodenales posteriores
28 Lnn. pancreaticoduodenales anteriores
29 Ln. subpyloricus
30 Lnn. retropylorici
31 Lnn. hepatici
32 Truncus gastrointestinalis
33 Cisterna chyli
I–III Drainageterritorien des Rectum.

a Rektosigmoid-Übergang
b Kohlrausch-Falte
c Linea anorectalis.

**Abb. 1/112:** Efferente Lymphgefäße und regionale Lymphknoten des Pancreas, des Rectum und die akzessorischen Drainagewege der Flexura coli sinistra.

cutaneus der Perinealregion in Verbindung. Durch Querverbindungen der intramuralen Netze können einseitige Tumoren bilateral metastasieren. Solange Lymphe aus dem oberen Territorium nur nach Obliteration der oberen und mittleren Abflußwege nach abwärts fließt, scheinen sich Prozesse des Analkanals eher in beiden Richtungen auszubreiten. In der Umgebung des Rektums findet man Anastomosen zwischen den rektalen Lymphgefäßen und den Sammelstämmen der Blase, der Prostata bzw. der Vagina, deshalb können diese Organe von retrograden Metastasen betroffen werden.

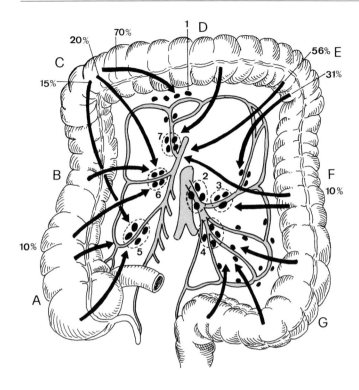

**Abb. 1/113:** Streuungsmuster der Metastasen (nach Haagensen).
A Coecum
B Colon ascendens
C Flexura hepatica
D Colon transversum
E Flexura lienalis
F Colon descendens
G Sigmoid.
1 Lnn. paracolici
2 Lnn. mesenterici inferiores
3 Lnn. colici sinistri
4 Lnn. sigmoidei
5 Lnn. ileocolici
6 Lnn. colici dextri
7 Lnn. colici medii.
Die Pfeile geben die Hauptabflußrichtung an.

Streuungsmuster der Dickdarmtumoren

Tumormetastasen entstehen gewöhnlich schrittweise in den hintereinandergeschalteten Knoten (Lnn. epiploici, paracolici, mesocolici intermedii und centrales) entlang der zum betroffenen Darmabschnitt gehörenden Arterien. Das klinisch gefundene Metastasenmuster zeigt die **Abbildung 1/113**. Zu bemerken ist, daß

1. das rechte Kolikasystem weniger Intermediärknoten hat als das linke, deshalb sind die Lnn. colici centrales dextri von Metastasen häufiger betroffen als die entsprechenden linksseitigen Knoten;
2. die Flexura lienalis coli die lymphatische Wasserscheide zwischen den Drainagegebieten der Lnn. mesenterici superiores und inferiores bildet;
3. das Verteilungsmuster der Metastasen im Mesosigmoideum von dem Verteilungsmuster der Knoten abhängig ist. Die Betroffenheit der Zentralknoten ist hoch, wenn es wenig Intermediärknoten gibt;
4. Metastasen in den Lnn. paracolici mit dem größten Prozentsatz bei Tumoren des Colon descendens, sigmoideum und Rectosigmoideum vorkommen.

*Skip metastases*, d.h. das Überspringen von peripheren Knoten sind besonders im Bereiche des Sigmoids, des Rectum und des Rektosigmoids häufig. Da solche Metastasen oft schwer feststellbar sind, ist die operative Mitentfernung der zentralen Knoten ratsam.

**Retrograde Metastasen** entstehen bei der Obliteration der Hauptabflußwege. Die häufigste Stelle für solche Metastasen ist das Lig. gastrocolicum, durch welches Tumoren des Colon transversum in die Lnn. gastroepiploici metastasieren können (**Abb. 1/112**).

## Folgen des gestörten Lymph- und Chylusabflusses im Bereich des Magen-Darmkanals

Störungen des Lymphabflusses aus dem Magen-Darmkanal sind Teilerscheinungen des erschwerten Lymphabflusses der unteren Körperhälfte bei Fehlbildungen der Cysterna chyli (s. Kap. 1.1.11). Die gestauten Kollektoren erweitern sich stark, ihre Klappen werden insuffizient und es kommt zum Reflux von Lymphe und Chylus.

Die Folgen des Chylusstaus und des Refluxes sind in **Abbildung 1/114** schematisch zusammengefaßt. Lokale Ausbuchtungen der stark erweiterten mesenterialen Chylusgefäße stellen **Chyluszysten** dar. Die Ruptur eines Gefäßes führt zur Entstehung eines **Chyloms** im Mesenterium. Rupturiert eine Zyste oder ein Chylom, so gelangt Chylus in die Peritonealhöhle (**Chyloperitoneum**). Stark erweiterte feine, normal unsichtbare Kollateralen können weiße Plaques bilden, welche aus einem Geflecht von varikösen, chylushaltigen Gefäße bestehen.

Die Stase und Reflux erweitert auch die Wandgefäße des Dünndarms. Der varikös erweiterte Plexus subperitonealis erscheint als eine langgestreckte Maschenreihe. Oft findet sich Flüssigkeit auch in den intramuralen Spalträumen. Wenn pathologisch erweiterte zentrale Zottenkapillaren in das Darmlumen einbrechen, entsteht eine **exsudative Enteropathie**. Aus dem Darmlumen erfolgte Infektion hat eine **Lymphangitis mesenterica** zur Folge.

Der Stau im Truncus gastrointestinalis bewirkt auch die Erweiterung der Magen- und Dickdarmlymphgefäße (**Abb. 1/17**). Chylusreflux wurde im ganzen Colonbereich, mit Ausnahme des Colon transversum beobachtet.

Vom Reflux werden nicht nur die Wandgefäße, sondern auch die der Appendices epiploicae erfaßt. Chylusreflux in das Colon sigmoideum und Rectum kann in manchen Fällen zu **Chylorrhö analis** führen, mit folgender Lymphangitis im Mesocolon und Mesenterium. Rektaler Reflux kann schließlich zur Entstehung von perianalen varzenartigen Gebilden führen.

Durch solche Kollektoren, welche das Colon überkreuzen füllen sich über dem subperitonealen Netz die Kollektoren der Bauchwand. Das auf die Zwerchfellunterfläche ausgedehnte subperitoneale Geflecht leitet den Chylus durch das Zwerchfell in die Brusthöhle (s.

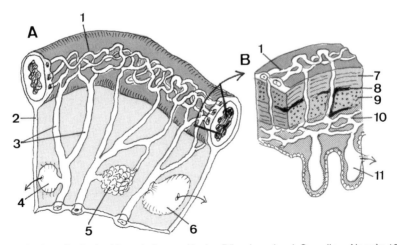

**Abb. 1/114:** Chylusreflux in das Mesenterium und in den Dünndarm (nach Servelle u. Noguès 1982).
**A** Oberfläche; **B** Ausschnitt aus der Darmwand.
**1** Erweiterte subperitoneale Maschenreihe; **2** Mesenterium; **3** Mesenteriale Kollektoren; **4** Chylöse Zyste; **5** Chylöse Varizen (Plaques); **6** Chylom; **7** Äußere Ringmuskelschicht; **8** Erguß im intramuralen Spaltraum; **9** Innere Längsmuskelschicht; **10** Plexus submucosus; **11** Erweiterte Zottenkapillare mit Durchbruch in das Darmlumen.

Kap. 1.4.5). Ebenfalls in das Zwerchfellgeflecht leiten erweiterte prae- und retropankreatische Kollektoren Chylus aus dem gestauten Mesenteriumgebiet ab (**Abb. 1/17**).

#### 1.9.6.4 Lymphgefäße und regionale Lymphknoten des Omentum majus

Das Omentum majus enthält Lymphgefäße und lymphoretikuläre Organe, die sog. Milchflecken. Die initialen Lymphgefäße bilden feine irreguläre Maschen, in welchen einzelne Teilabschnitte erweitert und bizarr geformt sind. Manche erweiterte und gewundene Blindsäcke befinden sich in den Milchflecken eingebettet zwischen Gefäßschlingen und Makulazellen. Wegen dem lückenhaften Mesothelbelag der Milchflecken sind die Gefäßwände gegenüber der Peritonealhöhle entblößt. Die konvergierenden initialen Lymphgefäße vereinigen sich zu klappenhaltigen Kollektoren, die entlang der Blutgefäße verlaufen. Die rechtsseitigen Kollektoren führen via Lnn. gastroepiploici dextri zu den Lnn. subpylorici, die linksseitigen via Lnn. gastroepiploici sinistri zu den Lnn. lienales (**Abb. 1/107**). Im proximalen Teil des Omentum majus (Lig. gastrocolicum) anastomosieren die omentalen Lymphgefäße mit Magen- und Kolonkollektoren (**Abb. 1/107, 1/112**). Bei Adhäsionen können zwischen Omentum und Dünndarm lymphatische Anastomosen entstehen.

Im großen Netz gibt es gewöhnlich keine Lymphknoten, sondern nur **Milchflecken** (Maculae lacteae). Letztere stellen etwa $0{,}3-3{,}5$ mm$^2$ große runde, ovale oder unregelmäßige weißgelbliche Flecken dar, die meist entlang den Blutgefäßen plaziert sind. Die Milchflecken enthalten eine glomusähnliche Gefäßstruktur und eine spezifische Zellpopulation: Retikulumzellen, Fibroblasten, Fibrozyten, Makrophagen, Lymphozyten, Plasmazellen, Mastzellen, eosinophile Granulozyten (bei Entzündung) und Fettzellen. Runde Öffnungen im diskontinuierlichen Mesothelbelag verbinden das Milchfleckenzentrum mit der Peritonealhöhle und ermöglichen das Aus- und Zurücktreten von Makrophagen und Lymphozyten, sowie das Eintreten von fremdem Antigen. Durch ihre spezifische Gefäßarchitektur und durch ihren Zellbestand spielen die Milchflecken im Flüssigkeitstransport und in der Abwehr eine wichtige Rolle. Durch Phagozytose, Speicherung und Antikörperbildung erfüllt das Omentum die Funktion der Oberflächenreinigung der Bauchhöhle.

#### 1.9.6.5 Pankreas

Die breiten und irregulären **initialen Lymphgefäße** bilden ein dichtes perilobuläres Geflecht. Die klappenhaltigen Präkollektoren verlaufen in den Interlobularsepten entlang den Blutgefäßen und treten an der vorderen und hinteren Organfläche, sowie am oberen und unteren Pankreasrand heraus.

Efferente Lymphgefäße und regionale Lymphknoten

Die vorderen **Lymphgefäße des Pankreaskopfes** münden in die Lnn. pancreaticoduodenales anteriores und subpylorici, die hinteren in die Lnn. pancreaticoduodenales posteriores. Beide Gruppen geben Äste zu den Lnn. mesenterici centrales ab. Die meisten oberen Gefäße des *Corpus pancreatis* führen zu den Lnn. pancreatici superiores, nur einzelne Kollektoren steigen zu den Lnn. gastrocoeliaci und zu den zentralen Knoten der Lnn. hepatici auf. Der untere Teil des Pankreaskörpers wird durch die Lnn. pancreatici inferiores, mesenterici centrales und lateroaortici sinistri drainiert. Der größte Teil der Lymphgefäße der *Cauda pancreatis* mündet in die Lnn. lienales, ein kleinerer Teil in die Lnn. pancreatici superiores und inferiores. Einzelne Kollektoren treten in den Corpus über und vereinigen sich mit dessen efferenten Gefäßen (**Abb. 1/112**).

Beim Chylusstau im Mesenterium erweitern sich wegen Chylusreflux die prä- und retropankreatischen Kollektoren. Durch ihre Anastomosen mit dem retroperitonealen Lymphgefäßnetz leiten sie Chylus durch die Zwerchfelllymphgefäße in den Brustraum über (**Abb. 1/17**).

### 1.9.6.6 Leber

Die intrahepatischen **Lymphkapillaren** befinden sich im interlobulären Bindegewebe in den periportalen Feldern. Die Lymphgefäße der periportalen Felder (**Abb. 1/115 A**) nehmen Lymphe aus einem Pfortaderläppchen (**Abb. 1/115 B**) auf und drainieren so eine Fläche von etwa 0,22 mm². Die Leberläppchen selber enthalten keine Lymphgefäße. Der größte Teil der von der Leber produzierten Lymphe (ca. 1 l pro Tag) stammt wahrscheinlich aus der eiweißreichen Flüssigkeit der **Disseschen Räume**. Sie erreicht entlang der Lebersinusoide und der zuführenden Einlaßvenulen die Läppchenoberfläche und tritt durch die siebartig durchlöcherte Basalmembran der Läppchenoberfläche in den **Mallschen Raum** über (**Abb. 1/115 A**). Der Mallscher Raum ist eine schmale Spalte zwischen Basalmembran des Läppchens und dem periportalen Bindegewebe. Von hier aus gelangt die Lymphe in die Lymphkapillaren und wird Teil des konvektiven Lymphabflusses. Die Präkollektoren folgen einerseits den Ästen der V. portae und der A. hepatica, andererseits den Vv. hepaticae. Das oberflächliche Lymphgefäßnetz besteht aus subserösen und intrakapsulären Gefäßen, die ein gemeinsames Geflecht bilden. Das oberflächliche und das tiefe Lymphgefäßsystem kommunizieren nicht nur im Kapillarbereich, sondern auch durch Kollektoren.

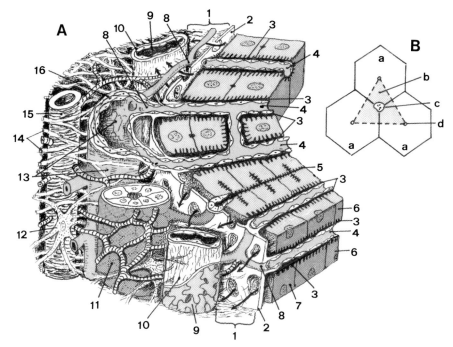

**Abb. 1/115:** Initiale Lymphgefäße der Leber.
**A** Lymphkapillaren im periportalen Feld. **1** Mallscher Raum; **2** Basalmembran des Leberläppchens; **3** Dissescher Raum; **4** Lebersinusoide; **5** Gallenkapillaren; **6** Leberzellbalken; **7** Grenzplatte; **8** Einlaßvenule; **9** Lymphkapillare (Endothel); **10** Lymphkapillare (Subendotheliales Faserfilz); **11** Gallengang; **12** Fibrozyt; **13** V. interlobularis; **14** Bindegewebsfasern; **15** A. interlobularis; **16** Basalmembran der V. interlobularis.
**B** Läppchenstruktur. **a** Leberläppchen; **b** Pfortaderläppchen; **c** Periportales Feld; **d** V. centralis.

### Oberflächliche Lymphgefäße

Ein Teil der Kollektoren der **hinteren Lappenfläche des rechten Leberlappens** steigt entlang dem Lig. coronarium und Lig. falciforme auf, bohrt das Zwerchfell beim Foramen venae cavae oder daneben durch und endet in den Lnn. juxtaphrenici und in der juxtaösophagealen Gruppe der Lnn. mediastinales posteriores. Ein anderer Teil steigt im Lig. triangulare ab, folgt der A. phrenica inferior, passiert die Lnn. phrenici inferiores und endet in den Lnn. coeliaci oder in den Lnn. mesenterici superiores. Die hinteren **Gefäße der konvexen Fläche** münden neben der V. cava inferior in die Lnn. lumbales dextri. Einige mittlere Kollektoren gehen durch das Trigonum sternocostale zu den Lnn. prepericardiaci der gleichen oder der Gegenseite, andere bohren das Zwerchfell entlang dem Perikardansatz durch und enden in den Lnn. pre- und lateropericardiaci. Die vorderen Kollektoren biegen um die vordere Leberkante und führen zu den Hilusknoten (**Abb. 1/107, 1/110**).

Einige aufsteigende **Lymphgefäße des linken Leberlappens** vereinigen sich im Lig. falciforme mit den mittleren Kollektoren des rechten Lappens. Die hinteren Kollektoren treten in das Lig. triangulare sinistrum ein. Ein Teil von diesen steigt entlang dem Ösophagus zu den Lnn. gastrocoeliaci ab, ein anderer Teil folgt der A. phrenica inferior, passiert die Lnn. diaphragmatici inferiores und endet in einem Ln. coeliacus oder lateroaorticus sinister. Ein dritter Teil der hinteren Gefäße durchbohrt das Zwerchfell und endet in den Lnn. lateropericardiaci sinistri und in den hinteren mediastinalen Knoten (**Abb. 1/107, 1/110**).

Die meisten **Lymphgefäße der Leberunterfläche** stehen mit den Lnn. hepatici und mit den Lymphknoten der Gallenwege in Verbindung. Nur aus dem Lobus caudatus und aus dem hinteren Abschnitt des rechten Lappens führen Gefäße zu den Lnn. lumbales dextri.

Die **tiefen Lymphgefäße der Leber** (**Abb. 1/110**) bilden zwei Abflußwege. Die absteigenden Kollektoren folgen den Ästen der V. portae, der A. hepatica und den größeren Gallengängen, aus welchen sie auch Lymphe aufnehmen. Etwa 15–18 efferente Gefäße treten durch die Leberpforte aus und enden in der Kette der Lnn. hepatici und in den Lnn. gastrocoeliaci. Die aufsteigenden Kollektoren verlaufen entlang den Vv. hepaticae und der V. cava inferior, treten durch das Foramen venae cavae durch und enden in den Lnn. juxtaphrenici dextri (**Abb. 1/110**).

#### 1.9.6.7 Gallenblase – Ductus cysticus und choledochus

Die **initialen Lymphgefäße** der Gallenblase bilden einen dichten Plexus mucosus, aus welchem die Lymphe direkt in den Plexus subserosus fließt, da ein Plexus muscularis fehlt. Die efferenten Lymphgefäße entspringen aus dem subserösen Geflecht.

Im Ductus cysticus und choledochus gibt es auch nur zwei Lymphgefäßnetze, eins in der Mucosa und eins auf der äußeren Wandfläche. Letzteres enthält auch die abführenden Kollektoren.

**Die efferenten Lymphgefäße der Gallenblase** bilden reichliche Anastomosen mit den Kollektoren der Facies visceralis hepatis und führen zum Ln. cysticus und Ln. foraminis epiploici. Durch diesen Knoten stehen sie mit dem Ln. retropancreaticoduodenalis superior in Verbindung. Einzelne Kollektoren gehen direkt zu der zentralen Gruppe der Lnn. hepatici. Die Kollektoren der Gallenblasenunterfläche sind in dem Bindegewebe eingebettet, welches die Gallenblase zur Leber fixiert. Aus diesem Grund muß bei Gallenblasentumoren das Bindegewebe des Gallenblasenbettes und ein Teil des Leberparenchyms entfernt werden. Aus dem *Ductus cysticus* wird die Lymphe teils in den Ln. cysticus, teils in den Ln. foraminis epiploici geleitet. Die Lymphgefäße des *Ductus choledochus* stehen mit dem Ln. foraminis epiploici und mit den Lnn. pancreaticoduodenales posteriores in Verbindung (**Abb. 1/107**).

## Chylusreflux in die Leber

Wenn bei der Blockade der Cisterna chyli der Abfluß der Leberlymphe stark beeinträchtigt ist, erweitern sich die Leberlymphgefäße und durch Reflux fließt Lymphe und Chylus durch die Leber in die Zwerchfellymphgefäße ab. Gleichzeitig dilatieren auch die Lymphgefäße der Gallenblase. Ihre Lymphe fließt nicht entlang des Pediculus hepaticus ab, sondern via Leberlymphgefäße (**Abb. 1/17**).

### 1.9.6.8 Milz

Die Lymphgefäße der Milz (**Abb. 1/107, 1/110**) nehmen ihren Ursprung in der weißen Pulpa in der Lymphscheide der Zentralarterien. In den Trabekeln folgen sie den Trabekelarterien. Nach Rhodin gibt es keine Lymphkapillaren in der Milzpulpa. Die interstitielle Flüssigkeit und die Lymphozyten gelangen durch Stomata in den Milzsinus. Die Sammelstämme treten

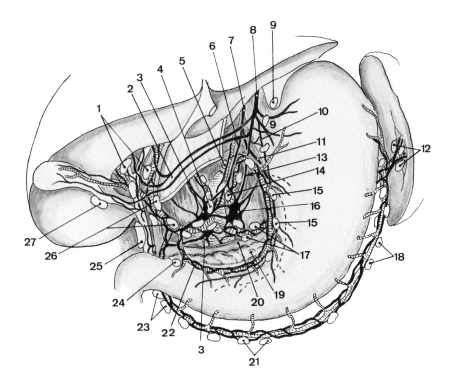

**Abb. 1/116:** Beziehungen der Nn. vagi und der perivaskulären Geflechte der Coeliakaäste zu den benachbarten Lymphknotengruppen.
**1** Hilusknoten der Leber; **2** Rr. hepatici des Truncus vagalis anterior im Omentum minus; **3** Ganglion coeliacum dextrum; **4** Ln. coeliacus; **5** Ln. phrenicus inferior; **6** R. coeliacus; **7** Truncus vagalis posterior; **8** Truncus vagalis anterior; **9** Lnn. juxtacardiaci; **10** R. gastricus anterior; **11** R. gastricus posterior; **12** Lnn. lienales; **13** R. coeliacus des Truncus vagalis anterior; **14** Ln. gastrocoeliacus; **15** Lnn. gastrici superiores neben der A. gastrica sinistra; **16** Ganglion coeliacum sinistrum; **17** Lnn. pancreatici superiores entlang der A. lienalis; **18** Lnn. gastrici inferiores sinistri neben A. gastroepiploica sinistra; **19** Pancreas; **20** V. lienalis; **21** Lnn. gastrici inferiores dextri neben A. gastroepiploica dextra; **22** A. gastrica dextra; **23** Lnn. subpilorici; **24** Ln. suprapiloricus; **25** Ln. foraminis epiploici neben Ductus choledochus; **26** Lnn. hepatici entlang der A. hepatica communis; **27** Ln. cysticus. Gestrichelte Linien: Endabschnitt des R. gastricus posterior.

beim Milzhilus heraus, wo sie sich mit den Kollektoren des spärlichen subserösen Netzes vereinigen und in die Lnn. lienales münden.

## 1.9.7 Beziehungen der Lymphknoten des Magens, Pankreas, der Leber und der Milz zu den Vagusästen und zum Plexus coeliacus

Die Lnn. juxtacardiaci und die Lnn. gastrici superiores stehen mit den Rr. gastrici der beiden Vagusstämme, die Lnn. hepatici mit dem Plexus hepaticus in engem Kontakt. Die Lnn. coeliaci sind mit dem Ganglion coeliacum, die Lnn. pancreatici superiores, lienales und gastrici inferiores mit den periarteriellen Geflechten der benachbarten Arterien mehr oder weniger eng verbunden, deshalb kann bei der Lymphknotenentfernung die vegetative Innervation der erwähnten Organe beeinträchtigt werden (**Abb. 1/116**).

## Literatur

**Systemübersicht**

Bartels, P.: Das Lymphgefäßsystem. G. Fischer, Jena 1909.
Bartos, V., J. Davidson: Advances in Lymphology. Avicenna Med. Press., Prague 1982.
Benninghoff, A.: Makroskopische und mikroskopische Anatomie des Menschen. 14./15. Aufl., Bd. 2. Hrsg. K. Fleischhauer. Urban & Schwarzenberg, München-Wien-Baltimore 1985.
Brunner, U.: Das Lymphödem der unteren Extremitäten. Aktuelle Probleme in der Angiologie, Nr. 5. Huber, Bern 1969.
Clodius, L.: Lymphedema. Supplement to «Lymphology». Thieme, Stuttgart 1977.
Domini, I., M. Battezzati: The Lymphatic System. Piccin Medial Books, Padua-London 1972.
Drinker, C.K., J.M. Yoffrey: Lymphatics, Lymph and Lymphoid Tissue. Harvard Univ. Press, Cambridge 1941.
Földi, M., J.R. Casley-Smith: Lymphangiology. Schattauer, Stuttgart-New York 1983.
Haagensen, C.D., C.R. Feind, F.P. Herter, C.A. Slanetz, J.A. Weinberg: The Lymphatics in Cancer. Saunders, Philadelphia-London-Toronto 1972.
Ham, A.W.: Histology. 6. Ed., Cap. 10. Lippincott Comp., Philadelphia-Toronto & Blackwell Scientic Publ., Oxford 1969.
Handley, W.S.: Cancer of the braest and its treatment. 2. Ed. Middlesex Hospit. Press, London 1922.
Hollinshead, W.H.: Anatomy for Surgeons. Vol. 1−3. Hoeber-Harper Int. Ed., New York-London 1966.
Jossifow, G.M.: Das Lymphgefäßsystem des Menschen. G. Fischer, Jena 1930.
Liebermann-Meffert, D., H. White: The Greater Omentum. Springer, Berlin-Heidelberg-New York 1983.
Lüning, M., M. Wiljasalo, H. Weissleder: Lymphographie bei malignen Tumoren. Thieme, Stuttgart 1976.
Miller, A.J.: Lymphatics of the heart. Raven Press, New York 1937.
Möllendorff, W. von: Handbuch der mikroskopischen Anatomie des Menschen. Bd. II/3 (1931), Bd. V (1936), Bd. V/2 (1932), Bd. VI/1 (1943), Bd. VI/4 (1943), Bd. VI/5 (1954). Springer Verlag, Berlin-Göttingen-Heidelberg.
Poirier, P., B. Cunéo: Etude spéciale des lymphatiques des différentes parties du corps. In: Poirier P., A. Charpy: Traité d'anatomie humaine. T. II, Fasc. 4. Masson, Paris 1902: 1158−1312.
Rauber-Kopsch: Anatomie des Menschen. Bd. II. Hrsg. H. Leonhart. Thieme, Stuttgart-New York 1987.
Reiffenstuhl, G.: Das Lymphsystem des weiblichen Genitale. Urban & Schwarzenberg, München-Berlin-Wien 1957.
Rényi-Vamos, F.: Das innere Lymphgefäßsystem der Organe. Verlag der Ungarischen Akad. der Wissensch., Budapest 1960.
Rhodin, J.A.G.: Histology. Oxford Univ. Press, London-Toronto 1974.
Rouvière, H.: Anatomie des lymphatiques de l'homme. Masson, Paris 1932.
Rouvière, H., G. Valette: Physiologie du système lymphatique. Masson, Paris 1937.
Rusznyak, I., M. Földi, G. Szabo: Physiologie und Pathologie des Lymphkreislaufes. G. Fischer, Stuttgart 1957.

Rüttimann, A.: Progress in lymphology. Thieme, Stuttgart 1967.
Sappey, Ph. C.: Traité d'anatomie descriptive. 2e éd., t. II: Myologie-Angiologie. Delahaye, Paris 1868.
Servelle, M., C. Noguès: Les chylifères. Expansion Scientifique Francise, Paris 1982.
Testut, L., A. Latarjet: Traité d'anatomie humanie. t. II, 5. Section: Lymphatiques. Dion. Cie., Paris 1948: 529–582.
Tosatti, E.: Lymphatiques profonds et lymphedèmes chroniques des membres. Masson, Paris 1974.
Viamonte, M.: Progress in Lymphology II. Thieme, Stuttgart 1970.
Viamonte, M., A. Rüttimann: Atlas of Lymphography. Thieme, Stuttgart-New York 1980.
Weissleder, H., V. Bartos, L. Clodius, P. Malek: Progress in Lymphology. Avicennum Med. Press, Prague 1982.
Williams, P. L., R. Warwick: Lymph nodes and Vessels. In: Gray's Anatomy. 36. Ed. Churchill Livingstone, Edinburgh-London 1980: 767–773.

## Artikel mit weiterführender Literatur

Berens v. Rautenfeld, D., A. Kotzem, B. I. Wenzel-Hora: Elektronenmikroskopische Befunde am Lymphgefäßsystem nach indirekter Applikation von Flüssigkeiten. Oedem, Jahresband 1986, 59–67. Perimed Fachbuch Verlagsgesellschaft, Erlangen.
Berens v. Rautenfeld, D., D. Lubach, A. Deutsch, C. Hunneshagen, B. Wenzel-Hora: REM- und TEM-Untersuchungen an initialen Lymphgefäßen und Kollektoren in Hautbiopsien des Menschen. Oedem, Jahresband 1988, 72–79. Perimed Fachbuch Verlagsgesellschaft, Erlangen.
Berens v. Rautenfeld, D., D. Lubach, B. Wenzel-Hora, T. Buchholz, C. Poulsen Nautrup: Neue Techniken und Methoden zur Darstellung des indirekten Füllungsablaufes in der Haut. Lymphologica, Jahresband 1989, 36–43 Medikon Verlag, München.
Buchholz, T., D. Lubach, D. Berens v. Rautenfeld: Der Zelltransfer in das initiale Lymphgefäßsystem. Lymphologica, Jahresband 1990, 87–93. Medikon Verlag, München.
Caplan, I.: Lymphatic drainage of the mammary gland (Based on 300 Cases). Anat. Clin. 4/1982: 329–335.
Castenholz, A.: Structural and functional properties of initial lymphatics in the rat tongue: scanning electron microscopic findings. Lyphology 20/1987: 112–125.
Castenholz, A.: Die Lymphbahn im rasterelektronenmikroskopischen Bild. Oedem, Jahresband 1986, 32–38. Perimed Fachbuch Verlagsgesellschaft, Erlangen.
Castenholz, A.: Zur Frage der funktionsmorphologischen Eigenschaften initialer Lymphgefäße. Oedem, Jahresband 1988, 89–94. Perimed Fachbuch Verlagsgesellschaft, Erlangen.
Castenholz, A., D. Berens von Rautenfeld: Zum Begriff «Lymphkapillare» aus rasterelektronenmikroskopischer und funktioneller Sicht. Verh. Anat. Gesch. 81/1987: 749–750.
Cetta, F., G. Tanzini, F. Fonzi: Lymphatic communicating vessels in the human lower limbs. In: VII. Internat. Congress of Lymphology. Abstracts. Florence 1979: 149.
Clodius, L.: Die Praxis der Chirurgie der Narben. Chir. Praxis 17/1973: 445–476. H. Marseille, München.
Cucin, R. L., R. H. Guthire, E. E. Deschner: Lymphatic drainage of the breast on and through the pectoral muscles: importance in breast cancer. Cancer 35/1975: 260–262.
Daroczy, J.: New structural details of dermal lymphatic valves and its functional interpretation. Lymphology 17/1984: 54–60.
De Sousa, O. M.: Sur l'individualité des territoires lymphatiques de la peau. C. R. Assoc. Anat. 42, 4/1955: 986–993.
Dobyns, B. M., E. Z. Hirsch: Jodinated Compounds in the Lymphatic Pathways leading from the Thyroid. J. clin. Endocrin. 16/1956: 153.
Eberbach, M. A., R. L. Wahl: Lymphatic Anatomy: Functional Nodal Basins. Ann. Plast. Surg. 22/1989: 25–31.
Evans, B. P., A. Ochsner: The gross anatomy of the lymphatics of the human pancreas. Surgery 36/1954: 177–191.
Földi, M., H. Jellinek, G. Szabo: Untersuchungen über das Lymphsystem der Schilddrüse. Acta Med. Hung. 7/1955: 161.
Forbes, G.: Lymphatics of the skin, with a note on lymphatic watershed areas. J. Anat. 72/1937–38: 399–410.
Gnepp, D. R.: The Bicuspid Narure of Valves of the Peripheral Collecting Lymphatic Vessels of the Dog. Lymphology 9/1976: 75–77.
Graf, R.: Die Metastasierung des Brustkrebses in den Mammaria-Lymphsträngen. Beiträge zur klin. Chir. 193/1956: 90–97.
Grant, N. R., E. J. Tabah, E. F. Adair: The surgical significance of the subareolar lymph plexus in cancer of the breast. Surgery 33/1953: 71–78.

Greenfield, J., M. I. Gottlieb: Variations in the Internal Portion of the Human Thoracic Duct. Arch. Surg. Chicago 73/1956: 955–959.

Gregl, A., M. Eydt, E. Fernandez-Redo, E. Krack, J. Kienle, D. Yu: Die lymphographische Anatomie des Retroperitonealraumes. Röntgenstr. 109/1968: 547–553.

Hammersen, F., G. Gräfe: Anordnung, Bau und Funktion des Lymphgefäßsystems unter besonderer Berücksichtigung der terminalen Lymphbahnen. In: Mikrozirkulation 5/1984.

Heller, A.: Über selbständige rhythmische Kontraktionen der Lymphgefäße der Säugetiere. Centralbl. f. d. med. Wiss. 1869: 545–548.

Hidden, G., L. Arvay: Remarques sur le drainage lymphatique de la glande mammaire humaine. C. R. Ass. Anat. 57, No. 159/1973: 879–886.

Hidden, G., J. Hureau: Les grandes voies lymphatiques des viscères digestifs abdominaux chez l'adulte. Anat. clin. 1/1979: 169–176.

Holstein, A. F., G. E. Orlandini, R. Möller: Distribution and Fine Structure of the Lymphatic System in the Humen Testis. Cell and Tissue Res. 200/1979: 15–27.

Horstmann, E. von: Über die funktionelle Struktur der mesenterialen Lymphgefäße. Gegenbaurs morph. Jahrb. 91/1951: 483–510.

Horstmann, E. von: Anatomie und Physiologie des Lymphgefäßsystems im Bauchraum. In: Bartelheimer H., N. Heisig: Aktuelle Gastroenterologie. Verh. der 24. Tagung der Deutsch. Gesellschaft für Verdauungs- und Stoffwechselkrankheiten. Hamburg 1967. Thieme, Stuttgart 1968: 26–33.

Hukkanen, M., Y. T. Konttinen, G. T. Terenghi, J. M. Polak: Peptide-Containing Innervation of the Rat Femoral Lymphatic Vessels. Microvascular Research 43/1992: 7–19.

Jackson, S. M.: Carcinoma of the breast-the significance of supraclavicular lymph node metastases. Clin. Radiol. 17/1966: 107–114.

Kaude, J. V., K. E. Harper: Filling of Right Axillary Lymph Nodes by Bipedal Lymphography-Report of a Case. Folia Angiologica XXV, 5/6, 1977: 166–168.

Kubik, I.: Die hydrodinamischen und mechanischen Faktoren der Lymphzirkulation. Acta Morph. Acad. Scient. Hungaricae II, Fasc. 2/1952: 95–107.

Kubik, I., J. Szabo: Die Innervation der Lymphgefäße im Mesenterium. Acta Morph. Acad. Scient. Hungaricae, T. VI, Fasc. I/1955: 25–32.

Kubik, I., T. Tömböl: Über die Abflußwege der regionalen Lymphknoten der Lunge des Hundes. Acta Anat. 33/1958: 116–121.

Kubik, I., K. Varady: Beiträge zur Frage des Lymphgefäßsystems und der Lymphzirkulation im Uterus. Anat. Anz. 104, Heft 1/5, 1957: 18–25.

Kubik, I., T. Vizkelety, J. Balint: Die Lokalisation der Lungensegmente in den regionalen Lymphknoten. Anat. Anz. 104/1957: 104–121.

Kubik, S.: Anatomie des Lymphsystems. Radiol. Clin. biol. 42/1973: 243–257.

Kubik, S.: Anatomische Voraussetzungen zur endolymphatischen Radionuklidtherapie. Die Med. Welt 23/1974: 3–19.

Kubik, S.: The Anatomy of the Lymphatic System. Recent Results in Cancer Research 46/1974: 5–17.

Kubik, S.: Zur klinischen Anatomie des Lymphsystems. Verh. Anat. Ges. 69/1975: 109–116.

Kubik, S.: Lagevarianten, Lage und Formveränderungen der Pars thoracalis des Ductus thoracicus. Fortschr. Röntgenstr. 122/1975: 1–5.

Kubik, S.: Anatomie der Lymphgefäße der Lungen. In: Eckert, P.: Volumenregulation und Flüssigkeitslunge. G. Thieme, Stuttgart 1976: 10–16.

Kubik, S.: Drainagemöglichkeiten der Lymphterritorien nach Verletzung peripherer Kollektoren und nach Lymphadenektomie. Folia Angiologica XXVIII/1980: 228–237.

Kubik, S.: Anatomie des Lymphgefäßsystems. In: Frommhold, W., P. Gerhardt: Erkrankungen des Lymphgefäßsystems. Klinisch-radiologisches Seminar, Bd. 11. Thieme, Stuttgart 1981: 1–19.

Kubik, S.: Chirurgische Anatomie des Lymphsystems. In: Krebsmedizin. Z. für Onkologie in Klinik und Praxis 1982.

Kubik, S.: Anatomische Grundlagen zur Lymphödemtherapie. Phlebologie und Proktologie 15/1986: 149–153.

Kubik, S.: Allgemeine Organisation des Lymphgefäßsystems der Haut. Oedem, Jahresband 1988: 83–88.

Kubik, S.: Initial lymphatics in different skin regions. In: Partsch, H.: Progress in Lymphology XI. Elsevier Science Publ. B. V., Amsterdam 1988: 17–19.

Kubik, S.: Die praktische Bedeutung der Lymphterritorien des Armes. Oedem, Jahresband 1988: 12–18.

Kriz, W., H. J. Dietrich: Das Lymphgefäßsystem der Niere bei einigen Säugetieren. Licht- und elektronenmikroskopische Untersuchungen. Z. Anat. Entw. Gesch. 131/1970: 111–147.

Kulenkampf, H.: Acini und Lymphsinus in der Schilddrüse des Neugeborenen. Z. Anat. Entw. Gesch. *115*/ 1950: 82.

Larson, D. L., S. R. Lewis: Deep Lymphatic System of the Lower Extremity. Am. J. Surg. *113*/1967: 217–220.

Limborgh, J. van: Mikroskopische Anatomie der Lymphgefäßwand. Int. Symp. Morphol. Histochemie. Gefäßwand. Teil II, 1966: 309–324.

Lüning, M., P. A. Romaniuk, B. Kunz: Zur Kollateralzirkulation bei metastasenbedingtem kompletten Lymphblock. Radiol. diagn. *9*/1968: 669–674.

Meyer, Burg, J.: The Lymphatic System of the Liver. Endoscopy *5*/1973: 32–37.

Mislin, H.: Zur Funktionsanalyse der Lymphgefäßmotorik (Cavia porcellus L.). Revue suisse Zool. *68*/1961: 228–238.

Munz, D. L., P. Altmeyer, M. J. Sessler, G. Höhr: Axyllary lymph Node Groups. The Center in Lymphatic Drainage from Truncal Skin in Man. Lymphology 5, No. 4/1982: 143–147.

Patek, P. R.: The morphology of the lymphatics of the mammalian heart. Am. J. Anat. *64*/1939: 203–249.

Pissas, A.: Anatomical and anatomosurgical essay on the lymphatic circulation of the pancreas. Anat. Clin. *6*/1984: 255–280.

Platschek, H., D. Lubach, A. Deutsch, S. Nissen: Transmissionsmikroskopische Untersuchungen über das Verhalten von Lymph- und Blutgefäßen in Melanomexzisaten. Lymphologica, Jahresband 1990, 96–97. Medikon-Verlag, München.

Polonskaja, R. J.: Über den Zusammenhang der oberflächlichen und tiefliegenden Lymphgefäße der unteren Extremität. Anat. Anz. *81*/1936: 247–256.

Rodrigue, A., Carvalho, S. Pereira: Le canal thoracique et ses voies collatérales. C. R. Ass. Anat. 1933: 566–577.

Schipp, R.: Zur Feinstruktur der mesenterialen Lymphgefäße (Cavia porcellus L). Zeitschrift f. Zellforschung *67*/1965: 799–818.

Schipp, R.: Über neue elektronenmikroskopische Befunde zur peripheren Synapse am mesenterialen Lymphgefäß vom Meerschweinchen (cavia porcellus). Experientia XXI,6/ 1965: 328–330.

Schipp, R.: Feinstruktur besonderer Zellformen in der Lymphgefäßwand und deren Bedeutung für die nervöse Afferenz. J. Ultrastructure Research *19*/1967: 250–259.

Schmidt, K. R., H. Welter, K. J. Pfeifer, H. M. Becker: Lymphangiographische Untersuchungen zum Extremitätenödem nach rekonstruktiven Gefäßeingriffen im Femoropoplitealbereich. Fortschr. Röntgenstr. *128*/ 1978: 194–202.

Sträuli, P.: Die supraclavikulären Lymphknoten als Zentrum der lymphogenen Krebsmetastasierung. Schweiz. med. Wochenschr. *20*/1960: 529–534.

Tandler, J.: Lehrbuch der Systematischen Anatomie, Bd. 3. F. C. W. Voegel, Leipzig 1926.

Töndury, G., S. Kubik: Zur Ontogenese des lymphatischen Systems. In: Altmann, H. W. et al.: Handbuch der allg. Pathologie Bd. III, 6. Teil. Springer, Berlin-Heidelberg 1972: 1–38.

Vajda, J., M. Tomcisk: The structure of the valves of the lymphatic vessels. Acta Anat. *78*/1971: 521–531.

Viacava, E. P., G. T. Pack: Significance of supraclavicular signal node in patients with abdominal and thoracic cancer: A study of one hundred and twenty-two cases. Arch. Surg. *48*/1944: 109–119.

Vizkelety, T., L. Kéry: Über den perivaskulären Lymphkreislauf des Knochen. Anat. Anz. *124*/1969: 37–48.

Wenzel, J.: Zur funktionellen Morphologie des Lymphsystems in Organen. Wiss. Z. Humboldt-Univ. Berlin, math.-nat. Reihe *18*/1969: 821–823.

Wenzel-Hora, B. I., D. Berens von Rautenfeld, A. Majewski, D. Lubach: Scanning elektron microscopy of the initial lymphatic use of the indirect application technique with glutaraldehyde and Mercox (R) as compared to clinical findings Part I–II. Lymphology *20*/1987: 136–144.

Zeidmann, J., J. A. M. Buss: Experimental studies on the Spread of cancer in the lymphatic system. Part I. Cancer Res. *14*/1954: 403–405.

Weitere Angaben können aus der Zeitschrift «Lymphology» 1/3/1968 (80–87); 2/2/1969 (44–46, 57–63), 2/ 3/1969 (95–108); 3/1/1970 (23–31, 50–59); 5/1/1972 (15–23, 24–31, 27–41, 42–48, 49–51), 5/4/ 1972 (129–131, 156–160, 161, 169); 7/2/1974 (53–61, 61–68), 7/4/1974 (157–160, 160–168); 8/1/ 1975 (11–15, 16–20, 20–23), 8/4/1975 (142–148, 148–153); 9/2/1976 (72–74, 75–77); 10/1/1977 (1–4, 15–26, 27–31), 10/21977 (54–61); 13/2/1980 (91–99), 13/3/1980 (120–129); 15/4/1982 (143–147); 17/2/1984 (54–60); 20/3/1987 (112–125, 126–133, 134–144, 145–151); 21/4/1988 (212–223, 227–233, 239–241); 23/1/1990 (34–35, 36–38, 48–50), 23/3/1990 (140–144); 24/1/1991 (26–31, 32–39), 24/2/1991 (54–59, 68–70, 82–92), 24/3/1991 (116–124, 125–129, 130–134), 24/4/ 1991 (161–167); 25/1/1992 (37–41), 25/2/1992 (69–74) entnommen und beim Verfasser angefordert werden.

# 2 Grundlagen der vergleichenden Lymphologie

D. Berens von Rautenfeld

## 2.1 Einleitung: Phylogenese, Ontogenese und Lymphödeme

Lymphgefäße sind in der Wirbeltierreihe entstanden. In der Folge wird die Entwicklung der Lymphgefäße innerhalb der Stammesgeschichte (Phylogenese) als lymphvaskuläre Evolution bezeichnet. Auch während der Ontogenese jedes Menschen besitzen die Lymphgefäßanlagen zunächst ein phylogenetisch ursprüngliches Organisationsmuster. Wie andere Organe rekapituliert auch das Lymphgefäßsystem innerhalb der Ontogenese die lymphvaskuläre Evolution (Biogenetisches Grundgesetz nach E. Haeckel), um erst kurz vor der Geburt den funktionellen Ansprüchen des Lymphdrainageapparates gerecht zu werden. Eine vergleichend anatomische und embryologische Betrachtung des Lymphgefäßsystems ist in einem klinisch orientierten Buch der Lymphologie von Bedeutung, wenn es gelingt, aus der evolutionären Genese der Lymphgefäße die Bereitschaft des Menschen für wichtige Erkrankungen des Lymphdrainageapparates aufzuzeigen. So treten beim Menschen Lymphödematisierungen scheinbar gehäuft im Vergleich zu seinen tierischen Vettern auf. Leider ist die Frage nach der evolutionären Grundlage von Lymphödembereitschaft resp. -protektion nur schwer zu beantworten, da unser Wissen sowohl über die Evolution des Lymphdrainageapparates als auch über die Menschwerdung außerordentlich lückenhaft dokumentiert ist. Der erste Versuch Phylogenese, Ontogenese und Lymphödematisierungen thematisch zu verknüpfen, muß deshalb mit Fehlern behaftet sein.

## 2.2 Bedeutung lymphödematöser Erkrankungen bei Tieren

Angaben über die Häufigkeit von Lymphödematisierungen bei Wirbeltieren, die nicht zu den Säugetieren gehören, fehlen in der Literatur fast gänzlich. Das kann bedeuten, daß primäre und sekundäre Lymphödeme bei Amphibien, Reptilien, Vögeln und Tiersäugern entweder selten vorkommen oder übersehen werden. Bekanntlich bleiben auch bei der intensiven ärztlichen Kontrolle des Menschen Lymphödematisierungen verborgen. Allein die Haussäugetiere unterliegen einer ähnlich intensiven Gesundheitskontrolle wie der Mensch. Allerdings beschränkt sich die tierärztliche Tätigkeit im Bereich des Lymphgefäßsystems fast ausschließlich auf die fleischbeschauliche Beurteilung der Lymphknoten.

Sekundäre Lymphödematisierungen treten bei Haussäugetieren nur selten auf und zeigen einen milden Krankheitsverlauf. So ist es tierexperimentell außerordentlich schwierig, beim Hund den Lymphdrainageweg einer Extremität chirurgisch zu unterbrechen, um Lymphödematisierungen zu induzieren. Sekundäre Lymphödeme sind beim Hund bekannt und dürften ebenfalls beim Pferd eine Rolle im Rahmen der sog. «dicken Beine» in Kombination mit einer venösen Abflußstörung spielen. Werden Pferde unzureichend bewegt, können «dicke Beine» besonders in der warmen Jahreszeit auftreten, die bisher in der Regel auf einen blutvaskulären Ursachenkomplex zurückgeführt werden. Bei gesunden Pferden entstehen also Lymphödeme spontan, ohne daß der Lymphdrainageweg unterbrochen ist. Sekundäre Lymphödeme treten bei Haussäugetieren auch deshalb selten auf, weil Lymphadenektomien kaum durchgeführt werden. So existieren in der Tiermedizin keine detaillierten Kenntnisse über lymphvaskuläre Metastasierungsabläufe, weil der Einsatz konventioneller (Lymphographie) und moderner bildgebender Verfahren (Computertomographie) nicht zur Anwendung kommt.

Primäre Lymphödematisierungen sind bei Haussäugetieren mit Ausnahme vom Hund nicht bekannt. Welpen mit «dicken Beinen» werden von den Züchtern stillschweigend kurz nach der Geburt eingeschläfert. Besonders bei großen Hunderassen sollen ganze Würfe an primären Lymphödemen erkranken. Dabei handelt es sich um milde Erkrankungsformen, obwohl es lymphangiographisch bisher nicht gelang, Kollektoren im distalen Bereich der Extremitäten nachzuweisen. Darüber hinaus besserte sich der Zustand der Lymphödematisierung bei den Hunden, die der Tötung entgingen, mit zunehmendem Alter.

Es bleibt festzuhalten, daß sowohl bei ursprünglichen Wirbeltieren als auch bei Säugetieren Lymphödematisierungen selten diagnostiziert oder erkannt werden. Primäre Lymphödeme und eine Aplasie von Lymphgefäßen sind bisher von Nichtsäugern nicht bekannt. Es stellt sich also die Frage, warum gerade der Mensch durch Lymphödeme häufiger belastet wird.

## 2.3 Frühe Menschwerdung und Lymphödembereitschaft

Die Wiege der Menschwerdung befindet sich nach unserem heutigen Kenntnisstand in Afrika. Im Übergangsfeld unserer Vorfahren entwickelte sich der aufrechte Gang, wobei vermutet wird, daß die Australopithecinen vor etwa 4 Millionen Jahren imstande waren, permanent aufrecht zu gehen, jedoch aufgrund ihres Hirnvolumens und ihrer archäologisch indirekt nachzuweisenden Lebensweise den Menschenaffen näher standen als dem heutigen Menschen. Der aufrechte Gang ist für die genetische Lymphödembereitschaft der Menschen von wichtiger Bedeutung – ebenso wie die Neigung der Menschen zu Varikosen und Hämorrhoiden. Von vergleichend lymphangiologischem Interesse dürfte es sein, daß auch bei Pferden, also bei langbeinigen Säugetieren, sowohl Varikosen als auch Lymphödematisierungen auftreten können. Wir wissen leider wenig über die genetische Ödembereitschaft bei noch größeren Säugerspezies. In der Folge wird aufgezeigt, daß die Anzahl und Kaliberstärke der Kollektoren sowie ihre Ausstattung mit glatten Muskelzellen für die ausgeprägte hydrostatische Belastung des aufrecht gehenden Menschen aber auch für die langbeinigen Säugetiere von Bedeutung sind.

Ein zweites typisches Merkmal des Menschen ist die starke Einlagerung von Fettgewebe in der Subkutis (**Abb. 2/1**). Bei keinem anderen Säugetier, nicht einmal bei Schweinen oder den uns nahestehenden Menschenaffen, enthält die lockere Bindegewebsschicht der Subkutis einen ausgeprägten Fettmantel, besonders nicht im Bereich der Extremitäten. Das ist für die genetische Lymphödembereitschaft des Menschen von Bedeutung, da die Fettschicht der Subkutis das morphologische Biotop des Lymphödems repräsentiert. Dieses subkutane interstitielle Flüssigkeitsbett besitzt darüberhinaus eine äußerst eingeschränkte eigene Lymphbildungsrate, weil innerhalb des Fettgewebes nur wenige initiale Lymphgefäße vorhanden sind.

Glaubt man den Anthropologen, dann ist die Zubildung der Fettschicht innerhalb der

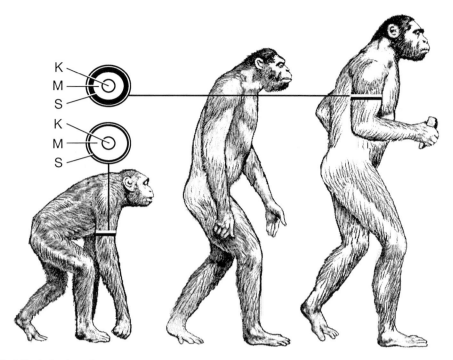

**Abb. 2/1:** Aufrechter Gang und Subkutis (schwarz) erhöhen die Lymphödembereitschaft. In den Querschnitten des Armes bedeutet: **K** Knochen, **M** Muskulatur, **S** Subkutis.

Subkutis für die ersten Menschen der Gattung Homo unter tropischen Bedingungen von eminent wichtiger Bedeutung gewesen. Der bereits aufrecht gehende Vormensch (Hominide) hatte sein Haarkleid allmählich unter den tropischen Bedingungen Afrikas eingebüßt. Nur der Kopf blieb gegen die Sonneneinstrahlung durch Haare geschützt. Außerdem entwickelte er eine große Anzahl von Schweißdrüsen, wie sie bei keinem anderen Tiersäuger vorhanden sind. Damit war die Nahrungssuche über größere Wegstrecken in der weiten Savannenlandschaft gesichert. Mit dem Verlust des Haarkleides entstand kompensatorisch ein relativ dicker subkutaner Fettmantel, wodurch die Australopitecinen zunächst die kühlen tropischen Nächte auch ohne Schutzhütten überstanden. An unsere Urahnen erinnert noch der Wollhaarflaum (Lanugo) menschlicher Feten. Der Preis für den aufrechten Gang und den subkutanen Fettmantel dürfte also die Bereitschaft von Lymphödematisierungen sein, auch wenn die Genese der oben aufgezeigten Geschichte mit Fehlern behaftet ist.

## 2.4 Funktionelle Anatomie der lymphvaskulären Evolution

### 2.4.1 Besitzen Fische Lymphgefäße?

Die Frage nach der grundsätzlichen Notwendigkeit eines Lymphgefäßsystems, das noch dazu im Laufe der Evolution eine Anlagebereitschaft zu spezifischen Erkrankungen aufweist, verlangt einen morphologischen und funktionellen Rückblick auf seine Entstehung. Das erste Auftreten von Lymphgefäßen ist in der Literatur umstritten. Es steht jedoch fest, daß erstmals in der Wirbeltierreihe ein lymphvaskuläres Überlauf-Niederdrucksystem nachzuweisen ist. Seit Mitte des 18. Jahrhunderts wurden Lymphgefäße bei Fischen beschrieben, die in den vergleichend-anatomischen Standardwerken bis in unsere Zeit detailliert aufgeführt werden. Schon um die Jahrhundertwende bezweifelten Morphologen die Existenz von Lymphgefäßen bei Fischen. Erst mit Hilfe des Elektronenmikroskopes gelang es nachzuweisen, daß Fische zwei parallel geschaltete Blutgefäßsysteme besitzen: ein primäres und ein sekundäres Blutgefäßsystem (**Abb. 2/2**).

Das sogenannte sekundäre Blutgefäßsystem ist in Aufbau und Funktion mit dem Lymphgefäßsystem des Menschen zu vergleichen. Es drainiert interstitielle Flüssigkeit aus der Haut und den Schleimhäuten und ist über arteriovenöse, interarterielle und intervenöse Anastomosen mit dem eigentlichen sog. primären Blutgefäßsystem verbunden, das mit dem Blutgefäßsystem der Säuger gleichzusetzen ist. Beide Blutgefäßsysteme stellen jedoch funktionell Niederdrucksysteme dar. Dadurch können die Blutgefäße Öffnungen in der Gefäßwand aufweisen, die auch eine Aufnahme von partikulären Molekularverbänden ermöglichen. Biochemische Untersuchungen untermauern das Konzept, daß bei Fischen Lymphgefäße grundsätzlich fehlen. So konnte nachgewiesen werden, daß die wichtigste Aufgabe des zentralen Lymphgefäßsystems, die Resorption langkettiger Fettsäuren, bei Fischen direkt in das Blutsystem erfolgt. Aus pathofunktioneller Sicht bedeuten diese neuen Erkenntnisse, daß auch keine lymphvaskulären Erkrankungen auftreten können, da Lymphgefäße fehlen. Darüber hinaus existieren in bezug auf Fische keine Hinweise auf blutvaskulär induzierte Ödematisierungen. Die Frage nach dem Vorhandensein von lymphknotenähnlichen Abwehrstationen stellt sich nicht, da das Fehlen von Lymphknoten bei den Fischen bereits in der älteren Literatur bekannt war. Gänzlich ungeklärt ist jedoch ob Fische, die den Amphibien nahestehen, also Lungenfische und Quastenflosser, bereits Lymphgefäße aufweisen.

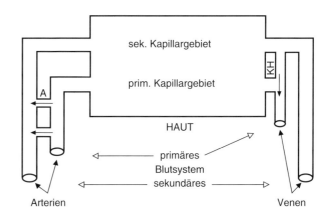

**Abb. 2/2:** Bei Fischen existiert ein primäres und sekundäres Blutgefäßsystem. Letzteres ersetzt funktionell ein nicht vorhandenes Lymphgefäßsystem. Interartielle (**A**) und intervenöse (**KH**, sog. Kaudalherz) Anastomosen verbinden beide Flüssigkeitssysteme miteinander.

## 2.4.2 Zur Funktion des Lymphgefäßsystems bei den Amphibien

Das Lymphgefäßsystem ist also am Übergang vom Wasser- zum Landleben entstanden. Betrachtet man das Lymphgefäßsystem vereinfacht als inneres Entwässerungssystem, dann könnte ein Zusammenhang zwischen dem Verlust des permanenten äußeren wäßrigen Milieus mit dem Zugewinn eines inneren Wasserspeicher- und Leitungssystems in Form von Lymphgefäßen bestehen. So resorbieren Frösche tatsächlich Wasser durch die äußere Haut (**Abb. 2/3**) in ein dichtes und besonders weitlumiges System von Lymphgefäßen, in sog. Lymphsäcke, welche die weitgehend fehlenden Fettzellen in der Subkutis ersetzen. Dazu besitzt die Oberhaut (Epidermis) der Amphibien einen Schleimüberzug und eine nur dünne Hornschicht, die für Wasser und Ionen von außen nach innen durchlässig ist. Demgegenüber verhindert die Beschuppung der Fische einen Wasserverlust, was bei Salzwasserfischen von besonderer Bedeutung ist.

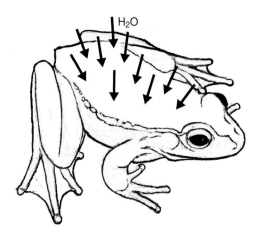

**Abb. 2/3:** Innerhalb der Phylogenie ist das Lymphgefäßsystem am Übergang vom Wasser- zum Landleben entstanden. Frösche resorbieren Wasser über die Haut in den Lymphdrainageapparat.

Frösche müssen Wasser über die Haut resorbieren, da sie nicht trinken und große Wassermengen durch Verdunstung verlieren können. Die transkutane lymphvaskuläre Wasserresorption spielt bei tropischen und subtropischen Spezies eine besonders wichtige Rolle, weil diese Tiere teilweise in Bäumen oder in Wüstengebieten ohne äußeren Wasserkontakt lange Perioden überleben müssen. So bilden einige australische Frösche in Trockenperioden einen hornartigen Kokon auf der Epidermis aus, um sich in Erdlöchern gegen eine Austrocknung zu schützen. Es hat also den Anschein, daß der Zugewinn eines Lymphdrainageapparates im Zusammenhang mit einer besonderen resorptiven Aufgabe stand, die im weiteren Verlauf der lymphvaskulären Evolution verloren ging. Wir werden in der Folge sehen, daß der Lymphdrainageapparat innerhalb der Evolution immer neue Aufgaben erhält bzw. wieder verliert.

## 2.4.3 Aufbau und Funktion initialer Lymphgefäße

Vergleicht man den Aufbau initialer Lymphgefäße der Amphibien mit dem der Reptilien, Vögel und Säuger einschließlich des Menschen, dann ist von Interesse, ob der Lymphbildungsmechanismus beim Frosch bis hin zum Menschen identisch ist. Innerhalb der Evolution der terminalen Blutstrombahn ergaben sich weitreichende Veränderungen der Blutgefäßwand bei der Umstellung vom Nieder- zum Hochdrucksystem. So besitzen die Fische bei-

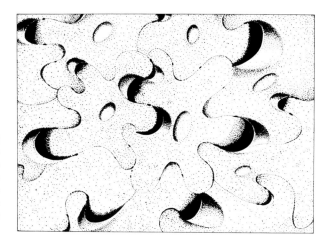

**Abb. 2/4:** Einflußventile in Form von Überlappungen zwischen den Endothelzellen von Lymphkapillaren gewährleisten den Lymphbildungsmechanismus vom Frosch bis zum Menschen. Entdeckt und ähnlich abgebildet wurden diese Öffnungen bereits 1863 durch den Anatomen His.

spielsweise Öffnungen in der Wand der Blutgefäße, die, teilweise ohne kontinuierliche Basalmembranbarriere, einen ungehinderten Austausch zwischen dem Interstitium und dem Gefäßlumen ermöglichen. Auf diese Weise ist letztlich die Resorption langkettiger Fettsäuren direkt in das Blutgefäßsystem der Fische möglich (s. Kap. 2.4.1). Am Übergang zum Hochdrucksystem wird die Blutgefäßwand abgedichtet. Dort wo beispielsweise Poren auftreten (z.B. in der Niere) schützt eine markante Basalmembran den ungehinderten Austausch zwischen dem Interstitium und dem Blutgefäßlumen.

Initiale Lymphgefäße werden als Niederdrucksystem bei den Amphibien angelegt und behalten diesen funktionell ursprünglichen Status auch beim Menschen bei. Deshalb finden sich bereits bei den Amphibien die beiden wichtigsten Strukturelemente der initialen Lymphgefäßwand, welche eine Lymphbildung ermöglichen: interendotheliale Öffnungen (**Abb. 2/4**) ohne einen kontinuierlichen Basalmembranfilter und ein filamentöses Verankerungssystem zwischen dem Bindegewebsfasergerüst einerseits und der Lymphgefäßwand andererseits. So ist der Lymphbildungsmechanismus beim Frosch und Mensch prinzipiell identisch: bei einer Erhöhung des interstitiellen Druckes wird das initiale Lymphgefäß über seine filamentöse Verankerung weitgestellt, wodurch sich die interendothelialen Ventile öffnen und die Gewebsflüssigkeit in das Lymphgefäßlumen einströmt.

Das Auftreten von Öffnungen in der initialen Lymphgefäßwand bedeutete einen funktionellen Zugewinn für die Bewältigung der lymphvaskulären Lasten (Eiweiße, Zellen usw.), gefährdet jedoch das Blutgefäßsystem, das als Hochdrucksystem weniger permeable Wandverhältnisse aufweist. So ist es erstaunlich, daß erst bei den Säugetieren eine systematische Ausstattung von Filterstationen in Form von Lymphknoten auftritt, die letztlich das blutvaskuläre Milieu schützen. Murale lymphoretikuläre Formationen der Lymphgefäßwand bilden ursprüngliche Lymphknotenanlagen (**Abb. 2/5**). Sie sind bisher nicht bei Amphibien sondern erst bei Reptilien und bei Vögeln nachgewiesen worden. Eigentliche Lymphknoten besitzen verschiedene Vögel, die allerdings zunächst ausschließlich in den zentralen Lymphgefäßstämmen vorkommen.

Der Aufbau der interendothelialen Öffnungen ermöglicht unter physiologischen Bedingungen einen ausschließlichen Einstrom von Gewebsflüssigkeit in das initiale Lymphgefäßlumen. Indirekte Füllungsversuche bei Amphibien, Reptilien, Vögeln und Säugern zeigen, daß sich bei erhöhten interstitiellen Drücken die interendothelialen Überlappungsventile zu porenförmigen Öffnungen transformieren. Letztere funktionieren sowohl als Einflußventile in Richtung auf das Lymphgefäßlumen als auch als Ausflußventile aus dem Lymphgefäßlumen

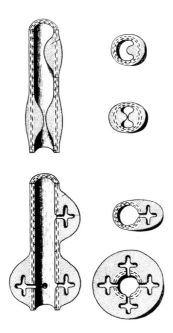

**Abb. 2/5:** Murale lymphoretikuläre Formationen mit verschiedenen Erscheinungsbildern in der Wand von Kollektoren bilden bei Reptilien und Vögeln die ersten Lymphknotenanlagen.

zurück in das Interstitium. Dadurch repräsentiert der Öffnungsapparat der initialen Lymphstrombahn auch eine systemeigene Sicherheitsventilfunktion, die erst bei Säugetieren zum Tragen kommt, bei denen Lymphödematisierungen beschrieben sind.

Die interendothelialen Öffnungen gewährleisten darüberhinaus bereits bei den Nichtsäugern, also auch bei Amphibien, die Einwanderung (**Abb. 2/6**) bzw. Einschwemmung von körpereigenen Zellen (Makrophagen, Lymphozyten, Erythrozyten). Über den Eintritt von Tumorzellen liegen bisher nur Befunde von malignen Melanomzellen beim Menschen vor, welche die initiale Lymphgefäßwand in der Regel transendothelial und nicht interendothelial überwinden.

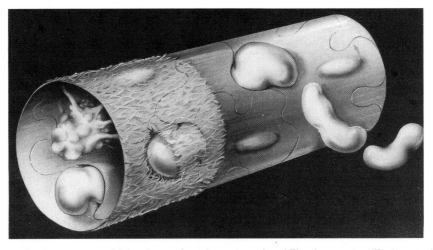

**Abb. 2/6:** Die Einwanderung (Makrophagen, Lymphozyten u. a.) und Einschwemmung (Erythrozyten) von Zellen erfolgt interendothelial über Einflußventile der Lymphgefäße bei Amphibien bis zum Menschen.

## 2.4.4 Die ursprüngliche Angioarchitektur des Lymphgefäßsystems

Ein ursprüngliches Organisationsmuster des Lymphdrainageapparates findet sich bei den Amphibien und Reptilien. Die angioarchitektonischen Merkmale ähneln den frühen Lymphgefäßanlagen des Menschen während der Embryonalperiode und veranschaulichen, warum bei Amphibien und Reptilien die Lymphödembereitschaft außerordentlich eingeschränkt ist.

Formal besitzen die Lymphgefäße dieser Spezies das Aussehen von sog. weitlumigen Lymphsäcken, die netzartig miteinander verschaltet sind (**Abb. 2/7**). Die gute Füllungskapazität der Lymphsäcke verhindert Lymphödematisierungen, da Lymphsäcke den interstitiellen Raum fast vollständig ausfüllen.

Die angioarchitektonische Verschaltung sowohl der oberflächlichen und tiefen als auch der peripheren und zentralen Lymphgefäße bildet ein kontinuierliches Netzsystem, das nur selten Klappen aufweist. Dadurch ist das Lymphgefäßsystem der Amphibien und Reptilien ein funktionelles Mehrwegsystem, in dem der Lymphfluß in viele Richtungen ausweichen kann. Im Gegensatz dazu ist das periphere und zentrale Lymphgefäßsystem des Menschen weitgehend als Einwegsystem konzipiert, wodurch Abflußblockaden von Lymphgefäßstämmen oder Kollektorenbündeln und somit Lymphödeme vorprogrammiert sind. Lediglich das System initialer Lymphgefäße behält von den Amphibien bis hin zum Menschen seine ursprüngliche Angioarchitektur als Netz- oder Mehrwegsystem bei. So kann die Ausbreitung der Lymphe in der Haut entweder vertikal über das initiale Lymphgefäßnetz zu den epifaszialen Kollektoren der Subkutis oder bei erhöhter Lymphbildungsrate horizontal innerhalb des kutanen Netzes initialer Lymphgefäße erfolgen. Ähnliche Lymphflußverhältnisse sind in Hohlorganen innerhalb des Verdauungstraktes, der ableitenden Harn- und Geschlechtsorga-

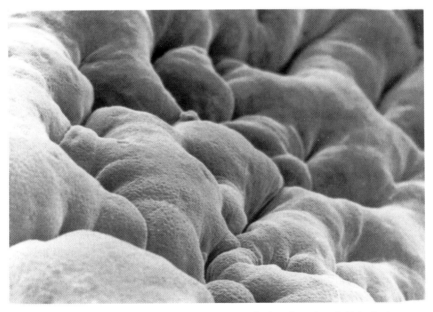

**Abb. 2/7:** Rasterelektronenmikroskopischer Gießharzausguß eines Lymphsack-Netz-Systems von einem Reptil.

ne sowie in Organparenchymen (z. B. Leber, Lunge, Hoden) registriert worden, da auch diese Organe mit Ausnahme der äußeren Wandverhältnisse ausschließlich initiale Lymphgefäße aufweisen. Initiale Lymphgefäße können also auch als Organlymphgefäße bezeichnet werden. Die Richtung des Lymphflusses innerhalb der Organparenchyme kann bidirektional erfolgen, also entweder nach zentral direkt zur Organpforte (Hilum) oder zunächst peripher zur Organkapsel, letztlich aber auch zum Hilum, um dort Anschluß an die ableitenden Kollektoren zu finden. So müssen Abflußblockaden von einzelnen Lymphgefäßen innerhalb eines Organs nicht immer Lymphödematisierungen induzieren. Die Ödemprotektion ist also generell dort besser gewährleistet, wo der Lymphdrainageapparat als Mehrwegsystem wie bei den Amphibien und Reptilien angelegt ist (**Abb. 2/8**).

Bei den Amphibien existieren als weitere Besonderheit bis zu 200 lymphovenöse Anastomosen in Form sog. Lymphherzen, die über den Körper im Bereich seiner ursprünglichen Segmentgrenzen (siehe Gliederung des Chitinpanzers bei Insekten) verteilt sind. Fälschlicherweise hat sich der Begriff «Lymphherz» auch als funktionelle Einheit des Kollektors bei Säugern etabliert. So werden Lymphangione häufig als Lymphherzen bezeichnet. Die Lymphherzen der Amphibien, Reptilien und Vögel zeigen jedoch zwei Besonderheiten, die beim Menschen nicht vorhanden sind. Das Lymphherz der Amphibien, Reptilien und Vögel besitzt eine besondere Lymphherzmuskulatur, die nicht mit der glatten-, Skelett- oder Herzmuskulatur gleichzusetzen ist, und Lymphherzen befinden sich stets innerhalb des

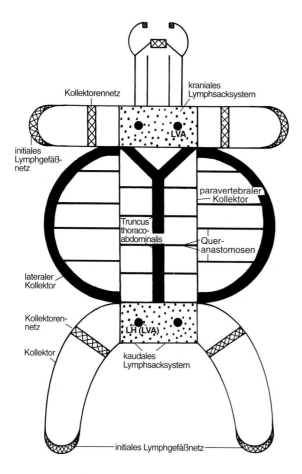

**Abb. 2/8:** Schematische Darstellung des peripheren und zentralen Lymphgefäßsystems einer Schildkröte. Beachte die lymphvaskuläre Vernetzung aller Gefäßabschnitte und Lymphherzen als kaudale lymphovenöse Anastomosen. Das weitgehende Fehlen von Lymphgefäßklappen ermöglicht die Ausbreitung von Lymphe in verschiedene Richtungen innerhalb dieses Mehrwegsystems. **LVA** Lymphovenöse Anastomose, **LH** Lymphherz.

Lymphgefäßsystems mit direktem Anschluß an das Venensystem. Dadurch sind die echten Lymphherzen stets Teil einer lymphovenösen Anastomose. Lymphherzen könnten also beim Menschen nur innerhalb des Ductus thoracicus an seiner Einmündung in das präkardiale Venensystem sitzen und müßten darüberhinaus nicht mit glatter Muskulatur, sondern mit Lymphherzmuskulatur ausgestattet sein. Da dies bekanntlich nicht der Fall ist, besitzen Säugetiere und somit auch der Mensch keine Lymphherzen! Wichtiger erscheint, daß eine Reduktion von Lymphherzen innerhalb der Phylogenie auch die Lymphödembereitschaft erhöht hat. So weist das lymphvaskuläre Mehrwegsystem der Amphibien nur sehr kurze multidirektionale Ausbreitungswege auf, die das Auftreten von Lymphödemen verhindern.

Bei den Reptilien ist eine besondere Ödemprotektion zusätzlich dadurch gegeben, daß die Haut durch ihre epidermalen Schuppen und dermalen Knochenschuppen eine subkutane Flüssigkeitsvermehrung nur bedingt erlaubt. Der Panzer der Schildkröten bildet beispielsweise eine absolute Lymphödemprotektion in der Peripherie des Rumpfes.

## 2.4.5 Ontogenese und Evolution des Lymphgefäßsystems im Vergleich

Die Organisation der frühen embryonalen Lymphgefäßanlagen des Menschen ist grundsätzlich mit der Angioarchitektur des Lymphgefäßsystems adulter Amphibien und Reptilien zu vergleichen. Auch der Mensch weist innerhalb der Ontogenese lymphsackähnliche, unregelmäßige Gefäßnetze auf, aus denen das zentrale Lymphgefäßsystem hervorgeht (**Abb. 2/9**). Die frühen embryonalen Lymphgefäßanlagen bilden zunächst ausschließlich ein dünnwandiges Gefäßnetz aus Lymphkapillaren, die allerdings besondere Modifikationen des Endothels aufweisen. Dadurch fehlen zunächst auch Klappen, und es werden wie im Lymphgefäßsystem der Nichtsäuger zwei kraniale lymphovenöse Anastomosen jeweils im Venenwinkel und Abflußventile in das renale Venensystem beschrieben. Die zeitweise vorhandenen LV-Anastomosen in der Lendenregion sind sogar bei menschlichen Embryonen ausgebildet und scheinen postfetal bei einigen Neuweltaffen zu persistieren. Vergleicht man das frühe embryonale Lymphgefäßsystem des Menschen mit dem adulter Amphibien und Reptilien, so repräsentieren beide Flüssigkeitssysteme ein unregelmäßig geformtes, lymphkapillarähnliches und klappenloses Mehrwegsystem, das bei den Amphibien bis zu 200, bei den Reptilien und Vögeln mindestens 4 und in der frühen embryonalen Entwicklung des Menschen wahrscheinlich 3 Verbindungen zum Venensystem aufweist. Die Frage nach dem Vorhandensein physiologisch angelegter LV-Anastomosen wird beim adulten Menschen immer wieder diskutiert, doch scheint eine Reduktion dieser Verbindungen innerhalb der Phylogenie festzustehen.

Die Bildung der Lymphgefäße in der Embryonalperiode wurde in der Literatur lange und besonders kontrovers diskutiert. Danach sollen Lymphgefäße einerseits durch eine Endothelisierung von Gewebekanälen oder andererseits durch Gefäßsprosse aus dem Venensystem entstehen. Vieles spricht dafür, daß Lymphgefäße innerhalb der Ontogenese aus Gewebekanälen hervorgehen. Bei ursprünglichen Tieren, die nicht zu den Wirbeltieren gehören (z.B. Tintenfische) ersetzen ausschließlich Gewebekanäle ein nicht vorhandenes Lymphgefäßsystem. Im Gehirn und Nierenmark des Menschen bilden ebenfalls endothelfreie Gewebekanäle zeitlebens das einzige Drainagesystem für lymphpflichtige Flüssigkeiten, die erst außerhalb des Gehirnes bzw. des Nierenmarkes in das Lymphgefäßsystem gelangen. Innerhalb des zentralen Nervensystems erfolgt also der Transport lymphpflichtiger Lasten in einer phylogenetisch ursprünglichen Form.

Die Ausdifferenzierung des Lymphgefäßsystems erfolgt in der Fetalzeit durch zentrifugale Ausbreitung von Lymphgefäßen in die äußerste Peripherie. So treten im subepidermalen Bereich der Dermis erst relativ spät, kurz vor der Geburt, Lymphgefäße auf. Die Lymphgefäße

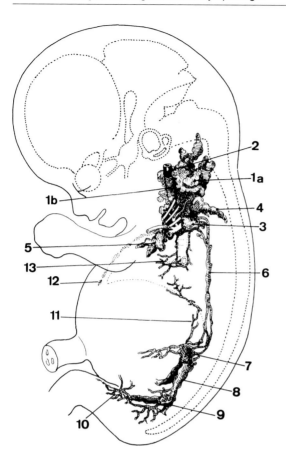

Abb. 2/9: Profilrekonstruktion eines menschlichen Embryos von 3 cm mit Eintragung der Lymphsäcke und des Ductus thoracicus (nach Töndury-Kubik 1972).
1a Saccus jugularis: oberflächlicher Teil
1b Saccus jugularis: tiefer Teil
2 V. jugularis interna
3 Suprascapulärer Fortsatz des Saccus jugularis
4 Supravasculärer Fortsatz des Saccus jugularis
5 Axillärer Fortsatz des Saccus jugularis
6 Ductus thoracicus
7 Saccus retroperitonealis
8 Pars lumbalis
9 Pars iliaca des Saccus posterior
10 Plexus inguinalis
11 Lymphgefäße des Unterlappens der Lunge und des Zwerchfells in Verbindung mit dem Saccus retroperitonealis
12 Anlagen der parasternalen Knoten und Lymphwege
13 Lungenlymphgefäße und Truncus bronchomediastinalis.

der Haut besitzen innerhalb der Fetalperiode eine besonders dichte Anordnung von Gefäßnetzen. Doch ist die Kaliberstärke weitgestellter Lymphgefäße in der Haut geringer als nach der Geburt. In der späten Fetalentwicklung wird die funktionelle Weitstellung der initialen Lymphgefäße durch Falten und Protuberanzen des Endothelüberzugs vorbereitet. Das initiale Lymphgefäß erhält seine maximale Füllungskapazität erst durch die zunehmende intraluminale Flüssigkeitsbelastung um den Zeitpunkt der Geburt. Dabei stellt sich die Frage, ob die funktionelle Ausdifferenzierung des Lymphgefäßsystems um die Geburt auch mit dem Verlust des Amnionmilieus und somit den veränderten hydrostatischen Bedingungen von Fruchtwasser und Luft auf die Lymphgefäße der Haut in Verbindung steht (s. dazu Kap. 2.4.2).

Auch die bereits embryonal beim Menschen einsetzende Genese der Klappen vollzieht sich von zentral nach peripher. Kaum zu erklären ist die Tatsache, daß lymphvaskuläre Klappen zum ersten Mal in der Phylogenie bei Reptilien nur vereinzelt sowohl zentral als auch peripher anzutreffen sind. Beim Säuger ist die Valvulogenese in der Haut auch kurz vor der Geburt noch keineswegs abgeschlossen. Selbst nach der Geburt sind bei Säugern innerhalb des dermalen Lymphgefäßnetzes Bildungsstadien von Klappen vorhanden, die auch erklären dürften, daß horizontale Füllungen von Lymphgefäßen in der Haut von Feten und Säuglingen besser gelingen als bei Erwachsenen.

## 2.4.6 Das ausdifferenzierte Lymphgefäßsystem der Vögel

Vögel besitzen erstmals in Evolution durchgehend tubulär geformte Lymphgefäße und ein ausgeprägtes glattmuskuläres Antriebssystem in der Kollektorwand wie es bei Säugern vorhanden ist. Auch wenn die intralymphvaskulären Druckverhältnisse bei Reptilien und Vögeln nicht bekannt sind, dürften aufgrund eines erst bei Vögeln vorhandenen muralen Antriebssystems der Gefäßwand Flußverhältnisse gewährleistet sein, die den Verhältnissen beim Säuger entsprechen. Weitere Hinweise auf erhöhte lymphvaskuläre Drücke bei Vögeln ergeben sich durch den weitgehend kontinuierlich in der Evolution auftretenden Besatz von Lymphgefäßklappen und die Ausbildung eines blutvaskulären Hochdrucksystems, das für die Flugfähigkeit dieser Spezies erforderlich ist. Phylogenetische Relikte der Reptilienvettern sind in Form von paarigen Lymphherzen im Beckenbereich bei Vögeln vorhanden. Die Lymphherzen gewährleisten einen Abfluß der Lymphe in die Nierenvenen. Der kaudale Abfluß von Lymphe erfolgt beim Vogel außerdem in die venösen Blutleiter rund um das Rückenmark. Die Deutung dieses funktionell interessanten Befundes steht noch aus. Wie bei Reptilien funktioniert auch bei den Vögeln das zentrale Lymphgefäßsystem um die Aorta als Mehrwegsystem sowohl nach kranial zum rechten und linken Venenwinkel als auch nach kaudal zu den Lymphherzen. Das ist nur deshalb möglich, weil die zentralen Lymphgefäße kaum Klappen aufweisen und der Truncus thoracoabdominalis (Ductus thoracicus der Säuger) ein strickleiterartiges Gefäßnetz bildet (**Abb. 2/10**).

Wie bereits in Kap. 2.4.2 erwähnt wurde, sind einerseits Aufgaben des Lymphdrainageapparates innerhalb der lymphvaskulären Evolution verloren gegangen (z.B. Wasserresorption der Frösche über die subkutanen Lymphsäcke) und andererseits Funktionen hinzugekommen, die sich z.T. nicht bewährt haben. Es hat den Anschein, daß innerhalb der Phylogenese Aufgaben für den Lymphdrainageapparat erprobt wurden. Zu den erstaunlichsten Kuriositäten gehört der lymphvaskuläre Schwellkörpermechanismus einiger Vögel. Die meisten Vögel kopulieren mittels «Kloakenkuß», indem sie die gemeinsame Öffnung eines Sammelraumes (Kloake) der Harn-, Darm- und Geschlechtswege aufeinander pressen. Der Geschlechtsakt erfolgt in der Regel schnell, sogar in der Luft, auf dem Wasser und selten unter Wasser. Einen Phallus (Penis der Säuger) besitzen nur wenige Spezies, jedoch weist dieser ein besonderes lymphologisches Merkmal auf, da er nicht durch Blut, sondern durch Lymphe erigiert wird. Noch erstaunlicher sind eine ganze Reihe von lymphvaskulären Phänomena, wie sie nur ein ursprünglich organisiertes Flüssigkeitssystem zu leisten vermag. Das Lymphgefäßsystem des Phallus besteht aus einem Lymphbildungsorgan (Lymphobulbus phalli), einem lymphkapillären Schwellkörpersystem und abführenden Kollektoren zum Lymph- und Blutgefäßsystem des Körpers. Innerhalb des paarig angelegten lymphknotenähnlichen Lymphobulbus aus Blut- und Lymphgefäßen können beim Erpel innerhalb weniger Sekunden etwa 20 ml Lymphe gebildet werden, die eine Schwellung des Phallus bewirken. Die Tatsache, daß ein erbsengroßes Organ die ausschließliche Funktion besitzt, große Mengen von Lymphe zu bilden, ist eine Besonderheit. Eine zweite liegt darin, daß die Lymphe aus den kavernösen Lymphkapillarräumen zurück in das Interstitium und durch das Epithel des Phallus in das Lumen der Kloake gelangt, um sich dort den ejakulierten Spermien als «akzessorische Flüssigkeitskomponente» beizumengen. Die Funktion der Lymphe als «Spermienmilieu» ist deshalb notwendig, da den Vögeln akzessorische Geschlechtsdrüsen fehlen. Auf dieser abenteuerlichen Transsudationsstrecke zeigt sich ein weiteres physiologisches Phänomen, das für das Verhalten von pathologisch belasteten Lymphkapillaren im Rahmen von Lymphödematisierungen des Menschen von Bedeutung ist. Die innerhalb des Lymphbildungsorgans in die Lymphkapillaren des Phallus abfließende Lymphe gelangt über interendotheliale Öffnungen, die hier als Ausflußventile funktionieren, in den interstitiellen Bindegewebsraum. Ähnlich verhalten sich überfüllte Lymphkapillarnetze des Menschen. Innerhalb des Endothelüberzugs

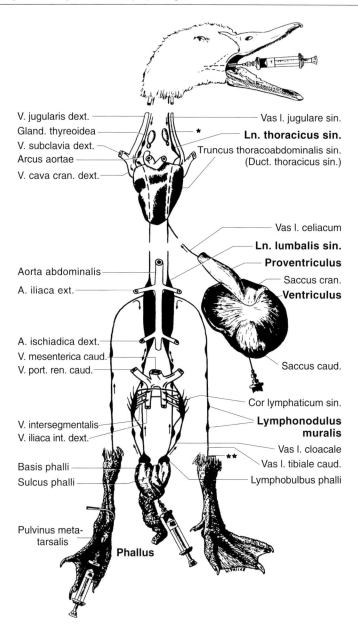

**Abb. 2/10:** Der Lymphdrainageapparat der Ente ist wie beim Säuger mit tubulären Lymphgefäßen ausgestattet, die besonders bei den Laufvögeln eine dickwandige glattmuskuläre Media aufweisen. Beachte das Vorhandensein regulärer Lymphknoten (Ln. lymphonodus), muraler Lymphknötchen (Lymphonodulus muralis), kaudaler lymphovenöser Anastomosen als Lymphherzen (Cor lymphaticum), der Lymphbildungsorgane (Lymphobuebus phalli) für die lymphvaskuläre Schwellung des Phallus und die zentralen Lymphflußrichtungen (Pfeile).

erfolgt eine Transformation der interendothelialen Überlappungsbereiche zu porenförmigen Öffnungen, die als Ausflußventile eine systemeigene Sicherheitsventilfunktion gewährleisten (s. Kap. 2.4.3). Der Abfluß der Phalluslymphe erfolgt nur partiell als Beimengung zum Ejakulat in das Lumen der Kloake. Der größere Anteil wird über Kollektoren den kaudalen LV-Anastomosen (Lymphherzen) und somit dem Venensystem im Beckenbereich zugeführt. Lymphherzen dürften bei Vögeln im Beckenbereich persistiert haben, um den Abfluß größerer Mengen von Lymphe aus dem Phallus post coitum sicherzustellen. Würden einigen Vögeln LV-Anastomosen in Form von Lymphherzen fehlen, müßte die Phalluslymphe bis in das präkardiale Venensystem verlagert werden. Das Modell der lymphvaskulären Kopulationsschwellung hat sich biologisch nicht bewährt, weil der Abfluß der Phalluslymphe und damit die Reposition des Organs in die Kloake relativ lange Zeit in Anspruch nimmt und Erkrankungen des Organs zur Folge haben kann. Warum gerade einige Vögel, nicht jedoch Reptilien und Säuger dieses lymphvaskuläre Experiment eingingen ist ungeklärt. Am Eileiter der Frau existiert ein ähnlicher lymphvaskulärer Schwellmechanismus im Bereich der Fimbrien, indem sich um den Zeitpunkt der Ovulation die mit Lymphe geschwollenen Fimbrien wasserkissenähnlich dem Ovar anlegen.

Die «evolutionäre Kreativität» dieses ursprünglich organisierten Flüssigkeitssystems zeigt sich darüberhinaus bei der Variabilität lymphvaskulärer Reanastomisierungsvorgänge etwa im Rahmen von Organtransplantationen, aber auch in der Anpassung der Lymphkapillaren eines Organs bei der Bewältigung seiner «hormonellen Last». Im Hoden besitzen Spezies mit wenigen Leydig Zellen (Schildkröten, Vögel, Ratten) für den Abtransport für Geschlechtssteroide weite und ursprünglich organisierte lymphsackähnliche «Lymphseen» (Schildkröte, Ratte), während nur wenige Lymphkapillaren bei Spezies mit zahlreichen Leydig Zellen (Rind, Mensch) den hormonbeladenen lymphvaskulären Abtransport sicherstellen (**Abb. 2/11**).

Das Lymphgefäßsystem hat sich den funktionellen Bedürfnissen des Körpers und seiner Organe angepaßt und zwar scheinbar unabhängig davon, ob phylogenetisch alte oder neue Konstruktionsmuster zur Ausbildung nötig waren. Allerdings sind der funktionellen Flexibilität und Kapazität dieses Systems beim Säuger und Menschen Grenzen gesetzt, da es aufgrund seiner Spezialisierung gegenüber Eingriffen des Menschen nur unzureichend geschützt ist, wie es die Ausführungen des nächsten Kapitels zeigen werden.

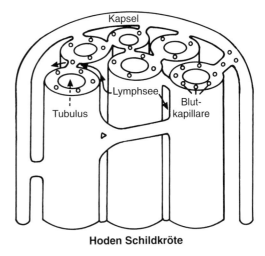

**Abb. 2/11:** Innerhalb des Hodens einiger Nichtsäuger und Säuger ist ein lymphsackähnlicher «Lymphsee» ausgebildet, in dem die Hodentubuli durch Trabekel untereinander und mit der Kapsel in Verbindung stehen. Der weite Lymphraum ermöglicht einen effektiven Abtransport von männlichen Geschlechtshormonen, da diese Spezies nur wenige hormonbildende Zellen (Leydig Zellen) aufweisen.

## 2.4.7 Variabilität des Kollektorensystems beim Säuger

Kollektoren entstehen aus ontogenetischer und phylogenetischer Sicht aus Gefäßen, die lediglich einen Endothelüberzug aufweisen. Die Lymphgefäße der Amphibien und Reptilien sind sogenannte Leitgefäße, d.h. sie besitzen eine überwiegend bindegewebig organisierte Wand mit sehr wenigen diskontinuierlich angeordneten glatten Muskelzellen. Das gilt grundsätzlich auch für alle Präkollektoren bis hin zum Menschen und für Kollektoren einiger Säugerspezies wie Hund, Katze und Kaninchen. So weisen beim Hund die Kollektoren der unteren Extremitäten bis zur ersten Lymphknotenstation diskontinuierlich angelegte Muskelzellen auf. Dagegen befindet sich innerhalb der Extremitätenkollektoren bei Pferd und Schwein eine einschichtige, aber kontinuierlich angelegte, glattmuskuläre Media, die auffallend dickwandig (kontinuierlich und mehrschichtig) bei Rind, Schaf, Ziege und Mensch ist. Deshalb werden in der Literatur überwiegend bindegewebig organisierte «Leitgefäße» von «Transportgefäßen» unterschieden, in denen eine kontinuierlich angelegte, glattmuskuläre Media ausgebildet ist. Beim Menschen sind Präkollektoren stets Leitgefäße und Kollektoren Transportgefäße.

Es hat den Anschein, als ob bei den Säugern mit der zunehmenden Länge der Extremitäten der glattmuskuläre Wandanteil verstärkt wurde, was auf eine höhere Eigenkontraktilität schließen läßt. Leider trifft diese Relation zwischen Länge der Extremitäten und der Anzahl glatter Muskelzellen beispielsweise bei Ratte und Pferden nicht zu. Pferde besitzen nur wenige glatte Muskelzellen in der Kollektorenwand, jedoch relativ lange Beine. Bei Ratten ist dieses Verhältnis umgekehrt.

Neben dieser morphologischen Charakterisierung der Kollektorenwand spielt die Anzahl, Kaliberstärke und Topographie der Kollektoren eine Rolle für die Bewältigung der lymphvaskulären Last. Grundsätzlich ist eine Unterscheidung zwischen epifaszialen (subkutanen) und subfaszialen Kollektoren bei Tieren nicht einfach, da wie bereits in Kap. 2.3 erwähnt, die Subkutis wenig Fett enthält. Darüberhinaus variiert die Anzahl der Kollektoren erheblich. Bei Säugetieren sind in der Regel sehr viel weniger Kollektoren (beim Hund 2–4 subkutane Kollektoren pro Extremität) vorhanden als bei Tieraffen und beim Menschen. Dafür ist die Kaliberstärke der Gefäße erheblich größer als beim Menschen.

## 2.4.8 Schlußbetrachtung: Morphologie, Lymphdynamik und lymphvaskuläre Evolution

Die wichtigsten Veränderungen in der lymphvaskulären Evolution vollzogen sich an den Kollektoren und Lymphgefäßstämmen. Aufbau und Arrangement der initialen Lymphstrombahn und somit auch der Mechanismus der Lymphbildung überdauerten die lymphvaskuläre Entwicklung vom Frosch bis zum Menschen. Die evolutionären Veränderungen am Kollektorensystem erfolgten in Anpassung an die funktionelle Spezialisierung des Blutgefäßsystems, an die Körpergröße und an die Lebensweise jeder Spezies. Aus den subkutanen wasserspeichernden Lymphsäcken oder Wasserkissen der Amphibien und Reptilien entstand ein lymphvaskuläres Röhrenleitsystem bei Vögeln und Säugern. Von großem vergleichend-anatomischen Interesse wäre es, das Lymphgefäßsystem der großwüchsigen Dinosaurier zu untersuchen. Leider wird uns die Lymphdynamik dieser größten Landwirbeltiere verborgen bleiben, denen eigentlich als Reptilien ein glattmuskuläres Röhrenleitsystem gefehlt haben muß.

Auch bei den Säugern erscheint die enorme Variabilität der Kollektoren in bezug auf ihre Anzahl, Kaliberstärke und Ausstattung mit einem glattmuskulären Antriebssystem unverständlich. Generell wurde die glattmuskuläre Media mit zunehmender Extremitätenlänge und besonders durch die Aufrichtung der Primaten verstärkt, doch scheint das Pferd nicht dieser Regel zu unterliegen, weshalb bei diesen Tieren Lymphödematisierungen spontan auftreten können. Dabei haben allerdings die Haltungsbedingungen dieser laufaktiven Steppentiere einen wesentlichen Einfluß auf die Ödembereitschaft. Beim Menschen werden Lymphödematisierungen durch krankheitsbedingte und häufig auch iatrogene Ursachen manifestiert. So existieren bei den Tiersäugern und Menschen eine Reihe von lymphvaskulären Neuentwicklungen, die ein Lymphödem nicht verursachen, aber seinen Verlauf begünstigen:

— Der ausgeprägte Fettgewebsmantel der Subkutis bildet beim Menschen die «interstitielle Grundlage» für Lymphödematisierungen besonders im Bereich der Extremitäten. Beim Menschen bleibt die Frage offen, ob eine fettfreistrukturierte Subkutis die Ausdifferenzierung von Lymphödematisierungen positiv beeinflussen könnte, wie das beim Säugetier der Fall zu sein scheint.
— Die Reduktion der lymphovenösen Anastomosen hat beim Menschen und Säugetier die lymphvaskuläre Transportstrecke der unteren Extremitäten verlängert. So kann die Lymphe der unteren Extremitäten nicht im Beckenbereich, sondern nur an der Hals- und Brustgrenze in das Venensystem abfließen. Mit dem Verlust der kaudalen Lymphherzen und der systematischen Ausdifferenzierung des lymphvaskulären Klappenapparates wird das Lymphgefäßsystem zu einem Einwegsystem mit Ausnahme der initialen Lymphstrombahn.
— In Folge des aufrechten Ganges entstanden beim Menschen ungünstige hydrostatische Bedingungen für den Lymphfluß und besonders innerhalb der unteren Extremität.
— Die Aufteilung der Kollektoren in Kollektorenbündel führt besonders beim Menschen, aber auch bei Tier- und Menschenaffen zu ungünstigen Bedingungen, welche die Lymphdynamik besonders in der unteren Extremität negativ beeinflussen.
Vorteile dieser lymphvaskulären Gefäßaufteilungen sind durch Anastomosen zwischen den Kollektoren gegeben. Sind für ein Drainagegebiet mehrere Kollektoren (Mensch) statt ein Kollektor (Säugetier) verantwortlich, dann ist bei Ausfall eines Kollektors lediglich das Einzugsgebiet beim Säugetier gefährdet. Das trifft auch bei einer Hypoplasie der Kollektoren zu.
— Die systematische Verteilung von Lymphknoten innerhalb des Lymphgefäßsystems der Säuger beeinträchtigt die Dynamik des Lymphflusses erheblich. Es ist verwunderlich, warum Lymphknoten für die immunologische Abwehrbereitschaft und besonders für die Filterfunktion der Lymphe erst beim Säuger und nicht schon bei den Amphibien, Reptilien und Vögeln ausgebildet wurden. Beim Pferd sollen etwa 8000 Lymphknoten vorhanden sein, die eine durchschnittliche Größe von nur 2–15 mm aufweisen. Auch der Mensch besitzt relativ viele (etwa 500), aber auch kleine Lymphknoten, während bei der überwiegenden Anzahl von Säugetieren weniger (beim Hund 60) aber größere Lymphknoten innerhalb des Lymphdrainageapparates integriert sind. Grundsätzlich ist die Variabilität von Lymphknotenkonfigurationen groß: so treten beispielsweise Blutlymphknoten (Ratte, Rind), Lymphknoten mit inversem Lymphfluß (Schwein, Nashorn, Elefant usw.) und miteinander verschmolzene Lymphknoten (Schwein) auf, um nur einige Beispiele zu nennen.

Der Zuerwerb von lediglich zwei morphologischen Merkmalen verbessert die Bedingungen der Lymphdynamik beim Säuger und besonders beim Menschen: die endgültige Ausdifferenzierung tubulärer Lymphgefäße und der Zuerwerb eines effektiven glattmuskulären Antriebssystems. Die lymphodynamischen Auswirkungen sind jedoch enorm. So kann beim Menschen das Lymphzeitvolumen um das 20fache gesteigert werden. Für die Transportkapazität ist das glattmuskuläre Antriebssystem der peripheren und zentralen Lymphgefäße verantwortlich. Dagegen erscheint eine wesentliche Erhöhung des Lymphzeitvolumens beim Pferd kaum möglich, da beim gesunden stehenden Pferd bereits gestaute Lymphkollektoren lymphangiographisch nachweisbar sind.

Das Wissen um die Herkunft des Lymphgefäßsystems bei uns und unseren Vorfahren könnte die Bindung des Arztes und Physiotherapeuten zu diesem vernachlässigten Flüssigkeitssystem verstärken und birgt manche Antwort darauf, was es zu leisten vermag und wo seine funktionellen Grenzen liegen. Der Lymphdrainageapparat wird noch bei Betrachtungen in die Vergangenheit und Zukunft für manche Überraschung sorgen.

**Literatur**

Berens v. Rautenfeld, D.: The lymph system of the copulatory organ. Fortschr. Zool. *30*/1985: 411–414.
Berens v. Rautenfeld, D.: Neue Darstellungstechniken und Mikroangioarchitektur von Lymphgefäßen embryologisch relevanter Organsysteme. FU Berlin, Habil-Schrift 1991.
Berens v. Rautenfeld, D., K.D. Budras: Elektronenoptische Untersuchungen über Transsudationsvorgänge zwischen Blut- und Lymphkapillaren im Lymphobulbus des Kopulationsorganes beim Haushuhn (Gallus domesticus). Zentralbl. Veterinärmed. *4*/1975: 274–287.
Berens v. Rautenfeld, D., K.D. Budras, R. Gassman: A morphological study of antibody transport in the transparent fluid flowing from the lymph-folds of the copulatory organ into the cloacal lumen of the cock (Gallus domesticus). Z. mikrosk. anat. Forsch. *90*/1976: 989–1008.
Casley-Smith, J.R.: The phylogeny of the lymphatic system. In: M. Földi, J.R. Casley-Smith (eds.): Lymphangiology. Schattauer, Stuttgart-New York, 1983: 1–23.
Fürther, H.: Beiträge zur Kenntnis der Vogellymphknoten. Z. Naturwiss. (Jena) *50*/1913: 359–410.
Grau, H.: Vergleichende Anatomie des Lymphgefäßsystems. In: G. Seiffert (Hrsg.): Handbuch der allgemeinen Pathologie, III/6, 39–88. Springer, Berlin-Heidelberg-New York 1972.
Hunneshagen, C.: Das Lymphgefäßsystem der Rotwangen-Schmuckschildkröte (Pseudemys scripta elegans) unter Berücksichtigung des phylogenetischen Aspekts. Diss. med. vet., Tierärztliche Hochschule Hannover 1988.
Kampmeier, O.F.: Evolution and comparative morphology of the lymphatic system. Springfield: Thomas. 1969.
Kubik, S.: Ursachen der Ödembildung und des kutanen Refluxes. Anatomie und Entwicklung der Extremitätenlymphgefäße. Lymphologica, Jahresband 1989: 26–35.
Leak, L.V.: Lymphatic capillaries in tail fin of amphibia larva: An electron microscopic study. J. Morphol. *125*/1968: 419–445.
Lindner, H.R.: Zur Frage der mikroskopischen und makroskopischen Anatomie der Vogellymphknoten (gleichzeitig ein Beitrag zur vergleichenden Morphologie der Vögel und Säugetiere). Diss. med. vet., Humboldt Univ. Berlin 1960.
Mayer, P.: Über Eigenthümlichkeiten in den Kreislauforganen der Selachier. Mitt. zool. Stat. Neapel *8*/1888: 307–369.
Sabin, F.R.: On the origin of the lymphatic system from the veins and the development of the lymph hearts and thoracic duct in the pig. Amer. J. Anat. *1*/1902: 367–389.
Sommer, V.: Der Affe, unsere wilden Verwandten. GEO, Gruner u. Jahr, Hamburg 1989.
Starck, D.: Vergleichende Anatomie der Wirbeltiere, Bd. 3. Springer, Berlin-Heidelberg-New York, 1982.
Töndury, G., S. Kubik: Zur Ontogenese des lymphatischen Systems. In: Handbuch der Allgemeinen Pathologie, III/6, 1–38. Springer, Berlin-Heidelberg-New York 1972.
Vogel, W.O.P.: Das Lymphgefäßsystem der Knochenfische – eine Fehlinterpretation? Verh. Anat. Ges. *75*/1981: 733–735.

# 3 Physiologie und Pathophysiologie des Lymphgefäßsystems

E. Földi und M. Földi

## 3.1 Physikalisch-chemische Grundbegriffe

### 3.1.1 Diffusion[1]

#### 3.1.1.1 Einfache Diffusion

Man schüttet in einen Glasbehälter 100 ml einer 10%igen Zuckerlösung. Anschließend schichtet man vorsichtig 100 ml destillierten Wassers darüber. Nach einer gewissen Zeit befinden sich im Behälter 200 ml einer 5%igen Zuckerlösung. Die Vermischung der beiden Flüssigkeiten erfolgt völlig spontan (**Abb. 3/1**). Es handelt sich um eine **Diffusion**. Sie beruht auf der ununterbrochenen thermischen Bewegung von Molekülen (und Ionen), welche lediglich beim absoluten Nullpunkt aufhört. Man stelle sich einen Billardtisch vor, auf welchem eine große Anzahl von Kugeln verschiedener Farbe und Größe von einem unsichtbaren Spieler ununterbrochen hin- und hergeschossen wird. Stößt zufällig eine Kugel während ihres Rollens gegen eine andere, so übergibt sie dieser einen Teil ihrer Energie, und beide ändern ihre Laufbahn. Die Geschwindigkeit der Diffusion hängt von mehreren Faktoren ab:

a) von der **Größe der Teilchen**: Je größer das Molekül (oder das Ion), desto langsamer erfolgt die Diffusion;
b) vom **Konzentrationsunterschied**: Je größer der Konzentrationsunterschied, desto schneller ist die Geschwindigkeit der Diffusion;
c) von der **Entfernung**: Müssen die Teilchen eine größere Entfernung zurücklegen, dauert die Vermischung länger;
d) vom **Gesamtquerschnitt**, auf welchem sich die beiden Flüssigkeiten berühren: Je größer die Berührungsfläche, desto schneller verläuft die Diffusion;
e) von der **Temperatur**: Erwärmung beschleunigt, Abkühlung verlangsamt die Diffusion.

Man kann dies in Form einer Formel aufschreiben:

$$\text{Diffusionsrate} = \frac{\text{Konzentrationsunterschied} \times \text{Querschnittsareal} \times \text{Temperatur}}{\sqrt[2]{\text{Molekulargewicht}} \times \text{Entfernung}}$$

---

[1] Zerstreuung.

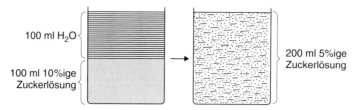

**Abb. 3/1:** Einfache Diffusion. Schichtet man auf eine 10%ige Zuckerlösung destilliertes Wasser, so kommt es durch Diffusion zu einer Vermischung der beiden Flüssigkeiten; es entsteht eine 5%ige Zuckerlösung.

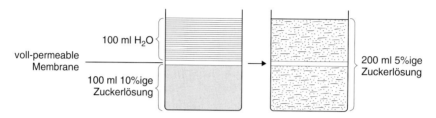

**Abb. 3/2:** Behinderte Diffusion. Trennt man eine Zuckerlösung von destilliertem Wasser mit einer für beide Moleküle vollpermeablen Membrane, vermischen sich diese beiden Flüssigkeiten miteinander langsamer als ohne Membrane.

### 3.1.1.2 Behinderte Diffusion

Geht man so vor, daß man auf die Oberfläche der 10%igen Zuckerlösung vorsichtig eine sogenannte «**Vollpermeable Membrane**»[2] legt, welche so konstruiert ist, daß sie sowohl für die kleinen Wasser-, als auch für die größeren Zuckermoleküle frei durchlässig ist – es handelt sich also um ein Sieb, dessen Öffnungen größer sind als die Durchmesser der Wasser- und Zuckermoleküle – und schüttet dann das destillierte Wasser auf diese Membrane, erfolgt ebenfalls eine vollständige Vermischung der beiden Flüssigkeiten. Der Vorgang nimmt lediglich mehr Zeit in Anspruch, weil immer wieder Moleküle gegen die Membrane stoßen, bevor sie eine Öffnung passieren können. Wir sprechen von einer «**behinderten Diffusion**» (Abb. 3/2).

### 3.1.1.3 Erleichterte Diffusion

Im lebenden Körper spielt auch eine sogenannte «erleichterte Diffusion» eine Rolle. Die Zellmembrane besteht neben Proteinen und Kohlehydraten aus Lipiden; der zur Zellernährung so wichtige Traubenzucker ist in Fett unlösbar.

Damit die Zelle den Traubenzucker aus der Gewebsflüssigkeit einverleiben kann, wird dieser an der Außenseite der Zellmembrane an ein Eiweißmolekül («Carrière»-Molekül) gebunden und diffundiert in Form eines Komplexes durch die Zellmembrane, ins Zellinnere; hier wird der Zucker freigegeben.

### 3.1.1.4 Diffusion: stets «bergabwärts»

Bei jeder Form der Diffusion, also auch bei der «erleichterten», können die Moleküle lediglich von einem Ort höherer Konzentration Richtung niedrigere Konzentration gelangen, d.h.

---

[2] Scheidewand.

«bergabwärts» wandern, genauso wie im Fall eines Temperaturausgleichs die «Wärme» stets in Richtung Kälte «strömt» (**Abb. 3/3**)[3]. Im Körper ist es freilich oft erforderlich, daß Stoffe von einem Ort geringerer Konzentration zu einer mit einer höheren Konzentration befördert werden. Dieser «**bergaufwärts**» Transport ist **keine** Diffusion; es handelt sich um einen sogenannten «aktiven Prozeß», welcher den Einsatz zellulär Energie benötigt.

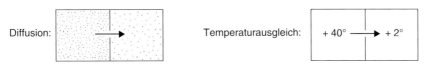

**Abb. 3/3:** Die Diffusion erfolgt «bergabwärts»; die «Wärme» strömt stets in Richtung «Kälte».

Zusammenfassend: Unter Diffusion versteht man eine equilibrierende Strömung der Materie als Folge der zufälligen (thermischen) Bewegung der Moleküle im Wasser (oder in einem Gas) von einer Region mit höherer Konzentration in Richtung niedrigerer Konzentration.

### 3.1.1.5 Die Bedeutung der Diffusion im lebenden Organismus, insbesondere bei der Ver- und Entsorgung

Durch Diffusionsprozesse kommen im Körper riesige Stoffbewegungen zustande. Durch die Membrane eines roten Blutkörperchens strömt z. B. während einer Sekunde eine Wassermenge ins Zellinnere hinein, welche 100mal größer ist als das Volumen der Zelle selbst. Selbstverständlich geschieht gleichzeitig dasselbe auch in entgegengesetzter Richtung, d. h. von innen nach außen.

Die Wand der Blutkapillaren sind für Blutwasser und für sämtliche im Blutwasser gelösten **kleinen** anorganischen und organischen Moleküle in beiden Richtungen durchlässig, sie entsprechen also einer vollpermeablen Scheidewand. Die genannten Stoffe verlassen durch Diffusion die Blutbahn und werden wieder in die Blutbahn aufgenommen. Dieser Prozeß bedarf der Zufuhr keinerlei Energie. Die gesamte Versorgung des Körpers mit Sauerstoff und die Entsorgung von Kohlensäure geschieht ausschließlich durch Diffusion. Die überwiegende Mehrzahl der verschiedenen Stoffe, welche der Körper benötigt, wird durch Diffusion zur Verfügung gestellt und die Schlacken werden durch Diffusion entfernt. Pro Minute beträgt die durch Diffusion die Gesamtkapillaroberfläche passierende Wassermenge etwa 240 000 ml (**Abb. 3/4**)!

## 3.1.2 Osmose

Bei der «behinderten» Diffusion haben wir die Zuckerlösung und das destillierte Wasser durch eine für beide Moleküle **permeable** Membran voneinander getrennt. Trennen wir nun die beiden Lösungen voneinander durch eine «**semipermeable**»[4] Membrane, welche für die

---
[3] Diese Tatsache beruht auf dem zweiten Gesetz der Thermodynamik (s. Kap. 3.3.1).
[4] semis = halb.

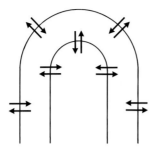

**Abb. 3/4:** Durch den Prozeß einer behinderten Diffusion verlassen Wassermoleküle über die gesamte Blutkapillarfläche die Blutbahn, diffundieren jedoch auch aus dem Interstitium in die Blutbahn zurück.

kleinen Wassermoleküle durchlässig, für die größeren Zuckermoleküle undurchlässig ist, entsteht die sogenannte **Osmose**[5].

Wir nehmen ein U-förmiges Glas, welches mit Hilfe einer derartigen semipermeablen Membrane in zwei symmetrische Teile getrennt wird und tun in die rechte Hälfte destilliertes Wasser, in die linke Hälfte eine Zuckerlösung. Das Wasser diffundiert nun frei in die linke Hälfte des Rohres, d. h. in die Zuckerlösung hinein, die Zuckermoleküle können jedoch die semipermeable Membrane nicht passieren. Infolgedessen steigt allmählich auf der linken Seite der Wasserspiegel an. Zwar entspricht es keineswegs der naturwissenschaftlichen Tatsache, dennoch kann sich der Studierende die Situation so vorstellen, als ob sich jetzt die Zuckermoleküle den Wassermolekülen gegenüber wie ein Magnet Metall gegenüber verhalten würden. Durch den Anstieg des Wasserspiegels auf der linken Seite des U-Rohres wird hier der hydrostatische Druck ansteigen. Wir nennen diesen Druck «**osmotischen Druck**». Die Höhe des osmotischen Druckes kann in Wasserzentimetern abgelesen und in Quecksilbermillimeter umgerechnet werden: 1 cm $H_2O$ = 0,735 mm Hg.

> Osmose ist eine mittels einer semipermeablen Membrane künstlich nur in eine Richtung ablaufende Diffusion.

Appliziert man auf die angestiegene Flüssigkeitssäule links eine dem osmotischen Druck entsprechende Kraft – sie überwindet die Kraft, mit welcher die Zuckermoleküle die Wassermoleküle festhalten – so sinkt das Niveau der Flüssigkeitssäule links wieder auf die Ausgangslage zurück (**Abb. 3/5**).

> Der osmotische Druck einer Lösung wird von der Zahl der in der Lösung befindlichen Moleküle, d. h. von der Konzentration bestimmt: Je höher die Zuckerkonzentration, desto höher ist der osmotische Druck.

## 3.1.3 Kolloidosmose

Die Plasmaproteine – ihre Gesamtkonzentration beträgt etwa 7 g/% – sind Riesen-(«Makro»-)moleküle. Ein Eiweißmolekül ist aus mehreren hundert Aminosäuren aufgebaut; eine Aminosäure enthält mehrere hundert Atome. Moleküle, welche aus $10^3 - 10^9$ Atomen beste-

---

[5] osmos = Antrieb.

## Physikalisch-chemische Grundbegriffe 223

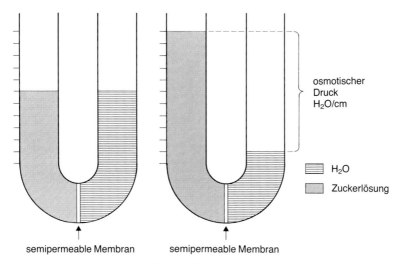

**Abb. 3/5:** Wird eine Zuckerlösung von destilliertem Wasser durch eine semipermeable, für Zucker undurchlässige Membrane getrennt, entsteht ein osmotischer Druck.

hen, nennt man **Kolloide**[6]. Es gibt semipermeable Membranen, welche die riesigen Eiweißkörper nicht passieren lassen, für Wasser und für alle anderen gelösten organischen und anorganischen Moleküle aber frei durchlässig sind. Wenn wir in die rechte Hälfte eines U-förmigen Rohres Wasser tun, in die linke eine Eiweißlösung – die beiden Flüssigkeiten werden voneinander durch eine solche semipermeable Membrane getrennt – wird der Flüssigkeitsspiegel links ansteigen: Die Rieseneiweißmoleküle verhalten sich Wasser gegenüber wie ein Magnet Metallsplittern gegenüber, sie saugen Wasser hinüber und halten es fest. Auch in

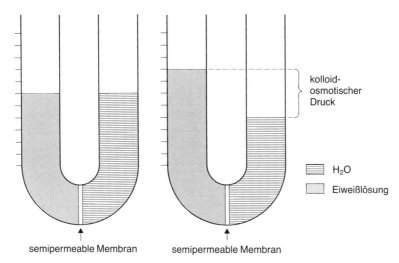

**Abb. 3/6:** Wird eine Eiweißlösung von destilliertem Wasser durch eine semipermeable, für Eiweiß undurchlässige Membrane getrennt, entsteht ein kolloidosmotischer Druck.

---

[6] Kolla (griechisch) = Leim.

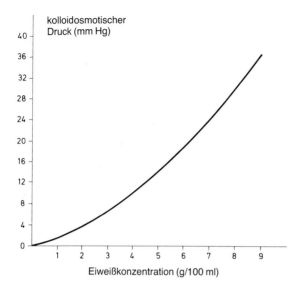

**Abb. 3/7:** Zwischen der Plasmaproteinkonzentration und dem kolloidosmotischen Druck besteht eine enge Korrelation.

diesem Fall entsteht ein Druck, der als «**kolloidosmotischer Druck**» bezeichnet wird. Auch den kolloidosmotischen Druck liest man in Wasserzentimetern direkt ab und kann ihn in Quecksilbermillimeter umrechnen (**Abb. 3/6**).

Auch die Höhe des kolloidosmotischen Druckes ist proportional zu der Eiweißkonzentration. In **Abbildung 3/7** sind auf der Abszisse Eiweißkonzentrationen angegeben, auf der Ordinate der kolloidosmotische Druck. Bei einer Eiweißkonzentration von 7 g/% beträgt der kolloidosmotische Druck 25 mm/Hg. Bei einer **Hypoproteinämie** von z.B. 3 g/%[7] ergibt sich ein Wert von 7 mm/Hg. **Es existiert also ein enger Zusammenhang zwischen Plasmaproteinkonzentration und kolloidosmotischem Druck. Bei einer Hypoproteinämie ist der kolloidosmotische Druck niedriger als normal** (Abb. 3/7).

Anstelle des Wortes «Druck» kann auch das Wort «Sog» benutzt werden. Man spricht auch von einem «**onkotischen**[8] Druck» oder Sog (Quellungsdruck). Schüttet man auf getrocknete Hülsenfrüchte, z.B. Bohnen – diese enthalten viel Eiweiß – Wasser, saugt das Eiweiß Wasser an; die Bohne quillt auf, vergrößert sich, ihre Haut platzt.

### 3.1.4 Ultrafiltration

Im ärztlichen Labor ist es oft erforderlich, aus Blutplasma, welches neben Eiweißmolekülen auch eine ganze Reihe von «Zwergmolekülen» enthält, die Eiweißkörper zu entfernen. Eine der Möglichkeiten ist die sogenannte «**Ultrafiltration**»[9].

Man benötigt hierzu eine Druckflasche, in welche ein Gummistöpsel paßt; in ein Loch in der Mitte des Gummistöpsels wird ein Trichter angebracht; im Trichter befindet sich ein **Ultrafilter**, d.h. eine solche semipermeable Membrane, welche Wasser und die im Wasser gelösten Zwergmoleküle passieren läßt, die Eiweißmoleküle jedoch nicht (**Abb. 3/8**). Wird

---

[7] Hypoproteinämie = herabgesetzte Bluteiweißkonzentration.
[8] onkein = quellen.
[9] ultra = über, darüber hinaus; filtern = sieben.

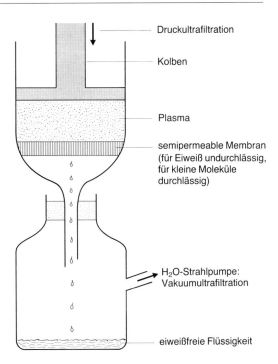

**Abb. 3/8:** Druck- und Vakuumultrafiltration.

auf diesen Ultrafilter die eiweißhaltige Lösung geschüttet, muß auf einen Kolben, der sich über der Eiweißlösung befindet, eine Kraft appliziert werden, welche diejenige Kraft überwindet, mit welcher die Eiweißmoleküle das Wasser festhalten. Dies wird dazu führen, daß tropfenweise in der Druckflasche Wasser und die im Wasser gelösten Zwergmoleküle erscheinen. Geht man in der geschilderten Weise vor, spricht man von einer **Druckultrafiltration**.

Eine andere Möglichkeit der Ultrafiltration besteht darin, daß man in der Druckflasche einen subathmosphärischen Druck, z.B. mit Hilfe einer Wasserstrahlpumpe, erzeugt. Dieser «negative», subathmosphärische Druck muß zahlenmäßig genauso groß sein, wie der «positive» Druck im Falle einer Druckultrafiltration. Bei dieser zweitgenannten Prozedur spricht man von einer **Vakuumultrafiltration**. Druck- und Vakuumultrafiltration lassen sich miteinander kombinieren. Man kann z.B. so vorgehen, daß man sowohl den Druck, als auch den Sog halbiert – das Resultat bleibt identisch.

## 3.2 Grundbegriffe der Mikrozirkulation

### 3.2.1 Der periphere Widerstand

Zwischen dem Strömungswiderstand des Blutes (R) und dem Radius der Blutgefäße besteht der folgende Zusammenhang:

$$R = \frac{8 \times \eta \times L}{\pi \times r^4} \qquad \begin{aligned} \eta &= \text{Viskosität des Blutes} \\ L &= \text{Länge des Blutgefäßes} \\ r &= \text{Radius des Blutgefäßes} \end{aligned}$$

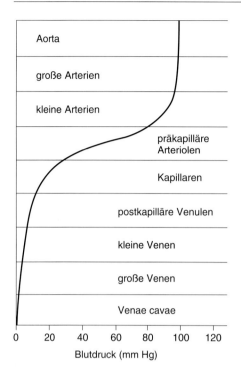

**Abb. 3/9:** Drücke in verschiedenen Abschnitten des Blutgefäßsystems.

Die pumpende Tätigkeit der linken Herzkammer erzeugt in der Aorta einen Blutdruck von 100 mm/Hg. Der Strömungswiderstand im arteriellen System ist so gering, daß der Blutdruck auch in den größeren Arterien 100 mm/Hg und in den unmittelbar vor den präkapillären Arteriolen befindlichen Arterienabschnitten immer noch etwa 85 mm/Hg beträgt. Dies entspricht einer Blutdruckreduktion von (100 − 85) nur 15 mm/Hg. Der ausschlaggebende Anteil des Strömungswiderstandes befindet sich in den präkapillären Arteriolen.

Wenn wir vom «**peripheren Widerstand**» sprechen, so verstehen wir darunter in erster Linie den in den präkapillären Arteriolen lokalisierten Widerstand: Die Blutdruckreduktion beträgt hier (85 − 30) 55 mm/Hg. Der Durchmesser der Kapillaren beträgt nur 5−9 µ, demzufolge sinkt der Druck auch in den Blutkapillaren kontinuierlich weiter ab: Am venösen Ende beträgt er nur noch etwa 10 mm/Hg (Druckreduktion in der Kapillare 30 − 10 = 20 mm/Hg). Mit diesem Druck gelangt das Blut in die postkapillären Venulen um dann bis zum rechten Vorhof bis zu einem Wert von 0 mm/Hg herabzusinken (**Abb. 3/9**).

Zwischen dem arteriellen Blutdruck, dem peripheren Widerstand und dem Herzzeitvolumen besteht der folgende Zusammenhang:

$$\text{Blutdruck} = \text{peripherer Widerstand} \times \text{Herzzeitvolumen}.$$

## 3.2.2 Blutkapillardruck

Da der Blutkapillardruck vom Beginn der Kapillare bis zu deren Ende kontinuierlich sinkt, stellt dieser Begriff lediglich einen **statistischen Mittelwert** dar. Teilt man die Kapillare in einen ersten, arteriellen, und einen zweiten, venösen Schenkel ein, so **ist der mittlere Blutkapillardruck im arteriellen Schenkel** naturgemäß **höher, als derjenige im venösen**.

Aber selbst als statistischer Mittelwert ist der Blutkapillardruck keine konstante Größe. Die präkapillären Arteriolen und die Sphinkter beeinflussen nämlich auch über ihre eigenständige, vom Herzen unabhängige Pulsation, die **Vasomotion**, den Blutkapillardruck: bei der «Systole» der Vasomotion sinkt, bei ihrer «Diastole» erhöht sich der Blutkapillardruck in den 10 bis 100 von der Arteriole versorgten Kapillaren. Wir werden sehen, daß die Vasomotion, deren Frequenz in der Größenordnung von etwa 10 pro Minute liegt, nicht nur bei der konvektiven Strömung der Gewebsflüssigkeit in den Bindegewebskanälen eine wichtige treibende Kraft darstellt, sondern die Prozesse der Versorgung und Entsorgung maßgeblich beeinflußt.

Die **Vasomotion** wird vorwiegend durch die **Sauerstoffkonzentration der Gewebe** reguliert: Sinkt diese, so sinkt die Frequenz und die Sauerstoffversorgung der Gewebe steigt und umgekehrt. Die Strömung des Blutes durch die Blutkapillaren erfolgt also keineswegs kontinuierlich, sondern intermittierend, stoßweise.

Hinzu kommt, daß die die Wandbekleidung bildenden Blutkapillarendothelzellen durch Kontraktion bzw. Erschlaffung die Lichtung der Blutkapillaren und damit den Blutkapillardruck, gleichzeitig aber auch die Breite der Interendothelialzelljunktion[10] mitbeeinflussen.

Der Bau der präkapillären Arteriole unterscheidet sich grundsätzlich vom Bau der postkapillären Venule: In der Wand der präkapillären Arteriole ist reichlich ringförmige glatte Muskulatur vorhanden. In der Wand der postkapillären Venule gibt es nur spärlich glatte Muskelzellen.

Die Muskulatur in der Wand der präkapillären Arteriole ist durch das sympathische Nervensystem innerviert. Das Vasomotorenzentrum befindet sich in der retikulären Substanz der Brücke sowie im verlängerten Mark. Von diesem Zentrum erreichen mit einer Frequenz von 30 bis 120 pro Minute kontinuierliche Impulse die Peripherie. Auf diese Weise entsteht ein Ruhetonus, welcher den Durchmesser der präkapillären Arteriolen bestimmt. Neben **Nervenreizen** wird der Tonus der Muskulatur der präkapillären Arteriolen und damit die Blutversorgung der Gewebe **örtlich** durch die aktuellen Bedürfnisse für Sauerstoff, Zucker, Amino- und Fettsäuren etc., **allgemein-humoral** durch **Hormone** (Epinephrin, Norepinephrin, Vasopressin, Bradykinin, Serotonin, Histamin, Prostaglandine) sowie durch verschiedene **Elektrolyte** beeinflußt. Gerät z. B. das sympathische Nervensystem in Erregung, zieht sich die Muskulatur der präkapillären Arteriolen zusammen, der Tonus steigt, die Wand wird dicker und der Durchmesser der Lichtung kleiner. Die Durchblutung der Kapillaren und der Blutkapillardruck sinken. Wenn der Tonus der Muskulatur der präkapillären Arteriolen sinkt, erweitert sich die Lichtung: die Durchblutung der Kapillaren steigt; der Blutkapillardruck erhöht sich. Diesen Zustand nennen wir «*aktive Hyperämie*» (**Abb. 3/10**).

Etwa nur ein Drittel der Kapillaren der quergestreiften Muskulatur ist im Ruhezustand durchblutet. Bei körperlicher Tätigkeit werden alle durchblutet. Das Ausschalten der Blutkapillaren aus der Durchblutung kommt so zustande, daß der Tonus der präkapillären Arteriolen so stark ansteigt, daß ihre Lichtung verschwindet und das Blut direkt in die postkapilläre Venule abgeleitet wird. Die Kontraktion der präkapillären Sphinkter hat denselben Effekt.

Die Rötung der Haut, welche durch **Massage** oder durch **Applikation von Wärme** herbeige-

---

[10] Der zwischen zwei benachbarten Endothelzellen befindliche Spalt.

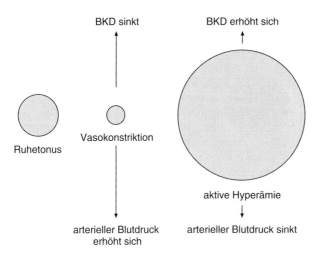

**Abb. 3/10:** Ruhetonus, Vasokonstriktion und aktive Hyperämie. **BKD** Blutkapillardruck.

führt wird, beruht auf einer aktiven Hyperämie. Auch die Rötung und Überwärmung bei einer **akuten Entzündung** beruhen auf einer aktiven Hyperämie.

Es gibt auch eine **passive Hyperämie. Sie ist Folge eines venösen Abflußhindernisses.** Auch in diesem Falle befindet sich in der Blutkapillare mehr Blut als gewöhnlich und der Blutkapillardruck ist erhöht.

> Tonusänderungen der präkapillären Arteriolen haben eine doppelte Wirkung:
> 1. Retrograd (wenn ein großes Areal, z.B. das Splauchnicusgebiet erfaßt wird): Peripherer Widerstand → Arterieller Blutdruck
> 2. Anterograd: Regulierung der Durchblutung von Kapillaren; Blutkapillardruck.

### 3.2.3 Das Starlingsche Gleichgewicht

**Starling** entdeckte, daß

a) bei verschiedenen, von ihm untersuchten Species der durchschnittliche Blutkapillardruck (in mm/Hg) unterschiedlich hoch ist und daß
b) bei den verschiedenen Species der kolloidosmotische Druck der Plasmaproteine (in mm/Hg) unterschiedlich ist, daß aber
c) bei allen untersuchten Species **der durchschnittliche Blutkapillardruck und der kolloidosmotische Druck etwa identisch sind. Die Identität dieser beiden Drücke ist das Starlingsche Gleichgewicht.**

Da, wie wir sahen, der durchschnittliche Blutkapillardruck im arteriellen Schenkel der Blutkapillare höher ist, als im venösen Schenkel, ist der durchschnittliche Blutkapillardruck im arteriellen Schenkel höher als der kolloidosmotische Druck der Eiweißkörper des Blutplasmas und umgekehrt: der durchschnittliche Blutkapillardruck im venösen Schenkel ist niedriger als der kolloidosmotische Druck der Eiweißkörper des Blutplasmas.

Wir können die Wand der Blutkapillare aus didaktischem Grund als eine solche semipermeable Membrane betrachten, welche Eiweißmolekülen gegenüber undurchlässig ist, Wasser, sowie die im Wasser gelösten anorganischen und organischen Moleküle jedoch passieren läßt.

Aus diesen Tatsachen ergibt sich die Schlußfolgerung, daß **im Bereich des arteriellen Schenkels der Blutkapillaren eine Ultrafiltration stattfindet**. Der Blutkapillardruck übt in diesem Bereich eine «**Druckultrafiltration**» aus, indem er den kolloid-osmotischen Sog der Eiweißkörper des Blutplasmas überwindet. Im venösen Schenkel der Blutkapillare findet eine **Ultrafiltration in umgekehrter Richtung** statt, welche als **Resorption** bezeichnet wird: Hier sind die Plasmaproteine in der Lage, den Blutkapillardruck überwindend, eine Ultrafiltration aus dem Interstitium Richtung Blutkapillare zu erzeugen (**Abb. 3/11**).

Die Ultrafiltration im Bereich des arteriellen Schenkels bedeutet eine **Versorgung** mit Blutwasser und mit den im Blutwasser gelösten verschiedenen organischen und anorganischen Mikromolekülen; die Resorption bedeutet eine **Entsorgung**, indem hier auch giftige Stoffe, welche im Zusammenhang mit den Lebensprozessen der Zellen entstanden sind, in das Blut geführt und zum Abtransport gebracht werden.

Genauso, wie im physikalisch-chemischen Labor die Durchführung einer Ultrafiltration der Zufuhr von Energie von außen bedarf, welche den onkotischen Druck überwindet, ist dies auch im Organismus der Fall: die Energie liefert in diesem Fall das Herz. Das Herz hält also nicht nur die Blutströmung im Blutgefäßsystem in Gang, sondern sorgt darüberhinaus im Bereich der Endstrombahn für die Versorgung der Gewebe durch Ultrafiltration.

Im Gegensatz zu den über Diffusion erfolgenden Austauschprozessen, welche über die gesamte Blutkapillarfläche und stets in beiden Richtungen, d.h. über das Lumen der Blutkapillare hinaus in das Interstitium und zurück erfolgt, ist die Ultrafiltration ein nach außen, die Resorption ein nach innen gerichteter Vorgang.

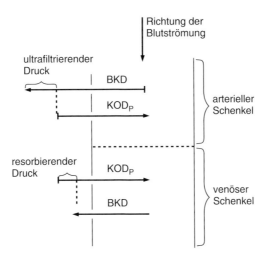

**Abb. 3/11:** Im arteriellen Schenkel der Blutkapillare ist der durchschnittliche Blutkapillardruck (BKD) höher, als der kolloidosmotische Druck der Plasmaproteine ($KOD_P$); der den BKD repräsentierende, von innen nach außen gerichtete Vektor (Pfeil) ist länger als der den $KOD_P$ repräsentierende, von außen nach innen gerichtete. «Vektor BKD» minus «Vektor $KOD_P$» ergibt den von innen nach außen gerichteten **ultrafiltrierenden Druck**.
Im venösen Schenkel ist der durchschnittliche Blutkapillardruck (BKD) niedriger, als der kolloid-osmotische Druck der Plasmaproteine ($KOD_P$); der den BKD repräsentierende, von innen nach außen gerichtete Vektor ist kürzer als der den $KOD_P$ repräsentierende, von außen nach innen gerichtete. «Vektor $KOD_P$» minus «Vektor BKD» ergibt den von außen nach innen gerichteten **resorbierenden Druck**.

Durch **Diffusion** werden, wie wir sahen, pro Minute 240000 ml Wasser hin und her bewegt, durch **Ultrafiltration** verlassen pro Minute nur 16 ml Wasser die gesamte Fläche aller arteriellen Blutkapillarschenkel (die Nierenglomeruli nicht gerechnet).

Diffusion und Ultrafiltration sind voneinander nicht unabhängig. Das durch Ultrafiltration den arteriellen Blutkapillarschenkel verlassende Blutwasser reißt Diffusionsflüssigkeit mit sich; wir nennen dies «Mengen-Fluß» («**bulk-flow**»). Man muß sich dies im Gegensatz zur einfachen Diffusion als eine gerichtete, geordnete Strömung der Moleküle vorstellen, bei welcher, wie wir sahen, die Teilchen unregelmäßig hin- und herschwirren. Selbstverständlich verursachte die Resorption im venösen Blutkapillarschenkel ebenfalls einen «bulk-flow» aus dem Interstitium in die Endstrombahn zurück.

Diese Beschreibung der Ultrafiltration und Resorption ist freilich nur statistisch gesehen richtig und entspricht einem didaktischen Denkmodell. In Wirklichkeit führt die Vasomotion dazu, daß der Blutdruck in den Kapillaren so stark sinken kann, daß über die ganze Fläche resorbiert wird, oder, daß er so stark steigt, daß nur ultrafiltriert wird. Auch die Kontraktion bzw. Erschlaffung der Blutkapillarendothelzellen beeinflussen, wie wir sahen, den Blutkapillardruck und dadurch die Ultrafiltration und Resorption. Hinzu kommt, daß nicht nur in den Kapillaren, sondern auch in den postkapillären Venulen Flüssigkeitsbewegungen stattfinden.

> Die Wirkung der Vasomotion:
> 1. Bewegt die Gewebsflüssigkeit
> 2. Bei Kontraktion → BKD[11] ↓ ultrafiltrierender Druck ↓
> 3. Bei Erweiterung → BKD ↑ → ultrafiltrierender Druck ↑

Aber die **Endstrombahn ist Plasmaproteinen gegenüber nicht ganz impermeabel:** In einer von der Natur «gewollten» und programmierten Menge werden Eiweißkörper aus der Blutbahn in das Interstitium hinausgeschleust. Den Mechanismus dieses Vorganges, welcher zu den noch nicht endgültig geklärten Fragen der Physiologie gehört, erörtern wir ausführlich nicht; den interessierten Leser verweisen wir auf das Verzeichnis der weiterführenden Literatur.

Die Permeabilität der Blutkapillaren Eiweißkörpern gegenüber ist von Organ zu Organ unterschiedlich und hängt mit der Feinstruktur der Blutkapillaren bzw. mit der Funktion der Organe zusammen. Die Lebersinusoide haben die größte, die meisten Blutkapillaren des zentralen Nervensystems die niedrigste Permeabilität. Die Blutkapillaren der Kutis, Subkutis und Muskulatur verfügen über eine Permeabilität, welche etwa in der Mitte zwischen diesen beiden Extremen liegt. Besonders hoch ist die Eiweißdurchlässigkeit im Bereich der postkapillären Venulen.

Warum läßt die Natur Plasmaproteine die Endstrombahn passieren? Dies hat mehrere Ursachen; wir nennen nur eine:

Ein wichtiger Grund liegt in der sogenannten «**Vehikelfunktion**» der Eiweißkörper: Die Eiweißkörper binden nicht nur Wasser, sondern eine große Anzahl lebenswichtiger Stoffe, wie z.B. **Vitamine** (A, D, E, K), **Hormone** (Steroidhormone, Schilddrüsenhormone), **Bilirubin, Fettsäuren, Metalle** (Eisen, Kupfer, Calcium); wenn Eiweißmoleküle die Blutbahn verlassen, schleppen sie also ihr «Mitbringsel» mit sich und stellen es den Zellen zur Verfügung.

Die Tatsache, daß durch die Wand der Blutkapillaren und postkapillären Venulen ununterbrochen Eiweißkörper in die Gewebsflüssigkeit hinausgeschleust werden, führt dazu, daß **die Gewebsflüssigkeit immer eiweißhaltig** ist. Die Eiweißkörper binden freilich auch im Interstitium Wasser. Dies hat für die Resorption eine wichtige Konsequenz: Der Begriff des «effekti-

---

[11] BKD = Blutkapillardruck.

ven resorbierenden Druckes» muß eingeführt werden, desjenigen Druckes also, welcher für die Resorption letzten Endes verantwortlich ist:

> Effektiver[12] resorbierender Druck =
> (KOD[13] im Blutplasma) − (KOD in der Gewebsflüssigkeit)

Es gibt noch einen Faktor, welcher die **Starlingschen** Drücke kompliziert. Wir haben bis jetzt absichtlich die Tatsache vernachlässigt, daß es auch im Interstitium einen Druck gibt. Da die Lage hier noch viel komplizierter ist, als beim Blutkapillardruck, gehen wir auf Einzelheiten nicht ein und stellen nur fest, daß infolge der Existenz des Gewebedruckes der Begriff des **effektiven ultrafiltrierenden Druckes** eingeführt werden muß, desjenigen Druckes also, welcher letztendlich für die Ultrafiltration verantwortlich ist. Diesen Wert erhalten wir, wenn wir vom Blutkapillardruck den Gewebedruck abziehen. Der Gewebedruck schmälert den ultrafiltrierenden Druck; **ist der Gewebedruck negativ, erhöht er ihn selbstverständlich.** (Denken wir in diesem Zusammenhang an das in Kapitel 3.1.4 Gesagte!)

> Effektiver ultrafiltrierender Druck = Blutkapillardruck − interstitieller Druck

Die Begriffe «effektiver resorbierender Druck» und «effektiver ultrafiltrierender Druck» sind wegen pathophysiologischer Zustände wichtig. Unter krankhaften Bedingungen kann es z. B. dazu kommen, daß die Eiweißkonzentration im Interstitium ansteigt bzw., daß der Gewebedruck steigt oder sinkt.

Bei der endgültigen Formulierung des «**Starlingschen Gleichgewichtes**» müssen wir also sowohl im arteriellen als auch im venösen Schenkel mit 4 Drücken rechnen: mit dem Blutkapillardruck (BKD), mit dem Gewebedruck (ID), mit dem kolloidosmotischen Druck der Plasmaproteine im Blut ($KOD_P$) und mit dem kolloidosmotischen Druck der Plasmaprot-

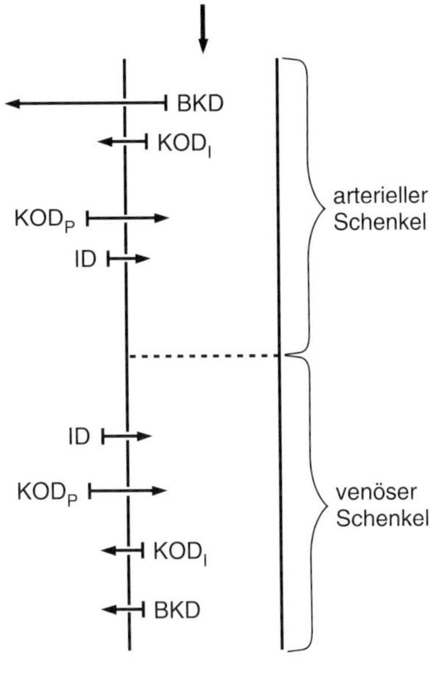

**Abb. 3/12:** In beiden Schenkeln bestimmen jeweils 4 Drücke die Ultrafiltration und die Resorption. Wenn der Gewebedruck (ID) positiv ist, wie hier dargestellt, stemmt er sich gegen den Blutkapillardruck, d. h., daß der **effektive ultrafiltrierende Druck** (BKD − ID) kleiner ist als BKD. Dort, wo ID negativ ist, addiert sich dieser Druck zu BKD; BKD − (− ID) = BKD + ID; d. h., daß der effektive ultrafiltrierende Druck höher ist als BKD.
$KOD_I$ Kolloidosmotischer Druck der Plasmaproteine in der Gewebsflüssigkeit, $KOD_P$ kolloidosmotischer Druck der Plasmaproteine im Blut.

---
[12] effektiv = wirksam.
[13] KOD = kolloidosmotischer Druck.

eine in der Gewebsflüssigkeit (KOD$_I$). Es gibt also in beiden Schenkeln je 4 Drücke (**Abb. 3/12**); durch das Einführen der Begriffe «**effektiver ultrafiltrierender Druck**» und «**effektiver resorbierender Druck**» kehren wir jedoch wieder zu jeweils zwei Drücken zurück, d. h., es gibt die in **Abbildung 3/11** dargestellte Situation, wir müssen lediglich die Ausdrücke «**effektiver ultrafiltrierender Druck**» und «**effektiver resorbierender Druck**» benützen.

Die vier «**Starlingschen Drücke**» sowie die Flächen, über welche Ultrafiltration und Resorption stattfinden, sind so konstruiert, daß lediglich etwa 90% des ultrafiltrierenden Wassers (= «**Bruttoultrafiltrat**») zur Resorption gelangt. Die restliche Wassermenge von 10% nennen wir «**Nettoultrafiltrat**».

Das Nettoultrafiltrat (F) kann mittels der folgenden Formel berechnet werden:

$$F = K \times [(BKD - ID) - \sigma \times (KOD_P - KOD_I)]$$

K = Blutkapillarfiltrationskoeffizient
(= Nettoultrafiltrat pro 100 g Gewebe pro Minute, herbeigeführt durch einen Anstieg des Ultrafiltrationsdruckes um 1 mm HG)
BKD = Blutkapillardruck
ID = Interstitieller Druck
σ = Kolloidosmotischer Reflexionskoeffizient für Plasmaproteine in der Blutkapillarwand (σ eines idealen Utrafilters = 1,0. Wenn sich die Durchlässigkeit Eiweiß gegenüber erhöht, sinkt σ und nähert sich dem Wert 0.)
KOD$_P$ = Kolloidosmotischer Druck der Eiweißkörper des Blutplasmas
KOD$_I$ = Kolloidosmotischer Druck in der interstitiellen Flüssigkeit

Es ist ersichtlich, daß F steigt, wenn der Koeffizient K höher wird; wenn sich der Blutkapillardruck erhöht (Hyperämie); wenn der Gewebedruck sinkt; wenn KOD$_P$ sinkt; wenn sich KOD$_I$ erhöht; wenn der Koeffizient σ sinkt.

Zu einem Anstieg des Nettoultrafiltrats infolge der Erhöhung des kolloidosmotischen Druckes in der Gewebsflüssigkeit kommt es z.B. bei einer **akuten Entzündung**. Die Permeabilität der Blutkapillaren und postkapillären Venulen Eiweißkörpern gegenüber erhöht sich; es entstehen zwischen den einzelnen Endothelzellen breite Öffnungen. Es werden nun nicht mehr in der «gewollten», notwendigen Menge, sondern wesentlich mehr Eiweißkörper, in einer krankhaften, pathologisch erhöhten, passiven Weise aus der Blutbahn in das Interstitium gelangen.

Es gibt also eine **normale Permeabilität der Endstrombahn Eiweißkörpern gegenüber; unter krankhaften Bedingungen kann diese Permeabilität ansteigen.**

## 3.3 Die lymphpflichtigen Lasten

Der Begriff der «**lymphpflichtigen Lasten**» wurde von **M. Földi** nach demjenigen der «**harnpflichtigen Stoffe**» geprägt. Dieser bezieht sich auf diejenigen Substanzen, welche aus dem Blut durch die Nierentätigkeit mit dem Harn ausgeschieden werden müssen. Wenn die Nieren versagen, können die harnpflichtigen Stoffe nicht ausgeschieden werden; dies führt zu schweren Vergiftungserscheinungen, ja sogar zum Tode. In diesem Sinne sind **diejenigen Stoffe lymphpflichtig, welche das Interstitium verlassen müssen und dies nur über die Lymphgefäße tun können.** Wenn die Lymphgefäße versagen, bleiben die lymphpflichtigen Lasten im Interstitium zurück. Wir unterscheiden die folgenden **lymphpflichtigen Lasten**:

- Lymphpflichtige Eiweißlast
- Lymphpflichtige Wasserlast
- Lymphpflichtige Zellast
- Lymphpflichtige Fettlast

## 3.3.1 Die lymphpflichtige Eiweißlast

Die in der Blutbahn zirkulierende Eiweißmenge beträgt etwa 150–200 g. Mindestens die Hälfte davon verläßt im Laufe eines Tages über die Blutkapillaren und die postkapillären Venulen die Blutbahn, durchströmt das Interstitium und wird nach dieser «**extravaskulären Zirkulation**» als lymphpflichtige Eiweißlast durch Lymphkapillaren resorbiert und lymphvaskulär in die Blutbahn zurückbefördert.

Wenn man die Frage stellt, warum die Natur das Lymphgefäßsystem geschaffen hat, dann kann man sagen, daß die ausschlaggebende Aufgabe des Lymphgefäßsystems in der Bewältigung der lymphpflichtigen Eiweißlast besteht.

Aus dem Interstitium können Eiweißkörper nicht wieder über Blutkapillaren in die Blutbahn zurück gelangen. Dies würde dem zweiten Hauptsatz der Thermodynamik widersprechen. Der zweite Hauptsatz der Wärmelehre ist eine der grundlegendsten Naturgesetze; nach **Eddington** (1987) sogar der wichtigste. Er schreibt:

«Das Gesetz, wonach die Entropie[14] sich stets erhöht – das zweite Hauptgesetz der Thermodynamik – hat, so meine ich, unter den Naturgesetzen die höchste Rangordnung inne. Sollte jemand eine neue Theorie über das Universum entwickeln, welches zu Maxwells Gleichungen im Widerspruch steht, um so schlechter für diese Gleichungen... Sollte diese Theorie aber im Widerspruch zum zweiten Gesetz der Thermodynamik stehen, ist die Situation hoffnungslos: Es bleibt dann für den Entwickler dieser Theorie nichts anderes übrig, als ein Rückzug in tiefster Zerknirschung.»

Der zweite Hauptsatz der Wärmelehre besagt, daß die **Entropie eines isolierten Systems stets zunimmt.**

**Hawking** (1988) erklärt die **Entropie** und den zweiten Hauptsatz der Wärmelehre wie folgt: «Betrachten wir beispielsweise ein System von Gasmolekülen in einem Behälter. Wir können uns die Moleküle als kleine Billardkugeln vorstellen, die ständig zusammenstoßen und von den Behälterwänden abprallen. Je höher die Temperatur des Gases ist, desto schneller bewegen sich die Moleküle, desto häufiger und heftiger prallen sie auch an die Wände des Behälters, und desto größer ist damit der Druck, den sie auf die Wände ausüben. Nehmen wir an, die Moleküle seien anfangs alle durch eine Zwischenwand auf die linke Behälterseite eingegrenzt. Wenn man die Zwischenwand entfernt, werden sich die Moleküle in der Regel ausbreiten und sich über beide Behälter verteilen. Ein solcher Zustand ist weniger geordnet – oder ungeordneter – als der ursprüngliche Zustand, bei dem sich alle Moleküle in der einen Hälfte befanden. Deshalb sagt man, daß die Entropie des Gases zugenommen habe.» (**Abb. 3/13, 14, 15**).

Die Plasmaproteinkonzentration ist wesentlich höher, als die Proteinkonzentration der interstitiellen Flüssigkeit; ein Wiedereintritt von Eiweißmolekülen aus der Gewebsflüssigkeit

---

[14] Entropie: Die physikalische Größe Entropie gibt den Grad der Unordnung eines Systems an.

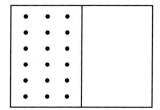

**Abb. 3/13:** Gasmoleküle (= •) befinden sich – geordnet – in der einen Hälfte des Behälters.

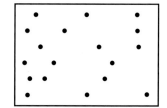

**Abb. 3/14:** Nach der Entfernung der Zwischenwand haben sich die Gasmoleküle – unordentlich – im Behälter verteilt.

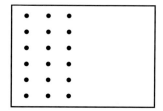

**Abb. 3/15:** Nach dem französischen Mathematiker Poincaré müßte man $10^{10^{10^{26}}}$ Jahre(!) warten, damit sich durch Zufall die in der Abb. 3/13 dargestellte Ordnung spontan wieder herstellt.

in die Endstrombahn würde die Entropie verkleinern, d. h., dies wäre ein Verstoß gegen den zweiten Hauptsatz der Thermodynamik, es sei denn, es gäbe hierfür einen aktiven, mit Energieeinsatz verbundenen Mechanismus, einen solchen kennen wir aber nicht (**Abb. 3/16**). Es sei wieder **Hawking** zitiert:

«Es gehört zur alltäglichen Erfahrung, daß die Unordnung in der Regel zunimmt, wenn man die Dinge sich selbst überläßt. (Um das festzustellen, braucht man nur auf alle Reparaturen an einem Haus zu verzichten.) Man kann Ordnung aus Unordnung schaffen (etwa das Haus anstreichen), doch das kostet Anstrengung oder Energie.»

Die Bewältigung der lymphpflichtigen Eiweißlast ist von solcher Bedeutung, daß, wenn die Lymphgefäße im **ganzen Körper** aufhören würden zu arbeiten, infolge eines hypovolämischen Schocks binnen 24 Stunden der Tod eintreten würde. Versagt das Lymphgefäßsystem **örtlich**, stauen sich die Eiweißmoleküle im Interstitium zurück.

Die Lymphgefäße machen zwischen Eiweißmolekülen, welche über normale Blutkapillaren **und postkapilläre Venulen** in das Interstitium gelangen, und solchen, welche vermehrt, bei einer **erhöhten Permeabilität** dieser Gefäße, wie z. B. im Fall einer **akuten Entzündung**, dort

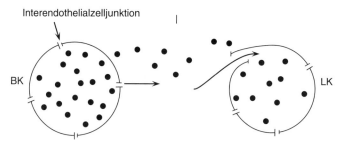

**Abb. 3/16:** Die Plasmaproteinkonzentration beträgt etwa 7 g/%. Eiweißmoleküle gelangen in die Gewebsflüssigkeit. Die Eiweißkonzentration der Gewebsflüssigkeit ist wesentlich niedriger, als diejenige des Blutes. Ein Wiedereintritt von Eiweißmolekülen aus der interstitiellen Flüssigkeit in die Endstrombahn wäre ein Verstoß gegen das zweite Hauptgesetz der Wärmelehre, ist also ohne einen hierfür existierenden, mit Energieverbrauch verbundenen, aktiven Mechanismus unmöglich. Der Abtransport von Eiweißmolekülen aus der Gewebsflüssigkeit, die Aufrechterhaltung der extravaskulären Zirkulation der Plasmaproteine, kann nur mit Hilfe des Lymphgefäßsystems erfolgen. Die Struktur der initialen Lymphgefäße ist für die Resorption der eiweißhaltigen Gewebsflüssigkeit prädestiniert. **BK** Blutkapillare, **LK** Lymphkapillare, **I** Interstitium, • Eiweißmolekül.

erscheinen, keinen Unterschied, in jedem Fall ist Eiweiß im Interstitium eine lymphpflichtige Last.

**Lymphpflichtig** ist freilich nicht nur das körpereigene Plasmaprotein, sondern auch **injiziertes Fremdeiweiß** (z. B. Pferdeserum). Es kann bei **Verletzung** auch vorkommen, daß **körpereigene Zellen** in den Geweben zugrundegehen, aufgelöst werden. Auch die so frei werdenden Zellproteine sind eine lymphpflichtige Eiweißlast. Wenn **Bakterien** in den Geweben abgetötet werden, werden Fremdproteine frei; das bakterielle Eiweiß wird ebenfalls über Lymphgefäße transportiert. Beim lymphvaskulären Transport fremder Proteine spielt die **immunologische Aufgabe** des Lymphsystems eine wichtige Rolle: In den Lymphknoten wird das fremde Eiweiß als solches erkannt und der Körper mobilisiert die entsprechenden Abwehrmechanismen.

### 3.3.2 Die lymphpflichtige Wasserlast

Die **lymphpflichtige Wasserlast ist nichts anderes als das Nettoultrafiltrat**. Unter physiologischen Ruhebedingungen dient das Nettoultrafiltrat als Lösungsmittel für die Eiweißkörper, für diejenigen Stoffe, für deren Transport das Lymphgefäßsystem geschaffen wurde. In der äußersten Peripherie, im Interstitium, auf dem Gebiete der initialen Lymphgefäße entsteht viel mehr Lymphe, als die etwa 2 l, die letztendlich in den Blutkreislauf hineingelangt. **In den Lymphgefäßen verläßt ein Teil des Lymphwassers die Lymphgefäße.** Im Gegensatz zu den Venen ist die Wand der Lymphgefäße so durchlässig, daß das Lymphwasser die Lymphgefäßwände schon unter normalen Bedingungen passieren kann. Das Wasser wird dann von Blutkapillaren, die in der Nachbarschaft von Lymphgefäßen liegen, resorbiert. Auch in den Lymphknoten kann Wasser in den Blutkreislauf aufgenommen werden.

Erhöht sich die Menge des in der Zeiteinheit gebildeten Nettoultrafiltrates, so bedeutet dies einen Anstieg der lymphpflichtigen Wasserlast (s. Kap. 3.4).

### 3.3.3 Die lymphpflichtige Zellast

Durch Verbindungsstellen zwischen zwei benachbarten Blutkapillarendothelzellen, die Interendothelialzelljunktionen, sowie durch die Basalmembran schlüpfen **sämtliche Formen der weißen Blutzellen**, aber auch einige **Erythrozyten**. Die Zellen gelangen in die prälymphatischen Kanäle und mit der Gewebsflüssigkeit zu den initialen Lymphgefäßen. Wenn man ein afferentes Lymphgefäß kanüliert und die Lymphe zentrifugiert, den Bodensatz auf einem Objektträger ausbreitet und wie einen Blutausstrich färbt, findet man Granulozyten, Lymphozyten, Makrophagen und auch Erythrozyten (die meisten Granulozyten sterben allerdings im Interstitium ab), aber auch die zum Immunapparat gehörenden **Langerhans**-Zellen der Haut. Vergleicht man den Zellgehalt der Lymphe der afferenten Lymphgefäße mit der Lymphe der efferenten, findet man in den efferenten mehr Zellen, weil im Lymphknoten Lymphozyten entstehen und zwar in einer wesentlich größeren Zahl, als diejenigen Lymphozyten, welche, über die afferenten Lymphgefäße angekommen, den Lymphknoten über dessen postkapillären Venulen verlassen. (Makrophagen gibt es in der Lymphe der efferenten Lymphgefäße nicht mehr.) Die Zirkulation der Lymphozyten zwischen Blutbahn, Interstitium, afferenten Lymphgefäßen, Lymphknoten, efferenten Lymphgefäßen, Lymphstämmen, Venenwinkel, Blutbahn gehört zu den fundamentalen immunologischen Vorgängen (s. Kap. 19).

Wenn eine kräftige Massage zum Zerreißen einiger Blutkapillaren führt, gelangen mehr rote Blutkörperchen in das Gewebe; die Lymphe wird durch die Erythrozyten rosarot gefärbt.

Im Falle einer **akuten Entzündung** steigt die Zahl der neutrophilen Granulozyten, die die Blutbahn verlassen, an und erscheinen in der Lymphe.

Auch **krankheitserregende Keime**, seien sie lebendig oder abgetötet, bilden eine lymphpflichtige Zellast und werden über Lymphgefäße transportiert. Die fremden Zellen erzeugen im **Lymphknoten** die entsprechende **Immunantwort**.

Auch **Krebszellen** verlassen den Ort ihrer Entstehung über prälymphatische Kanäle und gelangen dann über Lymphgefäße in die regionären **Lymphknoten**. **Unbelebte**, zellähnliche **Teilchen** (Staub, Farbstoff) verhalten sich wie Zellen. Beispiele hierfür sind die Lungen und Bronchien: Der eingeatmete Staub wird resorbiert und über Lymphgefäße abtransportiert. Die Lymphknoten der Luftwege halten den eingeatmeten Staub zurück. Das führt dazu, daß die Lymphknoten bereits einige Monate nach der Geburt grau sind. Die **Filterkapazität der Lymphknoten** ist begrenzt. Wenn sie erschöpft sind, erkrankt das Lungengewebe: Es entsteht eine **Lungencirrhose**.

Durch Tätowieren in die Haut gebrachte **Farbstoffteilchen** werden über Lymphgefäße transportiert und in den regionären Lymphknoten abgelagert.

### 3.3.4 Die lymphpflichtige Fettlast

Die **lymphpflichtige Fettlast** betrifft die Lymphgefäße des Dünndarmes, die **Chylusgefäße** als zusätzliche Aufgabe. (**Zusätzlich** bedeutet, daß die Lymphgefäße des Dünndarmes, wie alle anderen Lymphgefäße, auch die Eiweiß-, Wasser- und Zellast zu bewältigen haben.) Das biologisch so wichtige Fett (die Triglyceride) bestehen aus Fettsäuren und Glyzerin.

Die Fettsäuren sind mit einer Perlenkette vergleichbar: die Perlen bestehen aus Kohlenstoff- und Wasserstoffatomen. Abhängig von ihrer Zahl spricht man von lang- bzw. mittelkettigen Fettsäuren. Bei langkettigen Fettsäuren sind es 16 bzw. 18; das Nahrungsfett, sei es tierischen oder pflanzlichen Ursprungs, enthält zu etwa 90% Triglyceride mit langkettigen Fettsäuren.

Durch Fettverdauung entstehen in der Lichtung des Darmes Fettsäuren und Glyzerin. Durch die Darmepithelzellen werden diese beiden Fettbestandteile resorbiert, anschließend erfolgt eine Resynthese: die Zelle setzt Fettsäure und Glyzerin erneut zusammen und umhüllt das aus mehreren Fettmolekülen aufgebaute Fettaggregat mit einem Eiweiß-Phospholipidmantel. Dieses **Lipoprotein** nennt man **Chylomikron**; es enthält neben Triglyceriden auch Cholesterin-Fettsäureester. Die Zelle stößt die Chylomikrone aus ihrem Körper in das Interstitium des Darmes hinaus. Hier werden sie wegen ihrer bedeutenden Größe durch die zentralen Lymphkapillaren der Zotten resorbiert. Die Lymphe des Dünndarms, der **Chylus** ist nach einer fettreichen Mahlzeit von einer sahneartigen Beschaffenheit. In der *Cisterna chyli* vermischen sich Chylus und wasserklare Lymphe; hieraus resultiert der Begriff «Milchbrustgang», die deutsche Bezeichnung für *Ductus thoracicus*.

## 3.4 Die Sicherheitsventilfunktion des Lymphgefäßsystems; die Transportkapazität

Kanüliert man bei einem narkotisierten, unbeweglich liegenden Tier ein Lymphgefäß einer Gliedmaße, findet man ein ziemlich niedriges **Lymphzeitvolumen**. Es kann durch eine milde Ausstreichmassage, oder/und durch passive Bewegung der Extremität vorübergehend erhöht werden. Stört man hingegen das **Starlingsche** Gleichgewicht in der Absicht, eine Erhöhung des

Nettoultrafiltrates herbeizuführen, so reagiert das Lymphgefäß auf diesen Anstieg der lymphpflichtigen Wasserlast mit einem Anstieg des Lymphzeitvolumens.

## 3.4.1 Die Wirkung einer aktiven Hyperämie auf das Nettoultrafiltrat und auf das Lymphzeitvolumen

Wir erzeugen durch Erwärmung des Beines eine **aktive Hyperämie**. Da die aktive Hyperämie zum Anstieg des Blutkapillardruckes (BKD) führt und der effektive resorbierende Druck unverändert bleibt, erhöht sich laut Formel

$$F = k \times [(BKD - ID) - \sigma \times (KOD_P - KOD_I)]$$

F, die Menge des Nettoultrafiltrates.

Dieser Anstieg des Nettoultrafiltrates geht mit der Gefahr der Entstehung eines Ödems einher, aber es werden sofort automatisch zwei **passive ödemprotektive Mechanismen** aktiviert. Infolge des Anstieges der interstitiellen Flüssigkeitsmenge erhöht sich ID; dies setzt den effektiven ultrafiltrierenden Druck wieder herab. Gleichzeitig verdünnt der Anstieg der Flüssigkeitsmenge im Interstitium das hier befindliche Plasmaprotein, wodurch $KOD_I$ sinkt. Die Folge ist eine Erhöhung des effektiven resorbierenden Druckes.

Zu beachten ist in diesem Zusammenhang, daß der Anstieg des ID von der **Compliance des Interstitiums** abhängig ist.

$$\text{Compliance} = \frac{\Delta IFV}{\Delta ID}$$

$\Delta IFV$ = Anstieg des interstitiellen Flüssigkeitsvolumens
$\Delta ID$ = Anstieg des interstitiellen Druckes

Das bedeutet, daß im Falle einer hohen Compliance ein Anstieg des interstitiellen Flüssigkeitsvolumens einen lediglich geringgradigen Anstieg des ID zur Folge hat und umgekehrt. Aktiviert wird zusätzlich, als **aktiver ödemprotektiver Mechanismus**, die **Sicherheitsventilfunktion** des Lymphgefäßsystems: es reagiert auf den Anstieg des Nettoultrafiltrates mit einem **Anstieg des Lymphzeitvolumens**. Die durch eine aktive Hyperämie herbeigeführte Störung des Starlingschen Gleichgewichtes wird durch diese Sicherheitsventilfunktion kompensiert, ausgeglichen. Über den Mechanismus der Sicherheitsventilfunktion informieren die Kapitel 3.4.5.2 und 3.4.6. Die Zusammenhänge lassen sich in der Formel zusammenfassen:

$$\Delta IFV = k \int_{t1}^{t2} [BKD - ID - (KOD_P - KOD_I) \sigma] \, dt - \int_{t1}^{t2} LZV \times dt$$

$\Delta IFV$ = Interstitielles Flüssigkeitsvolumen
k = Kapillarfiltrationskoeffizient
BKD = Blutkapillardruck
ID = Interstitieller Druck
$KOD_P$ = Kolloidosmotischer Druck im Plasma
$KOD_I$ = Kolloidosmotischer Druck in der Gewebsflüssigkeit
σ = Kolloidosmotischer Reflexionskoeffizient für Plasmaproteine in der Blutkapillarwand
t = Zeit
LZV = Lymphzeitvolumen

Diese Formel besagt, daß eine erhöhte Nettoultrafiltration infolge eines Anstiegs des Blutkapillardruckes zu keinem Anstieg des interstitiellen Flüssigkeitsvolumens führt, wenn dies von den passiven ödemprotektiven Mechanismen, sowie von der Sicherheitsventilfunktion der Lymphgefäße ausgeglichen wird.

Wir beenden nun die Zufuhr von Wärme; nach kurzer Zeit sinkt das Lymphzeitvolumen unseres kanülierten Lymphgefäßes auf den Ausgangswert ab.

### 3.4.2 Die Wirkung einer passiven Hyperämie auf das Nettoultrafiltrat

Eine **passive Hyperämie** ist Folge eines **venösen Abflußhindernisses**. Wir präparieren die *Vena femoralis* frei und führen um sie eine Schlinge: Durch das Hochziehen der Schlinge können wir die Vene nun einengen. In einen Seitenast der Vene haben wir eine Kanüle eingebunden, um den venösen Druck messen und ihn nach unserem Gutdünken erhöhen zu können. Da auch dieser Eingriff zum Anstieg des Blutkapillardruckes führt, wird das Lymphzeitvolumen genauso, wie bei einer aktiven Hyperämie, gewaltig ansteigen.

Was für Flüssigkeitsmengen das Lymphgefäßsystem bei der Ausübung seiner Sicherheitsventilfunktion bewältigen kann, zeigt die **Lebercirrhose**. Bei dieser Krankheit sterben Leberzellen in großer Zahl ab und es kommt zu einer Bindegewebsvermehrung. Das neugebildete Bindegewebe schrumpft und führt zu einem postsinusoidalen Block. Das Abflußhindernis in der Pfortader hat einen hohen Pfortaderdruck zur Folge; in den Eingeweiden entsteht eine passive Hyperämie. Man kann beim Menschen den *Ductus thoracicus* am Hals freipräparieren, kanülieren und die Lymphe sammeln. Bei einer Lebercirrhose sind Lymphtagesvolumina von bis zu 25 l gemessen worden!

Wir heben jetzt die passive Hyperämie auf, indem wir die Schlinge entfernen; der venöse Druck normalisiert sich; das Lymphzeitvolumen pendelt sich auf den Ruhewert ein.

### 3.4.3 Hypoproteinämie/Hypoonkie

Die dritte Störung, die wir herbeiführen, ist die **Herabsetzung des onkotischen Soges der Plasmaproteine**: wir wollen den effektiven resorbierenden Druck durch die Verringerung von $KOD_P$ reduzieren, um auf diese Weise F, das Nettoultrafiltrat zu erhöhen (s. Formel S. 232).

Wir nehmen dem Hund viel Blut ab, sorgen dafür, daß dieses nicht gerinnt, zentrifugieren es, schütten das Plasma fort, ersetzen es durch eine physiologische Kochsalzlösung und spritzen es dem Tier zurück. Durch den Eiweißentzug senken wir die Plasmaproteinkonzentration und dadurch den kolloidosmotischen Druck. Das Lymphzeitvolumen steigt auch jetzt an.

> Es ist gleichgültig, auf welche Art und Weise das Starlingsche Gleichgewicht gestört wird: ein Anstieg des Nettoultrafiltrates, d. h. ein Anstieg der lymphpflichtigen Wasserlast, führt stets dazu, daß die passiven ödemprotektiven Mechanismen einsetzen und das Lymphgefäßsystem mit seiner Sicherheitsventilfunktion aktiv reagiert.

## 3.4.4 Sicherheitsventilfunktion bei einem Anstieg der lymphpflichtigen Eiweißlast

Jetzt können wir auch die Tatsache erklären, daß das Lymphgefäßsystem auch auf einen Anstieg der **lymphpflichtigen Eiweißlast** mit einer Sicherheitsventilfunktion antwortet. Dies hängt einfach damit zusammen, daß das Eiweiß im Interstitium sofort Wasser bindet; es ist also der Anstieg der lymphpflichtigen Wasserlast, welcher die Sicherheitsventilfunktion induziert.

## 3.4.5 Der Mechanismus der Sicherheitsventilfunktion der Lymphgefäße

Ein Anstieg der lymphpflichtigen Wasser- bzw. Eiweiß- + Wasserlast führt zur **Steigerung der Lymphproduktion** in den Lymphkapillaren und aktiviert die **Lymphangiomotorik**.

### 3.4.5.1 Die Lymphbildung

Strömt in den prälymphatischen Kanälen infolge der Erhöhung der Nettoultrafiltration, oder als Folge einer erhöhten Permeabilität der Endstrombahn Eiweißmolekülen gegenüber bei erhöhtem Gewebedruck viel Flüssigkeit, so hebt dieser Flüssigkeitsstrom die schwingenden Zipfel der Endothelzellen der initialen Lymphgefäße hoch. Die Lymphkapillaren füllen sich mit Gewebsflüssigkeit – sie heißt von nun an Lymphe; dann legen sich die als Flatterventile wirkenden schwingenden Zipfel auf die benachbarte Endothelzelle: die «Mausefalle» schließt sich (**Abb. 3/17**). **Ein Fasergerüst** sowie die die Endothelzellen im Interstitium befestigenden **Ankerfasern** bilden für diese Funktion die strukturelle Voraussetzung und es ist mit an Sicherheit grenzender Wahrscheinlichkeit anzunehmen, daß Lymphkapillarendothelzellen ihren mikrotubulären Apparat zur **aktiven Kontraktion und Erschlaffung** bei der Lymphbildung einsetzen. (Sie sind ja sogar dazu fähig, ihren Standort zu verlassen und sich im Interstitium als **Speicherzelle** zu betätigen!)

Bevor die so entstandene Lymphe über die Präkollektoren abtransportiert wird, verläßt etwas Wasser die initialen Lymphgefäße, wodurch sich in ihnen die Eiweißkonzentration erhöht.

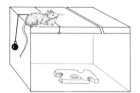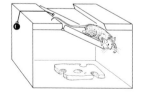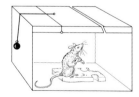

**Abb. 3/17:** Struktur und Funktion der Lymphkapillare können mit einer Mausefalle verglichen werden. Die Falltür ist mittels eines an einer Schnur befestigten Gewichts geschlossen. Schnur und Gewicht entsprechen bei der Lymphkapillare den Ankerfasern, welche die Lymphkapillarendothelzelle im Interstitium befestigen. Springt die Maus auf die Falltür, wird diese infolge des Gewichts des Tieres geöffnet. Bei der Lymphkapillare öffnet der interstitielle Flüssigkeitsstrom die zwischen zwei Endothelzellen liegenden Einlaßventile. Wenn sich die Maus im Käfig befindet, klappt die Falltür zu; auch die Lymphkapillare schließt sich, wenn sie mit Lymphe gefüllt ist, wobei auch die Kontraktionsfähigkeit der Lymphkapillarendothelzellen eine Rolle spielen.

### 3.4.5.2 Die Lymphangiomotorik

Die in der Tunica media über eine glatte Muskulatur verfügenden Lymphsammelgefäße und Lymphstämme treiben die Lymphe aktiv durch die Pulsation der Lymphangione voran. Das von einer distalen und einer proximalen Klappe begrenzte Lymphangion entspricht einem kleinen Herzen. In diesem Zusammenhang sei daran erinnert, daß es Tiere gibt, die über echte Lymphherzen verfügen.

Die Steuerung der Funktion der «Lymphpumpe» erfolgt wie diejenige des Herzens (**Abb. 3/18, 3/19**).

Unter Ruhebedingungen wird die Frequenz der Lymphangionpulsationen von Schrittmachern, welche sich in der Nähe der distalen Lymphangionklappen befinden, bestimmt. Vom Lymphangion läßt sich ein Elektrolymphogramm, ähnlich wie vom Herzen ein Elektrokardiogramm, ableiten. Übt das Lymphangion eine Systole aus, ist die proximale Klappe geöffnet, die distale geschlossen: Die Lymphe wird in das darüberliegende Lymphangion, welches sich gerade in Diastole befindet, gepumpt.

Auch auf eine Belastung reagiert das Lymphangion wie das Herz, d.h. auf der einen Seite nach dem **Frank-Starlingschen** Herzgesetz, auf der anderen vom vegetativen Nervensystem gesteuert; sowohl sympathische, als auch parasympathische Nervenfasern können im Lymphangion nachgewiesen werden. Darüberhinaus gibt es im Lymphangion auch sensorische Nervenfasern, welche anscheinend den intralymphvaskulären Druck kontrollieren.

Wie bekannt, beruht das **Frank-Starlingsche** Herzgesetz auf der Tatsache, daß es eine grundlegende Eigenschaft der Muskelfaser ist, auf eine Dehnung mit einer erhöhten Kontraktion zu reagieren. Bei körperlicher Tätigkeit führt der erhöhte venöse Einstrom in den rechten Vorhof (= Vorlast) zur Dehnung der Vorhofwand. Das Schlagvolumen erhöht sich. Dem **Frank-Starlingschen** Mechanismus ist auch die Tatsache zu verdanken, daß das Herzzeitvolumen bei einer, durch einen Anstieg des arteriellen Blutdrucks erfolgten Erhöhung der myokardialen Last – der Nachlast – ansteigt und nur wenn deren Bewältigung die Leistungsfähigkeit des Herzens, die myokardiale Kapazität überfordert, fängt das Herzzeitvolumen an abzusinken.

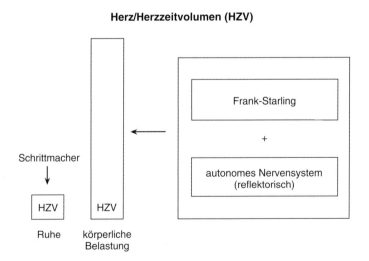

**Abb. 3/18:** Es ist vor allem der Frank-Starling-Mechanismus, welcher bei körperlicher Belastung zum Anstieg des Herzzeitvolumens führt; unterstützt wird er durch das autonome Nervensystem.

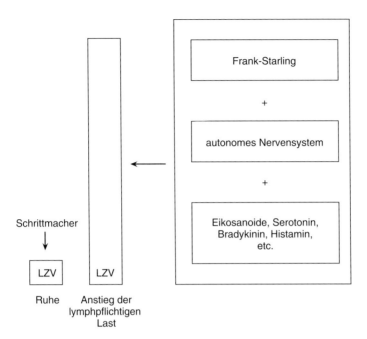

**Abb. 3/19:** Es ist vor allem der Frank-Starling-Mechanismus, welcher beim Anstieg der lymphpflichtigen Wasser- bzw. Eiweiß- und Wasserlast zu einem Anstieg des Lymphzeitvolumens führt; unterstützt wird er durch neurale und humorale Faktoren.

Auch das Lymphangion verfügt über einen solchen autoregulatorischen Mechanismus: erhöht sich die Lymphproduktion infolge des Anstiegs der lymphpflichtigen Wasser- oder Wasser- und Eiweißlast, gelangt mehr Lymphe in das Lymphangion. Die Lymphangionwand wird gedehnt und dies führt nach dem **Frank-Starlingschen** Mechanismus zu einem Anstieg des Lymphzeitvolumens. Daß diese Anpassung der Leistung an die erhöhte Anforderung – wie beim Herzen – nicht unbegrenzt möglich ist, ist selbstverständlich. Das Maximum der Arbeitsleistung des Lymphangions liegt bei etwa 8 mm Hg intralymphvaskulärem Druck. Steigt der Druck stärker an, sinkt das Lymphzeitvolumen wieder ab.

Es konnte der Beweis erbracht werden, daß nicht nur der durch einen Anstieg des intralymphvaskulären Druckes verursachte Dehnungsreiz **von innen** zur Aktivierung der Lymphangiomotorik führt, sondern auch ein durch Massage **von außen** herbeigeführter. Diese Tatsache bildet die wissenschaftliche Basis der manuellen Lymphdrainage.

Es gibt auch lymphokinetische Hilfsmechanismen: die Muskelpumpen, die Gelenkpumpen, die Pulsationen der Arterien, die Bewegung der Eingeweide und des Zwerchfells. Im Brustraum liefern die durch die Atmung herbeigeführten Druckschwankungen ebenfalls eine zusätzliche lymphangiomotorische Hilfe: der Anstieg des negativen Druckes bei der Einatmung saugt Lymphe aus dem *Ductus thoracicus* in die Blutbahn.

Es wurde der Beweis erbracht, daß das Lymphangion reflektorisch auf einen **Blutverlust** mit einem Anstieg des Lymphzeitvolumens reagiert. Die große Bedeutung dieses Befundes liegt auf der Hand: Die nach einer Blutung in die Blutbahn über das Lymphgefäßsystem hineingepumpte Eiweißlösung, die Lymphe, wirkt der Gefahr eines hypovolämischen Schocks entgegen.

Auch der **Schreck** führt zu einem neuroreflektorisch bedingten Anstieg des Lymphzeitvolumens. Dies zeigt, daß selbst eine **cerebrale Steuerung** des vegetativen Nervensystems in der Lymphangiomotorik eine Rolle spielt. Moduliert wird die Lymphangiomotorik durch verschiedene Eikosanoide[15], Prostaglandine, Leukotriene[16] und Thrombexan sowie durch die biogenen Amine Histamin, Bradykinin und Serotonin. Dies bedeutet, daß im Falle einer akuten Entzündung die Entzündungsmediatoren u.a. auch die Lymphangiomotorik und damit den entzündlichen Prozeß, d.h. den Zustand der Gewebe beeinflussen. Prostaglandine werden vom Lymphangion auch selbst sezerniert. Es handelt sich also um echte **Autakoide**[17].

Als **parakrines Organ** sezerniert das Lymphangion auch Stoffe, welche die in ihnen transportierten Lymphozyten beeinflussen.

Bemerkenswert ist in diesem Zusammenhang die allgemein bekannte Tatsache, daß auch das Herz ein Hormon – das atriale natriuretische Hormon – sezerniert.

Die Lymphgefäße reagieren also auf einen Anstieg der lymphpflichtigen Wasserlast bzw. Eiweiß- und Wasserlast mit einem Anstieg des Lymphzeitvolumens und üben damit eine außerordentlich wichtige **Sicherheitsventilfunktion** aus.

## 3.4.6 Die «Transportkapazität der Lymphgefäße»

Die Transportkapazität des Lymphgefäßsystems ist das höchstmögliche Lymphzeitvolumen. Mit anderen Worten: Unter dem Begriff «Transportkapazität des Lymphgefäßsystems» verstehen wir diejenige Lymphmenge, welche das Lymphgefäßsystem, bei seinem gegebenen Fassungsvermögen, bei vollem Einsatz der Lymphangiomotorik in der Zeiteinheit transportieren kann.

Die Lymphgefäße verfügen, ihrem Kaliber entsprechend, über ein gewisses Fassungsvermögen. Das Lymphgefäß ist jedoch kein totes Rohr, es treibt, wie wir sahen, die Lymphe mittels einer aktiven Lymphangiomotorik voran. Wenn die lymphpflichtige Last ansteigt, erweitert es sich, es pulsiert mit größerem Schlagvolumen und erhöhter Frequenz und ist auf diese Weise in der Lage, Störungen, d.h. den Anstieg der lymphpflichtigen Wasserlast bzw. denjenigen der lymphpflichtigen Eiweiß- plus Wasserlast zu kompensieren (**Abb. 3/20, 3/21**).

Wenn bei einer Lebercirrhose mit Ascites 25 l pro Tag über den *Ductus thoracicus* transportiert werden, dann bedeutet dies zweierlei: Erstens, daß die Transportkapazität des *Ductus thoracicus* 25 l/Tag beträgt, zweitens, daß diese nicht ausreicht, um die Störung des **Starlingschen** Gleichgewichts im Bauchraum auszugleichen.

---

[15] εικοσι (griechisch) = 20; die Eikosanoide sind Derivate der 20 Kohlenstoffatome enthaltenden Arachidonsäure.
[16] Leukotriene = von bei Entzündung aktivierten Mastzellen produzierte, auf Leukozyten chemotaktisch einwirkende Arachidonsäuremetaboliten.
[17] Autakoide = am Ort ihrer Sekretion ihre Wirkung ausübende Stoffe.

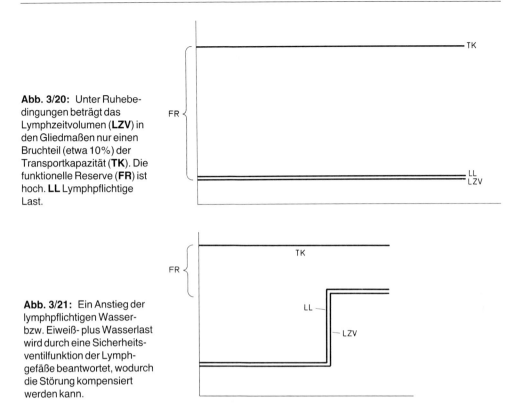

**Abb. 3/20:** Unter Ruhebedingungen beträgt das Lymphzeitvolumen (**LZV**) in den Gliedmaßen nur einen Bruchteil (etwa 10%) der Transportkapazität (**TK**). Die funktionelle Reserve (**FR**) ist hoch. **LL** Lymphpflichtige Last.

**Abb. 3/21:** Ein Anstieg der lymphpflichtigen Wasser- bzw. Eiweiß- plus Wasserlast wird durch eine Sicherheitsventilfunktion der Lymphgefäße beantwortet, wodurch die Störung kompensiert werden kann.

Freilich wird das **höchstmögliche Lymphzeitvolumen** auch vom Ausmaß der **Lymphbildung** beeinflußt.

Die wichtigsten limitierenden Faktoren der Lymphbildung sind:
a) das Gesamtkaliber der prälymphatischen Kanäle und der initialen Lymphgefäße;
b) die Frequenz der Auf- und Zu-Bewegungen der Einlaßventile der initialen Lymphgefäße;
c) die Lymphmenge, welche über die Präkollektoren in der Zeiteinheit aus den initialen Lymphgefäßen aufgenommen und abgeleitet werden kann.

## 3.5 Die Insuffizienz des Lymphgefäßsystems

Wir haben gesehen, daß das Lymphgefäßsystem nach dem **Frank-Starlingschen** Herzgesetz arbeitet. Aus diesem Grund besteht auch zwischen der Insuffizienz des Herzens und der Insuffizienz des Lymphgefäßsystems eine weitgehende Analogie. Wir wollen daher kurz die Insuffizienz des Herzens – als Schlüssel des Verständnisses derjenigen des Lymphgefäßsystems – erörtern.

Die physiologische Rolle des Herzens besteht in der Gewährleistung einer den **aktuellen Bedürfnissen angepaßten** Versorgung der Organe mit Sauerstoff und Nährstoffen, sowie in der Entsorgung von Kohlendioxyd und Schlacken. Wenn das Herz diese «**myokardiale Last**» meistert, bedeutet dies eine Suffizienz, wenn nicht, eine Insuffizienz des Herzens. Diese

Definition beinhaltet sowohl die Leistungsfähigkeit des Herzens als Pumpe, als auch den Bedarf der Organe als Verbraucher. Der Bedarf ist bei Ruhe geringer als bei körperlicher Betätigung; das Herzzeitvolumen des Gesunden kann sich – der «myokardialen Kapazität» entsprechend – bei Höchstbelastung bis auf etwa das Sechs- bis Siebenfache erhöhen. Aus diesen Tatsachen ergibt sich, daß es grundsätzlich zwei Formen der Insuffizienz des Herzens gibt.

a) **Das Herz ist gesund,** voll leistungsfähig, d.h., daß es über eine **normale myokardiale Kapazität** verfügt, aber **der Bedarf ist so hoch,** daß er mit dem sechs- bis siebenfachen des Ruheherzzeitvolumens, **nicht** befriedigt werden kann («**Hochvolumeninsuffizienz**»).
b) **Das Herz ist krank,** seine Leistungsfähigkeit ist so stark reduziert, daß es nicht einmal das normale Ruheherzzeitvolumen von 6 Litern pro Minute schafft, d.h., daß es nicht in der Lage ist, die Ruhebedürfnisse des Körpers zu befriedigen («**Niedrigvolumeninsuffizienz**»).

Das **Herzzeitvolumen ist** selbst bei Berücksichtigung des Alters, des Körpergewichtes, des Trainingszustandes und des Geschlechts, **kein Maßstab für die Beantwortung der Frage, ob das Herz suffizient oder insuffizient** ist.

Bei der «**Hochvolumeninsuffizienz**» des Herzens findet man nämlich unter völliger körperlicher Ruhe ein hohes Herzzeitvolumen bei klinischen Zeichen einer Herzinsuffizienz. Das Wesen der Hochvolumeninsuffizienz ist ein **gesundes, aber so stark belastetes Herz, daß es nicht in der Lage ist, diese allzuhohe Last zu bewältigen.**

Eine Hochvolumeninsuffizienz läßt sich im Tierversuch wie folgt herbeiführen: Bei einem narkotisierten Hund wird laufend das Herzzeitvolumen bestimmt. Man präpariert eine Vene frei und infundiert intravenös Flüssigkeit. Wenn das Herz mehr Flüssigkeit pumpen muß, ist seine Arbeitslast erhöht. Es wird darauf mit Mehrarbeit reagieren, das Herzzeitvolumen steigt an. Wird in der Zeiteinheit soviel Flüssigkeit infundiert (wobei die Ausscheidung über die Nieren in Betracht gezogen wird), daß das Herz nicht überlastet wird, registriert man ein stark erhöhtes Herzzeitvolumen und sonst nichts. Steigert man die Flüssigkeitszufuhr weiter, so wird früher oder später **bei hohem Herzzeitvolumen** eine Linksherzinsuffizienz auftreten: Aus den Nasenlöchern des Tieres tritt ein blutiger Schaum aus und das Tier wird an einem Lungenödem sterben. **Ein gesundes Herz kann also durch eine allzu hohe Belastung in den Zustand einer Insuffizienz getrieben werden.**

Es gibt mehrere Krankheiten, welche mit einer Hochvolumeninsuffizienz des Herzens einhergehen können. Ein typisches Beispiel ist die **Hyperthyreose,** die **Basedowsche** Krankheit. Vor allem bei alten Menschen können die Symptome der Hyperthyreose fehlen; im Vordergrund stehen die Zeichen der Herzinsuffizienz. Wenn der Arzt es nicht erkennt, daß es sich um eine Hochvolumeninsuffizienz als Folge einer Hyperthyreose handelt, und den Versuch vornimmt, diese Insuffizienzform mit Digitalis zu behandeln, kann dies den Patienten das Leben kosten. Digitalis ist nicht in der Lage, die normale Kontraktionskraft, die myokardiale Kapazität eines gesunden Herzens supernormal zu gestalten, es stärkt lediglich das kranke Herz. Diese Insuffizienz kann nur dadurch behoben werden, daß man die Schilddrüsenfunktion und damit die **myokardiale Last** reduziert.

Bei der **Niedrigvolumeninsuffizienz** handelt es sich um ein **krankes Myokard,** dessen Arbeitskapazität reduziert ist. Die Herzmuskulatur kann wegen ihrer Schwäche die normale, physiologische Arbeitslast nicht bewältigen. **Das Herzzeitvolumen ist subnormal,** was aber noch wichtiger ist, ist die Tatsache, daß das **Herz nicht in der Lage ist, auf eine körperliche Belastung das Herzzeitvolumen anzuheben.** Bei dieser Insuffizienzform ist die Digitalis wirksam, da sie fähig ist, die krankhaft reduzierte **myokardiale Kapazität** zu erhöhen.

**Kombinationsformen** können selbstverständlich vorkommen. Nicht ohne Grund wird der Arzt seinem herzkranken Patienten, dessen myokardiale Kapazität reduziert ist, genau vorschreiben, wie stark er sich belasten darf. In einem schweren Fall wird der Patient bettlägerig sein oder man erlaubt ihm nur, daß er im Stuhl sitzt. Andererseits wird eine länger andauernde Hochvolumeninsuffizienz, welche das Myokard zu einer ständigen Höchstleistung zwingt, nach einer gewissen Zeit zwangsläufig zu dessen Schädigung führen und dann sinkt die myokardiale Kapazität herab.

Wir können also zusammenfassend folgendes festhalten:

> Ob das Herz suffizient ist oder nicht, hängt vom Verhältnis zwischen der myokardialen Kapazität zur myokardialen Last ab. Ist die myokardiale Kapazität größer als die myokardiale Last, ist das Herz suffizient; ist die Last größer als die Kapazität, besteht eine Insuffizienz.

Die wichtigste Aufgabe des **Lymphgefäßsystems** besteht im **Abtransport der lymphpflichtigen Eiweißlast** aus dem Interstitium, sowie in der Bereitstellung einer **Sicherheitsventilfunktion**. Durch die **Bewältigung der Eiweißlast** gewährleistet es die «extravaskuläre Zirkulation» der Plasmaproteine, durch die **Sicherheitsventilfunktion** ist es in der Lage, kompensatorisch einzugreifen, wenn es bei einer Störung im Starlingschen Gleichgewicht zu einem Anstieg der Nettoultrafiltration kommt, aber auch dann, wenn eine erhöhte Permeabilität der Endstrombahn Plasmaproteinen gegenüber zu einem Anstieg der lymphpflichtigen Eiweiß- und Wasserlast führt.

Wenn das Lymphgefäßsystem diese Aufgaben meistert, besteht eine Suffizienz, wenn nicht, eine Insuffizienz. Diese Definition beinhaltet sowohl die Leistungsfähigkeit der Lymphangione als Pumpen, als auch den Bedarf des Körpers als «Auftraggeber».

Aus diesen Tatsachen ergibt sich, daß es grundsätzlich **drei Formen der Insuffizienz des Lymphgefäßsystems** gibt:

1. **Das Lymphgefäßsystem ist gesund**, voll leistungsfähig, d.h., daß es über eine **normale Transportkapazität verfügt**, aber der Bedarf, die lymphpflichtige Wasserlast oder Eiweiß- + Wasserlast **ist höher als die normale Transportkapazität (Hochvolumeninsuffizienz = Dynamische Insuffizienz, Abb. 3/22)**.

2. Das Lymphgefäßsystem ist krank, seine **Transportkapazität** ist so stark reduziert, daß es die normale lymphpflichtige Eiweißlast zu bewältigen nicht in der Lage ist (**Niedrigvolumen-Insuffizienz = Mechanische Insuffizienz, Abb. 3/23**). Selbstverständlich können die Lymphgefäße im Falle einer mechanischen Insuffizienz keine Sicherheitsventilfunktion ausüben.

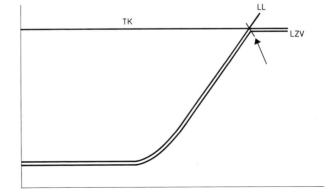

**Abb. 3/22:** Ein Anstieg der lymphpflichtigen Wasserlast oder Eiweiß- + Wasserlast (**LL**) führt zu einem Anstieg des Lymphzeitvolumens (Sicherheitsventilfunktion). Übersteigt der Anstieg der lymphpflichtigen Last die Transportkapazität des Lymphgefäßsystems, kommt es zu einer dynamischen oder Hochvolum-Insuffizienz der Lymphgefäße (Pfeil) und es entsteht ein Ödem.
**LZV** Lymphzeitvolumen,
**TK** Transportkapazität.

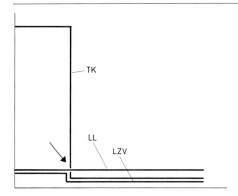

**Abb. 3/23:** Wenn die Transportkapazität des Lymphgefäßsystems (**TK**) unter das Niveau der normalen lymphpflichtigen Last absinkt (Pfeil), entsteht eine mechanische Insuffizienz, ein Lymphödem.

Bei der **mechanischen Insuffizienz** unterscheiden wir **funktionelle** und **organische** Formen.

Wir kennen die folgenden **funktionellen Störungen** der Lymphgefäße, welche zu einer mechanischen Insuffizienz führen können:

a) **Funktionelle Klappeninsuffizienz** durch starke Erweiterung des Lymphgefäßes: Der Klappenring wird auseinandergezogen.
b) **Wandinsuffizienz:** Hier ist die Durchlässigkeit der Lymphgefäßwand so stark erhöht, daß Lymphe in die perilymphvaskulären Gewebe eintritt.
c) **Lymphgefäßkrampf (Lymphangiospasmus):** Das Lymphgefäß zieht sich krampfartig zusammen, die Lichtung verschwindet, die Pulsation des Lymphgefäßes hört auf. Solange der Krampf andauert, wird die Lymphe nicht transportiert. Es reicht, ein operativ freigelegtes Lymphgefäß mit einer Pinzette zu berühren und schon zieht es sich krampfhaft zusammen.

Da der Schmerz zu einer **neurogenen Entzündung** führt und da die Entzündungsmediatoren, welche bei einer akuten Entzündung frei werden (Kinine und Prostaglandine), einen Lymphgefäßkrampf verursachen können, können wir mit an Sicherheit grenzender Wahrscheinlichkeit annehmen, daß schmerzhafte Zustände zu einem Lymphgefäßkrampf führen.

d) Bei einer **Lähmung** der Lymphgefäße (**Lymphangioparalyse**) erweitern sich die Lymphgefäße maximal und pulsieren ebenfalls nicht mehr. **Lymphangioparalysen** wurden bei durch **Filariasis** herbeigeführten Lymphödemen beobachtet.

**Organische Störungen,** welche zu einer mechanischen Insuffizienz führen, können bereits in den **Bindegewebskanälen** lokalisiert sein. Dies ist z. B. bei der rheumatoiden Arthritis der Fall: Die Bindegewebskanäle können durch geronnenes Fibrin blockiert sein. Das bedeutet, daß die eiweißhaltige Gewebsflüssigkeit nicht in der Lage ist, die Lymphkapillaren zu erreichen; es kann keine Lymphe entstehen.

Wenn die **Ankerfasern** von den Lymphkapillarendothelzellen losgelöst werden, können die Lymphkapillaren ihre Funktion nicht wahrnehmen. Verletzungen, aber auch das Enzym Hyaluronidase führen zu dieser Störung. Auch bei entzündlichen Prozessen sind die Lymphkapillaren geschädigt. Organische Erkrankungen der **Lymphgefäße,** der **Lymphknoten** und der **Lymphstämme** können zu einer mechanischen Insuffizienz führen. Bei einem **Lymphödem** besteht eine organische mechanische Insuffizienz.

3. Es ergibt sich zwangsläufig auch eine **Kombinationsform**:
a) Die auf Hochtouren arbeitenden Lymphangione werden im Falle einer Hochvolumeninsuffizienz nach einer gewissen Zeit ermüden; die Pumpleistung, die Transportkapazität, sinkt.

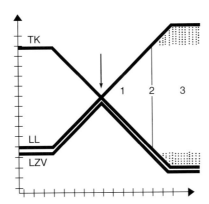

**Abb. 3/24:** Erhöht sich die lymphpflichtige Wasser- oder Eiweiß- + Wasserlast bei gleichzeitigem Absinken der Transportkapazität des Lymphgefäßsystems, so kommt es, nachdem die Last(en) höher geworden sind als die Transportkapazität, zu einer Sicherheitsventilinsuffizienz und deswegen zu einem schweren Ödem. Beim Pfeil ist es bereits zu einer Sicherheitsventilinsuffizienz gekommen. Diese kann sich weiter verschlechtern. Im Extremfall ist die lymphpflichtige Last so hoch, daß dies bei einer normalen Transportkapazität einer dynamischen Insuffizienz entsprechen würde, gleichzeitig ist aber die Transportkapazität so niedrig, daß dies bei einer normalen lymphpflichtigen Last eine mechanische Insuffizienz bedeuten würde.
**1** Hochvolumeninsuffizienz, **2** Normalvolumeninsuffizienz, **3** Niedrigvolumeninsuffizienz. **TK** Transportkapazität, **LL** Lymphpflichtige Last, **LZV** Lymphzeitvolumen.

b) Zu einer Niedrigvolumeninsuffizienz kann sich ein Anstieg der lymphpflichtigen Last gesellen.

Die Kombination **erkrankte Lymphgefäße** mit einer **eingeschränkten Transportkapazität** bei gleichzeitig **erhöhter lymphpflichtiger Wasser- oder Eiweiß- und Wasserlast** nennen wir **Sicherheitsventilinsuffizienz**.

Es gibt bei der Sicherheitsventilinsuffizienz mehrere Schweregrade: Der mildeste Grad ist erreicht, wenn die herabgesunkene Transportkapazität niedriger wird als die erhöhte lymphpflichtige Last; der maximale Grad besteht, wenn die Transportkapazität so stark reduziert ist, daß hieraus bei normaler lymphpflichtiger Last eine mechanische Insuffizienz entstünde und gleichzeitig die lymphpflichtige Last so massiv erhöht ist, daß dies bei normaler Transportkapazität zu einer dynamischen Insuffizienz führen würde. In diesem Extremfall entsteht nicht nur ein enormes Ödem; **es sterben im Stauungsgebiet Zellen ab.** Wie aus der **Abb. 3/24** ersichtlich, kann bei der Sicherheitsventilinsuffizienz das Lymphzeitvolumen normal, erhöht oder herabgesetzt sein.

> Genauso wie das Herzzeitvolumen kein Maßstab für Herzsuffizienz oder Insuffizienz ist, ist das Lymphzeitvolumen kein Maßstab für die Suffizienz oder Insuffizienz des Lymphgefäßsystems. Es gilt der Grundsatz, daß das Lymphgefäßsystem suffizient ist, wenn die Transportkapazität größer als die lymphpflichtige Last[18] ist und umgekehrt: das Lymphgefäßsystem ist insuffizient, wenn die Transportkapazität kleiner als die lymphpflichtige Last ist. Bei der schwersten Insuffizienzform, der Sicherheitsventilinsuffizienz kann z.B. das Lymphzeitvolumen erhöht, dem Normalwert entsprechend oder eingeschränkt sein.

---

[18] Von den verschiedenen lymphpflichtigen Lasten spielen in diesem Zusammenhang lediglich die Eiweiß- und die Wasserlast eine Rolle.

Die drei Insuffizienzformen des Herzens und des Lymphgefäßsystems sind in der **Tabelle 3/1** zusammengestellt.

**Tab. 3/1**

| Insuffizienz des Herzens | Insuffizienz des Lymphgefäßsystems |
|---|---|
| Myokardiale Last > Myokardiale Kapazität | Lymphpflichtige Last > Transportkapazität des Lymphgefäßsystems |
| **1. Hochvolumeninsuffizienz**<br>Myokardiale Last ↑<br>Myokardiale Kapazität: normal ↓ | **1. Hochvolumeninsuffizienz**<br>Lymphpflichtige Last ↑<br>Transportkapazität des Lymphgefäßsystems ↓ |
| **2. Niedrigvolumeninsuffizienz**<br>Myokardiale Last: normal ↑<br>Myokardale Kapazität ↓ | **2. Niedrigvolumeninsuffizienz**<br>Lymphpflichtige Last: normal ↑<br>Transportkapazität des Lymphgefäßsystems: normal ↓ |
| **3. Kombinationsform**<br>Myokardiale Last ↑<br>Myokardiale Kapazität ↓ | **3. Kombinationsform**<br>Lymphpflichtige Last ↑<br>Transportkapazität des Lymphgefäßsystems ↓ |

Der Begriff «**Insuffizienz des Lymphgefäßsystems**» ist von großer pathophysiologischer Bedeutung, weil **die Folge aller drei Insuffizienzformen des Lymphgefäßsystems ein Ödem ist, wie auch umgekehrt: jedes Ödem ist gleichbedeutend mit einer Insuffizienz des Lymphgefäßsystems**, da ja suffiziente Lymphgefäße mit dem Einsatz ihrer Sicherheitsventilfunktion ein Ödem verhindern.

Genauso wie es unmöglich ist, eine Hochvolumeninsuffizienz des Herzens mit Digitalis zu behandeln, ist die manuelle Lymphdrainage bei einer dynamischen Insuffizienz des Lymphgefäßsystems fehl am Platz. Die manuelle Lymphdrainage kann mit der Digitalistherapie verglichen werden: sie erhöht die eingeschränkte Transportkapazität erkrankter Lymphgefäße, kann jedoch eine normale Transportkapazität nicht supernormal gestalten.

Eine **Spezialform** bildet die **hämodynamische Insuffizienz** der Lymphgefäße. Sie kommt bei der **Rechtsherzinsuffizienz** vor und spielt in der Pathophysiologie des **kardialen Ödems** eine wichtige Rolle.

Die Aufgabe der Muskulatur der rechten Herzkammer besteht darin, daß sie das Blut, welches während ihrer Diastole aus dem rechten Vorhof in ihre Lichtung hineinströmt, mit ihrer nächsten Systole in die *Arteria pulmonalis* hinaustreiben muß. Wenn die Muskulatur der rechten Kammer schwach wird, ist sie nicht in der Lage, sich ihres ganzen Inhaltes zu entledigen. Es bleibt also Blut in der rechten Kammer zurück und da aus dem Vorhof bei dessen nächster Systole wieder Blut in die Kammer gelangt, erweitert sie sich. Es entwickelt sich ein **Stau** in der rechten Kammer; dieser erfaßt den rechten Vorhof, anschließend die beiden Hohlvenen und letztendlich alle Venen des Körpers. Der **venöse Druck** erhöht sich überall im großen Kreislauf, es entsteht eine **generalisierte passive Hyperämie**; das Nettoultrafiltrat erhöht sich. Wie reagieren die Lymphgefäße auf den Anstieg der lymphpflichtigen Wasserlast? Sie üben ihre Sicherheitsventilfunktion aus, erhöhen ihr Lymphzeitvolumen und versuchen die Störung im **Starlingschen** Gleichgewicht zu kompensieren. Solange, wie sie dies schaffen, verhüten sie die Entstehung eines **kardialen Ödems**. Die Lymphgefäße sind aber bei der Rechtsherzinsuffizienz **doppelt belastet**. Nicht nur, daß sie eine gewaltig erhöhte lymphpflichtige Wasserlast zu transportieren haben: der Brustmilchgang muß seinen Inhalt im Venenwinkel, entgegen einen stark erhöhten Druck entleeren. Verwendet man die in der Kardiologie gebräuchlichen Begriffe, dann kann man sagen, daß nicht nur die **Vorlast**, sondern auch die **Nachlast** erhöht ist.

Durch den hohen Venendruck ist die Transportkapazität des Lymphgefäßsystems reduziert. Wenn die lymphpflichtige Wasserlast höher ist, als die Transportkapazität, wenn die Lymphgefäße nicht mehr in der Lage sind, die Störung zu kompensieren, kommt es zu einer **hämodynamischen Insuffizienz und es erscheint ein kardiales Ödem**, bei dessen Entstehung freilich auch die sogenannte **Dehydrationsreaktion** eine Rolle spielt (s. Kap. 3.6.5).

**Das kardiale Ödem stellt sowohl für die manuelle Lymphdrainage als auch für die Kompressionstherapie eine absolute Kontraindikation dar.** Man muß nämlich davon ausgehen, daß bei einer Rechtsherzinsuffizienz auch die linke Kammer krank ist. Mobilisiert man durch Massage und/oder Bandagen Ödemflüssigkeit, erhöht sich das zirkulierende Blutvolumen. Hierdurch kann die linke Herzkammer so stark belastet werden, daß nun im kleinen Kreislauf die gleichen Veränderungen in Erscheinung treten, wie im Falle einer isolierten Rechtsherzinsuffizienz im großen, so daß ein Lungenödem entsteht.

## 3.6 Ödem

### 3.6.1 Definition und Klassifikation

Unter Ödem verstehen wir im klinischen Sinne eine Schwellung, welche durch die Vermehrung des Flüssigkeitsgehaltes im Interstitium verursacht ist und die wir mit Hilfe unserer Sinnesorgane erkennen können, d. h., sie ist sichtbar und tastbar.

Diese Definition bezieht sich auf das **extrazelluläre** Ödem, nicht aber auf das **intrazelluläre**, bei welchem eine Schwellung von Zellen vorliegt. Wir beschäftigen uns in diesem Buch lediglich mit dem extrazellulären Ödem. Diejenige Definition, wonach man unter einem Ödem den Anstieg des Volumens des extrazellulären Raumes verstehen solle, ist für praktische Zwecke unbrauchbar: Wie will man **lokalisierte Ödeme**, z.B. ein Ödem der Augenlider, durch die Bestimmung des Volumens des extrazellulären Raumes erfassen?

Ödem ist, und dies muß mit Nachdruck betont werden, lediglich ein **Symptom** und **keine Diagnose**. Wie wir sahen, liegt jedem Ödem irgendeine Insuffizienz des Lymphgefäßsystems zugrunde (Tab. 3/1).

Wir teilen die Ödeme in **eiweißarme** und **eiweißreiche** Formen ein. Die Eiweißkonzentration der Ödemflüssigkeit liegt bei **eiweißreichen Ödemen** über einem Gramm-Prozent. (Die Eiweißkonzentration der Ödemflüssigkeit bleibt auch bei sehr eiweißreichen Ödemen stets unterhalb der Plasmaproteinkonzentration.)

**Die mechanische Insuffizienz der Lymphgefäße führt stets zu einem eiweißreichen Ödem:** Die Eiweißkörper, welche die Blutkapillaren in einer programmierten Weise ununterbrochen verlassen und von den Lymphgefäßen nicht abtransportiert werden können, bleiben im

Interstitium liegen. **Dasjenige Ödem, welches als Folge einer mechanischen Insuffizienz entsteht, wird als Lymphödem oder als «lymphostatisches» Ödem bezeichnet.**

Gelangt man bei der Analyse eines Ödems zu der Feststellung, daß es sich um ein **Lymphödem** handelt, so ist dies bereits eine **Diagnose**; das Lymphödem ist eine **Krankheit**.

**Eiweißreich** sind auch diejenigen Ödeme, welche **akute entzündliche Prozesse** begleiten.

**Eiweißarme Ödeme** haben eine Eiweißkonzentration von unter einem Gramm-Prozent.

Eine andere Klassifikation besagt, daß es **lokale** und **generalisierte** Ödeme gibt. Wir bezeichnen ein Ödem als ein allgemeines, generalisiertes, wenn es den ganzen Körper betrifft. Alle anderen Ödeme bezeichnet man als örtliche, lokale. Durch die Kombination dieser Ödemklassifikationen teilen wir die Ödeme in **örtliche eiweißarme, örtliche eiweißreiche, allgemeine eiweißarme und allgemeine eiweißreiche Ödeme** ein.

## 3.6.2 Das Schicksal eiweißreicher Ödeme; die klinischen Verlaufsstadien des Lymphödems

Jedes Ödem ist für den Patienten lästig, beunruhigend und verschlechtert die Versorgung und Entsorgung der Zellen durch Beeinträchtigung der Diffusionsprozesse. Ein **eiweißreiches Ödem** hat aber wesentlich schwerwiegendere Konsequenzen, als ein **eiweißarmes**; es führt zu **sekundären Gewebsveränderungen**.

Zwischen **Lymphstau, Entzündung** und **Wundheilung** gibt es enge Wechselwirkungen. Bei der **akuten Entzündung** kommt es, wie allgemein bekannt, zu einer Erhöhung der Permeabilität der Blutkapillaren und vor allem der postkapillären Venulen Plasmaproteinen gegenüber: das Interstitium wird von Eiweiß überflutet.

Bei einer **Lymphostase** bleiben die die Blutkapillaren normal verlassenden Eiweißmoleküle im Interstitium liegen, weil sie lymphvaskulär nicht abtransportiert werden können. Wird die akute Entzündung durch eine **Verletzung** verursacht, gibt es außer dem entzündungsbedingten zusätzliches Eiweiß: es blutet; das Blut gerinnt; es bildet sich Blutserum.

Das extravaskulär, im Interstitium liegende Eiweiß **verändert sich**. Auf chemotaktischem Weg werden Leukozyten angelockt. Die **Monozyten** wandeln sich in **Makrophagen** um. Diese nehmen durch **Pinozytose** Eiweißmoleküle auf, verdauen diese («**extralymphvaskuläre zelluläre Plasmaproteinbewältigung**») und sezernieren verschiedene **Zytokine**. Das Zytokin **Interleukin I** aktiviert **Fibroblasten**. Es kommt zu einer **Bindegewebsproliferation**. Bei Verletzungen hat auch das aus Thrombozyten frei werdende **PDGF** (platlet-derived-growth-factor) diese Wirkung. Diejenigen Makrophagen, welche Lipoproteine aufgenommen haben, wandeln sich in Schaumzellen um; sind es viele, kommt es zu einer Verfettung des betroffenen Gebietes.

**Casley-Smith** und Mitarbeiter erbrachten beim im Tierversuch herbeigeführten Lymphödem den Beweis, daß beim längeren Bestehen der Lymphostase in den Blutkapillaren des Staugebietes Veränderungen in Erscheinung treten, die für eine chronische Entzündung charakteristisch sind. Die Zahl der Blutkapillaren erhöht sich; in den Blutkapillarendothelzellen findet man vermehrt Vesikel und Vakuolen. Es erscheinen offene Interendothelialzelljunktionen. Daß diese Veränderungen Folgen des Proteinstaus sind, zeigten **Casley-Smith** und **Gaffney**. Bei immunologisch toleranten Ratten wurden zwei Monate lang täglich entweder autologes Blutplasma oder eine über den gleichen kolloid-osmotischen Druck verfügende Polyvinylpyrrolidon(PVP)-Lösung an der gleichen Stelle subkutan injiziert. Bei denjenigen Tieren, die Plasmaproteininjektionen bekamen, konnten an der Injektionsstelle mit dem Beginn der zweiten Woche Blutungen nachgewiesen werden; in den beiden anderen Versuchsgruppen nicht. Dies bedeutet, daß das Plasmaprotein zu einer Schädigung der Blutkapillaren geführt hat. In den postkapillären Venulen erscheinen bei den mit Plasmaproteininjektionen behandelten Tieren viele offene Interendothelialzelljunktionen und die Zahl der Blutkapillaren steigt wesentlich an.

Genauso, wie dies beim Lymphödem der Fall ist, verursachte auch die Plasmainjektion einen gewaltigen Anstieg der Zahl der **Makrophagen** im Staugebiet; auch die Zahl der fetthaltigen Makrophagen stieg, wie beim Lymphödem, an. Die Zahl der **Fibroblasten** erhöhte sich um das 125fache des Ausgangswertes, parallel hierzu stieg die Zahl der **kollagenen Fasern**. Auch die Zahl der kleinen Lymphozyten stieg an.

Plasmaproteininjektionen verursachen also in der Endstrombahn und im Interstitium die gleichen Veränderungen, wie eine Lymphostase und eine Entzündung.

Das Resultat der Bindegewebsproliferation ist eine **Fibrose**. Das neue Bindegewebe verhärtet sich im Laufe der Zeit; es kommt zu einer **Induration** (Sklerose).

Die **Fibrose** des Lymphödems entspricht weitgehend dem **Granulationsgewebe** der Wundheilung, die **Sklerose** der **Narbe**.

Aufgrund dieser sich gesetzmäßig entwickelnden pathologischen Veränderungen läßt sich das **stets eiweißreiche Lymphödem** in **drei klinische Verlaufsstadien einteilen** (Tab. 3/2).

Nehmen wir als Beispiel an, daß eine inguinale Lymphonodektomie plötzlich zu einer mechanischen Insuffizienz des örtlichen Lymphgefäßsystems geführt hat. Die Eiweißkörper verlassen weiterhin die Blutkapillaren; sie binden im Interstitium Wasser. **Vorerst bestehen noch keine sekundären Gewebsveränderungen** – deren Entstehung bedarf **Zeit** – die Schwellung beruht eine zeitlang lediglich auf einem eiweißreichen Flüssigkeitsstau.

Man spricht vom **ersten Stadium des Lymphödems**. Es wird als «**reversibles Stadium**» bezeichnet. Reversibel, weil noch keine sekundären Gewebsveränderungen vorhanden sind, d.h., daß nach erfolgreicher Ödemausschwemmung normale Gewebe zurückbleiben. Dies kann mittels der «**Phase I der Entstauung**» der «**komplexen physikalischen Entstauungstherapie (KPE)**» erreicht werden (s. Kap. 4.5.5.1; **Abb. 3/25**). In diesem ersten Stadium ist die **Beschaffenheit der Schwellung weich**, es läßt sich leicht eine **Delle** eindrücken. Wenn sich der Patient hinlegt, und das Bein **hochlagert**, nimmt das Ödem ab, oder verschwindet sogar. Manchmal **persistiert** der Zustand des konstant vorhandenen eiweißreichen Ödems von Anfang an, manchmal hat es vorübergehend einen **intermittierenden Charakter**. Im zweitge-

Tab. 3/2: Die Vorstadien und die klinischen Verlaufsstadien des Lymphödems.

| | Lymphgefäß-system | | sekundäre Gewebs-veränderung tast-/sichtbar | | Delle | | Konsistenz | | | Hoch-lagern reduziert | | KPE Phase I normalisiert | |
|---|---|---|---|---|---|---|---|---|---|---|---|---|---|
| | suff. | insuff. | ja | nein | ja | nein | nor-mal | weich | hart | ja | nein | ja | nein |
| **Vorstadien** | | | | | | | | | | | | | |
| a) Intervall (Latenz) | + | | | + | | + | + | | | | | | |
| b) Lymphangiopathie mit suffizientem Lymphgefäßsystem | + | | | + | | + | + | | | | | | |
| **Stadien** | | | | | | | | | | | | | |
| I. Reversibel | | | | | | | | | | | | | |
| Intermittierend | + | + | | + | + | + | | + | | + | | + | |
| Persistierend | | + | | + | + | | | + | | + | | + | |
| II. spontan irreversibel* | | + | + | | | + | | | + | | + | | + |
| III. Lymphostatische Elephantiasis* | | + | + | | | + | | | + | | + | | + |

* Mögliche Komplikationen: Angiosarkom (Stewart-Treves-Syndrom), Non-Hodgkin-Lymphom, Malignes Melanom, Selektive Krebsmetastasen.

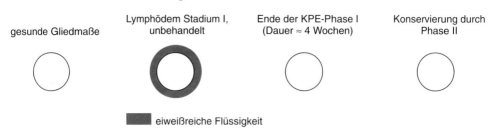

**Beginn der KPE in Stadium I**

gesunde Gliedmaße — Lymphödem Stadium I, unbehandelt — Ende der KPE-Phase I (Dauer ≈ 4 Wochen) — Konservierung durch Phase II

■ eiweißreiche Flüssigkeit

**Abb. 3/25:** Wenn die Behandlung eines Lymphödems im Stadium I (reversibles Stadium) in Angriff genommen wird, läßt sich mit Hilfe der Phase I der KPE eine Normalisierung des Gliedmaßenvolumens herbeiführen. Die Phase II der KPE dient der Konservierung des erzielten Therapieresultates.

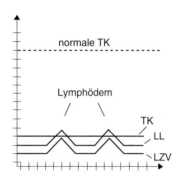

**Abb. 3/26:** Im Falle einer eingeschränkten Transportkapazität (**TK**) des Lymphgefäßsystems (Intervall-/Latenzstadium oder Lymphangiopathie mit noch suffizientem Lymphgefäßsystem) führen vorübergehende geringgradige Erhöhungen der lymphpflichtigen Wasser- oder Eiweiß- + Wasserlast (**LL**) zu einem intermittierenden Lymphödem; **LZV** Lymphzeitvolumen.

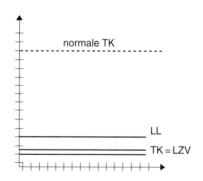

**Abb. 3/27:** Um eine persistierende Lymphödemform handelt es sich, wenn die Transportkapazität auf die Dauer unterhalb des Niveaus der lymphpflichtigen Last herabgesunken ist.

nannten Fall berichtet der Patient, daß das Ödem – vielleicht wetterbedingt – vorerst kommt und geht, bis es sich dann chronifiziert (**Abb. 3/26, 3/27**).

Das **zweite Stadium** wird als «**spontan irreversibel**» bezeichnet. Es ist durch fibrosklerotische Vorgänge gekennzeichnet. Dies bedeutet freilich nicht, daß die Schwellung nunmehr ausschließlich auf Binde- bzw. Binde- und Fettgewebe beruht: stets bleibt zusätzlich eine eiweißreiche Flüssigkeitsansammlung bestehen.

Eine **Delle** läßt sich jetzt **nicht mehr** oder nur schwer erzeugen und **Hochlagern** führt nicht mehr zur Ödemreduktion. Früher nannte man dieses Stadium einfach **irreversibel**. Das Wort «**spontan**» bringt zum Ausdruck, daß dieses Stadium nur dann irreversibel ist, wenn keine

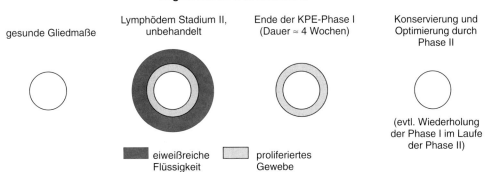

**Abb. 3/28:** Wird die KPE erst im zweiten Stadium (spontan irreversibles Stadium) eingeleitet, so führt die Phase I der Entstauung lediglich zur Reduktion des Volumens: Nur die rückgestaute eiweißreiche Flüssigkeit wird vorerst entfernt. Die Phase II der KPE besteht aus Konservierung und Optimierung.

adäquate Therapie (KPE) vorgenommen wird. Wird eine «komplexe physikalische Entstauungstherapie» erst im zweiten Stadium eingeleitet, so wird mittels ihrer Phase I das Volumen der Gliedmaße um den Flüssigkeitsanteil der Schwellung reduziert, das proliferierte Bindebzw. Binde- und Fettgewebe bleibt – vorerst – zurück.

Bei guter Patientencompliance führt dann die **Phase II der «Konservierung und Optimierung»** der KPE nach längerer Zeit zu einer voranschreitenden weiteren Schwellungsabnahme durch Abbau der überschüssigen Gewebe (**Abb. 3/28**).

Bei denjenigen Patienten, bei denen im Stadium III wiederholt entzündliche Schübe auftreten, entwickelt sich langsam das Stadium II der «**lymphostatischen Elephantiasis**». Der Ausdruck «**Elephantiasis**» beinhaltet zweierlei:

Erstens, daß das erkrankte Gebiet an Volumen so stark zugenommen hat, daß man an das Bein eines Elephanten erinnert wird, zweitens, daß sich die Haut verhärtet hat – auch die Elephantenhaut ist hart («**Pachydermie**»).

**Lymphostatische Gebiete sind immunschwach** und deswegen **infektionsanfällig**, weil das Hautgewebe mit seinen **Langerhans**-Zellen und Keratinozyten, sowie die Lymphknoten – beide Teile des Immunapparates – im Staugebiet liegen und erkranken und weil der für die Immunabwehr ausschlaggebend wichtige Weg der Lymphozyten und der Monozyten/Makrophagen blockiert ist. Auch der normale Verkehr der Antigene und der Antikörper ist gestört. Die in die Haut eindringenden, oder in die lymphostatische Region hämatogen hineingelangenden Bakterien sind hier leicht in der Lage, eine Infektion herbeizuführen; oft sind örtliche Pilzinfektionen ihre Wegbereiter. Nach einer Statistik von **Brunner** findet man bei Beinlymphödempatienten dreimal häufiger Fußpilz als bei der übrigen Bevölkerung.

Wenn im Bereich des Lymphödems eine akute Entzündung entsteht, führt dies zu einer aktiven Hyperämie. Aktive Hyperämie bedeutet, wie wir sahen, eine Erhöhung des ultrafiltrierenden Druckes; das Nettoultrafiltrat, d.h. die lymphpflichtige Wasserlast, steigt; die Lymphgefäße sind jedoch krank; sie sind nicht einmal zur Bewältigung der normalen lymphpflichtigen Last in der Lage; wie könnten sie eine **Sicherheitsventilfunktion** ausüben?

Außerdem erkranken die Blutkapillaren und postkapillären Venulen, ihre Permeabilität Eiweißkörpern gegenüber nimmt zu. Das bedeutet, daß die Lymphgefäße, die nicht einmal in der Lage sind, die **normale** Eiweißlast zu transportieren, jetzt eine **erhöhte** Eiweißlast zu bewältigen hätten. Hinzu kommt, daß die Entzündung auch die Lymphgefäße erfaßt, so daß die Transportkapazität der Lymphgefäße noch weiter reduziert wird. Die Kluft zwischen der

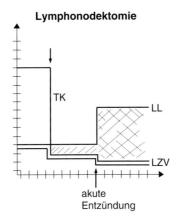

**Abb. 3/29:** Gesellt sich zu einem Lymphödem, z. B. als Folge einer Lymphonodektomie (Pfeil oben) eine akute Entzündung, so wird die Kluft zwischen der Transportkapazität (**TK**) und der lymphpflichtigen Last (**LL**) noch größer, weil die lymphpflichtige Eiweiß- und Wasserlast ansteigt und die Transportkapazität weiter herabsinkt. **LZV** Lymphzeitvolumen.

Transportkapazität und der lymphpflichtigen Last vergrößert sich; **für die Dauer der akuten Entzündung wird also aus der mechanischen Insuffizienz eine Sicherheitsventilinsuffizienz.** Es werden jetzt Zellen im Staugebiet sterben; tote Zellen stellen einen Entzündungsreiz dar. Es entsteht also ein **Teufelskreis**: Der Patient, bei welchem entzündliche Schübe auftreten, gelangt langsam aus dem Stadium II in das Stadium III der lymphostatischen Elephantiasis (**Abb. 3/29**).

**Wichtig ist, daß die Schwellung auch in diesem Stadium zum Teil auf dem Rückstau großer Mengen einer eiweißreichen Flüssigkeit beruht.** Diese Tatsache ist der Schlüssel für die Möglichkeit einer wirksamen Therapie selbst im Stadium der lymphostatischen Elephantiasis (**Abb. 3/30**).

In **Tabelle 3/2** sind außer den **drei Insuffizienzstadien** des Lymphödems noch zwei **Vorstadien** genannt. Diese Vorstadien werden in Kapitel 3.6.4 ausführlich erörtert.

**Abb. 3/30:** Wird die KPE erst im Stadium der lymphostatischen Elephantisis eingeleitet, dauert die Phase I der Entstauung sehr lange, und es wird lediglich der Flüssigkeitsanteil der Schwellung eliminiert. Eine lebenslange Phase II der Konservierung und Optimierung, welche von Zeit zu Zeit durch dazwischengeschaltete Phasen I unterbrochen werden muß, führt allmählich zu einer weitgehenden Normalisierung des Gliedmaßenvolumens.

### 3.6.3 Angiosarkom (Stewart-Treves-Syndrom)

Derjenige Patient, der mit einer lymphostatischen Elephantiasis längere Zeit hindurch lebt, läuft Gefahr, daß sich im lymphostatischen Gebiet ein Angiosarkom[19] (**Stewart-Treves-Syndrom**) entwickeln kann. Wie das **Kaposi**-Sarkom beim AIDS, beruht auch das sehr ähnliche Angiosarkom beim Lymphödem auf einer Immunschwäche. Sowohl das Angiosarkom, als auch das **Kaposi**-Sarkom entstehen aus einer sich in einer Sarkomzelle umgewandelten Blutgefäßendothelzelle.

Man teilt heute die Angiosarkome in die folgenden drei Gruppen ein:
1. Hämangioendotheliom
2. Kaposi-Sarkom
3. Stewart-Treves-Syndrom.

Das Stewart-Treves-Syndrom ist so bösartig, daß meist schon Organmetastasen vorhanden sind, wenn die Diagnose erstellt wird. Die Behandlung kann nur in einer ausgedehnten Amputation bestehen, im Fall der oberen Gliedmaßen z.B. müssen Arm und der ganze Schultergürtel entfernt werden. In den meisten Fällen entwickelt sich das Angiosarkom auf der Basis einer lymphostatischen Elephantiasis, aber es gibt auch Fälle, bei denen es schon im Stadium II entsteht.

Im Lymphödemgebiet können auch **andere bösartige Tumore** entstehen, z.B. **Krebsmetastasen, maligne Melanome** und **Non-Hodgkin-Lymphome**. Auch dies hängt mit der reduzierten Immunantwort im lymphostatischen Gebiet zusammen.

### 3.6.4 Lymphangiopathie mit noch suffizientem Lymphgefäßsystem; das Intervall-(Latenz-)Stadium

Die Transportkapazität des Lymphgefäßsystems kann subnormal sein, zur Bewältigung der normalerweise geringen lymphpflichtigen Last jedoch noch genügen. Handelt es sich um eine Mißbildung (Dysplasie) des Lymphgefäßsystems (**Hypo- oder Hyperplasie**), so spricht man von einer «**Lymphangiopathie**[20] **mit noch suffizientem Lymphgefäßsystem**» (**Tab. 3/2** und **Abb. 3/31**). Ist die Reduktion der Transportkapazität des Lymphgefäßsystems erworben, wie z.B. nach einem ärztlichen Eingriff (Lymphonodektomie) oder nach einem Trauma, so wird der Zustand als «**Intervall**[21] (**Latenz**[22]-)**Stadium**» bezeichnet (**Abb. 3/32**). Aufgrund tierexperimenteller Untersuchungen ist bekannt, daß sich bereits in diesen klinisch ödemfreien Stadien pathohistologische Veränderungen in den Lymphgefäßen, im Interstitium und in den Blutgefäßen nachweisen lassen. Lymphszintigraphische Untersuchungen (s. Kap. 4.3) erbrachten den Beweis, daß die Funktion der Lymphgefäße nach einer mit einer axillären Lymphonodektomie einhergehenden operativen und strahlentherapeutischen Brustkrebsbehandlung **ohne Lymphödem** bereits deutlich reduziert werden kann.

Auch die Immunantwort ist bereits abgeschwächt; dies kann Erysipelschübe zur Folge haben. Die entzündungsbedingte weitere Reduktion der Transportkapazität des Lymphgefäßsystems in Kombination mit dem Anstieg der lymphpflichtigen Last verursachen früher oder später das Umkippen in ein manifestes chronisches Lymphödem. Wird keine adäquate

---

[19] Früher als Lymphangiosarkom bezeichnet.
[20] Lymphangiopathie = Lymphgefäßerkrankung.
[21] Intervall = Zwischenraum.
[22] Latent = versteckt.

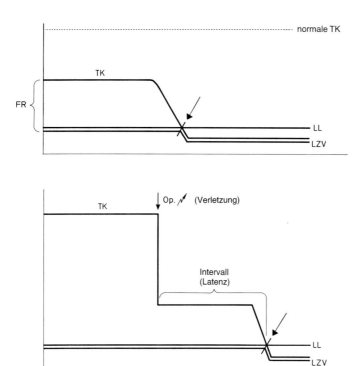

**Abb. 3/31:** Bei einer Lymphangiopathie mit einem (noch) suffizienten Lymphgefäßsystem ist die funktionelle Reserve eingeschränkt. Ein weiteres Herabsinken der Transportkapazität führt zu einem (primären) Lymphödem (Pfeil). **TK** Transportkapazität, **LL** Lymphpflichtige Last, **LZV** Lymphzeitvolumen, **FR** Funktionelle Reserve.

**Abb. 3/32:** Die Zeitspanne zwischen der operativen (und strahlentherapeutischen) Reduktion der Transportkapazität der Lymphgefäße (oder einer Verletzung) und dem Erscheinen eines Lymphödems nennen wir Intervall- oder Latenzstadium. Das Lymphödem manifestiert sich an der Stelle, an welcher sich die Linie der Transportkapazität mit derjenigen der lymphpflichtigen Last kreuzt.

Behandlung (komplexe physikalische Entstauungstherapie [KPE]) durchgeführt, bleibt das Lymphödem bestehen.

Wenn nach einer Lymphonodektomie die Transportkapazität zwar herabsinkt, jedoch etwas höher bleibt als die lymphpflichtige Last, besteht kein Lymphödem, aber der Patient ist stark lymphödemgefährdet.

Das Intervall-(oder Latenz-)Stadium endet und ein Lymphödem entsteht, wenn die lymphpflichtige Last z. B. infolge einer örtlichen Entzündung ansteigt oder/und die Transportkapazität absinkt. Eine wichtige Rolle spielt dabei das Altern. Nicht nur die Arterien altern, sondern auch die Venen und die Lymphgefäße. Die **altersbedingte Lymphangiosklerose** schwächt die Lymphangiomotorik ab und reduziert die Transportkapazität der Lymphgefäße. Hinzu kommen noch drei Faktoren:

1. Wenn die Transportkapazität infolge des Ausfallens eines Teiles der Lymphgefäße reduziert ist, müssen die vorhandenen Lymphgefäße angestrengt arbeiten: sie üben eine Sicherheitsventilfunktion aus (s. Kap. 3.6.6).
2. Die Wand der Lymphgefäße ist sehr durchlässig. Es ist, wie wir sahen, ein normaler Vorgang, daß etwas Lymphwasser durch die Lymphgefäßwände das Lymphgefäß verläßt. Wenn Lymphgefäße eine gesteigerte lymphangiomotorische Aktivität ausüben und der intralymphvaskuläre Druck ansteigt, sickert Lymphe in die Lymphgefäßwände, macht sie ödematös und verläßt sie sogar, so daß sich um das Lymphgefäß herum ein Mantel aus eiweißreicher Flüssigkeit = Lymphe bildet. Fibrosklerotische Prozesse bringen die Lymphangione allmählich zum Stillstand.
3. Wenn in den Lymphgefäßen der Druck sehr hoch ist, erweitern sie sich so stark, daß eine Klappeninsuffizienz entsteht; dann hört der Lymphstrom auf.

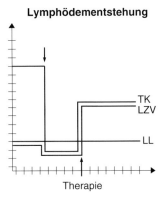
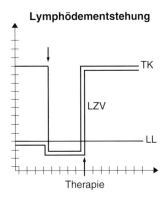

**Abb. 3/33:** Wenn bei einem Lymphödem irgendeine Behandlung die Transportkapazität zwar erhöht, aber nicht vollständig wiederherstellt, ist die mechanische Insuffizienz zwar behoben, die Schwellung hat sich zurückgebildet, aber eine **Heilung** im eigentlichen Sinne des Wortes ist dies nicht.

**Abb. 3/34:** Entwickelt sich eine mechanische Insuffizienz der Lymphgefäße (Pfeil oben) und wird das hierdurch herbeigeführte Lymphödem behandelt (Pfeil unten), so kann von einer echten Heilung nur dann gesprochen werden, wenn es zur vollständigen Wiederherstellung der ursprünglichen Transportkapazität gekommen ist.

Von einer **Heilung** sprechen wir beim Lymphödem grundsätzlich nicht. Die Transportkapazität können wir leider heute noch nicht bestimmen. Vorsichtshalber betrachten wir den durch eine KPE, oder durch einen chirurgischen Eingriff erreichten, klinisch ödemfreien Zustand als «Intervall-» oder «Latenzstadium» bzw. als «**Lymphangiopathie mit noch suffizientem Lymphgefäßsystem**» und den Patienten als lymphödemgefährdet (Abb. 3/33). Die für die Praxis wichtige Schlußfolgerung lautet, daß nach einer erfolgreichen Lymphödembehandlung die Weiterführung der KPE in Form deren «**Phase II der Konservierung bzw. Konservierung und Optimierung**» erforderlich ist und daß sich der Patient an gewisse Regeln zu halten hat, damit die Transportkapazität der Lymphgefäße nicht unnötig herabgesetzt und/oder die lymphpflichtige Last erhöht wird. Eine echte Heilung wäre gleichbedeutend mit der Wiederherstellung der ursprünglichen Transportkapazität (Abb. 3/34).

## 3.6.5 Ödembereitschaft und Ödem; die Dehydrationsreaktion

Man spricht von einer **Ödembereitschaft**, wenn das **Starlingsche** Gleichgewicht im ganzen Körper oder in einem großen Gebiet des Körpers, wie z. B. in der unteren Körperhälfte oder im Bauchraum in dem Sinne gestört ist, daß das Nettoultrafiltrat ansteigt. Ein typisches Beispiel für solch eine Störung ist eine Hypoproteinämie. Bei einer Hypoproteinämie ist infolge der Reduktion des kolloid-osmotischen Druckes im Blut der effektive resorbierende Druck herabgesetzt. Die Nettoultrafiltration erhöht sich. Zwar reagiert das Lymphgefäßsystem sofort mit seiner Sicherheitsventilfunktion und transportiert Wasser in die Blutbahn zurück, aber bei einer so ausgedehnten Störung geht das zu langsam; dem Blut geht soviel Wasser verloren, daß die zirkulierende Blutmenge und das Herzzeitvolumen absinken. Da

$$\text{Arterieller Blutdruck} = \text{Herzzeitvolumen} \times \text{peripherer Widerstand}$$

ist, muß der arterielle Blutdruck sinken; nur ein Anstieg des peripheren Widerstandes kann dies verhüten. Die «Gefahr des Leerschlagens des Herzens», d. h. des Kreislaufkollapses, führt zu neurohormonal bedingten regulatorischen Mechanismen, welche in ihrer Gesamtheit als «**Dehydrationsreaktion**» bezeichnet werden. Die Nierendurchblutung sinkt: das freiwerdende Blut wird zum Gehirn und zur Herzmuskulatur dirigiert. Die Wasser- und Natriumausscheidung mit dem Harn werden gedrosselt; der Dickdarm verstärkt seine wasser-resorbierende Tätigkeit; selbst die Schweißdrüsen stellen ihre Funktion weitgehend ein. Diese Veränderungen dienen der Konservierung von Flüssigkeit: Sie soll dem zirkulierenden Blut erhalten bleiben. Gleichzeitig stellen sich Durst- und Salzhunger ein. Die einverleibte Flüssigkeit füllt die Blutbahn wieder auf. Solange, wie die Lymphgefäße in der Lage sind, die erhöhte lymphpflichtige Wasserlast durch ihre Sicherheitsventilfunktion zu bewältigen, entsteht kein Ödem. Umgekehrt läßt sich der folgende Lehrsatz formulieren:

> Ödembereitschaft + Flüssigkeitsretention + Dynamische Insuffizienz des Lymphgefäßsystems = Ödem

Das, was im Zusammenhang mit der **Hypoproteinämie** gesagt wurde, gilt selbstverständlich genauso auch dann, wenn der Anstieg der Nettoultrafiltration infolge eines so ausgedehnten **Anstieges des Blutkapillardruckes**, d.h. des effektiven ultrafiltrierenden Druckes erfolgt, daß die «Gefahr des Leerschlagens des Herzens» droht und deshalb die entsprechenden Sensoren des Körpers die Dehydrationsreaktion in Gang setzen (Rechtsherzinsuffizienz; Lebercirrhose), sowie nach einem größeren Blutverlust, aber auch bei einem starken Wasser- und Kochsalzentzug (**Tab. 3/3**).

## 3.6.6 Die Antworten des Körpers auf eine Lymphostase

Stellen wir uns ein Gebiet, welches durch 3 Lymphgefäße drainiert wird, vor. Es soll sich um einen Tierversuch handeln. Wir unterbinden eines der drei Lymphgefäße. Nun wird dasjenige Lymphangion, welches unmittelbar distal von der Ligatur liegt, außerstande sein, bei seiner Systole die Lymphe voranzutreiben. Seine Wand wird gedehnt; der Dehnungsreiz hat eine verstärkte lymphangiomotorische Aktivität zur Folge. Vergeblich: die Lymphe staut sich zurück. Der Stau dehnt sich distalwärts aus und erfaßt das ganze verschlossene Lymphgefäß, in welchem die maximal gesteigerte Lymphangiomotorik einen Druckanstieg bis auf 100 mm/Hg oder noch mehr verursacht.

Früher oder später ermüden die Lymphangione und hören auf zu pulsieren. Das maximal erweiterte Lymphgefäß steht nun unbeweglich still. Für die beiden nicht blockierten Lymphgefäße bedeutet der Ausfall des dritten Lymphgefäßes einen Anstieg der lymphpflichtigen Last, da die normalerweise vom unterbundenen Lymphgefäß abtransportierte Lymphe den Flüssigkeitsgehalt des Interstitiums und den Gewebedruck erhöht. Sie reagieren mit ihrer **Sicherheitsventilfunktion**: das Lymphzeitvolumen in diesen beiden Lymphgefäßen erhöht sich; sie bilden einen **Umgehungskreislauf** (**Kollateralkreislauf**) und **kompensieren** die Störung. Die **Sicherheitsventilfunktion** der nicht blockierten Lymphgefäße ist die **erste**, der **Umgehungskreislauf** die **zweite** Antwort des Körpers auf eine Lymphostase.

Selbstverständlich kann sich nur dann ein Umgehungskreislauf etablieren, wenn hierzu die anatomischen Gegebenheiten vorhanden sind.

Nehmen wir als Beispiel das Lymphödem nach operativer und strahlentherapeutischer Brustkrebsbehandlung.

Die regionären Lymphknoten der **kephalischen Lymphgefäße** befinden sich entweder supraklavikulär oder infraklavikulär, in anderen Fällen wiederum in der Axilla. Es ist verständlich, daß diejenigen Frauen, bei denen die kephalischen Lymphgefäße nicht in der

Ödem 259

**Tab. 3/3:** Die Dehydrationsreaktion.

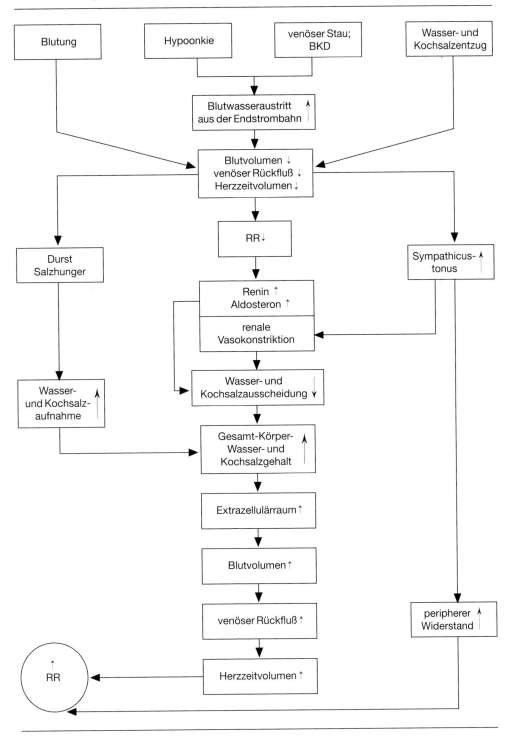

Achselhöhle enden, im Falle des Ausräumens der Achselhöhle eine gute Chance haben, daß aus dem Arm Lymphe abgeleitet wird. Der zweite Unterschied besteht darin, daß es kephalische Lymphgefäße des kurzen und des langen Typs gibt. Der lange Typ bedeutet, daß diese Lymphgefäße etwa in der Höhe des Handgelenkes, der kurze, daß sie nur in Olecranonhöhe beginnen. Es ist leicht einzusehen, daß bei derjenigen Frau, die kurze kephalische Lymphgefäße hat, eine schlechtere Möglichkeit besteht, Lymphe aus dem Unterarm, der Hand und den Fingern abdrainiert zu bekommen, als bei derjenigen Frau, welche über kephalische Lymphgefäße des langen Typus verfügt. Der dritte Unterschied besteht darin, daß bei manchen Menschen die kephalischen Lymphgefäße mit den radialen Lymphgefäßen anastomosieren, bei andern wiederum nicht. Die beste Chance für einen Umgehungskreislauf bedeutet die Kombination: Lange kephalische Lymphgefäße mit Lymphknoten supra- oder infraklavikulär und kephalisch-radiale Anastomosen, die schlechteste Chance besteht bei kurzen kephalischen Lymphgefäßen, welche in der Achselhöhle enden bei fehlenden kephalisch-radialen Anastomosen.

Die mediane sagittale und die horizontale Wasserscheide trennen den Rumpf in 4 Quadranten, aber es gibt, wie im ersten Kapitel beschrieben, axillo-axilläre, axillo-inguinale und interinguinale Anastomosen. Wie stark diese Anastomosen ausgebildet sind, ist individuell unterschiedlich. Wenn die axillären Lymphknoten ausgeräumt werden, unternehmen diese Lymphgefäße von sich aus Anstrengungen, aus dem Staugebiet, welches auch den gleichseitigen oberen Rumpfquadranten erfaßt, eiweißreiche Gewebsflüssigkeit in die gegenseitige Achselhöhle und in die gleichseitige Leiste abzudrainieren. (Mit der manuellen Lymphdrainage wollen wir diese Funktion stärken.) Die initialen Lymphgefäße und die prälymphatischen Kanäle verbinden die Quadranten ebenfalls miteinander.

Die dritte Antwort des Körpers auf eine Lymphostase ist die Entstehung von **lympho-lymphatischen Anastomosen**. Legt man nach 3 Wochen die Blockadestelle frei, läßt sich feststellen, daß sich distal von der Blockadestelle ein Seitenast (Seitenäste) entwickelt hat (haben), welcher (welche) oberhalb der Blockadestelle in dasselbe, oder in ein benachbartes Lymphgefäß hineingewachsen ist (sind).

Die vierte Antwort ist die **lympho-venöse Anastomose**. In der Nachbarschaft eines blockierten Lymphgefäßes befindet (befinden) sich immer eine Vene (Venen). In diese kann ein distal von der Blockadestelle befindlicher Lymphgefäß-Seitenast hineinwachsen.

Es gibt sogenannte «physiologische» operative Verfahren, welche bei einem bestehenden Lymphödem diese, quasi vom Körper versäumten Antworten nachholen wollen. (Autologe Lymphgefäßtransplantation; lympho-venöse und lymphonodo-venöse Shunt-Operationen; s. Kap. 5).

Die fünfte Antwort geht über **prälymphatische Kanäle**, welche die Wasserscheiden überbrücken. Von besonderer Bedeutung sind **prälymphatische Kanäle in der Adventitia von Blutgefäßen**. Die Adventitia der Blutgefäße entspricht einem Bindegewebe. Die Blutgefäße benötigen zur Versorgung ihrer Wand eigene Blutgefäße (*Vasa vasorum*). Sie verfügen über eigene Arterien, Venen, Blutkapillaren und Lymphgefäße. Bei einem Lymphödem erfaßt der Stau nicht nur die Haut und die Subkutis, sondern alle Strukturen, in welchen Lymphgefäße vorhanden sind, auch die Blutgefäße werden lymphödematös: es entsteht eine «**lymphostatische Hämangiopathie**». In der *Adventitia* dieser lymphödematösen Blutgefäße kommt es infolge der Lymphostase zur starken Erweiterung der Bindegewebskanäle. In diesen erweiterten Bindegewebskanälen kann die eiweißreiche Flüssigkeit im Fall eines Beinlymphödems, z.B. nach einer inguinalen Lymphonodektomie, vom Fußrücken in die *Arteria* bzw. *Vena iliaca* gelangen und über die hier befindlichen Lymphgefäße abtransportiert werden.

> Die praktische Bedeutung dieser Tatsache liegt darin, daß man bei der manuellen Lymphdrainagebehandlung eines Beinlymphödems die Arterien- und Venenwände als potentielle Drainagewege betrachten muß.

Die ersten fünf Antworten des Körpers auf einen Lymphstau werden über Lymphgefäße, Venen und prälymphatische Kanäle erteilt. Die sechste verläuft über **Zellen**. Kaum daß das Lymphgefäß blockiert wird, verlassen, wie wir sahen (Kap. 3.6.2) in dem gefährdeten Gebiet über die Blutkapillaren Monozyten in großer Zahl die Blutbahn und gelangen in das Interstitium hinaus. Wenn ein Monozyt die Blutbahn verläßt und sich im Interstitium befindet, nennt man ihn **Makrophag** (große Freßzelle), auf englisch «scavenger cell». Scavenger bedeutet aasfressendes Tier, aber auch Straßenkehrer. Beide Begriffe passen sehr gut für die Funktion der Makrophagen. Diese Zellen haben bei einem Lymphstau die Aufgabe, rückgestaute Eiweißkörper proteolytisch zu beseitigen. Sie **fressen** diese; das im Körper einer Zelle verschwundene Eiweißmolekül bindet kein Wasser mehr. Die Abbauprodukte, die Aminosäuren, sind kleine Moleküle und als solche nicht mehr lymphpflichtig. Die Eiweißkonzentration der Ödemflüssigkeit sinkt, infolgedessen steigt der effektive resorbierende Druck.

> Die Behandlung des Lymphödems mittels der komplexen physikalischen Entstauungstherapie hat die Zielsetzung, die erstgenannten fünf Antworten des Körpers auf eine Lymphostase positiv zu beeinflussen.

Es ergibt sich die Frage, ob es möglich ist, **das Lymphödem mit Arzneimitteln zu behandeln**, welche die **Makrophagenfunktion anregen**, damit die **extralymphvaskuläre Plasmaproteinbewältigung** gesteigert wird. Im **Tierversuch** ist es tatsächlich möglich, **ein experimentelles akutes Lymphödem** auf diese Weise zu reduzieren. Beim **chronischen Lymphödem des Menschen** ist die Wirkung der heute bekannten Medikamente zu schwach, um die komplexe physikalische Entstauungstherapie zu **ersetzen**. Das, was man im Laufe von 4 Wochen mit Hilfe der Phase I der KPE erreichen kann, wäre mittels einer medikamentösen Makrophagenstimulation vielleicht in 6–7 Jahren möglich. Hinzu kommt, daß eine ausschließlich makrophagenstimulierende Behandlung des Lymphödems auch nicht wünschenswert ist. Gelänge es nämlich, bei einem Lymphödem durch die ununterbrochene Verabreichung eines Arzneimittels die Makrophagen so anzuregen, daß sie alle Eiweißkörper, die die Blutkapillaren verlassen und über die Lymphgefäße nicht abtransportiert werden, an Ort und Stelle beseitigen, müßte die Leber die abgebauten Eiweißkörper kontinuierlich ersetzen. Es ist fraglich, ob die Leber dies auf lange Sicht ohne Schaden zu nehmen schaffen würde. Andererseits ist es sinnvoll, die komplexe physikalische Entstauungstherapie mittels medikamentöser Makrophagenstimulation, als adjuvante Therapie, von Zeit zu Zeit zu kombinieren. Wir benützen hierzu Unguentum lymphaticum[23].

## 3.6.7 Die Rolle der Narbe bei der Entstehung des Lymphödems

Wird bei einer Krebsbehandlung neben einer Operation auch eine Strahlentherapie durchgeführt, steigt die Lymphödemgefährdung; bei bestrahlten Patienten tritt das Lymphödem häufiger auf und der Schweregrad ist größer als bei denjenigen Patienten, die nicht bestrahlt

---

[23] PGM, München.

wurden. Die Erklärung liegt darin, daß Narbenfelder die wichtigste Antwort auf eine Lymphostase, die Entstehung von lympho-lymphatischen Anastomosen, verhindern: Die als Folge einer Röntgenbestrahlung auftretende radiogene Fibrose ist eine solche Narbe. (Dies ist selbstverständlich **kein Grund** dafür, daß man auf Bestrahlung verzichtet, wenn zur optimalen Krebstherapie die Bestrahlung dazugehört!) Narben entstehen aber auch, wenn bei der Operation die Blutungen nicht sorgfältig genug gestillt werden, wenn es zu einer sekundären Wundheilung mit einem Granulationsgewebe kommt, wenn Serome entstehen.

> Es gibt leider dem autistisch-undisziplinierten Denken verfallene Chirurgen, die den Grundsatz der allgemeinen Chirurgie, welcher besagt, daß eine ungestörte Wundheilung nur bei Ruhigstellung erfolgen kann, mißachten und am ersten Tag nach einer axillären Lymphadenektomie dem Physiotherapeuten den Auftrag geben, eine solche Bewegungstherapie durchzuführen, welche mit Bewegungen im Schultergelenk verbunden ist.

Die Begründung hierfür lautet, daß, wenn dies nicht geschieht, eine Ankylose, eine Versteifung des Schultergelenkes zu befürchten sei. Die Auffassung, daß ein gesundes Gelenk durch eine Ruhigstellung von einer Woche versteift, ist Unsinn. Die falsche Bewegungstherapie produziert Narben und durch Narben Lymphödeme.

Ein anderer Unfug, welcher eine tiefe, dem Träger des Büstenhalters entsprechende Narbe an der Schulter verursacht, wodurch die vielleicht supra- oder intraklavikulär in Lymphknoten einmündenden kephalischen Lymphgefäße, sowie die axillo-axillären lympho-lymphatischen Anastomosen blockiert werden, besteht darin, Patientinnen, bei denen eine Brust amputiert wurde, zu empfehlen, sie sollen sich eine Prothese besorgen, deren Gewicht sich dem Gewicht der zurückgebliebenen Brust anpaßt. Frauen, die eine große Brust haben, tragen dann sehr schwere Prothesen. Durch diesen unsinnigen Rat wird das Lymphödem verschlechtert. Auch die Erklärung, warum man eine solche Prothese tragen solle, deren Gewicht sich an dasjenige der zurückgebliebenen Brust anpaßt, ist unakzeptabel: Es wird behauptet, daß sonst eine große Brust zu Haltungsschäden führen würde!

Der richtige Rat lautet: eine Frau nach einer Brustamputation braucht eine Prothese, die, wenn sie sich anzieht, nirgends Spuren des Büstenhalters auf der Haut erkennen läßt.

### Literatur

Aukland, K., Nicolaysen, G.: Interstitial Fluid Volume: Local Regulatory Mechanisms. Physiol. Rev. 61: 3, 1981.
Eddington, A.: The Nature of the Physical World. In: The Omega Point. J. Gribbin, W. Heinemann Verlag, London 1987.
Földi, M.: Physiologie und Pathophysiologie des Lymphgefäßsystems. In: Handbuch der allgemeinen Pathologie. Band 3, Teil 6. Springer, Heidelberg 1972.
Guyton, A. C.: Textbook of Medical Physiology. 8th ed. W. B. Saunders, Philadelphia 1991.
Hawking, W.: Eine kurze Geschichte der Zeit. Die Suche nach der Urkraft des Universums. Rowohlt Verlag, Reinbek 1988.
Johnston, M. G.: Experimental biology of the lymphatic circulation. Elsevier 1985.
Olszewski, W. L.: Peripheral lymph: Formation and immune function. CRC Press, Boca Raton 1985.
Renkin, E. M., Michel, C. C.: Handbook of Physiology, part I and II. Volume 4: Microcirculation, part II, section II. Amer. Physiol. Soc., Maryland 1984.
Yoffey, J. M., Courtice, F. C.: Lymphatics, lymph and the lymphomyeolid complex. Acad. Press, London, New York 1970.

# 4 Das Lymphödem

E. Földi und M. Földi

## 4.1 Klassifikation

Die Diagnose «Lymphödem» ist genauso unzulänglich, wie z.B. die Diagnose «Anämie». Eine Klassifikation ist in beiden Fällen unbedingt erforderlich. Es gibt 4 Formen der Lymphödemklassifikation.

Die Klassifikationsformen I und II können alternativ benützt werden, die Klassifikationsformen III und IV werden anschließend beide vorgenommen.

### 4.1.1 Gutartige und bösartige Lymphödeme

Die erste Klassifikationsform ist in einem solchen Lande, in welchem sich die **komplexe physikalische Entstauungstherapie (KPE)** voll etabliert hat, d.h. in Deutschland, die einfachste und sie reicht für praktische Belange aus. Nach dieser Klassifikation unterscheiden wir «**gutartige (benigne)**» und «**bösartige (maligne)**» Lymphödeme.

Ein malignes Lymphödem besteht, wenn die Transportkapazität der Lymphgefäße durch einen bösartigen Prozeß reduziert ist. Alle anderen Lymphödeme sind gutartig. Die Bedeutung dieser Klassifikation liegt darin, daß **die gutartigen Lymphödeme mittels einer komplexen physikalischen Entstauungstherapie zu behandeln sind**, hingegen **besteht bei malignen Formen für diese Behandlung eine relative Kontraindikation**[1].

Es gilt der folgende, für die ätiologische Diagnostik des Lymphödems ausschlaggebend wichtige Grundsatz:

**Bei jedem Lymphödem, welches sich nach der Behandlung eines Malignoms entwickelt hat, muß man stets an die Möglichkeit denken, daß es sich um eine bösartige Form handeln kann.** Die Krebsbehandlung konnte erfolglos gewesen sein, es ist zu einem die Lymphgefäße blockierenden Rezidiv bzw. zu einer Lymphknotenmetastase gekommen. **Aber auch wenn in der Krankengeschichte des Patienten das Wort Krebs nicht vorkommt, kann jedes Lymphödem prinzipiell bösartig sein.** Trotz der Tatsache, daß immer wieder darauf hingewiesen wird, daß jede Frau ihre Brust selber untersuchen und regelmäßig zur Krebsvorsorgeuntersuchung gehen soll, wird dies oft vernachlässigt und es kann vorkommen, daß das erste Symptom des Brustkrebses eine Schwellung der Hand und/oder des Armes ist: Der Brustkrebs hat bereits in den Achselhöhlenlymphknoten Metastasen gebildet, den Lymphfluß bösartig blockiert, ohne daß der primäre Herd entdeckt wurde. Selbstverständlich gilt dies genauso für Beinlymphödeme bzw. Unterleibskrebserkrankungen.

Eine bösartige Blockade des Lymphabflusses kann von innen und von außen erfolgen:

a) Von innen: Die Krebszellen dringen in die Lichtung des Lymphgefäßes ein, teilen sich hier und verstopfen es. Diesen Zustand nennen wir *Lymphangiosis carcinomatosa*. Das gleiche kann mit Lymphknoten passieren.

---
[1] Eine **relative Kontraindikation** kann vom Arzt aufgehoben werden.

b) Von außen: Der Krebs umschlingt und zerdrückt Lymphgefäße. In diesem Fall werden stets auch die in der Nachbarschaft befindlichen Venen unter Druck gesetzt, so daß die Lymphostase mit einem Venenstau kombiniert wird. Die Haut verfärbt sich bläulich (**Zyanose**). Oft sieht man **erweiterte Venen**, welche einen **Umgehungskreislauf** bilden.

Freilich können die beiden Formen der malignen Blockade miteinander kombiniert sein. Wenn als Komplikation eines Lymphödems ein Angiosarkom entsteht, handelt es sich selbstverständlich ebenfalls um eine bösartige Lymphödemform.

### 4.1.2 Primäres und sekundäres Lymphödem

Nach der zweiten Form der Einteilung unterscheiden wir **primäre** oder **idiopathische** und **sekundäre** Lymphödeme: Mit «primär» ist gemeint, daß die Ursache nicht bekannt ist, die sekundären Formen beruhen auf irgendeiner bekannten Krankheit.

#### 4.1.2.1 Sekundäre Lymphödemformen

Das **posttraumatische sekundäre Lymphödem** ist Folge einer Verletzung. Da der Körper auf eine Lymphostase u. a. mit lympho-lymphatischen Anastomosen antwortet, entstehen posttraumatische sekundäre Lymphödeme nur dann, wenn die Regenerationsprozesse durch Narbenbildungen verhindert werden. Ein typisches Beispiel hierfür ist ein Motorradunfall, bei welchem eine Hautablederung einer Gliedmaße wiederholte Hauttransplantationen erforderlich macht. Es bleiben ausgedehnte Narben zurück; solche Patienten bekommen dann ein posttraumatisches sekundäres Lymphödem (**Abb. 4/1**).

**Lymphangitiden und Lymphonoditiden** (Lymphgefäß-/Lymphknotenentzündungen), durch Bakterien, Pilze, Parasiten, Viren etc. verursacht, können ebenfalls zu einem sekundären Lymphödem führen. Bereits durch eine akute Entzündung fällt das befallene Lymphgefäß für den Lymphtransport aus. Eine akute Lymphangitis ist leicht zu erkennen: Von einer eiternden Wunde zieht eine strichförmige Rötung zu den regionären Lymphknoten: diese sind vergrößert und schmerzhaft. Die Lymphe gerinnt im entzündeten Lymphgefäß (Lymphgefäßthrombose), dessen Wand ödematös wird und nicht mehr pulsiert.

Eine akute Lymphangitis heilt nicht; in der Lichtung des kranken Lymphgefäßes kommt es zu einer obliterierenden Fibrosklerose, das Lymphgefäß verschwindet. Wenn eine genügend große Zahl von Lymphgefäßen auf diese Art und Weise zerstört wird, ist es leicht verständlich, daß dadurch die Transportkapazität so stark absinken kann, daß als Folge ein Lymphödem entsteht.

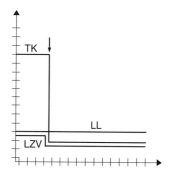

**Abb. 4/1:** Im Falle eines prätraumatisch normalen Lymphgefäßsystems mit einer entsprechenden physiologischen Transportkapazität bedarf es einer ausgedehnten Verletzung (Pfeil), um ein chronisches Lymphödem zu erzeugen (s. auch **Abb. 4/2**). – **TK** Transportkapazität, **LL** Lymphpflichtige Last, **LZV** Lymphzeitvolumen.

Die **Filariasis** wird durch den Parasiten «*Filaria sanguinis hominis*»[2] verursacht. Er ist in tropischen Regenwäldern endemisch, gelangt durch den Stich eines infizierten Moskitos in den Körper und nistet sich, nach vorübergehendem Aufenthalt in der Blutbahn, in Lymphgefäßen ein, wo er lebt und sich vermehrt. Es werden **Entzündungen der Lymphgefäße** verursacht; durch die giftigen Stoffe, die er erzeugt, kann es auch zu **Lähmungen von Lymphgefäßen** kommen; es können sogar **Lymphgefäße** durch Parasiten verstopft werden.

In den tropischen Ländern leiden Millionen an einer Filariasis, aber auch in Europa muß man als Folge des Massentourismus mit dem Vorkommen solcher Lymphödemfälle rechnen. Es gilt der Grundsatz, daß jeder, der sich in einem endemischen Gebiet aufgehalten hat (auch wenn der Aufenthalt nur kurz war), selbst nach vielen Jahren an einem solchen Lymphödem erkranken kann. Zur Diagnose muß die Hilfe eines Tropeninstitutes in Anspruch genommen werden. Auch wenn die Filariasis durch Arzneimittel mit Erfolg bekämpft wurde, bleibt das Lymphödem bestehen und muß wie üblich behandelt werden.

Die **geo-chemische Form** des Lymphödems kommt in Äthiopien vor. Das Erdreich ist hier reich an Kieselsäure; die Menschen sind sehr arm und tragen keine Schuhe; die Fußsohlen werden dauernd verletzt; die Kieselsäure dringt in die Gewebe ein und wird über Lymphgefäße transportiert. Es kommt zu einer chronischen sterilen Lymphangitis und Lymphonoditis, zur allmählichen Verödung.

Das **maligne Lymphödem** gehört ebenfalls zu den sekundären Formen, da man die Ursache des Lymphödems ja kennt: der Krebs. Die Tatsache, daß die Ursache des Krebses unbekannt ist, ist hierbei irrelevant.

**Angeborenes Ringband.** Ein angeborenes Lymphödem ist in der überwiegenden Mehrzahl der Fälle primärer Natur. Diese sekundäre Form ist eine große Seltenheit. Eine Gliedmaße ist bei Geburt lymphödematös, weil die Nabelschnur oder ein amniotisches Band die Gliedmaße im Uterus abgeschnürt hat. Man sieht eine zirkuläre Narbe, distal davon das Lymphödem; die Haut ist cyanotisch. Beim angeborenen Ringband gibt es die Besonderheit, daß hier zuerst der Chirurg gefordert ist, bevor eine physikalische Therapie eingesetzt werden kann; als erstes muß die Narbe beseitigt werden.

Das **iatrogene Lymphödem** wird durch den Arzt verursacht. Die iatrogenen Lymphödeme können in 3 Gruppen eingeteilt werden:

a) Der Arzt hat richtig gehandelt.
b) Der Arzt hat falsch gehandelt.
c) Post-ischämisches (post-rekonstruktives) Lymphödem.

a) Ein typisches Beispiel für ein iatrogenes Lymphödem, bei welchem der Arzt richtig gehandelt hat, ist das Lymphödem nach Krebsbehandlung. Beim Krebs muß alles darangesetzt werden, den Krebs zu bekämpfen; es geht um Leben oder Tod. Es darf den Arzt nur am Rande interessieren, ob durch seine **optimale** Krebsbehandlung ein Lymphödem entsteht oder nicht. **Es ist besser, etwas radikaler zu sein und mehr Lymphödeme zu erzeugen, als bei der Krebstherapie Kompromisse zu machen und in Kauf zu nehmen, den Krebs dabei nicht völlig auszumerzen.** Werden für kardiale Bypass-Operationen notwendige Beinvenenstücke entfernt, entstehen ebenfalls sehr häufig Beinlymphödeme.

b) Ein iatrogenes Lymphödem kann aber auch Folge eines falschen ärztlichen Handelns sein. Besonders gefährlich sind die folgenden Eingriffe:
   – Die Entfernung von halbkugelförmigen, medial in Kniegelenkshöhe liegenden Fettpolstern (Lipektomie) beim **Lipödem**: Es können leicht die hier gebündelt verlaufenden Lymphgefäße des ventromedialen Bündels (Kap. 1) durchtrennt werden. Auch Meniscus-Operationen gefährden hier die Lymphgefäße.

---

[2] Fadenwurm des menschlichen Blutes.

– **Inguinale Lymphonodektomien.** Entsteht nach einer **unnötigen** Lymphonodektomie ein Lymphödem, so handelt es sich um einen Behandlungsfehler. **Müssen** hingegen im Zusammenhang mit einer Krebsbehandlung Lymphknoten entfernt werden, so nimmt man selbstverständlich das iatrogene Lymphödem in Kauf!

Hierzu als Beispiel drei Krankengeschichten:
Im Alter von 9 Jahren wurde ein gesundes Mädchen vom Schularzt untersucht. Er entdeckte in der Leiste eine Resistenz. Er wies das Kind in eine chirurgische Klinik ein. Es erfolgte keine eingehende Untersuchung; am Tag nach der Aufnahme wurde gleich eine Operation vorgenommen. Man legte die Leiste frei und fand ein Lipom. (Das Lipom ist eine gutartige Fettgeschwulst, die niemals bösartig entartet.) Wenn man die Wunde jetzt geschlossen hätte, wäre nichts passiert. Man hätte das Lipom auch schonend entfernen können. Der Chirurg **räumte** aber die Leiste aus: Er entfernte mit dem Lipom alle Lymphknoten, die er fand. Die Lymphknoten wurden histologisch untersucht und es zeigte sich, daß sie völlig normal waren. Nach dieser Operation bekam das Kind ein Lymphödem. Derselbe Chirurg fing nun auch noch an, dieses Lymphödem operativ zu behandeln; er operierte mehrere Male. Aus dem gesunden Mädchen entstand ein iatrogener Krüppel.

Ein anderer Fall: Eine junge, gesunde Frau, die etwas blaß war, bekam intraglutäal eine Serie von Vitaminspritzen (!). Es kam zu einer Infektion, zu einer purulenten Entzündung; es mußte eine Inzision vorgenommen werden. Nach einigen Wochen klagte sie über etwas druckdolente Lymphome in der gleichseitigen Leiste. Der Chirurg räumte nun die Leiste aus – es handelte sich um eine Lymphonoditis als Folge des glutäalen Abszesses – dies bestätigte auch der histologische Befund. Es blieb aber in der Leiste ein lästiges Gefühl zurück; es wurde wieder operiert und eine Narbenplatte aus der Leiste entfernt. Danach entstand ein Beinlymphödem.

Ein dritter Fall: Bei einem jungen Mädchen tastete man ebenfalls eine Resistenz in der Leiste. Der Chirurg dachte an einen Leistenbruch, legte die Leiste frei und stellte fest, daß es sich nicht um einen Leistenbruch handelte, sondern um vergrößerte Lymphknoten. Auch hier wäre nichts passiert, wenn nur ein Lymphknoten histologisch untersucht worden wäre. Aber auch in diesem Fall wurde die Leiste vollkommen ausgeräumt, was ein Lymphödem zur Folge hatte.

Nach **Krampfaderoperationen**, sehr oft nur aus kosmetischen Gründen vorgenommen, entstehen in etwa 2% der Fälle infolge der Verletzung der Lymphgefäße **Lymphödeme**.

c) **Das postischämische oder postrekonstruktive Lymphödem entsteht nach operativer Rekonstruktion** der arteriellen Strombahn zur Behandlung der arteriellen Verschlußkrankheit: Das verengte Arteriensegment wird durch einen Kunststoffschlauch oder eine Vene ersetzt. Sehr oft – manchen Angaben zufolge immer – kommt es nach einer erfolgreichen Wiederherstellung der arteriellen Strombahn in den postoperativen Tagen zu einem Ödem am operierten Bein. Dieses Ödem ist für den Gefäßchirurgen lästig, weil es die Wundheilung stört; wenn es sehr stark ausgeprägt ist, können sogar die Nähte platzen.

Hinsichtlich der Erklärung dieses Ödems gibt es zwei Auffassungen: Die eine besagt, daß derjenige Patient nach der Operation ein Beinödem bekommt, bei dem der Gefäßchirurg am Oberschenkel viele Lymphgefäße durchtrennt hat. Für diese Auffassung gibt es Beweise mit Hilfe der direkten öligen Lymphographie (s. Kap. 11): Häufigkeit und Schweregrad der postrekonstruktiven Ödeme korrelieren mit der Zahl der durchtrennten Lymphgefäße. Es ist leicht verständlich, daß sich manche Gefäßchirurgen gegen diese Auffassung sträuben, denn sie beinhaltet, daß sie bei der Korrektur von Arterien andere Gefäße, die Lymphgefäße, beschädigt haben. Auch wenn der Operateur maximal aufpaßt, kommt es unweigerlich zu Verletzungen von Lymphgefäßen. Es gibt Gefäßchirurgen, die so vorsichtig sind, daß sie in die Gewebe einen blauen, lymphotropen Farbstoff spritzen, damit die Lymphgefäße angefärbt, sichtbar und dadurch verschonbar werden. Aber nicht jedes Lymphgefäß wird angefärbt: es kann zum Krampf einiger Lymphgefäße kommen, diese können den Farbstoff dann nicht aufnehmen und werden durchtrennt. Mit dieser Deutung hängt der Ausdruck «**postrekonstruktiv**» zusammen.

Der Ausdruck «**postischämisch**» beinhaltet die Tatsache, daß **vor** der Operation das Bein schlecht mit Sauerstoff versorgt war. Alle anatomischen Strukturen litten darunter. Zu diesen gehören die präkapillären Arteriolen mit ihrer Muskulatur sowie die Nerven – die Vasoregulation ist nachweislich gestört –, die Blutkapillaren und die Lymphgefäße. Vor der Operation ist der arterielle Blutdruck im Bereich des Fußes niedrig, die Blutkapillaren werden schlecht durchblutet. Nach einer erfolgreichen Desobliteration wird der Perfusionsdruck erhöht; es entsteht eine reaktive Hyperämie; die kranken Blutkapillaren werden plötzlich durch einen hohen Blutdruck belastet; die Endothelzellen weichen auseinander und es sickert eiweißreiche Flüssigkeit in das Interstitium hinaus; die lymphpflichtige Eiweißlast steigt; die Lymphgefäße sind aber in ihrer Leistungsfähigkeit als Folge der früheren Ischämie eingeschränkt.

Das **artifizielle Lymphödem** wird durch den Patienten durch Selbstverstümmelung erzeugt, meist in der Absicht, in den Genuß einer Rente zu kommen. Andere sind psychisch krank; das Spektrum reicht von der Neurose bis hin zur Geisteskrankheit. Meist wird der Arm oder das Bein mit Hilfe eines Gummischlauches oder einer Binde abgeschnürt: hierdurch wird ein kombinierter lymphatischer **und** venöser Stau herbeigeführt; aus diesem Grund ist die Haut zyanotisch. Es kommt vor, daß der Handrücken mit einem Hammer «beklopft» wird; «nützlich» zur Erzeugung eines Armlymphödems ist auch das unbewegliche Hängenlassen der Extremität.

Es kommt auch vor, daß zusätzlich mit einer Rasierklinge oder mit einem Messer in die Gewebe hineingeschnitten wird.

Da viele Ärzte den Patienten heute nicht mehr nackt untersuchen, kann es passieren, daß die Unterhose oder das Hemd die Abschnürungsstellen an der Gliedmaßenwurzel verdeckt. Oft werden Phlebographien, Lymphographien und Exzisionen zur Histologie vorgenommen; eine unserer Patientinnen wurde sogar wegen eines vermeintlichen Tennisellenbogens operiert!

Verdächtig sind atypische, schmerzhafte Lymphödeme nach geringfügigen Arbeitsunfällen.

**Tab. 4/1:** Lymphödemklassifikation.

| 1. Primäre Formen | | 2. Sekundäre Formen | |
|---|---|---|---|
| **Lymphgefäße**<br>• Dysplasien:<br>– Hypoplasie<br>– Aplasie (Agenesie, Atresie)<br>– Hyperplasie | **Lymphknoten**<br>• Dysplasie: Aplasie (Agenesie)<br>• Leistenlymphknotenfibrose | 2.1 | Posttraumatisch |
| | | 2.2 | Lymphangitis |
| | | 2.2.1 | Bakterien |
| | | 2.2.2 | Pilze |
| | | 2.2.3 | Parasiten (filaria) |
| | | 2.2.4 | Viren |
| Lymphoedema congenitum<br>Lymphoedema praecox<br>Lymphoedema tardum | | 2.2.5 | Geochemisch |
| | | 2.3 | Bösartig |
| | | 2.4 | Angeborenes Ringband |
| familiär/sporadisch | | 2.5 | Iatrogen |
| | | 2.5.1 | «Richtig» |
| | | 2.5.2 | «Falsch» |
| – ohne auslösenden Faktor<br>– posttraumatisch, iatrogen oder nach Wundrose | | 2.5.3 | Post-ischämisch (Post-rekonstruktiv) |
| | | 2.6 | Artifiziell |
| | | 2.7 | Retroperitonealfibrose |

Spätestens dann, wenn eine unerklärliche Therapieresistenz besteht, sollte an eine artifizielle Lymphödemform gedacht werden.

Da sowohl «Rentenneurotiker» als auch Geisteskranke aggressiv sein können, ist beim Umgang mit diesen Patienten besondere Vorsicht geboten.

Ursache eines sekundären Lymphödems kann schließlich auch eine **Retroperitonealfibrose** (**Ormondsche** Krankheit) sein (**Tab. 4/1**).

### 4.1.2.2 Primäre Formen

Wie bereits ausgeführt, können wir die Ursache des primären Lymphödems nicht genau nennen. Aufgrund der heutigen Auffassung ist das **primäre Lymphödem** Folge einer **Entwicklungsstörung** (Dysplasie) der Lymphgefäße, oder der Lymphknoten. Wir unterscheiden die folgenden Formen:

a) **Hypoplasie der Lymphgefäße.** Wir sprechen von einer Hypoplasie, wenn **die Zahl der Lymphkollektoren** und der **Durchmesser der vorhandenen Lymphgefäße kleiner ist als normal.**

Manche Autoren akzeptieren diese Auffassung nicht und vertreten den Standpunkt, daß auch abgelaufene Lymphangitiden durch Verödung von Lymphkollektoren zum beschriebenen Bild führen könnten. Zwei Gründe sprechen aber dafür, daß wir an der Theorie der Entwicklungsstörung festhalten:

1. Es gibt **familiäre** Formen; gelegentlich läßt sich das primäre Lymphödem ganze Generationen zurückverfolgen. Dieses Argument kann freilich bei der **sporadischen** (vereinzelt auftretenden) Form nicht ins Feld geführt werden.
2. Nicht selten tritt das primäre Lymphödem mit **anderen Entwicklungsstörungen zusammen** in Erscheinung, wie z. B. mit Mißbildungen von Arterien, Venen und des Skelettes (Klippel-Trenaunay-Syndrom), mit einer Cheiloschisis (Lippenspalte), einer Cheilognathopalatoschisis (Lippen-Kiefer-Gaumenspalte), einer Spina bifida (Wirbelsäulenspaltbildung), einer Syndaktilie (Verwachsung von Fingern/Zehen) etc. Von großer Bedeutung ist die Tatsache, daß das **Ullrich-Turner-Syndrom** sehr oft mit einem primären Lymphödem einhergeht. Von 2000–5000 lebend geborenen Mädchen kommt eines mit einem Ullrich-Turner-Syndrom zur Welt. Dies ist aber lediglich die Spitze des Eisberges: die überwiegende Mehrzahl der XO-Schwangerschaften enden in einem spontanen Abort. Bei der Untersuchung dieser intrauterin abgestorbenen Föten fand man ein monströses Lymphödem (siehe Punkt b).

Beim Ullrich-Turner-Syndrom kommen sehr oft Lymphödeme im Bereich der Gliedmaßen, des Rumpfes bzw. Kopfes vor, aber auch **Lymphangiome und Hämangiolymphangiome** in Organen und in Körperhöhlen. Darüberhinaus geht man heute davon aus, daß viele typische Symptome des Ullrich-Turner-Syndroms, wie die Nackenfalten (*Pterygia colli*), Anomalien der Ohren, des Gaumens, Mikrognathie (Hypoplasie des Oberkiefers einschließlich des Alveolarfortsatzes), dysplastische Fingernägel, Folgen örtlicher Lymphgefäßdysplasien sind. Möglicherweise sind auch die Ossifikationszentren infolge einer Lymphostase geschädigt und resultieren in Skelettmißbildungen.

Es wurde berichtet, daß eine Verschlechterung bzw. ein Wiederauftreten eines Lymphödems beim Ullrich-Turner-Syndrom im Zusammenhang mit einer Wachstumshormontherapie in Erscheinung tritt.

Auch das dem **Ullrich-Turner-Syndrom** ähnliche **Noonan**-Syndrom geht oft mit primären Lymphödemen einher.

Das «**Syndrom der gelben Fingernägel**» besteht aus der Triade **Fingernageldysplasie, primäres Lymphödem, rezidivierende Pleuropneumonien.**

b) Die zweite Form ist die **Aplasie** (**Agenesie bzw. Atresie**). Aplasie oder Agenesie bedeutet, daß ein Organ anlagebedingt fehlt, Atresie, daß keine Lichtung vorhanden ist. Früher meinte man, daß es primäre Lymphödeme der Gliedmaßen gäbe, bei welchen in dem betroffenen Gebiet die Lymphgefäße fehlen. Diese Auffassung kann heute nicht mehr aufrechterhalten werden. Tierversuche von **Clodius** haben nämlich gezeigt, daß das völlige Fehlen des Lymphabflusses aus einer einzigen Gliedmaße mit dem Leben unvereinbar ist. Bei Aplasie der Lymphgefäße eines größeren Körpergebietes, wie z. B. einer Extremität, kommt es noch im Mutterleib zum Absterben des Fötus. Neue, mit Hilfe der indirekten Lymphographie bzw. der Fluoreszenzmikrolymphographie erhobenen Befunde haben aber gezeigt, daß es Lymphödeme gibt, und zwar die hereditären, angeborenen Formen, bei denen nur die Lymphkapillaren fehlen, die Lymphkollektoren aber vorhanden sind. Über Präkollektoren ist eine bescheidene Lymphbildung möglich. Dies reicht nicht aus, um die Gliedmaße lymphödemfrei zu erhalten, genügt aber, den Schweregrad des Lymphödems mit dem Leben vereinbar zu halten. Eine Aplasie bzw. Atresie des **Brustmilchganges** ist mit dem Leben vereinbar, führt aber zu chylösen Refluxerscheinungen. Eine Aplasie von **Lymphknoten** kann ebenfalls zu Lymphödemen führen.

c) Bei der **Hyperplasie** handelt es sich um eine enorme Erweiterung von Lymphkollektoren (**Lymphangiektasie**) als Folge einer Entwicklungsstörung. Die Lymphgefäße dieser Patienten können mit Krampfadern verglichen werden. Infolge der Lymphangiektasie besteht eine Klappeninsuffizienz: Ein geordneter Lymphstrom ist nicht möglich. Aus diesem Grunde führt die Hyperplasie, welche oft mit einem **Reflux** einhergeht (siehe Lymphödemklassifikation Nr. III) zu schwereren Lymphödemen, als eine Hypoplasie. Eine Lymphangiektasie kann nicht nur bei einer Hyperplasie von Lymphgefäßen vorkommen, sondern auch Folge einer Hypo- bzw. Aplasie (Agenesie, Atresie) von Lymphstämmen sein, in welche die erweiterten Lymphgefäße münden. Auch eine **Hypertrophie** von Lymphgefäßen – sie ist die Antwort der Lymphgefäße auf einen chronischen Anstieg der lymphpflichtigen Last – kann zu einer Lymphangiektasie führen.

d) Bei der **Leistenlymphknotenfibrose** tastet man in der Leiste viele kleine, erbsen- bis bohnengroße, harte Lymphknoten. Es ist außerordentlich unwahrscheinlich, daß es sich bei dieser Form um eine Entwicklungsstörung handelt; viel wahrscheinlicher – jedoch unbewiesen – ist es, daß die Leistenlymphknotenfibrose Folge irgendeiner viralen Lymphonodopathie ist.

Ein primäres Lymphödem kann **angeboren** sein (*Lymphoedema congenitum*), oder es kann irgendwann im Laufe des Lebens auftreten. Wenn es **vor dem 35. Lebensjahr** auftritt, nennt man es *Lymphoedema praecox*, wenn nachher, ist es ein *Lymphoedema tardum*.

Die Einteilung in praecox- und tardum-Formen ist wegen der engen Verflechtung zwischen Lymphangiologie und Onkologie von großer Bedeutung. **Da bei älteren Menschen ein malignombedingtes, sekundäres Lymphödem viel öfter vorkommt, als das auf einer Dysplasie beruhende** *Lymphoedema tardum*, **ist es eine Grundregel, daß der Arzt die Diagnose** *Lymphoedema tardum* **nur dann erstellen darf, wenn er alles getan hat, um die Möglichkeit eines sekundären malignen Lymphödems auszuschließen.** Aber auch beim jungen Patienten muß der Arzt genau abklären, daß es sich wirklich um ein *Lymphoedema praecox* handelt und kein Krebs im Hintergrund steht. Das *Lymphoedema praecox* – in der überwiegenden Mehrzahl der Fälle eine Krankheit des weiblichen Geschlechts – tritt aufgrund statistischer Untersuchungen von **Brunner** hauptsächlich um das 17. Lebensjahr herum auf. Worauf diese Tatsache beruht, wird in Kapitel 6 über die zyklisch-idiopathischen Ödemsyndrome erklärt werden. Das Lymphödem beim Ullrich-Turner-Syndrom kann congenital sein, oder in Form eines *Lymphoedema praecox* auftreten.

Was die **Krankheitsgeschichte** eines Patienten mit einem primären Lymphödem betrifft, so lassen sich **zwei typische Formen** unterscheiden:

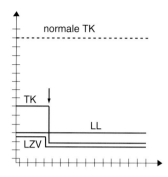

**Abb. 4/2:** Wenn prätraumatisch infolge einer Lymphgefäßdysplasie die Transportkapazität subnormal ist, reicht ein geringgradiges Trauma (Pfeil), damit ein posttraumatisches Lymphödem entsteht (s. auch **Abb. 4/1**).

Bei der einen Form ist **kein auslösender Faktor** nachzuweisen. Man hört etwa folgendes: Das Kind war bei der Geburt gesund, auch später jahrelang symptomfrei. Ohne Schmerz, ohne irgendeine Verletzung, ohne irgendwelche entzündliche Erscheinungen kommt es dann im Bereich des Fußrückens, der Knöchel zu einer Schwellung, welche oft zufällig, z. B. beim Schuhkauf entdeckt wird. Die erschrockene Mutter bringt das Mädchen zu einem Orthopäden, der meist sofort einen Zinkleimverband anlegt. Dieser muß bereits in der Nacht entfernt werden, weil die Gewebe unter dem Verband unerträglich brennen, pulsieren. Wenn unnötigerweise invasive diagnostische Maßnahmen vorgenommen werden, kann sich der Zustand schnell weiter verschlechtern; sonst ist die Progression meist langsam.

Die andere Möglichkeit ist, daß das Lymphödem von einem **Bagatelltrauma** oder durch einen operativen Eingriff provoziert wird. **Im Gegensatz zum posttraumatischen sekundären Lymphödem**, bei welchem ausgedehnte, die Regenerationsprozesse verhindernde Narben vorhanden sind, reicht, wenn vor der Verletzung eine «**Lymphangiopathie mit einem noch suffizientem Lymphgefäßsystem**» (z. B. Hypoplasie) vorlag, eine geringfügige Verletzung zur Auslösung eines **posttraumatischen primären Lymphödems** aus (**Abb. 4/2**).

Nehmen wir als Beispiel an, daß jemand bei einer Hypoplasie in einem Bein nur 3 dünne Lymphgefäße hatte. Er hatte kein klinisch erfaßbares Lymphödem, nur die funktionelle Reserve der Lymphgefäße war reduziert. Die normale, geringe lymphpflichtige Last konnte abtransportiert werden. Ein Bagatelltrauma, wie z. B. eine Distorsion des Fußgelenkes beim Turnen in der Schule kann dazu führen, daß ein Lymphgefäß verletzt wird: die Transportkapazität sinkt weiter herab; gleichzeitig steigt die lymphpflichtige Last an, da das Trauma eine akute Entzündung verursacht. Die traumatische Schwellung bildet sich nicht zurück und geht in ein Lymphödem über. In der gleichen Weise kann ein operativer Eingriff auslösender Faktor sein. Es kommt z. B. vor, daß die Diagnose «Leistenbruch» erstellt wird. Nach der Freilegung der Leiste findet der Chirurg aber nur Lymphknoten, die dann entfernt werden. Handelt es sich um eine Leistenlymphknotenfibrose, löst die Resektion dieser Lymphknoten ein Beinlymphödem aus. Es kann passieren, daß die operative Behandlung einer Phimose (Enge der Vorhaut) im Falle einer Dysplasie der Genitallymphgefäße zu einem Genitallymphödem führt (**Abb. 4/3**). Beim **Ullrich-Turner-Syndrom** kann die Wachstumshormontherapie ein auslösender, bzw. aggravierender Faktor sein. Dies läßt sich leicht mit der wachstumsbedingten Zunahme der Durchblutung des Metabolismus und der sich hieraus ergebenden Erhöhung der lymphpflichtigen Last bei reduzierter Transportkapazität der Lymphgefäße erklären.

Ob ein posttraumatisches Lymphödem primär oder sekundär ist, hat keine therapeutische Konsequenz. Nur die Versicherungsgesellschaft interessiert sich für die Differenzierung. Sie wird alles daransetzen, den Beweis zu erbringen, daß es sich um ein posttraumatisches **primäres** Lymphödem handelt. In diesem Fall kann sie nämlich sagen, daß die Ursache des

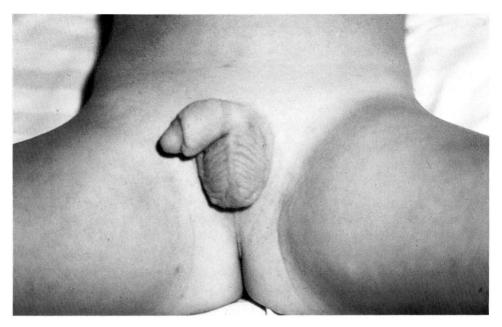

**Abb. 4/3:** Bei einem Jungen, bei welchem gleichzeitig zwei Entwicklungsstörungen und zwar eine Dysplasie der Genitallymphgefäße und zusätzlich eine Phimose (Enge der Vorhaut) bestand, führte der kleine operative Eingriff, die Circumcision, zum Auftreten eines iatrogenen primären Genitallymphödems.

Lymphödems durch eine Entwicklungsstörung bedingt ist, d. h., daß es auch ohne Verletzung hätte entstehen können und weigert sich, eine Haftung zu übernehmen. Es muß mit Nachdruck darauf hingewiesen werden, daß es der ärztlichen Ethik widerspricht, zur Differenzierung zwischen den beiden posttraumatischen Lymphödemformen, um die Frage eines Kostenträgers beantworten zu können, invasive diagnostische Methoden einzusetzen.

Die **dritte Form der Lymphödemeinteilung** unterscheidet Lymphödeme mit und ohne Reflux[3]. Funktionstüchtige Klappen verhindern eine retrograde Lymphströmung, d. h., daß ein Reflux der Lymphe stets auf einer **Klappeninsuffizienz** beruht. Diese Klappeninsuffizienz kann **funktioneller** oder **organischer** Art sein. Die **funktionelle Form** ist Folge einer so starken Erweiterung der Lymphgefäßlichtung (**Lymphangiektasie**), daß die Klappenringe auseinandergezogen werden. Infolgedessen wird bei der Systole des Lymphangions die Lymphe nicht nur zentralwärts, sondern auch Richtung Peripherie gepumpt. Herbeigeführt wird die funktionelle Klappeninsuffizienz entweder durch ein **proximal liegendes Lymphabflußhindernis** oder durch eine **lang andauernde Überlastung** bei der Ausübung ihrer Sicherheitsventilfunktion. Auch die **Hyperplasie** der Lymphgefäße geht mit einer funktionellen Klappeninsuffizienz einher. Eine funktionelle Klappeninsuffizienz ist, falls der auslösende Faktor verschwindet, voll reversibel. Wird aber die funktionelle Klappeninsuffizienz von einer lang andauernden Lymphhypertension begleitet, so sickert Lymphe in die Lymphgefäßwand hinein und sogar in das perilymphvaskuläre Bindegewebe hinaus. Hieraus kann sich allmählich eine Lymphangiosklerose und eine perilymphvaskuläre Fibrose entwickeln. Dies bedeutet, daß die ursprünglich lediglich funktionelle Klappeninsuffizienz in eine **organische** übergegangen ist.

---

[3] Reflux = Rückfluß.

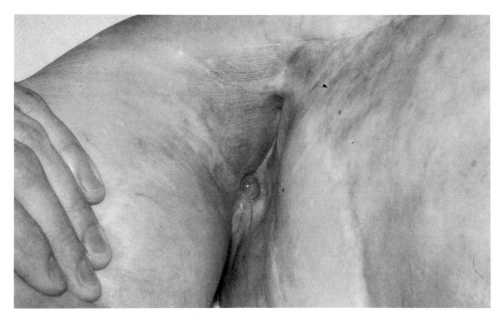

**Abb. 4/4:** Lymphzyste in der Achselhöhle bei einer an einem postmastektomischen Lymphödem leidenden Patientin.

Von einer organischen Form sprechen wir, wenn die Klappen vernarbt, unbeweglich, starr, mit der Lymphgefäßwand verwachsen sind.

Ein mit einem Reflux einhergehendes Lymphödem ist stets ein wesentlich ernsteres Krankheitsbild, als eines ohne Reflux. Warum dies so ist, wird aus den weiteren Ausführungen ersichtlich werden.

Wir sprechen von einem **chylösen Reflux**, wenn es sich um den Rückfluß von Dünndarmlymphe handelt. Jeder andere Reflux wird als **nicht chylös** bezeichnet. Die Differenzierung zwischen diesen beiden Formen beruht auf der Tatsache, daß die in der falschen Richtung strömende Flüssigkeit bei einem chylösen Reflux nach einer fettreichen Mahlzeit eine milchige Beschaffenheit bekommt. Die **Abbildung 4/4** zeigt einen Reflux von Lymphe in die Haut bei einem postmastektomischen Lymphödem. Es handelt sich um druckbedingte Ausstülpungen kleiner Hautlymphgefäße als Folge der Lymphostase. Es entwickeln sich **Lymphzysten**, die von Zeit zu Zeit platzen. Es entstehen auf diese Weise **lymphokutane Fisteln**, aus denen sich Lymphe entleert. Da durch diese Fisteln Bakterien ungehindert in die Gewebe einwandern können, kommt es immer wieder zu Mykosen und Erysipelen. Noch schwerwiegendere Folgen haben lympho-anale, lympho-rektale und lympho-vaginale Fisteln. Aus diesen bakteriell besiedelten Arealen wandern pathogene Keime in den Lymphgefäßen in die Tiefe hinein. Es entstehen schwere, u. a. mesenteriale Lymphangitiden und Lymphonoditiden, die im akuten Zustand bereits eine schwere Infektionskrankheit darstellen. Darüber hinaus kann es infolge sklerotisierender Vorgänge zur Verödung ganzer Lymphgefäßbezirke kommen, wodurch sich das Krankheitsbild teufelskreisartig verschlechtert:

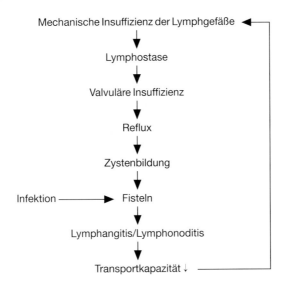

Der chylöse Reflux ist ein noch wesentlich ernsterer Zustand, als der nicht chylöse. Über den chylösen Reflux informiert ausführlich Kapitel 10.

**Die vierte Lymphödemklassifikation** unterscheidet zwischen dem **reinen, unkomplizierten Lymphödem**, und **verschiedenen Kombinationsformen**. Wenn jemand neben dem Lymphödem zusätzlich noch **orthopädische Schäden** hat, z.B. eine Gonarthrose, dann sind das zwei Krankheiten, die sich gegenseitig verschlechtern.

Die Lymphostase schädigt, wie in Kapitel 3.6.8 ausgeführt, die **Gelenke** – wir sprechen von einer «**lymphostatischen Arthropathie**», so daß der Schweregrad der Gonarthrose zunimmt, andererseits beeinträchtigt die Gonarthrose die Aktivität der Muskel-Gelenkpumpen: dies reduziert die Transportkapazität der Lymphgefäße weiter und erhöht die lymphpflichtige Wasserlast.

Auch eine Kombination **Lymphödem + Adipositas** stellt keine einfache Addition zweier Krankheiten dar. Bei einer Adipositas führt der Zwerchfellhochstand zu eingeengten Atmungsexkursionen, wodurch ein Hilfsmechanismus der Lymphangiomotorik abgeschwächt wird.

Bei der Dreifachkombination **Lymphödem + Arthrose + Adipositas** handelt es sich ebenfalls um mehr, als drei gleichzeitig bestehende Krankheiten. Von besonderem Interesse sind die Kombinationen **Lymphödem + Lipödem**, sowie **Lymphödem + zyklisch-idiopathisches Ödemsyndrom**. Auch die Dreifachkombination **Lymphödem + Lipödem + zyklisch-idiopathisches Ödem** ist bekannt (s. Kap. 5 und 6).

Das Spätstadium der **chronischen Veneninsuffizienz** mit Lipodermatosklerose, möglicherweise Ulcus cruris ist eine chronische venös-lymphostatische Insuffizienz (Kap. 7).

Beim **Klippel-Trenaunay-Weber-Syndrom** handelt es sich ebenfalls um eine Mehrfachkombination.

Als Beispiel für eine Vielfachkombination sei **Lymphödem + Lipödem + Arthrose + Adipositas + chronische Veneninsuffizienz** genannt.

## 4.2 Die Häufigkeit des Lymphödems

Über genaue Daten über das Vorkommen sämtlicher Lymphödemformen verfügen wir nicht. Eines der häufigsten Lymphödeme ist dasjenige nach operativer und strahlentherapeutischer Brustkrebsbehandlung. Vor allem solche Chirurgen, die den Brustkrebs mittels «Lumpektomien» behandeln und die Patienten selbst nicht Jahre hindurch beobachten, behaupten, durch Krebsbehandlung ausgelöste Lymphödeme gäbe es so gut wie nicht mehr. Trotz anderslautender Empfehlungen ist die sogenannte «modifizierte radikale Brustkrebsoperation» mit einer darauffolgenden Irradiatio auch heute das Standardverfahren. Die weltweit einzige zuverlässige, weil **prospektive** Studie von Göltner hat gezeigt, daß etwa 40% der Patientinnen nach einer solchen Brustkrebsbehandlung ein Lymphödem bekommen. Wenn man in Betracht zieht, daß heute 12,5% der Frauen im Laufe ihres Lebens an einem Brustkrebs erkranken, kann man die Schlußfolgerung ziehen, daß 5% der weiblichen Bevölkerung ein postmastektomisches Lymphödem bekommt. Nach radikaler Gebärmutterkrebsoperation liegt die Lymphödemhäufigkeit bei über 23%. Nach radikalen Unterleibskrebsbehandlungen kommen beim Mann in bis zu 70% der Fälle Lymphödeme vor. In den Ländern mit tropischen Regenwäldern ist das Filariasis-Lymphödem ein gesundheitliches Problem ersten Ranges; die Zahl der an solchen Lymphödemen leidenden Menschen geht in die Millionen.

Subklinische primäre Beinlymphödeme scheinen nach einer epidemiologischen Studie von **Schwarz**, durchgeführt an über 1000 Schülern unseres Lehrinstitutes in Freiburg, sehr häufig zu sein. Bei 12,4% der Frauen und 1,8% der Männer konnte ein solches Lymphödem nachgewiesen werden.

## 4.3 Das klinische Bild des Lymphödems; Diagnose und Differentialdiagnose

Das Lymphödem kann, falls der Arzt über das notwendige Wissen verfügt, aufgrund der **Basisdiagnostik**, d.h. der **Anamnese**, der **Inspektion** und **Palpation** nicht nur vermutet, sondern in der überwiegenden Mehrzahl der Fälle endgültig diagnostiziert werden, vorausgesetzt, daß er sich hierfür die notwendige Zeit nehmen kann. Gleichzeitig können auch die **Stadieneinteilung** und die **ätiologische Diagnose** bzw. die **Klassifikation** vorgenommen werden (**Tab. 4/2, 4/3**). Leider fehlt dieses notwendige Wissen nur allzu oft: es wird von den medizinischen Fakultäten nicht vermittelt. Viele Ärzte denken, wenn sie ein chronisches dickes Bein sehen, automatisch zuerst an eine chronische Veneninsuffizienz, lassen eine Phlebographie durchführen und ziehen erst, wenn deren Befund negativ ist – quasi *per exclusionem* – ein Lymphödem in Betracht.

Im Falle eines chronischen dicken Armes, welcher in der überwiegenden Mehrzahl der Fälle einem Lymphödem entspricht, wird ebenfalls allzu oft ein venöser Stau – herbeigeführt durch eine narbenbedingte Einengung der *Vena axillaris* oder infolge eines postthrombotischen Syndroms – als Ursache herangezogen und invasive diagnostische Maßnahmen, bar jedweder therapeutischen Konsequenz, eingeleitet.

Zwar gibt es Lymphödeme, die ausgedehnte Gebiete des Körpers in Mitleidenschaft ziehen, ja sogar – sehr selten – generalisierte Lymphödeme, dennoch erfaßt das Gliedmaßenlymphödem meist nur eine Extremität und oft zugleich den ipsilateralen benachbarten Rumpfquadranten.

**Tab. 4/2:** Schritte des diagnostischen und therapeutischen procedere bei Gliedmaßenschwellungen.

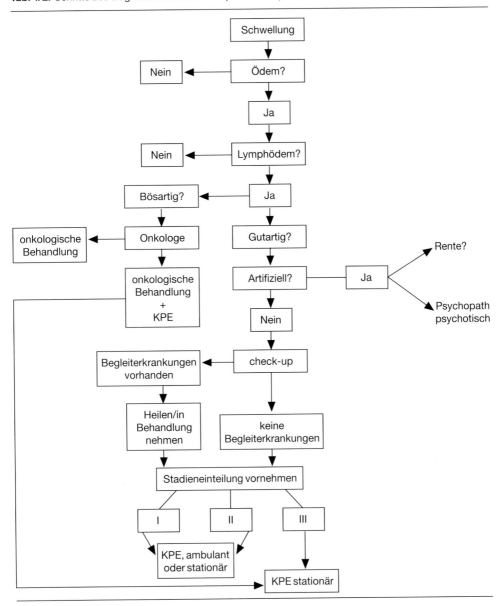

Das Gliedmaßenlymphödem ist meist **einseitig**. Tritt es doppelseitig auf, so besteht meist eine **Asymmetrie**. Fuß- bzw. Handrücken nehmen an der Schwellung teil. Die **Farbe der Haut** ist meist normal, lediglich bei der lymphostatischen Elephantiasis gibt es neben der «weißen» (*Elephantiasis alba*) auch eine mit bräunlicher Hautverfärbung einhergehende Form (*Elephantiasis nigra* bzw. *fusca*). Typisch ist die Vertiefung der natürlichen Hautfalten. Die Haut verhärtet sich zunehmend.

Von enormer praktischer Bedeutung in der Lymphödemdiagnostik ist das von Kaposi bereits im 19. Jahrhundert beschriebene **Stemmersche** Hautfaltenzeichen. Verbreiterte, verhärtete, schwer oder überhaupt nicht abhebbare Hautfalten über den Fingern bzw. Zehen beweisen das Vorliegen eines Lymphödems: das **Stemmersche** Zeichen ist nie **falsch-positiv**, da es sich dabei um die Mitbeteiligung der Zehen bzw. der Finger am Lymphödem handelt. Allerdings kann im Falle eines negativen **Stemmerschen** Zeichens das Lymphödem nicht ausgeschlossen werden, d. h., es kann **falsch-negativ** sein (Abb. 4/5).

**Das Lymphödem geht prinzipiell nicht mit Schmerzen einher.** Dies bedeutet, daß bei der Differentialdiagnose der Ödeme ein mit Schmerzen einhergehendes Ödem gegen ein Lymphödem spricht.

Ein Artikel von **Kuhnke** in der Zeitschrift für Lymphologie enthält die Behauptung, daß fibrosklerotische Prozesse des zweiten und dritten Lymphödemstadiums zu Nerveneinmauerungen und deswegen zu unerträglichen Schmerzen und Lähmungen führen können. So etwas gibt es nicht. Derartige falsche Behauptungen haben verheerende Folgen; sie werden von in der Lymphologie Unsachkundigen kritiklos übernommen. Nach **Leeser** treten «relativ häufig starke Schmerzen» beim Armlymphödem «nach radikaler Mastektomie auf, bedingt durch Plexuskompressionen infolge einer Lymphabflußstörung». Dieser Autor empfiehlt Blockaden des *Plexus brachialis*, kombiniert mit der «Förderung des Lymphabflusses» in der Weise, daß «der Arm mittels einer Hand-schlinge... mehrere Tage permanent über die Horizontale angehoben» wird; «zur Unterstützung... dient die Gabe eines milden Diuretikums...». All dies ist Unsinn, Unfug und sollten Zwischenfälle zu beklagen sein, so handelt es sich um einen **ärztlichen Kunstfehler!**

In drei Ausnahmesituationen kann ein Lymphödem schmerzhaft sein.

**Ausnahme 1:** Bei Beginn eines Lymphödems, wenn die zunehmende Ansammlung der eiweißreichen Ödemflüssigkeit im Interstitium zu einem Anstieg des Gewebedruckes führt, kann dies mit einem **Spannungsschmerz** einhergehen. Dieser Spannungsschmerz bildet sich spätestens dann spontan wieder zurück, wenn sich ein neuer pathologischer Gleichgewichtszustand entwickelt hat: Im Stadium II der spontanen Irreversibilität gibt es also keinen Spannungszustand mehr. Hinzu kommt, daß es sich eher um ein lästiges Druckgefühl, als um einen echten Schmerz handelt; Analgetica lassen sich die Patienten nicht verordnen.

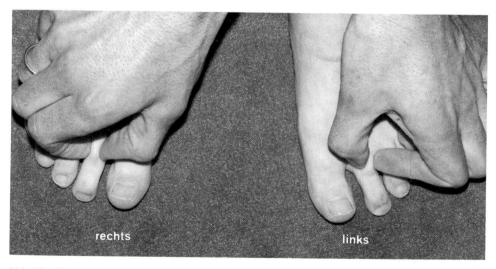

**Abb. 4/5:** Das **Kaposi-Stemmer**-Hautfaltenzeichen; rechts positiv, links negativ.

**Ausnahme 2:** In den bindegewebigen Hüllen der **Sehnen** und **Bänder**, in den **Gelenkkapseln**, in der *Synovialis* und in der **Knochenhaut** gibt es Lymphgefäße. Aus diesem Grunde entwickelt sich bei einem Lymphödem in den genannten Strukturen vorerst, dem ersten Lymphödemstadium entsprechend, ein eiweißreiches Ödem, später, dem zweiten Lymphödemstadium entsprechend, eine Fibrosklerose. Es können schmerzhafte **Ligamentosen, Tendinosen** und **Periostosen** entstehen. Beinlymphödeme gehen oft mit **Senk- und Spreizfüßen** einher (**Brunner**). Dadurch wird die Gehmechanik gestört; die venöse Beinpumpe kann nicht normal funktionieren. Es kommt zu einer ambulatorischen venösen Hypertension. Dies führt zum Anstieg der Nettoultrafiltration; die lymphpflichtige Wasserlast erhöht sich; die ursprüngliche mechanische Insuffizienz geht in eine Sicherheitsventilinsuffizienz über, d.h., daß sich das Lymphödem verschlechtert; es handelt sich um einen echten Teufelskreis. Die praktische Konsequenz hieraus ist, daß diese «orthopädischen Komplikationen» das Lymphödem verschlechtern und unbedingt behandlungsbedürftig sind.

Bei Patienten mit Lymphödemen nach Brustkrebsbehandlung kommen häufig schmerzhafte HWS-Syndrome und Schulterschmerzen vor. Diese hängen mit dem Lymphödem der **Bänder, Sehnen, Gelenkkapseln** und der *Synovialis* der Gelenke zusammen, aber auch Faktoren seelischer Natur sind wichtig: Es gibt kaum einen größeren Schlag für eine Frau, als einen Brustkrebs, den Verlust einer Brust und die darauffolgende Furcht vor Metastasen. Wenn eine solche Frau den Kopf hängenläßt, kann es leicht zu Haltungsanomalien, zu Myogelosen, zu Schmerzen kommen. Der Schmerz verursacht eine **neurogene Entzündung**. Die Haltungsanomalien entstehen also nicht dadurch, wie immer wieder behauptet wird, daß bei einer großen, schweren, zurückgebliebenen Brust eine leichte Prothese getragen, d.h. mit einer schweren Prothese kein «Ausgleich» geschaffen wird.

**Ausnahme 3: Unerträgliche, helle Schmerzen** können im Zusammenhang mit einem Lymphödem zu beobachten sein und zwar entweder bei **malignen Lymphödemen** (s. Kap. 3), wenn Nerven durch die bösartige Geschwulst komprimiert werden, oder im Falle **radiogener Plexopathien**.

Manchmal werden im Falle eines **einseitigen** Beinödems zur «Abklärung» Nieren- und Leberfunktionsteste, Plasmaproteinbestimmungen und – zum Ausschluß eines kardialen Ödems – EKGs(!) gemacht. Herz-Kreislauf-Nieren-Insuffizienz, Eiweißmangel sind **niemals** Ursachen sekundärer Lymphödeme, wie es in einem Handbuch der Dermatologie irrtümlicherweise behauptet wird; kardiale, renale und hepatische Beinödeme sind selbstverständlich beidseitig und symmetrisch.

Was die **Anamnese** betrifft, so ist darauf hinzuweisen, daß das Lymphödem meist langsam, allmählich in Erscheinung tritt bzw. voranschreitet. **Primäre Beinlymphödeme** beginnen meist distal im Bereich des Fußrückens und der Knöchel und dehnen sich allmählich proximalwärts aus, nur die sogenannte «**hohe Dysplasie**» (Mißbildungen im Bereich der Lymphgefäße im Becken) bildet eine Ausnahme: Die Schwellung beginnt in diesen Fällen an der Gliedmaßenwurzel und dehnt sich langsam distalwärts aus.

**Sekundäre Beinlymphödeme** nach Unterleibskrebsbehandlungen beginnen ebenfalls meist an der Gliedmaßenwurzel, um sich allmählich nach unten auszudehnen. In seltenen Fällen beginnt ein **primäres Lymphödem** wie aus heiterem Himmel schlagartig, und es gibt, wie wir sahen, Fälle, bei denen ein Bagatelltrauma oder eine Wundrose zum plötzlichen Erscheinen des Lymphödems führt.

Beginnt ein **Beinlymphödem** in **akuter Form**, so muß selbstverständlich eine **tiefe Beinvenenthrombose** ausgeschlossen werden. Es werden vorerst die verschiedenen nicht-invasiven phlebologischen Untersuchungsverfahren eingesetzt und, **falls sich hieraus eine therapeutische Konsequenz ergibt**, eine Phlebographie. Es soll auch an die Tatsache erinnert werden, daß die Ursache einer akuten Beinschwellung eine rupturierte **Baker**-Zyste, der Riß des *Musculus gastrocnemius* und ein Muskellogensyndrom sein kann.

Im Falle einer **akut auftretenden Armschwellung** sollte man zuerst an das **Paget-von-Schroetter**-Syndrom denken: Anamnese, Inspektion, nicht-invasive phlebologische Untersuchungen und – falls erforderlich – Phlebographie erhärten die Diagnose. Ein **primäres Armlymphödem** erscheint nur selten in akuter Form; selbstverständlich kann eine operative und/oder strahlentherapeutische Brustkrebsbehandlung, ja sogar die Entfernung einer gutartigen Geschwulst aus der Achselhöhle zu einem **sekundären akuten Lymphödem** führen, welches sich zurückbilden, aber auch in ein chronisches Lymphödem übergehen kann.

Ein ähnlicher Irrtum, wie die Behauptung, die lymphostasebedingte Fibrosklerose könne durch «Einmauerung» von Nerven unerträgliche Schmerzen verursachen, ist derjenige, es könne hierdurch zu **Lähmungen kommen**. Dies ist **nie** der Fall. **Wenn eine lymphödematöse Gliedmaße gelähmt ist, handelt es sich entweder um eine radiogene Plexopathie (Plexitis) oder um einen bösartigen Tumor (Krebs), welcher den Nerv komprimiert.**

Eine **mechanische Insuffizienz** des Lymphgefäßsystems – und dies ist die Grundlage des unkomplizierten Lymphödems – geht **nicht** mit ausgedehntem Gewebstod einher. Nur wenn es zum Anstieg der lymphpflichtigen Last kommt, wenn sich also eine **Sicherheitsventilinsuffizienz** entwickelt, entsteht gelegentlich eine Exulceration. Um eine Sicherheitsventilinsuffizienz des Lymphgefäßsystems handelt es sich beim Spätstadium des venösen Beinleidens mit Lipodermatosklerose, brauner Hautverfärbung und eventuell Ulcus cruris (s. Kap. 8).

Findet man beim **postmastektomischen Lymphödem** über der vorderen Thoraxwand ein **Ulcus**, so kommen ursächlich in Betracht:

1. radiogene Gewebsschädigung,
2. Krebs.

Nachdem die Diagnose «Lymphödem» erstellt wurde, muß es nach den Klassifikationsformen I + III + IV oder II + III + IV erfaßt und in diesem Zusammenhang die **Ätiologie** geklärt werden. In unseren Breiten lautet die entscheidende Frage, ob die Lymphostase durch einen **malignen Prozeß** herbeigeführt wurde oder nicht.

**Die ätiologische Diagnose «benignes Lymphödem» darf nur** *«per exclusionem»* **erstellt werden.** Besondere Sorgfalt ist geboten:

- bei älteren Menschen;
- wenn das Lymphödem nach einer Krebsbehandlung aufgetreten ist;
- bei Appetitlosigkeit, Reduktion des Körpergewichtes, Schwäche;
- bei rascher Progression;
- bei Muskelschwäche/Lähmung, unerträglichem, hellem Schmerz;
- bei zentraler Betonung: Beim malignen Armlymphödem sind Schulter und Oberarm viel stärker betroffen, als der Unterarm und die Hand. Beim malignen Beinlymphödem sind *Mons pubis* und Oberschenkel im Vergleich zum Unterschenkel und dem Fuß auffallend stark geschwollen;
- wenn Knoten/Lymphome tastbar sind;
- beim Armlymphödem: wenn die Entfernung zwischen dem Hals und dem *Acromion* kürzer wird;
- wenn ein Geschwür zu sehen ist.

Wichtige Merkmale maligner und benigner Lymphödeme faßt die **Tabelle 4/3** zusammen.

Zur Erfassung der ätiologischen Diagnose: «gutartiges Lymphödem» – «bösartiges Lymphödem» muß stets eine **onkologische Stufendiagnostik** vorgenommen werden. Auch hier stehen Anamnese, Inspektion und Palpation (u. a. rektale Untersuchung!, **Abb. 4/6**) an erster Stelle, erst dann kommen Labortests, Sonographie, konsiliarische Untersuchungen (Gynäkologe, Urologe), CT, Kern-Spin-Tomographie, Feinnadelbiopsie und schließlich inva-

**Tab. 4/3:** Wichtige Merkmale maligner und benigner Lymphödeme.

| | Benignes Lymphödem | Malignes Lymphödem |
|---|---|---|
| Beginn | meist schleichend | meist akut |
| Progression | langsam, eventuell intermittierend | rapid |
| Schmerzen | meist schmerzfrei; eventuell infolge orthopädischer Komplikationen; belastungs- und wetterabhängig; Schmerz- und Schlafmittel nicht erforderlich | unerträglich-hell, Schmerz- und Schlafmittel erforderlich |
| Parese, Paralyse | nie | oft |
| Stadium II und III | möglich | Patient erlebt es meist nicht |
| Ulcus | radiogenes Ulcus möglich | Krebsgeschwür möglich |
| Hautfarbe | unverändert; Ausnahme: Elephantiasis nigra/fusca | glänzend; zyanotisch |
| Hauttemperatur | normal oder überwärmt | kalt; nur bei Lymphangiosis carcinomatosa überwärmt |
| Kollateralvenen | – | häufig |
| Lymphangiosis carcinomatosa | – | möglich |
| Krebsknoten | – | möglich |
| Lymphome | – | möglich |
| zentrale Betonung | – | + |
| Hals-Acromion-Abstand | normal | verkürzt |
| Vorwölbung anstelle der supraclavikulären Grube | – | möglich |

sive Untersuchungen wie verschiedene Angiographien und Gewebsentnahmen zur histologischen Untersuchung.

Der **Farbstofftest** gehört nicht mehr zu den Routineuntersuchungen bei der Differentialdiagnostik der dicken Gliedmaßen. Man spritzt Patent blau-violett subkutan; beim Gesunden färben sich die Lymphgefäße unter der Haut blau an, und das Farbstoffdepot ist scharf umrandet. Im Falle einer Lymphostase färben sich keine Lymphgefäße an und die retrograde Strömung der Lymphe verursacht eine tintenklecksartige ausgedehnte Blaufärbung der Haut (kutaner Reflux). Da trotz vorangehender Allergieproben anaphylaktische Reaktionen nicht ganz auszuschließen sind – ein Todesfall ist bekannt – und, wie **Brunners** Untersuchungen gezeigt haben, die Beurteilung der Befunde für den lymphologisch nicht Geübten schwierig ist, nehmen wir heute vom Farbstofftest Abstand. Er sollte nur in seltenen Spezialfällen, wenn z.B. der Chirurg wegen eines chylösen Refluxes die Lymphgefäße intraoperativ sichtbar machen muß, eingesetzt werden.

Sehr zurückhaltend sollte man bei der Indikation einer **direkten Lymphographie** mit einem öligen Kontrastmittel sein, da es nach diesem diagnostischen Eingriff zu einer drastischen Verschlechterung des Lymphödems kommen kann; bei Lymphographien wegen eines einseitigen Lymphödems kann es auf der noch nicht geschwollenen Seite zu einem schlagartigen Auftreten des Lymphödems kommen. Hinzu kommt, daß die Lymphographie durch eine Morbidität und Mortalität belastet ist. Eine Berechtigung zur Durchführung einer direkten

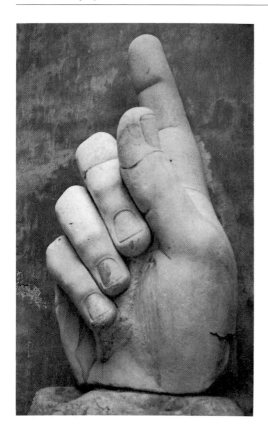

**Abb. 4/6:** Jedes Lymphödem kann grundsätzlich bösartiger Natur sein. Zur Basisdiagnostik gehört u. a. die rektale Untersuchung.

Lymphographie in der Lymphödemdiagnostik besteht dann, wenn die ätiologische Diagnose (malignes Lymphödem?) nach Ausschöpfung aller nicht-invasiven Verfahren wirklich nur mittels Lymphographie geklärt werden kann, sowie im Falle eines Refluxes z. B. in eine seröse Körperhöhle, welcher einen chirurgischen Eingriff erfordert.

Auch eine **Phlebographie** ist in den meisten Fällen **chronischer** Gliedmaßenödeme – im Gegensatz zu anderslautenden Lehrmeinungen – überflüssig. Ein **chronisches Armödem** beruht **nie** auf einem postthrombotischen Syndrom, außerdem ist der Gedanke, beim sekundären Armlymphödem nach operativer strahlentherapeutischer Brustkrebsbehandlung **therapeutische Venolysen** durchzuführen abwegig.

Zukunftsträchtige Verfahren sind die **indirekte Lymphographie** und die **Lymphszintigraphie (Isotopenlymphographie)**. Die letztgenannte ermöglicht die zahlenmäßige Erfassung der Funktion des Lymphgefäßsystems und liefert darüberhinaus bildliche Darstellungen von Lymphgefäßen und Lymphknoten. Leider ist die Methode noch nicht standardisiert und die Befunde korrelieren nicht immer mit dem klinischen Bild. Für den fachkundigen Lymphologen ist in einem solchen Fall das klinische Bild und nicht das Ergebnis der Lymphszintigraphie maßgebend! Die Lymphszintigraphie ist nicht nur als diagnostisches Verfahren wertvoll; sie eignet sich auch sehr gut zur Therapiekontrolle (s. Kap. 11.4.1 und 11.4.2).

Eine **Filariasis** ist in unseren Breitengraden selten, muß aber bei jedem Patienten, der aus einem endemischen Gebiet stammt, ja sogar sich dort nur kurzfristig aufgehalten hat, in Betracht gezogen werden. Ein europäischer Arzt, der keine tropenmedizinische Praxis hat, sollte im Verdachtsfall ein Tropeninstitut konsultieren. **Pilzinfektionen** kommen beim Lymphödem häufig vor und müssen unbedingt erfaßt werden.

Das **postthrombotische Syndrom der unteren Gliedmaßen** ist durch die Basisdiagnostik zu erfassen. Oft ist für den fachkundigen Arzt eine Blickdiagnose möglich: Zyanose; Varizen; Corona phlebectatica; Lipodermatosklerose; Ulcus cruris. Es stehen mehrere nicht-invasive phlebologische diagnostische Verfahren zur Verfügung. Eine Phlebographie ist nur in den äußerst seltenen Ausnahmefällen zu vertreten, in denen ein operativer Eingriff tatsächlich indiziert ist.

Das **Lipödem** kann ein- oder beidseitig mit einem Lymphödem kombiniert sein: die Mitbeteiligung des Fußrückens, ein positives **Stemmersches** Zeichen, erlauben eine Erfassung eines **Lipo-Lymphödems** im Rahmen der Basisdiagnostik. Eine Kombination des Lymphödems mit einem **zyklisch-idiopathischen Ödemsyndrom** kann im Rahmen des Basisprogramms mit an Sicherheit grenzender Wahrscheinlichkeit festgestellt werden, die endgültige Diagnose benötigt in diesem Fall allerdings eine Spezialtechnologie (s. Kap. 7).

Das Vorliegen einer das Lymphödem begleitenden **arteriellen Verschlußkrankheit** muß unbedingt erfaßt werden. Die Pulsationen der peripheren Beinarterien müssen untersucht werden; findet man etwas Verdächtiges, so wird eine **Ultraschall-Doppler**-Untersuchung vorgenommen.

Oft ist ein Gliedmaßenlymphödem mit verschiedenen Erkrankungen im Bereich des **Bewegungsapparates** vergesellschaftet. Bei sekundären Armlymphödemen nach operativer und strahlentherapeutischer Brustkrebsbehandlung findet man, wie wir sahen, häufig ein HWS- bzw. ein Nacken-Schulter-Arm-Syndrom, bei Beinlymphödemen Ligamentosen, Tendinosen, Plattfüße usw.

**Kombinierte Angiodysplasien** wie zum Beispiel das **Klippel-Trenaunay-Weber**-Syndrom können durch Inspektion und vergleichende Messung der Gliedmaßenlänge erfaßt werden.

Schmerzhafte, tastbare, lange, harte Stränge können einer **Lymphangitis** entsprechen.

Die *Lymphangiosis carcinomatosa* beginnt ohne Allgemeinsymptome mit einer pickelartigen Hautveränderung und dehnt sich im Laufe von Monaten so aus, daß sich eine unregelmäßige Hautrötung entwickelt. Infolge des gesteigerten Metabolismus der Krebszellen ist die gerötete Haut auch überwärmt. Im Zweifelsfall erfolgt die Diagnose durch histologische Untersuchung eines Excidates.

Auch bei der **Wundrose** (**Erysipel**) sieht man eine flammenförmige Rötung; das Gebiet ist überwärmt. Entscheidend ist die Anamnese: Die Wundrose ist eine akute, plötzlich auftretende, meist durch Streptokokken, manchmal durch Staphylokokken verursachte, mit Schüttelfrost und Übelkeit einhergehende, schwere Krankheit. Die Körpertemperatur ist stark erhöht: man mißt Temperaturen von 39–41 °C. Da diese Allgemeinsymptome auch bei einer **Grippe** vorkommen, wird, wenn lediglich das sogenannte «Kassendreieck» (das heißt, wenn man zwei oder drei Hemdknöpfe öffnet) angeschaut wird – die Fehldiagnose einer Grippe erstellt.

Es gibt keine Beschreibung der Wundrose, welche diejenige von Billroth und Winiwarter aus dem Jahre 1885 in ihrer Ausdruckskraft und Genauigkeit erreichen würde:

«... Sie haben einen Kranken ... nachdem er sich bis dahin wohl befunden hatte... in sehr heftigem Fieber ... mit einem vorangegangenen, intensiven Schüttelfroste. Sie untersuchen den Patienten überall genau und können durchaus nichts Anderes auffinden, als leichten Gastricismus, der sich durch etwas belegte Zunge, üblen Geschmack im Munde, zuweilen mit Brechneigung verbunden, und Appetitlosigkeit anzeigt. Ein solcher Zustand kommt im Beginn so vieler acuter Krankheiten vor, daß Sie eine Diagnose durchaus nicht gleich stellen können ... die Farbe der Haut ist rosig roth, ... abgerundeten, zungenförmig hervorragenden Ränder der entzündeten Hauttheile ... die Röthe schreitet in vielen Fällen in ganz ähnlichen Figuren vor, wie Flüssigkeit im Fliesspapiere ... Auf das Unterhautzellgewebe dehnt sich die Krankheit in den ganz typischen Fällen nicht aus. Dasselbe schwillt zwar an manchen Stellen, wie an den Augenlidern, am Scrotum enorm an, indem es sehr stark von Serum durchtränkt wird, doch bildet sich dieses Ödem in den meisten Fällen zurück, ... In seltenen Fällen erreicht jedoch diese ödematöse Infiltration einen solchen Grad, daß in Folge der starken Spannung der Gewebe die Circulation des Blutes in diesen Theilen aufhört und einzelne Theile, z. B. die Augenlider, ganz oder partiell gangränös werden. ... verblaßt die Röthe, schilfert sich die Haut oberflächlich ab, theils in Form eines kleienartigen Pulvers, theils in zusammenhängenden Schuppen und Fetzen von Epidermis. In manchen Fällen erhebt sich schon beim Beginne des Erysipels die Epidermis in Form von Blasen verschiedener Größe, die mit Serum gefüllt sind: Erysipelas bullosum.»

Wundrosen am Arm bei postmastektomischen Lymphödemen werden gelegentlich mit einer **Thrombophlebitis** verwechselt. Die Fehldiagnose hat verheerende Folgen: Die Wundrose wird mit Anticoagulantien, manchmal viele Monate hindurch verabreicht, behandelt! Eine Thrombophlebitis der oberen Gliedmaße ist eine Rarität, die Wundrose beim Lymphödem hingegen eine häufige Erscheinung!

Die Unterscheidung zwischen einer abakteriellen Entzündung des subkutanen Bindegewebes – eine beim Lymphödem und phlebolymphostatischen Ödem häufige Erscheinung – der sogenannten **Hypodermitis** von einem Erysipel ist leicht: Allgemeinerscheinungen fehlen bei der Hypodermitis.

Die in der überwiegenden Mehrzahl der Fälle fatale Komplikation verschleppter Lymphödeme, das **Angiosarkom (Stewart-Treves-Syndrom)**, wird gelegentlich mit einem **Hämatom**

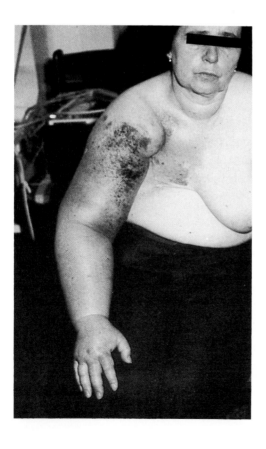

**Abb. 4/7:** Angiosarkom (**Stewart-Treves-Syndrom**).

verwechselt. Beim Verdacht auf ein Angiosarkom muß eine histologische Untersuchung durch einen Spitzenfachmann vorgenommen werden: nicht jeder Pathologe kennt das Angiosarkom! Klinisch läßt sich das Angiosarkom vom **Kaposi**-Sarkom, welches man heute am häufigsten in den Endstadien des AIDS sieht, nicht unterscheiden (**Abb. 4/7**).

Bei einer nach einer *Distorsio pedis* in Erscheinung tretenden Beinschwellung kommen differentialdiagnostisch *Lymphoedema praecox* und der Morbus **Sudeck** in Frage. Für ein Lymphödem sprechen Schmerzlosigkeit, das Fehlen einer Verfärbung und einer Überwärmung der Haut; für einen Morbus **Sudeck** Schmerzhaftigkeit, rote Hautverfärbung und Überwärmung. Atypische, schmerzhafte, nach einem Bagatellarbeitsunfall auftretende Lymphödeme sind meist artifiziell.

Zur Erfassung des Schweregrades und zur Therapiekontrolle sind Umfangsmessungen erforderlich. Sie reichen für die Praxis; für wissenschaftliche Zwecke sind Volumenmessungen notwendig.

## 4.4 Vorbeugung

Lymphszintigraphische Untersuchungen erbrachten den eindeutigen Beweis, daß nach einer modifizierten radikalen Brustkrebsoperation und Irradiatio auch dann eine Schädigung der Lymphgefäße vorliegt, wenn ein klinisch erfaßbares Lymphödem nicht vorhanden ist.

Aus dieser Tatsache ergibt sich die zwingende Notwendigkeit, postoperativ sofort **passive** vorbeugende Maßnahmen vorzunehmen. Die Situation muß dem Patienten erläutert werden, damit er darauf achten kann, die Transportkapazität seiner Lymphgefäße nicht unnötig zu reduzieren, bzw. die lymphpflichtige Last zu erhöhen.

Dieser Aufklärungspflicht gehen manche Chirurgen mit der unsachgemäßen Begründung, sie wollen die Patienten nicht «verunsichern», nicht nach. Wir haben den Beweis erbracht, daß die überwiegende Mehrzahl der Patienten eine Aufklärung wünscht. Was nun **aktive** vorbeugende Maßnahmen betrifft, so zeigte eine Fünf-Jahres-Studie, daß eine unmittelbar nach der Brustkrebsbehandlung vier Wochen lang durchgeführte manuelle Lymphdrainagebehandlung eine statistisch signifikante Reduktion der Lymphödemhäufigkeit zur Folge hatte. (Dieser Befund bedarf einer Bestätigung von anderer Seite, bevor er in die Praxis umgesetzt werden kann.) Hingegen ist die mancherorts praktizierte Verordnung von Kompressionsstrümpfen zur Vorbeugung nutzlos.

## 4.5 Die Therapie des Lymphödems

Im Gegensatz zu von manchen Autoren veröffentlichten Äußerungen ist das Lymphödem stets behandlungsbedürftig: ohne Behandlung erfolgt eine Progression des Leidens von Stadium zu Stadium bis hin zu demjenigen der mit einer Invalidität einhergehenden lymphostatischen Elephantiasis. Darüberhinaus besteht die Gefahr einer sarkomatösen Entartung.

Die **Therapie** einer Krankheit kann entweder eine **konservative**, oder aber eine **operative** sein. Sinngemäß wollen wir uns vorerst mit der **konservativen Behandlung des Lymphödems** beschäftigen. Die operative Therapie wird in Kapitel 5 behandelt.

## 4.5.1 Konservative Therapie des Lymphödems

### 4.5.1.1 Die Methode der Wahl: die KPE

Die KPE ist eine aus vier physikalischen Maßnahmen bestehende **Tetrade** und stellt **die** nebenwirkungsfreie kausale Behandlung des Lymphödems dar. Sie besteht aus

> - Hautpflege
> - ML
> - Kompressionstherapie und
> - entstauende Bewegungstherapie
>
> Dieeinzelnen Komponenten, in isolierter Form angewandt, bewirken keinen Therapieerfolg.

Es ist bemerkenswert, daß das Lymphödem bereits im 19. Jahrhundert mit der Kombination dieser Anwendungen behandelt wurde. So schrieben **Esmarch** und **Kulenkampff** 1885:
«... **Mittel** ... in passender **Combination** angewendet; ... die **Massage** ... ein besonderes wirksames ... Agens ... Eine methodische **Compression**, wie sie von Hebra schon 1857 empfohlen ... **Bandagierungen** ...»

Bekannt war auch die Tatsache, daß eine gute Patientencompliance unabdingbare Voraussetzung des Therapieerfolges ist:
«... der Patient ... willens ... eine chronische Behandlung ins Feld zu führen ...»
**Winiwarter** schrieb 1892 folgendes: «Bei der Behandlung der Elephantiasis ... ist eine zweckmäßige Kombination der Mittel ... indiziert.» Die Zielsetzung der Behandlung ist:
«1. Den Abfluß der in den elephantiastisch erkrankten Theilen angesammelten Gewebs-flüssigkeit zu befördern und dadurch der übermässigen Production von Bindegewebe Einhalt zu thun, und
2. das gewucherte Gewebe selbst zur Resorption zu bringen, respective zu entfernen.»

Nach diesen Prinzipien behandelte auch **Stillwell** in der 2. Hälfte unseres Jahrhunderts das Lymphödem: Auch er setzte Kompressionsbandagen, Massagen, Bewegungstherapie und Kompressionsstrümpfe ein.

Die KPE ist mit den anatomischen Gegebenheiten, mit der Physiologie, sowie mit der dem Lymphödem zugrundeliegenden pathophysiologischen und pathologischen Veränderungen in vollem Einklang.

Sie besteht aus **zwei Phasen**, welche nahtlos miteinander verbunden sind:
– Die «**Phase I der Entstauung**» beinhaltet hauthygienische Maßnahmen, manuelle Lymphdrainagen (ML), Kompression mit Binden und entstauende Bewegungstherapie.
– Die «**Phase II der Konservierung bzw. Konservierung und Optimierung**» besteht aus Kompression mit Strümpfen oder/und Binden, Bewegungstherapie und manuellen Lymphdrainagebehandlungen.

Wenn man die anatomisch bedingten Grenzen des Staugebietes kennt – im Falle eines Gliedmaßenlymphödems erfaßt eine Lymphostase meist auch den benachbarten Rumpfquadranten – und weiß, daß es sich um eine eiweißreiche Flüssigkeitsansammlung handelt, welche nur über Lymphgefäße abdrainiert werden kann, muß die Frage lauten: **Wo findet man funktionstüchtige Lymphgefäße, welche diese Aufgabe übernehmen können?**
Wir wissen, daß die kontralateralen Rumpfquadranten sowie die supraclaviculären Territorien über solche Lymphgefäße verfügen. Wir wissen, daß es axillo-axilläre, interinguinale und axillo-inguinale Anastomosen gibt (s. Kap. 1). Wir wissen, daß Lymphgefäße auf die

Dehnung ihrer Wand mittels milder mechanischer Reize mit einer erhöhten lymphangiomotorischen Aktivität reagieren. Daher wird – nach sorgfältiger Hautpflege – der zweite Schritt der KPE in der Bearbeitung des gesunden Rumpfquadranten mit **manueller Lymphdrainage** bestehen: man erhöht die lymphangiomotorische Aktivität der hier befindlichen Lymphgefäße.

Immer noch stellen mit der modernen Krebsbiologie nicht Vertraute die Frage, ob man durch die manuelle Lymphdrainage über der vorderen Thoraxwand nach operativer (und strahlentherapeutischer) Brustkrebsbehandlung zurückgelassene «Schlummerkrebszellen» wegschiebt und dadurch **Metastasen** verursacht. Die Antwort lautet: Nein. Selbst das viskose Öl bei der **direkten Lymphographie** (s. Kap. 4.3), unter hohem Druck intralymphvaskulär infundiert, verursacht keine Krebsmetastasen. Durch diese Prozedur könnten viel eher Krebszellen aus Lymphgefäßen und Lymphknoten hinweggespült werden, als durch das milde Streicheln der Haut bei der manuellen Lymphdrainage. Die im Zusammenhang mit der Lymphographie geäußerten Metastasenängste wurden bereits vor einem Vierteljahrhundert zurückgewiesen. Weitere Beweise liefern Tierversuche: man injizierte bei einer Gruppe von Kaninchen subkutan Krebszellen. Anschließend wurden die Tiere aufgrund des Zufalls in zwei Gruppen eingeteilt. Bei der Hälfte der Tiere wurde regelmäßig von der Injektionsstelle beginnend nach oben, Richtung Leiste, eine Ausstreichmassage vorgenommen, die anderen Tiere ließ man in Ruhe. Es zeigte sich, daß das Massieren **keinen** Einfluß auf den Krebs hatte; die massierten Tiere bekamen nicht früher Metastasen und starben auch nicht früher als die nicht massierten. Nun könnte man meinen, die Massage hätte deswegen keine Wirkung, weil die Tiere ja im Käfig ununterbrochen hin- und herspringen, dadurch quasi eine «Selbstmassage» durchführen; vielleicht läßt sich dieser Effekt nicht weiter steigern. Deshalb wurde noch ein weiterer Versuch durchgeführt, und zwar so, daß diesmal das Bein, in welches die Krebszellen gespritzt, durch Durchtrennung des motorischen Nerven gelähmt wurde. Auch diesmal änderte sich nichts.

Diesen Ergebnissen halten manche die Behauptung entgegen, man könnte tierexperimentelle Ergebnisse doch nicht auf die «Krone der Schöpfung» – den Menschen – übertragen. Wenn auch Banting und Best dieser Meinung gewesen wären, gäbe es heute kein Insulin; die beiden waren so frei und übertrugen die beim Hund (*Canis familiaris*) erzielten Befunde auf den Menschen (*Homo sapiens*). Dennoch ist die Tatsache zu begrüßen, daß Pecking in einer 5-Jahres-Studie gezeigt hat, daß die manuelle Lymphdrainagebehandlung über der vorderen Thoraxwand bei Frauen nach Brustkrebsoperation **keine** Erhöhung der Metastasenhäufigkeit zur Folge hat.

Die moderne Krebsbiologie lehrt uns, daß **nicht äußere mechanische Einwirkungen für Metastasen verantwortlich sind, sondern zwei Dinge: Die biologischen Eigenschaften der Krebszellen und körpereigenen Abwehrmechanismen.** Im Körper entstehen ununterbrochen Krebszellen. Normalerweise werden sie von der Immunabwehr erfaßt und abgetötet; es ist ein Versagen des Immunapparates, wenn man krebskrank wird. Wenn irgendwo im Körper eine Krebszelle entsteht, fängt sie an sich zu teilen; es entstehen Krebsknoten. Die Krebszelle kann mit einer Amöbe verglichen werden: sie bewegt sich aktiv. Außerdem hat sie alle Enzyme, welche die Gewebe des Opfers auflösen können. Dies müssen sie tun, um eine **Invasion** vorzunehmen; die Invasion ist die unabdingbare Voraussetzung der Metastasenbildung. Die Krebszellen bahnen sich einen Weg zu den Bindegewebskanälen und schwimmen in ihnen zu den initialen Lymphgefäßen, arrodieren diese mit Gewalt und entwickeln eine *Lymphangiosis carcinomatosa*. Sie gelangen dann in die Lymphknoten, welche sie erstopfen. Von hier aus gibt es 2 Wege: Sie können in die efferenten Lymphgefäße wandern und über den Milchbrustgang die Blutbahn erreichen, aber sie können das Lymphgefäß auch über die Blutgefäße der Lymphknoten verlassen. Die Krebszellen können auch Blutgefäße durchbrechen und sofort in den Blutstrom hineingelangen.

Die Krebszellen bedürfen also keiner mechanischen Hilfe; wenn sie Metastasen bilden «wollen», dann tun sie dies. **Bei einem Patienten nach operativer und strahlentherapeutischer Brustkrebsbehandlung besteht keine Gefahr, daß «schlafende» Krebszellen durch die manuelle Lymphdrainage aktiviert und in die Axilla weiterbefördert werden.**

Die Behandlung eines malignen Lymphödems mittels komplexer physikalischer Entstauungstherapie gilt dennoch als **relative Kontraindikation**, weil unbedingt sichergestellt werden muß, daß der Krebskranke eine adäquate onkologische Behandlung bekommt. Wenn dies gewährleistet ist, ist derjenige Arzt, der sowohl in der Lymphologie, als auch in der Onkologie fachkundig ist, befugt, neben der Krebsbehandlung auch die KPE einzusetzen.

Dies führt dazu, daß die Lymphgefäße aus dem Staugebiet eiweißhaltige Flüssigkeit in das gesunde hinübersaugen (Lymphgefäß = Saugader!). Daß dies tatsächlich der Fall ist, wurde durch lymphszintigraphische Untersuchungen bewiesen (Tiedjen; Pecking) und durch klinische Erfahrung bestätigt: das Lymphödem der Gliedmaße verringert sich bereits während dieser Phase der Behandlung.

Erst nach dieser Vorbereitung schiebt man aus dem Staugebiet des Rumpfes vorsichtig, d. h. darauf achtend, daß die Transportkapazität der hier befindlichen Lymphgefäße nicht erreicht wird, Ödemflüssigkeit in die Nachbargebiete der beiden gesunden Rumpfquadranten hinüber. Danach kommen der Reihe nach der Oberarm, der Unterarm, die Hand und zuletzt die Finger bzw. der Oberschenkel, der Unterschenkel, der Fuß und die Zehen.

Die Situation wird dadurch noch weiter kompliziert, daß, wie bereits erwähnt, nach einer operativen und strahlentherapeutischen Brustkrebsbehandlung auch im benachbarten oberen Rumpfquadranten und sogar im kontralateralen Arm eine Lymphostase bestehen kann (nach Göltner besteht in etwa 30% der Fälle postmastektomischer Lymphödeme auch eine Schwellung des kontralateralen Armes); besondere Sorgfalt und Vorsicht sind geboten!

Infolge der axillo-inguinalen Anastomosen kommt es vor, daß bei einem Lymphödem des rechten Armes und des rechten oberen Rumpfquadranten nach Brustkrebsoperation die inguinalen Lymphknoten rechts geschwollen sind: der Körper versucht über diesen Weg aus dem Staugebiet Flüssigkeit abzudrainieren. In diesem Fall muß man die inguinalen Lymphknoten sehr sorgfältig vorbehandeln, damit man sie später nicht überlastet. Es kann durchaus sein, daß sich zu dem Armlymphödem und dem Lymphödem im Rumpfquadranten auch ein Beinlymphödem gesellt, z. B. wenn die Lymphgefäße im rechten Bein infolge einer Entwicklungsstörung über eine reduzierte Transportkapazität verfügen.

Es kommt vor, daß Patienten berichten, sie hätten eine große Zahl von «manuellen Lymphdrainagen» bekommen, aber ihr Zustand habe sich nicht gebessert, sondern eher verschlechtert. Läßt der Arzt den Patienten genau schildern, wie der Physiotherapeut gearbeitet hat, kommt es gelegentlich vor, daß es sich herausstellt, daß dieser an den Fingern und der Hand beginnend eine Ausstreichmassage vorgenommen hat. Diese Art der Massage ist **keine manuelle Lymphdrainage! Aber auch wenn die manuelle Lymphdrainage lege artis, jedoch als isolierte Maßnahme durchgeführt wird, zeigt sie keinen nennenswerten Effekt: nicht die manuelle Lymphdrainage, sondern die KPE ist die Therapie des Lymphödems!**

**Die KPE ist die kausale Behandlung des Lymphödems** und keine nur **symptomatische** (palliative). Die Ursache des Lymphödems ist nämlich, wie wir sahen, eine subnormale, zur Bewältigung der normalen lymphpflichtigen Last nicht genügende Transportkapazität des Lymphgefäßsystems; der hieraus resultierende interstitielle Proteinstau, sowie die örtliche Immunschwäche sind für das schicksalhafte Voranschreiten des Leidens bis zur invalidisierenden Elephantiasis – welche mit der Gefahr eines Angiosarkoms einhergeht – verantwortlich. Geht man so vor, daß man vor dem Einleiten einer KPE eine lymphszintigraphische Untersuchung vornimmt und diese nach Beendigung der Phase I wiederholt, so läßt sich eine Besserung des Befundes nachweisen.

Die Dauer der «Phase I» der KPE beträgt in der Földi-Klinik bei Therapiebeginn im ersten und zweiten Stadium des Lymphödems **durchschnittlich 24,5 Tage**. Wie wir in Kapitel 3.6.2 gesehen haben, erreicht man mit Hilfe der Phase I der KPE eine Wiederherstellung des normalen Gliedmaßenvolumens im Falle eines Behandlungsbeginns im Stadium I des Lymphödems. Bei Behandlungsbeginn erst im Stadium II bleibt das proliferierte Bindegewebe – vorerst – zurück. Bei Therapiebeginn erst im Stadium III nimmt die Phase I der KPE mehrere Monate in Anspruch (**Abb. 4/8**). Die KPE muß, nach Beendigung ihrer Phase I, nahtlos in die Phase II übergeleitet werden. Sie ist meist lebenslang durchzuführen, und es kann in schweren Fällen erforderlich sein, in ihrem Verlauf von Zeit zu Zeit intensive «Phasen I» einzuschalten (**Abb. 4/9**). Bei Einleitung der KPE im Stadium I und hervorragender Patientencompliance

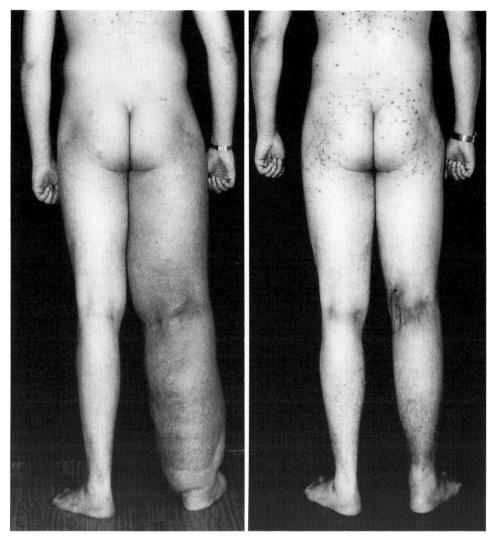

**Abb. 4/8: A** (links): Lymphostatische Elephantiasis bei *Lymphoedema praecox* vor der Behandlung; **B** (rechts): Zustand nach der Phase I der komplexen physikalischen Entstauungstherapie (KPE).

kann gelegentlich – bei Selbstbehandlung des Patienten und unter ärztlicher Kontrolle – nach einigen Jahren die Behandlung beendet werden, aber auch in diesen Fällen ist eine sorgfältige Kontrolle des Patienten erforderlich, damit der Arzt im Falle eines Rezidivs sofort einschreiten kann.

Die Kompressionsbehandlung des Lymphödems beruht auf pathophysiologischen und pathologischen Störungen, die sich grundlegend von denjenigen einer chronischen Veneninsuffizienz unterscheiden. Das Wesen des Lymphödems ist ein ganz anderes, als dasjenige einer chronischen Veneninsuffizienz (CVI) ohne lymphostatische Komponente. Wie in Kapitel 8 beschrieben, besteht bei der CVI eine ambulatorische venöse Hypertension und Hypervolä-

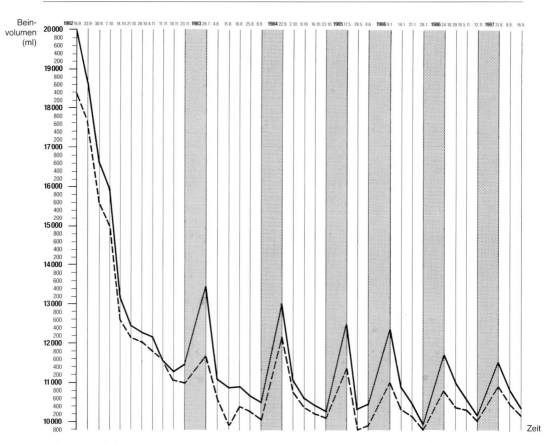

**Abb. 4/9:** Bei einer beidseitigen Beinelephantiasis nach Wertheimscher Operation führte die Phase I zu einer Volumenreduktion in den Beinen von 8½ l bzw. 8 l, insgesamt also 16½ l. Im Laufe der darauffolgenden Jahre wurden erneut kurzfristige Phasen I der KPE in die kontinuierliche Phase II eingeschaltet. 5 Jahre nach Behandlungsbeginn beträgt die Volumenreduktion in einem Bein 10 l, im anderen 8 l, insgesamt also 18 l.

mie; diese aufzuheben ist der Sinn der Kompressionstherapie, welche selbstverständlich einzig und allein tagsüber erforderlich ist: beim Liegen ist die venöse Hämodynamik normal.

Im **Initialstadium eines Lymphödems** hat der interstitielle Eiweißstau einen Anstieg des kolloidosmotischen Druckes der Gewebsflüssigkeit zur Folge; der effektive resorbierende Druck sinkt, die Nettoultrafiltration erhöht sich (**Tab. 4/4**, 2. Zeile).

Die Ödematisierung hat einen Anstieg des Gewebedruckes zur Folge, infolgedessen sinkt der effektive ultrafiltrierende Druck, d.h., daß sich die Nettoultrafiltration weitgehend normalisiert: ein neuer, pathophysiologischer Starlingscher Gleichgewichtszustand ist eingetreten (**Tab. 4/4**, 3. Zeile). Führt man jetzt eine ML durch, so **verringert sich** der interstitielle Proteinstau und damit der kolloidosmotische Druck in der Gewebsflüssigkeit. Als Folge der Entödematisierung sinkt der Gewebedruck. Ohne Kompressionstherapie erhöht sich demzufolge die Nettoultrafiltration. Hinzu kommt, daß beim Lymphödem die elastischen Fasern der Haut eine schwerwiegende Schädigung erfahren; dies erleichtert das sich Wiederansammeln von Ödemflüssigkeit. Ein weiterer schwerwiegender Faktor ist der folgende: Zur Normalität der venösen Beinpumpe gehört die gesunde Haut als Widerlager als unabdingbare

Komponente dazu: während der Diastole der Wadenmuskulatur kann ohne dieses Widerlager das venöse Blut aus den epifascialen Venen nicht wie normal über die *Venae perforantes* in die subfascialen Venen fließen (4. Zeile der **Tab. 4/4**).

Die Kompression erhöht den Gewebedruck; hierdurch wird der immer noch reduzierte effektive resorbierende Druck ausgeglichen: die Nettoultrafiltration wird normal (5. Zeile der **Tab. 4/4**).

Eine zusätzliche Wirkung der Kompressionstherapie besteht darin, daß sie dazu beiträgt, daß das fibrosklerotische Gewebe langsam abgebaut wird.

Aufgrund dieser Überlagerungen ist es angebracht, beim Lymphödem die Kompressionstherapie auch während der Nachtruhe aufrechtzuerhalten. Während der Phase I der KPE wird die Kompressionstherapie sowohl während des Tages, als auch während der Nacht mit Binden, während der Phase II der KPE tagsüber meist mittels elastischen Kompressionsstrümpfen, nachts mit Binden, durchgeführt. Der applizierte Kompressionsdruck ist tagsüber u. a. deswegen höher, als während der Nachtruhe, weil es eine **physiologische ambulatorische venöse Hypertension** gibt, welche mittels Kompression eliminiert werden kann und soll, da sie sich – über eine ambulatorische Anhebung der Nettoultrafiltration – lymphödemverstärkend auswirken würde.

**Tab. 4/4:** Die Nettoultrafiltraion beim Lymphödem unter ML-Behandlung ohne und mit Kompressionstherapie.

| | |
|---|---|
| 1 | $(BKD_n - ID_n) - (KOD_{Pn} - KOD_{In}) = EUD_n - ERD_n = F_n$ |
| 2 | $(BKD_n - ID_n) - (KOD_{Pn} - KOD_I\uparrow\uparrow\uparrow) = EUD_n - ERD_I\downarrow\downarrow\downarrow = F\uparrow\uparrow\uparrow$ |
| 3 | $(BKD_n - ID\uparrow\uparrow\uparrow) - (KOD_{Pn} - KOD_I\uparrow\uparrow\uparrow) = EUD\downarrow\downarrow\downarrow - ERD\downarrow\downarrow = F_n$ |
| 4 | $(BKD_n - ID\downarrow) - (KOD_{Pn} - KOD_I\uparrow) = EUD\uparrow - ERD\downarrow = F\uparrow$ |
| 5 | $(BKD_n - ID\uparrow) - (KOD_{Pn} - KOD_I\uparrow) = EUD\downarrow - ERD\downarrow = F_n$ |

$BKD_n$ = normaler Blutkapillardruck
$ID_n$ = normaler interstitieller Druck
$KOD_{Pn}$ = normaler kolloidosmotischer Druck im Blutplasma
$KOD_{In}$ = normaler kolloidosmotischer Druck in der Gewebsflüssigkeit
$EUD_n$ = normaler effektiver ultrafiltrierender Druck
$ERD_n$ = normaler effektiver resorbierender Druck
$F_n$ = normales Nettoultrafiltrat

(Die beiden Koeffizienten K und σ haben wir hier der Einfachheit weggelassen).

1. Zeile = Der normale Zustand (n = normal)
2. Zeile = Beginn deiner mechanischen Insuffizienz; das Lymphödem entwickelt sich, der kolloid-osmotische Druck in der Gewebs-(= Ödem-)flüssigkeit steigt an; der effektive resorbierende Druck sinkt, die Nettoultrafiltration steigt an.
3. Zeile = Pathologischer Gleichgewichtszustand beim etablierten Lymphödem ohne Behandlung, der Gewebedruck erhöht sich infolge des Ödems; infolgedessen sinkt der effektive ultrafiltrierende Druck, die Nettoultrafiltration erreicht wieder ihren normalen Wert.
4. Zeile = Behandlung des Lymphödems mit ML. Ohne Kompressionstherapie erhöht sich die Nettoultrafiltration, da die Verminderung des Lymphödems zum Sinken des Gewebedruckes führt, d.h., daß der effektive ultrafiltrierende Druck ansteigt.
5. Zeile = Eine Kompressionstherapie beim Lymphödem erhöht den Gewebedruck, reduziert also den effektiven utrafiltrierenden Druck: Die Nettoultrafiltration normalisiert sich.

**Tab. 4/5:** Versager der komplexen physikalischen Entstauungstherapie.

| Phase I | Phase II |
|---|---|
| **1 Richtige Durchführung**<br>1.1 Malignes Lymphödem<br>1.2 Plexopathie<br>1.3 Artifiziell<br>1.4 Überempfindliches Nervensystem | **1 Gute Compliance**<br>1.1 Malignes Lymphödem<br>1.2 Plexopathie<br>1.3 Aggravierende Begleiterkrankung |
| **2 Falsche Durchführung**<br>2.1 Nur ML (keine/schlechte Bandagen)<br>2.2 Falsche ML<br>2.3 Begleiterkankung nicht erkannt / nicht oder falsch behandelt | **2 Schlechte Compliance**<br>2.1 Generell<br>2.2 Zwecks Wiedereinweisung |

Was die **Kompressionsstrumpfversorgung** der Lymphödempatienten betrifft, so gibt es hier 4 wichtige praktische Gesichtspunkte, welche zu berücksichtigen sind:

a) Beim Lymphödempatienten kommen nur Maßstrümpfe in Betracht.
b) Beim Lymphödem verwendet man stets den höchstmöglichen, vom Patienten tolerierten Kompressionsdruck (manchmal 2–3 Kompressionsteile übereinander).
c) Beim Beinlymphödem ist keine zentripetale Verringerung des Kompressionsdruckes erforderlich.
d) Im Gegensatz zur chronisch-venösen Insuffizienz sind beim Beinlymphödem oft Leistenstrümpfe, ja sogar Strumpfhosen erforderlich (s. Kap. 8).
e) Im Gegensatz zum «reinen Phlebödem» ist beim Lymphödem oft auch während der Nachtruhe die Fortführung der Kompressionstherapie angebracht.

Über technische Fragen der Kompressionstherapie informiert das Kapitel 20.

Wir wollen uns jetzt der Erörterung der Frage, wann die KPE versagt, zuwenden (**Tab. 4/5**).

Wir nehmen getrennt die «Versager» im Verlauf der «Phase I der Entstauung» und diejenigen in der Phase II der «Konservierung» bzw. «Konservierung und Optimierung» unter die Lupe. Wenn die KPE in fachkundiger Weise durchgeführt wurde und in der Phase I der übliche Therapieerfolg ausbleibt, sollte der erste Gedanke sein, daß die Annahme, es handele sich um ein gutartiges Lymphödem, falsch war. Die ätiologische Diagnostik muß erneut aufgerollt werden; vielleicht ist die Transportkapazität der Lymphgefäße doch durch einen Krebs reduziert. Wenn als Komplikation des Lymphödems eine Plexopathie besteht, kann kein besonders gutes Therapieresultat erwartet werden. Der Allgemeinarzt oder der Internist sollte den Patienten zum Neurologen schicken. Es könnte sich um ein artifizielles Lymphödem handeln. In seltenen Fällen – bei Überempfindlichkeit des vegetativen Nervensystems – kann es vorkommen, daß die lymphödematöse Gliedmaße nach Entfernung der Kompressionsbandage in kurzer Zeit anschwillt.

Beim Ausbleiben eines guten Therapieerfolges muß freilich auch daran gedacht werden, daß es sich um einen Behandlungsfehler handelt.

Die häufigsten Fehler sind:

a) Es wird **ausschließlich** manuelle Lymphdrainage eingesetzt.
b) Anstelle der manuellen Lymphdrainage wird eine Ausstreichmassage durchgeführt.
c) Das Bandagieren wird unsachgemäß vorgenommen.
d) Das Lymphödem eventuell begleitende Krankheiten wurden nicht diagnostiziert bzw. nicht adäquat behandelt. Es gibt kaum eine Krankheit, welche ein Lymphödem nicht verschlechtern und den Erfolg einer KPE nicht einschränken würde.

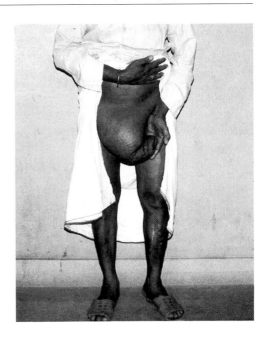

**Abb. 4/10:** Genitallymphödem bei Filariasis.

Die nächste Frage, die zu erörtern ist, betrifft die «Phase II der Erhaltung bzw. Erhaltung und Optimierung» der KPE.

Kommt es zu einem Rückfall, so muß vorerst an eine fehlende Compliance des Patienten gedacht werden.

Genauso, wie im Falle einer medikamentösen Behandlung manchmal Patienten die verordneten Arzneimittel nicht einnehmen, gibt es Lymphödempatienten, welche die Kompressionstherapie vernachlässigen.

Nach einer erfolgreichen Behandlung eines stärker ausgeprägten Lymphödems bleibt, wie bereits ausgeführt, eine sogenannte «elastische Insuffizienz der Haut» zurück: ohne Kompressionstherapie ist, wie wir sahen, das erkrankte Gebiet besonders ödemgefährdet. Manchmal werden die hygienischen Vorschriften mißachtet; es entstehen Wundrosen bzw. Pilzinfektionen. Bei guter Compliance muß man daran denken, daß es sich vielleicht von Anfang an um ein bösartiges Lymphödem gehandelt hat, oder daß der Krebs jetzt aktiv wurde. Die Plexopathie ist auch in diesem Fall ein Problem. Ferner muß daran gedacht werden, daß sich vielleicht nach Jahren zum Lymphödem eine zusätzliche Krankheit gesellt hat. In diesen Fällen muß der Patient erneut gründlich untersucht werden.

Großartige Therapieerfolge lassen sich nur bei Gliedmaßenlymphödemen erzielen. Beim Genitallymphödem (**Abb. 4/10**) und beim Lymphödem im Kopfbereich sind die Therapieerfolge wesentlich bescheidener.

## Kontraindikation der komplexen physikalischen Entstauungstherapie

### 1. Manuelle Lymphdrainage

a) Beim **bösartigen Lymphödem** besteht eine **relative** Kontraindikation. Das bedeutet, daß derjenige Arzt, der sowohl auf dem Gebiete der Onkologie als auch auf demjenigen der Lymphologie versiert ist, bei Übernahme der Verantwortung diese Kontraindikation aufheben kann.

b) Jede **akute Entzündung**, welche durch Bakterien oder andere krankheitserregende Keime verursacht wird.
c) Das **kardiale Ödem**. Wenn bei einer **Rechtsherzinsuffizienz** mit manueller Lymphdrainage Ödemflüssigkeit mobilisiert wird, und die linke Herzkammer auch nicht ganz gesund ist, kann der Anstieg der kreisenden Blutmenge die linke Kammer so stark belasten, daß eine **Linksherzinsuffizienz** entsteht. Die Folge wäre *Asthma cardiale*, Lungenödem, Erstickungstod.
d) **Kontraindikationen für die Halsbehandlung. Überfunktion der Schilddrüse** (Hyperthyreose; **Basedow**-Krankheit). Die Schilddrüsenhormone sind Eiweißstoffe. Wenn diese durch Massage in den Kreislauf gebracht werden, kann sich eine lebensbedrohliche thyreotoxische Krise entwickeln.
**Überempfindlichkeit** des *Sinus caroticus*. Dort, wo die *Arteria carotis communis* ihre Gabelungsstelle hat, wo *Carotis externa* und *interna* entstehen, befinden sich die Barorezeptoren des *Sinus caroticus*. Ihre Funktion besteht darin, daß sie im Falle eines Blutdruckanstieges durch Drosselung der Herztätigkeit den Blutdruck herabsetzen. Bei einer Überempfindlichkeit (Hyperästhesie) des *Sinus caroticus* kann ein Druck auf die Gabelungsstelle der *Arteria carotis communis* zu einem solchen Herabsinken des Blutdruckes führen, daß der Patient kollabiert. Diese Kontraindikation wird vorsichtshalber ausgedehnt auf Patienten mit **Herzrhythmusstörungen**. Da man ferner damit rechnen muß, daß bei älteren Menschen eine Arteriosklerose auch dieses Gefäßgebiet erfaßt, ist es vernünftig, bei **über etwa 60jährigen den Hals aus der manuellen Lymphdrainage auszusparen.**
e) Eine **Bauchtiefdrainage** ist absolut kontraindiziert bei **schwangeren Frauen** und während der **Periode**. Sie ist kontraindiziert, wenn sie **Schmerzen** verursacht, wenn **Leber** oder/und **Milz vergrößert** sind, wenn eine **inflammatorische Darmkrankheit** (*Colitis ulcerosa; Ileitis regionalis*, **Strahlencolitis**) besteht, im Falle einer **Strahlencystitis**, wenn der Patient irgendwann einen **Darmverschluß** bzw. eine **Beckenvenenthrombose** hatte, bei **Herzrhythmusstörungen**, bei einem **Aortenaneurisma**. Es muß in Betracht gezogen werden, daß eine Bauchtiefdrainage einen ziemlich massiven Eingriff darstellt; ein niedergelassener Physiotherapeut sollte, bevor er eine Bauchtiefdrainage in Angriff nimmt, mit dem einweisenden Arzt die Frage besprechen.

2. **Kontraindikationen der Kompressionsbandage**
Eine **absolute Kontraindikation** stellen das **kardiale Ödem** und die **arterielle Verschlußkrankheit** (AVK) dar. Eine **relative Kontraindikation** – dies bedeutet, daß ein Therapeut in diesen Fällen den einweisenden Arzt konsultieren muß – besteht bei einem **erhöhten arteriellen Blutdruck**, bei einer **Coronarsklerose** (*Angina pectoris*), bei **Herzrhythmusstörungen** und bei Patienten, die **älter als 60 Jahre** sind.

3. **Kontraindikation des Beinhochlagerns** ist eine **arterielle Verschlußkrankheit**.

### 4.5.1.2 Unzulängliche und falsche physikalische Methoden der Lymphödembehandlung

a) Es sei noch einmal mit Nachdruck darauf hingewiesen, daß die einzelnen Bausteine der KPE, in isolierter Form eingesetzt, zur Behandlung des Lymphödems völlig unzulänglich sind. Dies bezieht sich sowohl auf die ML als auch auf die Kompressions- und Bewegungstherapie.
b) Während der Phase I der KPE müssen die Anwendungen mindestens einmal pro Tag – in schweren Fällen zwei- oder sogar dreimal – appliziert werden. Werden die Anwendungen verzettelt, erreicht man nichts.

c) Das Hochlagern einer lymphödematösen Gliedmaße reduziert die Schwellung im ersten Lymphödemstadium **vorübergehend** und ist im Stadium II und III wirkungslos.
d) Die «**intermittierende Kompressionstherapie**» (**Pneumomassage**). Hierbei geht man folgendermaßen vor: Die Gliedmaße wird in eine Manschette gesteckt; die Manschette wird mit Luft aufgeblasen. Dadurch gerät die Gliedmaße unter Druck, wodurch rückgestaute Flüssigkeit hochgedrückt wird.

Es gibt Einkammer- und Mehrkammernsysteme. Bei den Mehrkammernsystemen wird zuerst die distale Kammer aufgeblasen, dann die unmittelbar darüber liegende usw. («melkendes Prinzip»). Es ist ungünstig und schädlich, wenn die Ödemflüssigkeit aus der Gliedmaße in deren Wurzel hochgedrückt wird, wo sie dann liegenbleibt. Da das rückgestaute Eiweiß für die sekundären Gewebsveränderungen verantwortlich ist, verschlechtert sich auf längere Sicht der Zustand: Im Bereich der Extremitätenwurzel werden zusätzlich Bindegewebsproliferation und Sklerose produziert. Früher oder später wird sich die Schwellung der Gliedmaße verschlechtern. Nach den Untersuchungen von **Partsch** wird durch die Pneumomassage vorwiegend Wasser weggedrückt, das meiste Eiweiß bleibt zurück – dies ist ein äußerst ungünstiger Effekt; beim Lymphödem kommt es nicht auf das Wasser, sondern auf das Eiweiß an!

In seltenen Ausnahmefällen, wenn der **Rumpf** vollständig **ödemfrei** ist, kann eine Pneumomassage im Rahmen der KPE als **ergänzende Maßnahme** zur Einsparung menschlicher Arbeitszeit eingesetzt werden.
e) Die **Expression mittels Quecksilber** lymphödematöser Gliedmaßen unterscheidet sich prinzipiell von der Expression mittels Luft (Pneumomassage) nicht.
f) Das gleiche gilt für eine **Ausstreichmassage**.
g) Das «**Auswickeln**» **nach Van der Molen** mit Hilfe von Binden und sogar von Gummischläuchen ist besonders abzulehnen.

### 4.5.1.3 Diät beim Lymphödem

**Es gibt keine.** Die Verordnung der sogenannten «**Mayr**-Diät» beruht auf einem Mißverständnis. Sie besteht aus getrockneten Brötchen und Magermilch. Der falsche Gedankengang ist der folgende: «Beim Lymphödem besteht ein Eiweißstau, also: vermindern wir die Eiweißzufuhr!» Wenn es gelänge, durch **Eiweißentzug** eine Hypoproteinämie herbeizuführen, so würde der effektive resorbierende Druck sinken, das Lymphödem müßte sich also verstärken. Glücklicherweise gelingt es nicht, durch eine eiweißarme Diät von der Dauer von einigen Wochen eine Hypoproteinämie zu erzeugen. Es wird gelegentlich empfohlen, daß Lymphödempatienten die **Trinkmenge** reduzieren sollten. Das ist falsch. Der Lymphödempatient sollte seinen Durst stillen, es hat überhaupt keinen Sinn, daß er sich beim Trinken einschränkt. Das einzige, was man bei Ödemen **jeder Art** diätetisch in Betracht ziehen sollte, ist die Reduktion der **Kochsalzzufuhr**.

Wie bereits ausgeführt, ist die **Fettleibigkeit** eine das Lymphödem verschlechternde Krankheit. Das Wiedererlangen des normalen Gewichtes ist eine wichtige Aufgabe, bei welcher selbstverständlich auch eine entsprechende Diät einzusetzen ist.

### 4.5.1.4 Medikamentöse Therapie des Lymphödems

Vorerst erörtern wir diejenigen medikamentösen Behandlungsformen, welche **nicht** infrage kommen, weil sie auf falschen Vorstellungen beruhen.

a) **Diuretika** werden weltweit eingesetzt. Auch wenn es gelingt, mittels **andauernder** Einnahme von Diuretika das Lymphödem zu reduzieren, widerspricht es der Vernunft, die mannigfaltigen Nebenwirkungen dieser Mittel beim Lymphödem in Kauf zu nehmen. Der diesbezügliche Grundsatz der Pharmakologie lautet: Diuretika sind nur indiziert, wenn der Gesamtnatriumgehalt des Körpers erhöht ist und dies ist bei einem Lymphödem der Gliedmaßen nicht der Fall. Der Leser weiß Bescheid: es ist der örtliche Eiweißstau, welcher für das Lymphödem verantwortlich ist. Wie die Zeile 3 der **Tabelle 4/5** zeigt, besteht beim chronischen Lymphödem ein pathologischer Gleichgewichtszustand zwischen dem effektiven ultrafiltrierenden und resorbierenden Druck: der erstgenannte ist infolge des ödembedingten Anstieges des Gewebedruckes, der zweitgenannte infolge des Anstieges des kolloidosmotischen Druckes in der Gewebsflüssigkeit reduziert:

$$F_n = (BKD_n - ID \uparrow\uparrow\uparrow) - (KOD_{Pn} - KOD_I \uparrow\uparrow\uparrow)$$

Zwingt man nun die Nieren durch den Einsatz von Diuretika, die Wasserausscheidung zu erhöhen, erhöht sich $KOD_P$, d.h. der effektive resorbierende Druck und die Nettoultrafiltration sinkt:

$$F\downarrow = (BKD_n - ID \uparrow\uparrow\uparrow) - (KOD_P \uparrow - KOD \uparrow\uparrow\uparrow)$$

Klingt die Wirkung des Diuretikums ab, kehrt der in der 3. Gleichung angegebene Zustand wieder zurück.

Ausnahmsweise können Diuretika beim Lymphödem eingesetzt werden und zwar
- bei schweren Fällen maligner Lymphödeme, wenn die KPE alleine bereits versagt und die Alternative gegenüber der Verordnung von Diuretika die Ödempunktion mittels Spezialkanülen ist (in verzweifelten Fällen kombiniert man sogar Diuretika mit Ödempunktion!);
- bei große Körpergebiete umfassenden Lymphödemen;
- bei chylösen Flüssigkeitsansammlungen in den Körperhöhlen.

b) Sogenannte «**blutkapillarabdichtende**» Arzneimittel haben bei der Behandlung des Lymphödems keinen Platz. Beim unkomplizierten Lymphödem ist die Permeabilität der Blutkapillaren Eiweiß gegenüber und aus diesem Grunde die lymphpflichtige Eiweißlast normal; subnormal gestalten können wir sie nicht.

c) **Förderung der Lymphangiomotorik**
Arzneimittel, welche auf das Lymphangion in der Art und Weise wirken, wie die Digitalis auf das Myokard, d.h. positiv inotrop, können zwar mit der Effizienz der KPE nicht konkurrieren, stellen aber eine sinnvolle adjuvante Therapiemöglichkeit dar. Lymphszintigraphische Untersuchungen erbrachten den Beweis, daß das Benzopyron, sowie Unguentum lymphaticum die Lymphangiomotorik beim Lymphödem günstig beeinflussen.

d) **Stimulierung der extralymphvaskulären zellulären Plasmaproteinbewältigung (EZP)**
Über die EZP als eine der bekannten Antworten des Körpers auf eine (drohende) Lyphostase war in Kapitel 3 die Rede. Die Bedeutung dieses Vorganges ist im Tierversuch bewiesen:

– Werden die Makrophagen des Tieres ausgeschaltet, erhöht sich statistisch signifikant der Schweregrad eines standardisierten Lymphödems.
– Medikamente, deren makrophagenstimulierende Wirkung nachgewiesen ist, setzen den Schweregrad eines solchen Lymphödems statistisch signifikant herab. Über eine derartige Wirkung verfügen das Benzopyron und Unguentum lymphaticum; ein weiterer Grund für den Sinn des Einsatzes einer solchen Therapie als **adjuvante Maßnahme** bei der KPE. **Dies bedeutet, daß die KPE durch eine medikamentöse Behandlung dieser Art keineswegs**

ersetzt werden kann: An Patienten vorgenommene Untersuchungen erbrachten den Beweis, daß es viele Jahre in Anspruch nehmen würde, **ohne** KPE durch Benzopyrontherapie denjenigen Entstauungseffekt herbeizuführen, welchen man mit Hilfe der KPE in weniger als 4 Wochen erreichen kann.

### 4.5.1.5 Zusammenfassung der Grundprinzipien der Diagnostik, Differentialdiagnostik und Therapie des Lymphödems der Gliedmaßen

1. **Was soll der Arzt unbedingt vermeiden?**
1.1 Ohne **Basisdiagnostik** (Anamnese, Inspektion, Palpation) Befunde sammeln. Es gehören **nicht zum diagnostischen und differentialdiagnostischen Routinearsenal:**
   - Farbstofftest;
   - direkte Lymphographie;
   - Phlebographie;
   - histologische Untersuchung des ödematösen Gewebes.
1.2 Dem Patienten den Rat geben, er solle sich mit dem Lymphödem «abfinden». Das Lymphödem neigt grundsätzlich zur Progression, geht mit der Gefahr einer invalidisierenden Elephantiasis und mit der Entstehung des Angiosarkoms – **Stewart-Treves-Syndrom** – einher. Je früher die Behandlung eingeleitet wird, desto besser.
1.3 Es gehören **nicht zur Therapie** des Lymphödems:
   - ohne allumfassende Durchuntersuchung des Patienten die Behandlung des Lymphödems einleiten;
   - Diuretika;
   - Dursten;
   - eiweißarme Diät;
   - Abwickeln (Auswickeln) nach **Van der Molen**;
   - intermittierende Kompressionsbehandlung (Pneumo- oder Quecksilbermassage) als isolierte Maßnahme;
   - jede Operation ohne vorausgegangene, fehlgeschlagene, **adäquate**(!) konservative Therapie.
1.4 **Kontraindizierte Operationsverfahren** sind:
   - **Charles;**
   - Implantation von Schläuchen, Fäden, Netzen;
   - enteromesenteriale Brücke;
   - Absaugen des Binde- und Fettgewebes («Lymphosuktion»);
   - Skarifikation;
   - Amputation (Ausnahme: **Angiosarkom/Stewart-Treves-Syndrom**).
1.5 An einem lymphödematösen Bein eventuell vorhandene Krampfadern veröden oder operativ entfernen. Dies wird von **Phlebologen** gelegentlich empfohlen; der **Lymphologe** aber, der viele Tausende von Lymphödempatienten kennt und schädliche Folgen **unnötiger** phlebologischer Eingriffe immer wieder beobachtet, lehnt dies entschieden ab. Die beim Lymphödem erforderliche Kompressionstherapie erledigt automatisch das Problem begleitender Krampfadern!
1.6 In eine Vene eines lymphödematösen, oder gefährdeten Armes (Zustand nach operativer und strahlentherapeutischer Brustkrebsbehandlung) injizieren und aus ihr Blut entnehmen (Ausnahme: beidseitiges Armlymphödem bzw. Zustand nach beidseitiger operativer und strahlentherapeutischer Brustkrebsbehandlung und an den Beinen keine entsprechenden Venen).
1.7 Bei bestehendem Ödem Kompressionsstrümpfe verordnen.

2. **Die Reihenfolge der diagnostischen Schritte bei einer Gliedmaßenschwellung**

    **Frage 1:** Handelt es sich um ein Ödem?
    Die Entscheidung erfolgt mittels **Basisdiagnostik**. Handelt es sich um ein Ödem, folgt die

    **Frage 2:** Ist es **peripher (örtlich)** oder **zentral (allgemein)**?
    Grundsatz: Ein einseitiges oder beidseitiges, aber asymmetrisch ausgeprägtes Gliedmaßenödem kann nicht
    - hepatisch;
    - nephrogen;
    - kardial;
    - endokrin;
    - medikamentös

    bedingt sein.
    Die Beantwortung auch dieser Frage beginnt mit **Basisdiagnostik** und wird mit einer sinnvollen **Stufendiagnostik** ergänzt.

    **Frage 3:** Wenn das Ödem **peripherer** Natur ist: Handelt es sich um ein Lymphödem?
    Die Entscheidung kann in den meisten Fällen mit Hilfe der **Basisdiagnostik** getroffen werden.

    **Typische Merkmale des Gliedmaßenlymphödems sind:**
    - Es ist meist einseitig.
    - Sollte es beidseitig sein, ist es meist asymmetrisch ausgeprägt.
    - Es entsteht meist schleichend (Ausnahme: posttraumatisches Lymphödem; malignes Lymphödem).
    - Es ist meist schmerzfrei.
    - Schlagartig auftretende schmerzhafte Beinschwellungen mit Zyanose sprechen **gegen** ein Lymphödem und für eine tiefe Beinvenenthrombose. In diesen Fällen ist eine sofortige stationäre Einweisung erforderlich.
    - Die Hautfarbe und die Hauttemperatur sind meist normal.
    - Fußrücken und Handrücken sind mitbeteiligt.
    - Die natürlichen Hautfalten sind vertieft.
    - Das Hautfaltenzeichen nach **Stemmer** ist positiv.

    Wenn zusätzliche diagnostische Maßnahmen notwendig sind, sind heute die **indirekte Lymphographie** und die **Lymphszintigraphie (Isotopenlymphographie)** einzusetzen.

    **Frage 4:** Handelt es sich um ein Lymphödem, muß a) die **Stadieneinteilung** vorgenommen und b) die **ätiologische Diagnose** erstellt werden:

    a) Stadium I: reversibles Stadium;
    Stadium II: spontan irreversibles Stadium;
    Stadium III: lymphostatische Elephantiasis.

    b) Grundsätzlich kann jedes Lymphödem **bösartiger** Natur, d.h. durch ein Malignom verursacht sein. Aus diesem Grunde ist stets eine **onkologische Stufendiagnostik** erforderlich. Bevor eine KPE begonnen werden kann, ist eine allumfassende Durchuntersuchung erforderlich.

3. **Posttraumatische bzw. postoperative Gliedmaßenödeme**

3.1 Posttraumatisches primäres und posttraumatisches sekundäres Lymphödem.
3.2 Tiefe Beinvenenthrombose.
3.3 Morbus Sudeck.
3.4 Artifizielles Lymphödem.

    Die Differenzierung überfordert den Praktiker; spezielle Fachkenntnisse sind erforderlich.

## 4. Therapie

Die Therapie der Wahl bei gutartigen Gliedmaßenlymphödemen ist die konservative komplexe physikalische Entstauungstherapie (KPE).
Sie besteht aus zwei miteinander nahtlos verbundenen Teilen:

### Phase I der Entstauung

Die Bestandteile sind:
- Hautpflege;
- Kompressionsbandagen;
- entstauende Bewegungstherapie (Krankengymnastik).

Vor Beginn der Phase I müssen eventuell bestehende Pilzinfektionen bekämpft werden.

**Tab. 4/6:** Das praktische Vorgehen bei der Phase I der Entstauung der KPE im Stadium I der Reversibilität und im Stadium II der spontanen Irrevesibilität; ambulant oder stationär? (Im Stadium III kann die Phase I der KPE ausschließlich stationär in der Fachklinik für Lymphologie durchgeführt werden.)

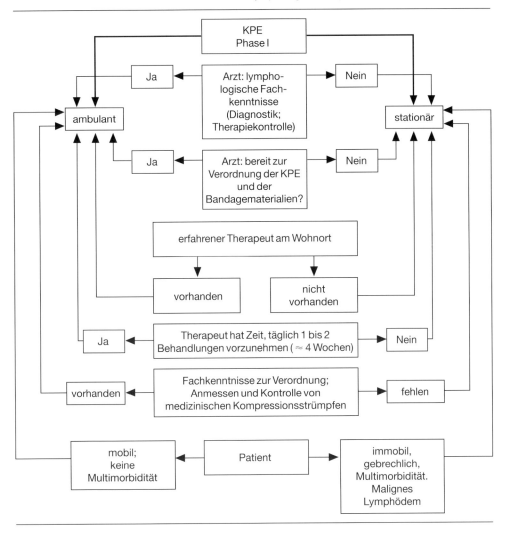

**Tab. 4/7:** Das praktische Vorgehen bei der Phase II der Konservierung und Optimierung der KPE bei allen drei Lymphödemstadien.

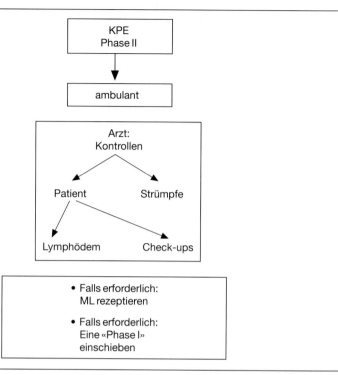

### Phase II der Konservierung bzw. Konservierung und Optimierung

Bausteine:
- Hautpflege;
- Kompressionstherapie mittels maßgefertigten, vom Lymphologen verordneten und von ihm überprüften Kompressionsteilen;
- von Zeit zu Zeit manuelle Lymphdrainagen (Häufigkeit vom Arzt verordnet);
- entstauende Bewegungstherapie (Krankengymnastik).

Die einzelnen Bestandteile der KPE sind für die Lymphödembehandlung in isolierter Form ungeeignet. Weder die manuelle Lymphdrainage, noch eine Kompressionstherapie als Alleinbehandlung führen zu einem Erfolg. Unabdingbare Voraussetzungen für eine adäquate KPE sind
- **Arzt** mit Kenntnissen und Erfahrungen in der Lymphologie (diese ist anhand von Büchern und Publikationen nicht erlernbar);
- ausgebildeter, diplomierter **Physiotherapeut**;
- **Materialien** zur Kompressionstherapie;
- fachkundiger **Bandagist**, der Maß-(Arm-)Strümpfe anmessen kann.

Tabelle 4/6 informiert über diejenigen Gesichtspunkte, welche bei der Entscheidung, ob die Phase I der KPE unter ambulanten Bedingungen durchgeführt werden kann, oder ob eine Einweisung in die Fachklinik für Lymphologie erforderlich ist, **Tabelle 4/7** über die Aufgaben des Arztes während der – stets ambulant durchgeführten – Phase II der KPE.

## Literatur

Bollinger, A., Partsch, H.: Initiale Lymphstrombahn. Thieme Verlag, Stuttgart 1984.
Casley-Smith, J. R., Casley-Smith, R.: High-protein edemas and the benzopyrones. J. B. Lippincott, Sydney 1986.
Clodius, L.: Lymphedema. Thieme Verlag, Stuttgart 1977.
Földi, M., Casley-Smith, J. R.: Lymphangiology. Schattauer Verlag 1983.
Kinmonth, J. B.: The lymphatics. 2nd ed. Edward Arnold 1982.
Staub, N. C., Taylor, A. E.: Edema. Raven Press, New York 1984.
Strömbeck, J. O., Rosato, F. E.: Mammachirurgie. Thieme Verlag, Stuttgart 1987.

# 5 Operative Behandlung des Lymphödems

L. Clodius

## 5.1 Einleitung

Im Rahmen dieses Buches nimmt das Kapitel über die Chirurgie des Lymphödems quantitativ wenig Umfang ein. Der Grund: Eine absolute Indikation für eine operative Therapie gibt es nicht. In der Regel kann das Lymphödem weder operativ noch konservativ **geheilt** werden. Um so mehr tritt beim Therapieentscheid das Postulat des «primum nihil nocere» und die Forderung, die Lebensqualität des Patienten möglichst nicht zu beeinträchtigen, in den Vordergrund. Viel wichtiger, als die operative Behandlung des Lymphödems ist dessen **Prophylaxe** bei Operationen, welche zu einem Lymphödem führen können.

## 5.2 Die Prophylaxe des Lymphödems aus chirurgischer Sicht

Müssen beim Brustkrebs wegen erfolgter oder möglicher Metastasierung die axillären Lymphknoten entfernt werden, sollte die Ausräumung nicht à distance, unter Hautlappen, die durch traumatisierende Instrumente gespreizt werden müssen, geschehen. Der Autor bevorzugt eine direkte, weite Öffnung der Axilla durch eine «Z»- oder eine dreieckförmige Inzision zwischen den axillären Rändern des *Latissimus dorsi* und des *Pectoralis major*. Die *Vena axillaris*, die neurovasculären Strukturen werden aus ihrem perivaskulären Hüllgewebe, mit Lymphkollektoren nicht ausgelöst. Blutgefäße und durchtrennte, zur Axilla führende Lymphgefäße werden umstochen oder ligiert, der Elektrocauter wird nicht verwendet. Falls es der Operateur für wichtig erachtet, können die axillären Lymphgefäße durch präoperative Injektion von Patentblau, je 1/10 ccm intracutan, an mehreren Oberarmstellen gespritzt, sichtbar gemacht werden. Nach Entfernung des Gewebes wird ein mitteldickes Redon in die Axillaspitze und eines an die laterale Basis des Operationsfeldes gelegt. Der flüssigkeitsdichte Wundverschluß erfolgt durch intracutane Einzelknopfnähte. Hautnähte werden wegen ihrer möglichen Dochtwirkung, ihres ev. Druckes auf die Wundränder und aus ästhetischen Gründen vermieden. Der exakt angelegte Verband besteht aus einer Lage fettiger Gaze auf die Wundränder. Eine optimale Apposition der abgehobenen Haut in die axilläre Wundfläche wird durch komprimierenden Schaumstoff erreicht. Kuben aus diesem Material mit einer Kantenlänge von ca. 2 cm werden in dünner Gaze als Pyramide geformt in Richtung Axillaspitze fixiert. Die Ruhigstellung des Schultergelenkes und des Operationsgebietes geschieht durch einen modifizierten Desaultverband. Dabei wird darauf geachtet, daß der Arm am Ellbogen leicht von der Thoraxwand steht, damit es nicht zu einem auf die Dauer schmerzhaften Druck auf die Innenseite des Oberarmes kommt. Der Kompressionsverband und die Ruhigstellung der Schulter werden bis zur Wundheilung, also mindestens sieben Tage, belassen. Sobald die Redondrainage trocken ist, werden die Schläuche entfernt. Sollte in den Redons nach einer Woche immer noch lymphartige Flüssigkeit erscheinen, kann der Sog intermittierend unterbrochen werden. Bei Schmerzen in der Axilla ist ein Verbandwechsel unbedingt angezeigt. Der Zweck dieses Vorgehens: Dissektion, Immobilisation und Kompression besteht darin, die Narbenbildung, das entscheidende Hindernis in der Bildung kompensatorischer lympholymphatischer Anastomosen, zu verhindern. Erst nach Abschluß der Wundheilung beginnt die vorsichtige Mobilisation der Axilla. Sie darf niemals schmerzen. Die Versteifung eines normalen Schultergelenkes nach Ruhigstellung wurde vom Autor nie beobachtet.

Die hier geschilderte Kompression und Immobilisation steht im Gegensatz zu der üblicherweise gepflegten Nachbehandlung nach Axillaausräumung. Sie fußt jedoch auf den Grundlagen der experimentellen Lymphologie.

Zur lymphödemprophylaktischen Diagnostik einer axillären und inguinalen Lymphadenopathie sei folgendes hervorgehoben: Die Feinnadelpunktion durch einen zytologisch spezialisierten Pathologen ist eine exzellente Abklärungsmethode ohne Gefahr für ein späteres Lymphödem. Das Hauptziel dieser zytologischen Untersuchung ist die Unterscheidung zwischen maligner und nichtmaligner Veränderung. Die Feinnadelpunktion erlaubt in 80–90% der Fälle diese Unterscheidung, wenn sie unter optimalen Bedingungen durchgeführt wird. Feinnadelpunktionen, die an eine histologische Untersuchungsstation z.B. per Post geschickt werden, sind abzulehnen, da dann die notwendige Sofortbeurteilung des zytologischen Ausstrichs, mit allfälliger Wiederholung der Punktion, nicht möglich ist.

## 5.3 Chirurgische Anatomie des Lymphödems

Das Lymphgefäßsystem der Extremitäten besteht, wie in Kapitel 1 beschrieben, aus einem epifaszialen, oberflächigen und aus einem subfaszialen, tiefen System. Die Kutis, der Oberfläche am Nächsten, wird radial, durch klappenlose Lymphgefäße, in Richtung zum subdermalen Raum drainiert. In diesem subdermalen Raum befinden sich die klappentragenden Präkollektoren. Über der tiefen Muskelfaszie, noch im epifaszialen Lymphraum, ziehen die ableitenden Kollektoren zur Wurzel der Extremität.

Die tiefen, subfaszialen Kollektoren der Extremitäten verlaufen entlang den Arterien, wobei sie großkalibriger sind, als die oberflächigen. Die von einem Kollektor drainierten Hautareale werden **Hautzonen** genannt. Lymphgefäßbündel drainieren **Territorien**, streifenförmige Gewebeblöcke, begrenzt von lymphgefäßarmen **Interterritorialzonen, lymphatischen Wasserscheiden**. Die Extremitäten weisen multiple Lymphterritorien auf. Würde bei einem Lymphödem ein solches Lymphterritorium durch eine periphere lympho-venöse Anastomose oder durch einen Lymphkollektortransplantat drainiert, d.h. seine lymphatische Transportkapazität erhöht oder gar normalisiert, müßte die lymphpflichtige Last aus den benachbarten Lymphterritorien über solche gefäßarme lymphatische Wasserscheiden einfließen. Dies ginge nur über den Umweg der initialen Lymphgefäßnetze, falls sie noch intakt wären. Dabei müßte die lymphpflichtige Last entgegen ihrer normalen Abflußrichtung: Oberfläche → Muskelfaserfaszie → wieder zur Oberfläche, zum initialen Lymphgefäßplexus aufsteigen.

Unter normalen Bedingungen bestehen klappentragende Verbindungen zwischen dem oberflächigen Lymphgefäßsystem zum tiefen, so daß die Abflußrichtung der Lymphe von der Oberfläche zur Tiefe geht. Beim Extremitätenlymphödem konnte sowohl beim Menschen als auch tierexperimentell nachgewiesen werden, daß beide Lymphräume, der oberflächige und der tiefe, lymphatisch gestaut sind.

## 5.4 Chirurgisch-pathophysiologische Gesichtspunkte

Die lymphatisch drainierten Gewebe und das lymphatische Transportsystem von den initialen Lymphgefäßen bis zu den Lymphknoten, bilden eine funktionelle Einheit.

Von ausschlaggebender Wichtigkeit ist die Tatsache, daß bereits **im klinisch lymphödemfreien Latenzstadium** in der Tiefe der Gewebe pathologische Veränderungen nachzuweisen sind: Licht- und elektronenmikroskopische Befunde zeigen Ansammlungen von fibrinoidem Material im Gewebe. Dieses wirkt als Entzündungsreiz und unterhält eine chronische Entzündung, die typische Gewebsreaktion bei Lymphostase, auch wenn keine Erysipele auftreten. Nicht nur paravasal, sondern auch in den Lymphgefäßen der Haut und der Subcutis, also im oberflächigen Lymphsystem, wird fibrinoides Material abgelagert.

Zuerst sind die Kollektoren, Präkollektoren und die initialen Lymphgefäße dilatiert, wobei die vollständig blockierten Lymphgefäße es am stärksten sind. Aber auch die intakten Lymphgefäße: bei subfaszialem Lymphblock die epifaszialen Lymphgefäße – und umgekehrt, sind schon nach kurzer Blockadedauer infolge des erhöhten Anfalls lymphpflichtiger Substanzen erheblich erweitert. Durch die zunehmende Dilatation und Ektasie der Lymphgefäße werden die Klappen der Präkollektoren und der Kollektoren insuffizient. Innerhalb der Lymphgefäße kommt es zu einer Verlangsamung des Lymphstroms mit Verstärkung des klinisch noch nicht manifesten Ödems. Diese relative Lymphostase, zusammen mit dem Endothelschaden der Lymphgefäße, der durch das intra- und extrazelluläre Ödem der Gefäßwand hervorgerufen wird, begünstigt die Bildung von Lymphthromben.

Die permanente Erweiterung der initialen Lymphgefäße hat eine Störung der Aufnahme lymphpflichtigen Materials aus dem Interstitium zur Folge. Die Endothelzellen der initialen Lymphgefäße weichen weit auseinander, dadurch werden die ventilartig funktionierenden Endothelzellverbindungen, durch die der Einstrom der eiweißhaltigen Gewebsflüssigkeit erfolgt, insuffizient. Wie mittels partikulären Tracern gezeigt werden kann, entsteht oft sogar eine Umkehr der Stromrichtung, so daß in die Lymphkapillaren eingetretene Substanzen das Gefäß durch die klaffenden Endothelzellverbindungen wieder verlassen.

Auch die Lymphknoten werden lymphostatisch geschädigt. Ihre Rand- und Marksinuse werden massiv dilatiert. Langsam verschwindet dadurch das lymphatische Gewebe aus den Lymphknoten (Infektabwehr!). Intralymphatisch injizierte Tuschepartikel finden sich, als Zeichen geöffneter lympho-venöser Anastomosen im Lymphknoten in seinen Hilusvenen. Klinisch unbemerkt, verändert die Lymphostase auch die Blutbahn.

Ähnliche Vorgänge wie bei den Lymphgefäßen laufen ab. Es kommt zu einem Ödem der Blutgefäßwand. Dies zeigt sich einerseits in einer Verbreiterung und Verquellung der subendothelialen Basalmembran und der Basalmembran der glatten Muskelzellen. An den Endothelzellen der Venen kann man zudem zahlreiche pseudopodienartige Zytoplasmafortsätze, die in das Gefäßlumen vorragen, beobachten. Das Wandödem wird wie bei den Lymphgefäßen mit einer mesenchymalen Reaktion beantwortet und es kommt schließlich zur Sklerose von Arterien und Venen mit ausgeprägter Thromboseneigung, als Ausdruck des Endothelschadens.

Beim **manifesten Lymphödem** potenzieren sich diese klinisch unbemerkten Veränderungen der Gewebe, des Lymphtransportsystems und der Blutzirkulation. Zu diesen anatomisch-histologischen Veränderungen gesellen sich lymphodynamische Widrigkeiten, die eine Chirurgie des Lymphödems erschweren.

Wenn bei einer Lymphonodektomie an der Wurzel der Extremität das tiefe Lymphsystem unterbrochen wird, spielen sich die Konsequenzen des Lymphstaus klinisch im epifaszialen Raum ab. Wird nach Ablauf der latenten Phase des Lymphödems die Schwellung klinisch manifest, das Problem erstmals erkennbar, sind die tiefen Lymphkollektoren, die sich vorzüglich für die Herstellung von lymphovenösen Anastomosen eignen würden, bereits obliteriert. Auch bei den primären Lymphödemen sind die tiefen Lymphkollektoren häufig nicht mehr nachweisbar. Ist also das Lymphödem manifest, sind auch die Lymphgefäße im epifaszialen Raum weitgehend für eine mikrochirurgische Manipulation im Sinne lymphovenöser oder lympho-lymphatischer Anastomosen unbrauchbar. Bei der Durchführung von anderen, die lymphatische Transportkapazität erhöhenden Operationen (z.B. enteromesenterische Brückenplastik) sollte das Lymphgefäßsystem im lymphostatischen Bereich fähig sein, eine quantitativ suffiziente Anzahl von lympho-lymphatischen Anastomosen zu bilden. Dies dürfte bereits in der latenten Lymphödemphase nicht mehr möglich sein.

## 5.5 Chirurgische Möglichkeiten für die Behandlung des Lymphödems

Das Ziel jeglicher Chirurgie für das Lymphödem wäre eine *restitutio ad integrum* oder eine dauerhafte Wiederherstellung des Gleichgewichts zwischen der (herabgesetzten) lymphvaskulären Transportkapazität und der (normalen) lymphpflichtigen Last. Bei einem weitgehend zerstörten Lymphgefäßsystem (prälymphatische Kanäle; Lymphkapillaren; Präkollektoren; Kollektoren; Lymphknoten) ist jedoch eine chirurgische Rekonstruktion der Komponenten dieses Systems unmöglich. Die Wiederherstellung des genannten Gleichgewichts mit einer Reduktion der chronischen Schwellung gelingt ohne zusätzliche komplexe physikalische Entstauungstherapie auf die Dauer nur selten, nur bei Lymphödemen geringerer Ausdehnung.

Die folgende Übersicht führt die bekanntesten chirurgischen Möglichkeiten für die Behandlung des Lymphödems auf:

1. Methoden zur Reduktion von epifascialem lymphödematösem Gewebe
   - Sukzessive Entfernung von Ellipsen von Haut und Subcutis mit Primärnaht (**Sistrunk** 1918, 1927; **Ghormly** und **Overton**, 1935; **Miller**, 1977, 1984; **Browse**, 1987).
2. Die lymphpflichtige Last reduzierende Operationen
   - Excision mit Wundverschluß durch lokale Hautlappen (**Homans**, 1936; **Pratt** und **Wright**, 1941).
   - Radikale Resektion des epifaszialen Lymphraumes. Wundverschluß durch Spalthaut (**Charles**, 1912; **Macey**, 1940; **Mowlem**, 1948).
   - Wundverschluß durch Vollhaut (**Gibson** und **Tough**, 1954; **Barinka**, 1977).
3. Operationen mit der Zielsetzung der Erhöhung der lymphatischen Transportkapazität
   - Rekonstruktionen neuer «Lymphgefäße» mit Fäden und Schläuchen (**Handley**, 1908, 1910; **Lenggenhager**, 1961; **Zieman**, 1962; **Degni**, 1974; **Silvester** und **Pucket**, 1976; **Weber** und **Steckmesser**, 1982).
4. Drainagen
   - Drainage durch Fascienstreifen (**Martorell**, 1958).
   - Drainage durch Omentumtransfer (**Dick**, 1935; **Mowlem**, 1948; **Kirikuta**, 1963; **Goldsmith**, 1975).
   - Drainage durch Hautlappen (**Rosanow**, 1912; **Gillies** und **Frazer**, 1950; **Pratt** und **Wright**, 1941; **Standard**, 1942; **Mowlem**, 1948; **Smith** und **Conway**, 1962; **Thompson**, 1969; **Horshowitz** und **Goldan**, 1971; **Clodius** und **Gibson**, 1979).

- Drainage durch enteromesenterische Brückenplastik (**Kinmonth** et al., 1978; **Hurst** et al., 1981).

5. Drainagen durch periphere lymphovenöse Anastomosen
   - Lymphonodovenöse Anastomosen (**Olszewski** und **Niebulowicz**, 1966; **Niebulowicz** und **Olszewski**, 1968).
   - Anastomosen zwischen Lymphkollektoren und Venen (**Laine** und **Howard**, 1963; **Sedlacek**, 1969; **Yamada**, 1969; **Degni**, 1974; **Gilbert** et al., 1976; **O'Brian** et al., 1990).

6. Überbrückung lokalisierter lymphatischer Abflußhindernisse
   - durch Transplantate von Lymphkollektoren (**Baumeister** et al., 1980, 1981, 1990);
   - durch Transplantate von Venen (**Mandl**, 1981).

Aufgrund der hochspezialisierten Anatomie und Funktion der verschiedenen Abschnitte des Lymphsystems müssen Operationen, wie die subkutane Implantation von Fäden und Schläuchen in den Bereich der medizinischen Science Fiction verwiesen werden. Zwar ist es möglich, daß dadurch bis zum Einsetzen der durch sie erzeugten Fibrose ein Teil der gestauten lymphpflichtigen Wasserlast passiv abfließt, nie werden jedoch solche Fremdkörper die mikrovaskuläre und muskulös-canaliculäre Spezialfunktion des Lymphsystems – den Transport der Eiweißkörper mit ihrem kolloid-osmotisch gebundenen Wasser – übernehmen können.

Die freie Transplantation von Lymphkollektoren hat den Vorteil der definitiven Erhöhung der Transportkapazität. Andererseits wird an der Entnahmestelle (Oberschenkel) die lymphatische Transportkapazität entsprechend reduziert. Und es handelt sich um einen chirurgischen Eingriff. Die Indikation zur Lymphkollektortransplantation ist heute dann gegeben, wenn ein lokalisierter Lymphkollektordefekt zu überbrücken ist – und wenn morgen alle anderen Bausteine des geschädigten Lymphsystems zu einer lymphödematösen Region der Normalität zugeführt werden können.

Unter den chirurgischen Möglichkeiten sei die Liposuktion, das Absaugen von proliferiertem Bindegewebe erwähnt (**Illouz**, 1984; **O'Brien** et al., 1988). Die Extremität wird vorübergehend dünner, danach kommt es zum Rezidiv der Schwellung. **Illouz** verwendet deshalb seine Methode beim Lymphödem nicht mehr (1991).

Technisch-chirurgische und lymphologische Voraussetzungen für eine erfolgreiche operative Behandlung des lymphostatischen Ödems sind:

1. Das lädierte Gefäßsystem muß wieder durchgängig gemacht werden.
2. Die Strömungsrichtung im Gefäßsystem muß stimmen.
3. Der Einfluß in das rekonstruierte Gefäßsystem muß quantitativ adäquat sein.
4. Der Abfluß aus dem rekonstruierten Gefäßsystem muß quantitativ adäquat gewährleistet bleiben.
5. Die wiederhergestellte Durchgängigkeit muß langfristig erhalten bleiben.

Aus der heute praktischen Unerfüllbarkeit dieser 5 Punkte ergibt sich die Problematik der wiederherstellenden Chirurgie des Lymphödems, sowie die Forderung, daß in seiner Therapie die konservative an erster Stelle zu stehen hat.

Die Erfolge der komplexen physikalischen Entstauungstherapie haben zu einer «**adjuvanten Chirurgie** des Lymphödems» geführt:

Zweck dieser «adjuvanten Chirurgie» ist eine Erleichterung der Durchführung der Kompressionstherapie. So müssen z. B. überschüssige Hautsäcke oder warzenartige Hyperkeratosen entfernt werden. Lymphokutane Fisteln und chylöse Refluxe müssen blockiert werden. Die chirurgische Therapie basiert auf den individuellen anatomisch-pathologischen Besonderheiten des Patienten und sollte aufgrund der Zusammenarbeit der zuständigen Stellen,

d. h. dem Lymphologen und dem plastisch-wiederherstellenden Chirurgen, geplant und ausgeführt werden.

## Literatur

Altdorfer, J., Hedinger, C., Clodius, L.: Light and electron microscopic investigation of extremities of dogs with experimental chronic lymphostasis. Folia Angiol. I (Berlin) 25: 41, 1977.
Baumeister, R. G.: Five years of autogenous lymph vessel transplantation. Progress in Lymphology: Proceedings of the Tneth International Congress of Lymphology, Adelaide, Australia. University of Adelaide Press, 1985, p. 250.
Baumeister, R. G., Seifert, J., Wiebecke, B., Hahn, D.: Experimental basis and first application of clinical lymph vessel transplantation of secondary lymphedema. World J. Surg. 5: 401, 1981.
Browse, N.: Reducing Operations for lymphedema of lower limb. Wolfe Medical Publications, London 1987.
Charles, R. H.: Elephantiasis scroti. In: Latham, A., English, T. C. (Hrsg.): A system of treatment. Vol. III. Churchill, London 1912.
Chitale, V. R.: Use of tensor fascia lata myocutaneous flap in lymphedema of congenital, tubercular and filarial origin. In: Transactions of the Ninth International Congress of Plastic and Reconstructive Surgery. McGraw-Hill Book Company, New Delhi 1987.
Clodius, L.: The experimental basis for the surgical treatment of lymphedema. In: Clodius, L. (Hrsg.): Lymphedema. Thieme, Stuttgart 1977.
Clodius, L., Gibson, T.: Lymphedema. In: Rob, C., Smith, R. (Hrsg.): Operative Surgery. 3rd Ed. Butterworths, London 1979.
Clodius, L., Piller, N. B., Casley-Smith, J. R.: The problems of lymphatic microsurgery for lymphedema. Lymphology 14: 69, 1981.
Clodius, L., Smith, P. J., Bruna, J., Serafin, D.: The lymphatics of the groin flap. Ann. Plast. Surg. 9: 447, 1982.
Clodius, L., Uhlschmid, G., Hess, K.: Irradiation plexitis of the brachial plexus. Clin. Plast. Surg. 11: 161, 1984.
Clodius, L., Uhlschmid, G., Smahel, J., Altdorfer, J.: Microsurgery and lymphatics. In: Daniller, A. L., Strauch, B. (Hrsg.): Symposium on Microsurgery. C. V. Mosby Company, St. Louis 1976.
Degni, M.: New technique of drainage of the subcutaneous tissue of the limbs with nylon net for the treatment of lymphedema. Vasa 3: 329, 1974.
Dick, W.: Über die Lymphgefäße des menschlichen Netzes, zugleich ein Beitrag zur Behandlung der Elephantiasis. Beitr. Klin. Chir. 162: 296, 1935.
Edwards, J. M., Kinmonth, J. B.: Lymphovenous shunts in man. Br. Med. J. 4: 579, 1969.
Farina, R.: Elephantiasis of the lower limbs. Plast. Reconstr. Surg. 8: 430, 1951.
Földi, M.: Lymphedema. In: Kugelmass, I. N. (Hrsg.): Diseases of lymphatics and lymph circulation. Charles C. Thomas, Springfield 1969.
Földi, M.: Lymphedema. In: Földi, M., Casley-Smith, J. R. (Hrsg.): Lymphangiology. Schattauer, Stuttgart 1983.
Frautschi, W. C.: Lymphovenous anastomoses. Surgery 2: 12, 1948.
Ghormley, R. K., Oveton, L. M.: The surgical treatment of severe forms of lymphedema (elephantiasis) of the extremities: a study of end results. Surg. Gynecol. Obstet. 61: 83, 1985.
Gibson, T., Tough, J. S.: The surgical correction of chronic lymphedema of the legs. Br. J. Plast. Surg. 7: 195, 1954.
Gibson, T., Tough, J. S.: A simplified one stage operation for the correction of lymphedema of the leg. Arch. Surg. 71: 809, 1955.
Gilbert, A., O'Brien, B. M., Vorrath, J. W., Sykes, P. J.: Lymphaticovenous anastomosis by microvascular technique. Br. J. Plast. Surg. 29: 355, 1976.
Gillies, H. D., Fraser, F. R.: The treatment of lymphedema by plastic operation. Br. Med. J. 1: 96, 1935.
Gillies, H. D., Fraser, F. R.: The lymphatic wick. Proc. R. Soc. Med. 43: 1054, 1950.
Goldsmith, H. S.: Long term evaluation of omental transposition of chronic lymphedema. Ann. Surg. 180: 847, 1974.
Goldsmith, H. S., De los Santos, R., Beattie, E. J. Jr.: Omental transposition in the control of chronic lymphedema. J. A. M. A. 203: 1119, 1968.
Gray, H. J.: Studies of the regeneration of lymphatic vessels. J. Anat. 74: 309, 1939.
Handley, W. S.: Lymphangioplasty: new method for relief of brawny arm of breast-cancer and for similar conditions of lymphatic edema. Lancet 1: 783, 1908.

Handley, W.S.: Hunterian lectures on the surgery of the lymphatic system. Br. Med. J. 1: 853, 1910.
Handley, W.S.: Surgery of the lymphatics. In: Burghard, F.F., Kanavel, A.B. (Hrsg.): Oxford Surgery I. Oxford University Press, New York 1920, p. 537.
Handley, W.S.: Cancer of the breast. Murray, London 1922.
Ho, L.C., Lai, M.F., Kennedy, P.J.: Microlymphatic bypass in the treatment of obstructive lymphedema of the arm: case report of a new technique. Br. J. Plast. Surg. 36: 350, 1983.
Homans, J.: The treatment of elephantiasis of the legs. N. Engl. J. Med. 215: 1099, 1936.
Homans, J.: Lymphedema of the limbs. Arch. Surg. 40: 232, 1940.
Huang, G.K., Ilu, R.Q., Liu, Z.Z., Shen, Y.L., Lan, T.D., Pan, G.P.: Microlymphaticovenous anastomosis in the treatment of lowser limb obstructive lymphedema: analysis of 91 cases. Plast. Reconstr. Surg. 76: 671, 1985.
Hurst, P.A., Kinmonth, J.B., Rutt, D.L.: The entero-mesenteric bridging operation for bypassing lymphatic obstructions. In: Weissleder, H., Bartos, V., Clodius, L., Malek, P. (Hrsg.): Progress in Lymphology: Proceedings of the Seventh International Congress of Lymphology. Florenz, 1979. Czechoslovak Medical Press, Avicenum, 1981.
Jacobsson, S.: Studies of the blood circulation of lymphedematous limbs. Scand. J. Plast. Reconstr. Surg. (Suppl.) 3: 1, 1967.
Jaju, J.R.: Elephantiasis – lymphedema. A new concept in management based on physiological observations. In: Marchac, D. (Hrsg.): Transactions of the Sixth International Congress of Plastic and Reconstructive Surgery. Masson, Paris 1976.
Jamal, S.: Lymphonodovenous shunt in the treatment of filarial elephantiasis. In: Weissleder, H., Bartos, V., Clodius, L., Malek, P. (Hrsg.): Progress in Lymphology: Proceedings of the Seventh International Congress of Lymphology, Florenz, 1979. Czechoslovak Medical Press, Avicenum, 1981, p. 250.
Kaye, J., Smith, P., Acland, R.: Experimental end to end anastomosis of lymphatic trunks in the canine hind limb. Chir. Plast. 5: 168, 1980.
Kondoleon, E.: Die operative Behandlung der elephantiastischen Ödeme. Zentralbl. Chir. 39: 1022, 1912.
Kondoleon, E.: La pathogénie et le traitement de l'éléphantiasis. Arch. Ital. Chir. (Bologna) 51: 464 (Donati Festschr. 2), 1938.
Laine, J.B., Howard, J.M.: Experimental lymphatico-venous anastomosis. Surg. Forum 14: 111, 1963.
Langgenhager, K.: Zur Behandlung der Elephantiasis sostras. Helv. Chir. Acta 28: 175, 1961.
Macey, H.B.: A new surgical procedure for lymphedema of extremities; report of a case. Proc. Staff Meet. Mao Clin. 15: 49, 1940.
Macey, H.B.: Surgical procedures for lymphedema of the extremities. J. Bone Joint Surg. 30 A: 339, 1948.
Madden, F.C., Ibrahim, A., Ferguson, A.R.: On the treatment of elephantiasis of the legs by lymphangioplasty. Br. Med. J. 2: 12212, 1912.
Mandl, H.: Experimentelle Untersuchungen zur mikrochirurgischen Rekonstruktion von Lymphgefäßdefekten. Z. Plast. Chir. 5: 709, 1981.
Miller, T.A.: Surgical management of lymphedema of the extremity. Plast. Reconstr. Surg. 56: 633, 1975.
Miller, T.A.: A surgical approach to lymphedema. Am. J. Surg. 134: 191, 1977.
Mowlem, R.: The treatment of lymphedema. Br. J. Plast. Surg. 1: 48, 1948.
Mowlem, R.: Lymphatic edema – an evaluation of our gery in its treatment. Am. J. Surg. 95: 216, 1958.
Niebulowicz, J., Olszewski, W.: Surgical lymphaticovenous shunts in patients with secondary lymphedema. Br. J. Surg. 55: 440, 1968.
Nieuborg, L.: The role of lymphaticovenous anastomoses in the treatment of mastectomy edema. Kanters, Alblasserdam, 1982.
O'Brien, B.M.: Microvascular reconstructive surgery. Churchill Livingstone, Edinburgh 1977.
O'Brien, B.M.: Microlymphatic surgery in the treatment of lymphedema. Progress in Lymphology: Proceedings of the Tenth International Congress of Lymphology, Adelaide, Australia. University of Adelaide Press, 1985, p. 235.
Oden, B.: A micro-lymphangiographic study of experimental wound healing by second intention. Acta Chir. Scand. 120: 100, 1960.
Olszewski, W.: Surgical lympho-venous shunts for the treatment of lymphedema. In: Clodius, L. (Hrsg.): Lymphedema. Thieme, Stuttgart 1977.
Poth, E.J., Barnes, S.R., Ross, G.T.: A new operative treatment for elephantiasis. Surg. Gynecol. Obstet 84: 642, 1947.
Pratt, G.H.; Wright, I.S.: The surgical treatment of chronic lymphedema. Surg. Gynecol. Obstet 72: 244, 1941.
Pressmann, J.J., Dunn, R.F., Burth, M.: Lymph node ultrastructure related to direct lymphaticovenous communication. Surg. Gynecol. Obstet 124: 963, 1967.

Sedlacek, J.: Lymphovenous shunt as supplementary treatment of elephantiasis of lower limbs. Acta Chir. Plast. 11, 157, 1969.
Silver, D., Puckett, C.L.: Lymphangioplasty: a ten year evaluation. Surgery 80: 748, 1976.
Sistrunk, W.E.: Further experiences with the Kondoleon operation for elephantiasis. J.A.M.A. 71: 800, 1918.
Sistrunk, W.E.: Contribution to plastic surgery. Ann. Surg. 85: 185, 1927.
Smith, J.W., Conway, H.: Selection of appropriate surgical procedures in lymphedema: introduction of the hinged pedicle. Plast. Reconstr. Surg. 30: 10, 1962.
Standard, S.: Lymphedema of the arm following radical mastectomy for carcinoma of the breast; new operation for its control. Ann. Surg. 116: 816, 1942.
Teimourian, B.: Suction lipectomy and body sculpturing. C.V. Mosby Company, St. Louis, 1987.
Thompson, N.: The surgical treatment of advanced postmastectomy lymphedema of the upper limb. With the late results of treatment by the buried dermis flap operation. Scand. J. Plast. Surg. 3: 54, 1969.
Watson, J.: Chronic lymphedema of the extremities and its management. Br. J. Surg. 31: 31, 1953.
Weber, E.G., Steckenmesser, R.: Die Behandlung des chronischen Lymphödems unter Verwendung von Silikonschläuchen nach der Methode von Schrudde. Z. Lymphol. 6: 103, 1982.

# 6 Das Lipödem

E. Földi und M. Földi

## 6.1 Definition

Das Lipödem ist eine typische Frauenkrankheit unbekannter Ursache; beim Mann kommt es nur selten im Fall schwerer Hormonstörungen vor. Es handelt sich um eine beidseitige, symmetrische, auf einer Fettablagerung beruhende, reithosenartige, von den Beckenkämmen bis zu den Knöcheln reichende Schwellung der Beine. Die Fußrücken sind frei. Manchmal befinden sich auch halbkugelförmige Fettpolster medial in der Höhe der Kniegelenke. Gelegentlich gesellt sich in ähnlicher Weise ein Lipödem der Arme zu demjenigen der Beine.

## 6.2 Ist das Lipödem tatsächlich eine Krankheit?

Ist das Lipödem eine Krankheit, oder handelt es sich nur um eine «Befindlichkeitsstörung», um «dicke Beine der gesunden Frau», um eine «konstitutionelle Variante»?

Beweise für die richtige Auffassung, daß das Lipödem eine Krankheit ist, sind die folgenden:

a) Bei orthostatisch-ambulatorischer Lebensweise, wenn also der Tag normal und nicht im Bett liegend verbracht wird, gesellt sich im Laufe der zweiten Tageshälfte, vor allem an warmen Tagen, oft ein «echtes» Ödem zum Lipödem: Am Abend findet man ein dellenhinterlassendes Ödem über den Knöcheln, bzw. den Schienbeinen. Ein Ödem ist kein Schönheitsfehler!

b) Man muß vorsichtig sein, wenn man bei einem Lipödempatienten untersuchen will, ob über dem Schienbein eine Delle einzudrücken ist. Es besteht nämlich im gesamten Bereich des Lipödems eine starke Druckschmerzhaftigkeit. Derjenige Druck, welcher beim Gesunden oder z.B. bei einem Lymphödempatienten keinen Schmerz verursacht, kann beim Lipödempatienten heftige Schmerzreaktionen herbeiführen.

c) Die meisten Patienten sagen bei der Anamnese folgendes: «Ich kriege sehr leicht blaue Flecken.» Auch dies betrifft die lipödematösen Gebiete. Ein geringfügiges Trauma, welches bei normalen Geweben keine Spuren hinterläßt, wird einen «blauen Fleck» hervorrufen; der blaue Fleck ist nichts anderes als eine Blutung in das subkutane Fettgewebe.

d) Das Lipödem verursacht oft große seelische Probleme. Das Gefühl, häßlich, verunstaltet zu sein, beeinträchtigt das «Lebensglück». Bereits in der ersten Beschreibung des Lipödems liest man, daß diese Frauen ganz lange Röcke tragen, damit man ihre Beine nicht sieht; sie würden nie ein öffentliches Schwimmbad besuchen. Manche versuchen die Schwellung mit Entwässerungstabletten oder/und mit Abführmitteln zu behandeln; leider gibt es auch Ärzte, die ihnen diese Mittel verordnen. Das, was an der Schwellung nachmittags Wasser ist, kann vorübergehend durch Entwässerungstabletten und Abführmittel zum Ausscheiden gebracht werden. Die Dosis muß aber immer weiter erhöht werden;

durch diesen Mißbrauch können schwere Schäden im Mineralstoffhaushalt entstehen (**Pseudo-Bartter-Syndrom**, das klinische Bild eines **zyklisch-idiopathischen Ödemsyndroms**, s. Kap. 7). Manche Patienten lassen sich operieren. Das Fettgewebe wird entfernt (Lipektomie) oder nach «Curettage» abgesaugt (Liposuktion). **Ryan** und **Curri** äußerten sich über dieses, mit einer Mortalität einhergehende Verfahren berechtigterweise wie folgt:

«... Wir finden den ganzen Vorgang abscheulich ... Wir sind besorgt, was mit dem autonomen Nervensystem, der Mikrozirkulation – sowohl der Blutgefäße, als auch was die Lymphgefäße betrifft – passiert, wenn Fettgewebe auf diese Art und Weise entfernt wird ...»

Als Folge dieser Operationen können iatrogene Lymphödeme entstehen, da mit dem Fett stets auch Lymphgefäße entfernt werden. Besonders gefährlich ist es, wenn diejenigen Fettpolster, welche medial in Kniegelenkshöhe liegen, herausgeschnitten werden: Wie bereits ausgeführt, verläuft das ventromediale Lymphgefäßbündel an dieser Stelle. Ein Lymphödem ist eine viel ernstere Krankheit als das Lipödem: an einem Lipödem stirbt man nicht, die Folge eines Lymphödems kann aber ein Angiosarkom sein!

e) Das Lipödem kann so exzessiv sein, daß es zu einer Gehbehinderung führt.
f) Das Lipödem geht gelegentlich mit Störungen im Fettstoffwechsel einher.
g) Die Elastizität der Haut ist beim Lipödem reduziert, die venöse Beinpumpe minderwertig.

## 6.3 Pathophysiologie

Warum entstehen beim Lipödem bei orthostatisch-ambulatorischer Lebensweise in der zweiten Tageshälfte oft echte Ödeme? Da kein Ödem bei suffizienten Lymphgefäßen zustandekommt, muß man die Frage stellen, welche Insuffizienzform beim Lipödem vorliegt. Das Lymphgefäßsystem ist insuffizient, wenn seine **Transportkapazität** niedriger als die anfallende **lymphpflichtige Eiweiß- + Wasserlast** ist.

Wir müssen davon ausgehen, daß beim Lipödem die Transportkapazität der Lymphgefäße reduziert ist. Direkte ölige Lymphographien (s. Kap. 4.3) zeigten, daß die oberflächigen Beinlymphgefäße nicht, wie beim Gesunden, mehr oder weniger geradlinig verlaufen, sondern korkenzieherartig, geschlängelt: Das Fettgewebe verdrängt die Lymphkollektoren. Darüberhinaus konnte mittels der indirekten Lymphographie der Beweis erbracht werden, daß beim Lipödem auch die prälymphatischen Kanäle schwer pathologisch verändert sind, dasjenige Gebiet im Bindegewebe also, wo die eiweißhaltige Gewebsflüssigkeit von den Blutkapillaren zu den Lymphkapillaren strömt: nach subepidermaler Injektion des Kontrastmittels entstehen riesige pfützenartige Gebilde (**Partsch**). Wenn die prälymphatischen Kanäle krank sind, ist die Lymphbildung gestört. Auch die initialen Lymphgefäße scheinen beim Lipödem pathologisch verändert zu sein, wie dies fluoreszenzmikrolymphographische Untersuchungen gezeigt haben. Nach lymphszintigraphischen Untersuchungen nimmt bei Lipödempatienten im Laufe der Jahre die Geschwindigkeit des Lymphtransports schneller ab, als dies bei gesunden Menschen der Fall ist; die Lymphgefäße **altern** schneller, als beim Gesunden. Die **lymphpflichtige Wasser- und Eiweißlast** ist beim Lipödem infolge mehrerer Störungen erhöht:

- Es besteht eine erhöhte **Permeabilität** der Blutkapillaren des Fettgewebes Wasser gegenüber, aber auch ihre **Fragilität** ist erhöht und wenn es zum Erscheinen von «blauen Flecken» kommt, tritt mit dem Blut freilich auch Eiweiß aus.
- Die **Elastizität** der Haut ist reduziert, die **Compliance** der Subkutis erhöht. Die Folge sind

eine **Hypofunktion der venösen Beinpumpe** infolge des fehlenden Widerlagers, welches die normale Haut darstellt – man spricht ja von einer «Hautmuskelpumpe» – und der Wegfall eines wichtigen **ödemprotektiven Mechanismus**. Die Hypofunktion der venösen Beinpumpe führt dazu, daß unter ambulatorischen Bedingungen der Beinvenendruck höher ist, als beim Gesunden; die hieraus resultierende passive Hyperämie hat einen ambulatorischen Anstieg des Blutkapillardruckes zur Folge; die Nettoultrafiltration, d. h. die lymphpflichtige Wasserlast ist wesentlich stärker als beim Gesunden erhöht (s. Kap. 8). Die hohe Gewebscompliance, die starke Dehnbarkeit der Gewebe führt dazu, daß eine bedeutende Flüssigkeitsansammlung den Gewebedruck nicht oder kaum erhöht (s. Kap. 3).

Beim Ödem in der zweiten Tageshälfte handelt es sich also um eine **Sicherheitsventilinsuffizienz**. Bei dieser Lage der Dinge und in Anbetracht der Tatsache, daß das primäre Lymphödem bei der Frau keine Seltenheit ist, ist es leicht zu verstehen, daß Lipödempatienten zusätzlich oft ein Lymphödem bekommen. Man spricht von der Kombinationsform «**Lipo-Lymphödem**». Das Lipo-Lymphödem ist durch eine Blickdiagnose zu erfassen, das Hautfaltenzeichen nach Stemmer wird positiv; der Fußrücken kann anschwellen, die natürlichen Hautfalten vertieft werden; letztendlich wird die Symmetrie des Lipödems aufgehoben. Im Zweifelsfall läßt sich das Lipödem vom Lipo-Lymphödem mit Hilfe der indirekten Lymphographie differenzieren. Das Lipo-Lymphödem stellt im Sinne der Lymphödemklassifikation Nr. IV ein Lymphödem mit sämtlichen Konsequenzen dieser Tatsache, d. h., daß es zur Entstehung eines Angiosarkoms führen kann, dar.

## 6.4 Weitere Kombinationsformen

Neben der Kombination Lipödem + Lymphödem kombiniert sich das Lipödem häufig mit einem zyklisch-idiopathischen Ödemsyndrom (s. Kap. 7). Nicht selten findet man die Dreifachkombination Lipo-Lymphödem + zyklisch-idiopathisches Ödemsyndrom. Es kann sich zu einem Lipödem, nicht selten als «Kummerspeck», eine Adipositas gesellen, welche, falls sie exzessiv ist, zu einer cardiopulmonalen Insuffizienz mit kardialem Ödem führen kann. Oft bestehen beim Lipödem orthopädische Anomalien, wie Coxarthrose, Gonarthrose, Plattfüße. Es gibt ferner die Kombination Lipödem bzw. Lipödem + chronische Veneninsuffizienz. Auf die Kombination eines Lipödems mit einem **Pseudo-Bartter-Syndrom** wurde bereits hingewiesen. **Alle** genannten Krankheiten können gleichzeitig vorhanden sein, mit Unterschenkelgeschwüren und Pilzinfektionen (**Abb. 6/1 A + B**).

## 6.5 Lipödem und «Cellulitis» *(Panniculopathia oedematicosclerotica)*

Bei den meisten Lipödempatienten findet man die typischen Zeichen der «Cellulitis», die «Orangenhaut» mit dem «Matratzenphänomen».

Im Lehrbuch der Dermatologie von Braun-Falco et al. liest man über die «Cellulitis»:

«Der Begriff wird besonders von Laien gebraucht und bezeichnet eine, bei jüngeren Frauen besonders im Oberschenkel- und Glutäalbereich auftretende Veränderung des subkutanen Fettgewebes. Subjektiv werden Spannungsgefühl oder diffuse Spontanschmerzen angegeben.

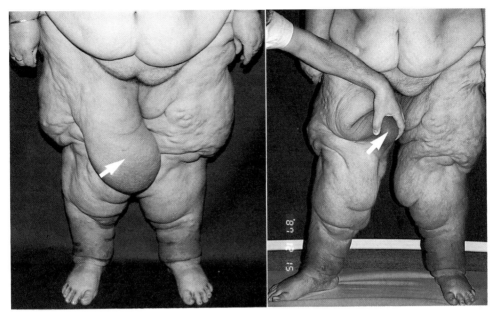

**Abb. 6/1: A** (links): Exzessives, zu einer Gehbehinderung führendes Phlebo-Lipo-Lymphödem mit Adipositas; **B** (rechts): Bedeutende Besserung durch eine komplexe physikalische Entstauungstherapie; das riesige Fettpolster in Abbildung A (→) findet in der Hand des Untersuchenden in Abbildung B Platz (→).

Beim Zusammenschieben der Haut entsteht das Orangenhaut- oder Matratzenphänomen. Für entzündliche Vorgänge im Sinne einer Panniculitis oder Vaskulitis fand sich histologisch kein Anhalt. Allenfalls bestehen eine leichte **Lymphstauung** und **Ödematisation** des dermalen Bindegewebes bei Vermehrung des subkutanen Fettgewebes. Der Befund wurde als *Adipositas oedematosa* bezeichnet. Es handelt sich um eine konstitutionell bedingte, geschlechtsspezifische, mit dem Alter und bei Überernährung sich verstärkende umschriebene Adipositas **ohne Krankheitswert**. Therapie ist nicht möglich. Als wertvoll empfohlen werden frühzeitige Gewichtsreduktion, sportliche Bewegung der Beine wie Laufen und Radfahren und Massagen.»

Die Behauptung, die «Cellulitis» sei «ohne Krankheitswert» widerspricht der Schilderung einer «leichten Lymphstauung und Ödematisation». Lymphstauung und Ödem sind **pathologische** Erscheinungen. Curri hat bei der «Cellulitis» neben dem Ödem des Fettgewebes, Blutkapillarschädigungen nachgewiesen und weist darauf hin, daß das Ödem mit der Zeit in Sklerose übergeht. Er empfiehlt die Bezeichnung «Panniculopathia oedematicosclerotica» und ist – berechtigterweise – der Meinung, daß das Lipödem eigentlich nichts anderes sei, als eine den gesamten Bereich der unteren Gliedmaße erfassende «Cellulitis».

## 6.6 Therapie

Da die Ursache des Lipödems unbekannt ist, gibt es keine kausale Therapie. In sachkundigen Händen zeitigt die komplexe physikalische Entstauungstherapie – **bei guter Patientencompliance** – ausgezeichnete Erfolge (**Abb. 6/1 A + B**). Die manuelle Lymphdrainage, in isolierter Form ist, wie beim Lymphödem, wirkungslos, wird aber zur Behandlung der «Cellulitis» seit den 30er Jahren von Kosmetikerinnen benützt. Wegen der Druckschmerzhaftigkeit der Gewebe oder auch wegen gelegentlicher Kreislaufprobleme ist beim Anlegen von Kompressionsbandagen Vorsicht und einschleichendes Vorgehen angebracht. Oft gelingt es durch die «Phase I» der komplexen physikalischen Entstauungstherapie das Volumen der Beine um mehrere Liter zu reduzieren. Es handelt sich vorerst um Wasser; durch die «Phase II der Konservierung und Optimierung» baut der Körper dann das überschüssige Fett ab. Besondere Vorsicht ist bei älteren, adipösen Lipödempatienten geboten. Bevor die KPE eingeleitet wird, ist eine allumfassende internistische Durchuntersuchung erforderlich, vor allem, um eine eventuell bestehende Herzinsuffizienz zu erfassen und zu beseitigen.

Unbedingt abzulehnen ist die bereits erwähnte «Behandlung» des Lipödems mit Entwässerungs- und Abführmitteln. Abzuraten ist von einer chirurgischen Entfernung von Fettgewebe (**Lipektomie**) und vor allem von dessen Absaugen (**Liposuktion**).

Eine weitere falsche Behandlungsmethode ist der Versuch, das kranke Fettgewebe durch eine Abmagerungskur zum Verschwinden zu bringen. Bei einer Kur in einer sogenannten «Schlankheitsfarm» bei wochenlangem Fasten magert der Körper ab, aber vom Lipödemfett wird kein Gramm abgehungert, es entzieht sich dem Energiehaushalt des Körpers. Bei der Kombinationsform Lipödem + Adipositas muß freilich die Fettsucht mittels einer Abmagerungskur behandelt werden. Wird ein Lipödem von einer Varikosis begleitet, so sind Verödung oder/und Krampfaderoperationen tunlichst zu vermeiden: es kann leicht zu einem iatrogenen Lipo-Lymphödem kommen.

### Literatur

Jagtman, B. A., Kuiper, J. P., Brakkee, A. J. M.: Mesures de l'élasticité de la peau chez les personnes souffrant d'un lipoedème du type rusticanus moncorps. Phlébologie 37, 3: 315–319, 1984.

Ryan, T. J., Curri, S. P.: Clinics in Dermatology. Cutaneous adipose tissue. Vol. 6, No. 4, 1989.

# 7 Generalisierte Ödeme der Frau

M. Földi

## 7.1 Zyklisch-idiopathische Ödemsyndrome

In diesem Kapitel werden Ödemsyndrome behandelt, die durch einen **zyklischen** (periodischen) Verlauf gekennzeichnet sind. Dies bedeutet, daß sich entweder **ödemfreie** und mit **generalisierten Ödemen** einhergehende Phasen abwechseln, oder, daß der Körper **ständig** vom Ödem befallen ist, dessen Schweregrad **periodischen Schwankungen** unterworfen ist.

Während der ödematösen Phase besteht eine Palette von zusätzlichen Symptomen, deren Schweregrad bei **Orthostase sowie bei Wärme zunimmt**.

«Idiopathisch» bedeutet, daß die Ursache dieser Syndrome noch unklar ist. Soviel ist sicher, daß es sich um Störungen im Bereich des **Neuro-Endokriniums** handelt.

### 7.1.1 Prämenstruelles Syndrom

Diejenige Form, welche mit einer regelmäßigen Periodizität einhergeht, wird als **prämenstruelles Syndrom** gekennzeichnet. Etwa 40% der Frauen leiden an diesem Syndrom. Es beginnt nie vor der Menarche und endet meist im Klimakterium. Die Periodizität ist streng an die **luteale Phase** des Menstruationszyklus gebunden: die Symptome setzen mit dem Eisprung ein und enden mit dem Auftreten der Regel. Sie sind z.T. **subjektiver**, z.T. **objektiver** Art (**Tab. 7/1**).

Zu den **subjektiven Symptomen** gehören die folgenden:

Die Patientinnen sind schlapp, müde, nervös, gereizt, gelegentlich bis zur Lethargie deprimiert; **Thorn** benützte den Ausdruck «psychical edema». Ihre geistige und körperliche Leistungsfähigkeit sind herabgesetzt. Oft klagen sie über Kopfschmerzen. Bei **Orthostase**[1] oder/und **Wärme** verschlimmern sich die Beschwerden. Ein quälender Durst stellt sich ein. Die Folge ist eine **Polydipsie**[2]; sie wird von einer **Oligurie**[3] und von einer **Obstipation**[4] begleitet. Die Flüssigkeitsretention hat einen Anstieg des Körpergewichts zur Folge: er kann bis zum Ende der lutealen Phase um die 12 kg oder sogar noch mehr betragen. Hinzukommt, daß das Körpergewicht bei orthostatisch-ambulatorischer[5] Lebensweise große Tagesschwankungen aufweist: der Unterschied zwischen dem Körpergewicht morgens und abends schwankt um 1,5 kg oder mehr (**Abb. 7/1**). Der Blutdruck ist niedrig.

Das Ödem beginnt meist im Bereich der Augenlider, um allmählich den ganzen Körper zu erfassen. Bei orthostatisch-ambulatorischer Lebensweise ist morgens das Gesicht, abends sind die Beine – in symmetrischer Weise – am stärksten vom Ödem erfaßt. Manche Kranken

---

[1] Aufrechte Körperhaltung.
[2] Erhöhte Flüssigkeitsaufnahme.
[3] Niedrige Harnausscheidung.
[4] Verstopfung.
[5] ambulare = spazieren, laufen.

**Tab. 7/1:** Die Symptome des prämenstruellen Syndroms und diejenigen der nicht an die luteale Phase des weiblichen Zyklus gebundenen periodischen Ödemsyndrome sind weitgehend identisch.

| Symptome | Prämenstruelles Syndrom | Zyklisch-idiopathisches Ödem |
|---|---|---|
| Ödematöser Zyklus auf luteale Phase beschränkt | ja | nein |
| Neurose, Depression, Lethargie, Irritabilität | ja | ja |
| Kopfschmerz | ja | ja |
| Müdigkeit, Schlappheit | ja | ja |
| Stress provozierender Faktor | ja | ja |
| Wärme provozierender Faktor | ja | ja |
| Orhostase provozierender Faktor | ja | ja |
| Oligurie | ja | ja |
| Obstipation, Blähungen | ja | ja |
| Hypotonie | ja | ja |
| Körpergewichtsdifferenz morgens – abends | > 1,4 kg | > 1,4 kg |
| Köpergewichtszunahme während der ödematösen Phase | mehrere kg | mehrere kg |
| Mastodynie | ja | ja |
| Dyspnoe | ja | ja |
| Lungenödem | ja | ja |
| Diuretikum/Laxantienmißbrauch | ja | ja |
| Hypovolämischer Schock | ja | ja |
| Natrium-Retention/Kalium-Mangel | ja | ja |
| Renin-Angiotensin-Aldosteron-Achse gestört | ja | ja |
| Ovarielle Dysfunktion (Progesteron/Östradiol-Quotient reduziert) | ja | ja |
| Blutkapillarfragilität | ja | ? |
| Blutkapillarpermeabilität | ja | ja |
| Murale Insuffizienz der Lymphkollektoren | ? | ja |

benötigen während der ödematösen Anschwellung des Leibes um mehrere Nummern größere Röcke, Hosen und Büstenhalter, als während der follikulären Zyklusphase. Oft liegt eine schmerzhafte Anschwellung der Brüste vor. In seltenen Fällen kann ein Lungenödem mit schwerer Atemnot entstehen. Mit dem Auftritt der Menstruation bilden sich die Symptome schlagartig zurück. Es kommt zu einer **Polyurie**; das Körpergewicht sinkt; die Ödeme verschwinden.

An **Befunden** wurden **hormonelle Störungen** sowie zyklische Veränderungen der **Permeabilität** der Blutkapillaren Wasser gegenüber erhoben.

An **hormonellen Veränderungen** deutet ein Sinken des Progesteron/Östradiol-quotienten auf eine ovarielle Dysfunktion hin. Die Blutkonzentration des progesteronbindenden Globulins ist reduziert. Auch im Bereich der Renin-Angiotensin-Aldosteron-Achse bestehen Störungen, deren Deutung allerdings schwierig ist, wenn – und dies ist sehr oft der Fall – die Kranke Diuretika oder/und Laxantien einnimmt; diese können zu einem schweren **sekundären Hyperaldosteronismus** führen.

Der **Kapillarfiltrationskoeffizient** (KFK) weist während der follikulären Phase einen normalen Wert auf. Er erhöht sich nach der Ovulation und erreicht am Ende der lutealen Phase einen Höchstwert (**Abb. 7/2**).

Zyklisch-idiopathische Ödemsyndrome 315

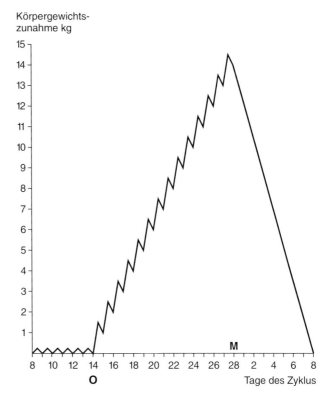

**Abb. 7/1:** Die Veränderungen des Körpergewichts beim prämenstruellen Syndrom. Bei morgendlichen/abendlichen Schwankungen in diesem Falle von 1,5 kg steigt es während der lutealen Phase ständig an; der Höchstwert wird am Ende dieser Phase erreicht. Während der follikulären Phase sinkt das Körpergewicht zum Ausgangspunkt ab. – **M** Menstruation, **O** Ovulation.

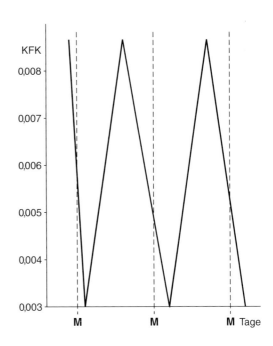

**Abb. 7/2:** Periodische Schwankungen des Kapillarfiltrationskoeffizienten (KFK) beim prämenstruellen Syndrom (nach **Wong** et al., modifiziert). – **M** Menstruation, **KFK** in ml/min/100 ml/ 1 mm Hg.

Ein Blick auf die Formel

$$F = KFK \times [(BKD - ID) - \sigma \times (KOD_P - KOD_I)]$$

zeigt, daß ein Anstieg von KFK einen Anstieg der erzeugten Nettoultrafiltratmenge zur Folge hat. Es kommt zu einer den ganzen Körper erfassenden Störung des Starlingschen Gleichgewichtes. Diese hat, wie in Kapitel 3 beschrieben, eine **Ödembereitschaft** zur Folge. Die Symptome der Krankheit sind Folgen der hieraus resultierenden **Hypovolämie**; es handelt sich um eine **Dehydrationsreaktion**, d. h. um einen **sekundären Hyperaldosteronismus**, welche eine Erklärung für Ödem und Obstipation liefert. Ob die Lymphgefäße im ödematösem Zustand lediglich **dynamisch insuffizient** sind, oder ob auch eine **murale** (= Wand-)**Insuffizienz**, wie dies bei der **vom Menstruationszyklus mehr oder weniger unabhängigen Form** der zyklisch-idiopathischen Ödemsyndrome nachgewiesen ist, besteht (s. Kap. 7.1.3), sei dahingestellt.

Leicht zu erklären ist die **aggravierende Wirkung der orthostatisch-ambulatorischen** Lebensweise sowie der **Wärme**. Die **Orthostase** geht mit einem beträchtlichen **Anstieg des Venendrucks** in den Beinen einher und selbst ambulatorisch besteht eine **physiologische ambulatorische venöse Hypertension** (s. Kap. 8). Dies bedeutet, daß in der Formel

$$F = KFK \times [(BKD - ID) - \sigma \times (KOD_P - KOD_I)]$$

nunmehr nicht nur der erhöhte KFK, sondern im Beinbereich zusätzlich auch der Anstieg von BKD vorliegt, d. h., daß das Nettoultrafiltrat hier noch stärker ansteigt: die Hypovolämie nimmt stärker zu als bei Klinostase[6]. Bei **Wärme** entsteht eine **Vasodilatation**; die hieraus resultierende **aktive Hyperämie** steigert BKD ebenfalls: Die Folgen von Orthostase **und** Wärme addieren sich.

## 7.1.2 Vom Menstruationszyklus unabhängiges Ödemsyndrom

Es existieren **zyklisch-idiopathische Ödemsyndrome**, welche **nicht** an die luteale Phase gebunden sind, sondern sowohl in der follikulären, als auch in der lutealen Phase des Menstruationszyklus in Erscheinung treten, wobei es Fälle gibt, in denen das Krankheitsbild in Form eines prämenstruellen Syndroms beginnt und erst später die unregelmäßige Verlaufsform annimmt. Bei manchen Kranken wechseln sich **ödemfreie** und **ödematöse** Phasen ab, bei anderen Phasen milder ausgeprägte Ödeme mit stark ausgeprägten. Ansonsten gibt es, was die **subjektiven Beschwerden** und die **objektiven Symptome** betrifft, zwischen dem **prämenstruellen Syndrom** und der von der **lutealen Phase des Menstruationszyklus unabhängigen** Form der zyklisch-idiopathischen Ödemsyndrome keinen nennenswerten Unterschied (s. Tab. 7/1).

Die **Zunahme der Permeabilität der Blutkapillaren Wasser gegenüber** wurde bei dieser Form mittels der Bestimmung der Kapillardiffusionskapazität für Jod[131] und des Kapillarfiltrationskoeffizienten, **Eiweiß** gegenüber mit Hilfe eines **nuklearmedizinischen Verfahrens** sowie elektronenmikroskopisch nachgewiesen. Das Ödem beruht neben einer **dynamischen** auch auf einer **muralen** (Wand-)**Insuffizienz** der Lymphkollektoren: bei einer direkten öligen

---

[6] Liegende Körperhaltung.

Lymphographie treten Öltropfen aus den Lymphgefäßen aus. Neben Lungenödemen sind auch Todesfälle infolge eines hypovolämischen Schocks beschrieben.

An hormonellen Störungen wurde neben den gleichen, welche beim prämenstruellen Syndrom vorkommen, bei dieser Form bei einigen Kranken eine **zentrale Hypothyreose** beschrieben. Ein **Diuretikum-** oder/und **Laxantienmißbrauch** spielt die gleiche, mit verheerenden Folgen einhergehende Rolle, wie beim «prämenstruellen Syndrom».

## 7.1.3 Durch Diuretika- oder/und Laxantien-Abusus entstandene Ödeme infolge eines sekundären Hyperaldosteronismus

Es ist vor allem das mit orthostatisch-ambulatorischen Ödemen einhergehende **Lipödem** (Kap. 6), welches nicht selten Ärzte veranlaßt, Diuretika zu verordnen. Manchmal werden diese Mittel auch mit Laxantien kombiniert und, wenn sie jahrelang in hoher Dosierung eingenommen werden, kommt es zu einem sekundären Hyperaldosteronismus. Wenn der Versuch unternommen wird, diese Mittel nicht mehr einzunehmen, schwillt der Körper ödematös an. Das klinische Bild weist eine große Ähnlichkeit zu einem nicht an die luteale Phase des Menstruationszyklus gebundenen zyklisch-idiopathischen Ödemsyndrom auf. Da das Lipödem auch ohne Medikamenten-Abusus mit zyklisch-idiopathischen Ödemsyndromen kombiniert sein kann und da die Kranken die Frage des Arztes, ob sie Diuretika einnehmen oft nicht wahrheitsgemäß beantworten, ist die Differentialdiagnose der genannten Zustände oft schwierig (s. Kap. 7.1.5).

## 7.1.4 Kombinationsformen

### 7.1.4.1 Lymphoedema praecox und zyklisch-idiopathische Ödemsyndrome

Besteht auf der Basis irgendeiner Lymphgefäßdysplasie eine eingeschränkte Transportkapazität bei suffizientem Lymphgefäßsystem, so kann ein Auftreten eines zyklisch-idiopathischen Ödemsyndroms in der Menarche das Insuffizientwerden der Lymphgefäße und das Auftreten eines Lymphoedema praecox ca. mit dem 17. Lebensjahr zur Folge haben. Die Gewebe werden periodisch von Wasser und Eiweiß überflutet, die vorhandenen Lymphgefäße üben eine Sicherheitsventilfunktion aus. Der erhöhte intralymphvaskuläre Druck führt zu einer ödematösen Durchtränkung der Lymphgefäßwände und zu einem perilymphvaskulären Ödem. Die hieraus resultierende Lymphangiosklerose und perilymphvaskuläre Fibrose setzen die Transportkapazität der Lymphgefäße weiter herab.

### 7.1.4.2 Weitere Kombinationsmöglichkeiten

Zyklisch-idiopathische Ödemsyndrome können mit einem **Lipödem**, mit einem **Lipo-Lymphödem**, mit einer **chronisch-venösen Insuffizienz** kombiniert sein; **Mehrfach-** bzw. **Vielfachkombinationen** sind keine Seltenheit. Wenn zyklisch-idiopathische Ödemsyndrome mit Ödemen aus dem Bereich des **rheumatischen Formenkreises** kombiniert sind, so gehen diese während der ödematösen Phase mit Schmerzen einher.

## 7.1.5 Diagnose und Differentialdiagnose der zyklisch-idiopathischen Ödemsyndrome

25% der gesunden Frauen stellen prämenstruell einen Gewichtsanstieg fest, 18% klagen über Gedunsenheit und bei vielen schwellen die Brüste schmerzhaft an («Zyklische Mastodynie»). Während der lutealen Phase sinkt bei der gesunden Frau während Orthostase die Wasserausscheidung stärker ab als in der follikulären Phase. Das Abgrenzen dieser oft von einer «vegetativen Dystonie» überlagerten Zustände von zyklisch-idiopathischen Ödemsyndromen kann bei Grenzfällen Schwierigkeiten bedeuten. Auf der anderen Seite des Spektrums steht das sogenannte «**capillary leak syndrome**», welches stets zu einem hypovolämischen Schock und zum Tode führt. Es ist fraglich, ob es überhaupt möglich ist, dieses Syndrom von schwersten Fällen zyklisch-idiopathischer Ödemsyndrome zu differenzieren.

Es hat keinen Sinn, den Versuch zu unternehmen, zwischen dem «prämentruellen Syndrom» und der vom Menstruationszyklus unabhängigen Form zyklisch-idiopathischer Ödemsyndrome zu differenzieren. Wir sahen, daß die Symptome identisch sind.

**Behar** et al. beschrieben z.B. ein typisches prämenstruelles Syndrom und bezeichnen es als eine vom Menstruationszyklus unabhängige Form zyklisch-idiopathischer Ödemsyndrome. In einer der besten Studien über dieses Problem von **Kuchel** et al. wurden 25 Frauen mit der Einheitsdiagnose «**Idiopathisches Ödem**» untersucht, von denen 14 in die Gruppe des prämenstruellen Syndroms und 11 in diejenige der vom Menstruationszyklus unabhängigen Form zyklisch-idiopathischer Ödemsyndrome gehörten.

Bei der Diagnose der zyklisch-idiopathischen Ödemsyndrome handelt es sich um eine Diagnose **per exlusionem**, d.h. im Falle generalisierter Ödeme der Frau muß das kardiale, das renale, das hepatische Ödem, sowie Arzneimittel-induzierte Ödeme (Phenylbutazon, Reserpin, Trimethadon, Östrogene, Methyldopa, Carbenoxalon, Amantidin, Calcium-Antagonisten) ausgeschlossen werden.

Eine Bestätigung der Diagnose, bei welcher die Anamnese von ausschlaggebender Bedeutung ist, kann durch zwei diagnostische Teste erfolgen:

a) Nach einer peroralen Wasserbelastung führt eine 4stündige Orthostase bei zyklisch-idiopathischen Ödemsyndromen zu einer wesentlich stärkeren Reduktion der Wasser- und Natriumausscheidung und zu einem größeren Anstieg der Beinvolumina sowie zu einer stärkeren Erhöhung der Plasma-Renin-Aktivität als bei der gesunden Frau. **Diese Unterschiede verschwinden, wenn vor Beginn der Orthostase die Beine bandagiert werden.**

   Dieser Test darf nur dann eingesetzt werden, wenn Herz, Nieren und Leber gesund sind. Er kann auch beim **Lipödem** positiv ausfallen und zwar deswegen, weil der Elastizitätsverlust der Haut, sowie die pfützenartigen prälymphatischen Kanäle des Fettgewebes bei dieser Krankheit mit einer erhöhten Gewebscompliance einhergehen (s. Kap. 6). Dies bedeutet, daß selbst eine beträchtliche Flüssigkeitsansammlung den Gewebedruck kaum erhöht, wodurch ein ödemprotektiver Mechanismus bei Orthostase zur Inaktivität verurteilt ist. Auch zur Erfassung der Kombinationsform **Lipödem + zyklisch-idiopathisches Ödemsyndrom** ist aus diesem Grunde der Test nicht geeignet: entscheidend ist in diesem Fall die Anamnese.

b) Die Zunahme der Permeabilität der Blutkapillaren Eiweiß gegenüber läßt sich mittels einer nuklearmedizinischen Methode nachweisen. Dieses Verfahren ist auch geeignet, zyklisch-idiopathische Ödemsyndrome von Ödemen, die durch den Abusus von Diuretika und/oder Laxantien entstanden sind, zu differenzieren: Die Blutkapillarpermeabilität ist bei der zweitgenannten Form normal. Wie bereits erwähnt, kann man sich auf die Aussage der Kranken, daß sie keine Diuretika einnimmt, nicht verlassen. Im Zweifelsfall entscheidet die Untersuchung der Exkremente, ob sie Diuretika enthalten. Zu beachten ist die Tatsache, daß die zyklisch-idiopathischen Ödemsyndrome sehr oft von Diuretika/Laxantien-Abusus überlagert sind.

Bei den in der Literatur beschriebenen tödlich verlaufenden Fällen zyklisch-idiopathischer Ödeme fragt es sich, ob es sich tatsächlich um zyklisch-idiopathische Ödeme handelt und nicht um das ebenfalls periodisch auftretende, mit generalisierten Ödemen und hypovolämischem Schock einhergehende **capillary leak syndrome**.

### 7.1.6 Therapie

**Die leider lediglich symptomatische Therapie verläuft in zwei Phasen.** In der **Phase I**, welche in schweren Fällen stationär erfolgen sollte, werden **alle** Medikamente, die die Patientinnen oft jahrelang, regelmäßig, hochdosiert eingenommen haben, ausschleichend abgebaut. Dies bezieht sich in erster Linie auf Entwässerungs- und Abführmittel; ihr plötzliches Weglassen hätte infolge des sekundären Hyperaldosteronismus eine massive Schwellung des Körpers zur Folge. Viele Patienten nehmen zusätzlich wegen der Kopfschmerzen Schmerzmittel, wegen der «vegetativen Dystonie» Beruhigungsmittel, wegen des niedrigen Blutdruckes Sympathicomimetica. Während dieser ersten Therapiephase sollte der Patient den Tag weitgehend im Bett liegend verbringen; es wird täglich Ganzkörperlymphdrainage appliziert, die untere Körperhälfte bandagiert. Eventuelle Elektrolytstörungen (infolge des sekundären Hyperaldosteronismus) müssen korrigiert werden. Es besteht ein strenges Rauchverbot, da Nikotin die ADH-Sekretion fördert. Falls eine Hormonstörung nachgewiesen werden konnte, wie z.B. eine zentrale Hypothyreose, werden entsprechende Hormonpräparate verabreicht. Die erste Therapiephase endet, wenn alle Medikamente abgebaut wurden. Während der **Erhaltungsphase II** trägt der Patient eine Kompressionsstrumpfhose. Sie soll den Gewebedruck erhöhen und dadurch den effektiven ultrafiltrierenden Druck herabsetzen. In schweren Fällen, bei welchen es nicht möglich ist, den Patienten auf die Dauer von Entwässerungstabletten frei zu halten, werden manuelle Lymphdrainagebehandlungen durchgeführt, welche dies ermöglichen. Besteht eine Kombination zwischen einem Gelenkprozeß und einem zyklisch-idiopathischen Ödemsyndrom, lindert die manuelle Lymphdrainage die während der ödematösen Periode bestehenden Schmerzen.

Bei denjenigen Fällen zyklisch-idiopathischer Ödemsyndrome, bei welchen der pathogene Faktor ein Diuretikum- oder/und Laxantienmißbrauch ist, besteht die Behandlung ebenfalls im ausschleichenden Abbau dieser Medikamente bei ML-Applikation und im Verhängen eines strengen Rauchverbots.

## 7.2 Schwangerschaftsödem

Das Schwangerschaftsödem wird als physiologisch betrachtet, was freilich nicht bedeutet, daß ein Ödem während der Schwangerschaft nicht auch ein Symptom einer Toxämie sein kann. Im folgenden wollen wir uns lediglich mit diesem physiologischen Ödem beschäftigen; es kommt in 83% der Schwangerschaften vor. Es kann **konstant** sein, kann aber auch einen **intermittierenden Charakter** aufweisen und ist bei Frauen, welche vor der Schwangerschaft an einem **prämenstruellen Syndrom** gelitten haben, besonders ausgeprägt. Zwischen der Schwangerschaft und dem prämenstruellen Syndrom besteht aber auch in dem Sinne ein Zusammenhang, daß das prämenstruelle Syndrom gelegentlich nicht in der Menarche, sondern erst nach einer Entbindung beginnt.

Die Erscheinungsform des Ödems ist unterschiedlich; es kann generalisiert oder lediglich auf die Beine beschränkt sein. Bei der **Entstehung** des Schwangerschaftsödems spielen mehrere Faktoren eine Rolle.

Während der Schwangerschaft besteht eine **Hypervolämie** und eine **Hypoproteinämie**. Die Hypervolämie führt zu einem Anstieg der Blutkapillarpermeabilität Eiweiß gegenüber. In der Formel

$$F = KFK \times [(BKD - ID) - \sigma \times (KOD_P - KOD_I)]$$

sinken σ und $KOD_P$. Hinzukommt eine Auflockerung der Gewebe, demzufolge erhöht sich ihre **Compliance**. Dies bedeutet, daß eine starke Zunahme des Wassergehaltes des Bindegewebes den Gewebedruck nur geringgradig erhöht. All diese Veränderungen führen zu einem Anstieg der Nettoultrafiltration (F). Zu diesen, den ganzen Körper erfassenden Störungen gesellen sich im Beinbereich zusätzliche Störungen hinzu. Der **Tonus der tiefen Leitvenen** sinkt; die Venen erweitern sich. Die **Aktivität der venösen Beinpumpe** sinkt um etwa 30 % ab, es kommt zu einer ambulatorischen venösen Hypertension. Hinzukommt die durch die vom graviden Uterus ausgeübte **Kompression der pelvinen Venen**, bzw. der Anstieg des intraabdominalen Druckes vom Normalwert von etwa 2 mm Hg bis auf 20 mm Hg; dies führt zum Anstieg auch des statischen Venendruckes. Im Beinbereich wird also F auch durch einen Anstieg des Blutkapillardruckes erhöht.

Der Anstieg von F erklärt das Auftreten der Ödeme, vorausgesetzt, daß sich eine Insuffizienz der Lymphgefäße hinzugesellt. Es ist anzunehmen, daß nicht nur der Venen-, sondern auch der Lymphgefäßtonus absinkt und daß hierdurch die Transportkapazität reduziert wird. Die schwangerschaftsbedingte Belastung der Lymphgefäße (erhöhte lymphpflichtige Wasserlast; Sicherheitsventilfunktion) erklärt die Tatsache, daß im Falle einer präexistenten Lymphangiopathie mit einem noch suffizientem Lymphgefäßsystem eine Schwangerschaft zur Entstehung eines **primären Lymphödems** führen kann.

Eine Schwangerschaft kann über die Entstehung einer **Varikose** zu einer **chronischen Veneninsuffizienz** und letztendlich auch zu **einem phlebolymphostatischen Ödem** führen. In diagnostischer Hinsicht ist das **physiologische** Schwangerschaftsödem vom pathologischen abzugrenzen.

Als vorbeugende Maßnahme ist während der Schwangerschaft das Tragen von Kompressionsstrümpfen angebracht; eine günstige Wirkung auf die venöse Beinpumpe ist belegt. Das physiologische Schwangerschaftsödem ist **nicht** therapiebedürftig.

## Literatur

Al-Khader, A. A., Aber, G. M.: The relationship between the idiopathic oedema syndrome and subclinical hypothyroidism. Clinical Endocrinology 10: 271–279, 1979.

Behar, A., Lagrue, G., Cohen-Boulakia, F., Baillet, J.: Capillary filtration in idiopathic cyclic edema – effects of Daflon 500 mg. Nucl.-Med. 27: 105–107, 1988.

Behar, A., Tournoux, A., Baillet, J., Lagrue, G.: Untersuchungen zur Bestimmung der kapillaren Durchlässigkeit mit markiertem menschlichem Albumin. Nucl.-Med., 15: 5: 214–216, 1976.

Dalton, K.: The premenstrual syndrome and progesterone therapy. 2nd ed. William Heinemann Medical Books Ltd., London 1984.

Edwards, O. M., Bayliss, R. I. S.: Idiopathic oedema of women. Quarterly J. of Med., New Series, 45: 177: 124–144, 1976.

Kuchel, O., Horky, K., Gregorova, I., Marek, J., Kopecka, J., Koblikova, J.: Inappropriate response to upright posture: a precipitating factor in the pathogenesis of idiopathic edema. Annals of internal Medicine 73: 245–252, 1970.

Lagrue, G.: Le syndrome d'oedème idiopathique orthostatique. Encyclopédie Médico-Chirurgicale, 18064, D[10], Paris 1987,

Lagrue, G., Behar, A., Morville, R.: Etude de la fonction ovarienne au cours des oedèmes idiopathique orthostatiques. La Presse Médicale 12, 45: 2859–2862, 1983.

MacGregor, G. A., Markandu, N. D., Roulston, J. E., Jones, J. C.: Is «idiopathic» oedema idiopathic? The Lancet: 397–400, 1979.

Nilsson, L., Austrell, C., Norgren, L.: Venous function during late pregnancy, the effect of elastic compression hosiery. Vasa, 2: 203–205, 1992.

Roztocil, K., Prerovsky, I., Oliva, I., Horky, K., Mark, J.: Capillary diffusion capacity for I-131 and capillary filtration rate in female patients with idiopathic oedema. COR VASA 21, 1: 43–50, 1979.

Scheppokat, K. D., Hammersen, E., Walb, D., Bircks, W.: Idiopathische Ödeme, Kapillaropathie und eiweißreiche Körperhöhlenergüsse. Klin. Wschr. 55: 1137–1147, 1977.

Thorn, G. W.: Editorial: Cyclical Edema. Amer. J. Med., 23: 4: 507–509, 1957.

Walb, D., Wollenweber, J., Scheppokat, K. D.: Klinische Befunde bei idiopathischen Ödemen der Frau. Med. Welt, 18: 856–859, 1977.

Wheatley, T., Edwards, O. M.: Mild hypothyroidism and oedema: evidence for increased capillary permeability to protein. Clinical Endocrinology 18: 627–635, 1983.

Wong, W. H., Freedman, R. I., Levan, N. E., Hyman, C., Quilligan, E. J.: Changes in the capillary filtration coefficient of cutaneous vessels in women with premenstrual tension. Am J. Obstet. Gynec. 114: 950–953, 1972.

Wu, P. Y. K., Udani, V., Chan, L., Miller, F. C., Henneman, C. E.: Colloid osmotic pressure: variations in normal pregnancy. J. Perinat. Med. 11: 193–199, 1983.

# 8 Die chronische venöse bzw. venös-lymphostatische Insuffizienz

M. Földi

## 8.1 Physiologie und Pathophysiologie der venösen Hämodynamik des Beines

Beim **liegenden Menschen** strömt das Blut in den Beinvenen durch die pumpende Tätigkeit der linken Herzkammer infolge des arterio-venösen Druckgradienten (*vis-a-tergo*). Der arterielle Blutdruck beträgt im Fußbereich etwa 100 mm/Hg, der Venendruck in den Fußvenen etwa 8 mm/Hg, der arterio-venöse Druckgradient ist also 100 − 8 = 92 mm/Hg. Die Atmung stellt beim venösen Rückfluß einen Hilfsmechanismus dar. **Steht man auf,** ändert sich die Lage schlagartig.

Unter dem Begriff «**Schweredruck**» verstehen wir denjenigen Druck, der sich aus dem Gewicht einer Flüssigkeit ergibt. Der Bodendruck auf einem wassergefüllten Glaszylinder von einer Länge von 136 cm beträgt 100 mm/Hg. Da sich das spezifische Gewicht des Blutes von demjenigen des Wassers kaum unterscheidet, entspricht dieser **hydrostatische**[1] **Druck** auch demjenigen einer 136 cm langen Blutsäule. Die Form des Gefäßes beeinflußt den Bodendruck nicht.

Beträgt die Entfernung zwischen dem Fuß und dem Herzen zufällig 136 cm, so addiert sich bei Orthostase zum beim Liegen gemessenen venösen und arteriellen Druck jeweils 100 mm/Hg, d.h., daß sich der Venendruck auf 108, der arterielle auf 200 mm/Hg erhöht.

Wenn nun der arterio-venöse Druckgradient beim Liegen 100 − 8 = 92 mm/Hg betrug, wird er beim unbeweglichen Stehen 200 − 108 sein, d.h. unverändert 92 mm/Hg betragen.

Dennoch kommt es beim unbeweglichen Stehen zu schwerwiegenden Störungen der Hämodynamik. Infolge des erhöhten Venendruckes **erweitern sich die dünnwandigen** Beinvenen. Aus diesem Grunde sackt in ihnen eine beträchtliche Blutmenge – ein «**venöser Pool**» – ab und die Geschwindigkeit der Blutströmung nimmt gewaltig ab. Dies ergibt sich aus dem **Poiseuilleschen** Gesetz.

Nach dem **Poiseuilleschen** Gesetz ist

$$BZV = v \cdot \pi \cdot r^2 \qquad v = \frac{BZV}{\pi \cdot r^2}$$

BZV = Blutzeitvolumen
v = Geschwindigkeit
r = Radius

Nach etwa 15 Minuten unbeweglichen Stehens sinkt die zirkulierende Blutmenge um 15−20%. Erschwerend kommt die Folge der passiven Hyperämie in den Blutkapillaren der Beine hinzu: Der ultrafiltrierende Druck gewinnt gegenüber dem reabsorbierenden die Oberhand.

---

[1] υδωρ = Wasser.

Es kommt im Beinbereich zu einem Flüssigkeitsverlust aus den Blutkapillaren in das Interstitium hinaus. Es ist nicht verwunderlich, daß längeres unbewegliches Stehen zu einem Kollaps führen kann.

Völlig anders ist die Situation **ambulatorisch**, d.h. beim Gehen: Dank der **venösen Beinpumpe**, deren Funktionselemente Wadenmuskulatur, Gelenke, Venenklappen, Faszie und Haut sind, beträgt der Fußvenendruck ambulatorisch nur 30 mm/Hg; die Systole, die Kontraktion der Wadenmuskulatur, treibt das Blut in den subfaszialen Venen herzwärts; ein retrograder Blutstrom fußwärts und Richtung epifasziale Venen über die *Venae perforantes* wird durch Klappen verhindert. Während der Diastole der Wadenmuskulatur strömt aus den oberflächigen Venen das Blut in die tiefen. Faszien und die Haut dienen als Widerlager. 30 mm/Hg ist zwar wesentlich niedriger als um die 100, aber immer noch höher als 8 mm/Hg! Es besteht also eine «**physiologische ambulatorische Hypertension**», welche nur deswegen nicht zu einem Ödem führt, weil dies durch den **veno-arteriellen Reflex** – er führt zur Reduktion des durchbluteten Blutkapillarareals – sowie durch die **passiven ödemprotektiven Mechanismen** (s. Kap. 3) und nicht zuletzt durch die **Sicherheitsventilfunktion der Lymphgefäße** verhindert wird.

Die **chronische Veneninsuffizienz (CVI)** ist **keine** Diagnose. Der Begriff beinhaltet eine **chronische Insuffizienz der venösen Beinpumpe** infolge irgendeiner Phlebopathie. Dies bedeutet zweierlei: Erstens, daß **verschiedene Phlebopathien** zu einer chronischen Veneninsuffizienz führen können und zweitens, daß die segensreiche Wirkung des Gehens auf die venöse Hämodynamik des Beines nicht vorhanden ist.

Die häufigste und wichtigste Phlebopathie, welche mit einer chronischen Veneninsuffizienz einhergeht, ist das Resultat der **Defektheilung einer akuten tiefen Beinvenenthrombose**, das **postthrombotische Syndrom**. Hinzu kommt, daß die Schilderung der Pathophysiologie des **postthrombotischen Syndroms** der einfachste Weg ist, das Wesen der chronischen Veneninsuffizienz zu verstehen.

Es gibt drei Methoden der Behandlung der akuten tiefen Beinvenenthrombose, die **Thrombolyse**, die **Thrombektomie** und das **konservative Vorgehen**, d.h. Wickeln und Heparininjektionen. In der überwiegenden Mehrzahl der Fälle kommt es lediglich zu einer **Defektheilung**. Sie besteht darin, daß im Bereich des betroffenen tiefen Venensegments vernarbte,

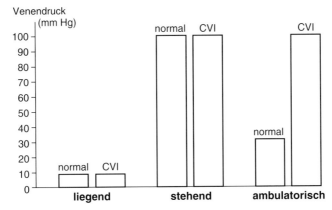

**Abb. 8/1:** Das Verhalten des venösen Druckes in einer Fußrückenvene beim Normalen und bei der chronischen Veneninsuffizienz (**CVI**) beim Liegen, bei Orthostase und unter ambulatorischen Bedingungen. Wie ersichtlich, gibt es zwischen dem Normalen und dem an einer chronischen Veneninsuffizienz Leidenden lediglich ambulatorisch einen Unterschied: Die durch die Tätigkeit der Muskel- und Gelenkpumpen herbeigeführte Reduktion des venösen Druckes bleibt aus.

unbewegliche, **funktionslose Klappen** zurückbleiben. Bei der Kontraktion der Wadenmuskulatur wird deshalb das Blut nicht nur nach oben gedrückt, sondern auch nach unten, sowie, über die *Venae communicantes*, nach außen, in die suprafaszialen Venen. Dies hat eine **ambulatorische venöse Hypertension und Hypervolämie** zur Folge (**Abb. 8/1**).

Beim Liegen und beim unbeweglichen Stehen gibt es zwischen dem Gesunden und dem an einer chronischen venösen Insuffizienz leidenden Menschen keinen Unterschied. **Einen Unterschied gibt es nur beim Gehen.**

Das Wesen der CVI ist eine pathologische ambulatorische venöse Hypertension und Hypervolämie.

## 8.2 Die Verhütung der Folgen der ambulatorischen venösen Hypertension mittels Kompression

Die **ödemprotektiven Mechanismen**, welche in der Lage sind, die Folgen der **physiologischen ambulatorischen venösen Hypertension** abzuwenden, reichen selbstverständlich nicht aus, um die bei der chronischen Veneninsuffizienz bestehende **pathologische ambulatorische venöse Hypertension** zu kompensieren und die Entstehung des Ödems auf die Dauer zu verhindern.

Die einzige Möglichkeit der Ödemverhinderung besteht in einer konsequenten **Kompressionstherapie** mittels einer **Bandage** oder eines **medizinischen Kompressionsstrumpfes**. Die Kompressionstherapie bei der chronischen Veneninsuffizienz hat eine andere Aufgabe, als beim Lymphödem. Sie bezweckt die «Unterstützung oder den Einsatz der insuffizient gewordenen Haut-Muskel-Pumpe durch elastische Pumpwirkung dehnbaren Gewebes... Verhinderung der Überfüllung des oberflächlichen Venenstaus; Abdichtung insuffizienter *Venae communicantes* mit defekten Klappen; Richtungsweisung des venösen Blutstromes nach proximal...» (**Leu**). Mit anderen Worten: **Sie bezweckt die Verhütung der mit der chronischen Veneninsuffizienz einhergehenden ambulatorischen venösen Hypertension und Hypervolämie.** Die ambulatorisch weitgestellten Beinvenen sollen durch den Druck von außen eingeengt werden und für die sich kontrahierende Wadenmuskulatur soll ein Widerlager geschaffen werden. (Im Gegensatz zum Lymphödem, bei welchem oft auch während der Nachtruhe eine Kompression erforderlich ist, ist dies bei der chronischen Veneninsuffizienz nicht, bzw. nur im Spätstadium der chronisch-venös-lymphostatischen Insuffizienz – siehe später – notwendig.) Zwar zeigten entsprechende Messungen, daß das Wickeln hämodynamisch wirksamer ist, als der medizinische Kompressionsstrumpf, dennoch läßt sich, falls konsequent vom ersten Tag der Entstehung einer chronischen Veneninsuffizienz angwandt, auch mittels des wesentlich bequemeren Kompressionsstrumpfes der Entstehung eines Ödems ein wirksamer Riegel vorschieben (s. Kap. 8.5).

Der Arzt oder/und der Patient verzichten oft auf die unbequeme Kompressionstherapie und weichen auf verschiedene **Venenmittel** und sogar – horribile dictu – auf **Diuretika** aus. Diese ersetzen jedoch die Kompressionstherapie in keiner Weise. Eine fehlende Patientencompliance – Dummheit, Trägheit – können für den Arzt kein Argument sein nachzugeben und potentiell schädliche Diuretika zu rezeptieren.

Wenn keine Kompressionstherapie durchgeführt wird, kommt es unweigerlich zu schwerwiegenden Konsequenzen. Diese werden eintreten, wenn wegen einer die CVI begleitenden AVK eine Kompressionstherapie nicht möglich ist.

## 8.3 Pathophysiologische Stadien der chronischen Veneninsuffizienz

Bei Vernachlässigung der Kompressionstherapie wird der ambulatorische Anstieg der lymphpflichtigen Wasserlast, vorausgesetzt, daß die Transportkapazität der Lymphgefäße intakt ist, mit ihrer Sicherheitsventilfunktion vorerst noch kompensiert werden. Eine Zeitlang – ob es Wochen oder Monate sind, sei dahingestellt – ist der Patient ödemfrei. Das ödemfreie

**Tab. 8/1:** Bei Beginn der CVI können die Lymphgefäße mit Hilfe ihrer Sicherheitsventilfunktion vorübergehend die Folgen des Anstieges der lymphpflichtigen Wasserlast kompensieren und dadurch – trotz fehlender Kompressionstherapie – die Entstehung eines Ödems verhüten.

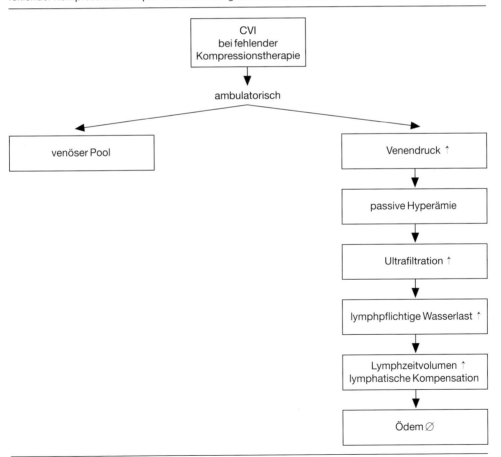

Stadium wird oft durch den Unfug des Verordnens von Entwässerungstabletten – die Werbung empfiehlt sie bereits gegen «müde Beine» – verlängert, die hämodynamische Störung bleibt aber selbstverständlich bestehen (**Tab. 8/1**).

Früher oder später tritt das **zweite pathophysiologische Stadium** in Erscheinung: In der zweiten Tageshälfte schwellen die Knöchel, der Unterschenkel, an. In diesem Stadium ist die Transportkapazität der Lymphgefäße noch erhalten, sie sind jedoch bereits durch die lymphpflichtige Wasserlast überlastet (**phlebo-lympho-dynamische Insuffizienz**). Es entsteht ein **eiweißarmes Ödem** (**Tab. 8/2**).

Anamnese, Inspektion und Palpation ermöglichen es, das Vorliegen dieses zweiten Stadiums zu erfassen. Man hört vom Patienten etwa folgendes: «Am Anfang, nach meiner tiefen

**Tab. 8/2:** Bei fehlender Kompressionstherapie entwickelt sich bei der CVI allmählich eine phlebo-lymphodynamische Insuffizienz der Lymphgefäße; ein eiweißarmes orthostatisch-ambulatorisches Ödem tritt in Erscheinung.

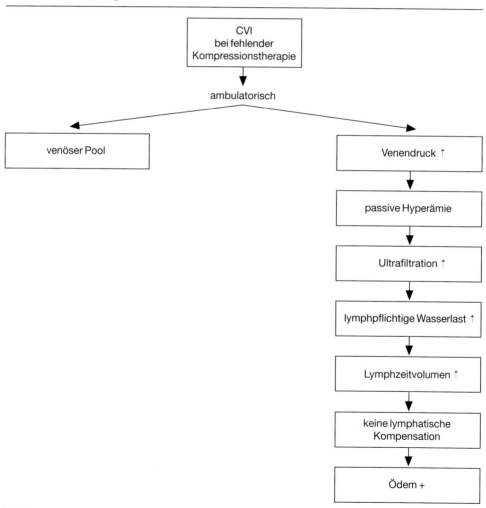

Beinvenenthrombose – einen medizinischen Kompressionsstrumpf trug ich nicht – hatte ich keine Beinschwellung, aber seit einer gewissen Zeit schwillt mein Fuß abends an. **Während der Nachtruhe verschwindet die Schwellung.**» Warum verschwindet sie? Weil in dem Moment, in welchem sich der Patient hinlegt, die venöse Hämodynamik sofort normal wird, es normalisiert sich also auch das **Starlingsche** Gleichgewicht. Während der Nachtruhe wird das überschüssige Wasser zum Teil über die Blutkapillaren, zum Teil über die Lymphgefäße resorbiert. Untersucht man den Patienten in diesem Stadium vormittags, wird man einen ödemfreien Zustand vorfinden, untersucht man ihn abends, besteht ein Ödem. Wenn der Patient auch weiterhin keinen Kompressionsstrumpf trägt, sondern das Ödem mit einem «Venodiuretikum» ausschwemmt, dann schreitet der pathologische Prozeß unweigerlich voran. Mehrere Faktoren spielen hierbei eine Rolle.

a) **Das «Phänomen der auseinandergezogenen Poren»** («stretched-pore-phenomenon»). Die Verbindungsstellen zwischen zwei benachbarten Blutkapillarendothelzellen, die Interendothelialzelljunktionen, werden durch die längere Zeit andauernde ambulatorische venöse Hypertension bzw. passive Hyperämie, auseinandergeschoben. Dies hat zur Folge, daß vermehrt rote Blutkörperchen die Blutkapillaren verlassen: Es entstehen am Unterschenkel **punktförmige Hautblutungen**, später **verfärbt sich die Haut infolge von Hämosiderin- und Hämofuscinablagerungen braun**. Die krankhaft **erhöhte Permeabilität Eiweißkörpern gegenüber** führt zum **Anstieg der lymphpflichtigen Eiweißlast**. Es kommt zum Untergang vieler Blutkapillaren: **Ver- und Entsorgung der Gewebe sind schwer beeinträchtigt**. Dieser Umstand erklärt, gemeinsam mit der **Sicherheitsventilinsuffizienz der Lymphgefäße** (siehe später) den **Gewebstod, das Beingeschwür**. Die Lokalisation des Ulcus cruris im Bereich des unteren Teiles des Unterschenkels medial erklärt sich aus dem «blow out» des Blutes aus den subfascialen Venen über die hier befindlichen, die Fascie durchbohrenden *Venae perforantes* in die suprafascialen.

b) Das Übergreifen der Entzündung von der erkrankten tiefen Vene auf benachbarte subfasziale Lymphgefäße sowie die Folgen ihrer andauernden Überbelastung. Die Lymphohypertension führt zum Hineinsickern von Lymphe in die Lymphgefäßwände und in das perilymphvaskuläre Bindegewebe mit darauffolgender Fibrosklerose. Direkte lymphographische Untersuchungen der tiefen Lymphgefäße zeigen beim postthrombotischen Syndrom schwere Schädigungen der Lymphkollektoren und mittels der Lymphszintigraphie lassen sich Störungen des tiefen Lymphtransportes nachweisen. An freigelegten oberflächigen Lymphgefäßen manifestiert sich die Wandschädigung in Form eines «**Rosenkranzphänomens**» (Olszewski).

Lymphszintigraphische Untersuchungen zeigen, daß in diesem Zustand der suprafasziale Lymphstrom kompensatorisch beschleunigt ist, global gesehen besteht jedoch eine Lymphgefäßinsuffizienz.

| erhöhte lymphpflichtige Last | > | reduzierte Transportkapazität der tiefen Lymphgefäße | + | vorerst noch normale Transportkapazität der oberflächigen Lymphgefäße |

Indirekte lymphographische und fluoreszenzmikrolymphographische Untersuchungen haben gezeigt, daß **am Rande eines venösen Beingeschwürs** die Hautlymphkapillaren verödet sind, d.h., daß in diesem Bereich die folgende Situation vorliegt:

| erhöhte lymphpflichtige Last | > | reduzierte Transportkapazität der tiefen Lymphgefäße | + | reduzierte Transportkapazität oberflächiger Lymphgefäße |

**Tab. 8/3:** Bei fehlender Kompressionstherapie entwickelt sich bei der CVI allmählich aus dem Stadium des orthostatisch-ambulatorischen, eiweißarmen Ödems eine phlebo-lymphostatische Insuffizienz. Diese geht mit eiweißreichem Ödem, Lipodermatosklerose und Ulcus cruris einher.

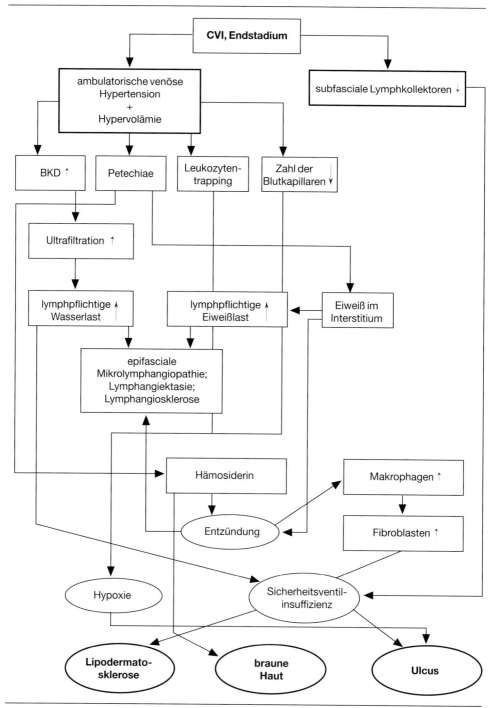

Die **Erkrankung** der Lymphgefäße erreicht einen Schweregrad, welcher bei **normaler** lymphpflichtiger Last ein **Lymphödem** zur Folge hätte – gleichzeitig ist die lymphpflichtige Last aber so stark erhöht, daß **hieraus bei gesunden Lymphgefäßen eine dynamische Insuffizienz entstünde**: Es handelt sich also um eine **Sicherheitsventilinsuffizienz des maximalen Schweregrades**.

Wir können den Zustand, in welchem sich der Patient jetzt befindet, mit einem Lymphödem, kompliziert durch eine schwere chronische Veneninsuffizienz, beschreiben (phlebolymphostatische Insuffizienz) (Tab. 8/3).

Die Tatsache, daß lymphszintigraphisch ermittelte Lymphströmungsgeschwindigkeit supernormal sein kann, verführt denjenigen, der die Grundbegriffe der Lymphangiologie nicht kennt, zur fehlerhaften Äußerung, daß es nicht richtig sei, von einer chronisch-**venös-lymphvaskulären Insuffizienz** zu sprechen. Die folgenden Tatsachen werden hierbei nicht berücksichtigt:

1. Die **Geschwindigkeit** der Lymphströmung sagt nichts aus über das **Lymphzeitvolumen**. Wie bereits ausgeführt, gilt der Zusammenhang:

$$LZV = v \cdot \pi \cdot r^2$$

$LZV$ = Lymphzeitvolumen
$v$ = Geschwindigkeit
$r$ = Radius

und den Radius kennen wir nicht!

2. Selbst wenn das Lymphzeitvolumen meßbar wäre, würde dies nicht reichen. Zu bestimmen wären die **Transportkapazität** und die **lymphpflichtige Last**, denn deren Verhältnis zueinander entscheidet über Suffizienz oder Insuffizienz des Lymphgefäßsystems.

Der Eiweißstau führt zur üblichen Bindegewebsproliferation, Fibrosklerose; der Prozeß der chronischen Entzündung erfaßt auch das Fettgewebe. Man spricht von einer **Lipodermatosklerose**.

Es ist einfach, diesen Zustand diagnostisch zu erfassen; es reicht die Basisdiagnostik. Die Krankengeschichte ist typisch. Wir hören: «Ich hatte eine tiefe Beinvenenthrombose, man sagte mir, ich müsse einen medizinischen Kompressionsstrumpf tragen, aber dies ist lästig, ich trug ihn nicht. Eine Zeitlang ging es gut, nach einer gewissen Zeit schwoll mein Bein nachmittags an, aber das Ödem verschwand während der Nacht. Ich trug weiterhin keinen medizinischen Kompressionsstrumpf und jetzt bildet sich das Ödem während der Nacht nicht mehr zurück.» Man findet im Bereich des Unterschenkels und der Knöchel ein Ödem, das Gewebe ist verhärtet, die Haut bräunlich verfärbt. Das Hautfaltenzeichen nach Stemmer ist positiv.

## 8.4 Das arthrogene Stauungssyndrom

Bei vernachlässigten Formen der chronisch-venös-lymphostatischen Insuffizienz mit Ulcus cruris kann sich infolge des Übergreifens des nekrotisch-entzündlichen Prozesses auf die Gelenkkapseln ein **Spitzfuß** entwickeln. Dies verursacht einen vollständigen Ausfall der Pumpenmechanismen und zwar auch für den Fall, daß jetzt endlich eine Kompressionstherapie eingesetzt wird (Tab. 8/4).

Bei einem an einer **schweren Arthrose** (Gonarthrose, Coxarthrose etc.) leidenden Venengesunden kann sich infolge des Ausfalles der Pumpen das volle Bild einer chronischen venösen

**Tab. 8/4:** Bei einer vernachlässigten chronischen Veneninsuffizienz mit Ulcus cruris kann ein Spitzfuß entstehen, welcher den Zustand teufelskreisartig verschlechtert.

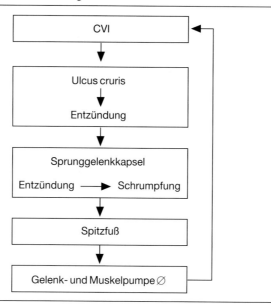

Insuffizienz entwickeln. Man spricht von einem **arthrogenen Stauungssyndrom** (Tab. 8/5). Selbstverständlich kann auch eine **Muskellähmung** zum gleichen Bild führen.

## 8.5 Therapie

Wenn bei Beginn der chronischen Veneninsuffizienz – dieser Zeitpunkt ist mit Hilfe nichtinvasiver phlebologischer Untersuchungsmethoden leicht zu erfassen – eine adäquate lebenslange Kompressionstherapie eingesetzt wird, werden Ödem, Lipodermatosklerose und Ulcus cruris verhütet.

**Keine medikamentöse Therapie ersetzt die Kompressionsbehandlung.** Es ist ein häufiger Fehler, der schlechten Compliance des Patienten nachzugeben und anstelle der Kompressionstherapie «Venodiuretika» zu verordnen. Auch die sogenannten «ödemprotektiven», «kapillarabdichtenden» Arzneimittel ersetzen die Kompressionstherapie nicht, bleiben aber als einzige Möglichkeit übrig, wenn eine gleichzeitig bestehende arterielle Verschlußkrankheit die Kompressionstherapie verbietet.

Im pathophysiologischen Stadium der phlebo-lympho-dynamischen Insuffizienz, bei welchem nachmittags ein Ödem besteht, sich aber während der Nachtruhe noch zurückbildet, reicht es, durch Hochlagern der Gliedmaße eine Entödematisierung herbeizuführen und im ödemfreien Zustand die Kompressionstherapie endlich einzuleiten.

**Tab. 8/5:** Pathophysiologie des arthrogenen Stauungssyndroms infolge einer schweren Arthrose im Beinbereich.

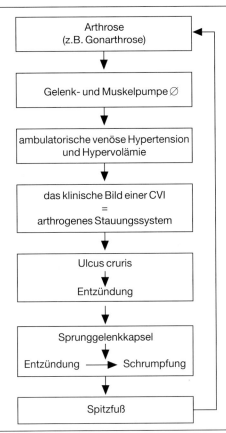

Wird mit der Behandlung erst im pathophysiologischen Stadium der phlebo-lymphostatischen Insuffizienz begonnen, ist eine komplexe physikalische Entstauungstherapie mit ihren 2 Phasen erforderlich.

**Eine unabdingbare Voraussetzung dafür, daß ein Ulcus cruris heilt, ist die Entödematisierung.** Entwässerungstabletten sind auch hier fehl am Platz. Die adjuvante Verabreichung von «ödemprotektiven» Benzopyronen hat sich hingegen als nützlich erwiesen.

Eine **kausale operative** Therapie – etwa mit dem Einbau künstlicher Venenklappen – ist nicht möglich. Venenchirurgen entfernen gerne erweiterte suprafasziale Venen beim postthrombotischen Syndrom, aber sie garantieren keine Befreiung des Patienten von der Kompressionstherapie; diese ist weiterhin erforderlich. Man sieht gelegentlich Verschlechterungen, wenn hämodynamisch wirksame suprafasziale Umgehungskreisläufe vernichtet wurden.

## Literatur

Wuppermann, T.: Varizen, Ulcus cruris und Thrombose. 5. Aufl. Springer Verlag, Berlin, Heidelberg, New York, Tokyo 1986.

# 9 Hypoproteinämische Ödeme

E. Földi und M. Földi

## 9.1 Einleitung

In der Gruppe der «hypoproteinämischen Ödeme» behandeln wir das **Nephrose-Syndrom** und die **eiweißverlierende Enteropathie**. Oft wird das **Hungerödem** irrtümlicherweise ebenfalls als hypoproteinämiebedingtes Ödem aufgefaßt. Zwar geht dieses mit einer Hypoproteinämie einher, seine eigentliche Ursache ist aber nicht die Hypoproteinämie, sondern der Untergang des Bindegewebes, der Verlust der Elastizität der Haut, der Marasmus. Die Folge ist ein Anstieg der Compliance des Interstitiums ($C_I$).

Zwischen dem interstitiellen Wasservolumen, dem Gewebedruck und der Compliance des Interstitiums besteht der folgende Zusammenhang:

$$C_I = \frac{\Delta IFV}{\Delta P_I}$$

$\Delta IFV$ bedeutet eine Änderung des interstitiellen Flüssigkeitsvolumens, $\Delta P_I$ die hierdurch herbeigeführte Änderung des interstitiellen Druckes.

Eine Erhöhung der $C_I$ hat zur Folge, daß ein Anstieg des Wassergehaltes des Interstitiums eine geringgradigere Erhöhung des Gewebedruckes zur Folge hat, als dies bei einer niedrigeren Compliance des Interstitiums der Fall war.

Die Folge ist, daß gleich zwei **ödemprotektive Mechanismen** reduziert werden:

1. Ein starker Anstieg des interstitiellen Druckes reduziert den effektiven ultrafiltrierenden Druck (BKD – ID) stark; erhöht sich der Gewebedruck nur geringgradig, verringert sich der effektive ultrafiltrierende Druck kaum.
2. Ein starker Anstieg des interstitiellen Druckes aktiviert die Sicherheitsventilfunktion der Lymphgefäße, ein geringer kaum oder überhaupt nicht.

Die Hypoproteinämie spielt beim Hungerödem nur eine aggravierende Rolle. Selbstverständlich ist zur Behandlung des Hungerödems keine physikalische «Ödemtherapie» angezeigt.

## 9.2 Pathophysiologie

Die Pathophysiologie der hypoproteinämischen Ödeme kann wie folgt dargestellt werden:

Hypoproteinämie → kolloidosmotischer Druck im Blut sinkt → effektiver resorbierender Druck sinkt → Nettoultrafiltration im ganzen Körper erhöht sich → die Dehydrationsreaktion wird aktiviert (s. Kap. 3).

Die gesunden Lymphgefäße versuchen mit ihrer Sicherheitsventilfunktion die Störung zu kompensieren; wenn sie versagen, wenn eine **dynamische Insuffizienz** hinzukommt, entsteht ein **eiweißarmes Ödem**. Es erscheint zuerst dort, wo die Compliance des Bindegewebes groß ist, wo sich die Flüssigkeit leicht ansammelt; dies sind die Augenlider, und zwar vorerst morgens, weil sie nachts unbeweglich sind und der Lymphstrom besonders träge ist, sowie das Skrotum. Bald wird das Ödem **generalisiert** und auch in den Körperhöhlen sammelt sich eiweißarme Flüssigkeit, ein **Transsudat** an.

## 9.3 Nephrose-Syndrom

Verschiedene **Nierenkrankheiten** können das Bild eines Nephrose-Syndroms erzeugen; gemeinsam ist allen eine Erkrankung der Glomerularkapillaren mit einer erhöhten Permeabilität Eiweißkörpern gegenüber. Mit dem **Harn** gehen Eiweißkörper verloren (**Proteinurie**). Bei starkem Ausmaß und langer Dauer des Eiweißverlustes wird die Eiweißsynthese der Leber überfordert, es kommt zu einer **Hypoproteinämie**.

Eine **kausale** Therapie muß die Glomerularkapillaren normalisieren; die Behandlung dieser Frage ist nicht Aufgabe dieses Lehrbuches. Beim Einsatz einer rein **symptomatischen medikamentösen** Behandlung mit Entwässerungstabletten muß eine sorgfältige Nutzen/Risiko-Analyse vorgenommen werden. Eine **physikalische «Ödemtherapie»** ist **nicht** angezeigt.

## 9.4 Eiweißverlierende Enteropathie[1]

### 9.4.1 Pathophysiologie und Klassifikation

Bei der eiweißverlierenden Enteropathie verliert der Patient Eiweißkörper mit dem **Stuhl**. Es gibt zwei Formen. Die eine Form können wir als eine **exsudative**, die andere als eine **lymphostatische** Enteropathie bezeichnen.

#### 9.4.1.1 Die exsudative Enteropathie

**Der exsudativen Enteropathie** liegt entweder ein chronisch-entzündlich-exulcerierender Prozeß des Darmes («**Inflammatory bowel disease**»: Colitis ulcerosa; Morbus Crohn) oder ein paraneoplastisches Syndrom, ein Magenkrebs, eine Hypertrophie der Magenschleimhaut, eine einheimische Sprue, eventuell eine Sklerodermie des Darmes zugrunde. Das **Ullrich-Turner-Syndrom** geht häufig sowohl mit einem Lymphödem der Gliedmaßen, als auch mit einer «**inflammatorischen Darmkrankheit**» einher. Genauso wie bei einem nässenden, chronischen Ekzem über die Haut, tritt bei chronischen Darmentzündungen eiweißreiche Flüssigkeit über die Darmschleimhaut in die Lichtung des Darmes hinaus. Das kann zu einem so massiven Eiweißverlust führen, daß eine Hypoproteinämie entsteht.

---

[1] Enteropathie = Darmerkrankung.

**Tab. 9/1:** Bei der lymphostatischen Enteropathie verursacht die Hypoproteinämie eine Zunahme des Darmwandödems (Erklärung der Abkürzungen s. S. 232).

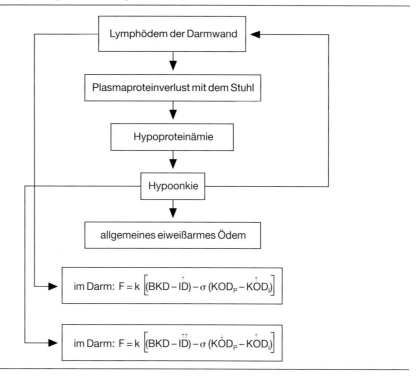

## 9.4.1.2 Die lymphostatische Enteropathie

Bei der **lymphostatischen Enteropathie** handelt es sich meist um das, was der Name besagt, d. h., um eine lymphstaubedingte Darmkrankheit, um ein **Darmlymphödem**. Meist besteht eine **primäre Form** und zwar am häufigsten eine **Hyperplasie** der Chylusgefäße. Es kann sich auch um eine Dysplasie der *Cisterna chyli* handeln. **Sekundäre Formen** kommen bei **bösartiger Obstruktion** der Chylusgefäße, meist bei intestinalen **Lymphomen**, vor. Auch beim **Morbus Whipple** kann es zu einem Verschluß der Chylusgefäße kommen. Eine **hämodynamische Insuffizienz des Lymphgefäßsystems** (Rechtsherzinsuffizienz, aber auch eine konstriktive Mediastinopericarditis) kann ebenfalls eine solche enterale Lymphostase verursachen, daß eine lymphostatische Enteropathie entsteht.

Die zentralen initialen Lymphgefäße werden maximal erweitert, die Zotten ödematös, sie können platzen; es sickert eiweißreiche Ödemflüssigkeit und Chylus in die Darmlichtung. Infolge des Eiweißverlustes mit dem Stuhl können eine Hypoproteinämie, eine Hypoonkie[2] und ein allgemeines eiweißarmes Ödem entstehen. Die Hypoonkie verschlechtert das Darmlymphödem teufelskreisartig (**Tab. 9/1**). Infolge Fettresorptionsstörungen findet man Fettstühle und Durchfälle. Es kommt zum Mangel an fettlöslichen Vitaminen, zu einer Hypocalciämie, sowie, infolge des Chylusverlustes, zu einer Lymphopenie.

---

[2] Hypoonkie = herabgesetzter kolloidosmotischer Druck im Blut.

Die lymphostatische Enteropathie kann in Kombination mit Lymphödemen der Gliedmaßen oder/und der Genitalien, des Kopfes sowie mit chylösen Ergüssen in Körperhöhlen auftreten.

Beim Verdacht auf eine eiweißverlierende Enteropathie ist der **Gordon**-Test anwendbar: Es werden 25 mg $^{131}$J-Polyvinylpyrrolidon i.v. injiziert. Bei normalen Personen steigt in den folgenden 4 Tagen die faecale Ausscheidung auf 1,5% der injizierten Menge an; bei an einer eiweißverlierenden Enteropathie leidenden Patienten erreicht sie 3 bis über 32%. Eine intestinale Saugbiopsie der Darmschleimhaut kann ein Schleimhautödem und pathologische Lymphgefäße nachweisen.

## 9.4.2 Therapie

Die Therapie der Krankheiten, welche eine **exsudative Enteropathie** verursachen, klammern wir aus und beschäftigen uns nur mit der Behandlung der **lymphostatischen Enteropathie**.

Die Behandlung besteht aus **diätetischen Maßnahmen** in Kombination mit **physikalischer Therapie**.

Patienten, die an einer lymphostatischen Enteropathie leiden, dürfen nur solche Fettformen zu sich nehmen, welche keine langkettigen Fettsäuren enthalten (Ceres-Margarine und Ceres-Öl). Hierdurch wird vermieden, daß die noch vorhandene geringe Transportkapazität der intestinalen Lymphgefäße durch die Notwendigkeit Chylomikrone zu transportieren, in Anspruch genommen wird; gleichzeitig wird das zugeführte Fett über die Darmblutgefäße resorbiert und steht dem Körper zur Verfügung.

Die physikalische Therapie besteht aus **Bauchtiefdrainage** in Verbindung mit **Atemgymnastik**. Dadurch gelingt es, das Dünndarmlymphödem zu reduzieren; infolgedessen sinkt der Eiweißverlust über den Darm und die Plasmaproteinkonzentration steigt an. Der Teufelskreis wird durchbrochen.

# 10 Chylöser Reflux

E. Földi und M. Földi

## 10.1 Pathophysiologie und Erscheinungsformen

Der normale Weg des Chylus führt, wie in Kapitel 1.9.6.2 beschrieben, von den Lymphgefäßen des Dünndarmes über den *Truncus gastrointestinalis* in die *Cisterna chyli* und von dort weiter in den Milchbrustgang. Der *Truncus gastrointestinalis* transportiert nicht nur aus dem Darm und aus dem Mesenterium, sondern auch aus dem Magen, dem Pankreas, der Milz sowie aus der Leber Lymphe in die *Cisterna chyli*. In der *Cisterna chyli* münden außerdem die beiden lumbalen Lymphstämme, die für die lymphvaskuläre Drainage der Beine, der unteren Rumpfwandhälfte, der Genitalien und des uropoetischen Apparates verantwortlich sind. Im Falle einer Lymphostase in der *Cisterna chyli* kann deren gesamtes Quellgebiet von einem retrograden Lymphfluß, d.h. von einem chylösen Reflux erfaßt sein. Wie wir sehen werden, kann ein chylöser Reflux aber auch intrathoracale Organe erfassen.

Man unterscheidet **primäre** und **sekundäre** Formen des chylösen Refluxes. Bei der **primären Form** handelt es sich um eine Dysplasie der *Cisterna chyli*, des *Ductus thoracicus* oder der enteralen Lymphgefäße. Im Falle einer Aplasie oder Atresie[1] des Brustmilchganges staut sich die chylushaltige Lymphe in der *Cisterna chyli* zurück. Der Stau dehnt sich von der *Cisterna chyli* auch auf den *Truncus gastrointestinalis* und auf die beiden lumbalen Lymphstämme, welche die Lymphe aus den Beinen, den Genitalien, den Nieren und den ableitenden Harnwegen inklusive Harnblase, den Nebennieren und der Bauchdecke transportieren, aus. Diese erweitern sich und es stellt sich in ihnen eine **funktionelle Klappeninsuffizienz** ein. Auch die mesenterialen Lymphgefäße erweitern sich. Es kann zu Ausstülpungen der Wand, zur Entstehung mesenterialer **Chyluszysten** kommen. Wenn diese unter dem Bauchfell platzen, entstehen **Chylome**; platzen diese Chylome Richtung Bauchraum, so sammelt sich hier Chylus an. Es entsteht ein **chylöser Ascites** (**Chyloperitoneum** oder **Chylaskos**). Dieser kann solche Ausmaße annehmen, daß es infolge der Beeinträchtigung der Zwerchfellexkursionen zu einer schweren Atemnot kommt. Hinzu gesellt sich die Beeinträchtigung der venösen Hämodynamik infolge des Anstiegs des intraabdominalen Drucks. Dieser beträgt normalerweise etwa 2 mm/Hg und kann bei einem Ascites bis auf etwa 20 mm/Hg ansteigen. Infolgedessen muß zwangsläufig der Beinvenendruck so stark ansteigen, daß eine entsprechende vis-a-tergo entsteht, die den venösen Blutstrom aus den Beinen Richtung Bauchhöhle ermöglicht. Der hohe intraabdominale Druck wirkt sich auch unmittelbar auf die dünnwandigen abdominalen Venen aus.

Der Stau in den lumbalen Lymphstämmen kann dazu führen, daß chylushaltige Lymphe in die Nierenlymphgefäße regurgitiert; auch diese erweitern sich und können platzen. Gelangt ihr Inhalt in das Nierenbecken, kommt es zu einer **Chylurie**. Eine Chylurie kann auch über die ebenfalls gestauten, von einem chylösen Reflux erfaßten Gefäße der Harnblase, zustandekommen. Werden Lymphgefäße der Gebärmutter, der Eileiter bzw. der Scheide erfaßt,

---

[1] Atresie = aus ατρητοσ = nicht durchbohrt, ohne Öffnung.

kommt es zu einem Austreten von Chylus aus der **Scheide**. Ein chylöser Reflux in die Lymphgefäße des Eierstocks kann eine **ovarielle Chyluszyste** zur Folge haben. Ein chylöser Reflux in die Lymphgefäße des Colon bzw. des Rektums kann eine **anale Chylorrhargie** und später die Entstehung **perianaler verruköser Gewächse** zur Folge haben. Das Eindringen von Bakterien aus dem Darm in die nach dem Platzen der Zysten entstehenden Fisteln, in die Lymphgefäße des Mesenteriums oder des Mesocolons hat schwere Lymphangitiden zur Folge.

Ein **Chylarthros** entsteht, wenn ein chylöser Reflux in die Lymphgefäße eines **Gelenkes** zum Platzen von Chyluszysten führt. Da ein Chylarthros schmerzhaft ist und mit Fieber einhergehen kann, ist die Differenzierung der Punktionsflüssigkeit: Eiter oder Chylus? von großer Bedeutung. In diesem Zusammenhang sei darauf hingewiesen, daß es sich bei Anschwellungen des Kniegelenkes bei Beinlymphödemen auch um einen **Hydrarthros**, d.h. um die Ansammlung von Lymphe bzw. einer eiweißreichen Gewebsflüssigkeit und nicht um Chylus handeln kann.

Eine im Tierversuch operativ herbeigeführte Lymphostase einer Gliedmaße führt zur Ansammlung einer eiweißreichen Flüssigkeit in der Kniegelenkshöhle; in der Synovialis kommt es zur pathologischen Veränderungen mit einer auffallenden Ähnlichkeit zu denjenigen, die für eine rheumatoide Arthritis typisch sind.

Bei einem chylösen Reflux in die enorm erweiterten Lymphgefäße der **Haut** erscheinen an der Hautoberfläche **Bläschen**, deren Inhalt nach einer fetthaltigen Mahlzeit eine milchige Beschaffenheit bekommt. Spontan, oder nach geringfügigen Verletzungen kann aus ihnen Chylus austreten. Sind Schwimmhäute zwischen den Zehen erfaßt, kann der Druck des Schuhs genügen, um Chylus hervortreten zu lassen (**Abb. 10/1**). Besonders lästig sind Chyluszysten an den **äußeren Genitalien**, am **Penis**, am **Skrotum**, an den **Labien**, welche in späteren Stadien mit blumenkohlartigen Wucherungen einhergehen und von Dermatologen gelegentlich mit *Condylomata acuminata* verwechselt werden (**Abb. 10/2**). Auch die Haut der **Bauchdecke** kann von einem Reflux erfaßt sein: Wie bekannt, gehört die untere Hälfte des Rumpfes zum Tributargebiet der inguinalen Lymphknoten.

Eine Aplasie bzw. Atresie des *Ductus thoracicus* kann **intrathoracale chylöse Refluxe** zur Folge haben. Zu ihrem Verständnis liefert die Anatomie den Schlüssel. Es handelt sich nämlich um das Platzen von Ausstülpungen, Zysten von solchen Lymphgefäßen, über welche der Körper versucht aus der gestauten *Cisterna chyli* Richtung Venenwinkel einen Umgehungskreislauf zu bilden.

Normalerweise wird die Leberlymphe z.T. über den *Ductus hepaticus* bzw. den *Truncus gastrointestinalis* in die *Cisterna chyli* transportiert, z.T. aber auch durch kollaterale Lymphgefäße, die die Bauchhöhle in Begleitung der *Vena cava inferior* über das *Foramen venae cavae* verlassen. Diese Lymphgefäße begleiten die *Vena cava inferior* auch entlang ihres supradiafragmatischen Segmentes und zwar nicht nur extra-, sondern auch intrapericardial. Bei einem Lymphabflußhindernis aus der *Cisterna chyli* kann folgendes geschehen: Der Chylus staut sich im *Truncus gastrointestinalis*, anschließend im *Ductus hepaticus* und danach im gesamten intrahepatischen Lymphgefäßsystem. Dies kann zu einem Reflux von Chylus in die Leberlymphgefäße führen und es kann dazu kommen, daß die mit dem Chylus vermischte Leberlymphe über diejenigen Lymphgefäße, welche in Begleitung der *Venae hepaticae* bzw. der *Vena cava inferior* verlaufen, in den Brustkorb und in den Herzbeutel gelangen. Das Platzen dieser Lymphgefäße kann einen **Chylothorax** oder/und ein **Chylopericard** zur Folge haben. Hinzu kommt, daß ein Teil der Lymphgefäße des **Herzens** in Lymphknoten mündet, die sich bei der Bifurkation der *Trachaea* befinden. Diese Lymphknoten liegen aber im Falle einer Aplasie bzw. Atresie des *Ductus thoracicus* bzw. bei einem Stau in der *Cisterna chyli* ebenfalls in einem Staugebiet und zwar aus dem folgenden Grund: Wenn eine Dysplasie/Atresie der *Cisterna chyli* oder/und des *Ductus thoracicus* besteht, so gibt es die folgenden Möglichkeiten, über welche die Lymphe im Bereich der Brusthöhle Richtung

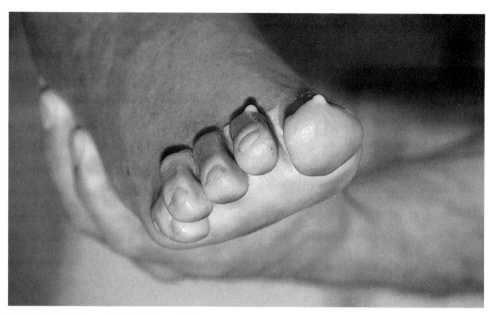

**Abb. 10/1:** Chylöser Reflux bei einem Patienten mit einem Lymphödem der unteren Gliedmaßen.

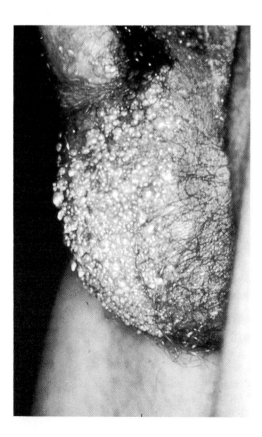

**Abb. 10/2:** Chylöser Reflux in die männlichen Genitalien. Aufnahme von Professor **Campisi**, Genua.

Venenwinkel gelangen kann: Nach **Servelle** entstehen aus interkostalen Lymphgefäßen zwei Lymphabflußwege, welche sich beidseits neben der Wirbelsäule befinden. Die interkostalen Lymphgefäße selbst, welche in diese laterovertebralen Lymphgefäße münden, erweitern sich infolge der Belastung des gesamten Systems, ihre Klappen werden insuffizient und es kann passieren, daß auch ein bis in die axillären und subclaviculären bzw. retrosternalen Lymphgefäße reichender Lymphstau entsteht. In diesen Lymphgefäßen können überall Zysten entstehen und wenn diese platzen, kommt es zu Chylusfisteln, zum Chylothorax. Bei der Punktion des Chylothorax können diese erweiterten interkostalen Lymphgefäße verletzt, der Erguß vergrößert werden. Lymphvaskuläre Umgehungskreisläufe gibt es auch im Bereich der Lymphgefäße des Zwerchfelles. Vor allem im Bereich der thoracalen Seite des Zwerchfelles können sich variköse Lymphangiektasien entwickeln, deren Platzen ebenfalls zur Entstehung eines Chylothorax führt. Aber auch die an der abdominalen Fläche des Zwerchfelles liegenden Zwerchfellymphgefäße können im Falle einer Dysplasie/Atresie der *Cisterna chyli*/des Brustmilchganges sowohl über restrosternale Lymphgefäße, als auch über mediastinale den Halsbereich erreichen. Der diese Lymphgefäße erfassende Stau betrifft die Lymphknoten, welche an der Bifurkation der Luftröhre liegen, aber auch die peritrachealen. Von großer Bedeutung ist die Tatsache, daß zum Tributargebiet derjenigen Lymphknoten, die an der Bifurkation der Trachea liegen, auch die **Lungen** gehören. Es kann dazu kommen, daß infolge des Staus in diesen Lymphknoten sich ein retrograder Stau in den Lungenlymphgefäßen entwickelt. Die Folge kann ein Reflux von Chylus in die Lungen sein. Dieser Stau wird freilich auch die subpleuralen Lungenlymphgefäße erfassen. Platzen die Lungenlymphgefäße, entwickelt sich eine **chylöse Pneumonie**, welche zu einer Karnifikation des Lungengewebes und zum Tod führt. Platzen subpleurale Lymphgefäße, so kommt es zu einem Chylothorax. Auch die **peribronchialen Lymphgefäße** nehmen am Stau teil. Platzen diese, so fließt Chylus in die **Bronchien**: der Patient wird bei einem von schwerer Dyspnoe begleiteten Hustenanfall Chylus spucken. Bemerkenswert ist in diesem Zusammenhang die von **Servelle** hervorgehobene Tatsache, wonach im Falle ausgedehnter, auch die Chylusgefäße des Dünndarmes miteinbeziehende Refluxe, eine im Bereich des Dünndarmes entstehende Lymphangitis selbst Lungenlymphgefäße erfassen kann. Da auch die Lymphgefäße des Herzens ihre Lymphe in Lymphknoten abgeben, welche an der Bifurkation der Trachea liegen, kann ein diese Lymphknoten erfassender chylöser Stau sich auf die Lymphgefäße des Herzens erstrecken: es entsteht ein **Chylopericard**.

Ein massiver Stau im Bereich der **mediastinalen Lymphgefäße** kann zur Entstehung von **mediastinalen Chyluszysten** führen.

Die **sekundären Formen** chylöser Rückflüsse können Folgen einer **bösartigen** Blockade der *Cisterna chyli*, des *Ductus thoracicus* (*Lymphangiosis carcinomatosa* oder eine sarkomatöse Infiltration), bzw. eines Krebsbefalles von entsprechenden Lymphknoten sein. Auch **maligne Lymphome** und eine **Lymphangioleiomyomatose** können den Milchbrustgang verschließen. **Gutartige** Formen – das Wort **gutartig** bedeutet lediglich, daß es sich um kein Malignom als Auslöser des Lymphabflußhindernisses handelt, die Krankheitsbilder selbst sind oft sehr ernst, sogar tödlich – können **posttraumatisch** bzw. Folgen von **Verletzungen** bei **thoraxchirurgischen** Eingriffen, aber auch im Halsbereich (Venenwinkel) sein. Eine wichtige Ursache ist die **Filariasis** über Lymphangitiden, Lymphangioparalysen und Verstopfung von Lymphgefäßen durch die **Parasiten**. Bei einem *Lupus erythematodes* des *Ductus thoracicus* kann ein heftiger Hustenanfall zum dessen Bersten führen.

## 10.2 Diagnose und Differentialdiagnose

Ein chylöser Ascites, ein Chylothorax und ein Chylopericard verursachen die gleichen Symptome wie Flüssigkeitsansammlungen anderer Art dieser Körperhöhlen. Es sei auf die Lehrbücher der Inneren Medizin hingewiesen. Beim Verdacht auf einen chylösen Erguß läßt sich der chylöse Charakter der Flüssigkeitsansammlung am besten nach einer Fettbelastung nachweisen. Empfehlenswert ist es, die diagnostische Punktion – mit großer Sorgfalt wegen der Verletzungsgefahr erweiterter Lymphgefäße durchgeführt – mit der von **Servelle** eingeführten Fettbelastungsprobe zu kombinieren. Bei nüchternem Magen wird Blut entnommen, anschließend verzehrt der Patient 60 g Butter (auf Toast) und man bestimmt in Abständen von jeweils einer Stunde insgesamt 5mal die Gesamtlipidkonzentration des Blutes. **Abbildung 10/3** zeigt den normalen Verlauf und denjenigen bei einem Fall eines Chylothorax. Freilich ist der Kurvenverlauf nicht nur bei einem chylösen Reflux flach, d. h., daß dieser Test bei Fettverdauungsstörungen und bei einem Malabsorptionssyndrom nicht brauchbar ist. Die diagnostische Punktion sollte drei Stunden nach dem Fettverzehr erfolgen. Es besteht die Möglichkeit, die Fettbelastung in der Weise durchzuführen, daß das Fett mit Sudan III gefärbt oder radioaktiv markiert wird.

Im Zusammenhang mit der diagnostischen Thoraxpunktion sei zusätzlich noch darauf hingewiesen, daß die Verletzung der Lungen unbedingt vermieden werden muß und zwar nicht nur wegen des Pneumothorax, sondern auch deswegen, weil in den Raum, welcher zwischen der sich retrahierenden Lungen und der Pleura visceralis entsteht, Chylus fließen und dort gerinnen kann.

Ähnliche Probleme ergeben sich freilich auch bei Pericardpunktionen. Bei Ascitespunktionen können in der Bauchdecke befindliche, einen kollateralen Lymphabflußweg bildende Lymphgefäße, verletzt werden.

Hingewiesen werden soll auf die Tatsache, daß einem chylösen Rückfluß gelegentlich Blut beigemengt ist; dies muß nicht unbedingt Zeichen einer malignen Form sein.

Bei der Abklärung einer Chylurie ist eine urologische Untersuchung erforderlich. Sie kann die Frage beantworten, ob der Chylus im Nierenbecken oder erst im Bereich der Harnblase in den Urin gelangt. Im Falle einer chylösen Kolporrhagie ist der Gynäkologe hinzuzuziehen. Die Differenzierung zwischen einem Chylarthros und einem Lympharthros erfolgt mittels Gelenkspunktion. Über die Diagnose des chylösen Refluxes in die Darmwand berichtet Kapitel 9.2.

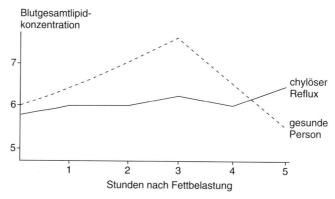

**Abb. 10/3:** Blutgesamtlipidkonzentration nach peroraler Fettbelastung, beim Gesunden und beim chylösen Reflux. Nach **Servelle** modifiziert (siehe Text).

Jeder größere Chylusverlust geht mit einer Lymphopenie und mit einer Hypocalciämie einher.

Was die ätiologische Diagnose betrifft: je jünger der Patient ist, desto wahrscheinlicher ist es, daß es sich um eine Dysplasie handelt. Bei älteren Patienten muß man in erster Linie an eine maligne Form denken. Dies ist jedoch nur eine Faustregel: die Lymphangioleiomyomatose z. B. ist eine Krankheit junger Frauen. Die Tumorsuche erfolgt mittels der üblichen onkologischen Stufendiagnostik und bei strenger Berücksichtigung des Prinzips der Therapiebezogenheit: Bei einem kachektischen Greis wird man keine diagnostische Thorakotomie vornehmen.

Auf die Gefahr einer direkten öligen Lymphographie sei im Zusammenhang mit der Problematik des chylösen Refluxes mit Nachdruck hingewiesen. Eine direkte ölige Lymphographie führt zu einer pulmonalen Ölembolie; dies kann im Falle eines chylösen Rückflusses in die Lungen katastrophale Folgen haben.

## 10.3 Die Therapie gutartiger chylöser Refluxzustände

Im folgenden wollen wir uns lediglich mit der Behandlung gutartiger chylöser Rückflüsse beschäftigen: die malignen Folgen gehören in den Bereich der Onkologie. Der Grundsatz, daß jede Krankheit konservativ zu behandeln ist, wenn keine absolute (vitale) Operationsindikation vorliegt, und eine erfolgversprechende konservative Therapie existiert, gilt selbstverständlich auch für chylöse Refluxsyndrome. Es muß mit Nachdruck darauf hingewiesen werden, daß Patienten mit einem chylösen Reflux stets in die Hand von Spitzenfachleuten gehören und die werden eine Entscheidung zu treffen haben, ob eine konservative Therapie möglich ist, und wenn ja, so werden sie diese stets unter stationären Bedingungen einleiten. Die Basis der Therapie ist stets eine «Ceres»-Diät, welche weitgehend frei von langkettigen Fettsäuren enthaltenden Lipiden ist. Mit Hilfe dieser Diät wird das überlastete, kranke Lymphgefäßsystem entlastet: mittelkettige Fettsäuren enthaltende Lipide bilden keine lymphpflichtige Fettlast. Die fettlöslichen Vitamine werden substituiert und im Falle einer Hypocalciämie Calcium verabreicht. Wenn möglich, wird eine physikalische Therapie bestehend aus Bauchtiefdrainage und Atemgymnastik durchgeführt. Ob diese Behandlung möglich ist, oder nicht, entscheidet der Lymphologe, der hierzu unter anderem einen computertomographischen Befund benötigt. Bestehen z.B. retroperitoneale Lymphzysten oder/und Lymphangiome, ist eine Bauchtiefdrainage kontraindiziert. Oft kommt man nicht drum herum, wiederholte therapeutische Punktionen durchzuführen und vorübergehend Diuretika zu verabreichen. Vorrangiges Ziel wird freilich sein, die Diuretika so schnell wie möglich ausschleichend wieder abzubauen.

Die Zielsetzung dieser kombinierten internistischen und physikalischen Therapie ist es, die gestauten Lymphgefäße zu entlasten, den Abtransport des Chylus zu verbessern, die Lymphohypertension zu reduzieren und dadurch den Reflux des Chylus zum Stillstand zu bringen. Im günstigsten Fall wachsen Fisteln zu.

Eine Heilung im eigentlichen Sinne des Wortes wird zwar möglich sein, mit diesem erfreulich günstigen Verlauf kann man jedoch nicht immer rechnen, so daß oft eine langandauernde zweite Therapiephase erforderlich ist, zu welcher die Diät und eine in regelmäßigen Abständen durchgeführte physikalische Therapie (Bauchtiefdrainage und Atemgymnastik) gehören.

Nicht selten sind chylöse Refluxsyndrome mit Lymphödem von Gliedmaßen oder/und der Genitalien oder/und des Rumpfes oder/und des Kopfes kombiniert. In diesen Fällen wird die Behandlung sinngemäß modifiziert.

Mit großem Nachdruck sei darauf hingewiesen, daß von einem «Versagen» der konservativen Therapie bei chylösen Refluxsyndromen nur dann gesprochen werden darf, wenn **die geschilderte Behandlung** erfolglos bleibt und nicht **irgendeine** andere, wie z. B. die Kombination: wiederholte Punktionen und die Verordnung von Diuretika. Nur in diesem Fall ist eine operative Behandlung zu versuchen.

Im Sinne des **nil nocere** ist es angebracht, die diesbezüglichen Ausführungen damit zu beginnen, daß das, was Lehrbücher der Chirurgie leider oft empfehlen, d. h., **bei chylösen Flüssigkeitsergüssen in die serösen Körperhöhlen den** «*Ductus thoracicus*» **zu unterbinden strengstens kontraindiziert ist.** Lediglich bei einer Verletzung des *Ductus thoracicus*, egal ob traumatischer Art oder zufällig, anläßlich eines operativen Eingriffes entstanden, soll der *Ductus thoracicus* unterbunden werden.

> Cave: Ligatur des «*Ductus thoracicus*» bei einem Reflux von Chylus in Körperhöhlen!

Die Worte *Ductus thoracicus* sind mit Anführungszeichen geschrieben und zwar deswegen, weil das, was der Operateur vorfindet und unterbindet **nicht** der Brustmilchgang ist. Dieser fehlt, er ist entweder nicht angelegt (Aplasie) oder verfügt über keine Lichtung (Atresie). Es handelt sich, wie oben beschrieben, um einen Umgehungskreislauf, bestehend aus interkostalen Lymphgefäßen. Die Folgen der Ligatur dieses Umgehungskreislaufes können selbstverständlich verheerend sein.

Eine junge Lehrerin, völlig beschwerdefrei, mußte sich, laut Gesetz, zu einer Thorax-Röntgen-Reihenuntersuchung begeben. Die Lungen waren o. B., aber man fand eine geringgradige einseitig pleurale Flüssigkeitsansammlung. Nun wurde der diagnostische Apparat ins Rollen gebracht. Es wurde eine Pleurapunktion vorgenommen, es wurde eine chylöse Flüssigkeit aspiriert. Daraufhin wurde die völlig beschwerdefreie Frau in eine chirurgische Klinik eingewiesen; es wurde eine Thorakotomie gemacht und der «*Ductus thoracicus*» unterbunden. Postoperativ nahm der Chylothorax massiv zu, er wurde beidseitig und es entstand zusätzlich ein gewaltiges Chyloperitoneum. Die Patientin – jetzt wurde sie eine – litt an schwerer Atemnot; in regelmäßigen Abständen mußten Pleura- und Ascitespunktionen vorgenommen werden, die eine Hypoproteinämie zur Folge hatten. Es entwickelte sich eine Hypocalciämie und eine Lymphopenie. In hohen Dosen wurden täglich Diuretika appliziert. Sie wurde voll invalide und mußte berentet werden.

Es sei noch einmal mit Nachdruck gesagt, daß es für die Ligatur des Brustmilchganges lediglich eine einzige Indikation gibt und die liegt dann vor, wenn der *Ductus thoracicus* bei einer Operation oder infolge eines Traumas verletzt wurde. In diesen Fällen herrschen im Lymphgefäßsystem normale Verhältnisse und aus diesem Grund werden nach der Ligatur bald lympho-lymphatische Anastomosen entstehen, welche die Ligatur überbrücken.

**Servelle** warnt davor, bei der operativen Behandlung des Chylothorax, bzw. des Chylopericards die Pleura- bzw. das Pericard – wie bei einer *Pericarditis constructiva* üblich – ausgedehnt zu resezieren: Kollaterale Lymphgefäße werden entfernt, der Zustand wird verschlechtert.

Bei der operativen Behandlung des Chyloperitoneums sucht der Chirurg die Leckstelle – am Mesenterium, subdiafragmatisch, periaortal, peripankreatisch, an den Adnexen – auf. Bei ihrem Auffinden ist die Kombination: präoperative Fettzufuhr und intraoperative Injektion von Patent-Blau-Violett hilfreich. Der Chirurg versucht sämtliche Leckstellen zuzunähen, abzudichten. Dies ist freilich ein rein symptomatischer Eingriff: die pathologische Grundlage des Chyloperitoneums ist nicht behoben, es kommt meist zu einem Rezidiv. **Die Operation muß unbedingt von einem solchen Chirurgen durchgeführt werden, der auf diesem Gebiet über große Erfahrungen verfügt und auch mikrochirurgische Eingriffe vorzunehmen in der Lage ist:** Wenn möglich, sollten gestaute Lymphgefäße durch die Schaffung lymphovenöser Anastomosen entlastet werden.

Gelegentlich wird versucht, einen **LeVeen-Shunt**, wie beim Lebercirrhose-bedingten Ascites zu legen. Hiervon ist kein Dauerresultat zu erwarten, weil der Chylus gerinnt und den Katheter verstopft.

Im Prinzip das gleiche Vorgehen wird bei einem Chylothorax praktiziert. Der Operateur sucht mühsam die Leckstelle(n) auf – geplatzte mediastinale Lymphangiektasien, subpleurale Lungenlymphgefäßzysten, Zysten in interkostalen bzw. diafragmatischen Lymphgefäßen – und näht sie zu. Ein Rezidiv ist auch in diesen Fällen zu erwarten. Auch bei der operativen Behandlung des Chylopericards werden Leckstellen aufgesucht und zugenäht.

Dringend abzuraten ist von einer Reinfusion von durch eine Punktion gewonnener chylöser Flüssigkeit, gleichgültig ob aus dem Bauchraum, der Brusthöhle oder dem Herzbeutel.

Im Falle einer Chylurie werden die für den Reflux verantwortlichen Lymphgefäße freigelegt und unterbunden. Man läuft dabei freilich Gefahr, die Chylurie zwar zu beheben, die Lymphostase aber zu verstärken.

Der chylöse Reflux in die Lungen kann weder konservativ noch operativ behandelt werden. Die Prognose ist infaust.

Die Auffassungen hinsichtlich der operativen Behandlung eines mit einem chylösen Reflux einhergehenden Beinlymphödems sind unterschiedlich. Auf der einen Seite des Spektrums steht die isolierte Ligatur lymphangiektatischer Kollektoren, auf der anderen eine ausgedehnte Resektion der gesamten Subkutis im Sinne einer *Lymphangiektomia superficialis totalis* (**Servelle**). Am sinnvollsten erscheint auch in diesen Fällen das Anlegen lympho-venöser Shunts mit einer darauffolgenden KPE. Blumenkohlartige Wucherungen mit Chylorrhagien an den Zehen, an den Genitalien, perianal, müssen reseziert werden. Auch in diesen Fällen sollte der Versuch unternommen werden, wenn möglich, lympho-venöse Anastomosen zu kreieren.

Leider gibt es bis zum heutigen Tage keine Erfahrungen über eine Kombination: operative Behandlung + keine langkettigen Fettsäuren enthaltende Lipide bei der Ernährung, bzw. das gleiche bei zusätzlicher Anwendung der oben beschriebenen physikalischen Therapie.

Es sei darauf hingewiesen, daß nach erfolgloser operativer Behandlung eine sachkundig durchgeführte konservative Therapie außerordentlich erfolgreich sein kann.

Ein 1959 geborenes Mädchen mußte wegen eines massiven chylösen Ascites 1980 zu Professor **Kinmonth**, um operiert zu werden (sie litt außerdem an einem massiven Lymphödem des linken Beines). Bei der Operation fand **Kinmonth** 10 Chylusfisteln, aus welchen sich reichlich Chylus ergoß. Die Fisteln waren mit retroperitonealen ektatischen Lymphgefäßen verbunden, welche mit der *Cisterna chyli* und den pelvinen Lymphgefäßen verbunden waren. Nach sorgfältigem Verschluß der Fisteln kam es lediglich zu einem für einige Tage andauernden Sistieren der chylösen Flüssigkeit im Bauchraum, so daß die Patientin auf eine diuretische Therapie eingestellt werden mußte: Sie bekam täglich 150 mg Spironolacton, 15 mg Amilorid und 15 mg Butemanit, da sonst wegen eines Zwerchfellhochstandes die Atmung behindert wurde. Später wurde ein **LeVeen-Shunt** implantiert. Als wir die Patientin 1981 zur stationären Behandlung aufgenommen haben, bestanden als Nebenwirkung der Diuretika schwere Elektrolytstörungen, und wegen des Ascites mußten von Zeit zu Zeit Punktionen vorgenommen werden. Wir behandelten die Patientin mit einer strengen Ceres-Diät und einer komplexen physikalischen Entstauungstherapie, bei welcher, was den chylösen Ascites betrifft, Bauchtiefdrainagen und Atemgymnastik im Vordergrund standen. Wir konnten allmählich die Diuretika vollständig absetzen, den **LeVeen-Shunt** ließen wir entfernen. Zum Zeitpunkt der Beschreibung dieser Kasuistik (September 1992) ist die Patientin seit 10 Jahren völlig frei von einem Ascites. Als einzige Therapiemaßnahme blieb eine Ceres-Diät erhalten. Zur Konservierung des exzellenten Zustandes des linken Beines trägt sie einen medizinischen Kompressionsstrumpf und ist voll arbeitsfähig.

## Literatur

Servelle, M., Nogues, C.: Les chylifères. Expansion Scientifique Française, Paris 1981.

# 11 Strahlendiagnostik bei Gliedmaßenschwellungen

K. U. Tiedjen

## 11.1 Xeroradiographie

Die Xeroradiographie ist ein Röntgenverfahren, bei dem anstatt von Filmen elektrostatisch aufgeladene Selenplatten belichtet werden. Dieses Verfahren erlaubt die Anhebung geringster Dichteunterschiede; es fand in der Diagnostik der weiblichen Brust eine weite Verbreitung. Für die Nativdarstellung, das heißt, die röntgenologische Untersuchung ohne Kontrastmittel, gelten hier die folgenden Kriterien: die Dicke der Haut, die Breite der Unterhaut, die Breite der Muskelloge beziehungsweise der Transversaldurchmesser der Extremität und insbesondere die charakteristischen Zeichen der Fibrosierung des Unterhautfettgewebes.

Die Bildinhalte der Xeroradiographie sind in **Tabelle 11/1** aufgelistet und der jeweiligen Klinik zugeordnet. Zu beachten ist, daß sich die Fibrosierung im Bereich des Unterhautfettgewebes sowohl beim Lymphödem als auch bei der chronischen venösen Insuffizienz findet.

Der Bedarf einer solchen röntgenologischen Weichteildiagnostik liegt in der Abgrenzung des Lymphödems gegenüber anderen Beinschwellungen. Hier zu nennen sind das Lipödem, venös bedingte Ödeme und vor allem Mischformen zwischen dem Lymphödem, dem Lipödem und venösen Ödemen. Eine Auswahl typischer Befunde zeigen die **Abbildungen 11/1, 11/2 und 11/3**. Ein normal ausgewogenes Verhältnis von Unterschenkelmuskulatur und Unterhautfettgewebe beziehungsweise Haut ist einem Lipödem gegenübergestellt. In dem hier transparenten Unterhautfettgewebe lassen sich gut die zum Teil variköses Venen abgrenzen. Beim Lipödem finden sich gelegentlich auch diskrete Fibrosierungen, ohne daß zum

**Tab. 11/1:** Xeroradiographische Charakteristika von Normbefunden, von chronisch-venösen Insuffizienzen, des Lymphödems und des Lipödems.

| Klinik | Xeroradiographische Bildinhalte |
| --- | --- |
| Normbefund | glatt begesetzte, erkennbar gefiederte Muskulatur, schmaler subkutaner Raum mit nur wenig Fettgewebe, normal dicke Haut |
| subfasziale venöse Insuffizienz | Ulcusdefekte, plattenförmige Induration von Haut und Unterhaut, verbreiteter intrafaszialer Raum |
| präfasziale venöse Insuffizienz | varikös erweiterte Venen in normalem Unterhautfettgewebe; Varikose mit diskreter Fibrosierung der Subkutis, evtl. mit Verdickung der Kutis; Varikose mit ausgeprägter Fibrosierung und evtl. Kalzifikationen |
| Lymphödem | Verbreiterung der Subkutis, charakteristische Fibrosierung und Verdickung der Kutis |
| Lipödem | verbreitert Subkutis mit Vermehrung des transparenten Fettgewebes; deutlich verbreiterte Subkutis mit evtl. zarten Fibrosierungen und erkennbaren Faltenbildungen im Knöchel- und Kniegelenksbereich |

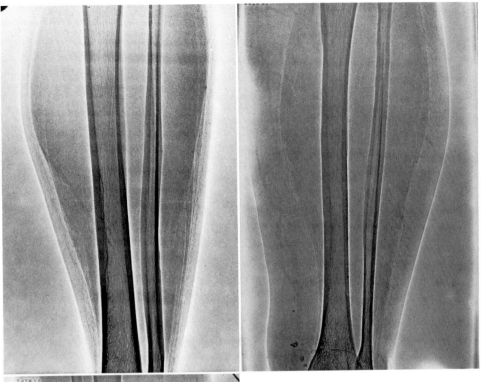
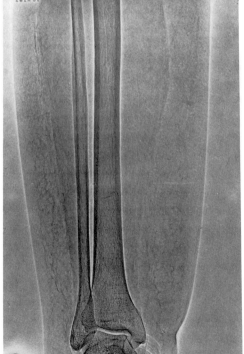

**Abb. 11/1:** Xeroradiographien bei Normbefund und beim Lipödem.
**A** (oben links): Normbefund mit ausgewogener Verteilung von Muskulatur, Unterhautgewebe und Haut.
**B** (oben rechts): Lipödem mit Verbreiterung der Tela subcutanea ohne auffallende Fibrosierungen. Gut erkennbar ist innenseitig das präfasziale Venensystem.
**C** (unten): Xeroradiographie des linken Unterschenkels beim Lipödem: Im Gegensatz zu der Darstellung in der Abb. B finden sich hier diskrete, netzförmige Fibrosierungen im Unterhautfettgewebe, die eine Abgrenzung gegenüber Lymphödemen erschweren.

# 346 Strahlendiagnostik bei Gliedmaßenschwellungen

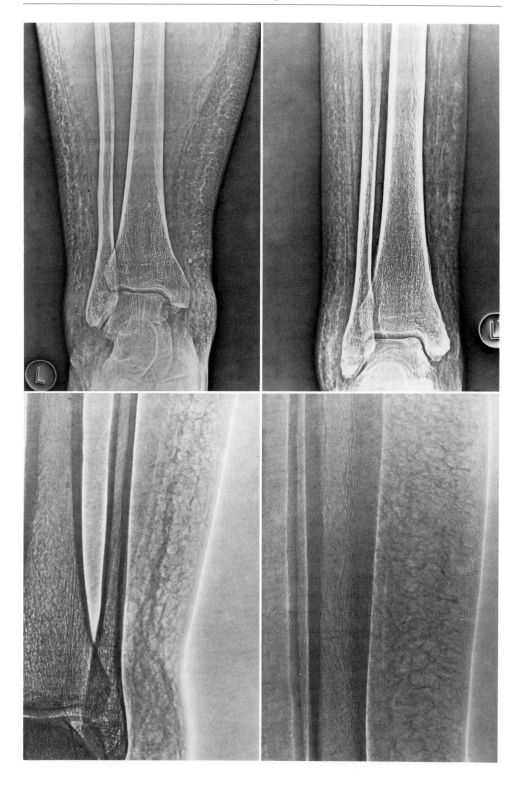

Beispiel die Isotopenlymphographie weitere Hinweise auf eine Lymphödemkomponente liefern würde. Die Abgrenzung gegenüber milden Formen eines Lymphödems kann schwierig sein, zumal diese sich mit einem schon vorhandenen Lipödem kombinieren können. In **Abbildung 11/2** sind solche Lymphödeme mit ihrer charakteristischen fibrösen, honigwabenartigen Strukturverdichtung des Unterhautfettgewebes dargestellt. Während die Kontur der unteren Extremität in ihrer lymphödematösen Ausprägung naturgemäß der Klinik entspricht, lassen die subkutanen fibrösen Strukturverdichtungen einen Rückschluß auf die Chronizität

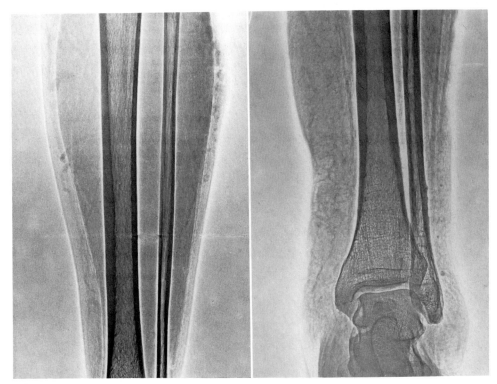

**Abb. 11/3:** Xeroradiographische Befunde bei chronisch-venöser Insuffizienz. **A** (links): Ohne Kontrastmittel, d.h. nativ erkennbare Varikose im präfaszialen Venensystem, außenseitig stärker ausgeprägt als im Stammbereich der *Vena saphena magna*. Von seiten der Darstellung des Subkutangewebes ansonsten keine Auffälligkeiten. **B** (rechts): Xeroradiographische Nativdarstellung einer chronisch-venösen Insuffizienz im Sinne eines postthrombotischen Syndroms: deutliche Verbreiterung der *Tela subcutanea* mit Fibrosierungen im Sinne eines chronischen Ödems. Oberhalb des Innenknöchels Konturdefekt bei Zustand nach abgeheiltem Ulcus mit plattenartigen Indurationen.

◄ **Abb. 11/2:** Xeroradiographische Befunde bei Lymphödemen. **A** (oben links): Morphologische noch annähernd reguläre Konturierung des Unterschenkels bei deutlich verbreiteter Tela subcutanea mit charakteristischen «honigwabenartigen» Fibrosierungen, kleineren Kalzifikationen in Höhe des Innenknöchels und verdickter Kutis als Zeichen eines chronischen Lymphödems. **B** (oben rechts): Xeroradiographie des linken Unterschenkels: Lymphödem mit annähernd säulenförmiger Konturierung, Verbreiterung des subkutanen Raumes und trabekelartiger Fibrosierung. **C** und **D** (unten): Ausschnitte aus Xeroradiographien bei chronischen Lymphödemen: charakteristische netz-, trabekel- und honigwabenartige Fibrosierungen im subkutanen Fettgewebe.

des Lymphödems zu. Diese bindegewebige Transformation spricht für ein bereits lange bestehendes eiweißreiches Ödem.

Während die präfasziale venöse Insuffizienz im Sinne einer Stammvarikose mit oder ohne Krosseninsuffizienz und Perforansinsuffizienzen xeroradiographisch dem klinischen Befund entspricht (**Abb. 11/3 A**), können die lange bestehenden venösen Ödeme einer subfaszialen chronischen venösen Insuffizienz bei einem postthrombotischen Syndrom xeroradiographisch durchaus mit einem Lymphödem verwechselt werden. In **Abbildung 11/3 B** ist eine solche chronisch-venöse Insuffizienz dargestellt. Oberhalb des Innenknöchels findet sich innen- wie außenseitig ein Gewebedefekt im Sinne eines narbig abgeheilten Ulcus cruris mit einer Fibrosierung im Subkutangewebe.

Insgesamt stellt die xeroradiographische Analyse der Gewebestrukturen der Extremität eine diagnostische Möglichkeit dar, Gewebeveränderungen aufzudecken. Über den Zustand der Lymphgefäßsysteme sagt sie jedoch nichts aus.

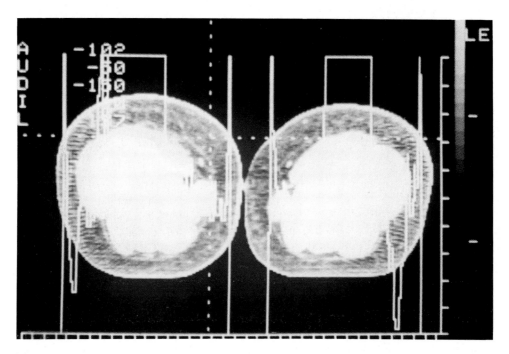

**Abb. 11/4: A:** Computertomographie beider Unterschenkel: Im Transversalschnitt zeigt sich eine deutliche Verbreiterung der *Tela subcutanea* mit Fibrosierung im Unterhautfettgewebe und deutlicher Verbreiterung der Kutis. Die Gewebedichten sind im Profil wiedergegeben.
Rechte Seite: **B** (oben): Xeroradiographie beider Oberschenkel im Transversalschnitt bei einem Lipödem. Bds. deutliche Verbreiterung des Unterhautfettgewebes bei ansonsten unauffälliger Darstellung von Muskulatur und Haut. Keine erkennbaren Fibrosierungen. **C** (Mitte): Computertomographie beider Unterschenkel bei einem Lymphödem des rechten Beines (im Bild links). Deutliche Verbreiterung des subkutanen Raumes, Verdickung der Kutis, Fibrosierung im Subkutangewebe. Konturierung der Muskulatur mit Verbreiterung der Muskelloge als Hinweis auf ein intrafasziales Ödem. **D** (unten): Computertomographie beider Unterschenkel bei chronischer subfaszialer venöser Insuffizienz. Fibrosierungen im Subkutangewebe, Verbreiterung der Muskulatur, insbesondere links (im Bild rechts). Der letztgenannte Befund ist charakteristisch für die tiefe venöse Insuffizienz beziehungsweise das intrafasziale Ödem.

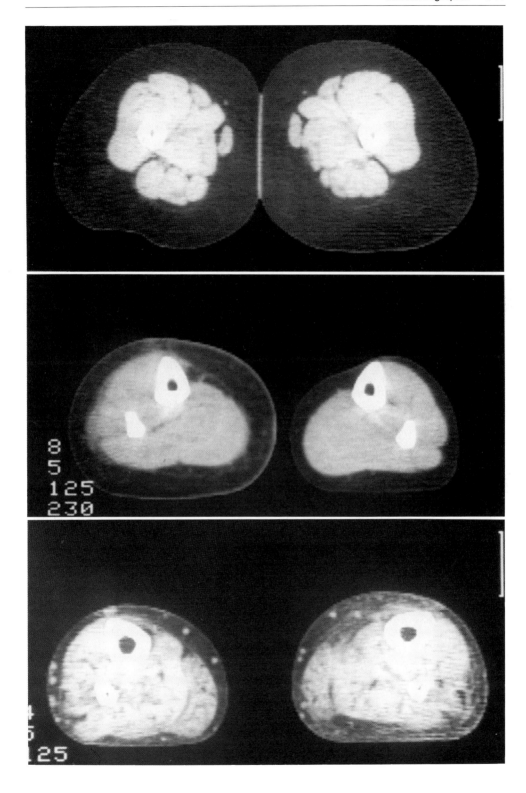

## 11.2 Computergestützte digitale Radiographie (CT) und Ultraschall

Das chronische Lymphödem läßt sich auch in der Computertomographie an der Ausbildung faseriger Bindegewebsstrukturen erkennen (Kalima et al., 1982; Hadjis et al., 1985).

Dabei bietet die Computertomographie gegenüber der Xeroradiographie den Vorteil, das Gewebe auf seine absolute Dichte hin zu analysieren und in sogenannten Hounsfield-Einheiten (HE) zu messen. So kann zum Beispiel fettreiches Unterhautfettgewebe von eiweißreicher Ödemflüssigkeit getrennt werden.

Daneben lassen sich über den angeschlossenen Rechner zwei- und auch dreidimensionale Messungen und Volumenbestimmungen durchführen. Neben diesen unbestreitbaren Vorzügen beinhaltet jedoch das in der Regel als transversales Schnittbild durchgeführte Computertomogramm nur die gleiche Information wie die Xeroradiographie (**Abb. 11/4 A**).

In der Ödemdiagnostik ist es völlig ausreichend vier transversale Schnitte über dem größten Hüftumfang, dem größten Oberschenkel- und Unterschenkelumfang sowie über der Knöchelregion anzufertigen.

Wie in der Xeroradiographie stellt das Lipödem in der Regel lediglich eine Verbreiterung des Fettgewebes in der Subkutis dar (**Abb. 11/4 B**). Das Lymphödem weist analog zur Xeroradiographie trabekel- und honigwabenartige Verdichtungen der Subkutis auf. Auch die Verdickung der Kutis selbst ist nachweisbar (**Abb. 11/4 C**).

Die chronisch-venöse Insuffizienz läßt neben der Ektasie der präfaszialen Venen bei der unkomplizierten Varikose ebenfalls Strukturverdichtungen der Subkutis im Sinne von Fibrosierungen, häufig mit Kalzifikationen einhergehend, nachweisen. Handelt es sich um eine tiefe Insuffizienz bei einem postthrombotischen Syndrom, ist auch die Verbreiterung der Muskelloge im Sinne eines intrafaszialen Ödems zu beachten (**Abb. 11/4 D**).

Auch dieses bildgebende Verfahren läßt nur bedingte Rückschlüsse über die Funktion der Lymphgefäße zu. Als Routinediagnostik erscheint die Computertomographie auf diesem Gebiete mit ihrem hohen Aufwand und Kosten wenig zukunftsträchtig. Dies gilt erst recht für die Kernspintomographie.

Hingegen ist die Computertomographie für kontrollierte Therapiestudien hervorragend geeignet. Sie läßt sowohl das Ausmaß der Gewebeveränderungen beziehungsweise deren Zurückbildung beurteilen wie auch das Volumen der Extremität berechnen.

Einen festen Platz hat die Computertomographie in der Diagnostik abdomineller und insbesondere retroperitonealer Tumoren und somit der großen Lymphabflußwege beziehungsweise Lymphknotenstationen des Beckens, Retroperitoneums und Mediastinums. Damit ist sie eine unverzichtbare röntgenologisch-diagnostische Methode in der Onkologie und somit auch des Lymphödems.

In diesem Rahmen zu nennen ist selbstverständlich auch die Ultraschalldiagnostik, die in der Lymphödemdiagnostik neben der Palpation der inguinalen Lymphknoten die erste apparativ diagnostische Maßnahme sein sollte. Vergrößerte iliakale und paraaortale beziehungsweise parakavale Lymphknoten sind mit diesem modernen und fast überall einzusetzenden Verfahren fast so sicher nachzuweisen wie mit der Computertomographie (**Abb. 11/5**).

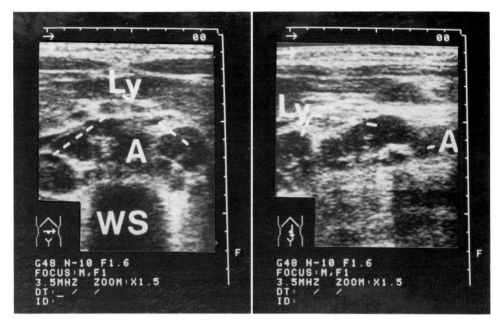

**Abb. 11/5:** Abdominalsonographie bei Non-Hodgkin-Lymphom. **A** (links): Im Querschnitt stellen sich die echoarmen, fast reflexlosen Lymphome neben der Aorta (**A**) gut dar (**WS** Wirbelsäule). **B** (rechts): Abdominalsonographie: Im Längsschnitt lassen sich die Lymphödeme (**Ly**) als die Aorta (**A**) begleitende, reflexarme Areale erkennen.

## 11.3 Die Röntgendiagnostik mit Kontrastmitteln

### 11.3.1 Die «direkte» Röntgen-Lymphographie

Das Einbringen des Röntgenkontrastmittels erfordert die Präparation eines Lymphkollektors im Vorfußbereich oder auf dem Handrücken; es ist mit einem mikrochirurgischen Eingriff verbunden.

Nach vorheriger subkutaner Injektion eines lymphgängigen Farbstoffs (Patentblau V) färben sich die Lymphkollektoren blau an und werden somit sichtbar. Nach Freilegung eines solchen Lymphgefäßes wird dieses mit einer feinen Nadel punktiert und das Röntgenkontrastmittel langsam maschinell injiziert. Wasserlösliche Kontrastmittel, wie sie in der arteriellen und venösen Gefäßdiagnostik üblich sind, sind zu einer ausreichenden bildlichen Darstellung der Lymphgefäße wenig geeignet, da sie schnell durch die Lymphgefäßwand diffundieren (**Abb. 11/6 A**). Ölige Kontrastmittel verlassen das Lymphgefäß allenfalls bei zu hohem Injektionsdruck oder bei Schädigung der Lymphgefäßwand (murale Insuffizienz). Das normale Lymphgefäß läßt sich in seinem Verlauf mit den einzelnen Segmenten, den Lymphangionen, gut abbilden (**Abb. 11/6 B, C**).

Die unzureichende Ausbildung von Lymphgefäßen (Hypoplasie) oder weitläufige und ektatische Lymphgefäßnetze (Hyperplasie) sind die röntgenologischen Bildinhalte der primären Lymphödeme. Auch sekundäre Destruktionen z.B. im Rahmen einer chronischen venösen Insuffizienz (**Abb. 11/7 A**) und kollaterale Lymphbahnen nach Schädigung des präfaszia-

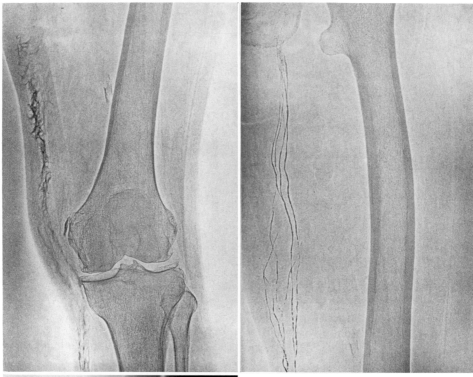
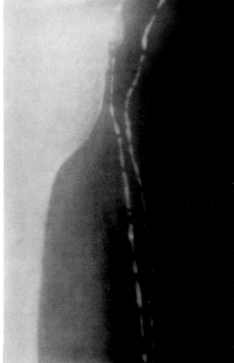

**Abb. 11/6:** Röntgenlymphographische Befunde.
**A** (oben links): Röntgenlymphographie des linken Beines mit wasserlöslichem Kontrastmittel. Das Kontrastmittel diffundiert früh durch die Gefäßwand und schränkt damit die Beurteilbarkeit der Lymphgefäße ein.
**B** (oben rechts): Röntgen-Lymphographie mit öligem Kontrastmittel. Im Oberschenkelbereich Darstellung mehrerer annähernd parallel verlaufender Lymphgefäße bis zur Einmündung in die Lymphonodi inguinales superficiales.
**C** (unten): Röntgen-Lymphographie mit öligem Kontrastmittel. Im Ausschnitt lassen sich die einzelnen Segmente des Lymphgefäßes, die Lymphangione, gut abgrenzen.

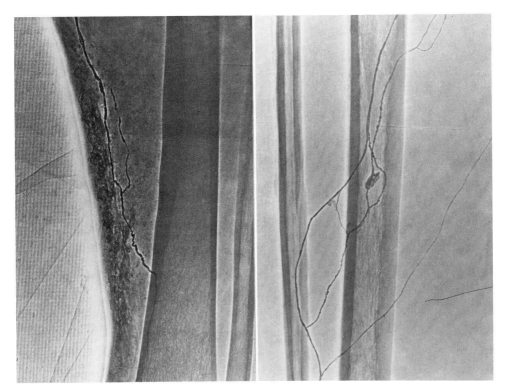

**Abb. 11/7:** Röntgen-Lymphographie bei sekundären Schädigungen des präfaszialen Lymphgefäßsystems. **A** (links): Lymphographie mit öligem Kontrastmittel bei chronischer venöser Insuffizienz. Lediglich Darstellung eines durchgehenden Lymphgefäßes mit einer kurzen, blind endenden Abzweigung im Bereich einer ausgedehnten Gewebeinduration des linken Unterschenkels. Das Lymphgefäß verläuft geschlängelt, ist varikös ektatisch und läßt nur in einzelnen Abschnitten die Lymphgefäßklappen beziehungsweise Lymphangione erkennen. **B** (rechts): Röntgen-Lymphographie mit öligem Kontrastmittel bei Kollateralisation vom vorderen in das hintere präfasziale System. Es lassen sich umschriebene Kontrastmittelaustritte, variköse Erweiterungen und fehlende Begrenzungen der Lymphangione als Ausdruck der Insuffizienz dieses Kollateralsystems nachweisen.

len Lymphgefäßstammbündels (**Abb. 11/7B**), so zum Beispiel nach einem Erysipel, sind charakteristische Befunde der Röntgenlymphographie.

Nicht zu übergehende Berichte über Komplikationen der Kontrastmittellymphographie haben jedoch zu einer weitestgehenden Einschränkung dieses invasiven Röntgenverfahrens geführt. Es kann durch die Präparation und die Injektion zur Infektion und Entzündung des untersuchten Lymphgefäßsystems kommen. Das Röntgenkontrastmittel kann die Lymphgefäßwand schädigen und damit eine bislang kompensierte Lymphdrainage dekompensieren lassen.

Bei Verwendung öliger Kontrastmittel kommen die zwangsläufig entstehenden Mikroembolien der Lungenstrombahn hinzu.

Zumal bei kardial und pulmonal vorgeschädigten Patienten kann es hier zu lebensbedrohlichen Zuständen kommen. Die Mortalität beträgt 1:1800.

Die Indikation der Röntgen-Lymphographie reduziert sich auf Krankheitsbilder, die ohne ihren Einsatz nicht weiter abzuklären sind. Hier zu nennen sind regionale Metastasen bei

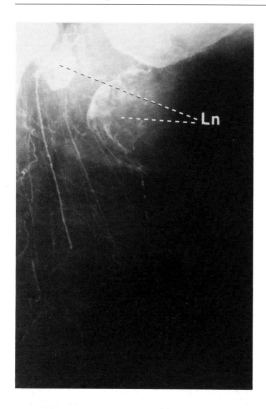

**Abb. 11/8:** Lymphadenographie des rechten Beines bei metastasierendem Collum-Karzinom.
Die dargestellten Leistenlymphknoten (**Ln**) sind größtenteils von Tumorgewebe durchsetzt. Der untere Lymphknoten wird nur schalenartig kontrastiert. Die einmündenden Lymphgefäße füllen sich zum Teil retrograd und zeigen ein wirres, weitläufiges Lymphgefäßnetz in der Leiste als Ausdruck der beträchtlichen Lymphostase.

Karzinomen der Unterleibsorgane im Rahmen geplanter Operationen und Strahlentherapie. Jedoch ist auch hier die Indikation nur dann zu stellen, wenn die Abdominalsonographie und die Computertomographie in ihrer Aussagekraft nicht ausreichen. So bleiben allenfalls im Rahmen der Onkologie engumschriebene Indikationen zum Einsatz der Röntgen-Lymphographie.

Das ölige Kontrastmittel wird in den Lymphknoten gespeichert und führt somit in der sogenannten Speicherphase der Röntgen-Lymphographie, der Lymphadenographie, zu ihrer Darstellung. Metastasenbedingte Speicherdefekte oder Ausfälle sind darzustellen (**Abb. 11/8**). Heute sind jedoch auch diese Indikationen im Rahmen der Onkologie eng umrissen.

## 11.3.2 Die «indirekte» Röntgen-Lymphographie

Während sich somit die «direkte» Lymphographie mit öligen Kontrastmitteln auf die Fahndung nach Lymphknotenmetastasen und Lymphomen beschränken sollte, kann die «indirekte» Röntgen-Lymphographie als neu etabliertes Verfahren einen festen Platz in der Lymphödemdiagnostik einnehmen. Die Entwicklung geeigneter wasserlöslicher Röntgen-Kontrastmittel erlaubt eine intrakutane Injektion, die über einen Kontrastmitteleingang in die Lymphkapillarmaschen der Haut zu einer Auffüllung der Präkollektoren und dann der subkutanen Kollektoren führt (s. Kap. 1.5.2: Das oberflächliche Lymphgefäßsystem).

So lassen sich Lymphgefäße auf eine Distanz von 40–60 cm an den Extremitäten darstellen. Regionale Lymphknoten sind, zumal eine Einspeicherung des wasserlöslichen Kontrastmittels nicht erfolgt, nicht darzustellen.

Für die unteren Extremitäten haben sich als Injektionsorte der zehennahe Vorfußbereich und die Haut unmittelbar unterhalb des Innenknöchels als besonders geeignet erwiesen. Beide Injektionsorte führen zur Darstellung des oberflächlichen vorderen Lymphgefäßbündels.

Die verwendeten Röntgen-Kontrastmittel[1] sollten eine möglichst hohe Jodkonzentration besitzen bei gegenüber Blut und Gewebeflüssigkeit niedriger oder gleicher Osmolalität. Die intradermale Injektion wird mit einer äußerst dünnen Nadel – 30 Gauge – und dem automatischen Lymphographieinjektor durchgeführt. An der Injektionsstelle muß bei richtiger Applikation eine gläsern schimmernde Quaddel entstehen. Die hier erforderlichen Röntgenaufnahmen werden vorzugsweise mit hochauflösenden Mammographiefilmen durchgeführt.

Besonders gut geeignet ist auch die Xeroradiographie. Solche Verfahren sind notwendig, um die zum Teil nur schwach kontrastierten Lymphgefäße in den weichen Gewebestrukturen der Subkutis erkennen zu können.

Beurteilungskriterien der so gewonnenen Lymphogramme sind einmal die Form und Konturierung des Injektionsdepots selbst, das Muster der initialen Lymphgefäße sowie Zahl und Gestalt der abführenden Lymphkollektoren.

An normalen Extremitäten erscheint das Injektionsdepot homogen, rundlich und glatt berandet. Ein bis fünf Lymphgefäße entspringen aus diesem Injektionsdepot. Diese normalen Lymphgefäße erscheinen mit Querdurchmessern von 0,2 bis 0,6 mm. Die Klappen der Lymphangione sind in der Regel gut zu erkennen (**Abb. 11/9**).

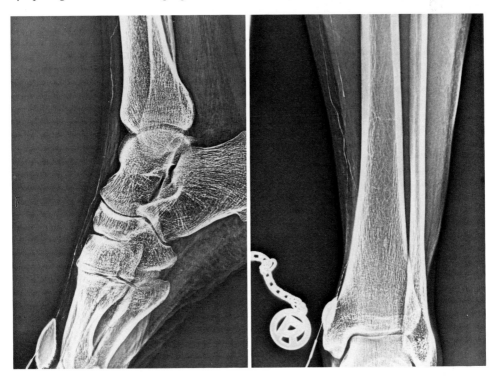

**Abb. 11/9:** Indirekte Lymphographie bei Normbefund. **A** (links): Injektionsort am Vorfußbereich; **B** (rechts): Injektionsort in Höhe des Innenknöchels. Beide Injektionsdepots wirken geschlossen. Darstellung zarter Lymphkollektoren mit zum Teil erkennbarer Abgrenzung der Lymphangione.

---

[1] Abbildungen 11/9, 11/10A, 11/11, 11/12 Iopamidol = Solutrast® 200; Abbildung 11/10B Iotrolan = Isovist®.

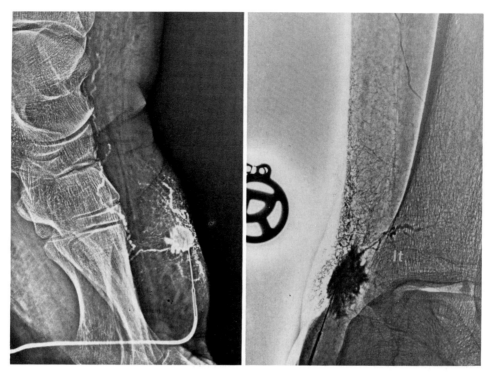

**Abb. 11/10:** Indirekte Lymphographie bei chronischem Lymphödem. **A** (links): Injektion über dem Vorfuß; **B** (rechts): Injektion in Höhe des Innenknöchels; über dem Vorfuß mehr geschlossenes Injektionsdepot, in Höhe des Innenknöchels randunscharf ausfransend, zahlreiche initiale Lymphgefäße, netzförmig mit Refluxen. Darstellung ektatischer, gewunden verlaufender Lymphkollektoren.

Ohne daß eine Differenzierung zwischen primären und sekundären Lymphödemen mit Hilfe der indirekten Lymphographie möglich ist, zeigen die Lymphödeme insgesamt charakteristische Befunde. Das Injektionsdepot selbst kann zwar wie bei den Normalbefunden rundlich und in sich geschlossen erscheinen, etwa in einem Drittel der Fälle, zumeist wirkt es jedoch inhomogen mit einer netzförmigen Kontrastierung umgebender initialer Lymphgefäße. In der Regel entspringen aus diesen Netzen dann kräftig kontrastierte, dilatierte, oft varikös erscheinende Lymphkollektoren mit Durchmessern von über 0,6 mm (**Abb. 11/10**). Besonders hervorzuheben ist hier die Darstellbarkeit des initialen Lymphgefäßsystems, das heißt, der kleinen Lymphgefäße, die den Lymphkollektoren vorgeschaltet sind.

So läßt sich hier auch der vom Patentblau-Test her bekannte Reflux im Sinne eines «dermal backflow» reproduzieren.

Nur in seltenen Fällen gelingt eine Darstellung von Lymphgefäßen nicht oder es finden sich nur einzelne, sehr zarte Lymphgefäße mit Durchmessern unter 0,2 mm.

Während die «direkte» Lymphographie nur Aussagen über die großen Lymphgefäße ermöglichte, gestattet die «indirekte» Lymphographie die Beurteilung des initialen Systems. Hierin besteht der ganz besondere Wert dieses Verfahrens in der Lymphödemdiagnostik.

Die Lipödeme, bislang lymphographisch nicht einzuordnen, lassen ihrerseits auch häufig ein bemerkenswertes Charakteristikum nachweisen: Am Injektionsort entsteht ein flammenförmiges, bizarres Kontrastmitteldepot, aus dem sich dann im verbreiterten Unterhautfettgewebe gewunden verlaufende kräftige Lymphkollektoren entwickeln (**Abb. 11/11 A**).

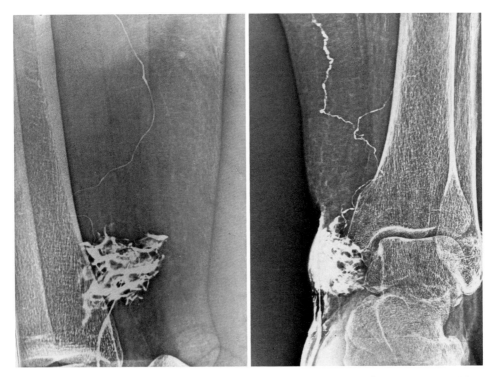

**Abb. 11/11: A** (links): Indirekte Lymphographie beim Lipödem: charakteristisch flammenartiges Injektionsdepot, im verbreiterten subkutanen Fettgewebe gewunden verlaufender Lymphkollektor. **B** (rechts): Indirekte Lymphographie bei Mischform eines Lip-Lymphödems: teils flammenartiges, teils randunscharfes Injektionsdepot mit Auffüllung ektatischer, offensichtlich gestauter Lymphkollektoren.

Mischformen von Lip- und Lymphödemen lassen dann auch häufig eine Kombination von flammenartig konfiguriertem Injektionsdepot mit netzförmig umgebenden initialen Lymphgefäßen zur Darstellung gelangen (**Abb. 11/11 B**).

Auch regionale Schädigungen an den im subkutanen Gewebe verlaufenden präfaszialen Lymphgefäßen sind gut darzustellen wie zum Beispiel in **Abbildung 11/12 A**: eine iatrogen bedingte Destruktion im Bereich einer Narbe nach Saphenektomie.

Desgleichen ist die Einbeziehung des Lymphgefäßsystems in die Schädigung der Gewebestrukturen von Haut und Unterhaut bei fortgeschrittener chronischer venöser Insuffizienz gut zu demonstrieren (**Abb. 11/12 B**).

## 11.4 Nuklearmedizinische Diagnostik

Die Markierung lymphotroper oder tumoraffiner Substanzen mit radioaktiven Isotopen ermöglicht unter Anwendung geeigneter Detektoren, das Schicksal dieser Stoffe im Organismus zu verfolgen.

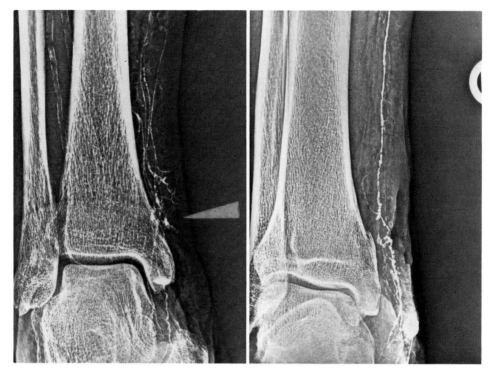

**Abb. 11/12: A** (links): Indirekte Lymphographie bei Zustand nach Varizenchirurgie: regionale Schädigung (Pfeil) in Höhe einer quer verlaufenden Narbe mit umschriebener Kollateralisation bei Destruktion der hier zuvor verlaufenden Lymphkollektoren. **B** (rechts): Indirekte Lymphographie bei *Ulcus cruris venosum* in Höhe des Innenknöchels: kleines, umschriebenes Injektionsdepot, diffuse Kontrastierung im Bereich der Lymphkapillarmaschen, ektatische, zum Teil destruierte und unterbrochene Lymphgefäße.

## 11.4.1 Bildgebende Verfahren: Lymphszintigraphie

Das heute allgemein gebräuchliche Gerät zur Detektion des inkorporierten Strahlers ist die Gamma-Kamera. Die Größe des Detektors erlaubt es, ganze Körperabschnitte in einem Bild darzustellen. Mit Hilfe mobiler Untersuchungstische oder einer fahrbaren Kamera in Kombination mit einem Rechner ist es auch möglich, Ganzkörperszintigramme zu erstellen.

Rotierende Detektoren sind in der Lage, transversale Schnitte anzufertigen (Emissionscomputertomographie).

Alle verwendeten Detektoren verfügen über einen Natrium-Jodid-Kristall, in dem die auftreffenden Gammaquanten in Fotoquanten, das heißt Lichtblitze umgesetzt werden. Diese Szintillationen werden dann zu einem Bild (Szintifoto, Szintigramm) summiert.

Die Lymphszintigraphie als bildgebendes Verfahren hat in der nuklearmedizinischen Diagnostik keine besondere Bedeutung. Hingegen führte die Entwicklung moderner Kamerasysteme mit der Möglichkeit der Quantifizierung der Speicherraten unter Verwendung neuer Technetiumkomplexe zu einer auf die Funktion der Lymphgefäße ausgerichteten Untersuchung.

## 11.4.2 Funktionsdiagnostik: Die Isotopenlymphographie

Die im Rahmen einer brauchbaren Untersuchung zur Funktion der Lymphgefäße zu stellenden Anforderungen sind wie folgt zusammenzufassen:

1. Die verwendete radioaktive Substanz muß obligat auf dem Lymphwege transportiert werden.
2. Die Applikation soll indirekt, das heißt durch Injektionen in die Gewebe ohne Freilegung eines Lymphgefäßes, erfolgen.
3. Die Testsubstanz muß praktisch vollständig in den Lymphknoten gespeichert werden.
4. Der Untersuchungsablauf muß so standardisiert sein, daß er auch von anderen Untersuchern und bei Untersuchungen am gleichen Patienten reproduzierbar ist.

Als heute vorteilhafteste Komplexe sind zu nennen ein aus menschlichem Serumalbumin hergestelltes «Nanokolloid»[2] und ein $^{99m}$Technetium-Zinn-II-Schwefelkolloid-Komplex[3]. Beide Präparate sind speziell zur Untersuchung der Lymphgefäßsysteme entwickelt.

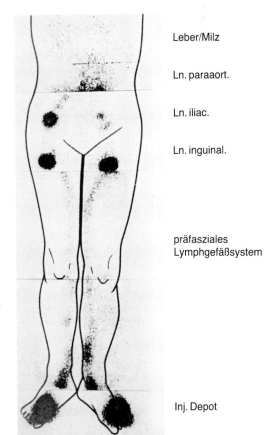

**Abb. 11/13:** Isotopenlymphographie. Das Drei-Kompartiment-System: Die Injektionsdepots über den Vorfüßen bilden das erste Kompartiment. Über die schwach kontrastierten Lymphgefäßbündel gelangt die Aktivität in die Lymphknoten der Leistenregion und des Beckens (zweites Kompartiment). Nur geringe Anteile der Aktivität gelangen über die Lymphbahnen, den *Ductus thoracicus* und die Blutbahn in das monozytäre Phagozytensystem von Leber und Milz (drittes Kompartiment).

---
[2] Nanocoll®.
[3] Lymphoscint®.

Die Injektion der genannten Partikel erfolgt meist in das Subkutangewebe des ersten und/oder zweiten Interdigitalraumes des Fußes beziehungsweise der Hand.

Mit einem Detektor, in der Regel mit einer Gamma-Kamera, werden dann die Injektionsdepots dargestellt und die Impulsraten ausgezählt. Die injizierten Partikel gelangen über die initialen Lymphgefäße und die Lymphkollektoren zu den regionalen Lymphknoten, in denen sie fixiert werden. So lassen sich auch die «Anflußraten» in den Lymphknoten quantifizieren. Nur ein geringer Teil der injizierten Partikel gelangt über die weiterführenden proximalen Lymphbahnen, den Ductus thoracicus und den Angulus venosus in die venöse Blutbahn. Aus dieser werden sie schnell, in der Regel in einem Zeitraum von etwa zehn Minuten, durch das monozytäre Phagozytensystem von Leber und Milz eliminiert. Somit handelt es sich um ein abgeschlossenes Drei-Kompartiment-System: Injektionsort – regionale Lymphknoten – Leber und Milz (**Abb. 11/13**).

Bei der Auswertung der Abflußraten aus den Injektionsdepots und der Anflußraten in den regionalen Lymphknoten finden sich unter Ruhebedingungen nur relativ geringe prozentuale Impulsraten. Deshalb ist für diesen Funktionstest eine vorgegebene Bewegung erforderlich. Für die unteren Extremitäten kann diese in aktiver Bewegung, Gehen oder Radfahren (Laufbandergometer, Fahrradergometer), wie auch in einer passiven Bewegung mit einem geeigneten elektrisch betriebenen Pedalgerät bestehen. Für die oberen Extremitäten bieten sich Greifbewegungen zum Beispiel mit einer sogenannten Greifhantel an.

Für die Meßmodalität ergeben sich je nach Untersucher verschiedene Anordnungen. Häufig werden die ersten erkennbaren Anflußraten gewählt und der jeweilige Zeitpunkt zur Beurteilung herangezogen. Sinnvoller erscheint es jedoch, die Anflußraten der regionalen Lymphknoten in Prozent der injizierten Dosis zu wählen.

Da der Eingang der subkutan injizierten Mikropartikel obligat von der Funktion der Lymphgefäße abhängt, ist die Speicherrate der regionalen Lymphknotenstation in ihrer Höhe ein Spiegel des Funktionszustandes.

Die **Abbildung 11/14** demonstriert einige solcher Kameraszintigramme mit den sich hier kontrastierenden inguinalen und iliakalen Lymphknoten.

Die oberen Szintigramme entsprechen Normbefunden mit kräftiger Aktivitätsbelebung über den inguinalen Lymphknoten, einer schwächeren und durchaus asymmetrischen Aktivitätsbelegung der iliakalen Lymphknoten im linken Szintigramm und mit symmetrischer kräftiger Belegung der pelvinen Lymphknoten im rechten Szintigramm. Die unteren Kameraszintigramme entsprechen lymphostatischen Befunden. Im linken Kameraszintigramm (Bildteil C) ist links inguinal und iliakal die Aktivitätsbelegung deutlich herabgesetzt, dem klinischen Befund eines Lymphödems entsprechend. Im rechten Kameraszintigramm lassen sich visuell Aktivitäten nicht darstellen. Hier handelt es sich klinisch um ein Lymphoedema praecox beider unterer Extremitäten.

Die allein visuelle Beurteilung solcher Kameraszintigramme ist jedoch problematisch, da sie lediglich einer subjektiven Abschätzung zugänglich ist und zudem von den Einstellungsda-

**Tab. 11/2:** Anflußraten für $^{99m}$Technetium Nanocoll bei der Isotopenlymphographie der unteren Extremitäten nach einer Stunde aktiver Bewegung, einer Stunde passiver Bewegung und einer Stunde Ruhe (Meßwerte in Prozent der injizierten Dosis).

|  | 1 h aktive Bewegung | 1 h passive Bewegung | 1 h Ruhe |
|---|---|---|---|
| Lymphödeme | 2,2 ± 1,7 | 2,3 ± 2,8 | 0,6 ± 0,5 |
| normal | 15,4 ± 7,6 | 10,4 ± 8,22 | 1,9 ± 4,9 |
|  | (n = 628 E) | (n = 128 E) |  |

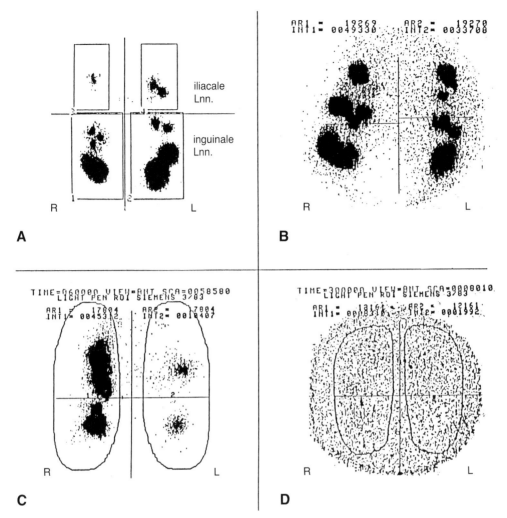

**Abb. 11/14:** Isotopenlymphographie mit kameraszintigraphischer Darstellung der inguinalen und pelvinen Lymphknoten. In Abb. **A** und **B** soweit unauffällige Aktivitätsbelegung mit normalen Lymphanflußraten. Im Szintigramm **C** linksseitig deutlich verminderter Transport mit nur schwacher Kontrastierung der Lymphknoten. Im Szintigramm **D** visuell völlig fehlende Darstellung der Lymphknoten von Becken- und Leistenregion bei einem lymphostatischen Ödem beidseits.

ten des Rechnersystems abhängt. Die Quantifizierung und prozentuale Auswertung ist der visuellen Beurteilung weit überlegen.

In **Tabelle 11/2** sind die Anflußraten für $^{99m}$Technetium Nanocoll nach einer Stunde aktiver Bewegung, einer Stunde passiver Bewegung sowie nach einer Stunde Ruhe angegeben.

Die prozentualen Anflußraten von Lymphödempatienten und normalen Probanden unterscheiden sich um den Faktor 5–8. Allein unter Ruhe ist ein Lymphtransport kaum erkennbar.

Patienten mit venösen Beinödemen bei subfaszialer oder präfaszialer chronischer venöser Insuffizienz lassen in der Regel um 3–4 Prozentpunkte höhere Lymphtransportraten erkennen als Gesunde. Es handelt sich hier um einen Kompensationsmechanismus von seiten des

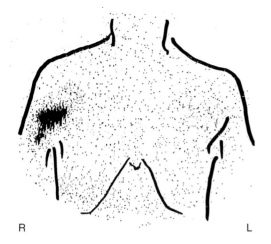

Abb. 11/15: Isotopenlymphographie der oberen Extremitäten bei einem Postmastektomiesyndrom: Kameraszintigramm der Schulterregion: in der rechten Achsel regelrechte Kontrastierung der Lymphknoten, linksseitig fehlende Darstellung bei Lymphödem des linken Armes.

Lymphgefäßsystems. Hingegen finden sich beim Lipödem verzögerte Lymphtransportraten, die im Mittelwert um 2–3 Prozentpunkte unter denen der Gesunden liegen, jedoch noch deutlich oberhalb der als lymphostatisch klassifizierten Werte.

Für die oberen Extremitäten ergeben sich bezüglich des Lymphödems und der Normalbefunde ebenfalls Unterschiede um den Faktor 5–10. Verbindliche Meßwerte liegen hier jedoch nicht vor, da die Bewegungsmodalitäten von Untersucher zu Untersucher zu verschieden gehandhabt werden.

In **Abbildung 11/15** ist als Beispiel für ein Lymphödem der oberen Extremitäten ein Postmastektomiearm (Zustand nach Mammaamputation und Bestrahlung) angeführt. Die ödematöse Schwellung des linken Armes geht mit dem fehlenden Nachweis eines Lymphtransportes im Sinne einer fehlenden Kontrastierung der regionalen Lymphknoten der linken Achsel einher.

Zu beachten ist dabei, daß die Isotopenlymphographie als Funktionsuntersuchung nicht unterscheiden kann zwischen einem metastatischen Befall von Lymphknoten und dadurch behindertem Lymphfluß und einer Schädigung der Lymphdrainage durch die Operation und die Bestrahlung.

Im Rahmen der isotopenlymphographischen Analyse der Postmastektomiearme konnte jedoch auch dargelegt werden, daß der Lymphtransport nach einer operativen Achselhöhlenrevision und nachfolgender Bestrahlung auch dann erkennbar eingeschränkt ist, wenn klinisch ein Ödem – noch – nicht nachweisbar ist.

Daneben ist die Isotopenlymphographie auch geeignet, Therapieeffekte zum Beispiel unter manueller Lymphdrainage zu objektivieren und somit den Einfluß der Behandlung auf das Lymphödem über das verminderte Umfangmaß hinaus zu belegen.

## 11.5 Wertigkeit der bildgebenden Verfahren

Die hier aufgeführten strahlendiagnostischen Verfahren einschließlich der Sonographie haben jeweils ihre spezifische Wertigkeit.

Ultraschall und Computertomographie sind die gängigen Verfahren zur Exploration abdomineller und retroperitonealer Tumoren und Metastasen und finden somit ihren Platz in der

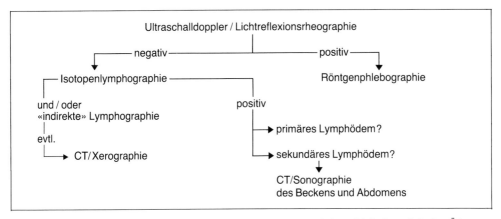

**Abb. 11/16:** Diagnostisches Vorgehen bei Extremitätenödemen nach Ausschluß «internistischer Ödeme».

Diagnose sekundär-lymphostatischer Ödeme bei zu vermutendem oder bekanntem Tumorleiden. Eine geringere Wertigkeit kommt der Weichteildiagnostik der Extremitäten mittels CT und Xeroradiographie zu. Zwar sind Strukturanalysen des Subkutangewebes möglich, eine Aussage zur Funktion der Lymphgefäße oder zur Genese des Lymphödems ergibt sich jedoch nicht.

Die direkte Röntgen-Lymphographie mit öligem Kontrastmittel und intralymphatischer Applikation ist heute auf onkologische Fragestellungen begrenzt. Bei unklaren Beinödemen ist diese Methode nicht mehr angezeigt. In der angiologischen Diagnostik hat hier nunmehr die indirekte Lymphographie mit intrakutaner Injektion wasserlöslicher Kontrastmittel ihren Platz eingenommen.

**Abbildung 11/16** zeigt die Stufendiagnostik bei unklaren Beinödemen. Die Ultraschalldoppler-Untersuchung und die Lichtreflexionsrheographie sind geeignet, venöse Strömungshindernisse nachzuweisen oder weitgehend sicher auszuschließen. Bei positivem Ausfall ist eine Röntgen-Phlebographie dann angezeigt, es sei denn, es ergeben sich keine therapeutischen Konsequenzen (Fibrinolyse, gerinnungsaktive Behandlung, Operation).

Sind venöse Ödeme ausgeschlossen, so ist eine Isotopenlymphographie oder eine indirekte Lymphographie angezeigt. Evtl. müssen diese beiden Verfahren kombiniert werden und um eine computertomographische oder xeroradiographische Analyse der Gewebestrukturen ergänzt werden.

# 12 Lymphostatische Enzephalopathie und Ophthalmopathie

M. Földi

## 12.1 Verbindungen zwischen dem Zentralnervensystem und dem Lymphgefäßsystem

Es gibt weder im Gehirn und im Rückenmark, noch in der Retina oder in der Papille des Sehnerven Lymphgefäße und trotzdem erkranken das zentrale Nervensystem, die Netzhaut und der Sehnerv durch einen Lymphstau. Lymphgefäße und Lymphknoten gibt es im Bereich der «hals-nasen-ohrenärztlichen» und der «zahnärztlich-kieferorthopädischen» Gebiete; mit diesen Lymphgefäßen und Lymphknoten hängen das zentrale Nervensystem, die Retina und der Sehnerv zusammen. Im Bereich des Rückenmarks bzw. der spinalen Nervenwurzeln gibt es epidural Lymphgefäße; sie gehören zum Tributargebiet der tiefen thorakalen und abdominalen Lymphknoten.

Unsere diesbezüglichen Kenntnisse gehen auf das 19. Jahrhundert zurück. Es wurde der Beweis erbracht, daß in den Liquorraum von Versuchstieren gespritzte Tusche (= wäßrige Suspension von Kohleteilchen) oder ein lymphpflichtiger Farbstoff nach kurzer Zeit in den erwähnten Lymphknoten nachzuweisen sind; später zeigte sich, daß Stoffe, von einer lymphpflichtigen Beschaffenheit auch nach Injektion in die Hirnsubstanz selbst in die Lymphgefäße und Lymphknoten des Halses gelangen. Ähnlich verhalten sich die großmolekulären Abbauprodukte der Hirnsubstanz, sowie Blut. Nach Hirnblutungen kann bei der Obduktion auch beim Menschen in Halslymphknoten Blut nachgewiesen werden. Natürlich gehen auch diejenigen wenigen Eiweißmoleküle diesen Weg, welche trotz der Blut-Hirn-schranke die Blutkapillaren des Gehirns passieren. Übrigens gibt es im Gehirn einige Areale, deren Blutkapillaren über keine Schranke verfügen; hier ist die Permeabilität Eiweißmolekülen gegenüber sehr groß.

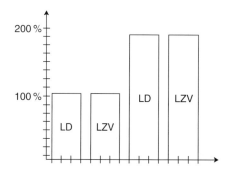

Abb. 12/1: Lymphzeitvolumen (**LZV**) im *Truncus jugularis* und Liquordruck (**LD**) im Ruhezustand (die beiden ersten Säulen) sowie nach Erhöhung des Liquordruckes durch Flüssigkeitsinfusion in den Liquorraum. Wie ersichtlich, reagiert das Lymphgefäßsystem mit seiner typischen Sicherheitsventilfunktion (100% = Ruhewert) (Leeds et al., 1989).

Das Lymphgefäßsystem übt für den Liquorraum eine Sicherheitsventilfunktion aus. Erhöht man im Tierversuch den Liquordruck durch eine Flüssigkeitsinjektion in den Liquorraum, so erhöht sich das im *Truncus jugularis* gemessene Lymphzeitvolumen (**Abb. 12/1**).

Die prälymphatischen Verbindungen zwischen dem Gehirn und dem Liquorraum auf der einen und den Lymphgefäßen auf der anderen Seite, teilen wir in zwei Gruppen ein.

Es gibt

a) **perineuro-lymphatische** und
b) **hämangio-lymphatische** Verbindungen.

Zu a): Die Hirnnerven, sowie die spinalen Nervenwurzeln werden durch eine sogenannte leptomeningeale Manschette begleitet, in welcher sich eine Ausstülpung des Liquorraumes befindet. In den Liquorraum injizierte Tusche gelangt über den Liquorraum der Riechnervenfasern in die Nasenschleimhaut bzw. über denjenigen der spinalen Nervenwurzeln in das epidurale Bindegewebe. Lymphgefäße der Nasenschleimhaut, bzw. des epiduralen Bindegewebes resorbieren die Tusche.

Ein anderes Beispiel ist der Nervus opticus, dessen leptomeningeale Manschette mit dem Liquorraum am hinteren Pol des Augapfels endet. Die Tusche verläßt die Hirnhäute und gelangt in das Bindegewebe der Orbita, wo es viele Lymphgefäße gibt.

Zu b): Dieser Weg führt über die Adventitia der Blutgefäßwände, welche im Bereich des Halses über einige Lymphgefäße verfügen. In den intrakranialen Raum begleiten die Lymphgefäße die Blutgefäße **nicht**. Die Verbindung stellen intraadventitielle Räume dar. Lymphpflichtige Stoffe gelangen aus der Hirnsubstanz in die intraadventitiellen Räume, wandern diesen entlang aus dem Schädel in den zervikalen Bereich der Blutgefäße; hier, am Hals, werden sie dann von den blutgefäßeigenen Lymphgefäßen resorbiert und abtransportiert.

## 12.2 Die experimentelle lymphostatische Enzephalopathie

Führt man durch sorgfältige chirurgische Blockade der Lymphabflußwege am Hals eine mechanische Insuffizienz herbei, werden die Weichteile des Kopfes und des Halses, wie zu erwarten, lymphödematös; auch die Bindehaut des Auges wird erfaßt. Das Verhalten der Tiere ändert sich; sie werden apathisch, als stünden sie unter der Wirkung von Beruhigungsmitteln. Verfügten sie vor der Operation über ein erlerntes Wissen, so vergessen sie dies und sie sind schwer, wenn überhaupt fähig, etwas neues zu lernen. Durch Augenspiegelung läßt sich ein Ödem der Retina, bzw. der Papille des Sehnerven nachweisen. Die Krampfschwelle des Gehirns ist reduziert: Die Tiere bekommen leicht tonisch-clonische Krampfanfälle. Krankhaft verändert ist das Elektroenzephalogramm; es ist durch eine hohe – langsame Wellentätigkeit gekennzeichnet. Es kommt zu einem Hydrozephalus; der Liquorresorptionswiderstand steigt an (*Brinker*).

An morphologischen Veränderungen findet man ein Ödem der Netzhaut, der Papille des Sehnerven und ein Hirnödem.

## 12.3 Die Sicherheitsventilinsuffizienz des Lymphgefäßsystems im Gehirn

Da das Gehirn über eine prälymphatisch-lymphvaskuläre Drainage verfügt, so muß der Schweregrad eines experimentellen vasogenen Hirnödems, welches zur Erhöhung der cerebralen lymphpflichtigen Eiweißlast führt, durch eine cervikale Lymphblockade erhöht werden, da der Drainageweg der Plasmaproteine und cerebralen Abbauprodukte verstopft ist. Eine bekannte Methode zur Herbeiführung eines vasogenen Hirnödems ist die folgende: Durch Trepanation wird die Großhirnrinde freigelegt und auf das Gehirn eine gewisse Zeit lang Kälte appliziert. Hierdurch wird die Blut-Hirn-Schranke durchbrochen. Über die geschädigten Blutkapillaren strömen massenhaft Plasmaproteine in das Hirngewebe.

Elektronenmikroskopische Untersuchungen zeigen das Hirnödem und erlauben die zahlenmäßige Erfassung dessen Schweregrades. Injiziert man den Tieren intravenös **Evans**-Blau, so wird das ödematöse Hirnareal blaugefärbt, da der eingedrungene Farbstoff nur im Bereich der geschädigten Blutgefäße mit den Plasmaproteinen die Blutbahn verläßt. Es konnte nun gezeigt werden, daß, wenn die Kälteschädigung mit einer zervikalen Lymphblockade kombiniert wird, das Ausmaß des durch Kälteschädigung herbeigeführten vasogenen Hirnödems wesentlich verstärkt wird; man findet im Gehirn viel mehr Eiweiß und der Farbstoff färbt ein wesentlich größeres Hirnareal ein (**Abb. 12/2**).

## 12.4 Lymphostatische Enzephalopathie und Ophthalmopathie des Menschen

### 12.4.1 Primäre Formen

Bei **primären Lymphödemen** des Kopfbereiches kann eine lymphostatische Enzephalopathie zu einem Zustand führen, welcher mit Apathie und elektroenzephalographischen Veränderungen einhergeht; als Zeichen einer lymphostatischen Ophthalmopathie können mittels Augenspiegelung Ödeme der Retina, bzw. der Papille des Sehnerven nachgewiesen werden. Eine Behandlung des Kopfes und des Halses mittels manueller Lymphdrainage in Kombination mit Atemgymnastik kann dieses Ödem reduzieren.

### 12.4.2 Sekundäre Formen

Da zum Tributargebiet der zervikalen Lymphknoten nicht nur die «hals-nasen-ohrenärztlichen» und «zahnärztlich-kieferorthopädischen» Gebiete und die Haut, sondern auch das zentrale Nervensystem gehören, ist es klar, daß eine chronische Lymphonoditis dieser Lymphknoten, welche infolge entzündlicher Prozesse in den peripheren Tributargebieten via Lymphangitis zustandekommt, den freien Einfluß der Lymphe über diejenigen afferenten Lymphgefäße, welche das Gehirn drainieren, beeinträchtigt. Dies bedeutet, daß sekundäre Formen Folgen **chronischer Lymphangitiden** bzw. **Lymphonoditiden** sein können. Sie können aber auch **iatrogener** Art sein, herbeigeführt durch zervikale Blockdissektionen bei der operativen Behandlung bösartiger Geschwülste (Kehlkopf-, Schilddrüsenkrebs u. a.). Chronisch-rezidivierende, zu zervikalen Lymphangitiden und Lymphonoditiden führende ent-

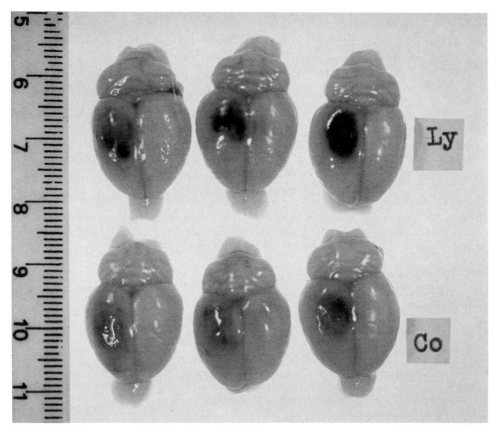

**Abb. 12/2:** Intravenös injiziertes Evans-Blau färbt beim normalen Tier infolge der Blut-Hirn-Schranke die Hirnsubstanz nicht an. Appliziert man nach Trepanation auf die Hirnrinde Kälte, wird die Blut-Hirn-Schranke durchbrochen und es entsteht ein sogenanntes «vasogenes Hirnödem». In diesem Bereich wird das Hirn blau gefärbt (**Co**). Wird die Kälteschädigung bei einem Tier durchgeführt, bei welchem die cervikalen Lymphgefäße auf chirurgischem Wege blockiert worden sind, addieren sich die Folgen der Kälteschädigung (= erhöhte Eiweiß- und Wasserlast) und der mechanischen Insuffizienz der Lymphgefäße zu einer Sicherheitsventilinsuffizienz. Als sichtbares Zeichen der Zunahme der Schädigung wird die Hirnsubstanz viel stärker blau gefärbt als bei «reiner» Kälteschädigung (**Ly**). Material von Professor Csanda, Budapest.

zündliche Erkrankungen im HNO- und zahnärztlichen Bereich sind vor allem bei Kindern mit Dysplasien der Nasennebenhöhlen und der Kiefer häufig. Katarrhalische Prozesse im Bereich der oberen Luftwege, häufiger Schnupfen und vergrößerte Mandeln haben eine Mundatmung zur Folge, wodurch ein Teufelskreis eingeleitet wird: Die Schleimhäute der Luftwege trocknen aus, werden rissig; das Eindringen von Bakterien wird erleichtert. «Erkältungskrankheiten» sind an der Tagesordnung. Die Halslymphknoten sind vergrößert; sie befinden sich im Zustand einer chronischen Entzündung. Die Kinder verhalten sich in der Schule, als ob man ihnen Tranquilizer verabreicht hätte, sie dämmern vor sich hin; ihre Leistungen sind dementsprechend schlecht (**Abb. 12/3**).

Papillenödeme, welche bei Patienten nach zervikalen Blockdissektionen beschrieben wurden, sind mit Sicherheit **nicht** Folge der Unterbindung cervikaler Venen – es gelingt im

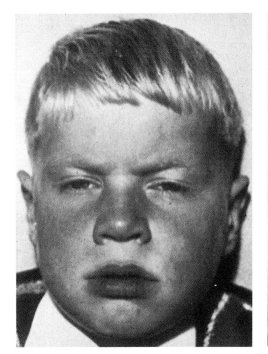
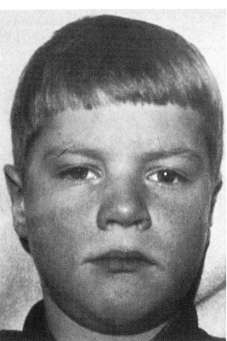

**Abb. 12/3:** «*Aprosexia nasalis*» (herabgesetzte geistige Konzentrationsfähigkeit), Mundatmung und Gesichtslymphödem bei einem Schulkind. **A** (links): Vor der Behandlung; **B** (rechts): nach konservativer hals-nasen-ohrenärztlicher sowie kieferorthopädischer Behandlung unterstützt mit manuellen Lymphdrainagen und Atemgymnastik. Patient von Dr. Bahnemann, Eutin.

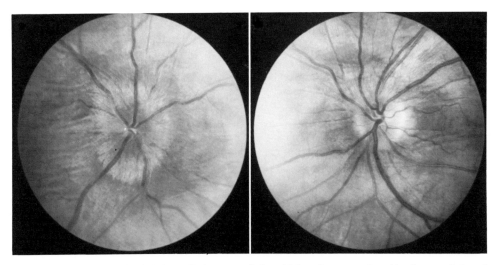

**Abb. 12/4:** Stauungspapille bei einem Patienten nach Parotidektomie wegen eines Karzinoms mit darauffolgender Irradiatio und anschließender Blockdissektion. **A** (links): Vor der Behandlung; **B** (rechts): nach manueller Lymphdrainage mit Atemgymnastik kombiniert (Aufnahmen von Dr. van Husen, St. Blasien mit der Zeiss Funduskamera).

Tierversuch nicht, durch Venenligatur ein Papillenödem herbeizuführen –, sondern der Lymphblockade. Postoperativ sind diese Patienten durch auffallende Apathie gekennzeichnet (**Abb. 12/4**).

## 12.5 Therapie

Nach der Sanierung HNO- und zahnärztlicher Probleme kann eine konsequente, längere Zeit hindurch applizierte Kombination: ML + Atemgymnastik, welche mit der Gabe eines Vitamin-B-Komplex-Präparates, hochdosiert, ergänzt wird, sehr erfolgreich sein (**Abb. 12/3**).

**Literatur**

Csanda, E., Obál, F., Obál jr., F.: Central nervous system and lymphatic system. In: Földi, M., Casley-Smith, J. R. (eds.): Lymphangiology. Schattauer, Stuttgart, New York 1983.
Földi, M.: Vegetatives Nervensystem und Lymphsystem. In: Sturm, A., Birkmayer, W. (Hrsg.): Klinische Pathologie des vegetativen Nervensystems, Band 1. G. Fischer Verlag 1976.

# 13 Das Ödem bei der akuten Entzündung

E. Földi und M. Földi

## 13.1 Pathophysiologie

Die akute Entzündung ist die Antwort der Gewebe auf **irgendeine** Schädigung. **Verletzungen** spontaner Art, sowie operative Eingriffe, die Einwirkung von **Kälte, Wärme, elektromagnetischen Strahlen, Mikroben** verursachen alle eine akute Entzündung. Hinzu kommt die Tatsache, daß auch eine Reizung sensorischer Nerven, d.h. der Schmerz, in deren Areal eine «**neurogene Entzündung**» herbeiführt.

Dieses Kapitel beabsichtigt keineswegs, die gesamte Problematik der akuten Entzündung zu behandeln; es beschränkt sich auf die Frage des Ödems. Von den allgemein bekannten Symptomen der akuten Entzündung beruhen *Kalor* (Überwärmung) und *Rubor* (Rötung) auf einer **aktiven Hyperämie**. Die Erschlaffung der Muskulatur der präkapillaren Arteriolen erfolgt durch neurale Impulse, sowie durch die Wirkung verschiedener freiwerdender Entzündungsmediatoren.

Die aktive Hyperämie bedeutet einen Anstieg des Blutkapillardrucks, dies wiederum einen erhöhten effektiven ultrafiltrierenden Druck, der resultierende Anstieg des Nettoultrafiltrates einen Anstieg der **lymphpflichtigen Wasserlast**. Die Entzündungsmediatoren schädigen aber auch die Blutkapillaren und die potkapillären Venulen: Ihre Permeabilität Eiweiß gegenüber steigt, aus diesem Grund erhöht sich auch die **lymphpflichtige** Eiweißlast. Die Lymphgefäße reagieren mit ihrer typischen Sicherheitsventilfunktion, die Lymphpumpe wird in ihrer Aktivität von Entzündungsmediatoren moduliert. Dies bedeutet, daß wenn sich zur Rötung und Überwärmung Tumor (Schwellung) gesellt, dies bereits darauf hinweist, daß die Lymphgefäße insuffizient geworden sind.

Vorerst handelt es sich um eine **dynamische Insuffizienz**, und zwar solange wie die Lymphgefäße noch gesund aber überlastet sind. Diese geht sehr schnell in eine **Sicherheitsventilinsuffizienz** über. Es kann zu einem **Lymphangiospasmus** kommen und bald erfaßt der entzündliche Prozeß die im entzündlichen Gebiet liegenden Lymphgefäße (über Lymphangitis s. Kap. 4). Die Sicherheitsventilinsuffizienz setzt Teufelskreise in Gang; das eiweißreiche Ödem nimmt gewaltig zu; der resultierende Schmerz (*Dolor*), welcher zum Funktionsverlust (*Functio laesa*) führt, verstärkt die Entzündung durch den Mechanismus der neurogenen Entzündung; es sterben im Entzündungsgebiet Zellen ab; die toten Zellen sind ein neuer, zusätzlicher Entzündungsreiz; hinzu kommt, daß diejenigen Stoffe, welche aus den abgestorbenen Zellen frei werden, lymphpflichtig sind (**Tab. 13/1, 13/2, 13/3**).

**Tab. 13/1:** Die Pathophysiologie der akuten Entzündungen bei lymphvaskulärer Kompensation. **BKD** Blutkapillardruck; **KOD**$_I$ kolloidosmotischer Druck im Interstitium.

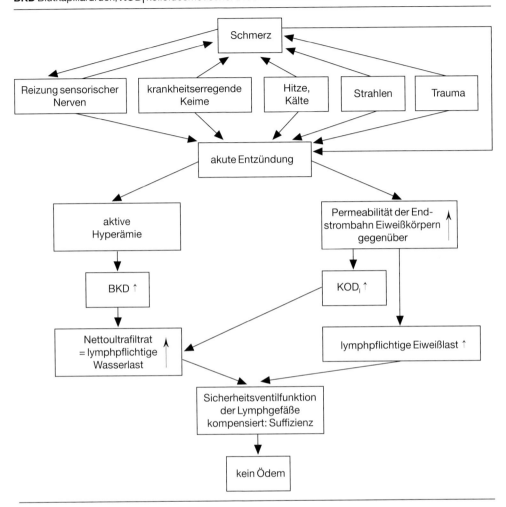

## 13.2 Therapie

Ob bei einer akuten Entzündung die manuelle Lymphdrainage indiziert oder kontraindiziert ist, hängt von der **Ursache** der akuten Entzündung ab. **Wenn krankheitserregende Keime** (Bakterien, Pilze, Viren) **für die akute Entzündung verantwortlich sind, darf keine manuelle Lymphdrainage eingesetzt werden** – es handelt sich um eine absolute Kontraindikation – da dies zu einer Ausdehnung der Infektion führen kann. Hingegen können **alle Entzündungen steriler Natur mit manuellen Lymphdrainagen behandelt werden**; zu diesen gehört u. a. das **Sudeck**-Syndrom, die **aktivierte Arthrose**, sowie eine **rheumatoide Arthritis** im akut-entzündlichen Schub (s. Kap. 14).

**Tab. 13/2:** Die Pathophysiologie der akuten Entzündungen bei einem dynamisch insuffizienten Lymphgefäßsystem.

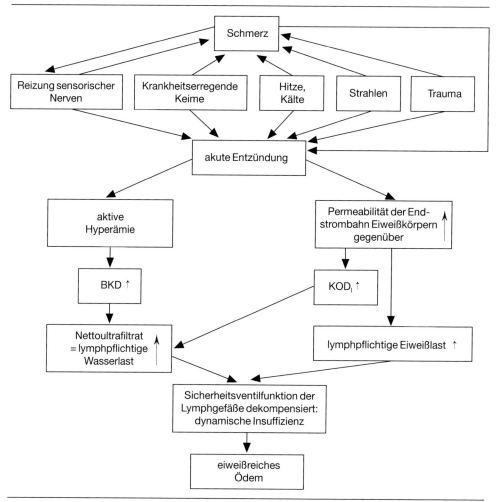

Es ist erwähnenswert, daß es ein plastischer Chirurg war, der 1963 als erster gezeigt hat, daß operative Ödeme durch manuelle Lymphdrainage mit Erfolg behandelt werden können. Nach einer Studie bilden sich Weichteilödeme nach Beinbrüchen unter manueller Lymphdrainagebehandlung schneller zurück; wenn eine Osteosynthese erforderlich ist, kann diese früher vorgenommen werden. Da Blut als eiweißreiche Flüssigkeit eine lymphpflichtige Last darstellt, ist, falls ein Trauma zu einem **Hämatom** führt, die manuelle Lymphdrainage angezeigt.

**Tab. 13/3:** Die Pathophysiologie der akuten Entzündungen bei einer Sicherheitsventilinsuffizienz des Lymphgefäßsystems. **TK** Transportkapazität.

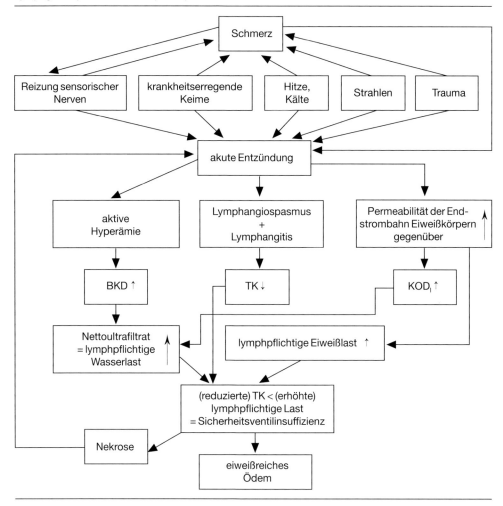

## Literatur

Förster, O.: Entzündung. In: Wick, G., Schwarz, S., Förster, O., Peterlik, M. (Hrsg.): Funktionelle Pathologie. 2. Aufl., G. Fischer Verlag, Stuttgart 1989.

# 14 Der «rheumatische Formenkreis»

## 14.1 Allgemeine lymphologische Gesichtspunkte

E. Földi und M. Földi

Die *Synovialis* und die Gelenkkapseln, die Knochenhaut, das die Sehnen und die Bänder umhüllende Bindegewebe verfügen über Lymphgefäße. Aus Tierversuchen ist es bekannt, daß die Blockade der Lymphgefäße zur Ansammlung einer eiweißreichen Flüssigkeit in der Gelenkhöhle führt; dies kommt auch beim Gliedmaßenlymphödem des Menschen vor (**Lympharthros**). Im histologischen Bild findet man Veränderungen, welche an diejenigen der rheumatoiden Arthritis erinnern. Bei der rheumatoiden Arthritis haben lymphographische Untersuchungen an den Lymphkollektoren fibrotische Veränderungen gezeigt, vor allem dann, wenn intraartikulär eine Cortisonkristallsuspension gespritzt worden war. In den prälymphatischen Kanälen wurden Fibrinpräzipitate nachgewiesen, welche diese blockieren. Es gibt Patienten mit rheumatoider Arthritis, die nicht nur periartikuläre Ödeme haben, sondern regelrechte Lymphödeme (**Abb. 14/1**).

Erinnert sei ferner an die Tatsache, daß der **Schmerz** eine **neurogene Entzündung** verursacht, und da die Entzündung nicht nur ein **Ödem**, sondern wiederum einen **Schmerz** zur Folge hat, resultiert ein echter Teufelskreis. Ödem wiederum ist gleichbedeutend mit einer Insuffizienz der Lymphgefäße. Diesen Teufelskreis sollte man unbedingt versuchen mit manueller Lymphdrainage in Kombination mit vorsichtiger Bewegungstherapie zu durchbrechen.

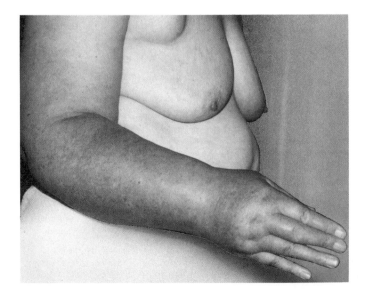

**Abb. 14/1:** Lymphödem bei rheumatoider Arthritis.

## 14.1.1 Der entzündliche Rheumatismus

H. Schoberth

Unter den entzündlichen Rheumatismusformen spielt die rheumatoide Arthritis, die früher primär chronische Polyarthritis genannt wurde, die hervorstechende Rolle. Nach den heutigen Erkenntnissen ist ein immunpathologischer Mechanismus für die klinischen Symptome wahrscheinlich. Dafür spricht das gehäufte Auftreten von Rheumafaktoren, eines gegen körpereigene Immunglobuline gerichteten Antikörpers und schließlich die lympho-plasmazelluläre Infiltration in der Synovialmembran. Neben diesen immunologischen Prozessen verschiedenster Intensität spielen sekundär die Entzündungsmediatoren eine Rolle, wie wir sie von anderen entzündlichen Reaktionen her kennen. Pathogenetisch betrachtet, beginnt der Prozeß mit einer Exsudation in die Gelenkhöhle, wobei im Gelenkraum auffallend viel Fibrin anzutreffen ist. Es überzieht die Synovialoberfläche und setzt hier die ersten Störungen. Die darunterliegende Deckzellschicht geht dabei in vielen Fällen zugrunde. Hand in Hand mit dieser Entwicklung kommt es nach Schwund der oberflächlichen Deckschicht zu einer Wucherung der Synovialzellen, so daß diese schließlich mehrstufig angeordnet sind. Während man normalerweise nur einen einzelligen Saum antrifft, kann die Proliferation soweit gehen, daß bis zu dreißig Zellreihen übereinanderliegen. Ihr schließt sich eine Wucherung der Bindegewebszellen des Synovialstromas an, die Zwischensubstanz wird mehr und mehr rarifiziert. In der Synovialis frisch entzündeter Gelenke findet man ein lympho-plasmazelluläres Infiltrat. Diese Zellelemente produzieren besondere Immunglobuline, vor allem vom IGM-Typ. Diese sind zwar von Haus aus Antikörper, sie wirken aber als Fremdantigene. So bilden sie mit den IGM des Körpers Immunkomplexe. Man hat sie Rheumafaktoren genannt. Durch Granulozyten sowie Synoviozyten werden die Immunkomplexe phagozytiert. Dabei werden aber lysosomale Proteasen freigesetzt, welche ihrerseits den Knorpel abbauen. Wenn dieser Entzündungsprozeß nicht zum Stillstand kommt, entwickelt sich in der zweiten Phase der Entzündung ein Bindegewebspannus, der in die Gelenkhöhle vordringt und den Knorpel überzieht. Dadurch kann der Gelenkspalt völlig zerstört werden und eine Sperrsteife entstehen. Sie geht schließlich in die Lötsteife nach Payr, d.h. in eine totale Aufhebung des Bewegungsraumes über.

Das Schicksal des Gelenkes hängt von der Intensität und von der Zahl der exsudativen Schübe und den proliferativen Folgen ab.

Charakteristisch für die rheumatische Entzündung sind die Remissionen. Akuten entzündlichen Schüben folgen Stadien relativer Beschwerdefreiheit. Die Entzündung geht indessen weiter und führt über eine narbige Schrumpfung zu den bekannten Deformitäten. Dieses Stadium kann jederzeit wieder abgelöst werden durch den akuten entzündlichen Schub. So bekommt die Krankheit den fließenden Charakter, was letztlich zu der Namengebung Rheumatismus als dem wechselnden Schmerz geführt hat.

Klinisches Bild

Nach einem uncharakteristischen Vorstadium werden frühzeitig Beschwerden, die vor allem nach längeren körperlichen Ruhepausen, also beispielsweise nach dem Schlaf auftreten, beobachtet. Charakteristisch ist die Morgensteifigkeit. Der Patient klagt vor allem über ein Steifheitsgefühl in den Fingern, seltener auch in den Zehen. Nach etwa 10 bis 15 Minuten klingen die Beschwerden, vor allem unter der einsetzenden aktiven Betätigung, weitgehend ab. Sehr bald werden nun aber auch Schwellungszustände beobachtet. Charakteristisch sind die spindelförmigen Auftreibungen der Fingermittelgelenke, die mit einer ödematösen Durchtränkung der gelenknahen Weichteile verbunden sind. Häufig sind bei der Erkrankung, die im 3. bis 5. Lebensjahrzehnt beginnt und Frauen etwa 3mal häufiger als Männer befällt, die kleinen Gelenke an Hand und Fuß betroffen. Sehr bald sind dann auch die Handgelenke beteiligt. Typisch ist das Prominieren der Ulna und die Verbreiterung des distalen Unterarmendes. Ursache sind die paraarticulären Schwellungen. Im weiteren Verlauf ist die Gelenkfunktion zunehmend eingeschränkt. Diese Inaktivität ist zunächst bedingt durch Schmerzen, die immer dann auftreten, wenn Bewegungsversuche unternommen werden. Man kann diese nozizeptiven Salven aus einer entzündeten Gelenkkapsel elektroneurographisch gut darstellen. Aber auch Ruheschmerzen sind im akuten Stadium vorhanden. Verursachung ist häufig eine gesteigerte exsudative Tätigkeit, wobei die Prostaglandinsynthese vor allem für das Zustandekommen des Schmerzes verantwortlich gemacht werden muß. Prostaglandine haben bekanntlich unter anderem die Wirkung Nozizeptoren zu sensibilisieren, so daß andere Mediatoren angreifen können. Die Schmerzen sind aber nicht die einzige Ursache für die Inaktivitätsatrophie, die sehr bald an der zugeordneten Muskulatur zu erkennen ist. Typisch ist, daß die Muskeln selbst vom arthritischen Geschehen betroffen werden. Es zeigt sich, daß die rheumatoide Arthritis keine reine Gelenkerkrankung, sondern eine Systemaffektion ist. Die Muskelatrophie wird durch die Inaktivität, mehr aber noch durch nervale Fehlschaltungen potenziert. Das zeigt sich an der Tonusänderung, die sicher reflektorisch zustande kommt, und an den auftretenden trophischen Störungen, die darauf hinweisen, daß auch vegetative Komponenten eine Rolle spielen. Man kann histologisch und frühzeitig in der Muskulatur entsprechende Störungen nachweisen. Während anfangs das Röntgenbild keinen pathologischen Befund ergibt, zeigen sich beim Auftreten der typischen Gelenkabweichungen doch destruktive Auflösungen der Knochenstruktur. Trotz der eindrucksvollen röntgenologischen Veränderungen ist die Funktion lange Zeit oft erstaunlich gut. So ergibt sich, daß Patientinnen mit hochgradigen Deformierungen der Finger durchaus noch in der Lage sind, Handarbeiten wie Stricken, Häkeln usw., durchzuführen. Ein Limit setzen lediglich die in entzündlichen Schüben sehr erheblichen Schmerzen.

### Behandlung

Das klinische Bild, an erster Stelle die Schmerzen und die Bewegungseinschränkung bestimmen die Behandlung. Es muß unter allen Umständen gelingen die Exsudation, d.h. die Durchtränkung der Synovialis mit Zerstörung der Deckschicht und die proliferativen Vorgänge der tieferen Zellagen zu verhüten. Nach der aufgezeigten Pathogenese ist es sicher naheliegend, die lysosomale Aktivität zu bremsen. Darauf basiert die sogenannte kausale Therapie, in der neben Goldsalzen Immunsuppressiva eingesetzt werden. Die Basistherapie hat aber bis heute nicht die in sie gesetzten Erwartungen erfüllt. Das ist nicht zuletzt darauf zurückzuführen, daß bei ausreichenden, d.h. wirksamen Dosen, die Nebenwirkungen der medikamentösen Behandlung unverhältnismäßig groß sind. So ist es zu verstehen, daß die symptomatische Behandlung, vor allem mit nichtsteroidalen antirheumatischen Substanzen, eine große Rolle spielt. Im Prinzip handelt es sich dabei immer darum, den Entzündungsmechanismus im Entstehen anzugreifen und die Schmerzen zu hemmen. Mit der Bremsung der Prostaglandinsynthese wird die Ausschüttung von Entzündungsmediatoren unterbunden, so daß das Entzündungsgeschehen verlangsamt wird. Leider ist durch die Hemmung der mukoprotektiven Wirkung der Prostaglandinsynthesehemmer eine Beeinflussung der Magenschleimhaut nicht zu umgehen. Schon nach einigen Tagen lassen sich gastroskopisch submuköse Blutungen feststellen. Bekanntlich ist bei ulcusgefährdeten Patienten mit dem Auftreten von Magengeschwüren zu rechnen. Aus diesem Grunde sind andere Behandlungsmethoden bei der rheumatoiden Arthritis zu favorisieren.

Bei den rheumatischen Gelenkerkrankungen hat von jeher die physikalische Therapie eine große Rolle gespielt. Das Hauptziel der Maßnahmen ist die Erhaltung der Gelenkfunktion oder deren Verbesserung bei schon eingetretenen Schädigungen. Vorrangig und für den Patienten zunächst auch wesentlich bedeutungsvoller ist die Beseitigung von Schmerzen.

Im akuten Zustand muß versucht werden, jede Bewegung zu verhüten, weil dadurch das Entzündungsgeschehen beschleunigt wird. Außerdem ist durch die Ruhighaltung nach Wegfall nozizeptiver Afferenzen mit einer Schmerzlinderung zu rechnen. Anfangs wird man deswegen die erkrankten Extremitätenabschnitte weitgehend ruhigstellen. Hier droht nun freilich die Gefahr, daß es zu einer Steifheit kommt. Außerdem geht sehr rasch die Muskelkoordination verloren. Deswegen hat man versucht, unter Einschaltung der Kryotherapie eine aktive Bewegung zu ermöglichen, sobald es die lokalen Verhältnisse erlauben.

In diesem Zusammenhang spielt die Kältestrahlbehandlung eine gewisse Rolle. Wir haben mit Eispackungen ähnliche Effekte erzielt. Nachdrücklich muß allerdings darauf hingewiesen werden, daß die Kryotherapie nur für zehn bis maximal 15 Minuten durchgeführt werden soll, weil sonst allzu leicht die Reaktion der Vasomotoren, speziell der präkapillaren Sphinctären, beeinträchtigt würde. In diesem Stadium ist die Manuelle Lymphdrainage von unschätzbarem Wert. Es gelingt dadurch die Schwellung, die auf ein interstitielles entzündliches Ödem zurückgeht, zu beeinflussen. Dabei muß natürlich auf die lokalen Geschehnisse Rücksicht genommen werden. So beginnt die Behandlung an den lokalen Einflußorten, das sind die Achselhöhle bzw. Kniekehle und Leistenbeuge. Hier wird mit «stehenden Kreisen» gearbeitet. Durch die Lymphdrainage kommt es zu einer raschen Schmerzlinderung. Auch läßt die aktive Übungsbehandlung bald größere Intensitäten zu. Die Behandlung wird dann nach distal fortgesetzt, wobei man im subakuten Stadium bereits die Krankheitsherde selbst erreicht.

In der Behandlung des entzündlichen Rheumatismus spielt die operative Synovektomie eine große Rolle. Sie wird zu Recht als Basistherapie bezeichnet. Verständlich wird dieses Vorgehen dann, wenn man sich den pathogenetischen Mechanismus an der Gelenkkapsel, speziell an der Gelenkinnenhaut, klar macht. In den Zellen der Synovialmembran und in eingewanderten, beim akuten Schub häufig anzutreffenden Granulozyten entstehen Enzyme, welche, wie dargestellt, Kollagen abbauen. Durch den Abbau bedingt, muß neues immunogenes Kollagen nachproduziert werden, wodurch ein *Circulus vitiosus* entsteht. Weil im Bereich der Synovialmembran Immunkomplexe entstehen und wirksam werden, deren destruktive Wirkung sich auch an vielen anderen Zellen, z.B. an der Niere, nachweisen läßt, ist die Entfernung der Synovialmembran eine kausale oder Basistherapie. Dabei ist interessant, daß nach unseren Erfahrungen die Synovektomie nicht nur total bzw. subtotal, sondern auch umschrieben ausgeführt werden kann. Neuerdings versucht man auch durch Injektionen, durch eine sogenannte chemische Synovektomie, die Synovialmembran auszuschalten.

Nach Abklingen der akutentzündlichen Erscheinungen im Stadium der Proliferation ist die Lymphdrainage zunehmend zu entbehren. Hier setzen dann die bekannten anderen physikalischen Maßnahmen ein. Jetzt steht die Bewegungstherapie zur Erhaltung der Gelenkfunktion im Vordergrund. Dabei kann es allerdings leicht zu neuerlichen Reizerscheinungen kommen. In diesen Fällen kehren wir dann zur Therapie mit Kälte und manueller Lymphdrainage zurück. Eine Kompressionstherapie ist in diesen Fällen nicht angezeigt.

In ähnlicher Weise gestaltet sich auch die Behandlung von Monarthritiden, die speziell am Kniegelenk vorkommen. Eine Sonderstellung nimmt die sogenannte rezidivierende unspezifische Synovitis ein. Es handelt sich dabei um eine Erkrankung, die in der Regel monoartikulär, mitunter aber auch an beiden Kniegelenken, in der Regel abwechselnd, auftritt. Die Krankheit ist dadurch charakterisiert, daß es ohne erkennbaren Anlaß von Zeit zu Zeit zu rezidivierenden Gelenkergüssen kommt, die unter Umständen sehr erheblich sein können. Die Beschwerden sind interessanterweise relativ gering. Das liegt unter anderem daran, daß die entzündlichen Zeichen sehr diskret sind. Dies haben wiederholte histologische Untersuchungen bestätigt. Auch der Eiweißgehalt der Gelenkflüssigkeit ist oft so niedrig, daß man besser von einer Transsudation als von einer Exsudation spricht. Medikamentös sind erfahrungsgemäß solche Ergüsse außerordentlich schwer zu beeinflussen. Besteht die Krankheit seit längerer Zeit, hat sich die lokale Synovektomie nach Läwen mit anschließender Kapselfensterung und Einschlagen eines Muskelläppchens aus dem *Vastus medialis* in den Defekt hervorragend bewährt. Postoperativ kommt es in diesen Fällen nun aber oft zu erheblichen Weichteilschwellungen, während der Erguß, dank der Kapselfensterung, verschwindet. Mit einem Abfließen des Transsudates in die Weichteile ist die Schwellung nicht zu erklären. Es handelt sich offensichtlich um eine verminderte Reabsorption. Dafür spricht, daß sich dieses paraarticuläre Ödem durch die Manuelle Lymphdrainage hervorragend beeinflussen läßt. Sie bringt dem Patienten rasch Erleichterung. Durch die Abnahme der Spannung wird der Schmerz, der auch einer Bewegungstherapie im Wege steht, bald vermindert. Die Effekte der Behandlung, die sich in einer deutlichen Verschmächtigung des Umfanges dokumentieren, sind auch aus psychologischen Gründen sehr wichtig. Der Patient, der lange Zeit, unter Umständen seit Jahren, unter Schwellungszuständen gelitten hat, die im allgemeinen zwar schmerzarm verliefen, aber doch zu einer Beeinträchtigung des Wohlbefindens führten, ist enttäuscht, wenn er nach der Operation nun wieder eine Schwellung sieht und zusätzlichen Spannungsschmerz hat. Daß es sich dabei aber nicht um einen Gelenkerguß, sondern um ein Weichteilödem handelt, ist ihm nur schwer klar zu machen. Hier ist die Manuelle Lymphdrainage dann nicht nur physisch, sondern auch psychisch von großer Bedeutung.

### 14.1.2 Der degenerative Rheumatismus *(Arthrosis deformans)*
H. Schoberth

Grundsätzlich andersartig sind die Veränderungen, die einer degenerativen Erkrankung zugrunde liegen. Hier kann man wenigstens zunächst von einem entzündlichen Geschehen nicht sprechen. Dies gilt vor allem, wenn man die Pathogenese im Auge hat. In der angloamerikanischen Literatur erscheint das Krankheitsbild zwar als *Osteoarthritis deformans*, dabei ist aber mehr an die oft später zu beobachtenden entzündlichen Schübe gedacht. Bei der typischen *Arthrosis deformans* steht der Knorpel im Mittelpunkt des Geschehens.

Der hyaline Knorpel erfüllt aufgrund der spezifischen Bauweise die Aufgabe, Spannungskonzentrationen gleichmäßig auf die lasttragenden Flächen zu verteilen und Spannungsspitzen abzufangen. Dabei wird das viskoelastische Prinzip der Gelenkschmierung als Puffer wirksam. Anatomisch ist der hyaline Knorpel aus einem Fasergerüst aufgebaut, über das eine homogene Zwischensubstanz aus Proteoglykanen, die durch ein hohes Wasserbindungsvermögen ausgezeichnet sind, gelagert ist. Produzenten der Proteoglykansubstanzen sind die Chondrozyten. Die Chondrozyten sind sowohl nach Struktur, wie nach der funktionellen Befähigung modifizierte Mesenchymzellen. Sie können mit einem minimalen Stoffwechselangebot existieren und produktiv tätig sein. Die für die Syntheseleistung, d. h. für die Produktion der Zwischensubstanz benötigte Energie wird durch anaerobe Glycolyse, also durch Milchsäuregärung, gewonnen. Das freigewordene Lactat gelangt mit dem Nährstrom in den Gelenkspalt. Die Konzentration von Lactat regt dann ihrerseits Synovialzellen zur vermehrten Abgabe von Glucose an. Diese wird über die Synovialflüssigkeit, die man aus funktionellen Gründen als Gelenkschmiere bezeichnen kann, zu den Knorpelzellen transportiert. Die treibende Kraft ist die Diffusion.

Unter den Synovialzellen gibt es verschiedene Typen, die A- und B-Zellen, die unterschiedliche Funktionen haben. Die Aufgabe der Synovialzellen vom B-Typ besteht unter anderem darin, Hyaluronsäure, einen wichtigen Bestandteil der Synovialflüssigkeit, zu produzieren. Der Keim der Arthrose ist der Untergang der Chondrozyten. Er tritt dann ein, wenn das

Glucoseangebot aus den Synovialzellen zu gering wird. Nun gehen die am Rande des Existenzminimums lebenden Chondrozyten zugrunde. Auf den hyalinen Knorpel in einer Gelenkeinheit bezogen, bedeutet das natürlich nicht den kompletten Ruin. Dennoch bleibt auch bei einem Teilausfall die Syntheseleistung hinsichtlich der Knorpelgrundsubstanz ungenügend. So kommt es zu einer Demaskierung des Fasernetzes im Gelenkknorpel. Die Grundsubstanzquote wird enzymatisch zerstört und kann nicht mehr genügend nachgebildet werden. Nun ist die Auflösung der Grundsubstanz im elektronenmikroskopischen Bild sehr deutlich zu sehen, desgleichen die Demaskierung der Fasern. Die elektronenmikroskopische Analyse hat überhaupt neue Aspekte in der Pathogenese der *Arthrosis deformans* erkennen lassen.

Im weiteren Verlauf tritt eine Aufrauhung mit Bildung von Vertikaleinrissen auf. Dann entsteht durch mechanische Einflüsse, wie Schwerkräfte und Druckbelastung, ein Knorpelabrieb. Außerhalb der Belastungszone bilden sich nun spongiöse Osteophyten. Schließlich wird der Knorpelabschliff durch die mechanische Belastung so groß, daß jetzt druckbedingte Einbrüche im Spongiosa-Bereich resultieren. Im Prinzip handelt es sich dabei um Spongiosamikrofrakturen, die einzelne Trabekelsysteme betreffen. Sie heilen entweder mit Kallusbildung aus oder werden aufgelöst. Dabei erfolgt die enzymatische Aufarbeitung im Sinne der Kolliquationsnekrose. So entsteht innerhalb der Spongiosastrukturen eine Höhlenbildung, die man als Geröllzysten bezeichnet. Diese Bildung kann noch verstärkt werden, dadurch, daß mit dem Eindringen der Synovialflüssigkeit die Enzymaktivität gesteigert wird, was zur Osteolyse wesentlich beiträgt.

Die Verdichtung, bedingt durch Neuanbau von Knorpel, und die Geröllzystenbildung kommen nebeneinander vor. So entsteht das klinische Bild des Umbaues der subchondralen Knochenzonen.

Diesen destruktiven Geschehen stehen konstruktive oder reparative Vorgänge gegenüber. So kommt es zu einer Remodellierung der Gelenkflächen durch sekundär entzündliche Prozesse. Das Granulationsgewebe füllt die Zysten teilweise aus, überzieht die knorpelfreie Oberfläche und macht die Gelenkflächen wieder funktionstüchtig. Durch metaplastische Vorgänge kann sich der sichbildende, an sich minderwertige Faserknorpel dem Aussehen eines hyalinen Knorpels angleichen, wenn auch dessen physikalische Qualität nie erreicht wird. Zu den reparativen Vorgängen kommt noch der Umstand, daß die Oberfläche und somit auch bestehende Unebenheiten mit einem normalen Schmierfilm von der Synovialmembran her überzogen werden kann. Er bildet sich dann um so besser aus, je mehr die Beteiligung der Synovialmembran am Geschehen ausblieb oder doch nur gering war. Nun kann trotz arthrotisch-degenerativer Veränderungen, die vor allem im Röntgenbild sehr weitgehend sein können, eine wenigstens klinisch normale Funktion erhalten bleiben bzw. wiederhergestellt werden. So ist es zu erklären, daß oft eine erhebliche Diskrepanz zwischen dem klinischen Befund und dem objektiven Geschehen gefunden wird. Die Zacke im Röntgenbild sagt also nichts über die Funktionsfähigkeit eines Gelenkes, geschweige denn über die klinischen Auswirkungen, speziell über die Schmerzhaftigkeit aus. Dieser Umstand bestätigt in eindrucksvoller Weise, daß das Röntgenbild eben nur ein Symptom, ein zwar sehr verläßliches, aber doch nur ein Steinchen im großen Bild der Diagnose ist.

Die dargestellte Entwicklung stellt die eine Extremvariante, den optimalen Fall dar. Leider wird der geschilderte Prozeß häufig durch verschiedene Faktoren gestört. Dazu gehören traumatische Schädigungen, funktionelle Überlastung oder sekundär entzündliche Reaktionen, z.B. im Zusammenhang mit einer Allgemeinerkrankung. Nun wird die Gelenkkapsel in Mitleidenschaft gezogen. Dadurch kann sich der Prozeß grundlegend ändern. Aus den beiden Faktoren, den zufällig auslösenden Ursachen und der inneren Krankheitsbereitschaft, eben der unerkannt ablaufenden Schädigung durch das arthrotische Geschehen, wird aus dem letzten Zustand die klinische Erkrankung.

Ursprungsort für die Schmerzen ist die Gelenkkapsel, da sie Schmerzrezeptoren enthält, die sowohl dem sympathischen Nervensystem zuzuordnen sind, als auch cerebro-spinale Strukturen darstellen. Ausgangspunkt für die Schmerzen sind die Nozizeptoren und die Propriorezeptoren der Kapsel. Von hier wird der langsame, anhaltende, sekundäre Schmerz geleitet. So wird nun auch das Entstehen von Muskelverspannungen verständlich. Die Ursachen dafür sind sicher nicht einheitlich. Bedeutungsvoll dürften speziell die übermäßigen reflektorischen Tonussteigerungen sein, die als Schutzmechanismen gegen übermäßige Beanspruchung aufzufassen sind. So wird das Gelenk, das durch den Knorpelschaden in seiner Leistungsfähigkeit beeinträchtigt ist, muskulär verstärkt gebremst. Der Schaden kann so teilweise kompensiert werden. In diesem Stadium sind die Beschwerden an den Muskelursprüngen und -ansätzen, die sogenannten Insertionstendopathien typisch. Außerdem sind Verspannungen im Sinne von Muskelhärten, die wahrscheinlich Folge vermehrter exzentrischer Haltearbeiten sind, zu beobachten. Jetzt treten in den Weichteilstrukturen auch Schwellungen auf.

Die Nozizeption für sich allein bedingt noch kein Schmerzerleben. Die Muskulatur kann erfahrungsgemäß längst überlastet und geschädigt sein, ohne daß man dies nennenswert bemerkt. Recht typisch ist, daß man anfangs bei der Arthrose, wenn schon Beschwerden auftreten auch diese nicht um das Gelenk lokalisiert, d.h. die Region um die Gelenkkapsel, sondern Schmerzen in der Muskulatur und in den Muskelansätzen bemerkt. Diese Myogelosen und Insertionstendopathien werden nicht selten mit einem Weichteilrheumatismus verwechselt, haben aber damit nicht das geringste zu tun. Leider ist das therapeutisch nicht gleichgültig. Behandelt man nämlich lediglich die Veränderungen im Bereich der Muskulatur, die ja sekundäre Folgen des arthrotischen Geschehens sind, wird man vielleicht einen temporären Erfolg haben. Bei Fortbestehen des pathologischen Zustandes ist aber selbstverständlich das nächste Rezidiv bzw. das Wiederauftreten von Schmerzen programmiert. Das zeigt die Erfahrung in den Massagepraxen. Trotz intensiver Behandlung, technischer Vollkommenheit und größter Mühe, gelingt es nicht, die Schmerzen auf längere Sicht einzudämmen.

Die Prozesse in der Gelenkkapsel sind als Entzündung aufzufassen. Nun ist der Ausdruck der Osteoarthritis im Sinne der anglo-amerikanischen Literatur berechtigt. Die Entzündung kann akut bis subakut verlaufen. Das gilt vor allem dann, wenn exogene Noxen, wie Unterkühlung, Überlastung oder endogene Faktoren, wie eine durchgestandene Grippeerkrankung beispielsweise zusätzlich formend an dem Geschehen wirken. Der Prozeß kann aber auch ohne die akuten Zeichen, im Sinne der produktiven Entzündung verlaufen. Das ist anfangs der Regelfall. So kommt es schließlich zu einer Umwandlung der Kollagengitterstruktur und damit zur Fibrosierung, d.h. Verdickung und Verhärtung. Im letzten Stadium, das sich zwangsläufig aus der proliferativen Entzündung ergibt, folgt die Schrumpfung. Damit ist die arthrotische Gelenksteife eingeleitet, die nun den Bewegungsraum deutlich einschränkt. Ist dies der Fall, dann treten leicht Zerrungen auf, weil die im Alltag notwendigen Bewegungen nicht mehr exakt ausgeführt werden können. Die anfangs noch relativ weiche Bewegungsbehinderung im Sinne einer Sperrsteife kann zu einer Lötsteife werden. Leider ist die Spontanversteifung eines arthrotischen Gelenkes aber die Seltenheit. So sind sehr schmerzhafte Rest- und Wackelbewegungen auch bei hochgradiger Deformierung zu beobachten. Dies zwingt dann im fortgeschrittenen Stadium zur chirurgischen Intervention.

### Die Therapie der *Arthrosis deformans*

Die Behandlung der Arthrose richtet sich nach dem Krankheitsstadium. Es ist verständlich und bei der dargestellten Pathogenese logisch, daß man in den ersten Anfängen versucht die Chondrozyten zu retten. Man hat es durch unterschiedliche Manipulationen, vor allem durch intraartikuläre Injektionen versucht. Besonders bedeutungsvoll sind in den letzten Jahren «chondroprotektive» Substanzen geworden, die vor allem bei der *Chondropathia patellae* eingesetzt werden. Weil dabei sehr viele Injektionen gemacht werden müssen, ist Vorsicht geboten. Es hat sich zudem gezeigt, daß die Injektion von Proteinen, die auch in getrockneten Frischzellpräparaten vorkommen, nicht unbedenklich sind. Es sind schwere Allergien beobachtet worden, die bis zu lebensbedrohenden Komplikationen reichen können. Überprüft man auf der anderen Seite den Nutzeffekt, dann muß festgestellt werden, daß es gesicherte Beweise für die Chondroprotektion gar nicht gibt. Aus diesem Grunde muß vor der unkritischen Vorabfolung von diesen Präparaten gewarnt werden. So behält die physikalische Therapie unter den konservativen Behandlungsmethoden durch ihre aktiven und passiven Maßnahmen die überragende Bedeutung. Nicht vergessen werden darf die Behandlung der gesamten Gelenkeinheit. Dazu gehört auch die Behandlung der Muskulatur, sowohl an Ursprung und Ansatz als auch im Bereich des Muskelbauches selbst. Hier haben sich Stäbchen-Massage, Ultraschall, die unterschiedlichen Massagetechniken, aber auch Dehnungen im Sinne eines gezielten Stretching hervorragend bewährt. Bei den Insertionstendopathien wird häufig Kälte besser als Wärme vertragen. Von großem Effekt ist die sogenannte Saugwellenmassage. Hierdurch werden vor allem die einzelnen Gewebsabschnitte soweit mobilisiert, daß Verschiebungen in den einzelnen Schichten wieder möglich werden.

Sind entzündliche Begleiterscheinungen im paraarticulären Gewebe vorhanden, was man an der Schwellung erkennen kann, sollte unter allen Umständen die Manuelle Lymphdrainage eingesetzt werden. Dies gilt speziell für die sogenannte aktivierte Arthrose. Darunter versteht man einen entzündlichen Reizzustand, der ausgelöst wird durch den Zelluntergang, die Chondrolyse und wahrscheinlich auch durch die Aktivität des immunologischen Systems. Grundsätzlich sind hier die Prinzipien der Behandlung der Arthritis zu beachten. Die Indikationen für die Lymphdrainage sind bei der *Arthrosis deformans* indessen wesentlich seltener gegeben als bei den rein entzündlichen Komponenten. Es versteht sich von selbst, daß sich dies bei Mobilisationsbehandlungen, mehr aber noch bei operativen Interventionen vor allem beim Gelenkersatz grundsätzlich ändert. Hier gelten die Prinzipien der Nachbehandlung, wie sie bei traumatischen und operativen Einwirkungen grundsätzlich angewandt werden.

## Erkrankungen der Wirbelsäule

Eine gesonderte Besprechung verdienen die Erkrankungen der Wirbelsäule, weil hier nur selten Gelenke primär betroffen sind. Eine Ausnahme bilden die entzündlichen Erkrankungen. Hier handelt es sich vor allem um die *Spondylarthritis ankylopoetica Bechterew*. Von der Pathogenese her besteht eine gewisse Ähnlichkeit mit der rheumatoiden Arthritis, wenn auch immunologisch andere Verhältnisse vorliegen. Anfangs geht es darum, die entzündlichen Veränderungen an den Iliosacralgelenken, wo die Krankheit häufig beginnt, zu beachten. Gerade im akuten Stadium sind hier durch physikalische Therapie, speziell durch die Lymphdrainage, gute Chancen zur Schmerzeindämmung gegeben. Im Wesen handelt es sich beim Bechterew um eine chronisch proliferierende Synovitis mit allen typischen Begleiterscheinungen von der Ergußbildung über die Kapselfibrose bis zur Ankylose. Daneben treten aber auch in typischer Weise Veränderungen an den Bänden auf. Hier kommt es zu Schrumpfungen und zur Ossifikation. So resultiert dann die typische Bambusform der Wirbelsäule. Zu Beginn steht der uncharakteristische Kreuzschmerz und ein Steifheitsgefühl im Lendenwirbelsäulenbereich. Nicht ganz selten sind Insertionstendopathien auch an den Extremitäten beschrieben worden. So kann ein erheblicher Fersenschmerz im Sinne einer Achillodynie auftreten. Die Diagnose ist deswegen oft nicht leicht zu stellen, weil die Rheumatests in der Regel negativ ausfallen. Wärme wird bei dem entzündlichen Geschehen im akuten Stadium nicht vertragen. Aber auch auf Kältepackungen reagiert der Patient häufig negativ. So bleiben die manuellen Manipulationen, d.h. die Entsorgung der Gewebe um die Wirbelsäule. Die Lymphdrainage kann schon in sehr frühem Stadium, wie das auch von der rheumatoiden Arthritis her bekannt ist, eingesetzt werden.

So lassen sich oft erstaunliche Effekte in der Schmerzbeeinflussung erzielen. Deswegen schließen wir an die Manuelle Lymphdrainage gerne eine aktive Übungsbehandlung an. Die Krankengymnastik steht überhaupt im Vordergrund der therapeutischen Bemühungen. Sie ist aber nur dann durchzuführen, wenn es das Schmerzbild insgesamt gestattet.

Bei der Behandlung ist zu berücksichtigen, daß die Krankheit auch stets die Costotransversalgelenke betrifft. So sind Einschränkungen der Atemexkursionen geradezu als diagnostisches Zeichen aufgefaßt worden. Die Reduktion als Differenz zwischen Ausatmung und Einatmung wird mit dem Maßband bestimmt. Oft sind die Differenzen bis auf zwei bis drei Zentimeter abgesunken.

Eine gewisse Bedeutung hat die Manuelle Lymphdrainage auch bei den degenerativen Wirbelsäulenerkrankungen. Bei den Kreuzschmerzen gilt das Hauptaugenmerk der Raumnot im *Foramen intervertebrale*. Es ist verständlich, daß bei einem Bandscheibenvorfall mit Sequesterbildung von einer antirheumatischen Behandlung etwa medikamentöser Art kaum ein Erfolg zu erwarten ist. Auch die in letzter Zeit vermehrt propagierte Nucleolyse hat insgesamt enttäuscht. Nach neueren Statistiken lassen sich aber auch Bandscheibenprotrusionen in über 95% der Fälle konservativ beherrschen. Dabei ist zu bedenken, daß jede Einengung im *Foramen intervertebrale* mit einer Nervenwurzelschwellung, also mit einem Ödem einhergeht. Dieses Ödem geht über das Foramen intervertebrale hinaus. Durch abschwellende Maßnahmen tritt dann auch in solchen Fällen eine Besserung ein, wo das Computertomogramm eine Prolapsbildung bestätigt. Wir haben den Eindruck, daß durch die subtile Diagnostik, z.B. durch die Computer-Tomographie, viel zu häufig der Verdacht auf eine mechanische Irretation ausgesprochen wird. Oft handelt es sich um ödematöse Schwellungszustände, die sich negativ auswirken. So wird aus der relativen Raumnot, die eine Protrusion oder einen Prolaps hervorrufen, die absolute Stenose. Man hat deswegen mit der Lymphdrainage wesentlich mehr Erfolg, als zunächst angenommen. Daß dies aber nur eine symptomatische Behandlung ist, versteht sich von selbst. Wenn das mechanische Hindernis bei der relativen Raumstenose nicht zu groß ist, kann im allgemeinen die Nervenwurzel in ihrem osteofibrösen Kanal ausweichen. Bei der Prognose ist zu berücksichtigen, daß vor dem Ende des 2. Weltkrieges im deutschsprachigen Raum die Bandscheibenvorfälle pathogenetisch kaum beachtet worden sind. Zwar hat Schmorl in seinem Institut ähnliche Protrusionen und Prolapsbildungen gesehen, er hat sie als Fibrome aufgefaßt und oft fehlgedeutet. Lediglich wenn massive neurologische Ausfallserscheinungen vorhanden waren, wurden auch einmal operative Eingriffe durchgeführt. Das hat sich in der Zeit nach 1945 schlagartig geändert. Die Lehre vom Bandscheibenvorfall ist von Amerika aus nach Europa kolportiert worden und hat in den ersten Jahren zu einer operativen Euphorie geführt. Bei der Beurteilung der Behandlungsergebnisse ist man dann aber sehr viel zurückhaltender geworden, weil sich ergeben hat, daß die Operation lediglich die Raumnot im *Foramen intervertebrale* beseitigt. Die Begleiterscheinungen, vor allem die Instabilität einzelner Wirbelsegmente läßt sich nicht beherrschen. Hier ist wiederum die Kombinationsbehandlung aus aktiven und passiven Maßnahmen notwendig. Gelegentlich kann auch eine operative Stabilisierung des gelockerten Segmentes notwendig sein. Diese kurzen Hinweise sollen erkennen lassen, daß nur die mechanische Kompression, erkennbar an den neurologischen Ausfallserscheinungen, selbst eine Operationsindikation abgeben kann. Die übrigen Begleitsymptome, vor allem Lockerungen und Fehlstellungen im Bereich der sogenannten Facettengelenke, sind gesondert anzugehen.

Im akuten Stadium des Bandscheibenvorfalles ist vor einer Wärmebehandlung zu warnen. Dies versteht sich dann von selbst, wenn man an das Vorliegen eines Wurzelödems denkt. Wir haben sehr gute Erfahrungen mit der Kryotherapie, z.B. durch Lagerung auf geeisten Sandsäcken, gemacht. Die Aktivierung der Muskulatur zur exakten Führung bei Drehbewegungen oder auch schon beim Aufstehen aus dem Bett, muß peinlich genau durchgeführt werden.

Die degenerativen Veränderungen an der Halswirbelsäule sind in ihrem klinischen Wert nicht leicht zu beurteilen. Das liegt am anatomischen Bau der Wirbelkörper und der Bandscheiben. Bekanntlich treten in den Halssegmenten gegen Ende des 1. Lebensjahrzehnts bereits Risse und Spalten auf, die man fast noch als physiologisch bezeichnen muß. Durch die Höhenminderung kommt es verhältnismäßig häufig zu knöchernen Reaktionen an den *Processus uncinati*, den sogenannten unkovertebralen Exostosen. Damit wird eine relative Raumnot im *Foramen intervertebrale* geschaffen, die sich klinisch aber nicht immer auswirkt. Echte osteogene Konstriktionen sind die Seltenheiten. Das gleiche gilt für die Bandscheibenvorfälle.

Wesentlich bedeutungsvoller sind Segmentlockerungen, die sich häufig oberhalb von fixierten Segmenten ausbilden. Ein weiterer Schwachpunkt ist die Atlantookzipitalregion, wo die verschiedenartigsten Fehlbildungen vorkommen. Das klinische Bild wird noch dadurch kompliziert, daß im Bereich der Querfortsätze im *Foramen transversarium Arteria* und *Nervus vertebralis* verlaufen. Ihre Irretation führt zu Durchblutungsstörungen im Bereich der hinteren Schädelgrube, vom Menière'schen Symptomkomplex bis zu Kephalgien nach Art der *Migraine cervicale*. Man hat das Geschehen als vegetatives Reizsyndrom gedeutet. Offensichtlich besteht eine übermäßige Sympathicuserregung. In früheren Jahren versuchte man dieses mit gezielten Stellatumblockaden zu behandeln. Wegen der relativ hohen Komplikationsrate ist man davon weitgehend abgekommen. Beim Cervicalsyndrom sind Schmerzsensationen im Bereich des ganzen oberen Körperquadranten festzustellen. So treten nun Dysphagien, aber auch pseudpektanginöse Beschwerden und Symptome im Bereich des Armes auf. Zur Dämpfung des übermäßigen Sympathicustonus haben sich bei cerebrovasculärer Insuffizienz und bei peripheren Durchblutungsstörungen Secale-Cornutumderivate bewährt. Wenn es richtig ist, daß es mit der Manuellen Lymphdrainage gelingt, derartige Erregungszustände positiv zu beeinflussen und eine trophotrope Umstellung herbeizuführen, worauf neuere Befunde hinzudeuten scheinen, dann ist die Manuelle Lymphdrainage bei bestimmten Formen des Cervicalsyndroms sehr erfolgversprechend. Wir selbst haben bei Parästhesien im Handbereich aber auch bei der *Migraine cervicale* sehr gute Erfahrungen sammeln können.

Differentialdiagnostisch ist beim Cervicalsyndrom an Haltungsstörungen zu denken, die wesentlich häufiger vorkommen als gemeinhin angenommen wird. Dafür sprechen die lokalen Befunde, wie Insertionstendopathien, muskuläre Verspannungen und Verhärtungen einerseits und andererseits die ausgezeichneten Erfolge einer gezielten Haltungsschulung, unter Umständen durch Einschaltung von verbesserten Sitzmöglichkeiten.

In den Formenkreis des Cervicalsyndroms wird von vielen Autoren die *Periarthritis humeroscapularis* gerückt. Diese globale Einordnung ist sicher falsch. Bei der *Arthropathia humeroscapularis* handelt es sich um ein Syndrom, das aus verschiedensten Ursachen zustandekommen kann. Sehr häufig spielen kapsuläre Reizzustände, aber auch Sehnenscheidenentzündungen der langen Bicepssehne beim Austritt aus der Schultergelenkskapsel eine Rolle. Die oft in solchen Fällen zu beobachtenden Verkalkungen im paraarticulären Gewebe, aber auch im Bereich der Schleimbeutel haben zu der Fehleinschätzung der Rotatorenmanschettenaffektion geführt. Auf jeden Fall ist es falsch, aufgrund des Röntgenbildes allein eine Diagnose stellen zu wollen. Vermutlich kommt dem Sympathicus bei der Schmerzentstehung und Weiterleitung eine entscheidende Bedeutung zu. Für die Entstehung der Noziception scheinen Metaboliten bzw. Mediatoren im Gewebe wichtig zu sein.

Einer kurzen Erwähnung bedürfen noch die Schultersteifen, die beim statischen Lymphödem des Armes beim sogenannten dicken Arm nach Mammaamputation auftreten. Hierbei handelt es sich zunächst offensichtlich um die Folgen einer Schonhaltung, die sekundär in reflektorische Verspannung übergeht. Wir erkennen das daran, daß nicht nur die Humeroscapular-Verbindung betroffen ist, was typisch ist für die *Periarthropathia humeroscapularis*, sondern daß stets auch der Schultergürtel mit einbezogen ist. So läßt sich dann das Schulterblatt auf dem Thorax nur noch schlecht bewegen. Hier ist mit gezielten Griffen der klassischen Massage zunächst für eine genügende Mobilisation zu sorgen.

Es darf in diesem Zusammenhang aber natürlich auch nicht verkannt werden, daß durch die Lymphabflußstörung direkte Fibrosen im Bereich der Gleitgewebe der Humero-scapular-Verbindung auftreten. Die pathogenetischen Zusammenhänge sind zwar nicht völlig aufgeklärt, doch muß man annehmen, daß bei einem primär intakten Bindegewebe über eine Perilymphangitis die irreparable Schädigung einsetzt.

## 14.1.3 Der Weichteilrheumatismus
H. Schoberth

Unter Weichteilrheumatismus werden schmerzhafte Zustände an Sehnen, Bändern, Schleimbeutel der Muskulatur und im Unterhautfettgewebe verstanden. Schon bei dieser Aufzählung wird erkennbar, daß eine einheitliche Morphologie, aber auch eine einheitliche Pathogenese nicht vorliegen kann. Deswegen ist auch die Behandlung sehr schwierig. Strenggenommen gehört die *Periarthropathia humeroscapularis* in den Bereich des Weichteilrheumatismus, andererseits sind aber Zusammenhänge mit dem cervicalen Reizsyndrom unverkennbar. Schließlich muß auch darauf hingewiesen werden, daß posttraumatische Zustände ähnliche Beschwerden auslösen. Es wird also für die Behandlung darauf ankommen, differentialdiagnostisch scharf abzugrenzen und die Therapie darauf aufzubauen. Bei einer Ruptur der Rotatorenmanschette kann die operative Behandlung in Frage kommen. Bei der dystrophischen Durchblutungsstörung, die wir bei langsam fortschreitenden Fällen häufig gesehen haben, ist einer schonenden Bewegungsbehandlung der Vorzug zu geben. Auf keinen Fall dürfen hier intensive Wärmebehandlungen zur Anwendung kommen. Die Manuelle Lymphdrainage kann durch ihre parasympathisch-stabilisierende Wirkung gute Dienste leisten.

# 15 Traumatische Erkrankungen

H. Schoberth

Mechanische Einwirkungen auf umschriebene Körperbezirke können nur dann als Unfall bezeichnet werden, wenn sie mit einer bestimmten Intensität in einer relativ kurzen Zeiteinheit einwirken. Wird die Toleranz des Gewebes überschritten, entwickelt sich direkt und unmittelbar das Schadensereignis, die Fraktur, der Muskel-, Sehnen- oder Kapselriß. Nun ist aber mit diesen Folgen noch keineswegs der ganze Schaden erfaßt. In der Regel tritt zu der primären Schädigung durch die mechanische Einwirkung selbst die sekundäre Reaktion auf den Gewebsschaden hin. Diese Reaktion ist im allgemeinen eine Entzündung, die zur Reparation der Gewebsläsion angekurbelt wird, nicht selten aber den Rahmen adäquaten Geschehens sprengt und zusätzlichen Schaden stiftet. Traumatische Einwirkungen, herbeigeführt durch einen Unfall oder durch eine geplante Schädigung in Form einer chirurgischen Intervention, unterscheiden sich kaum. Darum kann das Geschehen, am Beispiel der postoperativen Wundheilung, betrachtet und verfolgt werden.

## 15.1 Pathogenese

Jede Operation setzt eine Wunde. Sie betrifft nicht nur die Haut, sondern auch die tiefer gelegenen Weichteile je nach Notwendigkeit des operativen Vorgehens. Auch die sauberste chirurgische Versorgung, die Verschraubung oder Nagelung einer Fraktur, die Naht einer Weichteil- oder Gefäßwunde, die mikrochirurgische Versorgung von Transplantaten u.a. lassen einen Defekt zurück, der im optimalen Falle durch die Adaption der Wundränder zum Spalt wird. Obwohl in der Chirurgie auch heute noch grundsätzlich die primäre Heilung von der sekundären getrennt wird, handelt es sich im Prinzip um Vorgänge, die sich lediglich in bezug auf die Zeitdauer und das Maß der Veränderungen unterscheiden. Nach der initialen Alteration, der Durchtrennung des Gewebes, kommt es vor allem an den Blutgefäßen zu charakteristischen Veränderungen. Am Anfang steht eine kurzdauernde Vasokonstriktion, der bald eine Erweiterung folgt. Diese Erweiterung ist bedingt durch die Erschlaffung der Arteriolenwände und die Tonussenkung der präkapillaren Sphincteren. Dadurch wird die Durchblutung verstärkt, das Gewebshämatom kann beträchtlich werden. Man versucht in der modernen Chirurgie, diesem Geschehen dadurch zu begegnen, daß man im Anschluß an eine Operation eine sogenannte Redonsaugdrainage anlegt. Mit dieser Methode gelingt es, das sich ansammelnde Blut und das Serum, welches das Interstitium durchtränkt, aus dem Gewebe zu entfernen. Die Entlastung des Gewebes ist bedeutungsvoll, weil dadurch der Gewebsdruck im Operationsgebiet reduziert wird. Mit der Reduktion des Gewebsdruckes aber ist die Durchblutung und damit die Sauerstoffversorgung im notwendigen Umfange erst wieder möglich.

Schon in der ersten Phase nach der Operation kommt es in der Umgebung der Wunde zu einer Permeabilitätssteigerung an den Gefäßen der terminalen Strombahn. Nun treten gelöste

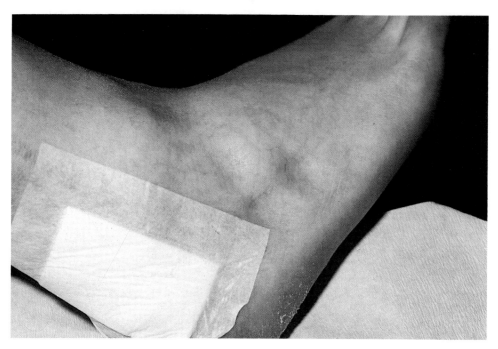

**Abb. 15/1:** Postoperatives Ödem nach Fersenbeinoperation, deutliche Dellenbildung nach Fingerdruck.

Bestandteile aus dem Plasma, aber auch aus Zellen aus und gelangen ins geschädigte Gewebe. Kapillarmikroskopisch läßt sich schon 10 Minuten nach einer traumatischen Schädigung eine Margination von neutrophilen Granulozyten nachweisen. Es handelt sich dabei um das Ergebnis einer Verlangsamung des Blutstromes und einer Entmischung des Achsenstroms. Die Leukozyten treten aus der Mitte des strömenden Blutes an die Ränder der Blutgefäße und bereiten sich auf die Emigration vor. Die Auswanderung wird möglich durch die Erweiterung der Interzellularspalten und durch aktive Verformung der Leukozyten einerseits und eine kurzfristige Gestaltsänderung der Endothelzellen der Kapillaren andererseits. Wenig später folgen auch die Monozyten. Lymphozyten treten bekanntlich erst in einem entsprechenden zeitlichen Abstand aus dem Gefäße aus. In wenigen Stunden hat sich so im Wundgebiet ein dichtzelliges Infiltrat angesammelt, das Granulozyten, Histiozyten, Makrophagen und vereinzelt auch lymphoide Zellen umfaßt. Zusätzlich kommt es zu einem vermehrten Austritt von Blutplasma, worauf das in den ersten Stunden entstehende Wundödem zurückzuführen ist (**Abb. 15/1**). Es handelt sich dabei um eine echte Exsudation, also um den Austritt von eiweißreicher Flüssigkeit, denn die Gefäßreaktion wird von Entzündungsmediatoren ausgelöst.

Jede traumatische Einwirkung führt zu einer Schädigung der zytologischen Struktur. Das gilt sowohl für stumpfe als auch für scharfe Traumen. Man muß also davon ausgehen, daß auch postoperativ die Zellmembran geschädigt wird. Aus den Membranlipiden wird durch eine Phospholipase Arachidonsäure herausgelöst, aus der unter dem Einfluß der Prostaglandinsyntetase Prostaglandin gebildet wird. Die Synthese wird unter anderem durch Histamin, Thrombin, durch Serotonin, Kinine und andere Faktoren gefördert. Die Prostaglandine besitzen, global gesprochen, eine ausgeprägte Gefäßwirkung. Im speziellen wirken die Prostaglandine der E-Serie gefäßerweiternd. Sie modulieren außerdem die Wirkung anderer gefäßaktiver Substanzen wie die der Bradykinine. Der entzündliche exsudative Prozeß hält einen Tag an, kann sich aber auch über längere Zeit erstrecken. Am zweiten Tag nach der Operation beginnt dann die proliferative Phase der Wundheilung, die auch die fibroblastische genannt wird. Sie wird zurückgeführt auf eine verstärkte Teilungsfähigkeit der Fibroblasten, so daß zahlreiche neue Zellen entstehen. Sie schieben sich oft an Fibrinfäden angelehnt gegen die Mitte des Wundbettes vor. Dort setzen sie saure Glukosaminoglykane frei, die vor allem am sechsten bis achten Tag herum in starker Konzentration anzutreffen sind. In diese vorbereitete interzelluläre Substanz werden nun von den Zellen vermehrt Retikulinfasern eingelagert, die Vorstufen des Kollagens. Am dritten bis vierten Tage bereits ist eine Vernetzung dieser Fasern eingetreten. Sie werden schließlich in Kollagenfasern umgewandelt. Nunmehr nimmt der anfangs erheblich gesteigerte Flüssigkeitsgehalt im Gewebe ab. Es kommt zur Abschwellung, während andererseits die Kollagenvernetzung zunimmt. Im Verlauf der zweiten Woche nach der Operation wird das Kollagenfasernetz dichter. Damit erhöht sich Stück für Stück die Reißfestigkeit des Gewebes, so daß nunmehr die bei der Operation eingebrachten Fäden, die einen mechanischen Halt herbeiführen sollten, entfernt werden können. Die Wundränder sind soweit miteinander verbunden, daß ein ausreichender Halt gegeben ist. Die Wunde ist geschlossen. Im weiteren Verlauf wird das kollagene Fasernetz zum Teil wieder abgebaut und die Abbauprodukte resorbiert. Diese Resorption kann z. B. durch Störung des Lymphabflusses entscheidend verändert werden, so daß sich das Narbengewebe erweitert und Narbenstörungen im Sinne von Hypertrophien entstehen.

Durch den operativen Eingriff wird also nicht nur Gewebe zerstört, sondern gleichzeitig der Heilprozeß der Wunde ausgelöst. Dabei treten verschiedene kritische Phasen auf. Im Prinzip handelt es sich um einen entzündlichen Vorgang, der in drei Stadien abläuft und dem die Phase des gewebetypischen Wiederaufbaus folgt. Schon während der Phase der Blutstillung, dann, wenn die Blutung durch Thrombosierung, der Endothelschwellung der Kapillaren und durch Einrollen der Arteriolen gestillt wird, setzt die Exsudation ein. Sie ist möglich durch eine Erhöhung der Gefäßpermeabilität. Es entsteht ein fibrinös leukozytäres Exsudat.

Die Proliferation ist charakterisiert durch Einsprossen von Gefäßen, die zunächst nur aus Endothelzellen bestehen, später aber auch Adventitiazellen aufweisen. Schließlich entwickelt sich das klassische Granulationsgewebe. Dabei ist auffallend die gesteigerte Teilungsfähigkeit der Fibroblasten, schließlich die mitotische Aktivität der Epithelzellen und schließlich das Auftreten von Retikulinfasern mit der Steigerung der Kollagensynthese mit einem Maximum zwischen dem sechsten und neunten Tag.

Diese Produktion leitet die dritte Phase, die Narbenbildung, ein. Hier kommt es zu einer zunehmenden Vernetzung der Fasern, die Makrophagen bilden sich zurück. Teile der eingesprossenen Kapillaren obliterieren, andere zeigen eine Erweiterung. In der Nachphase, dem geweblichen Wiederaufbau, kommt es zur weitgehenden Regeneration des zerstörten Gewebes, z. B. der Gelenkkapsel und der gerissenen Sehnen. Hier ist ein adäquater Reiz, nämlich die funktionelle Beanspruchung erforderlich, weil erst dann die neugebildeten Fasern eine entsprechende Orientierung zeigen. So ordnen sich die Kollagenfasern in der Kapsel der Gelenke zur bekannten Scherengitterstruktur an, während aus dem derben und ungeordneten Narbengewebe parallele Fasern, z. B. in rupturierten Sehnen, entstehen. In dem geschilderten Verlauf der Wundheilung, gleich ob es sich um eine Heilung *per primam Intentionem* oder *secundam Intentionem* handelt, sind mehrere Störungen möglich. Disponierende Faktoren für diese Störungen sind neben Durchblutungsanomalien, Infektionen oder traumatisierenden Operationen, das postoperative Ödem und die Reduktion der lokalen Abwehr. Beide sind mitverantwortlich für die Schmerzen, die lokale Thrombose, evtl. für die dystrophische Kontraktur mit der konsekutiven Schrumpfung.

Die postoperative Schwellung ist zunächst bedingt durch ein Ödem. Jedes Ödem führt aber zu einer Drucksteigerung im Gewebe. Diese hat Auswirkung auf die örtliche Durchblutung.

Indem hierdurch die Strömung in der terminalen Strombahn behindert wird, wird auch der Antransport der benötigten Grundsubstanzen für den Gewebsneuaufbau behindert.

Zusammen mit der mangelnden Sauerstoffversorgung kann nun ein Zustand eintreten, bei dem es zu einer Hypoxie, also zu einem Sauerstoffmangel, kommt. Dadurch wird zusätzlich die Wundheilung beeinflußt. Nicht selten treten an empfindlichen Gewebeteilen Nekrosen auf. Der erhöhte Gewebedruck führt schließlich zu Schmerzen. Dabei ist neben der Gewebsacidose auch die langanhaltende Prostaglandinsynthese maßgebend beseitigt. Man muß sich vorstellen, daß algogene Substanzen, also Substanzen, welche die Nozizeptoren sensibilisieren oder sogar erregen, im vermehrten Umfange im Gewebe zu finden sind. Sie häufen sich, weil immer neue Synthesen erfolgen, die sich aus der permanenten Membranirretation ergeben. So ist es zu erklären, daß bei Schwellungszuständen die Patienten über stärkere Schmerzen klagen. Setzt man zur Behandlung nichtsteroidale antirheumatische Substanzen, z.B. die Acetylsalizylsäure ein, dann kommt es zu einer Besserung des Befundes und zwar nicht nur zum Rückgang der Schmerzen, sondern auch zu einer Abschwellung. Dieser antiphlogistische Effekt deutet darauf hin, daß die Synthese und die Aktivität von Entzündungsmediatoren beeinflußt wird.

Selbstverständlich muß man bei jedem Schwellungszustand an das Vorliegen einer Thrombose denken. Durch die Verlegung des Lumens im venösen Schenkel steigt bekanntlich der Blutkapillardruck an, so daß es zu einem Anstieg der Ultrafiltration kommt. Durch eine subtile Untersuchung ist die Abgrenzung gegenüber einer Phlebothrombose im allgemeinen leicht möglich. In Zweifelsfällen bedienen wir uns zur Sicherung der Diagnose einer Phlebographie.

Die postoperativen Schwellungen entwickeln sich kontinuierlich, kurz nach dem operativen Eingriff und erreichen meist am Tage nach der chirurgischen Intervention ihren Höhepunkt. Das Spannungsgefühl beeinträchtigt das Wohlbefinden des Patienten erheblich und wird so zur zusätzlichen Belastung. Aus diesem Grunde ist die sinnvolle und zweckgerichtete Therapie zur Abschwellung geboten.

In der postoperativen Phase kommt es darauf an, alle Störungen der Wundheilung zu vermeiden. Durch subtile operative Technik und die Beachtung einer möglichen Asepsis gelingt es heute in der Regel Wundinfektionen zu verhüten. Wundheilungsstörungen bakterieller Natur liegen bei orthopädischen Eingriffen unter 1%. Trotz mancher Bedenken halten wir an der Ruhigstellung nach Operationen für die ersten drei bis vier Tage fest. Wir meinen, daß die Immobilisation wegen sonst drohender Reflexkontrakturen beibehalten werden sollte. Dieser Grundsatz verbietet nicht vom ersten postoperativen Tag an mit Innervationsübungen ggf. unter Einsatz von Reizstrombehandlung zu beginnen. Auch die Stoffwechselgymnastik zur Förderung der allgemeinen Zirkulation wird nicht betroffen.

In diesem Zusammenhang muß besonders darauf hingewiesen werden, daß ein gesundes Gelenk durch Ruhigstellung allein nicht zur Versteifung gebracht werden kann. Dies hat die Behandlung von Gelenkentzündungen in der vorantibiotischen Ära deutlich gezeigt. So ist es auch niemals bei einer durch Gelenktuberkulose erzwungenen monate- bis jahrelangen Fixation zu einer Schädigung der gesunden anliegenden Gelenke gekommen. Auch die Immobilisation bei schweren Kinderlähmungen haben nicht zu degenerativen Veränderungen geführt. Bedenkt man dies, wird die Ruhigstellung für einige Tage sicher nicht zum Problem. Gelenkversteifungen treten, wenn eine Infektion oder eine direkte Verletzung der Gelenkeinheit ausgeschlossen werden kann, nur als Folge von Durchblutungsstörungen im Sinne einer dystrophischen Kontraktur auf. Daher handelt es sich um trophische Störungen, die als entzündliche Durchblutungsstörungen imponieren. Das typische Beispiel ist die poliomyolitische Kontraktur oder die klassische Reflexdystrophie, das Sudeck-Syndrom. Wahrscheinlich gelingt es schon durch die Stoffwechselgymnastik und die isometrischen Anpassungen dem drohenden Schaden entgegenzuwirken. Es gilt heute als allgemeine Regel nach

Operationen, bei denen mit einer Blutung in größerem Umfang zu rechnen ist und das sind grundsätzlich alle knochenchirurgischen Eingriffe oder Operationen bei Weichteilverletzungen, eine Redonsaugdrainage anzulegen. Dabei wird der Gewebsdruck so nachhaltig beeinflußt, daß es zu der geschilderten Kompression der Widerstandsgefäße und der terminalen Strombahn gar nicht kommen kann. Zusätzlich setzt man die manuelle Lymphdrainage und – in Form von Eisauflagen – die Kryotherapie ein.

Zur Durchführung der Lymphdrainage ist grundsätzlich folgendes zu beachten:
Durch den Anstieg des hydrostatischen Druckes und die erhöhte Gefäßpermeabilität im Bereich der Endstrombahn ist der Austritt von eiweißreicher Flüssigkeit im Gewebe vermehrt. Es steigt nicht nur der Gewebsdruck an, sondern auch der onkotische Sog im Gewebe: die Reabsorption ist vermindert bzw. aufgehoben. Jetzt ist die Sicherheitsventilfunktion des Lymphgefäßsystems besonders bedeutungsvoll. Der Körper versucht ja, die zusätzlich im Gewebe vorhandenen Drainagemöglichkeiten zu nutzen. Man kann das therapeutisch unterstützen, indem man den Lymphtransport anregt. Hier wird also das Lymphgefäß zur direkten Drainage eingeschaltet indem man die Eigenmotorik auslöst. Die Patienten berichten jedenfalls übereinstimmend, daß sie schon nach der ersten Behandlung eine deutliche Besserung verspüren. Objektiv gehen die Schwellungen innerhalb von wenigen Tagen meist vollkommen zurück. Das Zustandekommen der Entödematisierung ist leicht zu verstehen.

Mit dem Rückgang der Schwellung läßt der Gewebsdruck nach. Nachdem aber erhöhter Gewebsdruck sich jetzt zunehmend weniger auf das Gefäßsystem auswirkt und sich damit die Resorptionsverhältnisse entscheidend ändern, wird auch die mechanische Reizung der Nozizeptoren geringer. Das Nachlassen des Schmerzes ist poliofaktyriell zu erklären. Nach Abnahme einer ruhigstellenden Schiene, z.B. nach Bandplastik am Knie, lassen wir das ganze Bein behandeln. Jetzt wird die Lymphdrainage auch den Verletzungsbereich allmählich erreichen. Dazu kommen entstauende Massage, evtl. in Kombination mit Wärmebehandlung. Hier kann man ja davon ausgehen, daß das Gefäßsystem, speziell die Vasomotoren, intakt geblieben sind. Somit ist ein adäquates Ansprechen der Regulationsmechanismen gegeben. Durch Umlagerung des Beines, auch durch vorzeitiges Aufstehen und der Entlastung durch Stockstützen wird die Durchblutung beeinflußt. Gerade beim Hängenlassen des Beines ist es aber notwendig, daß eine rhythmische krankengymnastische Behandlung einsetzt. Es kommt sonst zu den bekannten hydrostatischen Schwellungen und zu der Blauverfärbung. Die krankengymnastische Behandlung hat auch den Vorteil, daß durch die rhythmische Beanspruchung die antiödematöse Wirkung der Lymphdrainage unterstützt werden kann. Diese Behandlung als Intervalltraining zu bezeichnen, wie das mancherorts geschieht, ist freilich abwegig. Es handelt sich um die wechselnde Kompression und Entspannung, wodurch der Lymphstrom um das bis zu Siebenfache gesteigert werden kann.

Daß die postoperative Behandlung unverzüglich einsetzen muß, wird nicht zuletzt dadurch begründet, daß es in allen Fällen eines längerbestehenden Ödems zu schwerwiegenden Folgen kommen kann. Das gilt vor allem bei Verletzungen am Unterarm und Unterschenkel. Dort verlaufen bekanntlich die Muskeln in sehr engen Faszienröhren. Hier treten leicht sekundäre Komplikationen auf, deren schwerste die Volkmannsche ischämische Muskelkontraktur ist. Auch am Unterschenkel sind ähnliche Veränderungen bekannt. Sie wurden unter der Bezeichnung eines Kompartementsyndroms beschrieben. Am häufigsten betroffen sind die tiefen Flexoren des Unterschenkels, die an der Hinterkante von Schien- und Wadenbein entspringen und den Tibialis posterior sowie die langen Flexoren für Großzehe und übrige Zehen umfassen. Bei jedem längerbestehendem Ödem kommt es aber relativ rasch zu einer Perilymphangitis, die dem Heilungsprozeß im Wege steht. Wir fürchten dabei besonders die Fibrinverklebung zwischen Faszie und kontraktiler Struktur. Diese Veränderungen spielen sich wahrscheinlich zwischen den einzelnen Fasern, die von Endomysium umscheidet sind, und Faserbündeln ab.

Die kombinierte Behandlung der postoperativen Schwellungszustände hat auf das Heilergebnis einen sehr großen Einfluß. Das gilt vor allem bei Eingriffen, bei denen es auf eine möglichst rasche Wiederherstellung der Gleitgewebe ankommt. In der Sporttraumatologie, vor allem aber auch in der Handchirurgie, ist die Lymphdrainage heute nicht mehr zu entbehren.

# 16 Das Sudeck-Syndrom

H. Schoberth

Unter einem Sudeck-Syndrom verstehen wir eine entzündliche Durchblutungsstörung, die einen meist distalen Körperabschnitt, z.B. die Hand in ihrer Gesamtheit, betrifft und die mit Veränderungen der Weichteile und der Knochen einhergeht. Sie führt zu einer Muskel- und Knochenatrophie und geht unbehandelt in eine Endversteifung ein. Die Ätiologie der Sudeck-Erkrankung ist nicht einheitlich.

Im Jahre 1900 veröffentlichte der Hamburger Chirurg Paul Hermann Sudeck eine Arbeit unter dem Titel: «Über eine akute entzündliche Knochenatrophie». Er beschrieb, daß nach traumatischen Schäden aber auch infolge von entzündlichen Gelenkerkrankungen nach Tagen, spätestens innerhalb von wenigen Wochen, eine auch röntgenologisch nachweisbare Knochenatrophie auftreten kann, die sich in rapider Weise entwickelt und die auch auf die benachbarten Knochen übergreift. Als Ursache nahm er eine Trophoneurose an. Später sprach er von kollateralen Entzündungserscheinungen an den Extremitäten.

Zur Entstehung müssen möglicherweise recht verschiedene Noxen zusammenkommen. Die Tatsache, daß sie alle in einem einheitlichen pathologisch-anatomischen Substrat münden, läßt hinsichtlich der Entstehung keine verbindlichen Schlüsse zu. Dennoch muß beachtet werden, daß traumatische Schäden offensichtlich die Hauptrolle spielen. Ob darüber hinaus vasoneurotische Geschehnisse eine Rolle spielen, ist nicht sicher zu sagen. Nahegelegt werden solche Zusammenhänge durch die klinische Beobachtung. So kann man eine Sudecksche Erkrankung auch ohne Trauma, z.B. nach einem Herzinfarkt oder einer Gallenaffektion entstehen sehen. Dennoch muß man feststellen, daß zwischen dem posttraumatischen und dem «reflektorischen» Sudeck gewisse Unterschiede bestehen. Wir haben aufgrund des klinischen Verlaufs Zweifel, daß es sich tatsächlich um die gleichen Veränderungen handelt. Wahrscheinlich ist man überhaupt nicht berechtigt, bei diesen Vasoneurosen von einem echten Sudeck zu sprechen. In diesem Zusammenhang sei an die Periarthropathia humeroscapularis erinnert. Nach sorgfältiger differentialdiagnostischer Abgrenzung bleibt in nicht wenigen Fällen eine Erkrankung zurück, die in den Formenkreis des Sudeck einzubeziehen ist. Für die Therapie hat sich diese Betrachtungsweise hervorragend bewährt. Bekanntlich führt bei der Schultersteife dieser Art jede Polypragmasie, vor allem die vorzeitige Anwendung von Wärme und Massage zu einer Verschlechterung. Im allgemeinen lassen sich bei diesen Formen aber röntgenologische Veränderungen nicht nachweisen. Auf jeden Fall bleibt die Knochenatrophie aus. Andererseits sind Schwellungen dadurch schwer zu erkennen, weil es infolge der Fehlinnervation und der Inaktivität zu einer Atrophie des Musculus deltoideus kommt. Dadurch besteht eine eigenartige Diskrepanz: die Schulterkulisse ist verschmächtigt, das Schultergelenk selbst, das nun in seinen Konturen deutlicher erkennbar wird, scheint im ganzen aber eher angeschwollen. Typisch ist, daß sich Schultersteifen, deren Ursache in einer Reflexkontraktur zu suchen ist, im allgemeinen innerhalb von Monaten, unter Umständen innerhalb von ein bis zwei Jahren zurückbilden und keine Folgen hinterlassen. Wegen dieses Verlaufes sprechen wir bei dieser Form der Periarthropathia humeroscapularis besser von einer dystrophischen Kontraktur. Man bekommt sie auch bei anderen Krankheiten an anderen Gelenken zu sehen. Die Sudecksche Erkrankung im engeren Sinne weicht von diesem Verlauf in charakteristischer und typischer Weise ab.

Der Sudeck ist in der Regel eine örtliche und keine System- oder Allgemeinkrankheit. Es muß offenbleiben, wodurch die Durchblutungsstörungen im einzelnen ausgelöst werden. Hier gibt es sicher Unterschiede. Im Tierexperiment lassen sich durch verschiedenartige Nervenschädigungen, wie Quetschungen, Zerrungen oder längerdauernden mechanischen Druck Dystrophien erzeugen. Hierbei kommt es nach wenigen Tagen zu einem rasch zunehmenden Weichteilödem, zu Haupttemperaturerhöhungen und röntgenologisch, wenn auch erst nach Wochen, zur Ausbildung einer Knochenarthrophie. Beim Sudeck-Syndrom stehen die Erscheinungen einer entzündlichen Erkrankung im Mittelpunkt des Geschehens. Insoferne bestätigt sich, wie seiner Zeit von Paul Sudeck bereits angenommen wurde, die entzündliche Genese. Wie die klinische Beobachtung zeigt, entwickelt sich die Sudecksche Erkrankung nicht unmittelbar nach dem Trauma. Es müssen also zusätzliche Noxen entstanden sein. Insoferne ist die Bedeutung der Heilhyperämie in Erwägung zu ziehen. Diese physiologische Reaktion, die bei der Besprechung der postoperativen Schwellungszustände herausgestellt wurde, kann offensichtlich ins Pathologische umschlagen. Hier liegen die initialen Prozesse noch im Dunkeln.

Es ist denkbar, daß vasomotorische Störungen eine Rolle spielen. Andererseits kann die Mitwirkung einer vegetativen Übererregung nicht von der Hand gewiesen werden. Es ist ferner bekannt, daß traumatische Schäden zu einem weitgehenden Verlust der vasopressorischen Ansprechbarkeit der präkapillaren Widerstandsgefäße führen. Dadurch wird die rasche Ödementwicklung, welche die posttraumatische und postoperative Entzündung charakterisiert, erklärt. Wahrscheinlich wirken sich hier nun in nicht genau bekannter Weise Entzündungsmediatoren auf das weitere Geschehen aus. Die erste Hauptphase der Entzündungsreaktion bedingt nach einer fakultativen Vasokonstriktion die Vasodilatation der Arteriolen, der Kapillaren und der postkapillaren Venolen. Dadurch wird aber der Blutkapillardruck erhöht und damit die Transsudation von Blutflüssigkeit in den interstitiellen Raum gefördert. Ob der Schmerz auf Sensibilisierung der Schmerzrezeptoren durch Prostaglandine der E-Reihe oder durch die schnell eintretende Acidose zurückzuführen ist, bleibt unklar. Für Letztere spricht allerdings die Tatsache des späten Auftretens der Sudeckschen Erkrankung, die erst dann beginnt, wenn bereits eine Acidose des Gewebes durch den Zelldetritus anzunehmen ist.

In der zweiten Phase der Entzündung kommt es im Bereich der terminalen Strombahn zu einer Strömungsverlangsamung, Filtrationsdruckerhöhungen durch Verschluß der Venolen und zu einer weiteren Permeabilitätssteigerung. Nunmehr geht die primäre Transsudation in eine Exsudation über. Die Hauptursache für das Auftreten eines Exsudates liegt in der Lückenbildung zwischen den Endothelzellen der kleinen Gefäße begründet. Diese wird aber nicht nur durch Mediatoren wie Histamin oder Kinine gefördert, sondern auch durch die Acidose. Dazu kommt, daß im Entzündungsherd aus geschädigten Zellen Proteine, andere Makromoleküle und niedermolekulare Abwehrstoffe frei werden, die insgesamt den onkotischen Druck im Interstitium erhöhen. Die Folge einer derartigen Flüssigkeitsansammlung ist ein zunehmender Druck auf die abführenden Venolen, so daß ein Circulus vitiosus entsteht. Wahrscheinlich spielt aber auch die Fibrinbildung im Gewebe selbst eine Rolle, welche den Lymphabtransport beeinträchtigt. Im Verlauf einer akuten Entzündung steigt der Lymphfluß nicht selten um ein vielfaches an. Außerdem ändert sich die Proteinkonzentration der Lymphe bis auf das fünffache. Im Verlauf der Entzündung mit der Erhöhung der Gefäßpermeabilität kontrahieren sich die Endothelzellen der Lymphkapillaren und schwellen an.

Schließlich kommt es sogar zu einem Spasmus der Sammelgefäße der Lymphe, wobei offensichtlich der Symphaticus eine große Rolle spielt. Tatsächlich kann dieser Spasmus durch eine Sympathicusblockade gelöst werden. Auch im Lymphknoten sind Veränderungen zunächst im Randsinus, später auch im zentralen Sinus festzustellen.

Das Sudeck-Syndrom verläuft, wie dargestellt, in drei Stadien. Im ersten Stadium der

Krankheit findet man die Zeichen einer exsudativen serofibrinösen Entzündung. In allen Fällen, vor allem an der unteren Extremität, tritt eine deutlich erkennbare Akrozyanose auf. Es handelt sich dabei um eine autonom-venöse Dysregulation mit Erweiterung der Venolen und Kapillaren bei gleichzeitiger Engstellung der Arteriolen. An der Hand imponiert oft eine Hautblässe, trotz der Durchblutungssteigerung.

Schon in der ersten Phase des Sudecks kommt es zum Auftreten eines eiweißreichen Ödems. Auf seine Beseitigung kommt es maßgebend an, denn sonst ist der Fortgang der Erkrankung nicht mehr aufzuhalten. Das Ödem ist die Voraussetzung für die fibrinoide Verquellung der Endothelzellen, die jetzt zu beobachten ist. Dadurch wird schließlich auch der Prozeß der Kollagenüberproduktion in der Gelenkkapsel durch die Fibroblasten eingeleitet. Ein langes Liegenbleiben von eiweißreichen Ödemen im Gewebe ist ja mit einer schleichenden Fibrosierung verbunden.

Das erste Stadium ist also charakterisiert durch die exsudative Phase der Entzündung. Im zweiten Stadium setzt dann die proliferative Entzündung ein. Sie ist charakterisiert durch eine Anhäufung von Interzellulärsubstanz mit reichlich kollagenen Fasern im Bereich der Gelenkkapsel. Die Weichteile lassen eine Überproduktion von Kollagen vermissen. Hier imponiert stattdessen eine degenerative Atrophie der Haut, der Subkutis und, was besonders bedeutungsvoll ist, der Muskulatur. Im Gegensatz zur rheumatoiden Arthritis entsteht beim Sudeck kein Granulationsgewebe. Der Gelenkknorpel bleibt wenigstens zunächst erhalten. Im Laufe der Zeit ist er schließlich aber doch von einer Atrophie betroffen. Zur Degeneration von Haut, Subkutis und Muskulatur kommt im weiteren Verlauf die Fibrose der Gelenkkapsel. Ihr folgt nach etwa acht bis zehn Wochen nach Ausbruch der Erkrankung die Knochenatrophie. Sie ist charakterisiert durch einen vermehrten Abbau von Knochensubstanz, wobei kompensatorisch eine Neubildung von Osteoid beobachtet wird. Die Rarefizierung der Knochenbälkchen ist bedingt durch eine gesteigerte Osteoklastentätigkeit und durch vaskuläre Resorption. Wenig später treten neben die Abbauerscheinungen Aufbauprozesse, wobei charakteristisch ist, daß sehr viel kalkloses Osteoid entsteht. Möglicherweise ist dafür eine Hemmung der alkalischen Phosphatasenaktivität durch die Gewebeacidose verantwortlich zu machen.

Im dritten Stadium schließlich folgt, wie das auch von anderen Erkrankungen her bekannt ist, die Narbenbildung mit der resultierenden Schrumpfung der kollagenen Fasern. Es treten jetzt die charakteristischen Kontrakturen auf, während sich in den degenerativen veränderten Weichteilen die Durchblutung normalisiert. So ist das dritte Stadium, das Endstadium charakterisiert durch eine Durchblutungsnormalisierung, andererseits aber auch durch nunmehr harte Kontrakturen, die sich höchstens noch operativ lösen lassen.

Die Behandlung erfordert sehr viel Erfahrung. Schon im ersten Stadium der Mehrdurchblutung hat sich die Lymphdrainage in den Abflußgebieten, also in der Leistenbeuge bzw. der Achselhöhle hervorragend bewährt. Sie kann schon dann eingesetzt werden, wenn andere physikalisch therapeutische Maßnahmen wegen der Reizbarkeit des Gewebes nicht möglich sind und ggf. eine Ruhigstellung auf einer Schiene durchgeführt werden muß.

Zusätzliche Maßnahmen sind zunächst nicht nur nicht erforderlich, sie können sogar schaden. Im Stadium I kann man nach Abklingen der akuten Erstphase mit einer allgemeinen Kältetherapie beginnen, wobei wir auch hier zunächst herdfern angreifen. Wir verstehen darunter, daß Fernbäder mit Temperaturen um 15 °C zur Anwendung kommen. Sie werden an der kontralateralen Extremität, ggf. sogar an den Armen bei Erkrankungen der Beine und umgekehrt eingesetzt. Auch die Kryotherapie kann zum Einsatz kommen.

Im Stadium II der Minderdurchblutung schwinden im allgemeinen die Schwellungen. Klinisch zeigen sich jetzt die Symptome einer Minderdurchblutung ohne daß dabei arterielle Durchblutungsstörungen sonographisch nachgewiesen werden können. Osteonekrosen oder gar eine Gangrän werden nie beobachtet. Die Haut ist nun blaß und läßt bei vergleichenden Temperaturmessungen mit dem Hautthermometer erniedrigte Werte erkennen. Die Nägel werden brüchig und zeigen Risse. Darum steht im Vordergrund der Behandlung die Durchblutungsförderung. Dabei muß immer noch auf die gestörte Vasomotorik geachtet werden. So sind direkte Wärmeanwendungen zunächst zu vermeiden. Wir beginnen jetzt mit ansteigenden Fernbädern der gesunden Extremität von 20 auf 38 °C innerhalb von 10 Minuten. Sehr gut bewährt haben sich heiße Sandbäder. Unterstützend kann die stabile Galvanisation eingesetzt werden. Wir führen sie in Form der Längsdurchflutung durch. Die krankengymnastische Übungsbehandlung beginnt mit aktiven Bewegungsübungen. Im Vordergrund stehen Innervationsschulungen. Jedes passive Nachdehnen ist untersagt. Auch in diesem Stadium ist die Lymphdrainage fortzusetzen, sie geht nun allmählich von Richtung Herd nach distal weiter. Gegen Ende des zweiten Stadiums wird die Krankengymnastik ergänzt durch eine gezielte Ergotherapie. Zunächst werden grobe und ausfahrende Bewegungen geschult, danach setzt allmählich die Feinmotorik ein. Schließlich ist die Kontrakturbehandlung durch Traktionen angezeigt.

Im Stadium III der Endatrophie kann die Behandlung intensiviert werden. Die Durchblutung hat sich ja nun soweit gehend normalisiert, daß im allgemeinen Rückfälle nicht beobachtet werden. Jetzt ist auch an chirurgische Interventionen zu denken.

# 17 Lymphologische Aspekte in der Sportmedizin

H. Schoberth

In der Sportmedizin ergeben sich zusätzliche Indikationen für den Einsatz der Manuellen Lymphdrainage. Die Behandlung von Verletzungen und Überlastungsschäden unterscheiden sich nicht von der Behandlung in der allgemeinen Medizin. Ein Unterschied besteht lediglich darin, daß die krankengymnastische Behandlung und die alsbald einzuleitende Sporttherapie eine vermehrte Muskelpflege notwendig machen.

Unter Muskelpflege versteht man das Bemühen die Muskulatur kontraktionsfähig zu erhalten und nach Belastungen die volle Leistungsfähigkeit wieder herzustellen.

Die Leistungsfähigkeit des Körpers hängt zum wesentlichen vom Zustand der Muskulatur ab. Das Studium der molekularen Vorgänge bei der Muskelkontraktion liefert die wesentlichen Erkenntnisse. Die Kontraktionsfähigkeit beruht auf dem Gehalt der Skelettmuskelfasern an Myofibrillen. Eine Muskelfaser enthält mehrere Hundert solcher Zellorganellen. Sie sind in ca. 2 my-lange Abschnitte, die Sarkomere, unterteilt. In der Mitte eines jeden Sarkomers finden sich etwa 1000 dicke Filamente aus Myosin. Zu beiden Seiten ragen in das gebildete Gitter etwa 2000 dünnere Filamente aus Aktin hinein. Die Muskelverkürzung kommt dadurch zustande, daß sich innerhalb eines Sarkomers Myosin- und Aktinfilamente ineinander schieben. Es findet ein sogenanntes Gleiten statt. Durch die Serienschaltung vieler Sarkomere entsteht die Gesamtverkürzung des Muskels.

Die Myofibrillen sind umgeben von sarkoplasmatischem Reticulum, das einen nach Sarkomeren gegliederten Aufbau zeigt. Um die Z-Streifen angeordnet und somit in den Bereich der benachbarten Sarkomere reichend, ist ein Mitochondriensystem zu erkennen. Die Muskelfaser schließlich ist umhüllt von Sarkolemm. Die einzelnen Muskelfasern sind durch lockeres Bindegewebe, durch das Endomysium verbunden, feinste Ausläufer des Endomysiums treten in das Sarkolemm und bilden eine Art Faserstrumpf. Mehrere Muskelfasern werden zu primären Faserbündeln zusammengehalten durch eine weitere Bindegewebsschicht, durch das Perimysium. Der Gesamtmuskel ist schließlich ebenfalls von lockerem Bindegewebe umgeben, dem Epimysium. Der Gesamtmuskel wird in einer Faszie, die aus straffen, nicht dehnbarem Bindegewebe aufgebaut ist, geführt. Ds lockere Bindegewebe enthält Nerven und Blutgefäße, die bis zu den einzelnen Muskelfasern reichen. Im Inneren der primären Bündel findet sich ein einzelne Fasern umspinnendes langmaschiges Kapillarnetz.

Zur Kontraktion des Muskels ist die Anwesenheit von Calcium, Magnesium, Adenosintriphosphorsäure und ATP-ase notwendig. Der zeitliche Ablauf beginnt von der Freisetzung des Acetylcholins in dem subsynaptischen Spalt aus der neuromuskulären Synapse über die Calciumausschüttung aus dem T-System bis hin zur ATP-Resynthese. Bei allen diesen Prozessen spielt die interstitielle Flüssigkeit als Nahtransportmittel zwischen der terminalen Strombahn und der Zelle die entscheidende Rolle. Nach dem Ineinandergleiten von Aktin in Myosin muß der Aktin-Myosinkomplex unter Energiezufuhr gelöst werden. Sobald Adenosintriphosphorsäure sich an den Myosinköpfchen befestigen kann, löst sich der Komplex. Die ATP ist aber auch für die Rückführung von Calcium in die longitudinalen Tubuli notwendig. Zur Resynthese von Adenosintriphosphorsäure, die zur Kontraktion verbraucht wird, ist die Anwesenheit von chemischer Energie notwendig. Sie wird im Muskel in Form von Glykogen gespeichert. Durch den Abbau der Glykose wird die Energie zur Resynthese von ATP zur

Verfügung gestellt. Der Prozeß kann zwar vorübergehend anaerob durch Milchsäuregärung erfolgen, für längerdauernde Leistungen muß aber die aerobe Energiegewinnung herangezogen werden. In diesen Prozessen liegen die im wesentlichen limitierenden Faktoren für die Leistungsfähigkeit des Muskels. Klinisch äußert sich die Insuffizienz in dem Gefühl der Muskelermüdung.

Ein wichtiges Kennzeichen der Muskelermüdung ist das erhöhte Spannungsgefühl und die Verhärtung. Elektronenmikroskopisch läßt sich eine Quellung der Muskelfaser selbst nachweisen. Eine wesentlich größere Rolle spielt aber wahrscheinlich die Erhöhung des Lactatgehaltes, der Wasserstoff- und Kaliumkonzentration im interstitiellen Raum, und dadurch bedingt eine vermehrte Flüssigkeitsansammlung. Allein schon durch diese Prozesse, mehr aber noch durch eine Kompression der terminalen Strombahn wird die Sauerstoffversorgung des Muskels wesentlich gefährdet. Schon bei einer statischen Kontraktion zwischen 30 und 50% der maximalen Kraft wird die Durchblutung unzureichend, darüberhinaus tritt eine völlige Durchblutungsunterbrechung auf.

Ein wichtiges Kennzeichen der Muskelermüdung ist das erhöhte Spannungsgefühl. Für die zu beobachtende Verhärtung wird ein Mißverhältnis zwischen Faszie und Faszieninhalt angenommen. Dies ist bei der Ermüdung tatsächlich der Fall. Auffallend ist ferner, daß in den Einflußgebieten in den Rumpf, also an Kniekehle und in der Leistenbeuge häufig vergrößerte Lymphknoten tastbar sind. Wir führen das darauf zurück, daß infolge der Anhäufung der Metaboliten an den Kapseln und Abflußgebieten im Bereich des *Vas efferens* Kontraktionszustände auftreten. Sie müssen gelöst werden, das gelingt mit manueller Lymphdrainage sehr gut. Aus diesem Grunde beginnen wir mit stehenden Kreisen an den genannten Orten. Nach Einschaltung der Aktivität der Lymphangione kommt es dann zu einer raschen Drainage. Schließlich wird durch die Reduktion der Spannung insgesamt auch die terminale Strombahn eröffnet, die Sauerstoffversorgung normalisiert und der Muskel kann entspannt werden. Wir haben diese Beobachtung im Sport sehr häufig gemacht. Besonders deutlich zeigt sich das bei Dauerleistern, z.B. bei Marathonläufern. Die Lymphdrainage ist hier schon nach wenigen Minuten deutlich wirksam. Nach Eröffnung der Abflußgebiete ist dann durch ein heißes Entmüdungsbad zusätzlich eine Tonussenkung der Muskulatur zu erreichen. Dies kommt nach einem Wettkampf durchaus in Frage.

Bei Fußballspielern haben wir die Entmüdung durch Lymphdrainage in der Halbzeit häufig angewandt. Auch hier hatten wir den Eindruck, daß man eine rasche Entmüdung herbeiführen kann. Unterstützt werden kann der Prozeß durch die Anwendung von Eis, so daß wir die Lymphdrainage regelmäßig mit Eismassage kombiniert haben. Da für diese Maßnahme nur wenige Minuten zur Verfügung stehen, werden bei den häufig gut trainierten Spielern die Maßnahmen nur im Falle besonderer Ermüdung bei einzelnen Aktiven vorgenommen. Nach dem Spiel wird dann die gesamte Mannschaft durchgearbeitet.

Im Gegensatz zur Muskelermüdung handelt es sich beim Muskelkater nach neueren Erkenntnissen um eine traumatische Schädigung der Muskelfaser selbst. Dabei kommt es zu einer Beeinflussung der Sarkomere in Sonderheit der Z-Scheiben und des Endomysiums. In solchen Fällen ist eine lockernde Massagebehandlung im üblichen Sinne kontraindiziert. Durch die Eröffnung der ableitenden Lymphgefäßbahnen, die wiederum an den Lymphknoten beginnt, läßt sich aber auch dieser Zustand verhältnismäßig gut beeinflussen.

Die Manuelle Lymphdrainage hat in der Entmüdung im Sport ihren sicheren Platz. Wir gehen, wie geschildert, so vor, daß zunächst die lymphatischen Abflußbahnen in Leistenbeuge und Kniekehle eröffnet werden, dann folgt die Behandlung der Extremität. Nach der Tonussenkung ist eine normale Versorgung der Zelle mit Sauerstoff wieder möglich. Entmüdungsmassagen wie sie früher häufig gefordert wurden, lassen sich auf diese Weise umgehen. Die rhythmische Gymnastik, auch das Ausschwimmen oder Auslaufen nach einem Wettkampf bewirken über die Aktivierung der «Muskelpumpe» die Beschleunigung des Lymphstromes.

In der Praxis geht man dabei so vor, daß unmittelbar nach dem Wettkampf die Phase des Abwärmens beginnt. Nach dem Auslaufen oder Ausschwimmen wird durch ein Stretching die verspannte Muskulatur detonisiert. Im Anschluß daran erfolgt die entödematisierende Behandlung mit Lymphdrainage bevor weitere Maßnahmen wie Entmüdungsbäder usw. gegeben werden. In speziellen Sportarten, z.B. im Fußball, ist dieses Procedere im allgemeinen nicht möglich. Dann erfolgt die Entmüdung nach Rückkehr aus dem Stadion im Verlauf der folgenden Stunden, wobei es sich bewährt hat, Griffe aus der manuellen Lymphmassagetechnik mit anderen Maßnahmen, z.B. Ausstreichungen aus der klassischen Massage, zu kombinieren.

# 18 Trophische Störungen als Begleiterscheinungen der reflektorisch schmerzhaften Behinderungen des Bewegungsapparates

A. Brügger

Schmerzhafte Bewegungsstörungen der Arme und der Halswirbelsäule spielen im täglichen Leben eine große Rolle. Fast jeder Mensch leidet immer wieder an Schmerzen, die er im Nacken-Schulter-Armgebiet oder im Nacken mit Ausstrahlungen zur Stirne, oft bis zu den Augen, verspürt.

Die entsprechenden morphologischen Substrate sind zumeist dürftig, und sie vermögen im allgemeinen die Ursachen der Schmerzen nicht schlüssig zu erklären. Viele Symptome erweisen sich als Folge und nicht als Ursache der schmerzhaften Erkrankungen des Nacken-Schulter-Armgebietes. Die Benennung der schmerzhaften Zustände mit Namen wie Periarthritis humeroscapularis, Zervikalsyndrom, Kostotransversalsyndrom u. v. a. m. vermitteln keinen Einblick in die Pathogenese der Störungen. Sie sind nicht repräsentativ für das Krankheitsbild und können auch nicht als Parameter für dieses verwertet werden.

Die schmerzhaften Bewegungsstörungen im Bereich des oberen und des unteren «Körperviertels» des Bewegungsapparates, nämlich die Schmerzen im Bereich des Kopfes, des Nackens, der Schulter- und des Beckengürtels, der Arme und der Beine und schließlich auch des Rückens lassen sich nur aus der Sicht der Funktionskrankheiten erfassen, begreifen, diagnostizieren und – in bezug auf den Erfolg voraussehbar und berechenbar – behandeln.

Unter **Funktionskrankheiten** verstehen wir die **reflektorisch schmerzhafte Behinderung** der Einnahme bestimmter Körperhaltungen oder der reflektorisch schmerzhaften Behinderung von Bewegungen. Diese Behinderungen fußen auf bestimmten neurophysiologischen Grundlagen. Das **lokomotorische System** arbeitet in Muskelverbänden (**Abb. 18/1**). Die kleinste Einheit der Muskelverbände bilden die Muskel-Gelenkeinheiten. Diese bestehen aus wenigstens zwei Gliedmaßenabschnitten und einem Gelenk mit dem Kapsel- und Bandapparat. Die Muskeln führen die Bewegungen aus. An einer Bewegung sind stets mehrere Muskeln beteiligt. Den Drehpunkt bildet das Gelenk. Infolgedessen ist für die Bewegung eine Drehachse in Kombination mit einem Hebelarm erforderlich. Der Hebelarm eines Gliedmaßenabschnittes (d. h. einer Muskel-Gelenkeinheit) wechselt seine Länge je nach der Stellung der Gliedmaßenabschnitte zueinander und dem Insertionsort der Muskulatur. Muskeln und Sehnen setzen am Hebelarm an. Jede Gelenkstellung hat ihre eigene bestimmte Länge des Hebelarms. Die Aktivitäten der Muskeln mit ihren wechselnden Hebelarmen müssen aufeinander abgestimmt sein.

Die Ausführung der Bewegung wird durch die Präzentralregion der Hirnrinde induziert. Für die Ausführung der Bewegungen ist das extrapyramidale System zuständig. In der Peripherie werden die Bewegungen durch ein System von Fühlern (Mechanorezeptoren) in den Gelenkkapseln, im Bandapparat, in den Sehnen und den Muskeln, aber auch in den

Trophische Störungen als Begleiterscheinungen 399

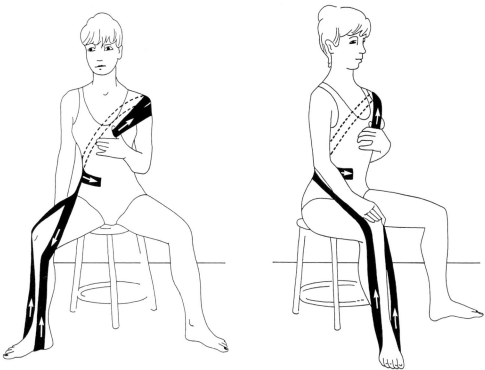

**Abb. 18/1:** An der Aufrichtung der Körperhaltung beteiligte Muskelverbände.

Knochen kontrolliert. Durch Rückmeldung erhält das Kleinhirn eine Information über den Ist-Zustand der Bewegung. Das Kleinhirn errechnet die Differenz zwischen dem Soll-Zustand der Bewegung und dem Ist-Zustand und gibt die Korrektur dem extrapyramidalen System weiter.

Für den **Störfall** gibt es ein eigenes Rezeptorensystem, das aus den Nozizeptoren besteht. Diese Nozizeptoren melden Gefahren, Gefährdungen oder eingetretene Schäden dem Zentralnervensystem. Es findet sich ein stetiger Fluß von nozizeptiven Signalen aus dem ganzen Körper. Allerdings werden diese Signale im Bereich des Rückenmarkhorns durch eine nozizeptive Hemmzelle abgeblockt. Die nozizeptive Hemmzelle wird aktiviert durch die Mechanorezeptoren. Die Mechanorezeptoren sind daher im Stande, den Nozizeptorenfluß zum Zentralnervensystem zu hemmen. Wenn aber der Nozizeptorenfluß zu groß wird, weil größere Störungen gemeldet werden, wird die nozizeptive Hemmzelle, welche im Nebenschluß mit den nozizeptiven Leitungen verbunden ist, ausgeschaltet. Ausschaltung der nozizeptiven Hemmzelle bedeutet gleichsam «Öffnen des Schmerz-Tors», Aktivierung der nozizeptiven Hemmzelle durch die Mechanorezeptoren dagegen «Schließen des Schmerz-Tors». Können die nozizeptiven Signale zum Gehirn ziehen, werden die Bewegungsmuster modifiziert und zwar in der Weise, daß entweder die Bewegung anders gemacht wird (Schonhinken) oder die Bewegung zur Schonung der Störfaktoren gebremst oder gar blockiert wird. Der Körper drängt in eine bestimmte Schonstellung hinein, in welcher die nozizeptiven Signale abnehmen («Schließen des Schmerz-Tors»). Abnahme der nozizeptiven Signale bedeutet aber **Herabsetzung der Wirksamkeit eines Störfaktors**. Dies sind die pathoneurophysiologischen Grundlagen für das Zustandekommen der schmerzhaften Bewegungsbehinderungen. Die reflektorische Schmerzhaftigkeit während der Kontraktion oder während der Dekontraktion eines Muskels bezeichnen wir als Tendomyose.

Jene Muskeln, die den Störfaktor durch ihre Kontraktion verstärken, werden während der Kontraktion des Muskels schmerzhaft. Sie sind adynam, hypoton. Wir bezeichnen sie als hypotone Tendomyosen. Jene Muskeln, welche durch ihre Kontraktion eine Schonstellung anstreben, werden als hypertone Tendomyosen bezeichnet. Bei den hypotonen Tendomyosen verspüren die Kranken eine schmerzhafte Müdigkeit. Objektiv ist die Muskulatur hypoton, adynam und es zeigt sich, daß sie während der Kontraktion druckschmerzhaft ist. Andererseits ist die gegenzüglerische Muskulatur, welche die Bewegung, beispielsweise die Abduktion des Armes nicht freigibt, hyperton tendomyotisch. Die Dekontraktion dieser Muskulatur wird dabei reflektorisch schmerzhaft. Bei der Untersuchung kann die Hypertonie dieser Muskeln und bei der passiven Dekontraktion die zunehmende Druckschmerzhaftigkeit beobachtet werden.

**Das den Funktionskrankheiten zugrunde liegende und beherrschende pathogenetische Prinzip ist der nozizeptive somatomotorische Blockierungseffekt** (Abb. 18/2). Der Blockierungseffekt läßt sich in folgende Prinzipien unterteilen:

1. Der Schutz vor Überbelastung des Bewegungsapparates wird durch zentralnervöse Mechanismen organisiert.
2. Unter normalen Bedingungen werden Muskeltätigkeiten durch mechanorezeptive Systeme reguliert. Die Bewegungen spielen sich in Muskelverbänden ab, die Muskelverbände setzen sich aus Muskel-Gelenkeinheiten zusammen.
3. Störfaktoren, welche die Aktivitäten der Muskelverbände behindern, werden durch Nozizeptoren registriert. Die Aktivitäten der Nozizeptoren werden dem Zentralnervensystem zugeleitet. Es erfolgt eine Anpassung des arthromuskulären Systems an die Schonungsbedürfnisse des Krankheitsherdes. Das arthromuskuläre System drängt in eine Schonhaltung. Abweichungen von dieser Schonhaltung lösen Muskelschmerzen aus. Die arthromuskulären Tätigkeiten weichen von der Norm ab. Daran sind sowohl **somatomotorische** als auch verschiedene **neurovegetative Reflexe** beteiligt. Sämtliche Aktivitäten der Mus-

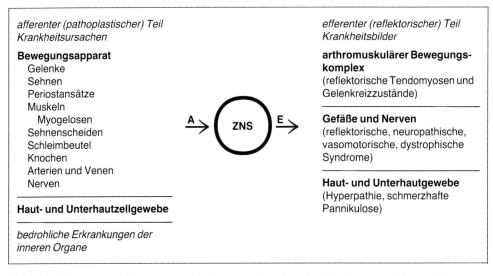

**Abb. 18/2:** Reflexmechanismen des nozizeptiven somatomotorischen Blockierungseffektes (NSB).

keln und der Gelenke sind naturgemäß von den **Aktivitäten der Infrastruktur** (vaskuläres System, Lymphgefäßsystem, Respirationssystem, Energieträger-Aufbereitungssystem u. v. a. m.) begleitet. Die Aktivität der Infrastruktur erfährt daher auch unter pathologischen Bedingungen eine entsprechende Anpassung. Davon betroffen ist auch das Lymphgefäßsystem, welches die Abbauprodukte, die z. B. im Zusammenhang mit dem erhöhten Verschleiß von Myofibrillen bzw. Myofilamenten anfallen, wegschafft. Jene Mechanismen, welche die Aktivitäten der Muskulatur schmerzhaft bremsen (**hypotone Tendomyose**) drosseln auch den Abfluß der Schlackenstoffe mittels der Lymphgefäße. Anderseits führt die hypertone Tendomyose zu erhöhtem Verschleiß an Myofibrillen, wodurch das Lymphgefäßsystem überfordert wird. Es kann im Zusammenhang damit auch zu **Ödemansammlungen im gefäßführenden Bindegewebe der Muskulatur**, in den Sehnen und in den Gelenkkapseln kommen, aber auch in der Unterhaut, ja sogar im Knochen (Sudeckdystrophie, Reflexdystrophie). Wir können solche ödematöse Veränderungen stets beim Vorliegen von chronischen arthrotendomyotischen Erscheinungen feststellen. Sie sind bereits 1927 von Obolenskaja und Goljanitzki experimentell hervorgerufen und nachgewiesen worden.

Die Bewegungen des Oberarmes im Bereich der Schultern werden durch das Schultergelenk, das Akromioklavikulargelenk und das Sternoklavikulargelenk ermöglicht. Der M. trapezius (um nur einen repräsentativen Muskel anzuführen) ist nicht nur an den Bewegungen des Schulterblattes beteiligt, das alle Armbewegungen mitmacht, sondern auch an den Bewegungen des Kopfes und der Halswirbelsäule. Außerdem ist er mit der pars ascendens an der Aufrichtung des Brustkorbes beteiligt. Störfaktoren im Bereich des oberen Körperviertels können daher sowohl die Armbewegungen als auch die Kopfbewegungen und schließlich die Einnahme der aufrechten Körperhaltung schmerzhaft behindern. Die nozizeptiven Aktivitäten lösen den somatomotorischen Blockierungseffekt aus und bewirken eine Schmerzhaftigkeit der Armbewegungen und der Kopfbewegungen, sobald die Muskeln von der Schonhaltung abweichen. So findet sich z. B. nicht selten eine leichte Kontraktur des M. subscapularis. Die Dekontraktion dieses Muskels ist gestört. Diese Störung wird mittels der Nozizeptoren dem Zentralnervensystem gemeldet, worauf die Abduktion des Armes schmerzhaft gehemmt wird. Dies geschieht in der Weise, daß der M. deltoides und der M. supraspinatus bei der Abduktion hypoton tendomyotisch werden. Der tendomyotische Muskel liegt daher stets im efferenten Teil (d. h. im reflektorischen Teil der Reflexmechanismen). Der Störfaktor liegt im afferenten Teil des Reflexgeschehens. Eine erfolgversprechende Therapie hat daher stets am auslösenden Faktor, d. h. an der Afferenz anzusetzen.

Chronische Nozizeptorenaktivitäten, die zu chronischen arthrotendomyotischen Reaktionen des Körpers führen, gehen aus den oben erwähnten Gründen auch mit **trophischen Störungen** einher. In einfachen Fällen beobachten die Kranken morgens beim Aufwachen etwas geschwollene Finger, manchmal ist das Handgelenk etwas angeschwollen. Nach Durchbewegen der Arme bilden sich diese Ödeme wieder zurück. In chronischen Fällen führt dagegen das Ödem zu Fibroblastenwucherungen und damit auch zur Entstehung von bindegewebigen Narben. Nach unseren Beobachtungen können sich solche Narben allmählich wieder zurückbilden, wenn der nozizeptive Reiz wegfällt.

Ein fundamentales Umdenken ist in der Medizin notwendig, um den – heute vielfach als «Rheuma» oder Fibromyalgie angesprochenen – reflektorischen Schmerzen des Bewegungsapparates beizukommen. **Klinische Symptomatologie und Pathologie dieser Fibromyalgie liegen offen zutage.** Grundlage bildet die Kenntnis der neurophysiologischen Wirkungen des nozizeptiven somatomotorischen Blockierungseffekts und die umfassende Kenntnis der funktionellen Anatomie, wobei zu beachten ist, daß das Gehirn keine Muskeln kennt, sondern nur Bewegungen, und diese Bewegungen stets in Muskelverbänden ausgeführt werden. Die

Tatsache, daß das Gehirn keine Muskeln kennt, sondern nur Bewegungen und daß daher zentralnervös gesteuerte Mechanismen sich nicht nach einzelnen Muskeln, sondern nach Bewegungen ausrichten, ist von Bedeutung für das Verständnis aller Krankheiten des lokomotorischen Systems.

**Literatur**

Brügger, A.: Über die Tendomyose. Dtsch. med. Wschr. *83:* 1048, 1958.
Brügger, A.: Pseudoradikuläre Syndrome. Documenta, Geigy, Acta rheum. *19*, 1962.
Brügger, A.: Die Erkrankungen des Bewegungsapparates und seines Nervensystems. 2. Aufl. G. Fischer, Stuttgart, New York, 1980.
Brügger, A.: Die Funktionskrankheiten des Bewegungsapparates (in Vorbereitung).

# 19 Morphologische und funktionelle Aspekte des normalen und pathologisch veränderten lymphatischen Gewebes

E. Kaiserling

## 19.1 Das normale lymphatische Gewebe

### 19.1.1 Spezifische und unspezifische Abwehrmechanismen

Das lymphatische Gewebe wird gemeinhin als das Zentrum und der Angelpunkt für Auseinandersetzungen des Gesamtorganismus mit der Außenwelt verstanden. Liegt eine Störung dieses Systems vor, beispielsweise bei immunosuppressiver Therapie, so ist der Organismus den aggressiven Faktoren der Außenwelt schutzlos ausgeliefert. Diese Vorstellung ist jedoch nur bedingt richtig.

Die Abwehrmechanismen, die dem Körper zur Verfügung stehen, sind äußerst vielfältig und mit den Begriffen «spezifische Immunität» oder «Reaktion des lymphatischen Gewebes» oder «angeborene Immunität» nicht annähernd umrissen. Weitere unverzichtbare Schutzmechanismen des Körpers, wie in **Tabelle 19/1** zusammengefaßt, sind die sogenannte «unspezifische Immunität» und «unspezifische Resistenz», auch «adaptative Immunität» genannt. Diese unspezifischen Abwehrmechanismen, die in Kraft treten, ohne daß es einer spezifischen Erkennung des Antigens bedarf, umfassen vier Bereiche:

1. die mechanischen Barrieren von Haut, Schleimhäuten, serösen Häuten und bindegewebigen Kapseln,
2. die den Sekreten beigemischten bakteriziden Stoffe und die Interferone,
3. Teile des Komplementsystems und
4. die Phagozytose durch Granulozyten und Makrophagen.

Mit dem Begriff unspezifische Resistenz ist gemeint, daß auch rassische Gegebenheiten, das Alter, der Ernährungszustand oder hormonelle Faktoren auf (unspezifische und spezifische) Abwehrmechanismen Einfluß nehmen. Wenn wir von diesen mehr fakultativen Wegen im folgenden absehen, so beruhen die spezifischen und unspezifischen Abwehrmechanismen im wesentlich auf **vier Säulen**:

1. dem zellgebundenen Immunsystem,
2. dem humoralen Immunsystem,
3. dem Komplementsystem und
4. dem phagozytischen System.

Diese vier Systeme sind innig miteinander verbunden und auf Kooperation angelegt. Sofern eines der Systeme alleine in Aktion tritt, ist dies ein nur kurzfristiger Alleingang. Die unspezifi-

**Tab. 19/1:** Spezifische und unspezifische Abwehrmechanismen.

---

**Aggressive Faktoren:**
- Bakterien, Viren, Pilze, Würmer, Protozoen
- chemische Substanzen, Toxine, physikalische und thermische Faktoren
- Antigene/Immunogene, Haptene

**Abwehrmechanismen:**
- unspezifische Resistenz
- unspezifische Immunität: mechanische Barrieren, Lysozym, Interferone, Mucine, Magensäure, Milch- und Fettsäuren, «pH», akutes Phasenprotein u.a.

| Zellgebundene Immunreaktion | Phagozytose | Komplementsystem | Humorale Immunreaktion |
|---|---|---|---|
| durch T-Lymphozyten vermittelt unter Mitwirkung von Retikulumzellen (interdigitierende und undeterminierte Retikulumzellen, Langerhanszellen) und Makrophagen | Granulozyten, Makrophagen (Epithelien) | klassische/alternative Sequenz | durch B-Zellen/Immunglobuline vermittelt IgM, IgG, IgA, IgE unter Mitwirkung von dendritischen Retikulumzellen und Makrophagen in Kooperation mit T-Zellen |

unspezifische Abwehrreaktion (Phagozytose + Komplementsystem)

frühe spezifische Immunreakton

späte spezifische Immunreakton

---

schen Abwehrmechanismen, die unvermittelt (in der Präimmunphase) einsetzen, aber auch während der spezifischen Immunphase wirksam bleiben, können aber durchaus auch ohne weitere Hilfssysteme für sich schon so effektiv sein, daß sie das krankmachende Agens bereits in der vordersten Front vollständig beseitigen. Die Effizienz der Abwehrsysteme hängt unter anderem von der Art und Menge der aggressiven Faktoren (z.B. Zahl der Erreger) und bei bakteriellen oder viralen Erkrankungen vor allem auch von der Virulenz der Erreger ab.

Die spezifischen immunologischen Reaktionen stehen bei der Betrachtung des lymphatischen Gewebes im folgenden im Vordergrund unserer Erörterungen. Das lymphatische Gewebe ist jedoch nicht nur Ort spezifischer immunologischer Reaktionen, sondern auch ein **Ort unspezifischer Reaktionen**. Dies ist nicht verwunderlich, da der Lymphknoten durch seine lymphatischen und hämatogenen Zuflüsse in besonderem Maße gegenüber Fremdsubstanzen exponiert ist. Das lymphatische Gewebe steht aber auch mit den epithelialen Barrieren in engem Kontakt. Dies ist in der Tonsille und dem nasopharyngealen mucosaassoziierten lymphatischen Gewebe (NALT) generell und in dem darmassoziierten lymphatischen Gewebe (MALT), d.h. in den Peyerschen Plaques oder in den lymphoglandulären Komplexen von Dickdarm und Wurmfortsatz, besonders augenfällig. In der Tonsille ist das lymphatische Gewebe bis in das Epithel (sogenanntes Lymphoepithel) vorgedrungen. Hier (**Abb. 19/1**) liegen Epithelien in unmittelbarer Nachbarschaft zu Lymphozyten und Retikulumzellen (Langerhanszellen, undeterminierte Zellen, interdigitierende Retikulumzellen), die sonst im lymphatischen Gewebe selbst beheimatet sind. Die Situation, die wir in der Tonsille vorfinden, ist jedoch keineswegs so exzeptionell; sie findet sich in ähnlicher Weise z.B. auch in der

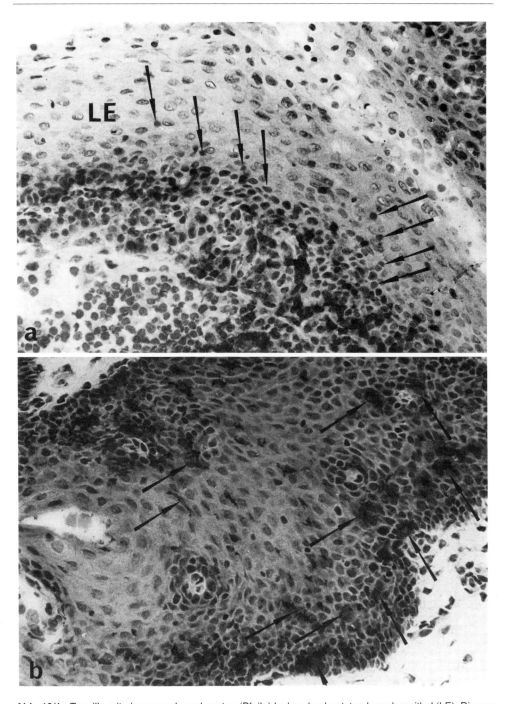

**Abb. 19/1:** Tonsille mit einem von Lymphozyten (Pfeile) locker durchsetzten Lymphoepithel (LE). Die von dem angrenzenden lymphatischen Gewebe stammenden Lymphozyten sind überwiegend T-Zellen (hier CD4-positive T-Helferzellen). Abb. **b**: Dargestellt sind hier die CD 1b-positiven Langerhanszellen (Pfeile), die als T-immunaccessorische Zellen die in das Lymphoepithel eindringenden Antigene an ihrer verzweigten Zelloberfläche fixieren und es den Lymphozyten präsentieren; **a** und **b**: × 500.

Epidermis und den Schleimhäuten wieder. Hier kommen Langerhanszellen als regelmäßiger Bestandteil vor und auch Lymphozyten (vorwiegend T-Lymphozyten) werden, gleichwohl in geringer Zahl, beobachtet. Bei besonderen entzündlichen Reaktionen von Haut und Schleimhäuten (z.B. bei chronischen Entzündungen des Zahnfleisches im Bereich von Zahnprothesen oder Implantaten) treten Lymphozyten vermehrt in das Epithel ein, so daß sich ein morphologisches Bild ergibt, wie wir es im Bereich des Lymphoepithels der Tonsille finden. Im darmassoziierten lymphatischen Gewebe liegen die Kryptenepithelien in engem Kontakt zu dem lymphatischen Gewebe. Ein Teil dieser Epithelien zeichnet sich durch eine auch morphologisch faßbare Spezialisierung aus (sog. M-Zellen).

Das lymphatische System ist die zentrale Schaltstelle der humoralen und zellgebundenen Immunität. Wir unterscheiden die **primären lymphatischen Organe**, zu denen als Orte der Lymphozytenproliferation und -reifung Thymus und Knochenmark zählen und die **sekundären lymphatischen Organe**, wie Lymphknoten, Milz, Waldeyerscher Rachenring, Peyersche Plaques und das mucosaassoziierte lymphatische Gewebe auch anderer Organe, beispielsweise der Lunge oder des Urogenitaltraktes. Ein «assoziiertes» lymphatisches Gewebe kann sich grundsätzlich in allen Organen und Organsystemen etablieren. So sieht man beispielsweise in der Magenschleimhaut bei einer chronischen Gastritis oder im Bereich maligner epithelialer oder gelegentlich auch mesenchymaler Tumoren ausgedehnte lymphatische Infiltrate unter Ausbildung von T- und B-Regionen. In der Submucosa und im mesenterialen Fett- und Bindegewebe können darüber hinaus auch neue kleine Lymphknoten im Rahmen entzündlicher Prozesse entstehen, ausgestattet mit afferenten Lymphbahnen, einer Kapsel, Sinus und Lymphbahnefferenzen. Neugebildete Lymphfollikel sieht man darüber hinaus oft auch in der Dermis, in Speicheldrüsen, der Mamma, der Schilddrüse oder auch in der Leber.

**Das lymphatische Gewebe** ist bekanntermaßen dichotom in ein T- und B-Zell-System unterteilt (**Abb. 19/2**). Gleichwohl können beide Systeme (weder morphologisch noch funktionell) nicht streng voneinander getrennt werden. Die humorale Immunität spielt hier keine oder eine nur untergeordnete Rolle. Die **zellvermittelte Immunität** ist für bestimmte Formen der Infektionsabwehr (Viren, Pilze, fakultativ intrazelluläre Bakterien, vor allem Mykobakterien) verantwortlich, darüber hinaus aber auch bei allergischer Reaktion vom verzögerten Typ sowie bei der Transplantations- und Tumorimmunität.

In diese Vorgänge sind zum einen T-Lymphozyten, zum anderen Zellen der Antigenerkennung und Antigenverarbeitung (Makrophagen, interdigitierende Retikulumzellen oder Langerhanszellen) eingeschaltet. Entsprechend findet man z.B. auch in den T-Arealen des peripheren lymphatischen Gewebes (CD4-positive) Helferlymphozyten und (CD8-positive) Suppressorlymphozyten in engem Kontakt zu interdigitierenden Retikulumzellen. Die von den Retikulumzellen oder Makrophagen aufgenommenen Antigene werden im Bereich der äußeren Zellmembran zusammen mit den Antigenen des Haupt-Histokompatibilitätskomplexes der Klasse II den T-Lymphozyten präsentiert (**Abb. 19/3**). Dies ist für den T-Lymphozyten ein aktivierendes Signal. Der Lymphozyt wird zur Produktionsstätte für Wachstumsfaktoren, insbesondere für den Wachstumsfaktor Interleukin 2. Dieser lösliche Mediator regt die aktivierte Zelle selbst (durch Zunahme der IL 2-Rezeptoren) zur Proliferation an (autokrine Wachstumsstimulation). Aber auch die umliegenden Zellen werden durch diese löslichen Faktoren zur Zellproliferation und zum Wachstum angeregt. Voraussetzung für diese Reaktion ist, daß die Zellen Interleukin 2-Rezeptoren besitzen, ein Kontakt mit dem Antigen selbst ist nicht erforderlich. Der zunächst antigenabhängige Mechanismus ist in einen hormongesteuerten Mechanismus übergegangen. Parallel mit der Aktivierung der T-Helferzellen und Produktion von Interleukin 2 erfolgt auch eine Aktivierung der T-Suppressorzellen, die nach Art eines Regelkreises über supprimierende Faktoren die Proliferation der Helferzellen hemmen können. Das morphologische Äquivalent der aktivierenden Funktion des Interleukin 2 ist im lymphatischen Gewebe eine Vergrößerung der T-Region, bedingt durch eine größere

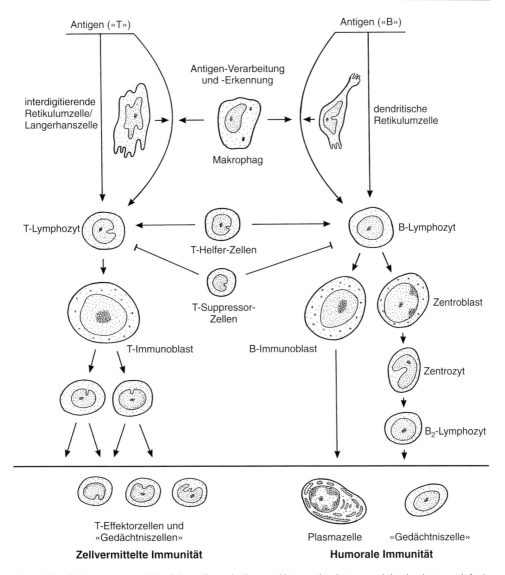

**Abb. 19/2:** Zellschema zum Ablauf der zellvermittelten und humoralen Immunreaktion in einer vereinfachten Übersicht.

Zahl an Lymphozyten, eine vermehrte Zahl an Mitosen und einen erhöhten Anteil an T-Immunoblasten. Außer dem erwähnten Interleukin 2 sind zahlreiche weitere lösliche Mediatoren und nicht nur solche der Lymphozyten (Lymphokine), sondern auch der Monozyten und der Makrophagen (Monokine), bekannt. Diese sollen hier jedoch nicht im einzelnen besprochen werden. Erwähnt sei das Interleukin 3, welches von aktivierten T-Lymphozyten gebildet wird und eine Stimulation der Hämopoese bedingt, und das Interleukin 4, ein Wachstumsfaktor, der zur Proliferation und Differenzierung der B-Lymphozyten führt. Andere wichtige Faktoren sind die Makrophagen-aktivierenden Faktoren wie das Interferon-

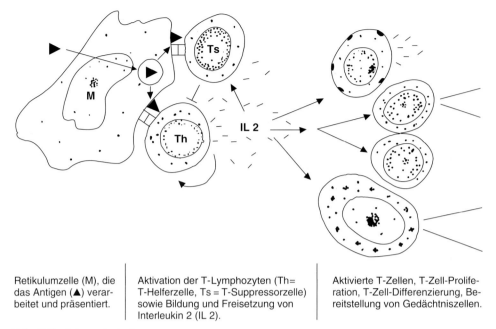

| Retikulumzelle (M), die das Antigen (▲) verarbeitet und präsentiert. | Aktivation der T-Lymphozyten (Th= T-Helferzelle, Ts = T-Suppressorzelle) sowie Bildung und Freisetzung von Interleukin 2 (IL 2). | Aktivierte T-Zellen, T-Zell-Proliferation, T-Zell-Differenzierung, Bereitstellung von Gedächtniszellen. |

**Abb. 19/3:** Schematische Darstellung zum Ablauf der T-Lymphozyten-Aktivierung.

Gamma (von stimulierten, Lymphokin-produzierenden T-Zellen stammend). Dieser Faktor ist beispielsweise im Rahmen der Tuberkulose von besonderer Bedeutung.

Andere spezifisch sensibilisierte T-Effektorzellen vermögen durch direkten Kontakt mit Zielzellen diese zu zerstören (zytotoxische T-Lymphozyten). Zytotoxische T-Zellen besonderer Prägung sind die sogenannten natürlichen Killer-Zellen (NK-Zellen). Im Unterschied zu den T-Zellen haben NK-Zellen keine Antigen-Rezeptoren, sind durch die permanent anwesenden Interleukin-Rezeptoren immer aktiviert und für plötzlich anflutendes Interleukin somit unmittelbar empfänglich. Die zytotoxische Aktivität dieser Zellen wird durch Interleukin verstärkt und ist insbesondere gegen Tumorzellen und Virus-infizierte Zellen gerichtet. Durch den Kontakt der NK-Zelle mit der Ziel-Zelle werden aggressive Wirkstoffe (Perforin oder Cytolysin) aus den Lymphozytengranula direkt in die Ziel-Zelle eingebracht, – die Folge ist dann z. B. die Zerstörung einer Tumorzelle.

Bei der humoralen Immunreaktion dürfen T-Lymphozyten nicht außer Acht gelassen werden. Für die optimale Immunreaktion ist ein enges Zusammenspiel zwischen T- und B-Lymphozyten (meist auch unter Mitwirkung von Makrophagen) erforderlich. In die Regulation der B-Zellproliferation greifen die T-Helferzellen und die T-Suppressorzellen ein. Es ist also nicht verwunderlich, daß nun innerhalb der B-Areale des lymphatischen Gewebes (z. B. in Keimzentren) T-Helfer- und T-Suppressorlymphozyten vorkommen.

Die **humorale Immunität** wird geprägt durch B-Zellen, insbesondere durch die von den Plasmazellen stammenden Immunglobuline (Antikörper). Das Immunglobulin M ist bei humoralen Immunreaktionen nach etwa 7 bis 10 Tagen als erster Antikörper nachweisbar. Antikörper können in unterschiedlicher Weise reagieren. Sie können z. B. das Antigen alleine schon durch die Bindung inaktivieren oder die Elimination des Antigens beschleunigen. Werden Antikörper an der Oberfläche von Mikroorganismen gebunden, so kann dies die Phagozytose beschleunigen (Opsonisierung). In Verbindung mit dem Komplementsystem ist auch eine direkte Zerstörung von Zellen ein möglicher Wirkungsmechanismus. Auf die Kooperation mit T-Lymphozyten bei der antikörperabhängigen zellvermittelten Zytolyse wurde bereits hingewiesen.

Bei humoralen Immunreaktionen steht die Stimulation von B-Zellen und die darauf erfolgende Transformation zu einem B-Immunoblasten oder einem Zentroblasten am Anfang der Reaktion. Regulierend greifen die T-Helfer- und T-Suppressorzellen in diesen Vorgang ein. Auch die Makrophagen und Retikulumzellen (folliculäre dendritische Retikulumzellen) sind an diesem Vorgang, nämlich als antigenpräsentierende und/oder -verarbeitende Zellen beteiligt. Die Endzellen dieser Reaktion sind die Plasmazellen und spezifisch geprägte Gedächtniszellen. Die Plasmazellreifung erfolgt im wesentlichen außerhalb des Keimzentrums. Das gilt für das lymphatische Gewebe ganz allgemein. Im Lymphknoten reifen Plasmazellen vornehmlich in den Marksträngen. Die Bereitstellung von Gedächtniszellen erfolgt innerhalb der Keimzentren. Man sieht jedoch auch in den Keimzentren des Menschen fast immer einzelne reife oder unreife Plasmazellen. Damit können auch die Keimzentren als Orte gelten, in denen Immunoglobuline gebildet und sezerniert werden.

## 19.2 Zur Morphologie des nicht pathologisch veränderten Lymphknotens

Wenn wir uns im folgenden vornehmlich mit der Morphologie und weniger mit der Funktion, d. h. mit dem befassen, was wir mit dem Mikroskop als stationäre Struktur erkennen können, so müssen wir uns der damit verbundenen Einschränkung bewußt sein. Wir stellen jedoch die Morphologie in den Vordergrund, weil wir in ihr die beste Basis zum Verständnis der reaktiven Lymphknotenveränderungen und der malignen Lymphome sehen.

In menschlichen Lymphknoten lassen sich morphologisch **drei Zonen** unterscheiden (**Abb. 19/4**): die Rindenpulpa (superfizieller Cortex), die paracorticale Pulpa (tiefer Cortex, Paracortex) und die Markpulpa (Medulla). In diesen drei Zonen können wir jeweils **drei Kompartimente** abgrenzen: Zwei vasculäre und je ein durch lymphatische Zellen geprägtes Kompartiment. Letzteres beinhaltet in der Rindenpulpa die Primär- und Sekundärfollikel, in der paracorticalen Pulpa die Tertiärknötchen und in der Markpulpa eine diffuse Ansammlung von Plasmazellen.

Die beiden **vasculären Kompartimente** gliedern sich in Blutgefäße und Sinus. Dabei handelt es sich zum einen um reine Leitungsbahnen, zum anderen um wichtige Schaltstellen zwischen dem lymphatischen Gewebe und dem Gesamtorganismus. Darüber hinaus sind dies aber auch Orte, wo bereits immunologische Reaktionen ablaufen oder initiiert werden. Die Sinus sind, wie noch ausgeführt wird, mit den Lymphbahnen auch in morphologischer Hinsicht nur bedingt vergleichbar. Entsprechend den verschiedenen Zonen des Lymphknotens gliedern sich die Sinus in mehrere Abschnitte. Die afferenten Lymphbahnen durchsetzen die Lymphknotenkapsel und münden in den Randsinus, auch Marginalsinus oder subkapsulärer Sinus genannt. Von hier aus zweigen in annähernd rechtem Winkel die intermediären Sinus mit einem corticalen und paracorticalen Anteil ab. Im weiteren Verlauf folgen dann die Marksinus, aus denen schließlich die efferenten Lymphbahnen hervorgehen. In allen Abschnitten werden die Sinus von Endothelien ausgekleidet. Die **Sinusendothelien** (sinus lining cells) bieten in den Intermediärsinus und den Sinus der Medulla ein durchgehend gleichartiges zytologisches Bild. Eine Besonderheit zeigt das parietale Endothelblatt des Randsinus, d. h. das der Kapsel innen anliegende Sinusendothel. Hier sieht man zumindest abschnittsweise

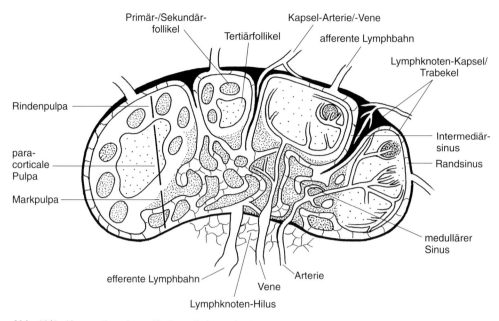

**Abb. 19/4:** Kompartimente und Leitungsbahnen des Lymphknotens in schematischer Vereinfachung.

ultrastrukturell eine Zytologie, wie sie auch den Lymphendothelien zuzeigen ist. Die Sinus lassen hier, wie beim Kaninchen gezeigt, eine Basalmembran vermissen. Darüber hinaus sind die Endothelien reich an elektronenoptisch transparenten Vesikeln. Beim Menschen scheint diese Sonderstellung des parietalen Sinusendothels zumindest nicht durchgehend so verwirklicht zu sein, wie dies für das Kaninchen gilt. Immerhin deutet auch die (schwach) positive 5'-Nukleotidase-Reaktion der parietalen Sinusendothelien und der Lymphendothelien auf eine Verwandschaft zwischen beiden Endothelien hin. Die übrigen Sinusendothelien des Lymphknotens reagieren bei der 5'-Nukleotidase-Reaktion negativ. Immunhistochemisch lassen sich die Sinuswandzellen nach Befunden von Wacker mit dem monoklonalen Antikörper Ki-M9 an unfixierten Zellen darstellen. Die Sinusendothelien sind durch verschiedenartige Zellverbindungen miteinander verknüpft und besitzen teils zahlreiche Vesikel oder Granula. Sie werden durch eine mehr oder weniger deutliche Basalmembran zum Bindegewebe hin abgegrenzt. Auch die kollagenen und elastischen Fasern, die die Randsinus und medullären Sinus wie ein Netzwerk durchsetzen, werden von Endothelien überkleidet. Diese Fasern tragen wohl dazu bei, daß diese Sinusabschnitte offen gehalten werden und nicht kollabieren. Die Intermediärsinus sind frei von einem derartigen Stützgerüst, gut passend zu der Beobachtung, daß diese Sinusabschnitte bei Betrachtung histologischer Schnitte oft nicht zu erkennen sind. Lichtmikroskopisch kann man die Intermediärsinus oft nur dann erkennen, wenn man die umliegenden Fasern mit einer Versilberung darstellt.

Die **Lymphknotenkapsel** besteht aus dichten Bündeln von Kollagenfasern, einzelnen elastischen Fasern, einer amorphen Grundsubstanz, Fibroblasten, Myofibroblasten und glatten Muskelfasern.

Die große funktionelle Bedeutung, die dem Sinussystem des Lymphknotens im Rahmen immunologischer Reaktionen zukommt, wird evident, wenn wir uns das breite Spektrum der **innerhalb der Sinus vorkommenden Zellen** vor Augen führen. Bereits im Sinus eines nicht reaktiv veränderten Lymphknotens findet man unterschiedliche lymphatische und nicht lymphatische Zellen. Immer kommen in den Rand-, Intermediär- und Marksinus einzelne kleine und mittelgroße Lymphozyten, gelegentlich auch Plasmazellen und Immunoblasten vor. Äußerst heterogen kann das Spektrum der nicht lymphatischen Zellen sein. Es umfaßt Mastzellen, Granulozyten, Makrophagen, Langerhanszellen, die aufgrund ihrer flügelartigen Fortsätze veiled cells genannten Zellen und die sogenannten undeterminierten Zellen. Von den in den Randsinus vorkommenden **Langerhanszellen** wissen wir, daß diese Zellen, kenntlich durch ihre typischen Granula (sogenannte Birbeckgranula), aus der Epidermis stammen und über die afferenten Lymphbahnen eingewandert sind. Gelegentlich sieht man auch, wie Langerhanszellen vom Sinus aus in das Lymphknotenparenchym übertreten. Wahrscheinlich wandern diese Zellen schließlich in die T-Regionen des Lymphknotens ein. Daß in den T-Knötchen auch nicht epidermale Langerhanszellen vorkommen, ist inzwischen erwiesen. Zellen von ähnlicher Morphologie wie die Langerhanszellen (jedoch ohne Birbeckgranula) werden als undeterminierte Zellen bezeichnet. Sowohl die Langerhanszellen als auch die veiledcells und die undeterminierten Zellen werden heute auch verkürzt T-accessory cells genannt. Diese Zellen sind bedeutsam für den Ablauf primärer und sekundärer Immunreaktionen des thymusabhängigen Systems. Sie vermögen Antigene an der Zelloberfläche zu fixieren, eine Phagozytose zeigen sie hingegen in der Regel nicht.

**Makrophagen** bieten in Abhängigkeit von der Art des phagozytierten Materials und entsprechend dem Aktivationsgrad des Zytoplasmas ein breites zytologisches Spektrum. Bisweilen findet man im Zytoplasma Melanin, Blutpigmente, Bakterien oder auch Strukturen, die keinen Rückschluß auf die Art des vormals phagozytierten Materials mehr zulassen. Sinusendothelien sind zwar grundsätzlich zur Phagozytose befähigt, wie dies vielfach auch tierexperimentell mit Ferritin und Tusche gezeigt wurde, unter physiologischen Bedingungen ist die Phagozytose corpuskulärer Bestandteile aber eher die Ausnahme. Die Phagozytose corpuskulären Materials erfolgt vornehmlich durch die frei im Sinus liegenden oder den Endothelien anliegenden Makrophagen. Besonderer Erwähnung bedürfen die Makrophagen des Lymphknotens, die den Sinusendothelien zum Parenchym hin anliegen, die sogenannten Subsinusmakrophagen. Bei bakteriellen Erkrankungen kommt diesen Makrophagen eine wichtige Rolle zu. So konnten wir bei der experimentellen Listeriose zeigen, daß diese Makrophagen in der Frühphase der Infektion mit Bakterien geradezu überladen sind. Diese Zellen stellen offenbar eine Barriere dar, die das ungehinderte Eindringen von Erregern in das Lymphknotenparenchym verhindert. Im Schnittpräparat lassen sich Makrophagen histochemisch aufgrund ihrer Enzyme (z.B. saure Phosphatase, unspezifische Esterase, Lysozym) oder durch Antikörper wie KP1 oder PG-M1 (beide CD68) oder Ki-M1P durch Markierung ihrer Lysosomen oder Phagolysosomen identifizieren.

Aufgrund neuerer immunologischer Untersuchungen ist wohl auch den **Sinuswandzellen** beim Ablauf bestimmter immunologischer Reaktionen eine wichtige Rolle zuzumessen. Bei der Ratte wurde von Wacker und Parwaresch nachgewiesen, daß Sinusendothelien injiziertes lösliches Eiweißantigen selektiv zu binden vermögen. Das Antigen (z.B. saure Phosphatase) ist 30 Minuten nach Applikation in den corticalen, intermediären und medullären Sinuswandzellen nachweisbar. Nach 6 Stunden ist das Antigen bis an die Außenzone der Keimzentren vorgedrungen und nach 24 Stunden nur noch innerhalb der Keimzentren, wohl an den Fortsätzen der dendritischen Retikulumzellen nachweisbar. Dieser Befund spricht dafür, daß Sinuswandzellen bestimmte Antigene, hier speziell solche, die eine humorale Immunreaktion auslösen können, zu binden vermögen. Es ist somit anzunehmen, daß die Sinuswandzellen, ähnlich wie die dendritischen Retikulumzellen der Keimzentren, als B-immun accessory cells anzusprechen sind.

Dem klassischen Konzept nach ist der Lymphknoten, wie oben erwähnt, in die drei Bereiche **Rinde**, **Paracortex** und **Mark** unterteilt. Abweichend davon ziehen andere Autoren unter Betonung funktioneller Parameter eine Unterteilung in 1. den «**zusammengesetzten**

Knoten» (**composite nodule**), der aus **Primär-, Sekundär-** und **Tertiärfollikeln** besteht, und 2. die **Markpulpa** vor (Sainte-Marie und Peng, 1983). Für eine systematische Betrachtung der Morphologie krankhafter Lymphknotenveränderungen ist diese Unterteilung aber wenig hilfreich.

Die Vorstellung, daß ein Lymphknoten in **Sektoren** gegliedert ist, wobei die breite Basis im Bereich der Randsinus liegt und die Spitze zum Marksinus hinweist, findet in mehrfacher Hinsicht ein morphologisches Äquivalent. In experimentellen Untersuchungen wurde gezeigt, daß nach Injektion von Tusche die Tuschepartikel keineswegs über alle Sinus des Lymphknotens gleichmäßig verteilt werden. Vielmehr gewinnt man den Eindruck, daß sich der Lymphknoten entsprechend der intrasinusoidalen Ausbreitung des injizierten Materials in **physiologische Kompartimente** oder Sektoren unterteilen läßt. Das Kompartiment wird festgelegt durch afferente Lymphbahnen und die zugeordneten subkapsulären Sinusabschnitte. Dem folgen zur Tiefe dann superfizielle und tiefe Rindenabschnitte und schließlich ein umschriebener Markabschnitt. Dabei gibt es keine scharfe Grenze zwischen benachbart gelegenen Kompartimenten. Diese Beobachtung deckt sich mit Befunden, die man bei bakteriell bedingten Lymphadenitiden (z.B. Pseudotuberkulose, Katzenkratzkrankheit und andere) gelegentlich macht. Auch hier ist oft nur ein umschriebenes Kompartiment des Lymphknotens pathologisch verändert.

Im folgenden soll auf die **Besonderheit der Blutgefäße** des Lymphknotens eingegangen werden. Lymphknoten sind als gefäßreiche Organe anzusprechen, eine Ansicht, die weniger aus der makroskopischen Betrachtung des Lymphknotens oder aus der Beobachtung histologischer Schnitte abzuleiten wäre, sie geht vielmehr aus stereographischen und mikroangiographischen Befunden hervor. Signifikante Unterschiede zwischen verschiedenen Spezies scheinen bei der Vaskularisation nicht gegeben zu sein. Die Arterien, die den Lymphknoten vom Hilus aus erreichen, durchsetzen den Lymphknoten ziemlich geradlinig und teilen sich, ohne daß Anastomosen ausgebildet werden, an zwei distinkten Regionen des Lymphknotens in ein stark **verzweigtes Kapillarnetz**:

1. ein unterhalb der subkapsulären Sinus gelegenes Kapillarnetz (äußerer Cortex) und
2. ein Kapillarnetz im Bereich der Markstränge.

In beiden Regionen ist ein enger Bezug der Gefäße zu den Sinus gegeben. Die Vaskularisation der Sekundärfollikel erfolgt über zwei getrennte Gefäßstrecken, die zum einen das Keimzentrum selbst versorgen, zum anderen über Gefäße und über die äußeren Schichten des Sekundärfollikels (Mantelzone) zum Keimzentrum hin streben. Das Keimzentrum selbst ist im Vergleich zur übrigen Rinde des Lymphknotens gefäßarm. Die Betrachtung histologischer Schnittpräparate lehrt, daß der Lymphknoten auch von der Konvexität her mit Blutgefäßen versorgt wird. Nicht selten findet man kapselnah sowohl arterielle als auch venöse Blutgefäße, die in der Kapsel und in den Trabekeln verlaufen.

Der postkapilläre Gefäßabschnitt der paracortikalen Gefäße, ein hochendothelialer Gefäßabschnitt, ist der bevorzugte Ort der Lymphozytenrezirkulation. Um die Besonderheit dieses Gefäßabschnittes hervorzuheben, spricht man von «postkapillären Venolen» oder zutreffender von «**hochendothelialen Venolen**» (HE-V). Die HE-V liegen am Rande der Tertiärknötchen und sind auch am Rande der Sekundärfollikel aufzufinden. Die Bedeutung, die den HE-V zukommt, wird deutlich, wenn man bedenkt, daß nahezu 90% der Lymphozyten, die in den Lymphknoten gelangen, den Weg über die Venolen beschreiten. Die Sinus, ein anderer Ort, über den lymphatische Zellen den Lymphknoten erreichen, sind in den mesenterialen Lymphknoten von Bedeutung. Gleiches dürfte auch für die Lymphknoten gelten, die im Abflußgebiet der Tonsille liegen. Die HE-V haben ein kubisches oder zylindrisches Endothel, zwischen dem man durchwandernde Lymphozyten, vornehmlich T-, vereinzelt aber auch B-Lymphozyten, findet. Bei bakteriellen Erkrankungen wandern auch Granulozyten und Monozyten über

Venolen in den Lymphknoten ein. Im Rahmen der Entzündung vollzieht sich die **Leukozytenemigration** als ein in mehreren Stufen ablaufender Vorgang. Am Anfang steht eine, durch den Entzündungsreiz bedingte und zunächst instabile Zelladhäsion. Dieser Vorgang erfolgt über Selektine, das sind besondere Adhäsionsmoleküle, die den Kontakt zwischen Lymphozyten oder neutrophilen Granulozyten und Gefäßendothelien vermitteln. Die endgültige Adhäsion erfolgt nach Aktivation weiterer spezieller Glykoproteine der Zellmembranen von Leukozyten und zwar vornehmlich des Beta-2-Integrins. Integrine sind für Adhäsion und Emigration der Leukozyten bedeutsam. Die Aktivierung des Integrins erfolgt durch die lokal anfallenden entzündungsbedingten Mediatoren. Die Integrine treten mit entsprechenden Rezeptoren der Endothelien in Kontakt, womit die Voraussetzung für die Emigration der Entzündungszellen (Granulozyten und Monozyten) geschaffen ist. Analoge Vorgänge gelten auch für die Zelladhäsion von T-Lymphozyten. Hier erfolgt zunächst eine spezifische Aktivation der T-Lymphozyten, was wiederum zunächst eine schwache Zell-Zelladhäsion hervorruft. Dann erst werden die Lymphozyten über zuvor aktivierte Integrine an Rezeptoren der Gefäßwandendothelien (ähnliche Veränderungen vollziehen sich auch an Antigen-präsentierenden Zellen) fest gebunden. Dieser Exkurs mag verdeutlichen, daß den Adhäsionsmolekülen und Adhäsionsrezeptoren beim Ablauf immunologischer Reaktionen (und bei Entzündungsprozessen) eine große Bedeutung zukommt. Den Adhäsionsmolekülen und -rezeptoren ist es zu verdanken, daß Entzündungszellen – im Bereich der epitheloiden Venolen vornehmlich Lymphozyten – gezielt ein bestimmtes lymphatisches Gewebe erreichen können. Man spricht vom sog. «homing» der lymphatischen Zellen. Mit einem recht einfachen Verfahren läßt sich dieses Phänomen gut verdeutlichen. Überschichtet man Gefrierschnitte von lymphatischem Gewebe mit Lymphozytenpopulationen, die bestimmte Merkmale aufweisen, so läßt sich zeigen, daß sich Lymphozyten in einer charakteristischen und gesetzmäßigen Weise an die Endothelien der Venolen anlagern. Man spricht auch von Lymphozyten-homing-Rezeptoren oder von vaskulären Addressinen. Lymphozyten, die für die Peyerschen Plaques oder für die Lymphknoten des Darmes bestimmt sind, zeigen beispielsweise keinerlei Adhäsionen an Gefäßendothelien der Tonsille.

Monozyten und Granulozyten können den Lymphknoten grundsätzlich auf zwei Wegen erreichen: über die Blutgefäße, speziell über die epitheloiden Venolen und über die Sinus. Entsprechend dieser Gegebenheit können sich eitrige Entzündungen im Lymphknoten zum einen perivasal ausbilden oder zum anderen in engem Bezug zu den Sinus entwickeln. Handelt es sich um eine durch Monozyten geprägte Form der Entzündung (z.B. granulomatöse Reaktionen: Tuberkulose, Listeriose und andere), so gibt es wiederum zwei Verlaufsformen. Zum einen können die Granulome in Nachbarschaft zu den epitheloiden Venolen, zum anderen in engem Bezug zu den (Rand-)Sinus gelegen sein.

Die epitheloiden Venolen lassen sich aufgrund ihres bläschenförmigen Zellkerns und des «saftigen» Zytoplasmas nicht nur lichtmikroskopisch leicht identifizieren, sondern sie zeigen auch elektronenmikroskopisch ein charakteristisches zytologisches Bild. Die Endothelien enthalten zahlreiche Lysosomen und Vesikel und sind durch einen prominenten Golgi-Apparat, Ausdruck einer sekretorischen Leistung dieser Zellen, ausgezeichnet. Die epitheloiden Venolen, die, wie erwähnt, am Rande der Tertiärfollikel und am Rande der Sekundärfollikel liegen, nicht aber in der Medulla vorkommen, sind auch histochemisch charakterisierbar. Diese Gefäßabschnitte zeigen eine positive alkalische Phosphatase- und positive ATP-ase Reaktion. Hervorzuheben ist schließlich auch noch die morphologische Variabilität der HE-V in Abhängigkeit von ihrem Funktionszustand, speziell von der Lymphozytenrezirkulation. Bei lebhafter Rezirkulation (sie läßt sich durch Antigenstimulation um das 10fache steigern) sind die Endothelien hochzylindrisch, bei geringer oder fehlender Rezirkulation wird das Endothel zunehmend abgeflacht, so daß sich diese Gefäße von Venolen üblicher Prägung nicht mehr abgrenzen lassen.

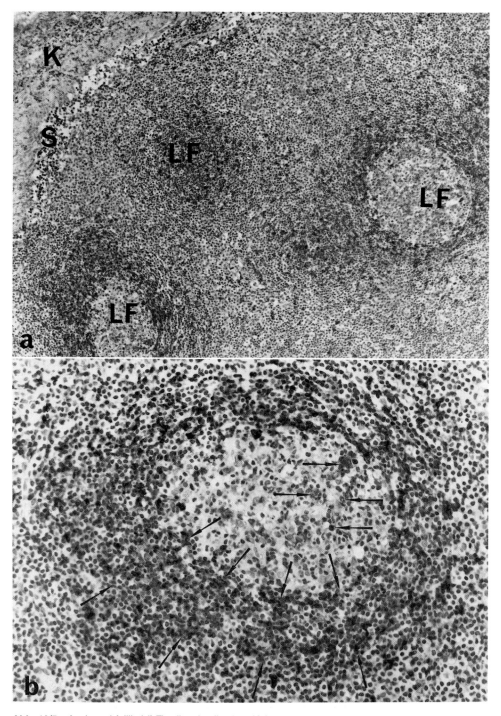

**Abb. 19/5a, b:** Lymphfollikel (**LF**) teils mit teils ohne Keimzentren bei Darstellung von **B-Zellen** mit einem monoklonalen Antikörper (Ki-B3). Die mit der Peroxydase-Technik schwarz bzw. braun-schwarz markierten Zellen (Pfeile) liegen vornehmlich im Bereich des Lymphozytenwalls. Die B-Zellen des Keimzentrums

Die **Dichotomie des lymphatischen Gewebes** in ein T- und B-Zellen-System findet im Lymphknoten in den beiden Kompartimenten, den Lymphfollikeln des Cortex und den Tertiärfollikeln des Paracortex, ihren morphologischen Ausdruck. Sie ist aber auch im extranodalen lymphatischen Gewebe (z. B. der Tonsille und im mucosaassoziierten lymphatischen Gewebe des Darmtraktes) gut erkennbar.

Die Lymphfollikel bestehen überwiegend aus B-Zellen, die Tertiärknötchen überwiegend, und zwar zu mehr als 90% aus T-Zellen. Dies läßt sich mit immunologischen Techniken bei Verwendung von Pan-T-Zell-Antikörpern und Pan-B-Zell-Antikörpern gut demonstrieren (**Abb. 19/5**). Die T- und B-Zellen sind in sich wiederum sehr heterogen, so daß diverse T- und B-Zell-Subtypen zu unterscheiden sind. Für eine Subtypisierung von T- und B-Zellen stehen heute zahlreiche mono- oder polyklonale Antikörper zur Verfügung. Die mit monoklonalen Antikörpern an lymphoretikulären Zellen jeweils nachgewiesenen Antigene werden heute international mit einer CD-Nummer versehen (CD = cluster of differentiation). CD4-positive Lymphozyten, die sich mit verschiedenen käuflichen Antikörpern darstellen lassen (z.B. T4, Leu3a, D6), sind die T-Helfer-Lymphozyten, CD8-positive Lymphozyten sind Suppressor/zytotoxische T-Lymphozyten. B-Zell-spezifische Membranantigene sind z.B. CD19, CD20 und CD22. Eine weitere morphologische Subtypisierung der lymphatischen Zellen gelingt beispielsweise auch aufgrund von Lektinrezeptoren. Funktionell bedeutsam ist schließlich der Nachweis von Antigenen des Histokompatibilitätskomplexes (MHC) der Klassen I oder II an lymphatischen aber auch an nicht-lymphatischen Zellen (Retikulumzellen und Makrophagen) (vgl. **Abb. 19/3**). Von zunehmender Bedeutung werden die T-Zellrezeptoren (TCR-Alpha/Beta und Gamma/Delta), die molekular ähnlich gebaut sind wie der MHC-Komplex und die membranständigen Immunglobuline. Die Gamma/Delta-positiven T-Lymphozyten spielen wahrscheinlich bei der Erkennung mycobakterieller Antigene (Tuberkulose, Lepra) eine besondere Rolle. Hier soll darauf im einzelnen nicht eingegangen werden. Im Vordergrund soll die Morphologie der reifen T- und B-Zellen stehen, wenngleich es außer Frage steht, daß zytologische Parameter alleine für eine subtile Unterscheidung von T- und B-Zellen nicht ausreichen.

Die **Lymphfollikel**, die sich in das Keimzentrum und den Lymphozytenwall gliedern lassen, bestehen aus lymphatischen und nicht lymphatischen Zellen. Die Keimzentren sind Orte der sekundären Immunreaktionen. Am Anfang der Keimzentrumsentwicklung steht der in die Basis des Keimzentrums einwandernde B1-Lymphozyt, aus dem einzelne Blasten und schließlich zahlreiche Zentroblasten hervorgehen. Durch Zellteilungen der Zentroblasten entstehen die Zentrozyten, die vornehmlich in der dem Randsinus zugewandten Lymphknotenregion des Keimzentrums liegen. Aus den Zentrozyten gehen die $B_2$-Lymphozyten, d.h. immunologisch geprägte B-Lymphozyten, hervor. Schließlich findet man im Keimzentrum meist auch einige reife und unreife Plasmazellen. Sie sind möglicherweise als transformierte Zentrozyten oder Immunoblasten zu verstehen. Das Keimzentrum enthält immer auch zahlreiche T-Helfer-Lymphozyten. Sie sind Ausdruck einer Kooperation des T- und B-Zell-Systems, worauf in Kapitel 19.1 bereits hingewiesen wurde.

Die **Keimzentrumszellen** und die Follikelmantellymphozyten exprimieren IgM an der Zelloberfläche und lassen sich heute mit verschiedenen, auch am fixierten Gewebe anwendbaren Antikörpern, leicht identifizieren. Eine IgG-Positivität ist nur an den Follikelmantellymphozyten zu finden. Unter den nicht lymphatischen Zellen des Lymphfollikels sind die

◄ reagieren bei diesem Antikörper nur zum Teil positiv (Abb. b, horizontale Pfeile). **K** Lymphknotenkapsel; **S** Lymphknotenrandsinus; Paraffinschnitt; den Antikörper Ki-B3 verdanken wir Herrn Dr. Wacker, Kiel; **a:** × 145; **b:** × 200.

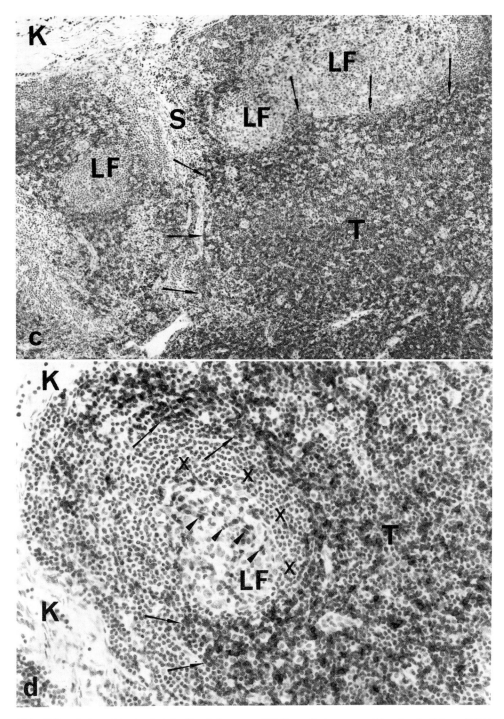

**Abb. 19/5 c, d:** Lymphknoten bei der Darstellung von **T-Zellen** mit einem monoklonalen Antikörper (UCH-L1). Die hier grauschwarz erscheinende T-Region (**T**) setzt sich gegen die Lymphfollikel und Keimzentrumszellen (**LF**) kontrastreich ab (Pfeile). Einzelne T-Zellen sind auch innerhalb des Keimzentrums nachweisbar

dendritischen Retikulumzellen und die Sternhimmelmakrophagen hervorzuheben. Die Sternhimmelzellen zeigen eine lebhafte Phagozytose von Keimzentrumszellen, welche bemerkenswerterweise bisweilen vor oder gar während der Mitose phagozytiert werden. Die dendritischen Retikulumzellen vermögen in Anwesenheit von spezifischen Antikörpern und Komplement Antigen an der Oberfläche zu fixieren und wohl so die B-Zellen zur Proliferation anzuregen. Diese Zellen sind somit für den Ablauf immunologischer Reaktionen von zentraler Bedeutung. Dendritische Retikulumzellen, die ultrastrukturell durch ihre verzweigten Zytoplasmafortsätze und Desmosomen ausgezeichnet sind, lassen sich auch immunhistochemisch heute selektiv mit verschiedenen Antikörpern (z. B. Ki-M4) identifizieren.

Die Paracorticalzone beherbergt die **Tertiärfollikel**, in denen sich wiederum lymphatische und nicht-lymphatische Zellen unterscheiden lassen. Das morphologische Spektrum der T-Lymphozyten ist weniger groß als das der B-Zellen. Wir unterscheiden die mit immunhistochemischen Verfahren darstellbaren T-Helfer- und T-Suppressor-Lymphozyten. Die T-HelferLymphozyten liegen zwar vornehmlich in den Tertiärfollikeln, kommen aber auch in den Primärfollikeln und, wie zuvor erwähnt, im Keimzentrum und im Follikelwall vor. Die T-Helfer-Lymphozyten der Paracorticalzone sind für die Stimulation der B-Lymphozyten und somit für die Reifung der B-Zellen zu Plasmazellen verantwortlich. Reife Plasmazellen findet man überwiegend in den **Marksträngen** des Lymphknotens. Die plasmazelluläre Differenzierung vollzieht sich, noch bevor es zur Keimzentrumsbildung gekommen ist. Die Markstränge sind der Ort der primären Immunreaktion des B-Zellsystems. Am Anfang steht die Stimulation und Transformation der kleinen B-Lymphozyten zu einem B-Immunoblasten, die beispielsweise bei der Mononucleosis infectiosa das morphologische Bild bestimmen. Aus den Immunoblasten gehen die kurzlebigen lymphatischen Plasmazellen hervor.

Die nicht-lymphatischen Zellen der T-Region sind phagozytierende Retikulumzellen, Fibroblasten und Myofibroblasten und vor allem die **interdigitierenden Retikulumzellen** (IDC, **Abb. 19/6**). IDC, erstmals 1970 von Jan Veldman beschrieben, liegen mit ihren unregelmäßig geformten Kernen und den weit verzweigten Zytoplasmafortsätzen im Zentrum der T-Region in innigem Kontakt zu den umliegenden T-Lymphozyten und T-Immunoblasten. Gelegentlich findet man auch einzelne Langerhanszellen, kenntlich an den sogenannten Birbeckgranula, sowie Zellen, die man als undeterminierte Retikulumzellen bezeichnet. Diese Zellen sind morphologisch weder als typische Langerhanszellen noch als typische IDC zu bezeichnen. Wie bereits erwähnt, werden IDC, Langerhanszellen und undeterminierte Zellen kurz nach T-accessory cells genannt, da sie Antigene an ihrer Zelloberfläche zu binden, transportieren und den lymphatischen Zellen zu präsentieren vermögen (vgl. **Abb. 19/1 a**).

Nach jüngsten eigenen Befunden weisen IDC (**Abb. 19/16**) im Gefrierbruchverfahren Membranmerkmale auf, die anderen Zellen des lymphatischen Gewebes nicht zueigen sind. Die sogenannten intramembranösen Partikel, die je nach getroffener Bruchebene eine ungleichmäßige Verteilung aufweisen, sind bei IDC nicht nur im Bereich einer Bruchebene (P-face) zahlreich vertreten, sondern kommen auch in der zweiten möglichen Bruchebene (E-face) zahlreich vor.

◄ (Abb. d, kurze Pfeile). Im Bereich des Lymphozytenwalles (**X**) sind keine positiv markierten Zellen nachweisbar. **K** Lymphknotenkapsel; **S** Interemediärsinus; Paraffinschnitt (UCHL1, Dakopatts); **c:** × 145; **d:** × 200.

# 418 Morphologische und funktionelle Aspekte

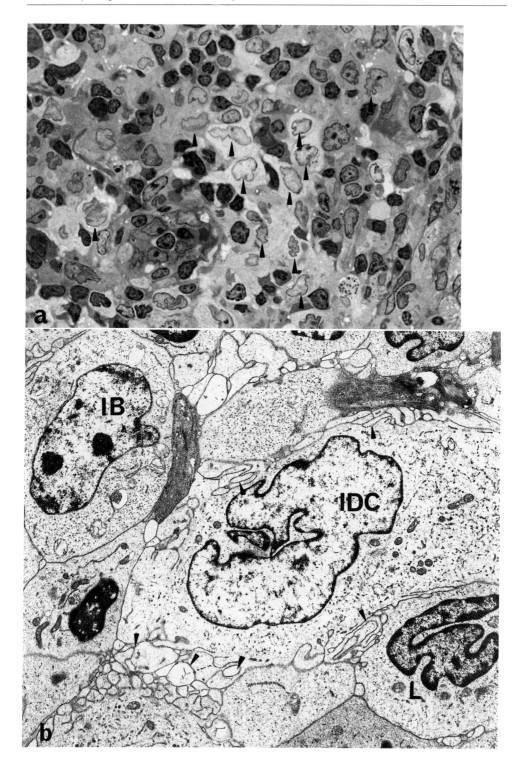

**Tab. 19/2:** Histologische Grundmuster der reaktiv bedingten Lymphknotenvergrößerung.

1. Lymphknoten mit entzündlichen Infiltraten (Infiltrat: eitrig, retikulozytär abszedierend, histiozytär nekrotisierend, histiozytär epitheloidzellig, epitheloidzellig oder granulomatös; **Tab. 19/3**)
2. Follikuläre lymphatische Hyperplasie (Hyperplasie der B-Knötchen; **Tab. 19/4**)
3. Plasmazellhyperplasie und Hyperplasie der Markstränge
4. Hyperplasie der T-Region/interfollikuläre Hyperplasie (**Tab. 19/5, 19/6**)
5. Lymphknotenveränderungen duch Speichermakrophagen/Histiozyten
6. Reaktive Langerhanzell-Histiozytosis
7. Sinusreaktionen (**Tab. 19/7**)
8. Blutgefäß-Hyperplasie/-Ektasie
9. Zustand nach abgelaufener Lymphadenitis

## 19.3 Zur Morphologie der entzündlichen Lymphknotenveränderungen

Die reaktiven Lymphknotenveränderungen sind bei der großen Zahl der in Betracht kommenden Ursachen auch in ihrem histologischen Erscheinungsbild äußerst vielgestaltig. Die wechselnden morphologischen Bilder lassen sich jedoch auf wenige histologische und zytologisch beschreibbare Grundmuster zurückführen. Diese **insgesamt 9 Grundformen** sind in **Tabelle 19/2** zusammengefaßt.

Die erste Gruppe von Lymphadenitiden umfaßt Krankheiten unterschiedlicher Ursachen. Bei einem Teil der Fälle sind die Ursachen nicht bekannt, bei anderen liegen Entzündungen vor, die durch Bakterien, Viren oder Protozoen hervorgerufen werden. Die banale **eitrige Lymphadenitis** entsteht metastatisch nach eitrigen Infektionen im Quellgebiet. Die in Betracht kommenden Erreger sind vornehmlich Staphylokokken, Streptokokken und Colibakterien. Erreger und segmentkernige Granulozyten liegen zunächst innerhalb der Randsinus und breiten sich diffus oder kompartimentär auf die paracorticalen und medullären Sinus aus. Von den Sinus aus kann der entzündliche Prozeß auf das Lymphknotenparenchym übergreifen. Auf diesem Wege entwickeln sich bisweilen umschriebene Abszesse oder auch ausgedehnte Einschmelzungen des Lymphknotenparenchyms. Der Prozeß kann bis zur vollständigen Einschmelzung des Lymphknotens, gelegentlich auch zur Fistelbildung führen. Der **retikulozytär abszedierenden Lymphadenitis**, auch suppurative granulomatöse Lymphadenitis genannt (**Abb. 19/7**), ist trotz einer recht vielfältigen Ätiologie ein gemeinsames morphologisches Substrat zu eigen. Man findet Herde von monozytogenen Zellen, die zunächst kleine, dann größere Granulome mit Epitheloidzellen und gelegentlich auch Langerhansschen Riesenzellen bilden. Im Zentrum der Granulome können dann zunehmend neutrophile Granulozyten auftreten, so daß aufgrund der oft schon makroskopisch sichtbaren weißen Herde der Eindruck entsteht, als handele es sich um eine eitrig-abszedierende Entzündung. Als Ursache

◄ **Abb. 19/6 a:** Thymusabhängige Lymphknotenregion reich an interdigitierenden Retikulumzellen (Pfeile). Diese Zellen weisen bizarr geformte Kerne und ein überwiegend transparent erscheinendes Zytoplasma auf. Dazwischen liegen kleine Lymphozyten mit vorwiegend chromatindichtem Kern. Abb. **b:** Elektronenmikroskopisches Bild einer **interdigitierenden Retikulumzelle** (**IDC**) mit plumpen Zytoplasmafortsätzen (Pfeile). Das Zytoplasma enthält zahlreiche kurze Membranprofile und einzelne Mitochondrien. In Nachbarschaft zu der IDC ein Lymphozyt (**L**) mit cerebriformem Kern und ein Immunoblast (**IB**) mit einem polyribosomenreichen Zytoplasma. **a:** Semidünnschnitt × 880; **b:** × 8400.

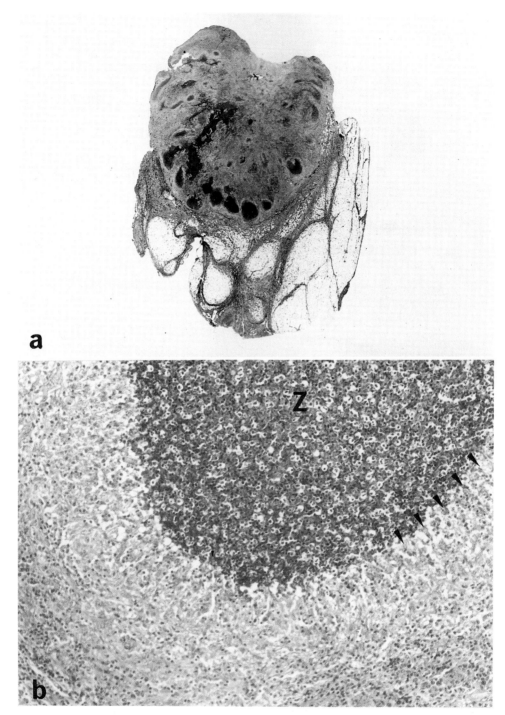

**Abb. 19/7: Retikulozytär abszedierende Lymphadenitis** in einem mesenterialen Lymphknoten bei serologisch gesicherter Pseudotuberkulose (*Y. pseudotuberculosis*). Die Abszesse sind bereits makroskopisch auf der Schnittfläche als gelbe Herde oder hier bei Lupenvergrößerung (**a**) als multiple schwarze Flecken zu

dieser Entzündung sind unterschiedliche Krankheitsbilder differentialdiagnostisch in Betracht zu ziehen:

1. die **Pseudotuberkulose**, d. h. eine Infektion durch Yersinia pseudotuberculosis (selten auch Yersinia enterocolitica) mit bevorzugt ileocoecaler und nur ausnahmsweise generalisierter Manifestation;
2. die **Katzenkratzkrankheit** nach neuen Befunden bakterienbedingt, insbesondere bei Befall axillärer und cervicaler Lymphknoten;
3. das **Lymphogranuloma inguinale** (venereum), bedingt durch Infektionen mit Chlamydien und einer oft erheblichen Vergrößerung (teils mit Fistelbildung) der inguinalen oder iliacalen Lymphknoten;
4. seltene Ursachen wie die **Tuberkulose** und die **Listeriose**, die nach eigenen experimentellen Befunden insbesondere bei hohen Erregerzahlen mit dem Bild einer retikulozytär abszedierenden Entzündung einhergehen kann;
5. die **Tularämie**, die eine durch Tierkontakt bedingte bakterielle Infektion darstellt;
6. durch **Pilzinfektionen** bedingte (z. B. Blastomykose) retikulozytär abszedierende Entzündung, die in unseren Breiten jedoch kaum vorkommt.

Die retikulozytär abszedierende Entzündung ist eine Sonderform der granulomatösen Entzündung. Im Unterschied zum «klassischen» Granulom der Tuberkulose kommen beim suppurativen Granulom keine T-Lymphozyten sondern B-Zellen vor. Dabei handelt es sich um die sog. monozytoiden B-Zellen, die möglicherweise auch dann von Bedeutung sind, wenn Störungen der T-Lymphozyten oder des thymusabhängigen Systems vorliegen. Das Auftreten der **Epitheloidzellen** ist der morphologische Ausdruck dafür, daß hier eine zellvermittelte Immunreaktion vorliegt. Fehlen die Epitheloidzellen oder sind sie nur in geringer Zahl vertreten, so ist dies wie bei der mykobakteriellen Histiozytose Ausdruck einer Hyp- oder Anergie des Immunsystems. Zu dieser Gruppe zählen z. B. die BCG-Histiozytose und besondere Formen der Lepra, d. h. Krankheitsbilder, bei denen eine unterwertige oder fehlende Aktivation der Makrophagen vorliegt. Allen granulomatösen Reaktionsformen gemeinsam ist, daß es sich um Immunreaktionen vom verzögerten Typ (bei bekannten, oft unbekannten, vornehmlich persistierenden Antigenen oder Immunkomplexen) handelt.

Bei den zellulären **Bestandteilen des Epitheloidzellgranuloms** (Abb. 19/8) können wir obligate und fakultative Zellformen unterscheiden. Obligate Bestandteile sind: Epitheloidzellen, T-Lymphozyten (bei suppurativen Granulomen: monozytoide B-Lymphozyten) sowie Makrophagen (mit oder ohne erkennbarem Antigen) und/oder antigenpräsentierende Zellen (z. B. interdigitierende Retikulumzellen). Fakultative Bestandteile des Granuloms sind: in das Granulom frisch eingewanderte Monozyten (besonders bei Granulomen mit hohem Zellumsatz), segmentkernige Granulozyten (bei der retikulozytär abszedierenden Entzündung), eosinophile Granulozyten (z. B. bei bestimmten Arteriitiden oder akuter Schisostoma mansonii Infektion) und Fibroblasten (bei abheilenden Granulomen oder protrahiert verlaufender granulomatöser Entzündung). Die Funktionen der einzelnen Zellen und Interaktionen zwischen den verschiedenen Zellen sind vielfältig. Entsprechend sind die Granulome mit zahlreichen Enzymen ausgestattet und enthalten verschiedenartige Cytokine (IL-1, IL-2, IL-6,

◂ erkennen. Der Lymphknoten zeigt weiterhin eine erhebliche Perilymphadenitis, die sich in das umliegende mesenteriale Fett- und Bindegewebe verfolgen läßt. Lichtmikroskopisch (**b**) findet man im Zentrum des Abszesses (**Z**) massenhaft neutrophile Granulozyten und Zelldetritus. Am Rande ein Zellsaum (Pfeile), bestehend aus Makrophagen, Epitheloidzellen und Riesenzellen vom Langhanstyp; **a**: PAS ca. × 6, **b**: PAS × 145.

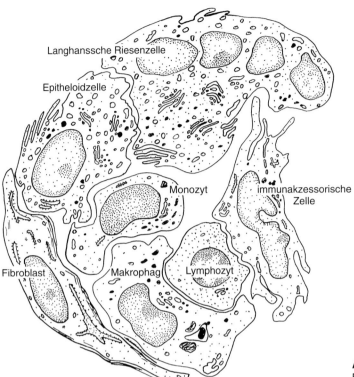

Abb. 19/8: Bestandteile des Epitheloidzellgranuloms.

TNF, Interferon, MIF u. a.), die teils für den Aufbau, teils für den Erhalt des Granuloms und/oder für die Abtötung von Erregern bestimmt sind.

Die vielfältigen **Ursachen** einer überwiegend epitheloidzelligen granulomatösen Lymphadenitis finden sich in **Tabelle 19/3** zusammengestellt. Es wird wiederum deutlich, daß ein gleiches morphologisches Substrat nicht eine gleichartige Ursache oder Genese haben muß. Die häufigsten Ursachen bei der epitheloidzelligen granulomatösen Lymphadenitis sind die Tuberkulose, die Sarkoidose und der Morbus Crohn. Unter der «sarcoid-like lesion» versteht man Granulome, die in tumorregionären Lymphknoten (gelegentlich wohl auch extranodal und vornehmlich in Umgebung von Lymphbahnen) zu beobachten sind. Sie kommen aber auch innerhalb von Tumormetastasen selbst vor. Man findet derartige Granulome, die wohl Ausdruck einer tumorinduzierten zellgebundenen Immunreaktion sind, bei zahlreichen Carcinomen, vor allem im Abflußgebiet von Magencarcinomen, Seminomen und Mammacarcinomen, aber auch bei verschiedenen Hodgkin- und Non-Hodgkin-Lymphomen. Bei der kleinherdigen Epitheloidzellreaktion, morphologisch gegenüber echten Granulomen durch eine fehlende Vernarbung zu unterscheiden, ist vor allem an die sogenannte Piringersche Lymphadenitis, der meist eine Toxoplasmose zugrunde liegt, zu denken. Die **histiozytär nekrotisierende Lymphadenitis** (Kikuchi-Lymphadenitis), 1972 erstmals in Japan beschrieben, geht mit einer Lymphknotenvergrößerung und ausgedehnten Nekrosen der T-Region einher. Dabei kommt es nicht zu einer Emigration von neutrophilen Granulozyten, ein wichtiges differentialdiagnostisches Merkmal. Die Ursache dieser Lymphadenitis ist unklar. Die Lymphadenitis bildet sich spontan nach wenigen Wochen zurück.

**Tab. 19/3:** Epitheloidzellige granulomatöse Lymphadenitis.

1. **Bakteriell bedingte Epitheloidzellgranulome**
   insbesondere fakultativ intrazelluläre Bakterien (Mykobakterien, Salmonellen, Listeria monocytogenes), Yersinia pseudotuberculosis, Morbus Whipple, fatale Granulomatose des Kindesalters

2. **Tuberkuloide Fremdköpergranulome**
   Hypersensitivitätsgranulome bei Beryllium, Zirkonium u.a.
   Quarzgranulome (z.B. bei Silikose)
   tuberkuloide Reaktionen auf Medikamente

3. **Hypersensitivitätsgranulome ungeklärter Ätiologie**
   Sarkoidose, Morbus Crohn, Wegenersche Granulomatose, Granulomatose Churg-Strauss

4. **Granulome bei Tumoren**
   Granulome im Tumor selbst (Seminom, Dysgerminom, Nierenzellkarzinom, lymphoepitheliales Karzinom Schmincke, Hodgkin- und Non-Hodgkin-Lymphome) oder in regionären, selbst nicht tumorbefallenen Lymphknoten (sarcoid-like lesion)

5. **Kleinherdige Epitheloidzellreaktionen**
   Toxoplasmose, Lues, Mononucleosis infectiosa, Histoplasmose, Brucellose, unbekannte Antigene

**Tab. 19/4:** Formen und Ursachen der follikulären lymphatischen Hyperplasie des Lymphknotens.

**Regionäre Lymphknotenvergrößerung**
- chronische Entzündung (z.B. apikales Granulom, Lues I)
- Tumoren im Zuflußgebiet

**Generalisierte Lymphknotenvergrößerung**
- hyperimmunisatorische Prozesse (insbes. Felty/Still Syndrom, Sjögren Syndrorn, systemischer Lupus erythematosus)
- parasitäre Erkrankungen (Lues II, Toxoplasmose, Virusinfektionen, Katzenkratzkrankheit)

**Sonderformen**
- AIDS-Lymphadenopathie
- angiofolliküläre Lymphknotenhyperplasie
- follikuläre lymphatische Hyperplasie mit progressiv transformierten Keimzentren

Eine andere, sehr häufig vorkommende Reaktionsform des Lymphknotens ist die **follikuläre lymphatische Hyperplasie** (FLH) (**Tab. 19/4**). Morphologisch ist die FLH gekennzeichnet durch eine Vergrößerung des Lymphknotens, dicht bei dicht liegende Keimzentren (**Abb. 19/9**) und die in der Regel gleichzeitig bestehende Plasmazellvermehrung außerhalb der Keimzentren, insbesondere in der Markpulpa. Nach Zahl, Größe und zytologischer Zusammensetzung der Keimzentren weist die FLH eine erhebliche morphologische Schwankungsbreite auf. Sie ist Ausdruck des **zyklischen Ablaufs** einer Keimzentrumsentwicklung, die mit einer Ausbildung eines nur aus Zentroblasten bestehenden Primärfollikels (4 Tage nach Antigenzufuhr) beginnt. Es folgt das zentroblastenreiche Keimzentrum mit Sternhimmelmakrophagen (1 bis 3 Wochen nach Antigengabe) und schließlich das geschichtete zonale Keimzentrum mit Zentroblasten und Zentrozyten. Mit zunehmendem Verlauf verschwinden die Zentroblasten ganz, es folgt die Phase der Keimzentrumsrückbildung. Die lymphatischen Zellen werden spärlicher und verschwinden, es bleibt nur noch das Netz der dendritischen Retikulumzellen. Die FLH und die damit verbundene Plasmazellreaktion der Markpulpa sind das morphologische Äquivalent einer länger bestehenden humoralen Immunantwort. Die T-

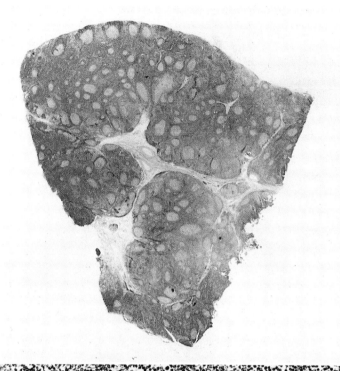
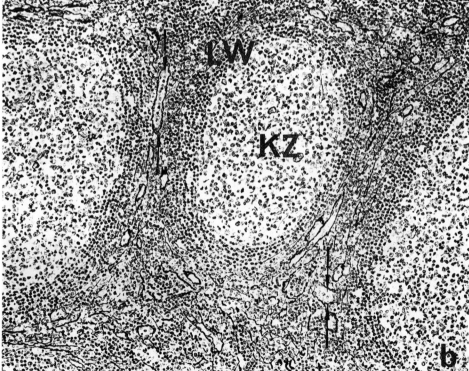

Zellen sind an dieser Reaktion jedoch nicht unbeteiligt. Zum einen kommen innerhalb des Keimzentrums immer T-Helfer-Zellen vor, zum anderen läßt sich bei der FLH immer auch eine, wenn auch kleine paracorticale Zone mit T-Helfer-Zellen, T-Suppressor-Zellen, IDC und epitheloiden Venolen nachweisen.

Bei der FLH des Lymphknotens gibt es auch klinisch verschiedene Formen und ein breites Spektrum **unterschiedlicher Ursachen** zu unterscheiden (**Tab. 19/4**). Man kennt eine generalisierte und eine regional begrenzte FLH. Die FLH in regionären Lymphknoten beobachtet man im Abflußgebiet chronischer entzündlicher Prozesse, wie z.B. beim apikalen Granulom. Gleichartige Veränderungen findet man auch bei der Lues I und im Abflußgebiet von Carcinomen. Eine generalisierte Lymphknotenschwellung mit follikulärer lymphatischer Hyperplasie kommt bei verschiedenen hyperimmunisatorischen Prozessen, insbesondere bei der rheumatoiden Arthritis vor. Mit zu bedenken sind bei generalisierten Formen der FLH auch infektiöse Erkrankungen, insbesondere die Lues II, die Toxoplasmose oder auch Virusinfekte, vor allem durch Retroviren (HIV, SIV u.a.). Eine Lues II kann vor allem dann diagnostiziert werden, wenn außer einer FLH zudem eine Perilymphadenitis und Vasculitis vorliegen. Eine Toxoplasmose läßt sich dann wahrscheinlich machen, wenn histologisch das Vollbild einer sogenannten Piringerschen Lymphadenitis, d.h. eine bunte Pulpahyperplasie, eine unreife Sinushistiozytose und die schon erwähnte kleinherdige Epitheloidzellreaktion besteht.

Drei wichtige, gleichwohl seltene Krankheitsbilder müssen bei der FLH differentialdiagnostisch bedacht werden. Diese sind:

1. die AIDS-Lymphadenopathie,
2. die angiofollikuläre Lymphknoten-Hyperplasie und
3. die FLH mit progressiv transformierten Keimzentren.

Die Lymphadenopathie im Rahmen des **erworbenen Immundefektsyndroms** (AIDS) zeigt als auffälligste Frühveränderung eine FLH in Form sogenannter nackter Keimzentren mit mottenfraßartiger Destruktion. Begleitend sieht man meist eine Vergrößerung der T-Knötchen mit Vermehrung der Plasmazellen.

Eine besondere Rolle kommt bei dieser durch das Retrovirus HIV hervorgerufenen Infektion den follikulären dendritischen Retikulumzellen zu. Diese Zellen binden und retinieren das Virus. Viren sind hier bereits in der Frühphase (noch vor Serokonversion) der Erkrankung und langfristig (Retikulumzellen als Virusreservoir) nachweisbar. Das akute und floride Stadium der Lymphadenitis (Stadium A) geht unter partieller Involution der Keimzentren und exzessiver Proliferation von Venolen in das Stadium B, eine subakute Lymphadenitis über. Schließlich erfolgt im Stadium C eine Atrophie des lymphatischen Gewebes mit einer zunehmend im Vordergrund stehenden Gefäßkomponente. Das lymphatische Gewebe ist von Lymphozyten weitgehend entvölkert. Die Keimzentren sind hyalinisiert. Virusinfizierte Zellen sind nun auch in großer Zahl außerhalb der Keimzentren zu finden. Patienten, die sich im Stadium C befinden, gehen nach kurzer Zeit in das AIDS-Stadium der Erkrankung über. Hier bestimmen dann Infektionen (z.B. Pneumocystis carinii, atypische Mykobakterien, Cryptokokken) oder Neoplasien (Kaposi-Sarkom, Non-Hodgkin-Lymphome) den weiteren Verlauf

◂ **Abb. 19/9: Follikuläre lymphatische Hyperplasie** des Lymphknotens. Oft kann man bereits makroskopisch auf der Schnittfläche des unfixierten Lymphknotens die Follikel erahnen. Deutlicher stellen sich die Follikel dann bei Lupenvergrößerungen (**a**) dar. Bei stärkerer Vergrößerung sieht man, daß die Lymphfollikel aus einem Keimzentrum (**KZ**) und einem Lymphozytenwall (**LW**) bestehen. Zwischen den Lymphfollikeln sind einzelne mit Pfeilen markierte epitheloide Venolen zu erkennen; **a**: Giemsa ca. × 7, **b**: Versilberung × 170.

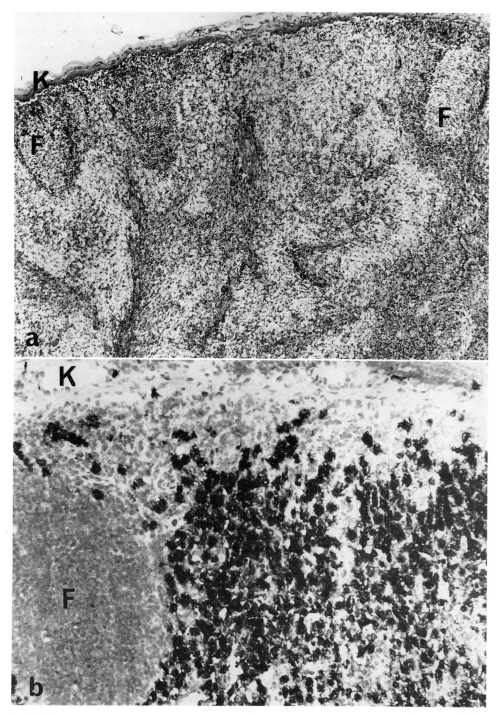

**Abb. 19/10:** Inguinaler Lymphknoten mit dem Bild einer **dermatopathischen Lymphadenitis** nach langjähriger chronischer juckender Hauterkrankung. Das Bild wird durch die hochgradig hyperplastische T-Region bestimmt. Hier herrschen interdigitierende Retikulumzellen vor. Durch ihr breites und kaum

**Tab. 19/5:** Formen und Ursachen der Hyperplasie von T-Knötchen.

Hyperplasie mit Dominanz der interdigitierenden Retikulumzellen (besonders ausgeprägt bei der dermatopathischen Lymphadenitis)

Hyperplasie mit Dominanz der lymphatischen Zellen
- bunte Pulpahyperplasie mit T- und B-Zellen
- T-Immunoblasten-Hyperplasie

---

der Erkrankung. Mitteilenswert ist eine von uns kürzlich beobachtete, letal verlaufene Echinococcose mit Lymphknotenbefall bei einer HIV-Erkrankung. Bei einer 52jährigen Frau fand sich autoptisch eine extreme Hepatomegalie (4300 g) infolge einer diffusen Infiltration der Leber mit Parasiten – wohl infolge der fehlenden Immunabwehr. Die Lymphknoten am Leberhilus (üblicherweise sind Lymphknoten bei einer Echinococcose nicht befallen) waren von Scolices durchsetzt und stark vergrößert.

Bei der angiofollikulären Hyperplasie, auch **Morbus Castleman** genannt, werden hyalin-vasculäre Formen, der Plasmazelltyp und der Mischtyp unterschieden. Neben der vorherrschend regional begrenzten Form des Morbus Castleman gibt es gelegentlich auch einen generalisiert auftretenden Morbus Castleman. Der hyalin-vasculäre Typ ist als ein Hamartom anzusprechen, eine Annahme, für die das Vorkommen atypischer Gefäße im interfollikulären Raum sowie das Auftreten von venolenartigen Gefäßen innerhalb der Keimzentren spricht. Beim Plasmazelltyp liegt wahrscheinlich eine gesteigerte und/oder gestörte immunologische Reaktion vor.

Die Abgrenzung der FLH gegenüber dem zentroblastisch-zentrozytischen Lymphom kann schwierig sein. Im Einzelfall bedarf es der Berücksichtigung sowohl morphologischer, immunologischer als auch klinischer Parameter. Bei einem polytypischen Immunglobulinmuster scheidet ein malignes Lymphom aus. Die bei einer FLH gelegentlich zu beobachtenden progressiv transformierten Keimzentren sind insofern von Bedeutung, als sie in Zusammenhang mit dem nodulären Paragranulom vorkommen. Progressive transformierte Keimzentren entstehen wohl infolge eines persistierenden (nicht näher bekannten) Antigens und stellen keine eigentliche Präneoplasie dar.

Von einer **Plasmazellhyperplasie** (PZH oder Hyperplasie der Markstränge), einer besonderen Variante der reaktiven Lymphknotenveränderungen, sprechen wir dann, wenn eine das histologische Bild bestimmende Plasmazellvermehrung (Plasmozytose) vorliegt. Lennert (1961) unterscheidet eine reife und unreife Plasmazellhyperplasie. Danach können zum einen reife Plasmazellen vorherrschen oder aber es werden reife und unreife Plasmazellen gefunden. Plasmazellen sind weit überwiegend in der Markpulpa angesiedelt. Die PZH kommt aber häufig auch in Kombinationen mit der FLH vor. Daraus läßt sich unschwer ableiten, daß es sich bei der PZH und FLH um ineinander greifende Reaktionsformen handelt: Die von den Keimzentren herrührenden $B_2$-Lymphozyten reifen in den Marksträngen zu immunglobulinbildenden und immunglobulinsezernierenden Plasmazellen. In der Frühphase sieht man zunächst noch Keimzentren, später können Keimzentren schließlich auch ganz zurückgebildet sein. Die PZH wird im Lymphknoten häufig im Abflußgebiet chronischer entzündlicher

---

◂ angefärbtes Zytoplasma erscheint das T-Knötchen lichtoptisch bei Giemsa-Färbung transparent. Am Rande der Abb. sind zwei kleine Lymphfollikel (**F**) getroffen. Bei Verwendung des monoklonalen Antikörpers OKT-6 (CD1) stellen sich die interdigitierenden Retikulumzellen als stark peroxydasepositiv (im Bild schwarz) dar. **K** Lymphknotenkapsel; **a:** × 60, **b:** × 145.

Prozesse, wie bei einem chronischen Ulcusleiden, bei chronischer Dermatitis oder bei rheumatoider Arthritis gefunden.

Eine **Hyperplasie der T-Region** (**Tab. 19/5**) ist im Lymphknoten seltener als eine follikuläre lymphatische Hyperplasie oder Plasmazellhyperplasie. Sie wird weit überwiegend durch eine Dominanz der interdigitierenden Retikulumzellen hervorgerufen und tritt in Form der dermatopathischen Lymphadenitis (**Abb. 19/10**) bei chronischen Hauterkrankungen in Erscheinung.

Die sogenannte **bunte Pulpahyperplasie** wird im Lymphknoten häufig beobachtet. Hier liegt, bei weitgehendem Fehlen der Keimzentren, eine Vermehrung der T- und B-Zellen vor. Die Ursachen der bunten Pulpahyperplasie sind vielfältig (**Tab. 19/6**). Bei den medikamentenbedingten Lymphknotenveränderungen ist in erster Linie an Hydantoin zu denken. Histologisch sieht man bei der bunten Pulpahyperplasie vor allem zahlreiche Immunoblasten, die sich durch große und bläschenförmige Kerne mit prominenten Nukleolen und ein basophiles Zytoplasma auszeichnen sowie kleine und mittelgroße Lymphozyten. Neben einer Vermehrung von T- und B-Zellen können bei der bunten Pulpahyperplasie auch T-Immunoblasten zahlenmäßig vorherrschen (sogenannte Stammzellhyperplasie). Auch hier kommen Virusinfekte oder Hyperimmunreaktionen vom verzögerten Typ ätiopathogenetisch in Betracht. Bei dieser Form der Immunreaktionen ist es oft besonders schwer, eine sichere Grenze zwischen reaktiven Lymphknotenveränderungen und malignen Lymphomen vorzunehmen. In solchen Fällen kommt den klinischen und serologischen Parametern und auf morphologischer Seite dem immunhistochemischen Befund ein hoher Stellenwert zu.

**Lymphknotenveränderungen durch Speichermakrophagen/Histiozyten.** Der Lymphknoten reagiert als Organ des mononukleär phagozytischen Systems in Situationen, die zu einer Anhäufung nicht oder nur eingeschränkt abbaubarer Metabolite oder Fremdstoffe führen, mit einer Aktivation des ortsständigen Makrophagen und einer gesteigerten Makrophagenenwanderung. Dabei kann es sich um eine vermehrte Speicherung von endogenem oder exogenem Material handeln. Die im Lymphknoten gespeicherten Substanzen **exogener** Herkunft sind vielfältig und aufgrund des histologischen Bildes allein oft nicht exakt zu definieren. Meist kommt diesen Substanzen kein wesentlicher Krankheitswert zu. Während beispielsweise geringe Mengen von anthrakotischem Pigment reaktionslos abgelagert werden, kann eine starke Pigmenteinlagerung mit Ausbildung von Nekrosen oder Fistelbildungen einhergehen. Ablagerungen von unpigmentierten Materialien sieht man beispielsweise in regionären Lymphknoten nach Implantationen von kunststoffhaltigen Prothesen, wobei die Lymphknoten erheblich vergrößert sein können. Eine Ablagerung verschiedener **endogener** Materialien ist bei den primären Speichererkrankungen – sie stellen angeborene Stoffwechselerkrankungen dar – zu finden. Die chemische Natur des gespeicherten Materials läßt sich auch hier mit histologischen Methoden meist nicht exakt definieren, gelegentlich aber vermuten. Recht charakteristisch sind die für den Morbus Gaucher typischen sog. Gaucherzellen mit einem feingranulierten, milchglasartigen (PAS-positiven, Sudan-schwarz-B positiven und saure Phosphatase-positiven) Zytoplasma. Bei der Niemann-Pickschen Erkrankung (Sphin-

**Tab. 19/6:** Ursachen der sog. bunten Pulpahyperplasie.

| |
|---|
| Virusinfektionen (insbes. infektiöse Mononukleose, Röteln u.a.) |
| bakterielle Erkrankungen (Y. pseudotuberculosis und enterocolitica, L. monocytogenes) |
| Toxoplasmose |
| Medikamente (insbes. Hydantoinpräparate) |

gomyelin-Lipidose) gibt das gespeicherte Material den Organen (Milz, Leber, Lymphknoten) eine gelbe Farbe. Beim M. Gaucher haben Milz, Leber und Lymphknoten hingegen eine blasse Schnittfläche. Die Ceroid-Speichererkrankung ist gekennzeichnet durch eine Anhäufung Ceroid-haltiger Makrophagen, die sog. sea blue histiocytes, die bei Giemsa-Färbung blaugrün angefärbt sind. Bei Ablagerung von endogenem Pigment ist an Blutpigment, Gallepigment, Melanin, Lipofuscin und Ceroid zu denken. Damit verbunden ist die Frage nach Blutungen, hämolytischen Erkrankungen, nach einer Hämochromatose, Galleabflußstörungen, Melanommetastasen, einer dermatopathischen Lymphadenitis, heterotopen Naevuszellnaevi, einer Pseudomelanosis und nach dem Brown-Bowel-Syndrom.

Lymphadenitiden aufgrund einer **Histiozytosis X** (**Langerhanszell-Histiozytose**) sind relativ selten, gleichwohl können die Lymphknoten bei allen drei Formen der Histiozytosis X (Abt-Letterer-Siwe-Syndrom, Hand-Schüller-Christian-Erkrankung, eosinophiles Granulom) in Form tumorartiger Infiltrate betroffen sein. Außer den Fällen, die mit disseminiertem Organbefall einhergehen, sieht man gelegentlich auch einen ausschließlichen Lymphknotenbefall (eosinophiles Granulom des Lymphknoten) ohne das weitere Manifestationen nachweisbar sind. Kürzlich sahen wir auch eine auf eine Tonsille beschränkte Histiozytosis X. Erwähnt seien auch die relativ seltenen Fälle mit nodaler und extranodaler Langerhanszell-Histiozytose, die sich synchron oder metachron bei Malignomen (Carcinome und myeloproliferative Erkrankungen) einstellen kann.

Bei den **Sinusreaktionen des Lymphknotens** gibt es zelluläre und vasculäre Formen (**Tab. 19/7**). Die zellulären Reaktionen sind überwiegend als Begleitreaktionen der oben erwähnten Reaktionsmuster des Lymphknotens zu verstehen. Eine Ausnahme macht die **hämophagozytische Sinushistiozytose** (**Rosai-Dorfman**), bei der ein ätiopathogenetisch unklares, teilweise wohl durch Bakterien bedingtes Krankheitsbild vorliegt. Histologisch sieht man breitplasmatische Histiozyten, oft mit intrazytoplasmatischen Lymphozyten in den weiten Sinus (**Abb. 19/11**). Diese Histiozyten stehen zytologisch und immunzytochemisch den Histiozyten (Retikulumzellen) der T-Region des Lymphknotens nahe. Sie reagieren positiv mit Anti-S100 Protein und sind negativ für CD1, Lysozym und alpha-1-Antichymotrypsin.

Beim **Sinuskatarrh** findet man in den Rand-, teils auch im Bereich der Intermediärsinus eine Vermehrung von Zellen, die in ihrer überwiegenden Zahl als Sinusendothelien anzusprechen sind. Dazwischen liegen vereinzelt auch Makrophagen und Gewebsmastzellen.

Unter der **Sinushistiozytose** verstehen wir eine Vermehrung von Makrophagen, wie wir sie z. B. bei einem Zustand nach Lymphographie beobachten. Bei der **unreifen Sinushistiozytose** sind einzelne Sinusabschnitte mit mononukleären Zellen dicht angefüllt. Dabei handelt es sich um eine Anhäufung lymphatischer Zellen, die bei einer frisch aufgetretenen Piringerschen Lymphadenitis eine hohe mitotische Aktivität aufweisen. Dem immunhistochemischen Befund nach handelt es sich um B-Zellen eines besonderen Typs (monozytoide B-Zellen). Die Bezeichnung unreife Sinushistiozytose entspricht somit nicht mehr dem aktuellen Stand des Wissens. Die Bedeutung dieser «intrasinusoidalen B-Zellproliferation» ist bislang nicht geklärt. Die monozytoiden B-Zellen haben ihrer Zytologie und ihrem Immunophänotyp nach Beziehungen zu den Marginalzonen-Zellen des Keimzentrums oder sind mit diesen identisch. Man findet diese Zellen weiterhin auch bei der myoepithelialen Sialadenitis (so beim Sjögren-Syndrom) und in den lymphoepithelialen Läsionen niedrig-maligner mucosaassoziierter Lymphome. Bei der lymphoepithelialen Läsion liegen diese Zellen zwischen den Drüsenepithelien von Magen-, Darm-, Bronchus- oder Nasenschleimhaut und gelten als ein recht verläßliches Malignitätsmerkmal. Schließlich ist auch noch auf das sogenannte monozytoide B-Zell-Lymphom mit nodaler oder extranodaler Manifestation hinzuweisen.

Die Sinuslichtung bleibt bei den meisten entzündlichen Erkrankungen des Lymphknotens unverändert und stellt ein recht stabiles Strukturelement dar. Sie bleibt beispielsweise auch

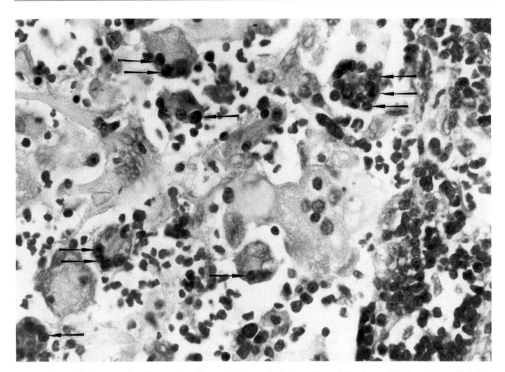

**Abb. 19/11:** Histiozyten im Sinus eines Lymphknotens bei einer **Rosai-Dorfman-Histiozytose**. Bei dem 5 Monate alten männlichen Kind lagen ausgedehnte histiozytäre Infiltrate in den Lymphknoten des Leberhilus und der Leber selbst vor, ohne daß sich Hinweise auf eine bakterielle oder virale Infektion ergaben. Die breitplasmatischen Histiozyten enthalten massenhaft intrazytoplasmatische Lymphozyten (Pfeile) entsprechend einer Emperipolesis und vereinzelt auch Plasmazellen; Giemsa × 460.

**Tab. 19/7:** Sinusreaktionen.

**Zelluläre Reaktionsformen**
- eitrige Entzündung (akut entzündlicher Prozeß im Zuflußgebiet)
- Sinuskatarrh (Sinusendotheliose) (z.B. bei chron. Entzündungen im Zuflußgebiet)
- eigentliche Sinushistiocytose (z. B. bei Zustand nach Lymphographie)
- haemophagozytische Sinushistiocytose (Rosai-Dorfman)
- sog. unreife Sinushistiocytose (intrasinusoidale B-Zell-Proliferation) (insbes. bei Piringerscher Lymphadenitis, Mononucleosis infectiosa, eitriger Lymphadenitis, Yersinia enterocolitica Lymphadenitis, AIDS-Lymphadenopathie, selten beim M. Hodgkin)
- entzündliche Pseudotumoren des Lymphknotens

**Vaskuläre Reaktionsformen**
- Fibrose/Obliteration des Sinus (z. B. bei Z. n. abgelaufener eitriger oder tuberkulöser Lymphadenitis, Lymphknoteninfarkt, Bestrahlung eines Lymphknotens, Lymphoms oder einer Lymphknotenmetastase)
- vaskuläre Sinustransformation
- Kaposisarkomartige Sinusreaktion
- lymphonoduläres Kaposisarkom

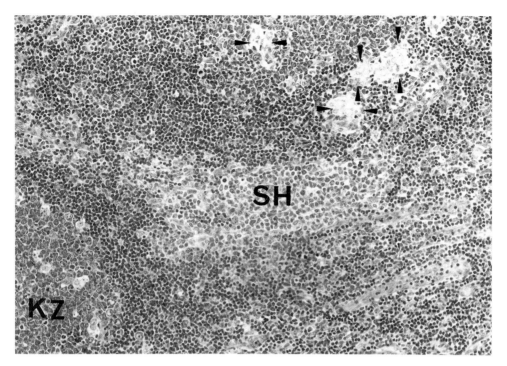

Abb. 19/12: **Piringersche Lymphadenitis** bei serologisch gesicherter Toxoplasmose. Die Diagnose der Piringerschen Lymphadenitis wird bestimmt durch die sogenannte unreife Sinushistiozytose (**SH**), die als eine intrasinusoidale Ansammlung von B-Zellen zu verstehen ist, eine kleinherdige Epitheloidzellreaktion (Pfeile) und die bunte Pulpahyperplasie, geprägt durch eine große Zahl von Immunoblasten. Dargestellt ist hier auch ein Keimzentrum (**KZ**) mit Lymphozytenwall und Sternhimmelmakrophagen; Giemsa × 360.

nach einer autologen Transplantation des Lymphknotens meist erhalten. Liegt eine Zerstörung des Sinus vor, so ist davon auszugehen, daß ein Prozeß vorangegangen ist, der mit einer ausgedehnten Nekrose des Lymphknotenparenchyms verbunden war (Zustand nach eitrig-abszedierender Entzündung, Lymphknoteninfarkt, Bestrahlung des Lymphknotens, Tumormetastasen). Beim sog. **entzündlichen Pseudotumor** des Lymphknotens handelt es sich um eine ätiologisch ungeklärte, gelegentlich mit Allgemeinsymptomen einhergehende Erkrankung. Ob es sich um einen eigentlichen Tumor oder um einen entzündlichen Prozeß handelt, ist nicht ganz geklärt. Das histologische Bild erinnert bei Dominanz von Spindelzellen und bei bevorzugter Lokalisation in Lymphknotensinus an Granulationsgewebe, so daß eine entzündliche Genese wahrscheinlicher ist.

Unter der **vaskulären Sinustransformation** versteht man einen gefäßartigen Umbau der Lymphknotensinus bei chronischer Lymphstauung oder bei Lymphbahnverschluß mit oder ohne begleitende venöse Stauung (Steinmann und Földi, 1983). Eine vaskuläre Sinustransformation findet man nach Abflußstörungen unterschiedlicher Ursachen, seien es mechanische oder entzündlich bedingte Störungen, seien es angeborene oder erworbene Hypoplasien der Lymphbahnen. Vor allem sind tumorbedingte chronische Stauungen, wie man sie insbesondere im Umgebungsbereich von Metastasen findet, klinisch und pathologisch-anatomisch bedeutsam. In letzter Zeit fanden wir autoptisch vereinzelt die vaskuläre Sinustransformation in mesenterialen Lymphknoten bei portaler Stauung und beim hämorrhagischen Darminfarkt. Bei zwei jüngst beobachteten Fällen war eine vaskuläre Sinustransformation auch beim Stewart-Treves-Syndrom zu beobachten. Bei diesem Syndrom handelt es sich um ein Angiosarkom, welches sich im Verlaufe eines kongenitalen oder erworbenen (meist Zustand nach Mastektomie) chronischen Lymphödems einstellt. Die kaposisarkomartige Sinustransformation ist eine tumorartige Proliferation der Sinuswandzellen, die in Kombination mit einer Endothelproliferation der afferenten Lymphbahnen auftreten kann. Ob es sich bei diesen Vorgängen um ein initiales Kaposisarkom des Lymphknoten handelt, ist noch ungewiß.

**Blutgefäß-Hyperplasien und -Ektasien** sind im Lymphknoten relativ selten zu beobachten. Die arteriellen und venösen Blutgefäße sind für den Lymphknoten zum einen Vasa privata, stellen aber darüber hinaus eine Verbindung mit dem Gesamtorganismus dar. Während die lokalen Immunreaktionen eines Lymphknotens über die afferenten Lymphbahnen angeregt werden, sind die Blutgefäße eher für die Auslösung generalisierter Reaktionen von Bedeutung. Ein spezieller Blutgefäßabschnitt des Lymphknotens sind die epitheloiden Venolen, die einen bevorzugten Ort der Lymphknotenrezirkulation darstellen. Haben die Venolen ein hohes Endothel, ist dies der morphologische Ausdruck einer lebhaften Lymphozytenrezirkulation. Abgeflachte Endothelien deuten hingegen auf eine verminderte Funktion hin. Entsprechend sieht man hochendotheliale Venolen sowohl bei einer follikulären lymphatischen Hyperplasie als auch bei einer Hyperplasie der T-Region, insbesondere der bunten Pulpahyperplasie. Zahlreich sind die Gefäße auch bei der angiofollikulären Hyperplasie (Morbus Castleman), der Lymphogranulomatosis X und gelegentlich auch in den frühen Phasen der AIDS-Lymphadenopathie. Geradezu angiomartige Proliferate von epitheloiden Venolen fanden wir schließlich auch in Lymphknoten bei generalisierter Mastozytose. Bei einer lipomatösen Atrophie des Lymphknotens oder in Spätstadien der HIV-Infektion trifft man hingegen auf Venolen mit niedrigen Endothelien. Die Angiomatose (Hämangiomatosis) des Lymphknotens ist eine Dilatation dünnwandiger Gefäße, die das lymphatische Gewebe partiell verdrängt und als eine tumorbedingte Gefäßalteration mit Vasodilatation zu verstehen ist. Maligne Gefäßtumoren sind im Lymphknoten selten. Differentialdiagnostisch sind Metastasen von Angiosarkomen und lymphonoduläre Verlaufsformen des Kaposi-Sarkoms zu bedenken.

Ein Zustand nach **abgelaufener Lymphadenitis** kann zu unterschiedlichen Bildern führen. Die Mehrzahl der entzündlichen Lymphadenitiden heilt ohne bleibende Veränderungen ab. Das gilt vornehmlich für jene Reaktionsformen, die mit einer Hyperplasie des ortsständigen lymphatischen Gewebes einhergehen. Die Restitutio ad integrum durchläuft Stadien, in denen sich Reste der zuvor dominierenden Strukturelemente noch nachweisen lassen. Beispiele dafür sind die sog. ausgebrannten Keimzentren, Knötchen, die nur noch aus dicht gepackten follikulären dendritischen Retikulumzellen bestehen, Makrophagen, die Zellreste oder Pigment enthalten, oder Venolen mit verbreiterter Basalmembran. Typischer Hinweis auf langdauernde entzündliche Prozesse sind lokale Fibrose, Hyalinose oder Verkalkung in Trabekeln, der Lymphknotenkapsel oder im Bereich des Hilus. Derartige Veränderungen sind bevorzugt in inguinalen und iliacalen Lymphknoten, nur selten in axillären, mesenterialen oder cervicalen Lymphknoten zu finden. Die Ursachen für diese topographischen Besonderheiten sind nicht geklärt. Möglicherweise kommen iliacal und inguinal zusätzliche Faktoren, wie eine Lymphostase bei gestörtem Lymphabfluß, zum Tragen. Flächenhafte Fibrosen lassen darauf schließen, daß Teile des lymphatischen Gewebes zuvor zerstört wurden, wie etwa bei vorangegangener, eitrig abszedierender oder granulomatöser Entzündung. Eine vollständige Lymphknotenfibrose wirft die Frage nach einem vorangegangenen Lymphknoteninfarkt, einem Z. n. Bestrahlung, nach Therapie eines malignen Tumors, nach einer vorangegangenen Lymphknotentuberkulose oder einer Silikose auf. Hinzuweisen ist auf die bemerkenswerte Tatsache, daß auch bei einer totalen oder subtotalen Lymphknotenfibrose die Randsinus des Lymphknotens oft noch erhalten sind.

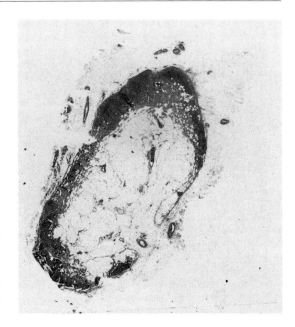

**Abb. 19/13:** Der hier bei Lupenvergrößerung dargestellte Lymphknoten erschien klinisch hochgradig vergrößert. Histologisch weist er das Bild einer **lipomatösen Atrophie (Pseudohypertrophie)** auf. Im Vordergrund steht eine Vakatfettwucherung. Nur am Rande ist sichelartig ein schmaler Saum lymphatischen Gewebes erhalten; Giemsa ca. × 6.

Bei konventioneller Färbung kann die Fibrohyalinose des Lymphknotens oft nicht von einer **Amyloidose** unterschieden werden. Amyloidablagerungen im Lymphknoten sind relativ häufig. Bei einer primären Amyloidose können die Lymphknoten, die in nahezu 70% der Fälle mehr oder weniger stark betroffen sind, erheblich vergrößert sein. Bei der sekundären Amyloidose ist nur mit kleinen Amyloiddepositionen (in ca. 50% der Fälle) zu rechnen.

Über pathologische **Veränderungen des Lymphknotens bei einem chronischen Lymphödem** gibt es nur wenige Literaturdaten. Das führende morphologische Substrat ist eine Fibrose und Fibrohyalinose größerer Lymphknotenareale, wobei vornehmlich Lymphknotenkapsel und Trabekel betroffen sind. Die Fibrose führt zu einer Störung des Lymphknotentransportes seitens der afferenten Lymphbahnen. Bezüglich der verminderten Perfusion beim primären und sekundären Lymphödem sind aber auch die pathologischen Veränderungen der Lymphbahnen selbst wie Fibrose, Hyalinose, Intimafibrose, Muskelatrophie, partielle Lichtungsobliteration, frische oder organisierte thrombotische Lymphgefäßverschlüsse mit oder ohne Lymphangiosis, mit zu bedenken.

Es bedarf keiner besonderen Betonung, daß bei jeder **Lymphknotenvergrößerung** klinisch und auch morphologisch maligne Lymphome oder Tumormetastasen differentialdiagnostisch mit in Betracht zu ziehen sind. Während den klinischen Parametern, seien sie anamnestischer oder serologischer Art, ein nicht minder hoher Stellenwert als den histologischen Parametern zukommt, birgt die Überbewertung des makroskopischen Aspektes eines vergrößerten Lymphknotens vielfältige Gefahren einer Fehlinterpretation. Keineswegs selten erweist sich ein vermeintlich stark vergrößerter Lymphknoten, der unter dem Verdacht einer Carcinommetastase oder eines malignen Lymphoms exstirpiert wird, als ein atrophischer Lymphknoten. In solchen Fällen führt eine Vakatfettwucherung im Hilusbereich des Lymphknotens zu einer nur scheinbaren Vergrößerung. Erst histologisch zeigt sich, daß der Lymphknoten nur noch aus einem schmalen Saum lymphatischen Gewebes besteht (**Abb. 19/13**). Dieser Widerspruch zwischen dem klinischen Eindruck und dem mikroskopischen Befund kommt in der Bezeichnung Pseudohypertrophie des Lymphknotens treffend zum Ausdruck. Auch bei der Beurteilung von Tumormetastasen unterliegt man nicht selten einer Täuschung.

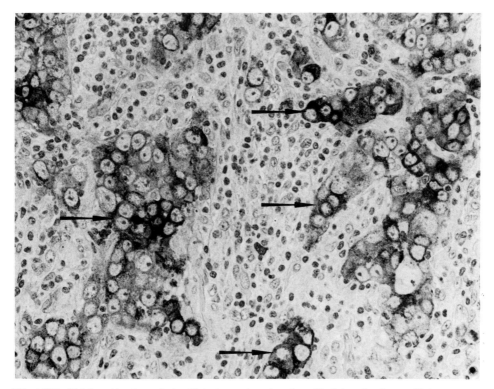

**Abb. 19/14:** Halslymphknoten mit der Metastase eines lymphoepithelialen Carcinoms (Schmincke) bei klinisch erhöhtem EBV-Titer. Die Tumorzellen zeigen entsprechend ihrer epithelialen Natur eine positive Markierung mit dem monoklonalen Antikörper Anti-EMA (Pfeile). Zwischen den Tumorzellen zahlreiche Lymphozyten; × 500.

Eine inhomogene bröckelige oder markige Schnittfläche spricht für **Tumormetastasen**. Eine braune oder schwarze Verfärbung des Lymphknotens deutet auf Metastasen eines malignen Melanoms hin. Bei einem vergrößerten Halslymphknoten spricht eine blutreiche und zystische Schnittfläche für das Vorliegen der Metastase eines papillären Schilddrüsencarcinoms. In allen Fällen ist die histologische Untersuchung des Lymphknotens auch bei vermeintlich makroskopisch sicherem Befund angezeigt.

Ein klinisch wichtiger und morphologisch schwierig zu diagnostizierender Tumor ist das lymphoepitheliale Carcinom (Schmincke-Tumor) mit seinem Primärsitz im Nasopharynx. Der Primärtumor ist meist klein und unauffällig. Im Vordergrund des klinischen Bildes steht meist die Lymphknotenmetastase. Morphologisches Kennzeichen ist ein großzelliger Tumor (**Abb. 19/14**) mit untermischten Lymphozyten, vergleichbar mit der Situation wie man sie im Lymphoepithel findet. Wie bereits erwähnt (**Tab. 19/3**), können auch Epitheloidzellgranulome in der Nachbarschaft dieses Tumors auftreten. Der Tumor erinnert bisweilen an ein hochmalignes Lymphom (z.B. ein immunoblastisches Lymphom). Dann kann es nötig sein, die epitheliale Natur des Tumors immunhistochemisch zu untermauern.

## 19.4 Maligne Lymphome

Die Klassifikation der malignen Lymphome orientiert sich an der Erkenntnis, daß das lymphatische Gewebe dichotom in ein T- und B-Zellen-System gegliedert ist und deshalb angenommen werden kann, daß auch die malignen Lymphome in B- und T-Zell-Lymphome unterteilbar sind. Im weiteren geht man davon aus, daß die bei den malignen Lymphomen vorkommenden Zellen nach Morphologie, Funktion und Antigenexpression mit Zellen des nicht pathologisch oder reaktiv veränderten lymphatischen Gewebes vergleichbar sind (**Abb. 19/15**). Während die Zuordnung der Non-Hodgkin-Lymphome zu den B- und T-Zell-Lymphomen fast in allen Fällen möglich ist, ist eine entsprechende Unterteilung der Hodgkin-Lymphome bislang nur im Falle des nodulären und diffusen Paragranuloms möglich. Bei einem Teil der heute verwendeten Lymphomklassifikationen, so vor allem bei der Kiel-Klassifikation, finden auch klinische Parameter, wie eine hohe oder niedrige Malignität des Lymphoms, Berücksichtigung.

### 19.4.1 Klassifikation der Non-Hodgkin-Lymphome

Im europäischen Raum hat sich die sogenannte Kiel-Klassifikation (Gérard-Marchant et al. 1974, Lennert et al. 1978) weitgehend durchgesetzt. Die sogenannte Working Formulation (Working Formulation of Non-Hodgkin-Lymphomas for Clinical Usage) aus dem Jahre 1982, ein Versuch, alle aktuellen Klassifikationen in eine klinisch orientierte Kompromißformel zusammenzuführen, hat sich als wenig praktikabel erwiesen. Gleichwohl sind die verschiedenen Klassifikationen durch diese Working Formulation vergleichbarer geworden. Wenngleich die Kiel-Klassifikation mit den dort aufgeführten Entitäten bis heute weiter Bestand hat, sind einige Ergänzungen und Modifikationen notwendig geworden. Die jüngste Modifikation der Kiel-Klassifikation erschien 1988 (Diebold et al.) (**Tab. 19/8**). Weiterhin gilt als Grundprinzip, daß Lymphome von niedrigem und solche von hohem Malignitätsgrad unterschieden werden müssen. Die T-Zell-Lymphome, nun gesondert aufgeführt, finden eine stärkere Beachtung. Dadurch, daß einige Subtypen der Lymphome nicht mehr aufgeführt werden und zum anderen seltene Lymphomentitäten unter der Gruppe «seltene Typen» global zusammengefaßt werden, hat die aktualisierte Kiel-Klassifikation an Transparenz gewonnen. Die Kiel-Klassifikation zwingt zwar zu einer exakten Diagnose, läßt aber für Fälle, die Besonderheiten aufweisen, den Weg zur Gruppe der «seltenen Entitäten» offen. Die wissenschaftliche Auseinandersetzung mit den malignen Lymphomen wird somit also nicht eingeschränkt. Neu aufgenommen wurde das lymphoepitheloide Lymphom (Lennert Lymphom), das großzellig anaplastische Ki-1-positive T- oder B-Zell-Lymphom sowie das gesondert aufgeführte und von lymphoblastischen Lymphomen abgegrenzte Burkitt-Lymphom. Die bereits in der klassischen **Kiel-Klassifikation** gültigen Kriterien (siehe nachfolgend 1.–4.) gelten auch weiterhin (Lennert et al. 1978, Lennert und Feller 1990).

1. Die Non-Hodgkin-Lymphome lassen sich in Lymphome von niedrigem und solche von hohem Malignitätsgrad unterteilen. Bei Lymphomen von niedrigem Malignitätsgrad stehen «Zyten» (z.B. Lymphozyten und Zentrozyten) im Vordergrund. «Blasten» wie z.B. Immunoblasten und Zentroblasten sind nur in geringer Zahl vertreten. Bei malignen Lymphomen von hohem Malignitätsgrad wird das Bild von «Blasten» beherrscht.
2. Die malignen Lymphome sind in erster Linie zytologisch und hinsichtlich ihres immunologischen Phänotyps charakterisiert. Der Wachstumstyp der Lymphome (follikulär oder diffus) ist bei der Kiel-Klassifikation von untergeordneter Bedeutung.

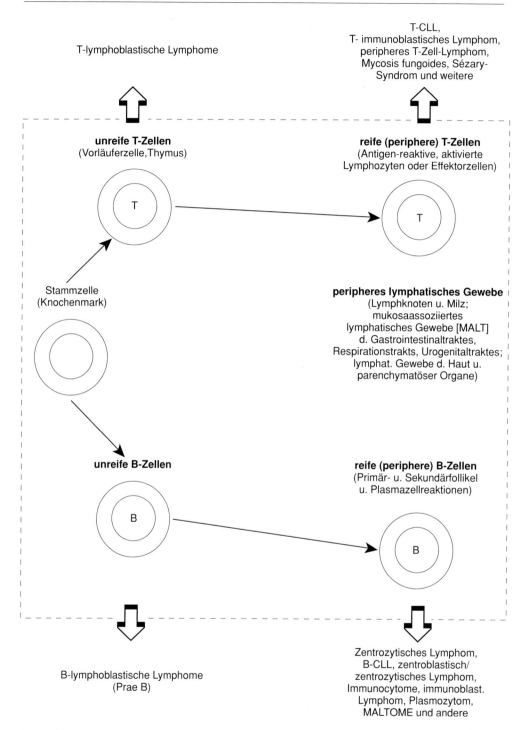

**Abb. 19/15:** Zellen des normalen lymphatischen Gewebes in ihrer Beziehung zu den malignen Non-Hodgkin-Lymphomen.

Tab. 19/8: Aktualisierte Kiel-Klassifikation der Non-Hodgkin-Lymphome (1988).

| B | T |
|---|---|
| **Lymphome von niedrigem Malignitätsgrad** | |
| Lymphozytisch<br>  chronische lymphatische Leukämie<br>  Prolymphozytenleukämie | Lymphozytisch<br>  chronische lymphatische Leukämie<br>  Prolymphozytenleukämie |
| Haarzellenleukämie | Kleinzellig zerebriform<br>  Mycosis fungoides, Sézary-Syndrom |
| Lymphoplasmozytisch/-zytoid (Immunzytom) | Lymphoepitheloid (Lennert-Lymphom) |
| Plasmozytisch | Angioimmunoblastisch (AILD, LgrX) |
| Zentoblastisch-zentrozytisch<br>  follikulär ± diffus<br>  diffus | T-Zonenlymphom |
| Zentrozytisch | Pleomorph, kleinzellig (HTLV1±) |
| **Lymphome von hohem Malignitätsgrad** | |
| Zentoblastisch | Pleomorph, mittelgroßzellig und großzellig (HTLV1±) |
| Immunoblastisch | Immunoblastisch (HTLV1±) |
| Großzellig anaplastisch (Ki-1+) | Großzellig anaplastisch (Ki-1+) |
| Burkitt-Lymphom | Burkitt-Lymphom |
| Lymphoblastisch | Lymphoblastisch |
| **Seltene Typen** | **Seltene Typen** |

3. Lymphatische Leukämien und Lymphome werden nicht als getrennte Entitäten aufgeführt, da prinzipiell alle Non-Hodgkin-Lymphome mit einem leukämischen Blutbild einhergehen können.
4. Die morphologische Lymphomdiagnose und Subtypisierung richtet sich auch weiterhin vorrangig auf eine lichtmikroskopische Beurteilung, die ohne zusätzliche Hilfsmittel in ca. 80% der Fälle möglich ist. Bei etwa 20% der Lymphome sind ergänzende immunhistochemische Untersuchungen notwendig. Eine Unterteilung in hohe oder niedrige Malignität ist in der Regel ohne immunhistochemische Verfahren möglich. Nur bei einem sehr geringen Prozentsatz der Lymphome bedarf es molekulargenetischer Untersuchungen, um so eine Rekombination des T-Zell-Rezeptorgens oder der schweren Immunglobulinkettengene und damit die Monoklonalität des lymphoproliferativen Prozesses zu erfassen.

Die Non-Hodgkin-Lymphome von niedrigem Malignitätsgrad machen etwa 70%, die hochmalignen Non-Hodgkin-Lymphome etwa 30% aus. B-Zell-Lymphome überwiegen bei weitem (mehr als 80% der Non-Hodgkin-Lymphome). Nach Daten von Lennert und Feller ist das Verhältnis der niedrig malignen zu den hoch malignen Non-Hodgkin-Lymphomen wie 2,3:1. Ca. 20% der Non-Hodgkin-Lymphome sind T-Zell-Lymphome, wobei hier nur eine leichte Dominanz der niedrig malignen Lymphome besteht (1,1:1). Niedrig maligne Lymphome werden vorwiegend in höherem Lebensalter mit einem Gipfel im 6. und 7. Lebensjahrzehnt beobachtet und treten nur ausnahmsweise vor dem 20. Lebensjahr auf. Hoch maligne Non-Hodgkin-Lymphome sind bei Dominanz der lymphoblastischen Lymphome und großzellig anaplastischen Lymphome insbesondere im Kindesalter gehäuft zu finden. Bei fast allen malignen Lymphomen fällt eine Dominanz des männlichen Geschlechtes auf, vor allem beim T-lymphoblastischen Lymphom.

Zur umfassenden Diagnostik eines Lymphoms gehört auch eine stadiengerechte Eingruppierung (Staging). Dazu zählen das klinische Staging (z.B. Allgemeinsymptome, Fieber, Ausmaß des klinisch erfaßbaren Lymphknoten- oder Organbefalls, hämatologischer Status und anderes) und das chirurgische Staging, bei dem operativ oder durch Punktion gewonnenes Gewebe (Milz, Leber, Knochenmark) und diverse Lymphknotenstationen pathologisch-anatomisch auf das Vorkommen von Tumorinfiltraten hin untersucht werden. Dieses Vorgehen ist besonders beim Morbus Hodgkin und weniger bei den Non-Hodgkin-Lymphomen von klinischer Bedeutung. Die Stadieneinteilung der malignen Lymphome erfolgt nach der Ann-Arbor-Klassifikation (**Tab. 19/9**).

Während bei den niedrig malignen Non-Hodgkin-Lymphomen oft schon bei der initialen Diagnose das Stadium IV, d. h. ein disseminierter Befall auch extralymphatischer Organe und Gewebe vorliegt, sind die malignen Lymphome von hoher Malignität bei der Primärdiagnose oft noch lokalisierte Lymphknotentumoren. Bei erfolgreicher Therapie sind die malignen Lymphome von hoher Malignität langfristig als prognostisch günstiger anzusprechen als die Non-Hodgkin-Lymphome von niedriger Malignität. Prognostisch bedeutungsvoll ist auch, ob es sich um ein primär hoch malignes Non-Hodgkin-Lymphom oder um ein hoch malignes Lymphom auf dem Boden eines primär niedrig malignen Lymphoms (succedan hoch malignes Lymphom) handelt. Im letztgenannten Fall ist die Prognose besonders ungünstig. Die Kiel-Klassifikation gilt in gleicher Weise für die primären Lymphknoten-Lymphome (nodal) wie die primär extranodalen Non-Hodgkin-Lymphome. Letztere haben ihren bevorzugten Sitz im Gastrointestinaltrakt, insbesondere im Magen oder in der Haut.

Die Annahme, daß es sich bei den nodalen und extranodalen Lymphomen um morphologisch und biologisch identische Entitäten handelt, ist falsch oder zumindest zweifelhaft. Es stellt sich nämlich zunehmend heraus, daß es in klinischer, ätiopathogenetischer und morphologischer Hinsicht wichtig ist, Lymphome im Hinblick auf ihre **organcharakteristischen Merkmale** zu klassifizieren. Zweifellos steht am Anfang einer Lymphomklassifikation immer die exakte morphologische und möglichst auch immunhistochemisch untermauerte Diagnose. Die Diagnose lautet beispielsweise: Es handelt sich um ein Keimzentrumslymphom von niedriger Malignität, speziell liegt ein follikuläres, zentroblastisch-zentrozytisches Lymphom im Stadium IV vor. Dies reicht zur umfassenden Kennzeichnung des Tumors aber noch nicht aus. Es muß zugefügt werden, ob es sich um einen primären Lymphknotentumor handelt, ob sich der Tumor primär im extranodalen lymphatischen Gewebe oder im nichtlymphatischen Gewebe etabliert hat. Die **primär extranodalen Lymphome** können (1.) vom mucosaassoziierten lymphatischen Gewebe ausgehen, können (2.) jeden sichtbaren Bezug zum präexistenten lymphatischen Gewebe vermissen lassen oder können (3.) in Geweben oder Organen

**Tab. 19/9:** Stadieneinteilung der malignen Lymphome (Ann-Arbor-Klassifikation).

| | |
|---|---|
| Stadium I | Befall einer Lymphknotenregion oder lokalisierter Befall eines extralymphatischen Organs oder Gewebes. |
| Stadium II | Befall von zwei oder mehr Lymphknotenregionen auf der gleichen Seite des Zwerchfells oder lokalisierter Befall extralympahtischer Organe oder Gewebe und einer oder mehrerer Lymphknotenregionen auf der gleichen Seite des Zwerchfells. |
| Stadium III | Befall von Lymphknotenregionen auf beiden Seiten des Zwerchfells, der von lokalisiertem Befall extralymphatischer Organe oder Gewebe oder Milzbefall oder beidem begleitet sein kann. |
| Stadium IV | Diffuser oder disseminierter Befall eines oder mehrerer extralymphatischer Organe oder Gewebe mit oder ohne Lymphknotenbefall. |

entstehen, wo sich lymphatisches Gewebe erst im Rahmen eines langdauernden Krankheitsprozesses (z.B. Autoimmunerkrankung) etabliert (z.B. Synovialis, Schilddrüse, Speicheldrüse).

Es ist also nicht überraschend, daß sich bei den extranodalen Lymphomen unterschiedliche klinische Bilder wie auch unterschiedliche morphologische Bilder ergeben können. Eine organbezogene Betrachtungsweise der malignen Lymphome wird langfristig auch zu einer **organbezogenen Lymphomklassifikation** führen. So kommt beispielsweise den Lymphomen des zentralen Nervensystems, des Auges, des Thymus, des Knochenmarks, der Milz und der Haut eine Sonderstellung zu. Wir können aber hier darauf im Einzelnen nicht eingehen. Bei den malignen Lymphomen des Gastrointestinaltraktes ist eine organbezogene Betrachtungsweise bereits Rechnung getragen worden (Isaacson et al. 1988). Danach werden folgende **malignen Lymphome des Gastrointestinaltraktes** unterschieden:

B-Zell-Lymphome:

1. niedrig maligne B-Zell-Lymphome des mucosaassoziierten lymphatischen Gewebes (MALT)
2. hoch maligne B-Zell-Lymphome des MALT mit oder ohne sichtbare niedrig maligne Komponente
3. mediterranes Lymphom (niedrig malignes, gemischtes, hoch malignes)
4. malignes zentrozytisches Lymphom (lymphomatöse Polypose)
5. malignes Lymphom vom Burkitt-Typ
6. andere Lymphome hoher oder niedriger Malignität korrespondierend zu den lymphonodulären Lymphomen.

T-Zell-Lymphome:

1. Enteropathie-assoziierte T-Zell-Lymphome
2. andere, die mit der Enteropathie nicht assoziiert sind.

Inzwischen ist aber bereits deutlich geworden, daß die Gruppe der mucosaassoziierten Lymphome noch weiter unterteilt werden muß. So werden seit kurzer Zeit die Lymphome des mucosaassoziierten lymphatischen Gewebes in solche, die vom Gastrointestinaltrakt (GALT = gut-associated lymphoid tissue) und solche des bronchusassoziierten lymphatischen Gewebes (BALT) unterteilt. Auch die Lymphome des lymphatischen Rachenringes und des nasopharyngealen lymphatischen Gewebes (NALT) und des Urogenitaltraktes sind trotz einiger Beziehungen zu den MALTomen des Gastrointestinaltraktes Lymphome, die durch besondere Verlaufsformen gekennzeichnet sind. Insgesamt gewinnt man aber den Eindruck, daß seitens klinischer Disziplinen derzeit kein eigentlicher Bedarf an einer die Differenziertheit der aktualisierten Kielklassifikation übersteigenden Einteilung besteht.

## 19.4.2 Non-Hodgkin-Lymphome von niedrigem Malignitätsgrad

### 19.4.2.1 Lymphozytische maligne B-Zell-Lymphome

Zu den lymphozytischen Lymphomen werden die zahlenmäßig dominierende chronische lymphatische Leukämie vom B-Zelltyp (B-CLL), die seltene chronische lymphatische Leukämie vom T-Zelltyp, die gleichfalls seltene Prolymphozytenleukämien (T und B) und die Haarzellenleukämie gerechnet. Wie bei allen malignen Lymphomen von niedrigem Malignitätsgrad sind kleine lymphatische Zellen die bei weitem vorherrschende Zellpopulation.

Die **chronische lymphatische Leukämie vom B-Typ** (B-CLL) zählt zu den häufigsten Neoplasien des lymphatischen Gewebes. In der Regel liegen bereits bei Diagnosestellung eine Generalisation mit Knochenmarkbefall, eine allgemeine Lymphknotenvergrößerung sowie bereits eine Infiltration von Milz und Leber vor. Klinisch lange Verlaufsformen herrschen vor. Es gibt jedoch auch rasch zum Tode führende Krankheitsfälle. Diese unterschiedlichen Verlaufsformen spiegeln sich auch in dem histologischen und zytologischen Bild wider. Im typischen Fall besteht der Tumor aus einer relativ einförmigen Population von kleinen Lymphozyten, zwischen denen sich einzelne, aus Prolymphozyten und Paraimmunoblasten bestehende Pseudofollikel abgrenzen lassen. Bei einem Vorherrschen von Prolymphozyten kann es sich um eine prolymphozytenreiche oder tumorbildende B-CLL handeln.

Im Unterschied zu den Immunozytomen werden von der CLL keine sekretorischen Immunglobuline gebildet. Dies ist möglicherweise auf T-Helfer-Lymphozyten zurückzuführen, die bei der CLL zwar im neoplastischen Gewebe vorkommen, aber nur in vermindertem Maße befähigt sind, eine normale B-Zelldifferenzierung zu induzieren.

Die tumorbildende B-CLL ist prognostisch als besonders ungünstig zu bewerten. Gelegentlich geht eine B-CLL in ein immunoblastisches Lymphom (sogenanntes Richter-Syndrom), d.h. in ein Lymphom von hohem Malignitätsgrad, über. Eine seltene Variante der B-CLL ist die Prolymphozytenleukämie von Galton (B-PLL). Im Unterschied zur B-CLL (und der prolymphozytenreichen B-CLL) sind die Lymphknoten meist klein. Es besteht eine massive Splenomegalie und eine hochgradige Lymphozytose. Die lymphatischen Zellen sind durch große Nukleolen und einen chromatinarmen Kern gekennzeichnet.

Bei der **Haarzellenleukämie**, einer seltenen, chronisch verlaufenden Leukämieform, liegt insbesondere eine Infiltration des Knochenmarks und der Milz vor. Die klinisch führenden Symptome werden durch die Panhämozytopenie und Splenomegalie bestimmt. Die Lymphknoten sind zu Beginn der Erkrankung meist nicht oder nur wenig befallen. Die Tumorzellen, die in ihrer Natur bislang nicht eindeutig definiert sind, zeichnen sich durch feine haarartige Zytoplasmafortsätze und durch eine tartratresistente saure Phosphataseaktivität aus. Als Stammzelle der Haarzellenleukämie kommt unter anderem auch eine pluripotente Zelle in Betracht.

**Lymphoplasmozytisches/-zytoides Lymphom** (**Immunozytom**). Das Immunozytom ist ähnlich der B-CLL ein bereits initial oft generalisiertes B-Zellen-Lymphom (Stadium IV), bei dem außer den im Vordergrund stehenden kleinen Lymphozyten reife und/oder unreife Plasmazellen vorkommen. Auch Keimzentrumszellen können vertreten sein. Häufig findet man intrazytoplasmatisch gelegene und auch intranukleäre Immunglobulinpräzipitate (**Abb. 19/17**). Je nach dem jeweils vorherrschenden zytologischen Spektrum werden heute nur noch zwei Subtypen des Immunozytoms unterschieden:

1. das lymphoplasmozytische Immunozytom und
2. das lymphoplasmozytoide Immunozytom.

Hinsichtlich der klinischen Manifestationsformen lassen sich ein Immunozytom vom lymphonodulären Typ, ein splenomegaler, ein oculocutaner und ein gastrointestinaler Typ unterscheiden. Andere primär extranodale Manifestationen sind selten. Beim splenomegalen Typ stehen klinisch die hochgradig vergrößerte Milz und die monoklonale Gammopathie im Vordergrund. Eine Lymphknotenvergrößerung kann vollständig fehlen. In etwa 5% der Immunozytome entwickelt sich im Verlauf der Zeit ein malignes Lymphom von hohem Malignitätsgrad, vornehmlich ein immunoblastisches Lymphom, seltener ein zentroblastisches Lymphom.

Das **plasmozytische Lymphom** extramedulläres Plasmozytom, plasmozytisches malignes Lymphom, Lymphknotenplasmozytom) ist außerordentlich selten. Der Tumor besteht ausschließlich aus Plasmazellen, die IgA, IgG oder IgM enthalten. Betroffen sind vor allem

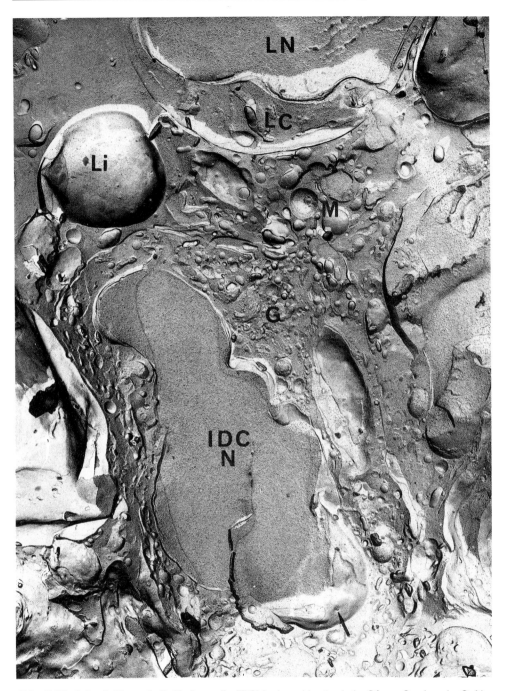

**Abb. 19/16: Interdigitierende Retikulumzelle (IDC)** im Lymphknoten beim Sézary-Syndrom im Gefrierbruch. Der Kern der Retikulumzelle (**N**) ist von unregelmäßiger Gestalt. Am unteren Rand ist eine Kernpore dargestellt (Pfeil). Das Zytoplasma enthält zahlreiche Organellen, die sich teils als Mitochondrien (**M**), teils als Golgi-Feld (**G**), teils als Fetttropfen (**Li**) identifizieren lassen. In engem Kontakt zu der IDC ein Lymphozyt mit Kern (**LN**) und Zytoplasma (**LC**); × 10560 (Abb. aus einer gemeinsamen Studie mit Prof. Wolburg, Tbg.).

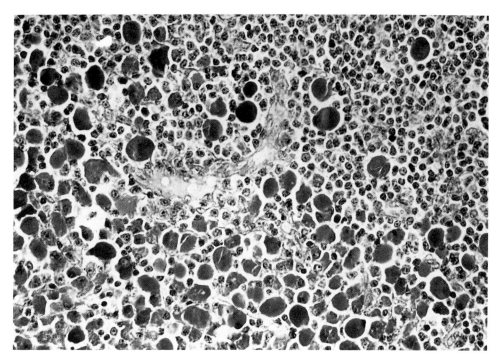

**Abb. 19/17: Immunozytom** mit zahlreichen Plasmazellen. Bei den hier schwarz erscheinenden globulären Gebilden handelt es sich um Immunglobulineinschlüsse im Zytoplasma von Plasmazellen; PAS × 370.

cervikale Lymphknoten. Differentialdiagnostisch ist die Lymphknotenmetastase eines medullären Plasmozytoms (Myeloms) abzugrenzen.

Das **zentroblastisch/zentrozytische** (CB/CC) **maligne Lymphom** ist die häufigste Keimzentrumsneoplasie und darüber hinaus in unseren Breiten die häufigste Neoplasie unter den Non-Hodgkin-Lymphomen insgesamt. Dieser Tumor trug früher die Bezeichnung großfolliculäres Lymphom Brill-Symmers. Es werden dem Wachstumstyp nach verschiedene Formen unterschieden: Das großfollikuläre, das diffuse, teils follikuläre und das rein diffuse zentroblastisch-zentrozytische Lymphom. Weiterhin lassen sich Lymphome mit Sklerose (Bennett-Typ) und solche ohne Sklerose abgrenzen. Zytologisch findet man beim CB/CC-Lymphom Zellen, die auch im normalen Keimzentrum vorkommen. Diese Zellen sind vor allem Zentrozyten und Zentroblasten. Wie bei anderen Keimzentrumsneoplasien findet man auch follikuläre dendritische Retikulumzellen. Der Tumor ist darüber hinaus reich an epitheloiden Venolen, die bei der follikulären Variante am Rande der Follikel liegen.

Bemerkenswert ist, daß beim CB/CC-Lymphom T-Helfer- und T-Suppressorzellen in großer Zahl vorkommen. Es ist anzunehmen, daß es den T-Lymphozyten zuzuschreiben ist, daß (im Unterschied zu den Keimzentren) eine Differenzierung der Tumorzellen mit Immunglobulinsekretion unterbleibt (die durch Zugabe normaler T-Zellen aber möglich ist). Inwieweit in diese gestörte Zelldifferenzierung auch die dendritischen Retikulumzellen eingreifen, bleibt zu prüfen. Jüngste Befunde mit der Gefrierbruchtechnik haben ergeben, daß dendritische Retikulumzellen zwar Desmosomen, aber nahezu keine intramembranösen Partikel aufweisen (Rezeptorverlust?).

Klinisch auffallend ist, daß das CB/CC-Lymphom bevorzugt die cervikalen und inguinalen Lymphknoten befällt. In ca. 60% der Fälle liegt bereits ein Stadium IV vor. Die sklerosierende

Form des CB/CC wird insbesondere im Retroperitonealraum und bei extranodalen Lymphomen gesehen. Die Prognose des CB/CC-Lymphoms ist als relativ gut zu bezeichnen. Ein Übergang in ein Lymphom höherer Malignität ist jedoch kein seltenes Ereignis (10–15% der Fälle). Dann stehen Zentroblasten, Immunoblasten oder anaplastische Zentrozyten im Vordergrund. Differentialdiagnostisch kann es schwierig sein, das follikuläre CB/CC-Lymphom gegenüber einer follikulären lymphatischen Hyperplasie abzugrenzen. In diesem Zusammenhang ist es erwähnenswert, daß CB/CC-Lymphome vor dem 20. Lebensjahr praktisch nicht vorkommen.

Das **zentrozytische Lymphom** wurde bislang als ein niedrig malignes Keimzentrumslymphom angesprochen. Ob diese Ableitung von Keimzentrumszellen wirklich richtig ist, ist ungewiß, da neuerdings sowohl morphologische, enzymzytochemische und immunhistochemische Befunde eine Verwandtschaft zu den Marginalzonenzellen des Lymphknotens, d. h. zu Zellen, die in den Follikelmänteln der B-Knötchen liegen, nahelegen. In jedem Fall bleibt eine enge Beziehung zum Keimzentrum auch insofern gegeben, als auch in diesem Tumor follikuläre dendritische Retikulumzellen zu finden sind. Bei der Primärdiagnose liegt meist bereits eine Generalisation des Tumors (Stadium III oder IV) vor. Die Prognose dieses Tumors ist schlechter als die des CB/CC-Lymphoms oder der B-CLL.

### 19.4.2.2 Lymphozytische maligne T-Zell-Lymphome

Nach der aktualisierten Kiel-Klassifikation werden bei der T-CLL, die phänotypisch CD3, CD2 und CD5 exprimiert drei Subtypen abgegrenzt: Ein CD4-positiver Typ mit buckeligen Kernen (knobby type) und die CD8-positiven azurophilen und pleomorphen Typen.

Die **T-CLL** bietet ein klinisch und morphologisch ganz anderes Bild als die B-CLL. Diese in unseren Breiten sehr seltene Erkrankung (ca. 4% aller CLL-Fälle) geht mit einer nur geringen Haut- und Lungenbeteiligung einher. Die Tumorzellen sind wesentlich vielgestaltiger als B-Lymphozyten, können azurophile Granula besitzen oder zeigen enzymzytochemische Besonderheiten (z.B. eine fokale saure Phosphatasereaktion oder eine Dipeptidylaminopeptidase IV-Reaktion). Wie bei der B-CLL ist auch bei der T-CLL eine prolymphozytische Variante (T-PLL) mit klinisch ungünstigerem Verlauf abzugrenzen. Aus einer T-CLL können in einzelnen Fällen hoch maligne Lymphome (T-immunoblastische Lymphome) hervorgehen.

**Kleinzellige cerebriforme Lymphome: Mycosis fungoides und Sézary-Syndrom.** Die Mycosis fungoides (MF) ist ein primär cutanes T-Zellen-Lymphom. Das Sézary-Syndrom ist die leukämische Variante der MF, die mit einer Erythrodermie und einer generalisierten Lymphknotenschwellung einhergeht. Die lymphatischen Zellen, die sich immunologisch meist als T-Helfer-Zellen erweisen und meist eine fokale saure Esterase-Reaktion zeigen, sind durch charakteristisch gewundene (cerebriforme) Kerne, die sogenannten Lutzner-Zellen, gekennzeichnet. Bei der MF ist der Lymphknotenbefall erst in den späten Krankheitsstadien zu beobachten. Wesentlicher Bestandteil der Tumorinfiltrate bei der Mycosis fungoides und beim Sézary-Syndrom sind die interdigitierenden Retikulumzellen (**Abb. 19/16**), die sowohl im Lymphknoten wie auch in den dermalen Infiltraten nachgewiesen werden können.

Das **lymphoepitheloide Lymphom (Lennert Lymphom)** ist ein T-Zellen-Lymphom, bei dem die T-Helferzellen proliferieren. Der Beweis einer monoklonalen T-Zell-Proliferation wurde durch die DNA-Analyse auf das Rearrangement des T-Zell-Rezeptorgens erbracht. Die wichtigsten histologischen und zytologischen Merkmale des Tumors sind: Eine zerstörte Lymphknotengrundstruktur, eine Infiltration des Lymphknotens durch pleomorphe Lymphozyten und einzelne Lymphoblasten und eine kleinherdige Epitheloidzellreaktion. Einzelne, an Hodgkin- und Sternbergzellen erinnernde Zellen können vorkommen. Diese Zellen stehen aber deutlich im Hintergrund, meist fehlen sie ganz. Der Tumor ist mit konventionellen Methoden der Lichtmikroskopie alleine nur schwer zu diagnostizieren. Differentialdiagnostisch muß das Lennert-Lymphom gegen andere Lymphome mit kleinherdiger Epitheloidzellreaktion aber auch gegen bakterielle Lymphadenitiden abgegrenzt werden.

**Angioimmunoblastisches T-Lymphom** (T-Zell-Lymphom vom angioimmunoblastischen Lymphadenopathie [LgrX]-Typ). Das T-Zell-Lymphom vom LgrX-Typ ist nach Untersuchungen der Kieler Lymphomgruppe mit immunhistochemischen und molekulargenetischen Untersuchungen zumindest weit überwiegend ein malignes Lymphom. Es gibt offenbar aber auch gutartige LgrX-Fälle. Dabei handelt es sich möglicherweise um Hyperimmunreaktionen oder Virusinfektionen, bei denen ähnlich wie bei den maligne verlaufenden LgrX-Fällen, die Lymphknotenstruktur komplett zerstört sein kann. Die morphologischen Merkmale der LgrX sind die zerstörte Lymphknotenstruktur, das Fehlen von Keimzentren, ein buntes Bild unterschiedlich strukturierter (T-)Lymphozyten, zusammenhängende Komplexe follikulärer dendritischer Retikulumzellen und vor allem eine Vermehrung von Venolen. Das Bild läßt initial oft an ein infektiöses Geschehen denken. Es besteht meist eine generalisierte Lymphknotenschwellung und Hepatosplenomegalie. Die Prognose ist bei frühzeitiger und adäquater Therapie (Chemotherapie) besser als früher angenommen (57% Remission).

Das **T-Zonen-Lymphom** ist ein Lymphom, das in der T-Region des lymphatischen Gewebes beginnt und sowohl histologisch wie auch zytologisch Merkmale der T-Region aufweist. Außer monomorphen, bisweilen auch pleomorphen T-Zellen besteht das Tumorgewebe aus T-Immunoblasten, interdigitierenden Retikulumzellen und epitheloiden Venolen. Meist besteht eine generalisierte Lymphknotenschwellung (**Abb. 19/18**). Im Verlauf der Erkrankung

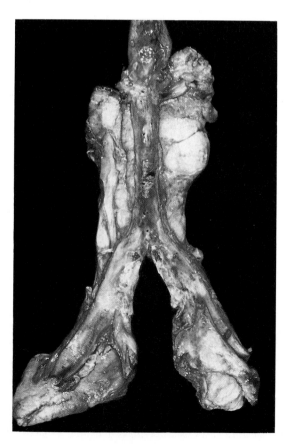

**Abb. 19/18:** Autopsiepräparat mit Darstellung tumorös vergrößerter Lymphknoten in Umgebung der *Aorta abdominalis* und *Arteria iliaca communis* wie *Arteria iliaca externa* und *interna*. Bei dem hier dargestellten Autopsiepräparat eines 60 Jahre alt gewordenen Mannes handelt es sich um jenen Fall, bei dem erstmals (1974) ein **T-Zonen-Lymphom** beobachtet wurde (ausführliche Beschreibung siehe Kaiserling 1976).

findet man zunehmend Organinfiltrate, so in Lunge, und einen initial mehr lokalen Lymphknotenbefall. Die Prognose ist für das T-Zonen-Lymphom insgesamt günstiger als früher angenommen.

### 19.4.3 Non-Hodgkin-Lymphome von hohem Malignitätsgrad

#### 19.4.3.1 T- und B-Zell-Lymphome

Auch die hoch malignen Lymphome sind überwiegend B-Zell-Lymphome. Man hat bei der Diagnose im Hinblick auf die Prognose (und Therapie) zu unterscheiden, ob es sich um ein primäres, hoch malignes Lymphom oder um ein simultan mit einem niedrig malignen Lymphom aufgetretenes Non-Hodgkin-Lymphom handelt. Weiterhin ist es möglich, daß sich ein Lymphom hoher Malignität im Verlaufe (succedan) einer bereits bestehenden Lymphknotenerkrankung einstellt. Hoch maligne Lymphome, vor allem primär hoch maligne Non-Hodgkin-Lymphome, können in einem hohen Prozentsatz in langjährige Vollremissionen gebracht werden. Das gilt nicht für niedrig maligne Lymphome, die ja nicht selten bereits initial im Stadium III–IV vorliegen. Die Prognose der succedanen hoch malignen Lymphome ist als besonders ungünstig zu bezeichnen.

Beim **zentroblastischen malignen Lymphom** findet man ausschließlich oder vorwiegend Zentroblasten. Entsprechend werden ein monomorphes und ein polymorphes zentroblastisches Lymphom unterschieden. Ein weiterer Subtyp ist das zentrozytoide zentroblastische Lymphom, bei dem die Tumorzellen Merkmale von Zentroblasten und Zentrozyten aufweisen. Das zentroblastische Lymphom kann primär oder sekundär (d.h. auf dem Boden eines niedrig malignen Non-Hodgkin-Lymphoms) auftreten. Diese Unterscheidung ist wichtig, da das sekundäre zentroblastische Lymphom eine wesentlich schlechtere Prognose hat als ein primäres zentroblastisches Lymphom. Primäre zentroblastische Lymphome herrschen vor. Auch für diese Tumoren ist eine rasche und regional begrenzte Lymphknotenvergrößerung (Stadium I und II) typisch.

In der Kiel-Klassifikation werden zwei Hauptgruppen der **lymphoblastischen malignen Lymphome** unterschieden:

1. das lymphoblastische Lymphom vom B-Typ und
2. das lymphoblastische Lymphom vom T-Typ (überwiegend convoluted cell-type).

Das Burkitt-Lymphom ist in der neuen Klassifikation als eine separate Tumorgruppe vertreten.

Das **Burkitt-Lymphom** ist in einigen Regionen von Afrika äußerst häufig und betrifft dort vornehmlich Kinder. Bevorzugte Orte des Lymphombefalls sind der Kiefer und das Abdomen (Ileocoecalregion, abdominale und ileocoecale Lymphknoten und Ovarien). Während die afrikanischen Burkitt-Lymphome in über 90% EBV-positiv sind, ist eine positive Reaktion bei europäischen Fällen nur ausnahmsweise (ca. 10%) zu finden. Das histologische Bild des Burkitt-Lymphoms ist bei EBV-positiven und negativen Fällen gleichartig, die Prognose aber unterschiedlich. EBV-positive Fälle sprechen gut auf die Therapie an und können gelegentlich spontane Remissionen zeigen. Bei EBV-negativen Fällen ist die Prognose bei fortgeschrittener Ausbreitung des Lymphoms ungünstig. Zum klassischen histologischen Bild des Burkitt-Lymphoms gehört das durch Makrophagen hervorgerufene sternhimmelartige Bild, die Kohäsivität der monotonen Tumorzellen mit basophilem Zytoplasma, der zentrale Nukleolus sowie die hohe Mitoserate.

Das **lymphoblastische Lymphom vom B-Typ.** Die Stammzelle des lymphoblastischen Lymphoms liegt im Knochenmark und/oder Thymus, nicht aber im peripheren lymphatischen Gewebe. Alle B-lymphoblastischen Lymphome exprimieren das B-Zell-assoziierte

Antigen CD19. Teils weisen diese Lymphome zudem intrazytoplasmatische Immunglobuline oder Oberflächenimmunglobuline auf. Histologisch sind die neoplastischen Lymphoblasten recht monoton. Typisch ist ein fein verteiltes Kernchromatin mit mehreren mittelständigen Nukleolen des vorwiegend runden Zellkerns. Zur Abgrenzung dieses Lymphoms gegenüber dem T-lymphoblastischen Lymphom ist eine immunhistochemische Typisierung unerläßlich.

Das **lymphoblastische Lymphom vom T-Typ** besteht aus Tumorzellen, die in den meisten Fällen cerebriforme (convoluted) Kerne aufweisen. Im Zytoplasma sieht man bei diesen Zellen in 80% der Fälle eine fokale saure Phosphataseaktivität. Bevorzugt werden vor allem cervikale und supraclavikuläre Lymphknoten und auch das Mediastinum befallen. Meist entwickelt sich im Laufe der Erkrankung ein leukämisches Blutbild. Das unklassifizierte lymphoblastische Lymphom umfaßt jene lymphoblastischen Lymphome, bei denen die Tumorzellen morphologisch und auch zytochemisch nicht als B- oder T-Zell-Abkömmlinge erkennbar sind, und eine immunologische Untersuchung nicht möglich ist.

**Das pleomorphe kleinzellige T-Zell-Lymphom,** eine erstmals gesondert in der Kiel-Klassifikation auftauchende Entität, besteht, wie mit dem Begriff pleomorph gesagt, aus einer einheitlichen (kleinzelligen) Population von T-Zellen mit unregelmäßig geformten (pleomorphen) Kernen. Die Tumorzellen entsprechen phänotypisch reifen T-Helferzellen (CD4-positiv). Zu dieser Tumorgruppe rechnen die vornehmlich in Japan zu beobachtenden, viruspositiven Fälle (HTLV+). In unseren Breiten ist der Tumor in der Regel HTLV negativ.

Das **immunoblastische Lymphom** (T/B) wurde früher vorwiegend als Retikulosarkom angesprochen. Heute wissen wir, daß die Tumorzellen, die durch prominente Nukleolen und ein basophiles Zytoplasma ausgezeichnet sind, Immunoblasten, meist B-Immunoblasten, darstellen. T-immunoblastische Lymphome sind wesentlich seltener. Eine Paraproteinämie spricht für eine B-immunoblastische Neoplasie. Wie beim zentroblastischen Lymphom ist der Tumor zunächst meist regional begrenzt (Stadium I) und wird vornehmlich cervical beobachtet. Es lassen sich primäre und sekundäre immunoblastische Lymphome unterscheiden. Das Richtersyndrom ist ein sekundäres immunoblastisches Lymphom, welches aus einer B-CLL hervorgegangen ist. Auch T-immunoblastische Lymphome können als sekundäre Neoplasien, beispielsweise bei der Mycosis fungoides, auftreten.

**Großzellig anaplastisches Lymphom** (Ki-1-Lymphom; T/B). In der aktualisierten Kiel-Klassifikation wird der Bezeichnung großzellig anaplastisches Lymphom gegenüber der Bezeichnung Ki-1-Lymphom der Vorzug gegeben, da es gelegentlich CD30 negative Fälle gibt, die eine sonst gleiche Morphologie wie CD30 positive Lymphome aufweisen.

Das Ki-1-Lymphom ist ein großzelliges anaplastisches malignes Lymphom, bei dem sich nahezu alle Zellen des Tumors mit dem monoklonalen Antikörper markieren lassen. Das Ki-1-Antigen (CD30), welches zunächst für Hodgkin- und Sternberg-Zellen als spezifisch angesehen wurde, hat sich inzwischen auch bei T-Zellen, B-Zellen und Monozyten und zwar nach Stimulation mit T-, B- oder Monozyten-Mitogenen nachweisen lassen. Der Antikörper ist daher zur Charakterisierung der Hodgkin- und Sternbergzellen gut geeignet, nicht aber für eine spezifische Markierung dieser Zellen. Das Ki-1-Lymphom ist zytologisch durch Tumorzellen gekennzeichnet, die an eine maligne Histiozytose oder an ein ganz unreifes anaplastisches Carcinom denken lassen. Inzwischen hat sich der schon lange gehegte Verdacht bestätigt, daß selten auch epitheliale Tumoren (und Keimzelltumoren) Ki-1 positiv reagieren können. Nach der derzeit gültigen Definition müssen alle Tumorzellen des Ki-1-Lymphoms Ki-1 positiv sein. Ist nur ein Teil der Tumorzellen Ki-1 positiv, sollte nicht von einem Ki-1-Lymphom gesprochen werden. Es werden primäre und sekundäre Ki-1-Lymphome unterschieden. Die primären Ki-1-Lymphome haben eine bevorzugte Erstmanifestation zwischen 10 und 20 Jahren, die sekundären zeigen kein eigentliches Häufigkeitsmaximum und werden vornehmlich im höheren Lebensalter beobachtet. Sekundäre Ki-1-Lymphome sind prognostisch ungünstiger als die primären und treten überwiegend im Verlaufe eines T-Zell-Lymphoms oder Hodgkin-Lymphoms auf. In Einzelfällen wurden entsprechende Tumoren auch im Verlauf einer Mycosis fungoides oder eines zentroblastisch-zentrozytischen Lymphoms gesehen.

## 19.4.4 Die Hodgkin-Lymphome

Während sich bei den Non-Hodkin-Lymphomen durch den Einsatz verschiedenartiger Methoden vielfältige Bezugspunkte zum normalen lymphatischen Gewebe als Ausgangspunkt der Tumoren ergeben haben, ist bei den Hodgkin-Lymphomen noch vieles ungeklärt. Unverändert gilt seit 1966 die Klassifikation von Rye. Die dort festgelegte Gliederung der Hodgkin-Lymphome umfaßt 4 Entitäten:

1. den lymphozytenreichen Typ,
2. den nodulär-sklerosierenden Typ,
3. den Mischtyp und
4. den lymphozytenarmen Typ.

Diese Unterteilung ist aus morphologischer Sicht zweifellos unzureichend, da sich auch unter den Mischtypen lymphozytenreiche Formen verbergen. Darüber hinaus werden dem Mischtyp außer den streng definierten Formen auch jene Fälle zugeordnet, bei denen nur ein partieller Lymphknotenbefall vorliegt. Diese Unschärfen lassen sich in der leicht modifizierten Klassifikation, die in **Tabelle 19/10** aufgeführt ist, weitgehend kompensieren. Das Grundkonzept der Rye-Klassifikation und damit die sich auf systematische Studien begründenden Therapieprotokolle, haben trotz dieser leichten Modifikationen weiterhin Bestand.

Die strenge Abgrenzung der Hodgkin-Lymphome gegenüber den Non-Hodgkin-Lymphomen gründet sich auf die nur bei den Hodgkin-Lymphomen regelmäßig vorkommenden Hodgkin-Zellen und Sternberg-Reed-Zellen (**Abb. 19/19**). Auch wenn diese Zellen in oft nur sehr geringer Zahl nachweisbar sind, werden sie als die eigentlichen Tumorzellen dieses Lymphoms angesehen. Die zahlenmäßig vorherrschenden kleinen Lymphozyten sind (vom nodulären Paragranulom abgesehen), vorwiegend T-Zellen und gelten als reaktiv bedingte, nur gering proliferierende und nicht neoplastische Zellbeimengung. Zu den nicht-neoplastischen Zellen von Hodgkin-Lymphomen zählen auch die interdigitierenden Retikulumzellen, die beim nodulär-sklerosierenden Typ und Mischtyp zahlreich vertreten sind. Zum histogenetischen Verständnis der Hodgkin-Lymphome sind die follikulären dendritischen Retikulumzellen als Zellen der B-Region offenbar aber wichtiger als die interdigitierenden Retikulumzellen. Der erste Hinweis darauf, daß sich unter den Hodgkin-Lymphomen B-Zell-Neoplasien befinden könnten, waren die von uns nachgewiesenen dendritischen Retikulumzellen beim nodulären Paragranulom. Inzwischen hat sich herausgestellt, daß das Mikromilieu auch

**Tab. 19/10:** Klassifikation der Hodkin-Lymphome.

1. Lymphozytenreicher Typ (lymphocytic predominance)
    – lymphozytenreicher Mischtyp
    – noduläres Paragranulom
    – diffuses Paragranulom
2. Nodulär-sklerosierender Typ (nodular sclerosis)
3. Mischtyp (mixed cellularity)
4. Lymphozytenarmer Typ (lymphocytic depletion)
    – diffuse Fibrose
    – Hodgkin-Sarkom

anderer Hodgkin-Lymphome, insbesondere des nodulär-sklerosierenden Subtyps und in geringem Umfang auch des Mischtyps, durch follikulär dendritische Retikulumzellen wesentlich mitbestimmt sein dürfte. Nicht unerwähnt bleiben sollte, daß Zellen mit der Morphologie von Sternberg-Reed-Zellen bisweilen auch bei Non-Hodgkin-Lymphomen (z. B. bei der CLL) oder bei nicht neoplastischen Prozessen (z. B. infektiöse Mononukleose) vorkommen können.

Die Frage nach der Natur und Herkunft der Hodgkinzellen ist bislang nicht befriedigend beantwortet worden. Zur Diskussion steht derzeit die B- und/oder T-Zellnatur der Hodgkin- und Sternberg-Reed-Zellen. Verschiedene immunhistochemische Befunde und indirekte Hinweise (Ausbildung succedaner B-Zell-Lymphome) sprechen für die B-Zellnatur der Tumorzellen. Es gibt aber auch gleichgewichtige Argumente, die auf eine T-Zell-Neoplasie hindeuten. Erste molekulargenetische Untersuchungen auf histologischer Ebene (Hansmann, 1992) sprechen dafür, daß die Hodgkin-Zellen bei der nodulären Sklerose und beim Mischtyp B-Zellen oder Prä-B-Zellen darstellen. Das schließt nicht aus, daß sich bei weiteren molekularbiologischen Untersuchungen auch Argumente für eine T-Zellnatur der Hodgkin-Zellen ergeben. Beim nodulären Paragranulom hat sich für die hier vorkommenden sog. L- und H-Zellen vielfach bestätigen lassen, daß es sich um B-Zellen handelt und daß dieses Lymphom ein B-Zell-Lymphom darstellt. Einige Besonderheiten der einzelnen Hodgkin-Lymphome sollen nachfolgend noch im einzelnen erörtert werden.

Der **lymphozytenreiche Typ** des Morbus Hodgkin (lymphocytic predominance) ist, wie der Name sagt, dadurch gekennzeichnet, daß hier kleine Lymphozyten im Vordergrund des histologischen Bildes stehen. Es werden 3 Subtypen unterschieden:

1. das noduläre Paragranulom,
2. das diffuse Paragranulom,
3. der lymphozytenreiche Mischtyp.

Das noduläre Paragranulom ist ein knotenförmig gegliederter Tumor, der Hodgkin-Zellen und mehrkernige Sternberg-Reed-Zellen enthält. Die Riesenzellen haben ein charakteristisches Aussehen und werden auch als Riesenzellen vom L- und H-Typ bezeichnet. Diese Zellen sind, wie wir zeigen konnten, B-Zellen, speziell Varianten der B-Immunoblasten. Für die B-Zell-Natur des nodulären Paragranuloms spricht auch, daß sich in einigen Fällen aus dem nodulären Paragranulom ein hoch malignes B-Zell-Lymphom entwickelt hat. Von morphologischer und vor allem klinischer Relevanz ist die Beobachtung, daß sich das noduläre Paragranulom teils auf dem Boden sogenannter progressiv transformierter Keimzentren entwickelt. Beim Nachweis derartiger Keimzentren ist eine langfristige Überwachung angezeigt. Das noduläre Paragranulom ist also ein B-Zell-Lymphom. Das diffuse Paragranulom ist eine Variante der nodulären Form. Bisweilen findet man in einzelnen Lymphknoten beide Formen des Paragranuloms nebeneinander. Die Prognose des nodulären und diffusen Paragranuloms ist als sehr günstig zu bezeichnen, insbesondere wohl deshalb, weil oft nur ein Lymphknoten oder nur eine Lymphknotenregion betroffen ist.

Der dritte Subtyp des lymphozytenreichen Morbus Hodgkin steht in mehrerer Hinsicht den Hodgkin-Lymphomen näher als dem nodulären und diffusen Paragranulom. Deshalb schlug Lennert vor, ihn als lymphozytenreichen Mischtyp zu bezeichnen. Bei diesem Tumor finden sich beispielsweise zahlreiche eosinophile Granulozyten, klassische Sternberg-Reed-Zellen

---

**Abb. 19/19: Lymphknoten beim Morbus Hodgkin**, nodulär-sklerosierender Typ. Durch wechselnd breite ▶ bindegewebige Septen (im Bild dunkel) gewinnt der Lymphknoten eine knotige Gliederung. In Abb. **b** eine Sternberg-Reed-Zelle im elektronenmikroskopischen Bild. Man erkennt mehrere Zellkerne bzw. Kernanschnitte mit prominenten Nukleolen. Am Rande der Abb. liegt ein Lymphozyt (**L**); **a**: ca. × 6, **b**: × 5900.

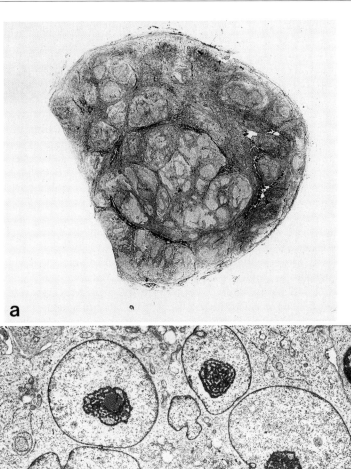
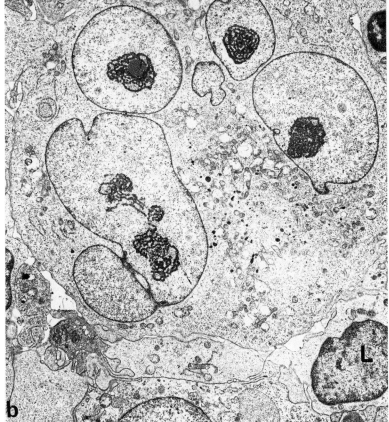

oder die für den nodulär-sklerosierenden Typ typischen lacunar cells. Immunhistochemisch findet man in diesen Fällen überwiegend T-Zellen.

Der **nodulär-sklerosierende Typ** des Morbus Hodgkin ist eine gut abgrenzbare, in sich geschlossene Entität. Der Tumor ist gekennzeichnet durch eine Vermehrung der Kollagenfasern, durch die der Tumor eine meist grobknotige Gliederung erfährt (**Abb. 19/19**). Typisch sind weiterhin eine besondere Form von Sternberg-Reed-Zellen, die lacunar cells. Diese Zellen sind durch einen stark gelappten Kern und ein wasserhell erscheinendes Zytoplasma ausgewiesen. Darüber hinaus sind in dem Tumorgewebe zahlreiche eosinophile Granulozyten und auch neutrophile Granulozyten vorhanden. Die eosinophilen Granulozyten sind vermittels eines von ihnen gebildeten Cytokins (TGF-beta) für die starke Fibrose dieses Lymphoms verantwortlich. Fehlt eine Sklerosierung, so spricht man von einer zellulären Phase. Das Überwiegen von lacunar cells soll Ausdruck einer schlechten Prognose sein. Überraschend war der erst jüngst mitgeteilte Befund, daß in etwa 50% der Fälle beim nodulär sklerosierenden Hodgkin zahlreiche follikuläre dendritische Retikulumzellen vorkommen. Diese Zellen sind wohl nicht Reste von Keimzentren, sondern ein möglicherweise auch funktionell bedeutsamer Bestandteil des Tumors selbst.

Der **Mischtyp** des Morbus Hodgkin weist eine bunte Zytologie, die überwiegend durch typische Hodgkin- und Sternberg-Zellen geprägt ist, aus. Lacunar cells fehlen. Eosinophile und neutrophile Granulozyten sind zahlreich vertreten. Dem Mischtyp werden auch jene Fälle zugerechnet, bei denen eine Tumorklassifikation nicht möglich ist oder aber nur ein partieller Lymphknotenbefall vorliegt. Somit ergeben sich hier Überschneidungen zu anderen Hodgkin-Lymphomen, speziell zum lymphozytenreichen und zum nodulär-sklerosierenden Typ. Da Hodgkin-Lymphome bisweilen zahlreiche Epitheloidzellen enthalten, ist es sinnvoll, den epitheloidzellreichen Mischtyp als einen Subtyp abzugrenzen.

Der **lymphozytenarme Typ** des Morbus Hodgkin gliedert sich in zwei Subtypen. Der erste Subtyp wird als diffuse Fibrose bezeichnet. Typisch ist eine Faservermehrung, ein geringer Zellgehalt und nur spärlich vorkommende Sternberg-Zellen. Der zweite Subtyp wird als retikulär bezeichnet und zeichnet sich durch das Vorkommen zahlreicher Sternberg-Reed-Zellen aus. Synonym wird auch die Bezeichnung Hodgkin-Sarkom verwendet. Man sieht hier dicht bei dicht liegende, große polymorphe Tumorzellen mit deutlichen Zügen von Hodgkin- und Sternberg-Reed-Zellen. Zum Teil handelt es sich dabei um T-Zell-Lymphome hoher Malignität.

## 19.5 Tumormetastasen im Lymphknoten

Am Anfang der klinischen Differentialdiagnose von Lymphknotenerkrankungen stehen zunächst fast immer die Fragen:

1. Sind die Lymphknotenveränderungen reaktiver Natur?
2. Liegt ein malignes Lymphom vor oder
3. handelt es sich um eine Tumormetastase?

Diese Fragen lassen sich meist mit den konventionellen Methoden der Morphologie leicht beantworten. Bisweilen bedarf es jedoch zusätzlicher, vornehmlich immunhistochemischer, elektronenmikroskopischer oder auch molekularbiologischer Techniken. Einige Punkte (siehe 1.–5.) sollen zu diesem Themenbereich nachfolgend kurz erörtert werden.

### 1. Zu den morphologischen Merkmalen von Tumormetastasen:

Tumormetastasen untergliedern sich, wie dies auch für die Primärtumoren gilt, in eptheliale und mesenchymale Tumoren. Eine Unterteilung in Metastasen mit der Morphologie eines Adeno- oder Plattenepithelcarcinoms, eines endokrinen Carcinoms, malignen Melanoms, eines Sarkoms oder Neuroblastoms stellt im allgemeinen kein diagnostisches Problem dar. Das Adenocarcinom ist meist drüsig strukturiert und zeigt oft eine mit der PAS-Färbung faßbare Schleimbildung. Das Bild der Metastasen gleicht in der Regel dem des Primärtumors. Es gibt bisweilen aber auch erhebliche Abweichungen. Während der Primärtumor drüsig strukturiert sein kann (z. B. intestinales Carcinom des Magens), kann die Metastase überwiegend aus Siegelringzellen bestehen. Das Neuroblastom kann beispielsweise als Primärtumor undifferenziert sein, die Metastase hingegen das Bild eines Ganglioneuroblastoms zeigen. Man kann aus den Metastasen also nicht in allen Fällen verläßlich auf die Differenzierung des Primärtumors schließen.

### 2. Zu den möglichen Fehlinterpretationen histologischer Bilder:

In seltenen Fällen kann das morphologische Bild eines Lymphknotens Anlaß für Fehlinterpretation bieten. So können im Lymphknoten heterotope Gewebsstrukturen vorkommen, die fälschlicherweise an Metastasen eines bösartigen Tumors denken lassen. Genannt seien heterotopes Schilddrüsen-, Speicheldrüsen-, Pankreas-, Brustdrüsengewebe, Endometrioseherde, Mesothelzysten oder Naevuszellnester. Schließlich ist es bisweilen schwierig bis unmöglich, kleinzellige Tumoren, wie kleinzellige Carcinome, Neuroblastome, Rhabdomyosarkome oder Non-Hodgkin-Lymphome ohne Zusatzuntersuchungen zu typisieren. Probleme in der Abgrenzung zu Lymphomen ergeben sich bisweilen beim lymphoepithelialen Carcinom (Schmincke) und beim Merkelzell-Carcinom. Erwähnt seien auch die Siegelringzell-Lymphome – das sind niedrig maligne B- oder T-Zell-Lymphome –, die sich mit der PAS-Färbung leicht von epithelialen Siegelringzellen abgrenzen lassen. Beim Nachweis mesenchymaler (gutartiger wie auch bösartiger) Tumoren im Lymphknoten ist schließlich **außer** der Möglichkeit, daß es sich um Metastasen handelt, auch in Betracht zu ziehen, daß es sich um Tumoren handelt, die vom Gewebe des Lymphknotens selbst herzuleiten ist.

### 3. Zu den indirekten Hinweisen auf neoplastischen Prozeß:

Es gibt drei bemerkenswerte Lymphknotenveränderungen, die als Hinweise darauf gewertet werden können, daß sich in der Umgebung des Lymphknotens oder im Zuflußgebiet ein maligner Tumor befindet. Diese Veränderungen sind die vaskuläre Sinustransformation, die sarcoid-like lesion und die fokale Hämangiomatose dünnwandiger Blutgefäße des Lymphknotens.

### 4. Metastasen und mögliche Rückschlüsse auf den Primärtumor:

Mit der Diagnose Tumormetastase ist die Frage nach dem Primärsitz des Tumors eng verknüpft. Von klinischer Seite wird die Aussagekraft der Histologie allerdings oft überschätzt. In vielen Fällen ist das histologische Bild vieldeutig. Von vorrangiger Bedeutung sind Rückschlüsse, die sich aus der Topographie des betroffenen Lymphknotens zu einem bestimmten Organ ergeben. Dann folgen Kriterien der konventionellen Histologie und Zytologie. Damit kann man zumindest die in Betracht kommenden Primärtumoren eingrenzen. Einen hohen diagnostischen Stellenwert haben heute immunhistochemische Untersuchungen an unfixierten oder fixierten Schnitten (siehe 5.).

### 5. Zur Wertigkeit der Immunhistochemie:

Mit der Zahl der für die Immunhistochemie verfügbaren Antikörper nehmen Sicherheit und Aussagekraft in der Diagnostik der malignen Lymphome und der Tumormetastasen zu. So spricht beispielsweise ein positiver Amylasenachweis für die Metastase eines Speicheldrüsentumors, die Darstellung von Thyreoglobulin für einen Schilddrüsentumor, der immunhistochemische Nachweis von CEA oder CA 19-9 für einen epithelialen Tumor (z.B. Pankreascarcinom). Auch gibt es typische, immunhistochemisch darstellbare Enzyme für das Prostatacarcinom (saure Prostataphosphatase, prostataspezifisches Antigen) oder für Seminome (PLAP). Erwähnt sei auch der Nachweis von regulatorischen Polypeptiden bei endokrin differenzierten Tumoren. Hier ist es bisweilen aufgrund des gebildeten Hormons möglich, Rückschlüsse auf den möglichen Primärsitz des Tumors zu ziehen. So wird Bombesin bevorzugt in Bronchialcarcinoiden und kleinzelligen Bronchialcarcinomen gefunden, PPY bevorzugt bei Rectumcarcinoiden. Maligne Melanome reagieren mit HMB45 positiv, endokrine Tumoren zeigen eine positive Reaktion für Chromogranin-A. Lymphatische Tumoren exprimieren zu mehr als 95% das allgemeine Leukozytenantigen (LCA/CD45). Wichtige (paraffingängige) Antikörper in der Lymphomdiagnostik sind für T-Zellen UCHL1 (CD45RO), DF-T1 (CD43), für B-Zellen 4KB5 (CD45RA), L26 (CD20), für NK-Zellen Leu7 (CD57), für Hodgkin-Zellen BerH2 (CD30). Ein für lymphologische Fragen wichtiger Antikörper ist nach eigenen Untersuchungen CD34. Mit ihm lassen sich Blutgefäßendothelien, nicht aber Endothelien von Lymphbahnen oder Lymphknotensinus darstellen. Tumoren, die früher als undifferenzierte Malignome bezeichnet werden mußten, lassen sich heute immunhistochemisch meist noch weiter typisieren. So spräche eine Expression für Keratin und EMA für einen epithelialen Tumor, eine Expression des Intermediärfilaments Vimentin hingegen für eine mesenchymale Neoplasie. Eine Koexpression von Vimentin und Keratin ist insbesondere bei Nierenzellcarcinomen, Mesotheliomen, synovialen Sarkomen, klarzelligen Carcinomen des Endometriums zu bedenken. Mit zunehmender Zahl an verfügbaren immunhistochemischen und zytochemischen Verfahren wird allerdings auch ein zunehmend kritischer Umgang mit diesen Methoden erforderlich. Es gibt eine Fülle von Ausnahmen. Selbst eine positive Reaktion für Naphthol-AS-D-Chloracetat-Esterase, ein verläßliches Markerenzym neutrophiler Granulozyten, bedarf einer kritischen Wertung. So fanden wir zu unserer Überraschung vereinzelt positive Reaktionen sogar beim Plasmozytom des Knochenmarks. Auch eine positive Expression von Keratin schließt ein Lymphom oder einen mesenchymalen Tumor noch nicht definitiv aus.

## 19.6 Schlußbemerkung

Es verwundert nicht, daß das Verständnis der an immunologischen Reaktionen beteiligten Zellen permanenten Änderungen unterworfen ist. Immer neue Funktionen, Interaktionen, Mediatoren und Möglichkeiten der zytologischen oder funktionellen Zelldifferenzierung werden beschrieben. Damit wird sich natürlich auch das Verständnis des histologischen Bildes, der Mikroarchitektur des lymphatischen Gewebes sowohl unter physiologischen Gegebenheiten, bei entzündlichen Prozessen und auch im Falle der Neoplasien ändern. So war beispielsweise im vorangegangenen Text von den sich zunehmend abzeichnenden funktionellen Zusammenhängen zwischen dem Nervensystem und dem Immunsystem und den dabei wirksamen Peptiden (wie z.B. Substanz P, Somatostatin, VIP, Thyreotropin-releasing Hormon, Endorphine) nicht die Rede. Vielleicht ergeben sich auch auf diesem Gebiet zukünftig noch prinzipielle neue Erkenntnisse. Die Immunphänotypisierung der lymphoretikulären Zellen wird auch weiterhin ein wichtiger Parameter bei der Beurteilung reaktiver und neoplastischer Prozesse bleiben. Nachdem es heute möglich geworden ist, z.B. Immunglobulin-Gene oder Rezeptorgene verschiedener Lymphozytensubpopulationen molekulargenetisch zu erfassen, werden molekulargenetische Rekombinationsstudien in der Lymphomdiagnostik einen zunehmend hohen Stellenwert einnehmen. Derzeit sind die letztgenannten diagnostischen Maßnahmen nur in Ausnahmefällen notwendig.

## Literatur

Brittinger, G., Gyenes, T.: Stadiendiagnostik der Non-Hodgkin-Lymphome. In: Diehl, V., Sack, H. (Hrsg.): Diagnostik und Therapie der Non-Hodgkin-Lymphome. Aktuelle Onkologie. 12. Zuckscherdt, München, Bern, Wien 1984, S. 35–47.

Diebold, J., Kapanci, Y., Kelényi, G., Lennert, K., Mioduszewska, O., Noel, H., Rilke, F., Sundstrom, C., van Unnik, J. A. M., Wright, D. H.: Updated Kiel classification for lymphomas. Lancet I: 292–293, 1988.

Fischer, R.: Lymphknoten. In: Remmele, W. (Hrsg.): Pathologie 1. Springer, Berlin, Heidelberg, New York, Tokyo 1985.

Gérard-Marchant, R., Hamlin, I., Lennert, K., Rilke, F., Stansfeld, A. G., van Unnik, J. A. M.: Classification of non-Hodgkin's lymphomas (Letter to the Editor). Lancet II: 406–408, 1974.

Hansmann, M. L.: Morbus Hodgkin – eine Entität? Verh. Dtsch. Ges. Path. 76, 24–36 (1992).

Henry, K., Symmers, W. St. C.: Thymus, Lymph Nodes, Spleen and Lymphatics. Systemic Pathology 3. Ed. Vol. 7. Churchill Livingstone, Edinburgh. London, Madrid 1992.

Herman, P. G., Yamamoto, I., Mellins, H. Z.: Blood microcirculation in the lymph node during the primary immune response. J. Exp. Med. *136*: 697–714, 1972.

Isaacson, P. G., Spencer, J.: Malignant lymphoma of mucosa-associated lymphoid tissue. Histopath. 11: 445–462, 1987.

Isaacson, P. G., Spencer, J., Wright, D. H.: Classifying primary gut lymphomas. Lancet II: 1148–1149, 1988.

Kaiserling, E.: Non-Hodgkin-Lymphome. Ultrastruktur und Cytogenese. Gustav Fischer, Stuttgart, New York 1977.

Kaiserling, E., Müller-Hermelink, H. K., Lennert, K.: Zur Morphologie und Pathogenese der mykobakteriellen Histiozytose. Verh. Dtsch. Ges. Path. *64*: 392–396, 1980.

Kaiserling, E., Wolburg, H.: Interdigitating reticulum cells in lymph nodes of Sézary syndrome. Freeze-fracture and ultrathin-section morphology. Virchows Arch. (Cell Pathol) B 54: 221–231, 1988.

Kikuchi, M.: Lymphadenitis showing focal reticulum cell hyperplasia with nuclear debris and phagocytes: a clinico-pathological study. Nippon Ketsueki Gakkai Zasshi *35*: 379–380, 1972.

Kojima, M., Takahashi, K., Sue, A., Imai, Y.: Study on the function and structure of blood vessels of the secondary nodules in lymph node. Acta Path. Jap. *21*: 369–386, 1971.

Leder, L.-D., Lennert, K.: Über iatrogene Lymphknotenveränderungen. Verh. Dtsch. Ges. Path. *56*: 310–320, 1972.

Lennert, K.: Lymphknoten, Diagnostik in Schnitte und Ausstrich, Cytologie und Lymphadenitis. Handb. spez. pathol. Anat. und Hist. I/3 A. Springer, Berlin, Göttingen, Heidelberg 1961.

Lennert, K., Feller, A. C.: Histopathologie der Non-Hodgkin-Lymphome. Springer, Berlin, Heidelberg, New York, London, Paris, Tokyo, Hong Kong 1990.

Lennert, K., Mohri, N., Stein, H., Kaiserling, E., Müller-Hermelink, H. K.: Malignant lymphomas other than Hodgkin's disease. Handb. spez. pathol. Anat. und Hist. I/3 B. Springer, Berlin, Heidelberg, New York 1978.

Lennert, K., Mohri, N.: Histologische Klassifizierung und Vorkommen des M. Hodgkin. Internist *15*: 57–65, 1974.

Lennert, K., Müller-Hermelink, H. K.: Lymphocyten und ihre Funktionsformen – Morphologie, Organisation und immunologische Bedeutung. Verh. Anat. Ges. *69*: 19–62, 1975.

Li, G., Hansmann, M.-L., Zwingers, T., Lennert, K.: Primary lymphomas of the lung: morphological, immunohistochemical and clinical features. Histopath. *16*: 519–531 (1990).

Müller-Hermelink, H. K., Kaiserling, E.: Epitheloidzellreaktionen im lymphatischen Gewebe. Verh. Dtsch. Ges. Path. *64*: 77–102, 1980.

Petrasch, S., Lennert, K.: Möglichkeiten und Grenzen der immunzytologischen Diagnose von leukämisch verlaufenden Non-Hodgkin-Lymphomen. Inn. Med. 18; 123–129, 1991.

Poppema, S., Kaiserling, E., Lennert, K.: Hodgkin's disease with lymphocytic predominance, nodular type (nodular paragranuloma) und progressively transformed germinal centres. A cytohistological study. Histopath. *3*: 295–308, 1979.

Sainte-Marie, G., Peng, F.-S. : Structural and cell population changes in the lymph nodes of the athymic nude mouse. Lab. Invest. *49:* 420–429, 1983.

Springer, T. A.: Adhesion receptors of the immune system. Nature 346: 425–434, 1990.

# 20 Praktische Hinweise für Physiotherapeuten

R. Strößenreuther
P. D. Asmussen, Ch. Ertel, O. Gültig, A. Knauer, A. Seffers, E. M. Streicher[1]

## 20.1 Die Befunderhebung

Die Befunderhebung bei Lymphödempatienten ist mehr als nur eine Orientierung; sie bestimmt das genaue therapeutische Vorgehen und den Behandlungsaufbau.

Die mit der KPE behandelten Krankheitsbilder sind sehr oft mit schweren Erkrankungen aus dem Bereich der inneren Medizin vergesellschaftet. So ist beispielsweise das Lymphödem oft Folge einer Krebstherapie.

Da der Physiotherapeut diese chronisch kranken Patienten meist über einen längeren Zeitraum hin behandelt, ist es erforderlich, Zeichen, die beispielsweise auf eine Herzinsuffizienz, auf eine akute Entzündung oder gar auf ein Krebsrezidiv hinweisen, zu kennen, um gegebenenfalls sofort Rücksprache mit dem Arzt halten zu können.

Hinzu kommt, daß in der ärztlichen Ausbildung selbstverständlich nicht der genaue Ablauf einer ML-Behandlung gelehrt werden kann. Also ist der überweisende Arzt in der Regel nicht darüber informiert, daß z. B. zur Beinbehandlung auch die Behandlung des Bauches gehört und wird den Physiotherapeuten u. U. nicht über eventuelle Kontraindikationen informieren.

Aus diesem Grunde sollte bei der ersten Behandlung mit gutem Gewissen etwa die Hälfte der Zeit für eine ausführliche Befunderhebung verwendet werden, deren Ergebnis schriftlich fixiert und im weiteren Verlauf der Therapie immer wieder überprüft wird.

Die folgenden Hinweise erheben keinen Anspruch auf Vollständigkeit. Erwähnt werden aber solche Befunde, die entweder bei Lymphödempatienten relativ häufig auftreten, respektive von besonders schwerwiegender Bedeutung sein können. Auch verzichten wir aus Platzgründen auf allgemeine Hinweise zur Befunderhebung (z. B. nur mit warmen Händen palpieren; der Patient sollte bei der Inspektion möglichst vollständig entkleidet sein etc.), die als bekannt vorausgesetzt werden. Zusätzliche Hinweise zu den einzelnen Krankheitsbildern sind den Beschreibungen der Behandlungsaufbauten vorangestellt sowie in den entsprechenden Kapiteln dieses Lehrbuches.

### 20.1.1 Anamnese

Fragenbeispiele:

– **Wodurch entstand die Ödematisierung?**
  Oft genügen allerdings die Schilderungen der Patienten nicht, so daß dann der behandelnde Arzt befragt werden muß (OP-Bericht etc.).

---

[1] Unser besonderer Dank gilt Frau cand. med. C. Pankalla, die mit viel Geduld und Einfühlungsvermögen den Großteil der Abbildungen dieses Kapitels angefertigt hat.

- **Im Falle einer Krebstherapie: Wurden Sie damals auch bestrahlt?**
  Bestrahltes Gewebe ist immer besonders empfindlich und Strahlenschäden neigen zur Progression.
- **Seit wann haben Sie dieses Ödem?**
  «Alte» Lymphödeme sind wegen der starken Bindegewebsvermehrung meist «hartnäckiger».
- **In welchem Zeitraum entwickelte sich Ihr Ödem?**
  Ein innerhalb weniger Tage oder Wochen aufgetretenes Lymphödem kann Hinweis auf einen bösartigen Prozeß (oder sonstige Komplikationen) sein. Aber vielleicht gab es auch einen auslösenden Faktor, wie eine Entzündung oder ein Trauma?
- **Bereitet Ihnen Ihr Ödem Schmerzen?**
  Manchmal klagen Patienten über ein diffuses Spannungsgefühl. Echte Schmerzen sind jedoch atypisch für ein «reines» Lymphödem und bedürfen der Abklärung (u. U. rezidiv, radiogene Plexopathie, Wirbelsäulenprobleme etc.).
- **Haben Sie auch noch andere Schmerzen, Beschwerden oder Erkrankungen? Wie äußern sich diese Probleme? Wo und wann treten diese auf? Wie können Sie diese lindern?**
  Diese Frage ist nicht nur wegen eventueller Kontraindikationen (Herzinsuffizienz, Schilddrüsenüberfunktion etc.) wichtig. Nicht selten findet man auch Störungen im Bereich des Bewegungsapparates, die dann mitbehandelt werden sollten (die Behandlung eines Armlymphödems bei starken Schulterschmerzen wird sonst nicht erfolgreich verlaufen).
- **Nehmen Sie zur Zeit irgendwelche Medikamente ein?**
  Bei guter Medikation werden Erkrankungen oft gar nicht mehr als solche empfunden und dann auch nicht angegeben.
- **War Ihre gestaute Extremität schon mal richtig heiß und rot?**
  Diese Frage bezieht sich auf abgelaufene Wundrosen. Manche Patienten neigen zu chronisch rezidivierenden Infektionen. In diesem Fall besonders gründlich nach eventuellen Eintrittspforten (kleine Verletzungen, Nagelentzündungen, Fußpilz etc.) suchen und auf gründlichste Hautpflege achten. Lymphödempatienten sollten immer ein kleines Fläschchen mit Desinfektionsmittel bei sich haben.
- **Wie reinigen und pflegen Sie Ihre Haut im gestauten Gebiet?**
  Nur sauergepufferte Hautpflegemittel – keine Seife – sollten verwendet werden (Säureschutzmantel).
- **Wurden Sie schon mal mit der KPE behandelt?**
  Die meisten Patienten hoffen mit einer «Streichelmassage» geheilt zu werden und müssen zunächst gründlich informiert werden. Ansonsten gilt folgender «Entscheidungsbaum»:

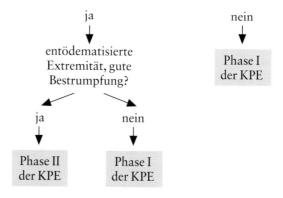

- **War die bisherige Therapie Ihrer Ansicht nach erfolgreich?**
  Man sollte sich ruhig auch den Ablauf der vorangegangenen Behandlungen erklären lassen – speziell, ob zentral vorbehandelt und bandagiert wurde.
- **Besitzen Sie bereits einen Kompressionsstrumpf?**
  Man sollte sich nie nur mit einem «ja» zufrieden geben! Oft bekommt man bereits antike, völlig unzureichende Exemplare zu Gesicht.
- **Fragen zur allgemeinen Lebenssituation.**
  In der Phase I der KPE sind vor allem ältere Patienten durch das ständige Tragen der Bandage oft auf Hilfe angewiesen.
- **Würden Mitglieder Ihrer Familie u. U. mal mit zur Behandlung kommen?**
  Nicht nur um Familienmitgliedern die Bandagetechnik beizubringen, sondern auch um mehr Verständnis für die Erkrankung und die therapeutischen Maßnahmen zu gewinnen.
  Denn oft wird die Bandage wegen häuslicher Probleme verweigert. Vor allem Patientinnen geraten dann in einen Konflikt zwischen den Ansprüchen der Physiotherapeuten (Bandage, Bewegungsübungen, keine schweren körperlichen Arbeiten mit der lymphödematösen Extremität) und der Familie (Haushalt, «was sollen die Nachbarn denken» etc.).

Falls noch Unklarheiten bestehen bezüglich eventueller Kontraindikationen, sollte man den Patienten nochmals ganz konkret auf die entsprechenden Organe ansprechen.

- **Haben Sie Herz- oder Kreislaufprobleme?**
  Keine ML oder Kompressionsbandage beim cardialen Ödem, keine Halsbehandlung bei Herzrhythmusstörungen, Sinus caroticus-Syndrom oder Patienten über 60 Jahren. Im fortgeschrittenen Alter muß immer mit arteriosklerotischen Veränderungen vor allem auch der Carotiden gerechnet werden (im schlimmsten Fall könnte es zur Loslösung eines arteriosklerotischen Plaques kommen, mit einer Gehirnembolie als Folge).
- **Haben Sie «etwas» an der Schilddrüse?**
  Bei Schilddrüsenüberfunktion ist die Halsbehandlung kontraindiziert.
- **Sind Sie schwanger? Haben Sie gerade Ihre Periode?**
  Auch in der Anfangszeit der Schwangerschaft keine Bauchbehandlung sowie während der Regelblutung.
- **Haben Sie Probleme mit Magen oder Darm?**
  Weitere Hinweise über mögliche Kontraindikationen siehe Kapitel 20.2.6.
- **Hatten Sie schon mal mit den Venen oder den Arterien Probleme?**
  Keine Kompressionsbandage bei kranken Arterien, keine Bauchbehandlung nach tiefen Beckenvenenthrombosen.

## 20.1.2 Inspektion[2] und Palpation

### 20.1.2.1 Haut

Die Haut muß sehr gründlich untersucht werden; dabei sollte auf Läsionen, Farb- und Konsistenzveränderungen, Trockenheit geachtet und nach Juckreiz oder Schmerzhaftigkeit gefragt werden.
Einen Überblick über mögliche Veränderungen gibt **Tabelle 20/1**.

---

[2] «Was ist das Schwerste von Allem?
Was dir das Leichteste dünket;
Mit den Augen zu sehen,
Was vor den Augen dir liegt.»  (Goethe; Xenien)

**Tab. 20/1:** Veränderungen der Hautfarbe.

| Farbe | Mögliche Ursachen | Typische Lokalisation |
|---|---|---|
| **Braun** | – **chronische venös-lymphostatische Insuffizienz**: Hämosiderinablagerungen wegen erhöhter Fragilität der Blutkapillaren | – am Unterschenkel |
| | – **malignes Melanom:** neu entstandene oder sich verändernde «leberfleckähnliche» Tumoren → sofort Rücksprache. Verdächtig sind nach der sogenannten «*ABCDE-Regel*»: **A**symmetrische Form **B**egrenzung unregelmäßig **C**olor (Farbe) gemischt **D**urchmesser > 5 mm **E**rhabenheit | – prinzipiell überall, aber bei ♀ häufiger an den Beinen, bei ♂ öfter am Köperstamm |
| | – **bei Lymphödemen** → venöse Beteiligung (s.o.) → sog. Elephantiasis nigra | – nur an den Beinen |
| | – **nach Bestrahlungen:** im Rahmen der Krebstherapie, meist kombiniert mit kleinen erweiterten Hautgefäßen (sog. Teleangiektasien) | – im bestrahlten Gebiet **(Abb. 20/1)** |
| **Bläulich** | – **Herz- oder Lungenkrankheiten:** → Rücksprache erforderllich | – v.a. Lippen, Nägel |
| | – **Angiosarkom (Stewart-Treves-Syndrom):** bösartiger Tumor auf dem «Boden» eines chronischen Lymphödems entstanden; blaurote, blutergußartige Flecken → Rücksprache | – entsteht im lymphödematösen Gebiet |
| | – **Thrombose:** zyanotische Verfärbung distal des verstopften Gefäßabschnitts. U.U. zusätzlich: Kollateralvenenzeichnung, Stauungsgefühle, manchmal «muskelkaterartige» Schmerzen, Ödem → bei verdacht sofort Rücksprache → keine physikalische Therapie | – Thrombosen entstehen am häufigsten in Bein- und Beckenvenen |
| | – **Kollateralvenenzeichnung:** nicht nur eine Thrombose, sondern auch raumfordernde Prozesse in der Tiefe können das Lumen der tiefen Venen verlegen (z.B. Tumoren, radiogene Fibrosen). Es kommt dann zur «Umleitung» über oberfläche Venen, die sich erweitern und bläulich durch die Haut schimmern → sofort Rücksprache wegen Verdacht auf bösartigen Prozeß (o. radiogener Fibrose; die Haut in dieser Region fühlt sich manchmal kühl an) | – häufig im Wurzelbereich der Extremitäten, also Schulter- und Leistenregion oder im Halsbereich **(Abb. 20/2)** |
| | – **Blutungen unter der Haut:** treten nicht nur nach Traumen auf, sondern können auch Hinweis auf Gefäßerkrankungen oder Blutgerinnungsstörungen sein → Rücksprache | – bei Lipödempatientinnen typischerweise an den Beinen; manchmal auch, wenn zu fest bandagiert wurde – Bandagedruck in Folge reduzieren |

Die Befunderhebung 459

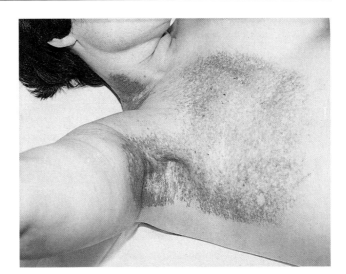

Abb. 20/1: Strahlenschaden.

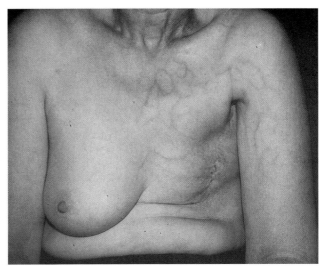

Abb. 20/2: Kollateralvenen.

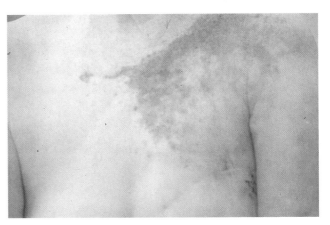

Abb. 20/3: Lymphangiosis carcinomatosa.

**Tab. 20/1:** Fortsetzung

| Farbe | Mögliche Ursachen | Typische Lokalisation |
|---|---|---|
| Rot | – **Entzündungen:** bei Beteiligung krankheitserregender Keime ist die ML kontraindiziert (z.B. Wundrose = Eryspel) → Rücksprache (Die Rötung bei einer Entzündung breitet sich relativ schnell aus. Das entzündete Gebiet ist überwärmt.) | – meist im gestauten Gebiet (auf Eintrittspforten achten: kleine Verletzungen, Fußpilz etc.)<br>– kann auch von bestrahltem Gebiet ausgehen (radiogene Hautschäden) |
| | – **Lymphangiosis carcinomatosa:** wegen der Ähnlichkeit mit der Wundrose manchmal «Erysipelas carcinomatosum» genannt. **Aber** die Rötung tritt nicht schnell auf, sondern innerhalb von Wochen und vergrößert sich stetig. (Das betroffene Gebiet kann ebenfalls überwärmt sein.) → sofort Rücksprache | – kann prinzipiell überall auftreten; häufig im Rumpfbereich (bösartige Zellabsiedelungen, die sich im Lymphgefäßnetz der Haut ausbreiten) **(Abb. 20/3)** |
| | – **Pilzerkrankungen (Mykosen):** gehen meist mit Juckreiz einher; oft «landkartenartiges» Aussehen mit verblaßten Zentren oder Herde mit Bläschen, Schuppen und aufgelöster Haut (Macerationen), oft süßlicher, unangenehmer Geruch. Bei Verdacht → Behandlung unterbrechen: Rücksprache | – dort, wo es «feucht und warm» ist: Zwischenzehenspalten, Leisten- und Achselregion; bei Adipösen auch unter der Brust und in Hautfalten; Nägel **(Abb. 20/4)** |
| | – **Varicophlebitis und Thrombophlebitis:** entzündete oberflächige Venen resp. Varizen. Greift die Entzündung auf die tiefen Venen über, kann es zu tiefen Thrombose und zur Lungenembolie kommen. Deshalb → unbedingt Rücksprache | – untere Extremität, besonders häufig beim Vorliegen von Varizen |
| | – **Lymphangitis:** durch pathogene Keime verursachte Lymphgefäßentzündung; sichtbare Schwellung und streifenförmigte Rötung (im «Volksmund» fälschlicherweise meist Blutvergiftung genannt) → KPE kontraindiziert wegen Gefahr einer Sepsis (Arzt informieren) | – meist ausgehend von kleinen Hautverletzungen (z.B. auch von aufgeplatzten Lymphzysten) |
| | – **Kontaktekzem:** klinisch zusätzlich charakterisiert durch Bläschen, Nässen, Krusten und Juckreiz. Ursache könnte auch eine Allgergie gegen Bandagematerial, Kompressionsstrümpfe oder Hautpflegemittels sein. Bei Verdacht → Rücksprache | – im Einwirkungsbereich des Allgergens; bei längerem Bestehen aber auch Streuung in gesunde kontaktferne Regionen (nicht selten bei Patienten mit Ulcus cruris venosum) |

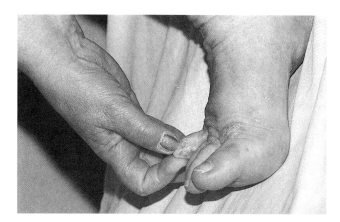

**Abb. 20/4:** Mykose.

## 20.1.2.2 Bewegungsapparat

Obwohl auch die Untersuchung des Bewegungsapparates zu einer guten Befunderhebung gehört, können wir aus Platzgründen keine Details besprechen (Literaturempfehlung: «Nichtoperative Orthopädie», Teil 2 von D. Winkel et al., G. Fischer Verlag). Es ist jedoch einleuchtend, daß eine erfolgreiche Behandlung nur dann möglich ist, wenn auch Störungen des Bewegungsapparates, die das Allgemeinwohl meist deutlich beeinträchtigen, mitbehandelt werden.

So achtet man beispielsweise bei Patientinnen mit sekundärem Armlymphödem besonders auf Störungen im Hals- und Brustwirbelsäulenbereich und der Schulterregion, wo sich fast immer ein auffälliger Befund ergibt (z. B. verkürzter M. trapezius descendens, eingeschränkte Schulterblattbeweglichkeit etc.).

Bei Beinlymphödempatienten findet man relativ häufig Fußdeformitäten, bei Kopflymphödempatienten meist massive Probleme im HWS-Bereich mit stark verkürzter Muskulatur (z. B. Mm. scaleni).

Vor allem, wenn es nach einer Strahlentherapie zu einer sog. «radiogenen Fibrosierung» gekommen ist, findet man häufig starke Bewegungseinschränkungen (**Abb. 20/5**). Bei allen

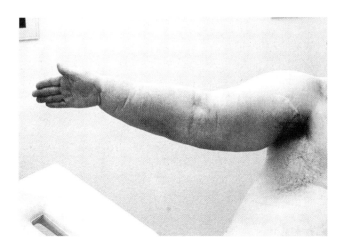

**Abb. 20/5:** Radiogene Fibrose (eingeschränkte Abduktion).

Übungen ist dann besondere Vorsicht geboten, da u. a. auch die Nerven und Blutgefäße der bestrahlten Region an Elastizität verloren haben (auch wenn keine Fibrose tastbar ist) und es leicht zur Traumatisierung dieser Strukturen kommen kann (s. auch Kap. 20.4).

Neu aufgetretene, chronische oder bewegungsunabhängige sowie sich deutlich verschlechternde Beschwerden des Bewegungsapparates sind, vor allem bei vorangegangener Malignombehandlung, auch immer wegen einer möglichen Metastasierung verdächtig (so kommt es z. B. ganz «klassisch» bei Mamma- und Prostatacarcinomen oft zur Metastasierung in Wirbelknochen).

### 20.1.2.3 Hinweise auf maligne Prozesse

Trotz einiger Wiederholungen fassen wir, wegen der großen Bedeutung dieses Themas, wichtige Punkte nochmals zusammen (**Abb. 20/6, 20/7**).

> Hinweis auf eine bösartige Veränderung können sein:
> - nicht eindeutig erklärbarer Kräfteverfall oder «Leistungsknick»
> - vergrößerte Lymphknoten (tast- oder sichtbar)
> - aufgeworfene supraclaviculäre Grube
> - verkürzter «Schulter-Ohr-Abstand» bei Patientinnen mit sek. Armlymphödem
> - Kollateralvenenzeichnung
> - plötzliches Auftreten oder plötzliche Verschlechterung eines Lymphödems
> - proximale Betonung des Lymphödems (vor allem, wenn auch andere Hinweise vorliegen)
> - Schmerzen
> - schlecht (bzw. nicht) heilende Wunden
> - Veränderungen der Hautfarbe (s. **Tab. 20/1**)
> - Parese/Paralyse.

Beim Auftreten einer oder mehrerer der oben beschriebenen Symptome ist der behandelnde Arzt möglichst schnell zu verständigen.

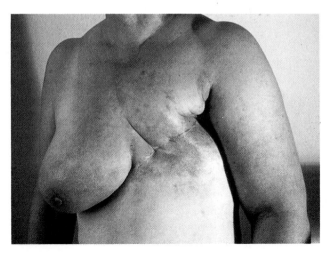

**Abb. 20/6:** Malignes Lymphödem.

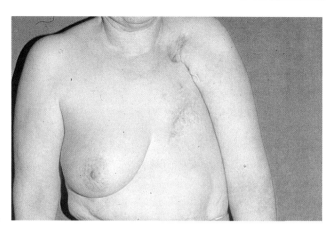

**Abb. 20/7:** Malignes Lymphödem.

## 20.1.3 Untersuchung der einzelnen Körperregionen

### 20.1.3.1 Kopf- und Halsbereich

- **Ödeme:** Im weichen Gewebe um die Augen herum zeigen sich besonders früh Stauungssymptome.
  *Generalisierte Ursachen:* Nephrose-Syndrom, Herzinsuffizienz, eiweißverlierende Enteropathie, zyklisch-idiopathische Ödemsyndrome.
  *Lokale Abflußstörungen:* Verlegung von Venen oder Lymphgefäßen durch Tumoren, Narben.
- **Lymphknoten:** Verdächtige Lymphknoten sollten auf Größe, Druckschmerzhaftigkeit und Verschieblichkeit untersucht werden, um den behandelnden Arzt entsprechend informieren zu können.
- **Halsvenenstauung:** Eine stark hervortretende V. jugularis externa, die auch bei angewinkeltem Kopfteil oder gar beim Sitzen nicht verschwindet, ist ebenfalls ein Grund für eine Rücksprache (Herzinsuffizienz, s. auch **Tab. 20/1**).
- **Infektionen:** Infektionen im Gesichtsbereich sind relativ häufig. Eine Behandlung ist dann natürlich zunächst kontraindiziert. Besondere Vorsicht ist geboten bei Furunkeln und Karbunkeln im Gesichtsbereich. Die gefürchtete Komplikation ist hierbei eine Streuung der Erreger auf dem Blutweg (septische Sinus-cavernosus-Thrombose über die Venae angulares).
- **Aufgeworfene Schlüsselbeingrube:** Kann auch wieder Hinweis auf einen bösartigen Prozeß sein. Besonders verdächtig, wenn auch noch andere Symptome, wie tastbare Knoten, Kollateralvenenzeichnung, Stauungssymptome, verkürzter Schulter-Ohr-Abstand etc. vorliegen.
- **Heiserkeit:** Chronische oder allmählich zunehmende Heiserkeit kann auf eine Laryngitis, aber auch auf einen bösartigen Prozeß hinweisen (z. B. Kehlkopfkarzinom).

### 20.1.3.2 Brustkorb und Rücken

- **Ödeme:** Sind im Rumpfbereich oft nicht leicht zu erkennen. Es muß auf Seitenunterschiede in der Fältelung und der Farbe der Haut geachtet werden (**Abb. 20/8**). Entscheidend ist

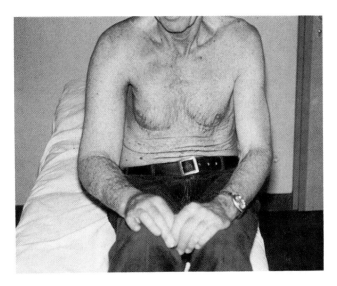

**Abb. 20/8:** Lymphödem nach Malignombehandlung (Melanom am Unterarm) rechts. Zu beachten ist die Schwellung der rechten Brust und die unterschiedliche Fältelung am Rumpf.

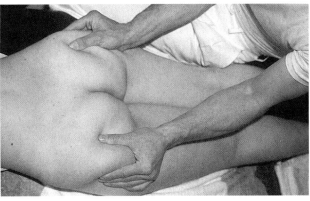

**Abb. 20/9:** Hautfaltenvergleich.

jedoch ein Vergleich der Hautfaltendicke (sog. «Hautfaltentest», **Abb. 20/9**). Für die weitere Therapie ein sehr wichtiger Punkt: ist der Rumpfquadrant sehr stark ödematisiert, wird man sicher sehr lange «zentrale Vorarbeit» machen müssen.

- **Ulcerationen:** Können als Folge einer Strahlentherapie auftreten, aber auch Hinweis auf einen malignen Prozeß sein (s. Kap. 20.4).
- **Deformitäten, Vorwölbungen:** Nicht nur der passive Bewegungsapparat ist hierbei von Interesse, sondern vor allem wieder Veränderungen, die Hinweise auf bösartige Tumoren sein können. Bei entsprechendem Sicht- und Tastbefund Rücksprache mit dem Arzt.
- **Kollateralvenen:** Hinweis auf Kompression tiefer Venen. Da eine Thrombose der V. axillaris sehr selten vorkommt, ist vor allem ein raumfordernder Prozeß in der Tiefe (Malignom, radiogene Fibrose) abzuklären.
- **Nieren:** Die Nierenlager sind auf Klopfschmerzhaftigkeit zu prüfen. Bei Schmerzhaftigkeit die Bauchbehandlung auslassen und den Arzt informieren.

## 20.1.3.3 Die weibliche Brust

Man sollte einige Hinweise auf bösartige Prozesse kennen, um gegebenenfalls den Arzt informieren zu können.

> Verdächtig sind z. B.:
> - Sicht- und tastbare Knoten
> - Farbveränderungen (s. Tab. 20/1)
> - Hauteinziehungen (sog. «Orangenhaut» oder Dellenbildung), auch an der Mamille
> - Größe und Symmetrie: geringe Unterschiede sind meist normal; verdächtig sind starke Unterschiede oder Verdickungen und Ödeme
> - Unterschiedliche Verschiebbarkeit
> - Sind vergrößerte Lymphknoten tastbar?
> - Ausfluß aus der Brustwarze
> - Ulcerationen.

## 20.1.3.4 Die Bauchregion

Bei der Untersuchung ist auf entspannte Lagerung zu achten.
- **Narben:** bei «frischen» ist die Bauchbehandlung kontraindiziert bzw. ist besondere Vorsicht geboten; ältere Narben wiederum können durch Verwachsungen Schmerzen bei Dehnung verursachen.
- **Vorwölbungen:** u. U. ist die Kontur des Abdomens durch Tumoren oder Hernien verändert (v. a. Leisten- und Nabelregion).
- **Vorsichtiges Ertasten der Bauchdeckenspannung:** starke Abwehrspannung ist immer verdächtig. Hierbei sollte vor allem auf Veränderungen des Gesichtsausdruckes geachtet werden, denn viele Patienten sind sehr indolent (u. U. entzündliche Prozesse; will man unterscheiden, ob der Patient vielleicht nur sehr kitzelig ist, beginnt man die Palpation mit der Hand des Patienten unter der eigenen).
- **Der «Loslaß»-Schmerz:** nach der orientierenden leichten Palpation prüft man in den vier Quadranten, ob ein «Loslaß»-Schmerz auslösbar ist. Die Finger der beiden aufeinandergelegten Hände gleiten langsam und vorsichtig in die Tiefe und werden dann schnell zurückgezogen. Ein Schmerzempfinden während des Zurückschnellens bedarf der Rücksprache (u. U. Peritonitis).

## 20.1.3.5 Die ödematisierte Extremität

- **Stemmer-Zeichen:** ein für die klinische Diagnostik lymphostatischer Erkrankungen sehr wichtiges Zeichen. Ein «positiver Stemmer» bedeutet: verdickte, schwer oder gar nicht abhebbare Hautfalten (im Vergleich zur gesunden Seite oder einem «Normbefund»). Das «Stemmer-Zeichen» ist am deutlichsten über den Zehen resp. Fingern 2 und 3 ausgeprägt. *Vorsicht:* bei proximal beginnenden (descendierenden) Ödemen kann der «Stemmer» (noch) falsch negativ sein – dann hilft der Hautfaltenvergleich am Rumpf weiter.
- **Umfangmessung:** für eine Erfolgskontrolle unerläßlich. Für den «Hausgebrauch» genügt die Messung an 4–5 Punkten, die jedoch immer wieder dieselben sein müssen (z. B. von der Spitze des Mittelfingers ausgehend alle 10–15 cm).
- **Proximal betonte Lymphödeme:** können, vor allem, wenn auch andere Zeichen wie

Kollateralvenen, schnelle Entstehung oder Schmerzen vorliegen, Hinweis auf einen bösartigen Prozeß sein.
- **Narben:** ab einer gewissen Größe (ca. > 3 mm Breite) stellen sie ein Abflußhindernis dar und sollten bei der ML «umgangen werden», also nicht in Narben «hinein-» bzw. «hindurcharbeiten» (**Abb. 20/10, 20/11**).
- **Lymphatischer Reflux** (Lymphfisteln: Verbindungsgänge zwischen Lymphgefäßen und der Haut. Lymphzysten und -varizen: erweiterte Lymphgefäße): tritt am häufigsten in der weichen Haut der Leisten- und Achselregion auf (**Abb. 20/12**). Kleine mit Lymphe oder Chylus gefüllte Bläschen, die aufplatzen und sich sehr leicht infizieren können.
  *Entzündungsprophylaxe:* Sprühdesinfektion und während der Therapie stets mit einer sterilen Kompresse abdecken. Bei der ML-Behandlung das betroffene Gebiet großzügig aussparen, um keinen Dehnreiz zu erzeugen, der die Bläschen zum Platzen bringt. Intensive «zentrale» Behandlung; anfangs kein zu hoher Bandagedruck.
  Meist empfiehlt sich eine stationäre Durchführung der Phase I.
- **Hautfalten:** Bedingt durch das «feucht-warme Klima» und Macerationen können sich sehr leicht Pilzerkrankungen oder Entzündungen einstellen.
- **Paresen/Paralyse:** Bei Lymphödempatientinnen manchmal als Spätfolge einer Strahlentherapie (radiogene Plexopathie). Ausgeschlossen werden muß ein maligner Prozeß.
- **Hyperkeratosen:** lokale übermäßige Verhornung der Haut (mit Bildung von Schwielen oder warzenähnlichen Veränderungen) vor allem an den Zehen (**Abb. 20/13**). Infektion möglich, darum sorgfältige Hautpflege und Hygiene. U. U. operative Entfernung.
- **Finger, Zehen und Nägel:** unsachgemäße Maniküre ist nicht selten Auslöser einer Wundrose.

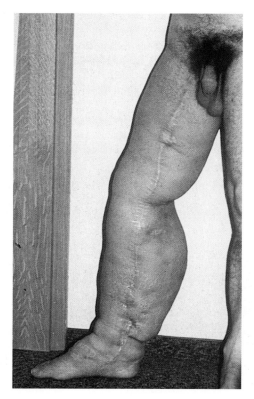

**Abb. 20/10:** Narbe nach mißglückter operativer Lymphödembehandlung.

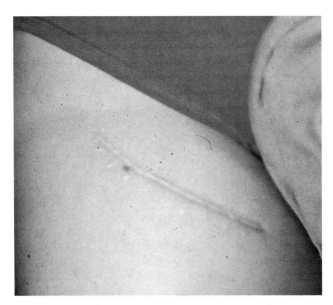

**Abb. 20/11:** Narbe am Oberschenkel.

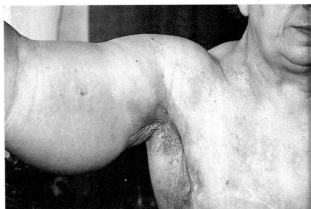

**Abb. 20/12:** Entzündete Lymphfisteln und -zysten.

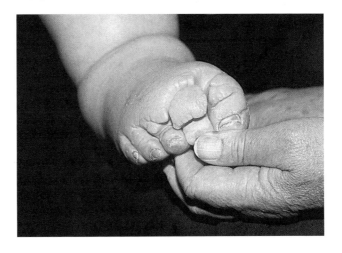

**Abb. 20/13:** Hyperkeratose.

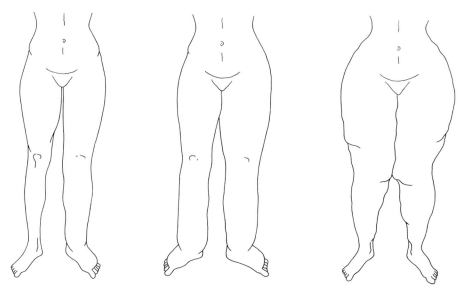

**Abb. 20/14:** Ein- und beidseitiges Lymphödem, Lipödem.

- **Gerötete Knie- bzw. Ellenbeuge:** die Bandage ist nicht richtig angelegt oder nicht ausreichend unterpolstert; der Kompressionsstrumpf ist falsch angemessen oder schlecht angezogen.
- **Symmetrie:** Lymphödeme sind in der Regel einseitig; wenn sie beidseitig auftreten, meist asymmetrisch ausgeprägt; generalisierte Ödeme und das Lipödem jedoch symmetrisch (**Abb. 20/14**).
- **Temperatur:** mit dem Handrücken im Seitenvergleich. Bei Überwärmung Verdacht auf Entzündung. Bei Unterkühlung u. U. eine arterielle Verschlußkrankheit (dann auf Zehenulcerationen, Schmerzen bei Hochlagerung, atrophische Haut, verdickte und gefurchte Nägel achten).
- **Varizen:** geschlängelte, dilatierte Venen, die sich oft verhärtet anfühlen; auf Entzündungszeichen achten!
- **Fußdeformitäten:** sind stets mitzubehandeln (z. B. Einlagen etc., s. auch Kap. 20.2.6.2).
- **Zehenbereich:** sehr häufig Dauerwohnsitz von Pilzen (s. auch **Tab. 20/1**).
- **Ulcerationen:** im Bereich der vorderen Thoraxwand und der Leistenregion seltene Folge einer Strahlentherapie (DD: Rezidiv). An Unterschenkel und Fuß als Ulcus cruris venosum, diabetisches Ulcus oder im Zusammenhang mit einer AVK.

### 20.1.3.6 Wann muß die Phase I der komplexen physikalischen Entstauungstherapie beim Lymphödem stationär in der lymphologischen Fachklinik durchgeführt werden?

1. Bei noch unklarer Diagnose.
2. Wenn der Schweregrad des Lymphödems täglich zwei- oder mehrmalige (bis viermalige) Behandlungen erforderlich macht.
3. Wenn die Entfernung zwischen der Wohnung des Patienten und der Praxis des Behandlers unzumutbar groß ist.

4. Wenn neben dem Lymphödem weitere behandlungsbedürftige Erkrankungen vorliegen, wie z. B. Herzinsuffizienz, Diabetes, neurologische Erkrankungen, PCP etc.
5. Malignes Lymphödem (die Transportkapazität des Lymphgefäßsystems wird durch einen bösartigen Prozeß eingeschränkt).
6. Angeborene Lymphödeme bei Säuglingen und Kleinkindern bis zum 4. Lebensjahr.
7. Wenn ein ambulanter Therapieversuch versagte.
8. Ab Lymphödem Schweregrad II.

Aus praktisch-therapeutischen Gründen ist es sinnvoll, das Lymphödem in vier Schweregrade einzuteilen. Nur beim Schweregrad I ist die Durchführung der Phase I der KPE unter ambulanten Bedingungen bzw. in der Praxis eines niedergelassenen Physiotherapeuten möglich. Bei den Schweregraden II, III a, III b und IV muß die Phase I der KPE unbedingt unter stationären Bedingungen in der Fachklinik erfolgen.

**Schweregrad I**
Das Lymphödem erfaßt den distalen Teil (Unterarm und Hand bzw. Unterschenkel und Fuß) einer Gliedmaße; die Umfangsdifferenz beträgt weniger als 4 cm. Sekundäre Gewebsveränderungen sind noch nicht vorhanden.

**Schweregrad II**
Das Lymphödem erfaßt eine gesamte Gliedmaße bzw. den dazugehörigen Rumpfquadranten; die Umfangsdifferenz beträgt mehr als 4 cm und weniger als 6 cm. Es sind bereits deutliche sekundäre Gewebsveränderungen (Fibrosklerose) vorhanden. Der Patient hat gelegentlich Erysipele.

**Schweregrad III a**
Betroffen ist eine Gliedmaße mit dem dazugehörigen Rumpfquadranten. Die Umfangsdifferenz ist größer als 6 cm. Es besteht eine erhebliche lymphostatische Hyperkeratose. Es bestehen Lymphzysten bzw. Lymphfisteln. Der Patient hat rezidivierende Erysipele.

**Schweregrad III b**
Entspricht dem Schweregrad III a mit dem Unterschied, daß zwei oder mehr Extremitäten befallen sind.

**Schweregrad IV**
Lymphostatische Elephantiasis. Ergüsse in Körperhöhlen. Lymphostatische Enteropathie. Genitallymphödem. Lymphödem im Kopf- und Gesichtsbereich.

## 20.2 Manuelle Lymphdrainage (ML)

### 20.2.1 Die Technik und Wirkung der ML

Die ML ist eine Sonderform der Massage. Ihre Grifftechnik zeichnet sich durch eine Großflächigkeit aus, bei der das Gewebe nie über seine Elastizität hinaus verformt wird. Alle ML-Griffe haben eine Schubphase und eine Entspannungsphase; in der zweitgenannten wird lediglich der Hautkontakt gehalten. Die Schubphase beginnt langsam anschwellend und fällt ebenfalls verzögert abschwellend in die Entspannungsphase zurück. Die Schubphase zielt immer in Richtung des lymphatischen Abflusses. Die präzise Kenntnis der Anatomie des Lymphgefäßsystems ist daher Voraussetzung für die ML. Da sich die ML an der Frequenz der

Lymphangiomotorik (ca. 10 pro Minute unter Ruhebedingungen) und einer trägen Verschieblichkeit der interstitiellen Flüssigkeit orientiert, benötigt der Behandler pro Griff mindestens 1 Sekunde.

Die ML basiert auf vier Grundgriffen:
- dem «Stehenden Kreis»
- dem «Pumpgriff»
- dem «Schöpfgriff»
- dem «Drehgriff».

Diese vier Grundgriffe werden entsprechend dem Befund variiert. Die wesentlichen Wirkungen der ML sind:

1. Verbesserte Aufnahme von Gewebsflüssigkeit in die initialen Lymphgefäße («Drainage»), das heißt also eine Steigerung der Lymphbildung.
2. Anstieg der Lymphangiomotorik (bleibt auch für einen gewissen Zeitraum nach der Anwendung erhöht).
3. Verschieben von Lymphe und Gewebsflüssigkeit.
4. Lockerung von proliferiertem Bindegewebe (lymphostatische Fibrose).

## 20.2.2 Griffbeschreibung der ML

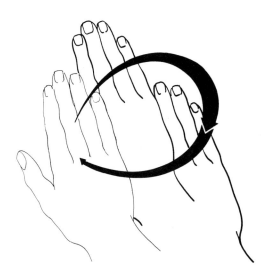

**Abb. 20/15:** Stehender Kreis.

«Stehende Kreise»
Die Finger werden flach auf die Haut gelegt und die Haut wird kreisförmig verschoben, entweder stehend auf der gleichen Stelle oder fortschreitend. Diese Griffe werden hauptsächlich bei der Behandlung des Halses, des Gesichtes und der Lymphknoten angewandt. Man variiert den stehenden Kreis am Körper und an den Extremitäten in der Weise, daß man die Kreise mit «Hand auf Hand» oder acht Fingern nebeneinander durchführt. Im zweiten Fall können die Finger zusammen in dieselbe Richtung die Haut kreisförmig verschieben oder wechselweise. Die Finger liegen flach auf, eventuell die ganze Hand (**Abb. 20/15**).

«Pumpgriff»
Bei diesem Griff zeigt die Handfläche zum Fußboden; Daumen und Finger bewegen sich zusammen in dieselbe Richtung; sie verschieben die Haut in ovalen Kreisen. Diese Bewegung des Daumens und der Finger wird gesteuert durch das sich scharnierartig bewegende Handgelenk. Die Finger sind gestreckt, die Fingerspitzen haben keine Funktion. Der Schub erfolgt über die voll aufgelegte Handfläche (Abb. 20/16).

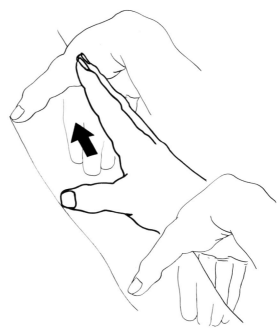

**Abb. 20/16:** Pumpgriff.

«Schöpfgriff»
Dieser Griff wird nur an Extremitäten durchgeführt. Durch das rotierende Handgelenk kommt eine korkenzieherartige Bewegung der Handgelenk-Hand-Einheit zustande. Die Finger sind gestreckt und schwingen in der Druckphase körperwärts mit Druck ein und ohne Druck aus. Die Drehachse ist das Grundgelenk des Zeigefingers (Abb. 20/17).

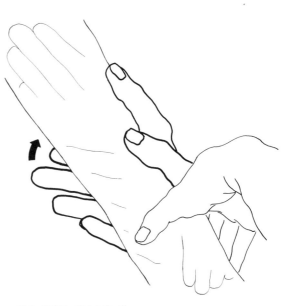

**Abb. 20/17:** Schöpfgriff.

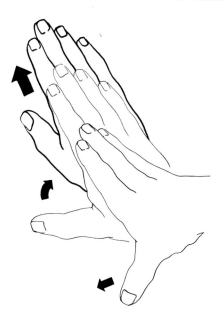

Abb. 20/18: Drehgriff.

«Drehgriff»

Dieser Griff wird an großflächigen Körpergebieten angewandt und setzt sich aus verschiedenen Bewegungsabläufen zusammen: Das Handgelenk ist aufgestellt, die Finger gestreckt, der Daumen abduziert. Daumen und Fingerspitzen berühren die Haut. Über die Kleinfingerseite wird die Hand ohne Druck abgelegt; der Daumen gleitet dabei über die Haut nach lateral. Die Fingerspitzen zeigen in Abflußrichtung. Die Haut wird kreisförmig verschoben, während gleichzeitig der Daumen an die Hand herangeführt wird. In der drucklosen Phase bleibt der Daumen liegen, das Handgelenk wird aufgestellt, die Fingerspitzen gleiten über das Gewebe, bis der Daumen wieder voll abduziert ist. Diese vier Grundgriffe der ML nach Vodder werden je nach Beschaffenheit des zu behandelnden Gewebes aufgrund der Eigenheit der zu behandelnden Krankheitsbilder individuell und regional variiert (**Abb. 20/18**).

## 20.2.3 Griffreihenfolgen

Die in den folgenden Abschnitten beschriebenen Griffreihenfolgen finden ihre Anwendung bei lokalen Störungen des Lymphabflusses (z. B. das phlebo-lympho-statische Ödem, traumatische oder postoperative Ödeme, die Sudeck Dystrophie, die lymphostatische Encephalopathie, akinetische Ödeme etc.) oder bei systemischen Erkrankungen, zu deren Erscheinungsbild auch Ödeme gehören (z. B. die Sklerodermie, Erkrankungen des rheumatischen Formenkreises, zyklisch-idiopathische Ödemsyndrome etc.).

Primäre oder sekundäre Lymphödeme müssen zwar mit entsprechend modifizierten Behandlungsaufbauten und Grifftechniken behandelt werden, für die gesunden, an das Staugebiet angrenzenden Gebiete gelten aber ebenfalls die hier beschriebenen Griffreihenfolgen.

Das cardiale Ödem sowie durch pathogene Keime verursachte akute Entzündungen stellen absolute Kontraindikationen für die Manuelle Lymphdrainage dar (auf zusätzliche lokale Kontraindikationen wird im Text gesondert hingewiesen).

Maligne Prozesse sind eine relative Kontraindikation. Beim Vorliegen eines bösartigen Prozesses erfolgt die Behandlung also nur nach spezieller ärztlicher Anordnung.

## 20.2.4 Behandlung der Lymphonodi cervicales und ihrer Tributargebiete

### 20.2.4.1 Behandlung von Hals und Nacken (Abb. 20/19)

Kontraindiziert ist die Halsbehandlung bei:

- Hyperthyreose (Schilddrüsenüberfunktion)
- Sinus caroticus Syndrom (Überempfindlichkeit des Karotissinus)
- Herzrhythmusstörungen
- Patienten über 60 Jahren.

Der Musculus sternocleidomastoideus begrenzt das Behandlungsgebiet nach ventral; die vordere Halsregion (Regio colli anterior) wird also nicht behandelt.

a) Effleurage – flächige Streichung vom Sternum zum Acromion.
b) «Durchbewegen» des Schultergürtels (dadurch erzielt man an den großen Lymphstämmen einen Dehnreiz sowie, über einen Lüftungsmechanismus der mit der Fascia clavicopectoralis verwachsenen Vena subclavia, einen sogenannten «Wasserstrahlpumpeneffekt»).
c) Behandlung der Halslymphknotenkette:
   - «Stehende Kreise» in der Schlüsselbeingrube (Lymphonodi [Lnn.] cervicales inferiores oder auch Lnn. supraclaviculares).
   - «Stehende Kreise» seitlich am Hals (Lnn. cervicales superiores).
d) «Stehende Kreise» entlang der Linea nuchae (Lnn. occipitales), dabei Schub nach ventral zu den oberen Halslymphknoten, dann abdrainieren über die Halslymphknotenkette.
e) «Stehende Kreise» vor und hinter dem Ohr (Lnn. prä- und retroauriculares; «Parotis-Gabelgriff» nach Vodder), abdrainieren über die Halslymphknotenkette.
f) Erneutes «Durchbewegen» des Schultergürtels, dann «Stehende Kreise» auf dem absteigenden Anteil des Musculus trapezius (Regio colli posterior und Regio suprascapularis; «Nackendreieck»), dabei Schub nach ventral und medial in die Schlüsselbeingrube.
g) «Stehende Kreise» vom Acromion zur Schlüsselbeingrube mit Schub nach medial.
h) Nacharbeiten nach Befund.
i) Abschlußeffleurage.

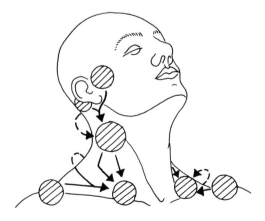

**Abb. 20/19:** Hals- und Nackenbehandlung. ⦸ zu behandelnde Lymphknotengruppen.

### 20.2.4.2 Behandlung von Nacken und Hinterhaupt (Abb. 20/20)

Vorbehandlung: Hals.

**Seitlich stehend**
a) Effleurage: Streichung vom Hinterhaupt zum Acromion.
b) Nacharbeiten der Halslymphknotenkette.

**Am Kopfende sitzend oder stehend**
c) «Stehende Kreise» auf dem Hinterhaupt mit flächig aufgelegten Händen; an der Linea nuchae beginnend bis zur Scheitelzone, Schub in Richtung Lnn. occipitales bzw. retroauriculares.
d) «Stehende Kreise» hinter dem Ohr (Lnn. retroauriculares), dann abdrainieren über die Halslymphknotenkette zur Schlüsselbeingrube.

**Seitlich stehend**
e) «Stehende Kreise» auf dem absteigenden Anteil des Musculus trapezius («Nackendreieck») mit Schub nach ventral und medial in die Schlüsselbeingrube.
f) Nacharbeiten der Halslymphknotenkette.
g) «Stehende Kreise» mit den Fingerbeeren neben der Reihe der Dornfortsätze («Paravertebralbehandlung» nach Vodder), federnder Druck in die Tiefe.
h) Nacharbeiten nach Befund.
i) Abschlußeffleurage.


### 20.2.4.3 Behandlung des Gesichtes (Abb. 20/21)

Vorbehandlung: Hals.

**Am Kopfende sitzend oder stehend**
a) Effleurage: Parallele Streichungen über Unterkiefer, Oberkiefer, Wange und Stirn.
b) Behandlung der Lnn. submandibulares und submentales mit Schub in Richtung Kieferwinkel (Angulus mandibulae) und obere Halslymphknoten, dann abdrainieren über die Halslymphknotenkette.
c) «Stehende Kreise» im Bereich des Unterkiefers (Kinnregion und Wange), abdrainieren wie in Punkt b) beschrieben.
d) «Stehende Kreise» im Bereich des Oberkiefers, unter der Nase beginnend, über die Wange zu den Lnn. cervicales superiores und dann wieder abdrainieren über die Halslymphknotenkette.
e) Behandlung der Nase mit «Stehenden Kreisen».
f) Die «Lange Reise» (nach Vodder):
   – «Stehende Kreise» auf der gesamten Wange und der Kinnregion mit Schub zu den Lnn. submandibulares bzw. submentales,
   – Behandlung der Lnn. submentales und submandibulares (s. Punkt b),
   – Abdrainieren zur Schlüsselbeingrube.
g) Behandlung der Tränensäcke, abdrainieren wie unter Punkt f).
h) Behandlung von Oberlid und Augenbrauen, Schub zu den Lnn. präauriculares.
i) «Stehende Kreise» mit den flach aufgelegten Händen von der Stirnmitte bis zum Schläfenbein (Lnn. präauriculares), von dort zum Kieferwinkel (Lnn. cervicales superiores), dann abdrainieren zur Schlüsselbeingrube.
k) Behandlung der Halslymphknotenkette.

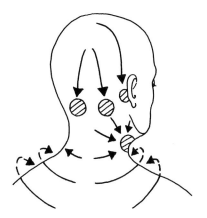
**Abb. 20/20:** Nacken- und Hinterhauptbehandlung.

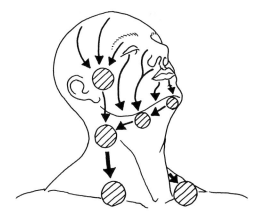
**Abb. 20/21:** Gesichtsbehandlung.

l) Nacharbeiten nach Befund und eventuell entsprechende Atemtherapie.
m) Abschlußeffleurage.

### 20.2.4.4 Mundinnendrainage

Die Mundinnendrainage ist Bestandteil der Behandlung von

– primären Kopflymphödemen,
– sekundären Kopflymphödemen (z. B. nach Malignombehandlung) und
– der lymphostatischen Encephalopathie bei Kindern.

Bei der Inspektion muß man besonders auf Kontraindikationen, wie entzündliche Prozesse im Gesichtsbereich (Furunkel etc.) oder im Mundinneren achten.

Es wird mit Latexhandschuhen oder Fingerlingen gearbeitet, die man vor der Behandlung unter fließendem Wasser reinigt, um den unangenehmen Gummigeschmack zu vermeiden. Man gibt den Patienten immer wieder Gelegenheit zum Schlucken und feuchtet den arbeitenden Finger ab und zu in einem bereitgestellten Glas Wasser (oder z. B. Apfelsaft bei Kindern) an.

a) Behandlung von Wangenschleimhaut, Ober- und Unterlippe mit «Stehenden Kreisen».
b) Behandlung des harten und des Übergangs zum weichen Gaumen.
c) «Stehende Kreise» im Bereich der Gaumenmandeln.
d) Behandlung des Mundbodens mit Gegenhalt von außen (submandibulär).

## 20.2.5 Behandlung der Lymphonodi axillares und ihrer Tributargebiete

### 20.2.5.1 Behandlung des oberen Rumpfterritoriums von ventral – «Brustbehandlung» (Abb. 20/22)

Vorbehandlung: «Kontaktaufnahme» am Hals, z. B. Griffe b, c und g.

a) Effleurage: Streichung vom Sternum zur Axilla.
b) Behandlung der axillären Lymphknoten mit «Stehenden Kreisen».
c) «Stehende Kreise» mit beiden Händen an der Flanke, unterhalb der Axilla beginnend (Lnn. pectorales) bis zur transversalen Wasserscheide, dabei Schub in Richtung Achselhöhle.
d) «Stehende Kreise» zwischen Schlüsselbein und Brustdrüse (Regio infraclavicularis), vom Brustbein zu den axillären Lymphknoten.
e) Behandlung der Brustdrüse (Glandula mammaria) und ihrer Abflußwege:
   – Kombination aus «Pumpgriff» (nach Vodder) mit der fußwärtigen Hand und «Drehgriff» mit der kopfwärtigen Hand, dabei Schub in Richtung Achselhöhle.
f) Unterhalb der Brustdrüse «Drehgriffe» (nach Vodder) über den Rippenbogen zur Flanke und von dort mit «Stehenden Kreisen» in Richtung Achselhöhle («7er Griff» nach Vodder).
g) Wiederholung von Punkt c (Gebiet der axillo-axillären Anastomosen).
h) Behandlung der Zwischenrippenräume und Behandlung der Lnn. parasternales mit «Stehenden Kreisen» mit den Fingerbeeren zwischen den Ansätzen der Rippen am Brustbein mit Druck in die Tiefe.
i) Nacharbeiten nach Befund.
j) Abschlußeffleurage.

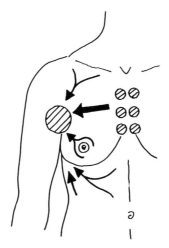

**Abb. 20/22:** Brustbehandlung. ⊚ zu behandelnde Lymphknotengruppen.

## 20.2.5.2 Behandlung des oberen Rumpfterritoriums von dorsal – «Rückenbehandlung» (Abb. 20/23)

Vorbehandlung: Lnn. axillares; «Kontaktaufnahme» am Hals, z.B. Griffe b, c und f.

a) Effleurage: Streichung von den Dornfortsätzen zur Axilla.
b) «Stehende Kreise» mit beiden Händen an der Flanke, unterhalb der Axilla beginnend bis zur transversalen Wasserscheide mit Schub in Richtung Achselhöhle.
c) «Drehgriffe» wechselweise von den Dornfortsätzen der Brustwirbelsäule bis zur Flanke.
d) Unterhalb der Scapula «Drehgriffe» wechselweise zur Flanke, von dort mit «Stehenden Kreisen» zur Axilla («7er Griff»).
e) In Höhe der Scapula «Stehende Kreise» mit flächig aufgelegten Händen, von den Dornfortsätzen zu den Lnn. axillares (Gebiet der axillo-axillären Anastomosen).
f) «Paravertebralbehandlung».
g) Behandlung der Zwischenrippenräume.
h) Nacharbeiten nach Befund.
i) Abschlußeffleurage.

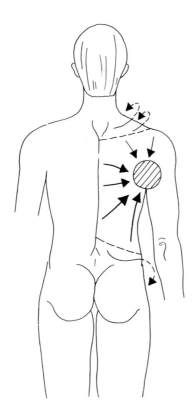

**Abb. 20/23:** Rückenbehandlung.

### 20.2.5.3 Behandlung des Armes (Abb. 20/24, 20/25)

Vorbehandlung: «Kontaktaufnahme» am Hals, z.B. Griffe b, c und g.

a) Effleurage in Abflußrichtung.
b) Behandlung der axillären Lymphknoten mit «Stehenden Kreisen».
c) «Stehende Kreise» mit beiden Händen an der Innenseite des Oberarmes (auf dem Sulcus bicipitalis medialis – mittleres Oberarmterritorium) mit Schub in Richtung Achselhöhle.
d) «Schöpfgriffe» (nach Vodder), auch wechselweise, am Oberarm.
e) «Stehende Kreise» wechselweise auf dem Musculus deltoideus (dorsomediales und dorsolaterales Oberarmterritorium), dabei Schub in Richtung Achselhöhle.
f) «Pumpgriffe» mit der kopfwärtigen Hand an der Vorder-Außenseite des Oberarmes (laterales Oberarmbündel entlang der V. cephalica).
g) «Pumpgriffe» und «Stehende Kreise» an der Vorder-Außenseite des Oberarmes («Pumpen-Weiterschieben» nach Vodder).
h) Behandlung der Ellenbogenregion:
   – «Stehende Kreise» mit den Daumen jeweils um den inneren und den äußeren Epicondylus,
   – «Stehende Kreise» in der Ellenbeuge (Lnn. cubitales) – auch mit passiven Bewegungen kombiniert.
i) «Schöpfgriffe» und «Stehende Kreise» am Unterarm (Flexoren- und Extensorenseite).
j) Behandlung der Hand von dorsal:
   – «Stehende Kreise» über dem Handgelenk,
   – «Stehende Kreise» über dem Handrücken,
   – Behandlung der Finger und des Daumens mit «Stehenden Kreisen» (mit den Daumen ausgeführt).

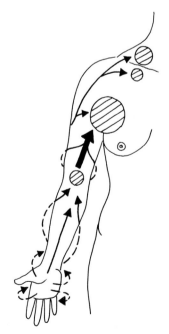

**Abb. 20/24:** Armbehandlung (von ventral).

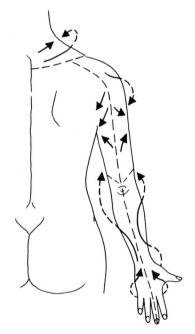

**Abb. 20/25:** Armbehandlung (von dorsal).

k) Behandlung der Hand von palmar:
  – Dabei beachten, daß die Handinnenseite, mit Ausnahme des mittleren Strahles (mittleres Unterarmterritorium), zum Handrücken entleert.
l) Nacharbeiten nach Befund.
m) Abschlußeffleurage.

## 20.2.6 Behandlung der großen Lymphstämme im Körperinnern

Die bei der Atmung entstehenden Druckveränderungen in Bauch- und Brustraum spielen eine wichtige Rolle beim Abtransport der Lymphe aus den unteren Extremitäten, den Organen des Bauchraumes und des Beckens (s. auch Kap. 20.6.3).
 Bei der Bauch- und der Bauchtiefdrainage intensiviert man dies durch

– manuellen Druck auf die Bauchdecke,
– gezielte Atemtherapie und
– der Kombination aus Atemtherapie und Druck von außen.

Man steigert so das Lymphzeitvolumen des Ductus thoracicus, der großen Lymphstämme im Körperinneren und erreicht sogar eine gewisse «Sogwirkung» auf die unteren Extremitäten.

Sofern keine Kontraindikationen (siehe unten) vorliegen, ist die Bauch/Bauchtiefdrainage Bestandteil der Behandlung von

– phlebo-lympho-statischen Ödemen,
– primären und sekundären Bein- und/oder Genitallymphödemen,
– sekundären Armlymphödemen – vor allem nach beidseitiger Mastektomie,
– zyklisch idiopathischen Ödemsyndromen,
– Lipödemen und der
– lymphostatischen Enteropathie.

**Kontraindikationen:** Es ist verboten, eine Bauch/Bauchtiefdrainage bei schwangeren Frauen und während der Periode, ferner bei Zustand nach Darmverschluß (Ileus), Diverticulose des Dünn- oder Dickdarmes, Morbus Crohn (Ileitis terminalis bzw. regionalis) sowie Colitis ulcerosa vorzunehmen.
 Verboten ist sie auch bei Strahlenzystitis und Strahlencolitis – generell arbeitet man nach Bestrahlungen im Bereich des Unterleibes oder des Bauchraumes häufig nur mit Atemtherapie (s. Kap. 20.4). Freilich gilt für den Bauchraum auch, was immer eine Kontraindikation zur Folge hat, nämlich örtliche bösartige Prozesse und Entzündungen. Eine Rücksprache mit dem Arzt ist erforderlich beim Zustand nach tiefer Beckenvenenthrombose oder unklaren Schmerzsymptomen (Testgriffe, s. Kap. 20.1.3.4).

*Grundsätzlich gilt:* Die Bauch/Bauchtiefdrainage darf keine Schmerzen bereiten. In der Dosierung richtet man sich stets nach dem Empfinden des Patienten. Um die Bauchdecke zu entspannen, werden

– das Kopfteil hochgestellt,
– die Beine hochgelagert oder aufgestellt,
– die Arme neben dem Körper abgelegt.

Als besonders empfindliche Regionen spart man die Magenregion (Plexus solaris, Regio epigastrica) und die Blasenregion (Regio pubica) aus. Außerdem arbeitet man stets im Verlauf des Dickdarms, um Irritationen zu vermeiden.

### 20.2.6.1 Bauchbehandlung

a) Effleurage:
   – Mit der Einatmung eine Streichung vom Schambein zum Brustbein – bei der Ausatmung über den Rippenbogen und den Beckenkamm zurück zum Schambein,
   – mit flacher Hand Streichungen über dem Plexus solaris,
   – kreisförmige Streichung im Dickdarmverlauf.
b) «Abgewandelte Colonbehandlung»:
   – Die fußwärtige Hand liegt auf dem absteigenden Dickdarmabschnitt, die kopfwärtige untersützt eine Supinationsbewegung mit Schub zur Cisterna chyli,
   – wie zuvor, nun aber auf dem aufsteigenden Teil des Dickdarmes arbeiten,
   – «Stehende Kreise» mit beschwerter Hand über dem querverlaufenden Dickdarm mit Schub zur Cisterna chyli.
c) «7er-Griff» – Schub immer zur Cisterna chyli:
   – Mit beschwerter Hand fortschreitende «Kreise» über den absteigenden Dickdarm,
   – wechselweise mit den Daumen (oder der Kleinfingerkante) dem aufsteigenden Dickdarm folgen,
   – von dort mit wechselweisen «Drehgriffen» oder «Stehenden Kreisen» in Richtung des querverlaufenden Dickdarms.
d) Behandlung der Beckenlymphknoten (Lnn. iliacales):
   Mit aufgestellten Fingern «gleitet» man während der Ausatmung «auf» der Beckenschaufel vorsichtig in die Tiefe (eine gedachte Linie zwischen den vorderen oberen Darmbeinstacheln begrenzt das Behandlungsgebiet nach caudal), verweilt dort und gibt mit «Stehenden Kreisen» Druck in die Tiefe (zu den Lnn. iliacales).
e) Abschlußeffleurage wie unter Punkt a) beschrieben.

### 20.2.6.2 Bauchtiefdrainage

Die Griffe der Bauchtiefdrainage werden an neun verschiedenen Punkten auf der Bauchdecke ausgeführt (s. **Abb. 20/26**).

– *Einatmung:* Zunächst leichter Widerstand – dann nachgeben und die Atembewegung zulassen.
– *Ausatmung:* Mit einer einschleichenden, «spiralförmigen» Bewegung Druck in die Tiefe (Cisterna chyli) geben.

a) Einfache Bauchtiefdrainage: Auf jedem Ansatz verweilt man einmal.
b) Intensive Bauchtiefdrainage: Man verweilt zweimal auf jedem Ansatz.

### 20.2.6.3 Ersatzgriffe

a) «Quadratus-lumborum-Griff» (von ventral und dorsal möglich).
b) Kontaktatmung:
   – Beide Hände auf den Bauch legen und den Patienten «bewußt in den Bauch atmen lassen»,
   – wie eben, aber in der Einatmungsphase leichten Widerstand setzen (jedoch kein Druck in die Tiefe),
   – die Atmung mit sogenannten «Packegriffen» in den Bauchraum lenken.

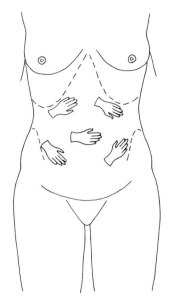

Abb. 20/26: Bauchtiefbehandlung.

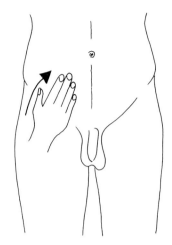

Abb. 20/27: Behandlung der Lnn. lacunares.

## 20.2.7 Behandlung der Lymphonodi inguinales und ihrer Tributargebiete

Die am häufigsten gebrauchte Lageeinteilung für die oberflächigen Leistenlymphknoten ist eine 2-Gruppeneinteilung (sogenanntes «Leistenlymphknoten-T») mit

a) einer oberen, parallel zum Leistenband verlaufenden Gruppe und
b) einer unteren, etwa parallel zum Adduktorenspalt verlaufenden Gruppe (Trigonum femorale mediale),

die dann gemeinsam über die Lnn. lacunares zu den Lnn. iliaci entleeren.

Eine genaue Zuordnung der Einzugsgebiete ist nicht immer exakt möglich, da die Kollektoren eines Sammelgebietes oft zu mehreren Knotengruppen führen und die Lymphknoten auch untereinander durch Lymphgefäße netzförmig verbunden sind.

Aus diesem Grund werden immer alle Gruppen mitbehandelt, man setzt aber entsprechend dem Befund Behandlungsschwerpunkte.

### 20.2.7.1 Behandlung der Lymphonodi inguinales

Vorbehandlung bei entsprechendem Befund:
- Bauch/Bauchtiefdrainage.
- Lnn. lacunares: «Stehende Kreise» auf dem Leistenband, mit Schub in Richtung des Verlaufs der großen Beckengefäße (**Abb. 20/27**).

Lnn. inguinales: 3 Ansätze mit Schub in Richtung Lacuna vasorum; der Puls der Oberschenkelarterie (Arteria femoralis) dient dabei als Orientierungshilfe:

a) «Stehende Kreise» mit flächig aufgelegten Händen von lateral (die Fingerbeeren liegen in Höhe des Leistenbandes).
b) Von medial (Oberschenkel leicht in Außenrotation – weit in den Schritt hineinlangen).
c) Von ventral (beide Hände liegen flächig auf dem Trigonum femorale mediale, als auch schon auf dem ventromedialen Bündel).

### 20.2.7.2 Behandlung des unteren Rumpfterritoriums von ventral (Bauchdecke) (Abb. 20/29)

Vorbehandlung: Beide Gruppen der Leistenlymphknoten, Schwerpunkt aber auf der oberen Gruppe; Lnn. lacunares und Bauch-/Bauchtiefdrainage bei entsprechendem Befund.

a) «Stehende Kreise» mit flächig aufgelegten Händen auf der Bauchdecke. Mehrere Ansätze, entsprechend dem radiären Verlauf der Lymphgefäße mit Schub in Richtung Lacuna vasorum.

### 20.2.7.3 Behandlung der Lendenregion (unteres Rumpfterritorium von dorsal sowie die Gesäßanteile der dorsomedialen und dorsolateralen Oberschenkelterritorien) (Abb. 20/28)

Vorbehandlung: Bauch-/Bauchtiefdrainage, Lnn. inguinales u. lacunares.

a) Effleurage: Streichung vom Kreuzbein zur Flanke.
b) «Stehende Kreise» an der Flanke, dabei Schub zu den Leistenlymphknoten.
c) «Drehgriffe» wechselweise von den Dornfortsätzen der Lendenwirbelsäule (unteres Rumpfterritorium) zur Flanke, von dort «Stehende Kreise» entlang des Beckenkammes mit Schub zu den Leistenlymphknoten («7er Griff»).
d) «Stehende Kreise» in 3 Bahnen mit jeweils mehreren Ansätzen im Bereich des äußeren Oberschenkelterritoriums (Gesäßanteil lateral der sogenannten «Hosenbodenwasserscheide» nach Vodder) mit Schub zu den Leistenlymphknoten.
e) Behandlung des medialen Oberschenkelterritoriums (Gesäßanteil medial der sog. «Hosenbodenwasserscheide»), dabei Schub in den «Schritt» zum medialen Anteil der Leistenlymphknoten.
f) «Paravertebralbehandlung».
g) Nacharbeiten nach Befund.

### 20.2.7.4 Behandlung des Beines (Abb. 20/28, 20/29)

Vorbehandlung: Bauch-/Bauchtiefdrainage und Lnn. lacunares bei entsprechendem Befund.

a) Effleurage in Abflußrichtung.
b) Behandlung der Leistenlymphknoten mit 3 Ansätzen.
c) Oberschenkelbehandlung:
   – «Stehende Kreise», auch wechselweise, an der Innenseite des Oberschenkels (ventromediales Bündel).
   – «Pumpgriffe» wechselweise auf dem Oberschenkel.
   – «Pumpgriffe» und «Stehende Kreise» («Pumpen-weiterschieben») ventral und lateral am Oberschenkel mit Schub zu den Leistenlymphknoten.
d) Kniebehandlung:
   – «Pumpgriffe» über die Patella.
   – «Stehende Kreise» medial am Knie.

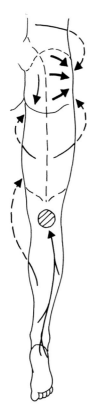

**Abb. 20/28:** Bein- (von dorsal) und Lendenbehandlung. ⦸ zu behandelnde Lymphknotengruppen.

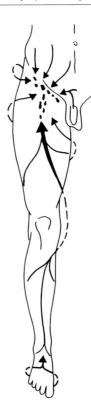

**Abb. 20/29:** Beinbehandlung (von ventral) und Bauchdecke.

- Behandlung der Kniekehlenlymphknoten (Lnn. poplitei) mit «Stehenden Kreisen» (u. U. gleichzeitig «Daumenkreise» um die Patella).
- «Stehende Kreise» unterhalb des Pes anserinus an der Einengung und Bündelung des ventromedialen Bündels («physiologischer Flaschenhals» nach Brunner).

e) Unterschenkelbehandlung (zum Teil mit aufgestelltem Bein):
- Kombination aus «Pumpgriffen» (auf dem Schienbein; ventromediales Bündel) und «Schöpfgriffen» (auf dem Wadenbein; dorsolaterales Bündel).
- «Schöpfgriffe» wechselweise auf der Wade.

f) Sprunggelenksbehandlung (bei ausgestrecktem Bein):
- «Stehende Kreise» unterhalb der Malleolen und entlang der Achillessehne (Malleolengruben).
- «Stehende Kreise» dorsal auf dem Sprunggelenk («malleolärer Flaschenhals» nach Kubik), auch mit passiven Bewegungen.

g) Fußbehandlung:
- «Stehende Kreise» auf dem Fußrücken.
- «Ödemgriff» am Vorfuß («Lymphsee» nach Vodder).
- Behandlung der Zehen.

h) Nacharbeiten nach Befund.

i) Abschlußeffleurage.

## 20.2.8 Spezialgriffe der ML

### 20.2.8.1 «Ödemgriffe»

Bei diesen Griffen beträgt *die Schubzeit mehrere Sekunden* und ist die Schubstärke erhöht. Zielsetzung ist, noch deutlicher als bei den anderen ML-Griffen, das Verschieben freier Ödemflüssigkeit in vorbehandelte Gebiete.

Zwei Grifftechniken finden zumeist Anwendung:

a) Beidhändige Pumpgriffe (sog. «weicher Ödemgriff»);
b) beide Hände umfassen «ringförmig» die Extremität und verschieben, ohne über die Haut zu rutschen, die Ödemflüssigkeit. Diese Grifftechnik wird nur am Unterarm bzw. -schenkel ausgeführt.

**Kontraindikationen:** Varizen, radiogene Fibrosen, Lipödem (wenn schmerzhaft).

### 20.2.8.2 Behandlung lymphostatischer Fibrosen

Ist die lymphödematöse Extremität weitgehendst entödematisiert, werden zur Fibroselockerung spezielle Griffe angewendet:

a) Die «Knetung» aus der klassischen Massage;
b) der sog. «Hautfaltengriff», bei dem der Behandler zwischen Daumen und Zeigefinger eine Hautfalte im fibrotisch veränderten Gebiet abhebt und mit dem Daumen der anderen Hand diese «massiert».

Diese Griffe sind zwar etwas kräftiger, dürfen aber niemals Schmerzen bereiten.

Im Anschluß daran wird aus dem so behandelten Gebiet nochmals in die vorbehandelten Gebiete «weggearbeitet».

Um den gewebelockernden Effekt noch zu optimieren, werden in die Kompressionsbandage zusätzlich speziell angefertigte Schaumstoffteile eingelegt (z.B. Komprexteile, «Schneiderpacks» etc.). – Vereinzelt wird auch über gute Ergebnisse nach zusätzlicher Ultraschallbehandlung berichtet.

### 20.2.8.3 Die Behandlung der prälymphatischen Kanäle der großen Blutgefäße

Die «steil aufgesetzten» Fingerbeeren werden im Trigonum femorale mediale parallel zu den großen Beingefäßen aufgesetzt. Mit kleinen «stehenden Kreisen» versucht man, lymphpflichtige Lasten über die stark erweiterten Bindegewebskanälchen der ödematösen Gefäßwand zu den nichtödematösen Beckengefäßen zu schieben.

### 20.2.8.4 Die Behandlung der Lymphgefäße des Nervus ischiadicus («Ischiasanastomose»)

Das entwicklungs- und stammesgeschichtliche älteste Gefäß am Bein ist die A. ischiadica, welche gemeinsam mit dem N. ischiadicus das Becken durch das Foramen infrapiriforme verläßt. Begleitende Lymphgefäße haben deshalb als regionäre Lymphknoten die Lnn. iliacales, umgehen also die Leistenlymphknoten.

**Behandlung:** Patient in Bauchlage. Man arbeitet in der Mitte des Oberschenkels, also etwa «zwischen» den Muskelbäuchen der ischio-cruralen Muskulatur. Mit beiden Daumen oder den Fingerbeeren beider Hände gibt man Druck in die Tiefe und nach proximal, beginnt knapp unter dem Sitzbeinhöcker und endet etwa eine Handbreit vor der Kniekehle.

## 20.3 Therapieaufbauten für primäre und sekundäre Extremitätenlymphödeme und weitere ausgewählte Krankheitsbilder

Voraussetzung für alle Behandlungen ist eine Therapieanweisung des Arztes.

Vor Therapiebeginn muß eine ausführliche Anamnese, Inspektion und Palpation durchgeführt werden, um wichtige Hinweise über den Krankheitsverlauf und eventuelle Kontraindikationen zu erhalten.

Die Therapieaufbauten für Arm- und Beinlymphödem werden in eine zentrale Vorbehandlung und eine Extremitätenbehandlung unterteilt.

Die zentrale Vorbehandlung muß so oft durchgeführt werden, bis der mitbetroffene Rumpfquadrant der erkrankten Seite ödemfrei ist. Das ist die Grundvoraussetzung, um zurückgestaute Lymphe aus der Extremität nach zentral zu verschieben. Der Grad der Entödematisierung kann durch einen Hautfaltentest am Rumpfquadranten im Vergleich mit der nicht betroffenen kontralateralen Seite ermittelt werden.

Der Therapieaufbau beginnt im allgemeinen mit 2–3 Griffen aus der Halsbehandlung zur Kontaktaufnahme, um eine gute Ausgangsposition bzw. eine Entspannung des Patienten zu erreichen. Dabei sind die speziellen Kontraindikationen für die Halsbehandlung zu beachten.

In die Lymphödembehandlung können bei entsprechendem Befund «Ödemgriffe» oder, nach erfolgreicher Entstauung, Lockerungsgriffe für die lymphostatische Fibrose integriert werden.

### 20.3.1 Behandlungsaufbau bei einem einseitigen sekundären Armlymphödem nach Entfernung der Lymphonodi axillares (ohne Strahlentherapie) (Abb. 20/30)

a) Zentrale Vorbehandlung:

*Patient in Rückenlage*
- Kontaktaufnahme am Hals und Durchbewegen des Schultergürtels.
- Entleerung der Lymphonodi axillares auf der gesunden gegenüberliegenden Seite.
- Behandlung der gesunden Brust.
  - Über dem Brustbein, im Bereich der axillo-axillären Anastomosen, Verbindungen schaffen über die median-sagitale Wasserscheide – Schub vom betroffenen in den nicht betroffenen Quadranten.
- Entstauung des ödematösen Rumpfquadranten in Richtung gesunde Axilla. (Bei stärkeren Lymphödemen u. U. kurze Bauch- und Bauchtiefbehandlung – nicht immer nötig.)
- Entleerung der Leistenlymphknoten auf der betroffenen Seite.
  - An der Flanke, im Bereich der axillo-inguinalen Anastomosen, Verbindungen schaffen über die transversale Wasserscheide – Schub vom betroffenen (oberen) in den gleichseitigen nicht betroffenen (unteren) Rumpfquadranten.
- Entstauung des oberen Rumpfquadranten zu den gleichseitigen Leistenlymphknoten.
- Behandlung der Lymphonodi parasternales und der Intercostalräume auf der betroffenen Seite.
- Nacharbeiten.

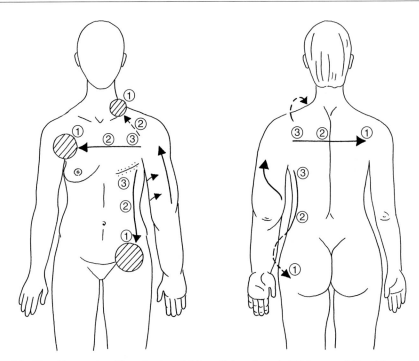

**Abb. 20/30:** Einseitiges sekundäres Armlymphödem: Behandlung in Rücken- und Bauchlage. ⌀ die angrenzenden, zu behandelnden Lymphknotengruppen. ①–③ die Reihenfolge der einzelnen Behandlungsschritte.

*Patient in Bauch- oder Seitlage*
- Behandlung des gesunden Rückens (alle Griffe mit Ausnahme der Intercostalbehandlung).
  - Zwischen den Schulterblättern, im Bereich der axillo-axillären Anastomosen, Verbindungen schaffen über die median-sagitale Wasserscheide – Schub vom betroffenen in den nicht betroffenen Rumpfquadranten, dann Nacharbeiten der axillo-inguinalen Anastomosen an der Flanke.
- Behandlung der Intercostalräume und paravertebral auf der betroffenen Seite.
- Behandlung des sog. «Nackendreiecks» auf der betroffenen Seite.

*Patient in Rückenlage*
- Nacharbeiten der Anastomosen über dem Brustbein und an der Flanke.

b) **Armbehandlung:**

*Patient in Rücken- oder Seitlage*
- Proximal beginnend den Oberarm lateral freiarbeiten.
  - Wegarbeiten über die vorbehandelten Anastomosen.
- Die Innenseite des Oberarms über M. biceps bzw. M. triceps in Richtung Tuberositas deltoidea und Außenseite Oberarm drainieren.
  - Wegarbeiten über die vorbehandelten Anastomosen.
- In der Ellenbeuge zur Außenseite des Oberarms arbeiten.
- Ellenbogen, Unterarm, Hand und Finger «normal»; über die Außenseite des Oberarms

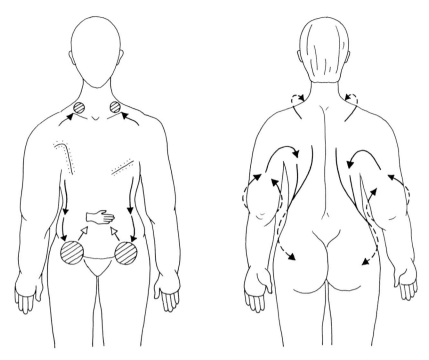

**Abb. 20/31:** Beidseitiges sekundäres Armlymphödem: Behandlung in Rücken- und Bauchlage. ⊘ die angrenzenden, zu behandelnden Lymphknotengruppen.

nach proximal arbeiten und dann
  • Wegarbeiten über die vorbehandelten Anastomosen.
– Nacharbeiten des Armes und der Anastomosenwege.

## 20.3.2 Behandlungsaufbau bei einem beidseitigen sekundären Armlymphödem nach beidseitiger Entfernung der axillären Lymphknoten (Abb. 20/31)

a) Zentrale Vorbehandlung:

*Patient in Rückenlage*
– «Kontaktaufnahme».
– Bauch- und Bauchtiefbehandlung (entsprechende Atemtherapie beim Vorliegen von Kontraindikationen).
– Vorbehandlung der Leistenlymphknoten auf beiden Seiten.
  • Beidseits an der Flanke, im Bereich der axillo-inguinalen Anastomosen, Verbindungen schaffen; von den gestauten oberen Rumpfquadranten hin zu den vorbehandelten Leistenlymphknoten.
– Entstauung des «Brustquadranten» in Richtung Leistenlymphknoten.
– Behandlung der Intercostalräume und der parasternalen Lymphknoten beidseits.

*Patient in Bauch- oder Seitlage*
- Nacharbeiten der axillo-inguinalen Anastomosen auf beiden Seiten – wieder mit Schub in Richtung Leistenlymphknoten.
– Entstauung des «Rückenquadranten» in Richtung Leistenlymphknoten.
– «Paravertebralgriffe» im Bereich der Brustwirbelsäule.
– Behandlung der Intercostalräume.
– Behandlung des sog. «Nackendreiecks».

*Patient in Rückenlage*
- Nacharbeiten der axillo-inguinalen Anastomosen.

b) **Behandlung der radiogenen Fibrose** (s. Kap. 20.4).

c) **Armbehandlung:**

Siehe Therapieaufbau des einseitigen sekundären Armlymphödems. – Am günstigsten in Bauch- oder Seitlage. Den Arm über die «Stationen» Schulterblatt und Flanke zur Leiste abdrainieren.

d) **Nacharbeiten:**

*Patient wieder in Rückenlage*
- Nacharbeiten der axillo-inguinalen Anastomosen.

*Anmerkung:* Die Durchführung der «Phase I» in einer Praxis ist oft mit Schwierigkeiten verbunden, da das Tragen von zwei Armbandagen im Alltag nahezu unmöglich ist. Meist empfiehlt sich ein stationärer Aufenthalt in einer Fachklinik für Lymphologie. Ansonsten geht man in zwei «Etappen» vor: man behandelt wie oben beschrieben, legt aber nur an einem Arm eine Bandage an. Ist der Arm ausreichend entstaut, wird ein Kompressionsstrumpf angemessen. Nach Erhalt des Strumpfes wird dann auch der zweite Arm bandagiert.

## 20.3.3 Behandlungsaufbau bei einem einseitigen sekundären Beinlymphödem nach einseitiger Entfernung der iliacalen und/oder inguinalen Lymphknoten (Abb. 20/32)

a) Zentrale Vorbehandlung:

*Patient in Rückenlage*
– «Kontaktaufnahme».
– Bauch- und Bauchtiefbehandlung (entsprechende Atemtherapie beim Vorliegen von Kontraindikationen).
– Vorbehandlung der axillären Lymphknoten auf der betroffenen Seite.
- An der Flanke Verbindungen im Bereich der axillo-inguinalen Anastomosen schaffen (Schub in Richtung Achselhöhle).
– Entstauung des unteren Rumpfquadranten in Richtung Achselhöhle.
– Vorbehandlung der gegenüberliegenden gesunden Leistenlymphknoten.
- Mit flach aufgelegten Händen Übergänge schaffen im Bereich der ventralen interinguinalen Anastomosen (über dem Schambein).
– Entstauung des unteren Rumpfquadranten.

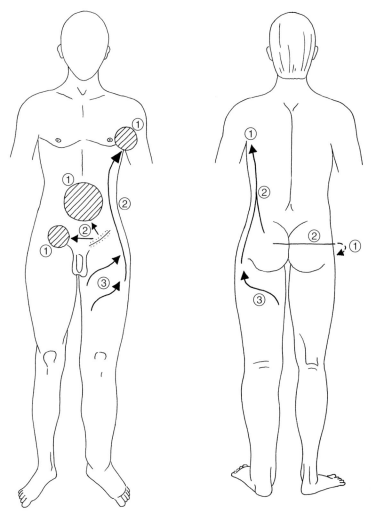

**Abb. 20/32:** Einseitiges sekundäres Beinlymphödem: Behandlung in Rücken- und Bauchlage. ◐ die angrenzenden, zu behandelnden Lymphknotengruppen. ①–③ die Reihenfolge der einzelnen Behandlungsschritte.

*Patient in Bauchlage*
- • Die Verbindungen an der Flanke auf der betroffenen Seite in Richtung Achselhöhle nacharbeiten.
- – Entstauung der Glutealregion in Richtung Axilla.
- – Vorbehandlung der gesunden, gegenüberliegenden Lende.
  - • Verbindungen im Bereich der dorsalen interinguinalen Anastomosen schaffen.
- – Entstauung des unteren Rumpfquadranten nun auch zur kontralateralen Seite.
- – «Paravertebralgriff» im Bereich der Lendenwirbelsäule.
- – U. U. den «Quadratus-lumborum-Griff» (wenn z. B. die Bauchbehandlung kontraindiziert ist).

*Patient in Rückenlage*
- Nacharbeiten an den Flanken und über dem Schambein.

**b) Beinbehandlung:**

*Patient in Rückenlage*
– Proximal beginnend den Oberschenkel lateral freiarbeiten.
  - Über die vorbehandelten Anastomosenwege wegarbeiten (dabei stets auf Narbenverläufe etc. achten).
– Am Oberschenkel von medial nach lateral drainieren.
  - Wieder wegarbeiten.
  Auf diese Weise wird der Oberschenkel langsam fortschreitend von proximal nach distal behandelt.
– Knie, Unterschenkel und Fuß können nach Griffreihenfolge behandelt werden.
– Nacharbeiten des Beins und der zentralen Abflußwege über die Anastomosen.

*Patient in Bauchlage*
– Anastomosen nacharbeiten.
– Laterale Seite des Oberschenkels mit «Pumpen-Weiterschieben» und «Drehgriffen» über die Wasserscheide in ödemfreie, vorbehandelte Gebiete arbeiten.
– Oberschenkel dorsal von medial nach lateral zur vorbehandelten Außenseite arbeiten.
  Auf diese Weise die Rückseite des Oberschenkels langsam fortschreitend von proximal nach distal behandeln.
– Kniekehle (*Lnn. poplitei*) mit «stehenden Kreisen» in Verbindung mit Bewegung behandeln.
– Unterschenkel mit «Pumpgriffen» und «Pumpen-Weiterschieben» behandeln.
– Parallel die Achillessehne (retromalleolar) mit Daumenkreisen in Verbindung mit Bewegung behandeln.
– Nacharbeiten des Beines und der zentralen Abflußwege über die Anastomosen.
– In die Behandlung können Griffe an den Ischiasanastomosen und an der *Vasa Vasorum* im Adduktorenkanal integriert werden.
– Außerdem können je nach Ödembeschaffenheit Ödemgriffe oder/und nach erfolgreicher Entstauung Lockerungsgriffe für die lymphostatische Fibrose mit eingebaut werden.

## 20.3.4 Behandlungsaufbau bei einem beidseitigen sekundären Beinlymphödem nach Entfernung der iliacalen und/oder inguinalen Lymphknoten (Abb. 20/33)

**a) Zentrale Vorbehandlung:**

*Patient in Rückenlage*
– «Kontaktaufnahme».
– Bauch- und Bauchtiefbehandlung (entsprechende Atemtherapie beim Vorliegen von Kontraindikationen).
– Vorbehandlung der axillären Lymphknoten auf beiden Seiten.
  - An der Flanke Verbindungen im Bereich der axillo-inguinalen Anastomosen schaffen (Schub in Richtung Achselhöhle).
– Entstauung des unteren Rumpfquadranten in Richtung Achselhöhle.

Therapieaufbauten für primäre und sekundäre Extremitätenlymphödeme 491

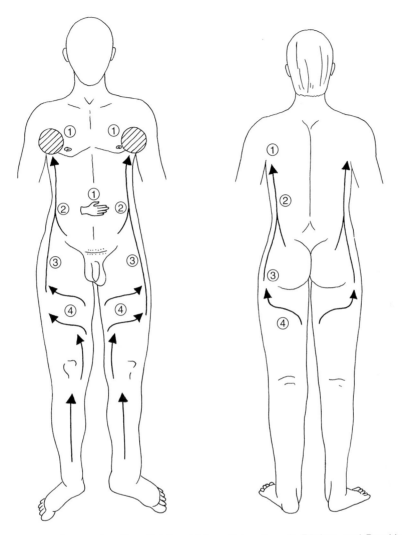

**Abb. 20/33:** Beidseitiges sekundäres Beinlymphödem: Behandlung in Rücken- und Bauchlage. ⦿ die angrenzenden, zu behandelnden Lymphknotengruppen. ①–④ die Reihenfolge der einzelnen Behandlungsschritte.

*Patient in Bauch- oder Seitlage*
- Die Verbindungen an der Flanke auf beiden Seiten in Richtung Achselhöhle nacharbeiten.
– Entstauung der Glutealregion in Richtung Axilla.
– «Paravertebralgriff» im Bereich der Lendenwirbelsäule.
– U. U. den «Quadratus-lumborum-Griff» (wenn z. B. die Bauchbehandlung kontraindiziert ist).

*Patient in Rückenlage*
- Nacharbeiten an den Flanken (wieder Schub in Richtung Achselhöhle).
– Behandlung der radiogenen Fibrose (falls vorhanden).
– Genitalbehandlung falls erforderlich.

**b) Beinbehandlung:**

Siehe Therapie des einseitigen sekundären Beinlymphödems.

## 20.3.5 Therapieaufbau für primäre Lymphödeme

Der Therapieaufbau für ein primäres Lymphödem ist stark davon abhängig, welche Körperbereiche mitbetroffen sind. Aus diesem Grund muß vor Therapiebeginn mit Hilfe des Hautfaltentests (s. Kap. 20.1.3.5) festgestellt werden, ob die ganze Extremität, die Rumpfquadranten oder ausschließlich distale Bereiche betroffen sind. Der Behandlungsaufbau wird sich an diesem Befund orientieren.

### 20.3.5.1 Primäres Lymphödem (nur distaler Bereich ist betroffen)

*Patient in Rückenlage*
– Vorbehandlung der regionären Lymphknoten (bei Beinlymphödemen vorher Bauch- und Bauchtiefbehandlung und Atemgymnastik).
– Normale Extremitätenbehandlung.

Im ödematisierten Gebiet selbst wird einschleichend von proximal nach distal gearbeitet.

### 20.3.5.2 Primäres Lymphödem bei Mitbeteiligung des Oberschenkels/Oberarms/Rumpfquadranten

Die Behandlung solch ausgedehnter primärer Lymphödeme ist bis auf einen Punkt identisch mit dem Aufbau für sekundäre Extremitätenlymphödeme. Im Rahmen der zentralen Vorbehandlung werden die jeweiligen regionären Lymphknoten des betroffenen Gebietes mit vorbehandelt. Die Hauptabflußrichtungen sollten jedoch die regionären Lymphknoten der angrenzenden gesunden Quadranten sein.

Da primäre Lymphödeme sehr häufig schon in der Kindheit bestehen, finden sich hier in der Regel sehr starke lymphostatische Fibrosen. Spezielle Gewebelockerungsgriffe werden daher ein wichtiger Bestandteil der Therapie sein. Bei Kindern sollten möglichst die Eltern an der Therapie beteiligt werden und das Bandagieren erlernen.

**Zu beachten:**

Bei Patienten mit einseitigen primären Lymphödemen weist das gesunde, ödemfreie Bein manchmal eine Lymphangiopathie mit noch suffizientem Lymphgefäßsystem auf. Die interinguinalen Anastomosen sind deswegen nur bedingt als Abflußwege zu betrachten. Bemerkt man Veränderungen an den «gesunden» Leistenlymphknoten (Verhärtungen, Stauungssymptome etc.) oder im Genitalbereich, empfiehlt sich eine Rücksprache mit dem behandelnden Arzt.

## 20.3.6 Therapieaufbau beim Lipödem

*Patient in Rückenlage*
– Bauch- und Bauchtiefbehandlung.
– Behandlung der Lnn. inguinales.
– Behandlung der vorderen unteren Rumpfquadranten in Richtung Lnn. inguinales.
– Beide Beine nach Griffreihenfolge.

*Patient in Bauchlage*
– Beidseitige Lendenbehandlung und Beinbehandlung von dorsal mit Druckrichtung zu den Lnn. inguinales.

In einigen Fällen betrifft das Lipödem zusätzlich noch die Arme der Patienten. In diesem Fall ist zusätzlich die Armbehandlung nach der Griffreihenfolge einzusetzen. Ein Problem ergibt sich bei diesem ausgedehnten Krankheitsbild bei der Kompressionstherapie, da alle vier Extremitäten bestrumpft werden müssen. Hier ist unbedingt eine Rücksprache mit dem Arzt erforderlich, um die Kreislaufstabilität der Patienten abzuklären.

## 20.3.7 Therapieaufbau beim Lipo-Lymphödem

Im fortgeschrittenen Stadium des Lipödems kommt es oft zusätzlich zu einer Insuffizienz des Lymphgefäßsystems. Der Behandlungsaufbau verändert sich in diesem Stadium:

Um die Lnn. inguinales zu entlasten, werden jetzt zusätzlich die axillo-axillären Anastomosen an den Flanken mit ausgearbeitet (s. Kap. 20.3.4).

Zu Beginn der Behandlung dieser Krankheitsbilder ist in der Regel eine Druckschmerzhaftigkeit vorhanden. In diesen Fällen wird die Kompressionsbandage zu Beginn mit geringerem Druck angelegt. Die Schmerzhaftigkeit läßt erfahrungsgemäß allmählich nach, so daß der Druck dann auch gesteigert werden kann. Auch dürfen wegen der Schmerzhaftigkeit, verbunden mit Hämatomneigung, keine intensiven Griffe (Ödemgriffe, Fibroselockerungsgriffe, «tiefe Griffe») durchgeführt werden.

## 20.3.8 Physikalische Therapie bei der chronischen venöslymphatischen Insuffizienz (CVI)

### 20.3.8.1 Spezielle Punkte der Befunderhebung

a) Phlebo-lymphodynamisches Ödem
– Orthostatisches Ödem, vor allem in der zweiten Tageshälfte;
– das Ödem reagiert noch sehr gut auf Lagerung (verschwindet beispielsweise über Nacht).

*Therapie:*
– Kompressionsstrümpfe oder Kompressionsbandagen (Strümpfe morgens im ödemfreien Zustand anmessen lassen);
– Bewegung in der Kompression;
– Hydrotherapie: 2–3mal täglich kühle Beingüsse (ca. 5 Minuten);
– Matratze oder Bett um ca. 5–10° anstellen;
– ML ist *nicht* indiziert.

b) **Phlebo-lymphostatisches Ödem**
- Eiweißreiches Ödem, welches auf Lagerung nicht mehr ausreichend reagiert;
- «Stemmer-Zeichen» positiv;
- Pigmentierung am Unterschenkel (braune Hautverfärbung);
- zunehmende Gewebeverhärtung (Lipodermatosklerose);
- u. U. bereits ein Ulcus cruris venosum.

- Gibt es Hinweise auf entzündliche Prozesse?
- Siehe **Tabelle 20/1**.
- **Hinweise auf eine tiefe Beinvenenthrombose (Phlebothrombose)?**
- Schnell aufgetretene, verstärkte Schwellung («Glanzhaut»);
- zyanotische Verfärbung;
- einseitige, oft «muskelkaterartige» Schmerzen, die sich beim Herabhängen des Beines verstärken;
- ausgeprägtes «Schwere»- und Spannungsgefühl im Bein.

Nicht selten jedoch verläuft eine tiefe Beinvenenthrombose ohne allzu deutliche Symptome! Deshalb bereits bei Verdacht auf eine Beinvenenthrombose sofort einen Arzt verständigen.

*Physikalische Therapie ist kontraindiziert.*

- Wichtige Aspekte beim Vorliegen eines Ulcus cruris:
- Hinweise auf Infektionen beachten – bei sehr lange bestehenden Ulcerationen oder bereits mehrmals aufgetretenen Erysipelen kann eine Wundrose u. U. auch ohne starke Allgemeinsymptome (z. B. Fieber, Schüttelfrost etc.) ablaufen;
- stärkere Schmerzen im Bereich des Ulcus sind verdächtig und müssen mit dem Arzt abgeklärt werden;
- treten bei Hochlagerung oder Kompression der Beine vermehrt Schmerzen auf, muß ebenfalls Rücksprache gehalten werden (u. U. arterielle Beteiligung).

### 20.3.8.2 Therapie des phlebo-lymphostatischen Ödems

Phase I:

Beim Vorliegen sehr starker Ödeme und/oder größerer Ulcerationen empfiehlt sich die Überweisung in ein Krankenhaus.

a) **Manuelle Lymphdrainage**

Je nach Schweregrad zwischen 45 und 60 Minuten täglich, stationär auch zweimal täglich.

*Behandlungsaufbau:*
- Zentrale Vorbehandlung:
  - kurze Kontaktaufnahme,
  - Bauch- und Bauchtiefdrainage (beim Vorliegen einer abgelaufenen tiefen Beckenvenenthrombose oder bei anderen Kontraindikationen nur entsprechende Atemtherapie).
- Beinbehandlung:
  - Vorbehandlung der gleichseitigen Leistenlymphknoten,
  - Oberschenkel (speziell Oberschenkelinnenseite – ventro-mediales Lymphgefäßbündel),

- Knieregion (speziell Kniekehlenlymphknoten und medialer «Flaschenhals» [nach Brunner]),
- Unterschenkel: «einschleichend» von proximal nach distal arbeiten (wegen der Varizen keine sogenannten «Ödemgriffe» anwenden),
- Malleolarregion und Fußrücken (passive und aktive Sprunggelenksbewegungen integrieren).
- Nacharbeiten am Bein und zentral.

### b) Hautpflege

Viele Patienten sind durch häufigen Medikamentenwechsel sehr stark sensibilisiert und neigen zu allergischen Ekzemen. Entsprechende Pflegemittel und/oder Medikamente werden deshalb nur vom Arzt verordnet.

### c) Kompressionstherapie

Umfang der Kompressionsbandage richtet sich nach dem Ausmaß der Varicosis (resp. der Ödematisierung; nicht selten genügt Kompression bis zum Knie). Die Kompressionsbandage am Unterschenkel wird Tag und Nacht getragen, der Oberschenkel kann vor der Nachtruhe abgewickelt werden.

### d) Bewegungstherapie/Krankengymnastik

- **Entstauuende Maßnahmen:** Einfache Entstauungsübungen für zu Hause. Günstig sind Bewegungsabläufe, bei denen das obere Sprunggelenk und das Kniegelenk mitbeteiligt sind (z. B. das sogenannte «Radfahren» im Liegen, s. Kap. 20.6.7).
- **Manuelle Therapie («Gelenkmobilisation»):** Bewegungseinschränkungen im oberen Sprunggelenk (und auch im Kniegelenk) verstärken die Insuffizienz der Beinvenenpumpe (s. Kap. 8.4: Das arthrogene Stauungssyndrom) und müssen deshalb immer mitbehandelt werden.
- **Sonstige Maßnahmen:** Auch Fußdeformitäten müssen beachtet und entsprechend behandelt werden (Gangschule, Einlagen etc.).

### e) Behandlung eines Ulcus cruris venosum

Unabdingbare Voraussetzung für das dauerhafte Abheilen eines Ulcus cruris venosum ist die Beseitigung des eiweißreichen Ödems.

Die Wundbehandlung erfolgt nur nach spezieller ärztlicher Anordnung.

**Benötigte Materialien:**
- Sterile Kompressen,
- sterile Watteträger,
- Mullbinden,
- Handschuhe,
- u. U. sterile Instrumente (Schere, Pinzette etc.),
- Desinfektionsmittel,
- Mittel zur Wundreinigung und Wundbehandlung nach spezieller ärztlicher Verordnung.

*Allgemein gilt:*
- Im Wundbereich nur mit Handschuhen arbeiten;
- das Ulcus bleibt während der ML-Behandlung steril abgedeckt.

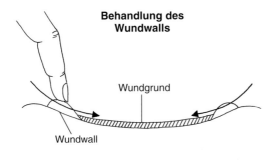
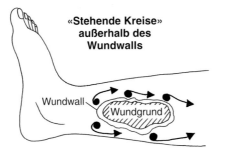

Abb. 20/34: «Wundbehandlung».

**Wundreinigung und Wundbehandlung:**
- Lösen sich Wundauflagen nur schlecht von der Wunde, so weicht man die aufgelegten Kompressen einige Minuten mit physiologischer Kochsalzlösung ein (oder vorher ein medizinisches Bad);
- vorsichtiges Entfernen von Wundbelägen (z.B. mit sterilen Watteträgern oder Kompressen und physiologischer Kochsalzlösung);
- Abtragen von abgestorbenen Hautresten etc. insbesondere im Bereich des Wundwalles;
- vorsichtige «Stehende Kreise» mit den Fingerbeeren auf dem ödematösen Ulcusrand – dabei Schub in die Wunde (dabei entstehendes Exsudat mit einer sterilen Kompresse abtupfen);
- Ulcus steril abdecken;
- ML-Behandlung (s. oben) – am Ulcus vorbei arbeiten;
- u.U. erneute Behandlung des Wundwalles und Wundreinigung;
- Wundversorgung (entsprechend der ärztlichen Verordnung);
- Hautpflege, Kompressionsbandage und entstauende Bewegungstherapie;
- u.U. auch $CO_2$-Bäder (Details s. Kap. 20.3.1.4).

**Phase II:**

Wichtigste Maßnahme bleibt die Kompression, nun aber mit Kompressionsstrümpfen. Sollten Kniestrümpfe nicht ausreichend sein, empfiehlt sich die Verordnung einer Kompressionsstrumpfhose, da es bei sogenannten Leistenstrümpfen nicht selten Probleme mit der Fixation gibt.

Nachts muß nun keine Kompression mehr getragen werden; nur bei einer Verschlechterung des Zustandes müssen Selbstbandagen angelegt werden.

Manuelle Lymphdrainage nur noch 1–3mal wöchentlich; auch weiterhin auf sorgfältige Hautpflege achten.

Wichtig ist auch genaue «Aufklärung» über vorbeugendes Verhalten (Schuhwerk, Adipositas, langes Sitzen etc.).

## 20.3.9 Behandlungsaufbau bei einem sekundären Kopflymphödem nach Entfernung der Halslymphknoten (zervikale Blockdissektion; neck-dissection) und Bestrahlung (Abb. 20/35)

a) Zentrale Vorbehandlung:

*Patient in Rückenlage*
– Vorbehandlung der axillären Lymphknoten.
– «Brustbehandlung» (die cranialen Anteile, die mit dem Staugebiet Kontakt haben).
  • Verbindungen vom Halsbereich über die Clavicula zur vorbehandelten Brust schaffen.
– Behandlung der radiogenen Fibrose (Eigenbehandlung lehren).

*Patient in Seitenlage oder sitzend*
– Rückenbehandlung (wieder nur die cranialen Anteile, die mit dem Staugebiet Kontakt haben).
  • Verbindungen schaffen, vom Nacken (M. trapezius descendens) über die Schulterblattgräte mit Schub zu den axillären Lymphknoten.

b) Behandlung von Hinterhaupt und Gesicht:

*Patient noch in Seitenlage oder sitzend*
  • Hinterhaupt und Nacken in Richtung axilläre Lymphknoten drainieren.
– Stirn und Wangen, soweit in dieser Lage erreichbar, ober- und unterhalb der Ohren in Richtung Nacken drainieren und von dort wieder zu den axillären Lymphknoten arbeiten.

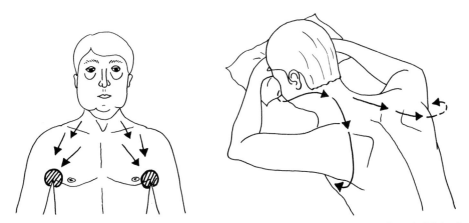

**Abb. 20/35:** Behandlung eines sekundären Kopflymphödems nach Malignombehandlung in Rückenlage und im Sitzen.

*Patient in Rücken- oder Seitlage*
– Die Teile des Gesichts, die man vorher nicht erreicht hatte, in Richtung Nacken drainieren.

c) **Nacharbeiten** (und u. U. nochmalige Behandlung der radiogenen Fibrose)

d) **Mundinnendrainage** (s. Kap. 20.2.4.4)

e) **Atem- und Bewegungstherapie** (s. auch Kap. 20.6)

f) **Kompressionstherapie:**
Die Kompressionsversorgung des Kopflymphödempatienten stellt den Therapeuten vor eine schwierige Aufgabe. Auch wenn es prinzipiell möglich wäre, spezielle Bandagen anzulegen, ist es in der freien Praxis so gut wie unmöglich, den Patienten von deren Wichtigkeit zu überzeugen und auch fast unzumutbar.

Möglich wäre aber die Versorgung mit einer maßgefertigten Kompressionsgesichtsmaske, wie sie auch bei Verbrennungspatienten üblich ist, die der Patient dann zu Hause tragen kann.

## 20.3.10 Lymphostatische Enzephalopathie (sekundäre Form bei Kindern)

Diese Lymphödemform entsteht bei Kindern aufgrund chronischer entzündlicher Vorgänge im Hals-Nasen-Ohrenbereich (s. Kap. 12). Eine erfolgreiche Behandlung ist nur möglich, wenn

– die entzündlichen Prozesse von ärztlicher Seite vorher behandelt werden;
– die Eltern bereit sind, in regelmäßigen Abständen der Behandlung beizuwohnen und einfache Grundlagen der ML-Behandlung und Atemtherapie zu erlernen.

*Behandlungsaufbau:*
– Intensive Atemtherapie
– Manuelle Lymphdrainage
    – Halsbehandlung
    – Gesichtsbehandlung
    – Mundinnendrainage.

## 20.3.11 Zyklisch-idiopathische Ödemsyndrome

Siehe Kapitel 7.1.6.

## 20.3.12 Rheumatischer Formenkreis

Siehe Kapitel 14.

## 20.3.13 Physikalische Therapie bei der Sudeck Dystrophie (Reflexdystrophie)

### 20.3.13.1 Einteilung, Symptome und spezielle Punkte der Befunderhebung
(Details s. Kap. 16)

**Stadium I – akute Phase** (akute Entzündungszeichen)
– Überwärmte und ödematöse Haut,
– vermehrte Schweißabsonderung (Hyperhidrosis),
– schmerzhafte und geschwollene Gelenke, Schonhaltung und Bewegungsschmerz.

**Stadium II – chronische Phase** (chronische Entzündungszeichen)
– Oft kühle Haut, blaß bis zyanotisch verfärbt (Glanzhaut),
– beginnende schmerzhafte Versteifung der Gelenke,
– deutliche Muskelatrophien, Osteoporose.

**Stadium III – Endstadium**
– blasse, zyanotische und schlecht durchblutete Haut, Ödemrückbildung,
– versteifte, schmerzhafte Gelenke,
– stark atrophierte Muskulatur, sog. «Glasknochenstruktur».

Die einzelnen Stadien sind nicht exakt abgrenzbar.

Die Ätiologie der Sudeck-Dystrophie ist noch unbekannt. Am häufigsten tritt dieses Syndrom nach Traumen (z. B. Frakturen, Weichteil- oder Nervenverletzungen), aber auch nach chronischen Entzündungen (z. B. chronische Arthritiden) oder zentralen Störungen (z. B. Schlaganfall) auf. Prädilektionsorte sind Hand und Fuß.

### 20.3.13.2 Therapie

Die Behandlung erfolgt polypragmatisch, wobei die physikalischen Maßnahmen eine wichtige Ergänzung der medikamentösen Therapie darstellen. Die Behandlung der Sudeck-Dystrophie ist eine Langzeittherapie und erfordert sehr viel Geduld und Zeitaufwand.

Physikalische Therapie orientiert sich vor allem an folgenden Symptomen:
– Vasomotorische Störungen,
– örtliche Stoffwechselstörungen,
– Schmerzen,
– Gelenkveränderungen,
– Ödematisierung,
– Entzündungszeichen,
– Muskelatrophie.

Allgemein gilt:
– Immer auf entspannte und abflußbegünstigende Lagerung der Extremität achten,
– keine Überanstrengung oder Schmerzen erzeugen,
– alle Anwendungen werden «mild» dosiert.

a) **Manuelle Lymphdrainage** wird in Phase I und Phase II eingesetzt
   – *Ziel:* Die Beseitigung bzw. Verringerung des eiweißreichen Ödems führt zu einer Besserung der Stoffwechselsituation, der Beweglichkeit sowie zu einer gewissen Schmerzlinde-

rung (sicherlich auch mitbedingt durch die günstige Beeinflussung der meist stark gestörten vegetativen Reaktionslage).
- *Ausführung:* Wenn möglich, täglich 30–45 Minuten. Die Behandlung erfolgt zu den regionären Lymphknoten hin. Beispiel:

Sudeck an der Hand:
- Kurze Vorbehandlung am Hals
- axilläre Lymphknoten,
- Innenseite Oberarm (mittleres Oberarmterritorium),
- Ellenbogenregion, Unterarm,
- Hand: vorsichtig einschleichend, nie Schmerzen erzeugen,
- Nacharbeiten.

b) **Hautpflege**
(Siehe unter *Kältetherapie* – ansonsten keine besonderen Hinweise).

c) **Kompressionstherapie**
Kompression ist fast immer kontraindiziert. In seltenen Fällen kann man nach spezieller ärztlicher Verordnung probeweise eine sehr leichte Bandage für 1–2 Stunden anlegen (auf gute Polsterung achten, nur weiche Binden verwenden), sofern die Patienten dabei keinerlei Schmerzen oder unangenehme Empfindungen verspüren.

d) **Thermotherapie**
- **Kälteanwendungen** (vor allem im Stadium I, aber auch während akut entzündlicher Phasen im Stadium II)
    - *Ziel:* Dämpfung des Entzündungsstoffwechsels. Verminderung der durch die Entzündung bedingten Mehrdurchblutung. Schmerzlinderung.
    - *Ausführung:* Kühle Umschläge mit wassergetränkten Tüchern über mehrere Stunden täglich aufgelegt haben sich hier sehr bewährt (wegen der damit verbundenen Austrocknung der Haut auf gute Hautpflege achten). Abraten muß man nach unseren Erfahrungen von Eisanwendungen.
- **Wärmeanwendungen** (vor allem im Stadium III, bei entsprechendem Befund u. U. auch im Stadium II)
    - *Ziel:* Durchblutungssteigerung.
    - *Ausführung:* Nur milde Wärmeanwendungen sind erlaubt und werden als angenehm empfunden. Bewährt haben sich auch Knetübungen mit erwärmtem Sand.
    Bei durch Schonhaltung bedingten Beschwerden, z.B. Halswirbelsäulen- und/oder Schulterbeschwerden bei einem Sudeck an der Hand, empfehlen sich Fango- oder Moorpackungen in den entsprechenden Regionen.

e) **$CO_2$-Bäder** (in allen Phasen anwendbar)
- *Ziel:* Steigerung der Durchblutung (ohne thermischen Reiz), der Vasomotion und eine Verbesserung der Fließeigenschaften des Blutes. Verbesserung der örtlichen Stoffwechsellage.
- *Ausführung:* Als Teilbad (z.B. Armbad): 29–33 °C für etwa 15 Minuten. Diese relativ niedrigen Temperaturen werden von Sudeck-Patienten, vor allem in den entzündlichen Phasen, als sehr angenehm empfunden.
Zwischen einem $CO_2$-Bad und einer ML-Behandlung sollte eine Pause von etwa 30 Minuten liegen.

f) **Krankengymnastik/Bewegungstherapie**
- *Ziel:* Erhaltung, Verbesserung oder Wiederherstellung der Beweglichkeit.
- *Ausführung:* Allgemein gilt für alle Stadien, daß außer der betroffenen Region auch für die angrenzenden Gelenke und Wirbelsäulenabschnitte ein Befund erhoben werden muß. Auf Grund von Schonhaltungen finden sich beispielsweise bei einem Sudeck an der Hand fast immer krankhafte Befunde im HWS- und Schulterbereich, die selbstverständlich entsprechend mitbehandelt werden müssen.

**Stadium I**
- Nur vorsichtige aktive Bewegungen, nie an die Schmerzgrenze.

**Stadium II**
- Zusätzlich vorsichtige Manuelle Thrapie: z.B. leichte Traktionen an Fingergelenken, Fingergrundgelenken und Mobilisation der Handwurzelknochen (nur Stufe I der Traktion).

**Stadium III**
- Mobilisation der betroffenen Gelenke (u.U. auch angrenzender Gelenke),
- Kräftigungsübungen und Ergotherapie.

## 20.3.14 Physikalische Therapie bei der progressiven systemischen Sklerodermie

Die progressive systemische Sklerodermie gehört zur Gruppe der Kollagenosen. Das Leitsymptom ist eine erhöhte Synthese von Bindegewebsbestandteilen, was zu einer progressiven Verhärtung von Haut- und Unterhautfettgewebe sowie, bei manchen Verlaufsformen der Sklerodermie, zur Einschränkung der Funktion innerer Organe führt. Andere typische Symptome sind eine gestörte Durchblutung, entzündliche und immunologische Phänomene. Da es bislang noch keine gesicherte medikamentöse Therapie der Sklerodermie gibt, kommt der nebenwirkungsfreien physikalischen Therapie als Unterstützung der ärztlichen Behandlung ein großer Stellenwert zu. Rheumakliniken setzen heute bereits routinemäßig die manuelle Lymphdrainage (ML) und andere physikalische Maßnahmen ein.

Die typischen Veränderungen von Haut und Bindegewebe lassen sich in drei Stadien einteilen:

| Stadium I | Stadium II | Stadium III |
|---|---|---|
| Stadium oedematosum | zunehmende Fibrosierung | zunehmende Sklerosierung |

Auf Grund zahlreicher positiver Erfahrungsberichte kann man sagen, daß über einen längeren Zeitraum konsequent durchgeführte physikalische Therapie zu einer deutlichen Verbesserung der Hautkonsistenz und damit auch der Beweglichkeit führen kann, freilich zu keiner Heilung. Subjektiver Hinweis auf eine Besserung ist eine Abnahme diffuser Schmerzgefühle oder von Spannungssymptomen. Auch ein beschleunigtes Abheilen der sogenannten «Rattenbißulcerationen», sowie eine Abnahme der Raynaud-artigen Anfälle konnte beobachtet werden.

Weitere Möglichkeiten, Behandlungserfolge zu objektivieren sind:
- Regelmäßige Messung der möglichen Mundöffnung.
- Umfangmessung im frühen, ödematösen Stadium.
- Messung der Gelenksbeweglichkeit vor allem der Finger (u.U. auch photographisch dokumentieren).

- Patienten können wieder schwitzen (aufgrund der «Einmauerung» der Hautanhangsgebilde war dies vorher nicht möglich).

Bei einer Behandlungsfrequenz unter dreimal pro Woche zeigt sich kein wesentlicher therapeutischer Effekt.

Bei der **Befunderhebung** (s. auch **Abb. 20/36**) müssen folgende Punkte speziell beachtet werden:
- Seit wann ist die Erkrankung diagnostiziert?
- Welches Stadium der Erkrankung liegt vor?
- Medikamentöse Therapie?
- Sind auch innere Organe betroffen?
- Ulcerationen an den Fingern («Rattenbißulcerationen»)?
- Raynaud-Symptomatik?
- Sekundäre Gelenkveränderungen?

a) **Manuelle Lymphdrainage:**
- *Ziel:* Reduktion ödematöser Schwellungen und Abtransport von Proteinen. Die beobachtete Verlangsamung bzw. Einschränkung der Gewebsproliferation könnte auch als ein Hinweis auf einen beschleunigten Abtransport von Gewebstrümmern und Entzündungsmediatoren aus dem Interstitium gedeutet werden.

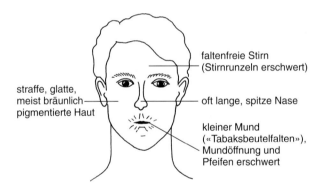

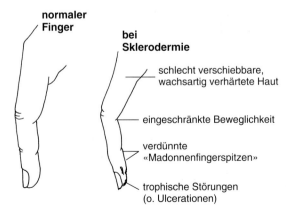

Abb. 20/36: Typische Befunde bei der Sklerodermie.

- *Ausführung:* Behandlungsgebiete nach Befund, sehr gründliche zentrale Vorbehandlung, «normale» Griffreihenfolgen. Die ML ist von besonderer Bedeutung im frühen ödematösen Stadium. Später integriert man zusätzlich (sehr vorsichtig ausgeführte) gewebemobilisierende Griffe zur Lockerung des zunehmend verhärtenden Bindegewebes. Auf angenehme Raumtemperatur achten oder Decken bereit halten, da die Patienten sehr kältesensibel sind. Bei Speiseröhrenbeteiligung klagen die Patienten meist über Refluxsymptome; eine ML-Behandlung sollte deswegen nicht direkt nach den Mahlzeiten erfolgen. Die Kompression, normalerweise unverzichtbarer Bestandteil einer ML-Behandlung, ist bei Sklerodermiepatienten wegen der Durchblutungsstörungen fast immer kontraindiziert.

b) $CO_2$-Bäder:
- *Ziel:* Steigerung der Durchblutung (ohne thermischen Reiz), der Vasomotion und eine Verbesserung der Fließeigenschaften des Blutes. Förderung der Wundheilung.
- *Ausführung:* Als Teilbad (33 °C, 15–20 Minuten), Halb- oder Vollbad (35 °C, ca. 15 Minuten). Diese Temperaturen werden aufgrund von Schwellenveränderungen der Wärme- und Kälterezeptoren als «warm» empfunden. Bei Wundbehandlungen: Auf Hygiene achten (chemische Desinfektion und «Scheuerdesinfektion»; immer dieselbe Wanne für einen Patienten verwenden) sowie keine Bäder mit Schaumentwicklern oder Duftstoffen verwenden. Zwischen $CO_2$-Bad und ML-Behandlung sollten ca. 20 Minuten Nachruhe liegen.
$CO_2$-Bäder können von den Patienten auch selbst zu Hause angewendet werden.

c) Bewegungstherapie/-Krankengymnastik:
- *Ziel:* Verbesserung, Wiederherstellung oder Erhaltung der Beweglichkeit.
- *Ausführung:* Muskeldehntechniken (auch als «Hausaufgaben»), Übungen zur Kräftigung der Muskulatur, zum Training der Feinmotorik und der Mimik. Die Übungen sollten nicht zu sehr forciert werden, da Schmerzen oder Überlastung zu einer Verschlechterung führen können. Bewegungstherapie im Wasser ist möglich, aber nur bei Temperaturen über 30 °C und unter 36 °C. Zu achten ist auf eine gelegentlich zu beobachtende Chlorallergie.

  In Spätstadien der Erkrankung arbeitet man auch mit «Manueller Therapie» (Gelenksmobilisation), da dann auch sekundäre Gelenksveränderungen auftreten.

d) Atemtherapie:
- *Ziel:* Bessere Ausnützung und Erhaltung der Lungenkapazität bei Patienten mit fibrotischen Veränderungen der Lunge. Steigerung des Lymphzeitvolumens der tiefen Stämme.
- *Ausführung:* Schulung der Selbstwahrnehmung der Atmung und Anleitung zu einer «normalen» costoabdominalen Atmung. Kann auch sehr gut mit mimischen Übungen kombiniert werden.

e) Thermotherapie:
- *Ziel:* Entspannung und Lockerung (und nicht wie sonst die Hyperämisierung).
- *Ausführung:* Heißanwendungen über 36 °C sind meist **kontraindiziert**. Auf Grund der gestörten Durchblutung wäre der Wärmeabtransport zu gering und es käme zu einer schmerzhaften Hyperthermie. Möglich sind Knetübungen mit leicht angewärmtem Moor oder medizinische Bäder (z. B. Schwefel- oder Ölbäder). Vorteil dieser Anwendungen ist, daß sie auch zu Hause angewandt werden können. Infrarotstrahler können vor oder während der ML benützt werden, *aber nicht als hyperämisierende Maßnahme*, sondern um eine angenehme Raumtemperatur zu schaffen.

f) **Kälteanwendungen:**
Sklerodermiepatienten sind außerordentlich kälteempfindlich. Aus diesem Grunde ist Kryotherapie **kontraindiziert**.

g) **Hautpflege:**
Nach Verordnung des Arztes (z.B. Lasonil). Für die Hautreinigung möglichst «sauer gepufferte» Mittel verwenden, also keine «normale» Seife, um den Säureschutzmantel der Haut zu schonen.

## 20.3.15 Das traumatische Ödem – das Ödem der akuten Entzündung

> **Kontraindikationen:** Alle Entzündungen, die durch pathogene Keime verursacht sind bzw. an denen solche beteiligt sind (beachte auch weitere Hinweise bei den Indikationsbeispielen!).

Speziell in der Sportphysiotherapie hat die ML/KPE großen Anklang gefunden. Am Beispiel einer Bänderverletzung am Sprunggelenk wollen wir das therapeutische Vorgehen besprechen.

**Beispiel:** Nach einem «Umknicktrauma» am Sprunggelenk (meist ein Inversionstrauma) kommt es zur akuten Entzündung. Das Band (meist das Lig. talofibulare anterius) muß nicht einmal vollständig zerstört sein, es genügt bereits eine partielle Kontinuitätsunterbrechung, also eine sogenannte Bänderzerrung.

**Was können die Folgen einer akuten Entzündung sein?**

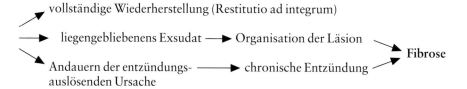

**Welche Bedeutung hat das Entstehen einer solchen Fibrose?**
Wenn der Gewebeschaden zu ausgedehnt war und/oder das ausgetretene Exsudat (plus Zelltrümmer etc.) zu umfangreich war (bzw. nicht vollständig abtransportiert wurde), kommt es zur Bildung eines *Granulationsgewebes* mit Einwachsen von Blutgefäßen, Vermehrung von Bindegewebszellen, Vermehrung der Bindegewebsfasern und schließlich zur Vernarbung – also zur Entstehung von *funktionell* minderwertigem Gewebe (Defektheilung). Dies bedeutet aber eine gewisse Instabilität und eine damit verbundene erhöhte Rezidivgefahr.

**Welche Bedeutung hat nun die Physikalische Therapie?**
Ziel ist eine (möglichst) völlige Wiederherstellung der normalen Verhältnisse. Begünstigt wird das Erreichen des Zieles durch:

- einen möglichst kleinen Gewebeschaden,
- Schaffung lokaler Bedingungen, die dem Körper «optimales Aufräumen» erlauben.

So rechtfertigt sich auch einleuchtend der scheinbar «übertriebene» Therapieeinsatz. Hinzu kommt, daß eine adäquate Therapie in der Frühphase die Rehabilitationsdauer meist deutlich verkürzt.

**Wie können wir das erreichen?**

Zunächst durch gezielte **Erste Hilfe!**

- *Langanhaltende Kühlung* (30 Minuten bis Stunden): wirkt schmerzlindernd, vasokonstriktorisch und «dämpft» den Entzündungsstoffwechsel;
- *Kompression:* stabilisiert, wirkt dem pathologisch gesteigerten Blutkapillardruck entgegen und vergrößert die Reabsorptionsfläche;
- *Ruhigstellung und Lagerung:* verhindert weitere Gewebeschäden und unterstützt den venösen und lymphatischen Rückstrom.

**Weiteres Vorgehen:**

Bleiben wir beim Beispiel des Sportlers mit dem Inversionstrauma. Schnellstmöglich sollte nun ein **Arzt** aufgesucht, eine **Diagnose** erstellt und dann beispielsweise folgende Maßnahmen **verordnet** werden:

- **Manuelle Lymphdrainage (Großbehandlung):** Es genügt (meist) die Vorbehandlung der regionären Lymphknoten, dann Oberschenkelinnenseite (ventro-mediales Bündel), Knieregion, Unterschenkel, und schließlich nähert man sich dem ödematösen Bereich. Unter Vermeidung von Schmerzen verteilt man vorsichtig das Ödem in Abflußrichtung, vergrößert also auch hiermit die Resorptionsfläche. Die ML ist vor allem während der ersten Tage sehr wichtig.
- **Kompressionsbandage:** In unserem Beispiel genügt eine Bandage bis zum Knie. Bei Verletzungen an proximalen Gelenken bezieht man meist das distale Gelenk mit ein.
- **Bewegungstherapie/Krankengymnastik:** Nach einigen Tagen sicherlich die wichtigste Maßnahme.
- **Elektrotherapie:** Hier gibt es verschiedene Ansätze; bewährt haben sich z. B. die diadynamischen Ströme («CP»).
- **Kryotherapie:** Im akuten Stadium mit der Zielsetzung, die unter «Erste Hilfe» beschrieben wurde; später auch als Kurzzeitkälte zur Stoffwechselsteigerung.

(Selbstverständlich können auch, je nach individuellem Wissensstand und ärztlicher Verordnung, sonstige entsprechende Maßnahmen durchgeführt werden.)

**Einige Beispiele für weitere Indikationen:**

- **Sportverletzungen:** Bänderzerrung oder -riß; sog. Muskelkater; Muskelverletzungen → **Vorsicht** bei Verdacht auf Kompartmentsyndrom (= Muskellogensyndrom) oder Frakturen etc.
- **Größere zahnärztliche Eingriffe:** hier genügen meist 2 Behandlungen (Hals und Gesicht) an den ersten beiden Tagen; zusätzliche Kryotherapie.
- **Hämatome** (→ nur nach spezieller ärztlicher Verordnung – Emboliegefahr!): meist genügt die Vorbehandlung der regionären Lymphknoten, anschließend nähert man sich vorsichtig dem Hämatom und versucht, randständig beginnend, dieses vorsichtig in Abflußrichtung wegzuarbeiten. Auch die Kombination mit Kryotherapie hat sich bewährt.
- **Postoperative Narbenbehandlung:** Vor dem Ziehen der Fäden arbeitet man lediglich proximal der Wunde («Sogwirkung») und vermeidet jeden mechanischen Zug auf das

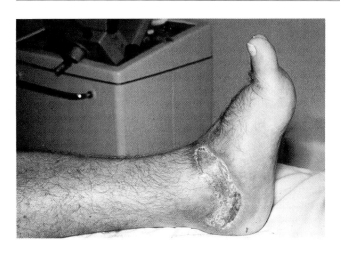

Abb. 20/37: Posttraumatisch sekundäres Lymphödem am Vorfuß.

heilende Gewebe. Nach der Entfernung der Fäden arbeitet man mit stehenden Kreisen im Narbengebiet (**Abb. 20/37**). Zusätzliche Kompressionstherapie bei spezieller ärztlicher Verordnung.
– «Akutes» Schleudertrauma: Die Erfolge sind um so besser, je früher begonnen wird – die Kombination mit Kryotherapie hat sich bewährt. Gründliche Hals- und Nackenbehandlung, speziell auch der Kollektoren, die von der Halswirbelsäule zu den Lnn. comitantes n. accessorii ziehen.

## 20.4 Strahlentherapie in der Tumorbehandlung und ihre möglichen Folgen für die Lymphödemtherapie

In der Strahlentherapie wird der Tumor in mehreren Fraktionen bestrahlt, da so die unerwünschte Mitschädigung des mitbestrahlten Normalgewebes relativ geringer bleibt, als die Schädigung des Tumorgewebes. Zwangsläufig werden aber immer auch gesunde Gewebe mitgeschädigt.

### 20.4.1 Akute Strahlenfolgen

Neben systemischen Nebenwirkungen, wie Übelkeit und Müdigkeit, kommt es vor allem zu lokalen Schädigungen.

Besonders empfindlich reagieren Zellen, die (wie auch die Krebszellen) sich häufig teilen. Also z. B. Zellen der Haarwurzeln (Haarausfall als Folge), der Haut (Strahlendermatitis) oder der Darmschleimhaut (Strahlencolitis, s. Bauchbehandlung).

Weiterhin kommt es auch zu einer hyperämischen Hautrötung aufgrund entzündlicher Vorgänge (akutes Strahlenerythem).

Diese frühen Veränderungen sind größtenteils reversibel, können durch äußere mechanische Reize jedoch verstärkt werden und zu irreversiblen (und sich meist progressiv verschlechternden) Schäden führen.

Aus diesen Gründen ist eine ML-Behandlung im bestrahlten Gebiet bis etwa 6 Wochen nach der letzten Bestrahlung kontraindiziert. Im Zweifelsfall immer Rücksprache mit dem Radiologen halten.

Die angrenzenden, nichtbestrahlten Gebiete können behandelt werden, wenn man unnötigen Zug auf das bestrahlte Gewebe vermeidet.

## 20.4.2 Chronische Folgen

Diese beruhen vor allem auf krankhaften Veränderungen des Bindegewebes und des Gefäßsystems und treten erst allmählich auf (u. U. erst nach etlichen Jahren).

So kann es z.B. zu einer zunehmenden Verhärtung (Sklerosierung) der Haut und der Unterhaut sowie sekundär zu atrophischen Veränderungen der Oberhaut (chronische «Strahlenhaut») kommen.

Symptome sind beispielsweise braune Hyper-, aber auch helle Depigmentierung, Teleangiektasien, ein Niedergang der Hautanhangsgebilde und im schlimmsten Fall Ulcerationen mit ausgeprägt schlechter Heilungstendenz.

Wegen des zunehmenden Elastizitätsverlustes der Haut spricht man auch von einer Strahlenfibrose oder -narbe, die auch zu erheblichen Bewegungseinschränkungen führen kann.

Auch Gefäße und Nerven verlieren an Elastizität, was bei einer unsachgemäß durchgeführten Bewegungstherapie zu starker Traumatisierung der Gewebe bis hin zur Extremitätenlähmung führen kann (s. Kap. 20.6.6.2).

Von klinischer Bedeutung ist auch die Schädigung des Plexus brachialis, die mit extrem starken Schmerzen und/oder einer Parese bis hin zur vollständigen Paralyse führen kann. Eine solche radiogene Plexopathie kann auch erst viele Jahre später auftreten – differentialdiagnostisch muß natürlich ein Rezidiv ausgeschlossen werden.

## 20.4.3 Radiogene Fibrose – ML-Behandlung

Bestrahlte Lymphknotengruppen können nicht mehr als Abflußweg genutzt werden. Weiterhin kann man nicht durch eine nach Bestrahlung fibrotisch veränderte Hautregion «hindurcharbeiten». Am Beispiel eines sekundären Armlymphödems nach Brustamputation und anschließender Strahlentherapie heißt das, daß zwar die sogenannte «zentrale Vorbehandlung» unverändert bleibt, der lymphödematöse Arm jedoch nur noch über Flanke und Rücken, nicht mehr aber über die vordere Brustkorbwand entleert werden kann.

Nach Behandlung der Bauch- und Beckenregion wird vorsichtshalber keine Bauchtiefbehandlung durchgeführt.

## 20.4.4 Therapie der radiogenen Fibrose

Der Verlauf dieser chronischen, progredient verlaufenden Veränderungen, kann durch spezielle Grifftechniken der ML manchmal günstig beeinflußt werden. Die Behandlung ist jedoch sehr langwierig und nicht immer befriedigend.

Besondere Vorsicht und Rücksprache mit dem Arzt ist angesagt:

- Bei Radiogenen Ulcerationen; die einzig wirksame Therapie ist die Abdeckung mit einem Transplantat. Außerdem muß ein bösartiger Prozeß ausgeschlossen werden. Keine ML im Ulcusbereich.
- Bei Radiogenen Fibrosen der Haut, die nicht mehr gegen die Unterlage verschieblich sind: hier muß zunächst abgeklärt werden, inwieweit die darunterliegenden Gewebe ebenfalls geschädigt sind, um nicht zusätzlich mit der ML zu traumatisieren (z.B. Strahlencystitis oder -colitis, Nervenschäden oder eine erhöhte Brüchigkeit der Rippen). Fibroselockerungsgriffe sind dann kontraindiziert;
- wenn während der Behandlung Parästhesien und/oder Schmerzen auftreten (s. vorhergehenden Punkt);
- beim Auftreten von Kollateralvenen in der Umgebung des bestrahlten Gebietes;
- bei sonstigen Veränderungen der Farbe, der Beschaffenheit oder der Größe des fibrotischen Gebietes.

### a) Hautpflege

Auf Grund des Niedergangs der Hautanhangsgebilde (Schweißdrüsen – fehlender Säureschutzmantel, Talgdrüsen – trockene und spröde Haut) ist eine gründliche Hautpflege sehr wichtig. Nicht selten ist das strahlengeschädigte Areal Ausgangspunkt einer Wundrose.

Die Wahl des entsprechenden Mittels überläßt man dem behandelnden Arzt.

### b) Manuelle «Lockerung»

Der Behandlung einer radiogenen Fibrose geht immer die «zentrale Vorbehandlung» voraus und sie kann dann in den weiteren Behandlungsablauf integriert werden.

Grundsätzlich wird sehr weich und vorsichtig gearbeitet. Die Behandlung beginnt randständig, also an den Übergängen vom bestrahlten zum nicht bestrahlten Gebiet. Nach und nach arbeitet man sich in das Zentrum der radiogenen Fibrose hinein, zwischendurch immer wieder nach- und wegarbeiten über die gesunden, angrenzenden Gebiete (**Abb. 20/38**).

Verursacht die radiogene Fibrose Bewegungseinschränkungen, wird bevorzugt im Bereich der sogenannten Bewegungsfalten gearbeitet. So führt z.B. eine Strahlentherapie im Bereich der vorderen Thoraxwand und Axilla u.U. zu einer eingeschränkten Abduktion (**Abb. 20/39**).

Es existieren zwei verschiedene Grifftechniken:

- Kleinflächige stehende Kreise mit den Fingerkuppen – Schubrichtung zu den gesunden vorbehandelten Gebieten;
- phasenversetzte stehende Kreise, bimanuell, mit einem «lösenden Charakter».

## 20.5 Kompressionstherapie

Die Kompressionstherapie ist sowohl in der ersten als auch in der zweiten Phase der KPE ein entscheidender Bestandteil der Therapie.

Sie wird in der Phase I mit Kompressionsbandagen, in der Phase II mit Kompressionsstrümpfen durchgeführt.

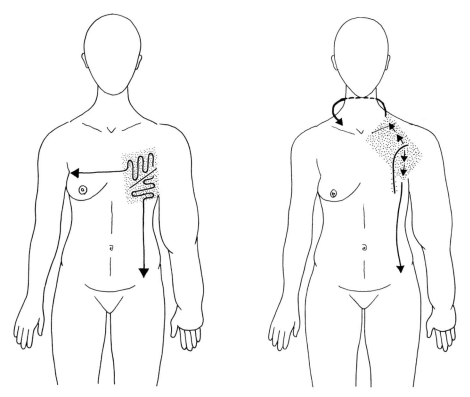

**Abb. 20/38:** Radiogene Fibrose: randständige Behandlung.

**Abb. 20/39:** Radiogene Fibrose: «Stegbehandlung».

## 20.5.1 Wirkungsweise der Kompressionstherapie

– Der Gewebedruck wird erhöht und dadurch der effektive ultrafiltierende Druck gesenkt.
– Durch den Druck von außen kommt es zu einem verbesserten venösen und lymphatischen Rückfluß (vor allem in Kombination mit Bewegung).
– Verteilung lokaler Ödeme (z. B. traumatisches Ödem, Hämatome), also Vergrößerung der Resorptionsfläche.
– Ein Reflux in die Extremität wird verhindert.
– Verengung des Venenlumens und dadurch Ausgleich einer vorhandenen Klappeninsuffizienz.
– Thromboseprophylaxe durch schnellere Strömungsgeschwindigkeit des Blutes in den Venen.
– Bei Kompressionsbandagen kann durch Einlegen von Schaumstoffpolstern eine Lockerung von lymphostatischen Fibrosen erfolgen.

## 20.5.2 Befunderhebung

Vor Beginn der Therapie muß mit Hilfe einer Anamnese, Inspektion und Palpation eine Befunderhebung stattfinden.

In Bezug auf die Kompressionstherapie sind dabei besonders die folgenden Aspekte zu beachten:

- Liegen Kontraindikationen vor?
- Muß bei dem Patienten eine Phase I oder eine Phase II durchgeführt werden?
  - Läßt sich durch Daumendruck eine Delle erzeugen, so ist dies ein Zeichen für eine vermehrte Flüssigkeitsansammlung im Gewebe und die erste Phase der Entstauung muß einsetzen. In diesem Fall ist die Kompressionsbandage erforderlich.
  - Ist keine Delle einzudrücken, weil der Patient zuvor schon die erste Phase der KPE erhalten hat, so soll der momentane Zustand konserviert und verbessert werden. Dazu sind maßgefertigte Kompressionsstrümpfe notwendig.
- Welche Körperbereiche sind mitbetroffen?
  Mit Hilfe des Hautfaltentests kann festgestellt werden, ob die Extremität nur distal ödematisiert ist oder ob zusätzlich auch proximale Bereiche oder sogar der Rumpfquadrant mitbetroffen ist. Das Ausmaß der Bandage wird davon abhängen.
- Stemmersches Zeichen.
  Ist das Stemmersche Zeichen positiv, muß auf jeden Fall eine Finger- bzw. Zehenbandage angelegt werden. Sind Finger/Zehen noch niemals ödematisiert gewesen, kann diese Region probeweise frei bleiben.

## 20.5.3 Kontrollmessungen

Zur ständigen Kontrolle des Behandlungsverlaufes sollte der Therapeut wöchentlich Messungen durchführen.

Da diese Messungen immer exakt an denselben Stellen stattfinden müssen, sollten möglichst leicht wiederzufindende Merkmale (z.B. Leberfleck, Patellaunterkante etc.) ausgesucht werden. Ergebnisse sollten schriftlich festgehalten werden, um Ab- bzw. Zunahmen kontrollieren zu können. Auch zur Patientenmotivation sind die Messungen geeignet.

## 20.5.4 Kompressionsbandage in der Phase I

Ziel der Phase I der KPE ist die Entstauung der Extremität und des betroffenen Rumpfquadranten. Diese Volumenreduktion dauert durchschnittlich 25 Tage. Um kontinuierlich eine Verbesserung zu bekommen, ist es notwendig, den Patienten täglich mit ML zu behandeln und auch täglich eine neue Kompressionsbandage anzulegen, die möglichst 24 Stunden, also auch nachts, getragen werden soll. Die Intensität der Bandage sowie das verwendete Polstermaterial richten sich nach dem Krankheitsbild. Generell kann man sagen, daß für «harte Ödeme» (z.B. mit ausgeprägten lymphostatischen Fibrosen) eher harte Polstermaterialien und stärkere Drücke, für «weichere Ödeme» (z.B. Lipödeme) eher weiche Polsterungen verwendet werden. Hautpflege und Entstauungsgymnastik komplettieren anschließend die Therapie.

In dieser ersten Phase sollten die Patienten auch die Selbstbandage erlernen (sehr sinnvoll für den Urlaub und am Wochenende, aber auch, um den Patienten eine gewisse Unabhängigkeit und Eigenverantwortlichkeit zu geben).

### 20.5.4.1 Das Material

1. **Baumwollschlauchverband:** Wirkt schweißaufsaugend, schützt die Haut vor den Polstermaterialien. In allen Größen (z. B. für die Finger, den Leib, die Arme, die Beine etc.) erhältlich. Wird von mehreren Firmen unter verschiedenen Bezeichnungen angeboten (z. B. *Tricofix; Stülpa*).

2. **Polstermaterialien:** Da der Druck über Prominenzen (z. B. Knochenvorsprünge, Sehnen) höher ist als in der Umgebung, müssen sie soweit abgepolstert werden, daß eine annähernd zylindrische Form der Extremität entsteht. Durch die gleichmäßige Druckverteilung werden Scheuerstellen in der Bandage vermieden (**Abb. 20/40**).
   - *Hochgebauschte Vliespolsterbinden:* Werden wie eine Binde zirkulär angelegt und helfen Einschnürungen und Falten in der Haut zu vermeiden.
   In mehreren Breiten erhältlich (z. B. 6, 10, 15, 20 cm) und wird unter verschiedenen Bezeichnungen (z. B. *Artiflex*) von mehreren Firmen angeboten. In Apotheken zu bekommen.
   - *Schaumstoff:* Eine Alternative zu den Vliespolsterbinden. Nach einem Schnittmuster zurechtgeschnitten, kann es zirkulär um die Extremität angelegt und mit Elastomull befestigt werden.

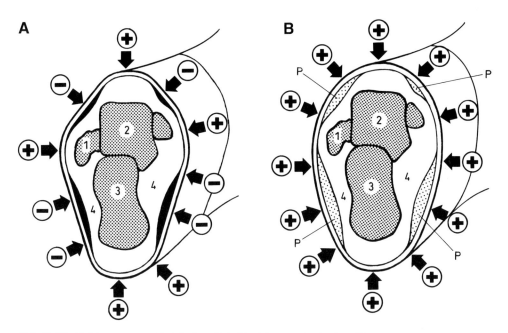

**Abb. 20/40:** Polsterung von Verbänden. Schnittzeichnung durch das Übergangsgebiet von oberem Sprunggelenk und Unterschenkel.
**1** Malleolus lateralis, **2** Tibia und Malleolus medialis, **3** Calcaneus, **4** Bisgaardsche Kulissen.
**A** Ungepolsteter Verband: Legt man in diesem Bereich einen Kompressionsverband an, so liegt der Druck (+) nur auf den Prominenzen, während die Vertiefungen, wie die Bisgaardschen Kulissen, druckfrei sind (−). Die Folge sind häufig sogenannte Kulissenödeme.
**B** Gepolsterter Verband: Ziel einer der Anatomie angepaßten Polsterung muß es sein, die Extremität soweit abzupolstern (Polsterung P), damit eine annähernd zylindrische Form entsteht und der Druck gleichmäßig verteilt wird. (Abb. der Beiersdorf AG, R. Darroll)

Empfehlenswert ist Schaumstoff in der Dicke bis etwa 1 cm und hoher Raumdichte. Schaumstoffe können in Heimwerker- oder Bastelläden besorgt werden. Er kann auch zur Druckentlastung verwendet werden, wenn er stückweise, z.B. für die Ellenbeuge oder Kniekehle, verwendet wird. Auch Schaumstoffwürfel können in Form sogenannter «Schneiderpacks» Anwendung finden.

- *Komprex:* Latexschaum von hoher Dichte wird verwendet zur lokalen Druckerhöhung (z.B. bei lymphostatischen Fibrosen) oder zum Ausgleichen von Körperunebenheiten (Malleolengruben, Handteller etc.).
  Ist erhältlich als Komprexplatte (50 × 100 cm) für individuelles Zuschneiden oder als vorgefertigte Teilchen (Komprexkompresse 0,00,1) in verschiedenen Größen. In Apotheken zu bekommen.
- *Artifoam:* In kleinen Platten erhältlich und wird wie Komprex verwendet, ist aber dünner. In Apotheken zu bekommen.

3. **Binden:**
   - *Elastomullbinden:* Werden zum Bandagieren der Finger (4 cm, 6 cm) und der Zehen (6 cm breit, auf 3 cm zusammengelegt), der Genitalien beim Mann (4 cm, 6 cm) oder zum Fixieren von Polstermaterialien (8 cm, 10 cm) verwendet.
   - *Kompressionsbinden:* Die unterschiedlichen Arten von elastischen Binden haben verschiedene Eigenschaften (**Tab. 20/2**). Für die Entstauung ist es wichtig, daß die Binden für Dauerkompression geeignet sind. Dazu muß der Arbeitsdruck der Bandage hoch, der Ruhedruck dagegen niedrig sein (**Abb. 20/41**). Ideal für die KPE sind demnach Kurz- oder Mittelzugbinden.
   - *Idealbinden:* Mit ihnen erreicht man keine so starke Kompression wie z.B. mit *Comprilan*-Binden. Aus diesem Grunde verwendet man sie gelegentlich bei Patienten mit gelähmten Gliedmaßen oder gestörter Sensibilität. In 4 cm Breite kann man sie auch, bei

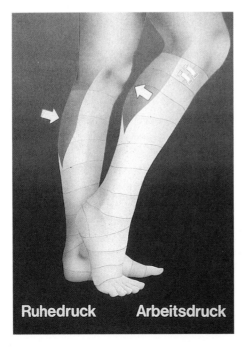

Abb. 20/41

**Tab. 20/2:** Eigenschaften und Aufbau von elastischen Binden.

| Bindentyp | Dehnbarkeit | elastisches Element | Ruhedruck* | Arbeitsdruck* |
|---|---|---|---|---|
| Starre Binden (Zink-Gel-Binden) | – | – | – | 4 |
| Klebebinden (Pflasterbinden) | 60% | Hochgedrehte Baumwollfäden | 1 | 4 |
| Kurzzugbinden | 30–90% | Hochgedrehte Baumwollfäden, oder/und texturiertes Polyamid | 1–2 | 4 |
| Mittelzugbinden | 90–130% | Polyurethan | 1–2 | 3–4 |
| Langzugbinden | >200% | Polyurethan oder Gummi | 2–4 | 3–4 |

* Die angegebenen Werte sind Richtwerte, bezogen auf eine neue Binde (1 = leicht, 2–3 = mittel, 4 = stark.) Arbeits- und Ruhedruck sind abhängig von der Lagenzahl, der Vordehnung beim Anlegen und vom Zustand der Binde.

sehr starker Ödematisierung, als Fingerbinden verwenden. Bei Beinlymphödemen werden sie in 20 oder 15 cm Breite für die Leibtouren oder zur Fixation von Oberschenkelbandagen verwendet.

Binden sind erhältlich in den Breiten 4, 6, 8, 10, 12 und 20 cm.

Für eine lange Lebensdauer der Binden ist es wichtig, die Wasch- und Pflegeanleitung zu beachten. Da die Binden etwa alle 4–6 Tage gewaschen werden müssen, ist ein doppelter Bindensatz notwendig.

4. **Fixationsmaterial:**
Verboten sind, wegen der Verletzungsgefahr, die mitgelieferten Haftklammern («Schwiegermütter»). Die beste Lösung sind *Pflasterstreifen* (z. B. *Leukoplast*).

5. **Hautpflege:**
Geeignete Hautpflegemittel werden vom Arzt verordnet. Bewährt haben sich pH-neutrale Mittel (z. B. *ph 5-Eucerin*). Für die Hautreinigung sollte man keine Seife, sondern sauer gepufferte Reinigungsmittel verwenden (*pH 5–6*).

Vor dem ersten Gebrauch eines Hautpflegemittels sollte immer ein Allergietest an der gesunden Extremität durchgeführt werden, um Unverträglichkeiten feststellen zu können.

6. **Medikamente:**
Bewährt hat sich die Salbe *Unguentum Lymphaticum* der Firma PGM.

7. **«Checkliste»:**
Für den überweisenden Arzt ist es manchmal schwer, die für eine erfolgreiche Kompressionstherapie notwendige Menge an Bandagematerialien abzuschätzen.

Aus diesem Grunde empfiehlt sich die Anschaffung eines Basissortiments. Damit kann eine lieferbedingte Verzögerung des Therapiebeginns vermieden werden.

Der Patient erhält dann die ausgefüllte «Checkliste», anhand derer das Rezept vom Arzt ausgestellt werden kann. (Vorherige Absprache empfiehlt sich.)

Im Schnitt benötigt man für die Bandage eines

**Armes:**
- 1 Klinikpackung Tricofix E 6
- 1 Komprexnierchen «0»
- 2 Artiflex in 10 cm Breite
- 1 Klinikpackung Elastomull (4 cm oder 6 cm)
- 1 Comprilanbinde 6 cm
- 1 Comprilanbinde 8 cm
- 2–3 Comprilanbinden 10 cm (die Binden jeweils doppelt)

**Beines:**
- 1 Klinikpackung Tricofix F 7
- 2 Komprexnierchen «0»
- Artiflex (2 × 10 cm und 2 × 15 cm)
- 1 Klinikpackung Elastomull (6 cm)
- 1 Comprilanbinde 6 cm
- 1 Comprilanbinde 8 cm
- 3 Comprilanbinden 10 cm
- 4 Comprilanbinden 12 cm
- 2 Idealbinden 20 cm (die Binden jeweils doppelt)

---

*Sehr geehrte/r Frau/Herr Dr. med. ............................................................,
vielen Dank für die Verordnung **Kompressionsbandage** bei Frau/Herrn ...........................................
vom ........................Wie vereinbart, übersende ich Ihnen diese «Checkliste» für das benötigte
Bandagematerial. Vielen Dank im voraus – mit freundlichen Grüßen ...........................................*

| | | | |
|---|---|---|---|
| **Tricofix Schlauchverband** : | Größe ............... | Stückzahl ............... | |
| **Artiflex-Polsterwatte** : | Größe ............... | Stückzahl ............... | |
| | Größe ............... | Stückzahl ............... | |
| **Elastomull-Binden** : | Größe ............... | Stückzahl ............... | |
| **Comprilan-Binden** : | Größe ............... | Stückzahl ............... | |
| | Größe ............... | Stückzahl ............... | |
| | Größe ............... | Stückzahl ............... | |
| | Größe ............... | Stückzahl ............... | |
| **Ideal-Binden** : | Größe ............... | Stückzahl ............... | (Stempel) |
| **Sonstiges** : | | | |

**Abb. 20/42:** Beispiel für eine «Checkliste».

### 20.5.4.2 Regeln für das Anlegen von Kompressionsbandagen

- Die Bandage muß mit ausreichendem Druck angelegt werden.
- Guten Druck erreicht man durch gleichmäßiges Vorspannen der Binde.
- Die Bandage darf nicht verrutschen, auch dann nicht, wenn der Patient sich viel bewegt (was letztendlich gewünscht wird).
- Die Bandage darf auch nicht zu fest sein, um starke Bewegungseinschränkungen zu vermeiden.
- Die Bandage darf nicht scheuern oder reiben und muß möglichst faltenfrei sein, damit dem Patienten keine Hautläsion zugefügt wird. Diese könnte Auslöser für ein Erysipel sein.
- Hinweis für eine zu fest geratene Bandage können z.B. blau verfärbte oder kalte Akren sein, als Zeichen einer venösen oder arteriellen Durchblutungsstörung.
- Die Bandage darf keine Schmerzen verursachen.
- Der Druckverlauf der Kompressionsbandage muß von distal nach proximal gleichmäßig abnehmen, um das Abfließen der Lymphe zu gewährleisten. Aus diesem Grund müssen z.B. Haltetouren möglichst ohne Druck angelegt werden.

- Um diesen Druckverlauf auch bei Muskelkontraktion zu sichern, sollte der Patient, z. B. während des Bandagierens des Unterarms, die Hand zur Faust ballen.
- Um einen falschen Druckverlauf rechtzeitig erkennen zu können, ist es ratsam, den Bandagedruck nach jeder angelegten Binde durchzutasten. Fehler können dann gleich mit der nächsten Binde korrigiert werden.
- Bewährt hat sich das Anlegen von «Stufenbandagen», d.h. die einzelnen Etagen werden separat abgeklebt (Knie, Leiste, Hüfte). So kann der Patient bei Beschwerden die Bandage etagenweise abnehmen und die Kompression bleibt dabei distal erhalten.

### 20.5.5 Kompressionsstrümpfe in der Phase II

In der zweiten Phase der KPE, bei der Erhaltung und Optimierung der Entstauung im Vordergrund stehen, werden in erster Linie Kompressionsstrümpfe eingesetzt. Sie sind relativ leicht vom Patienten selbst anzuwenden. Darüber hinaus sind sie kosmetisch ansprechender als Bindenverbände und sichern, wenn sie täglich getragen werden, den Therapieerfolg der Phase I.

Die Kompressionsstrümpfe werden nur am Tage getragen. Bei manchen Patienten ist es sinnvoll, für die Nacht eine Selbstbandage anzulegen.

Für die Therapie von Lymphödemen eignen sich aufgrund der erforderlichen hohen Drücke sowie der häufig extremen Ausdehnung und Form des Ödems nur nach Maß gefertigte Kompressionsstrümpfe. Die Qualität der Strümpfe ist für den Therapieerfolg von entscheidender Bedeutung. Auch für Kompressionsstrümpfe gilt der gleiche Grundsatz wie für Kompressionsbinden: Ideal ist ein niedriger Ruhedruck bei gleichzeitig hohem Arbeitsdruck. Um dieses Ziel zu erreichen, sollte ein Strumpf möglichst unelastisch sein. Um das Anziehen zu ermöglichen, muß der Strumpf jedoch eine gewisse Elastizität besitzen. Dem optimalen Verhältnis zwischen diesen beiden Forderungen kommt besonders bei der Therapie von Lymphödemen eine große Bedeutung zu; es wird nur von bestimmten Strümpfen mit Kurzzugcharakteristik erreicht.

#### 20.5.5.1 Beinstrümpfe

Bei Lymphödemen der unteren Extremität sind Strümpfe der Kompressionsklasse 3 und 4 geeignet. Welche Strumpfform (z. B. Strumpfhose, mit Hüftteil etc.) ausgewählt wird, hängt von der Indikation sowie den Wünschen der Patienten ab. Fast ausschließlich werden Kniestrümpfe bzw. Strumpfhosen verwendet. Kompressionsstrümpfe müssen paßgenau sitzen und dürfen nicht rutschen; deshalb kommt auch der Auswahl eines geeigneten Befestigungssystems eine große Bedeutung zu. Es darf nicht einschneiden und muß leicht zu handhaben sein. Am besten geeignet sind für die meisten Patienten integrierte Befestigungssysteme, die mit dem Strumpf fest verbunden sind. Die unterschiedlichen Möglichkeiten sind in **Abbildung 20/43** dargestellt.

#### 20.5.5.2 Armstrümpfe, Handschuhe

Für die Phase II der KPE des Armlymphödems eignen sich nach Maß gefertigte Kompressions-Armstrümpfe (**Abb. 20/44**). Für Armstrümpfe reichen die Kompressionsklassen 1 und 2 aus. Nur in Ausnahmefällen ist Klasse 3 erforderlich. Welche Ausführung und welches Befestigungssystem geeignet ist, hängt von den individuellen Gegebenheiten ab. Da es sich um Maßanfertigungen handelt, ist praktisch jede Ausführung herstellbar.

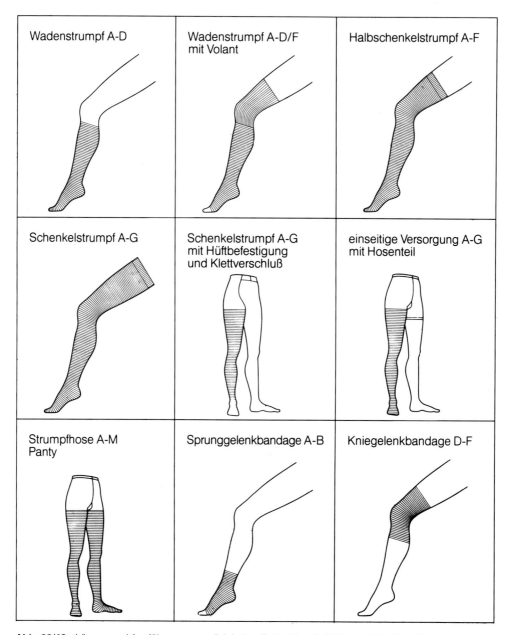

Abb. 20/43: Längen und Ausführungen medizinischer Beinstrümpfe (Abb. der Jobst GmbH).

Kompressionstherapie 517

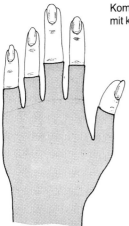
Kompressionshandschuh mit kurzen Fingern.

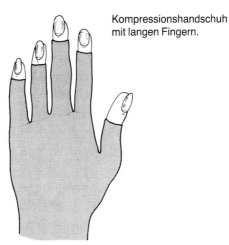
Kompressionshandschuh mit langen Fingern.

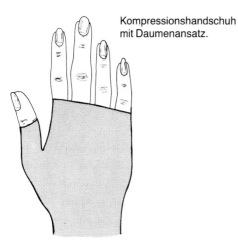
Kompressionshandschuh mit Daumenansatz.

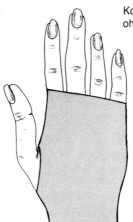
Kompressionshandschuh ohne Daumenansatz.

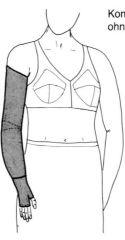
Kompressionsarmstrumpf ohne Kappe mit Handschuhteil.

**Abb. 20/44:** Kompressionshandschuhe und -armstrumpf.

### 20.5.5.3 Sonderausführungen

Speziell für schwache und immobile Patienten werden neuerdings von einem Hersteller (Jobst, Emmerich) Maßkompressionsstrümpfe (für Bein und Arm) mit Reißverschluß hergestellt. Sie ermöglichen auch dieser Patientengruppe das einfache An- und Ausziehen der Strümpfe.

Strümpfe mit eingearbeiteten Silikoneinlagen, z.B. als Kulissenpolster, sind ebenfalls als Sonderanfertigung von diesem Hersteller lieferbar.

### 20.5.5.4 Verordnung

Die Verordnung von Kompressionsstrümpfen muß folgende Angaben enthalten:

1. **Anzahl der Strümpfe:**
   Um die Kontinuität der Therapie zu gewährleisten, auch wenn der Strumpf gewaschen wird, sollten immer 2 Strümpfe verordnet werden.
2. **Kompressionsklassen.**
3. **Länge/Ausführung.**
4. **Angabe: Maßanfertigung:**
   Diese Angabe ist unbedingt erforderlich, damit der Strumpf entsprechend den individuellen, bei jeder Verordnung neu zu ermittelnden Patientenmaßen angefertigt wird.
5. **Halterung:**
   Die Ausführung der Halterung muß speziell angegeben werden, wenn sie nicht durch die Art der Strumpfausführung, z.B. Strumpfhose, gegeben ist.
6. **Qualität:**
   Nur durch die genaue Angabe des Herstellers und des Produktnamens ist sichergestellt, daß der geeignete Strumpf abgegeben wird.
7. **Krankheitsbezeichnung.**

Der Arzt sollte den Patienten darauf hinweisen, daß die Lebensdauer der Strümpfe weitgehend von der richtigen Pflege abhängt. Die Packungsbeilagen der Hersteller geben hierüber detaillierte Auskunft. Durch geübtes An- und Ausziehen lassen sich unnötige Kraftanstrengungen vermeiden und der Strumpf wird geschont. Die materialgerechte Pflege, insbesondere das schonende Waschen und Trocknen, erhält die Kompressionswirkung während der gesamten Lebensdauer des Strumpfes.

### 20.5.5.5 Kompressionsklassen

Eine Voraussetzung für den Erfolg der Kompressionstherapie ist die Auswahl des Strumpfes mit der für die Indikation geeigneten Kompressionsklasse. Die Kompressionsklasse gibt den Druck an, den der Strumpf auf die Oberfläche der Extremität ausübt.

Um jeder Ödemform gerecht zu werden, sind die Strumpfqualitäten in unterschiedlichen Kompressionsklassen erhältlich (**Tab. 20/3**).

Für einige Lymphödemformen kann es in bestimmten Stadien der Therapie erforderlich sein, einen höheren Druck auszuüben als Kompressionsklasse 4. In diesen Fällen läßt sich beispielsweise eine Strumpfhose der Klasse 4 mit einem Unterschenkelstrumpf der Klasse 3 oder mit einem Kompressionsverband aus Kurzzugbinden am Unterschenkel kombinieren. Ein Grund für die Kombination von zwei Strümpfen kann auch die Möglichkeit des leichteren Anziehens von Strümpfen mit niedrigerer Klasse sein.

**Tab. 20/3:** Einteilung von Strümpfen mit Kompressionswirkung.

| Kompressions-klasse | Kompressions-wirkung | Druck* | Indikation Bein | Indikation Arm |
|---|---|---|---|---|
| 1 | leicht | 18,4–21,2 mmHg (2,45–2,83 Kpa) | Schwache Varikosis ohne wesentliche Ödemneigung; beginnende Graviditätsvarikosis | Armlymphödem |
| 2 | mittel | 25,1–32,1 mmHg (3,35–4,29 Kpa) | Ausgeprägte Varikosis mit Ödemneigung; posttraumatische Schwellungszustände nach Thrombophlebitis, Verödung, Stripping; stärkere Graviditätsvarikosis | Armlymphödem |
| 3 | kräftig | 36,4–46,5 mmHg (4,85–6,21 Kpa) | chronische venöse Insuffizienz, Lymphödem | Armlymphödem |
| 4 | sehr kräftig | über 59 mmHg (über 7,85 Kpa) | Lymphödem | – |
| Kombinationen, z.B. Strumpfhose Kl. 4 + Unterschenkel Kl. 2 oder Kompressions-Binden | extrem kräftig | | Schweres Lymphödem | – |

* Druck am Fesselbereich

### 20.5.5.6 Strumpflängen und -ausführungen

Zur indikations- und anatomiegerechten Anpassung gehört auch die Auswahl der geeigneten Strumpflänge und -ausführung sowie die des dazu passenden Befestigungssystems. Die **Abbildungen 20/43 und 20/44** geben einen Überblick über die zur Verfügung stehenden Ausführungen. Die Länge der Strümpfe wird dabei mit dem Buchstaben des Anfangs- und Endmeßpunktes angegeben. Beispiel: Ein Schenkelstrumpf, der von den Zehengrundgelenken (Meßpunkt: A) bis zum Ende des Oberschenkels (Meßpunkt: G) reichen soll, wird als: «A–G» bezeichnet.

### 20.5.5.7 Anmessen von Kompressionsstrümpfen

Die wichtigste Voraussetzung für den Therapieerfolg ist die absolute Paßgenauigkeit der Kompressionsstrümpfe. Sie dürfen deshalb nur von entsprechend geschultem Fachpersonal angemessen werden, weil schon kleine Meßfehler den Therapieerfolg in Frage stellen oder sogar Schäden verursachen können. Grundsätzlich muß die Extremität vor dem Strumpfanmessen ödemfrei sein.

### 20.5.5.8 Haltbarkeit von Kompressionsstrümpfen

Kompressionsstrümpfe unterliegen, wie jedes andere Textil, der Alterung. Besonders die elastischen Fäden verlieren ihre Dehnbarkeit und damit ihre therapeutische Wirksamkeit durch die ständige Belastung beim Tragen sowie durch die Art und Häufigkeit der Waschvorgänge.

Im Regelfall sind bei guter Compliance die Kompressionsstrümpfe nach maximal 6 Monaten nicht mehr therapeutisch wirksam und müssen ausgetauscht werden.

### 20.5.5.9 Kontrolle von Kompressionsstrümpfen

Bei jeder Kontrolluntersuchung sollten die verordneten Kompressionsstrümpfe kontrolliert werden. Der Zustand der Strümpfe ist häufig auch ein Indiz für die aktive Mitarbeit des Patienten. Sehen die Strümpfe «wie neu» aus, kann man davon ausgehen, daß sie nicht anweisungsgemäß getragen wurden.

Ob die verordneten Strümpfe noch in Ordnung sind oder ausgetauscht werden müssen, kann meistens sowohl am Patienten als auch an den Strümpfen selbst festgestellt werden. Sind Anzeichen einer Reödematisierung festzustellen, so kann dies ein Zeichen dafür sein, daß die Strümpfe nicht richtig sitzen und ausgetauscht werden müssen oder der Patient die Strümpfe nicht ständig getragen hat. Besonders im Bereich der großen Gelenke (Knie, Sprunggelenk) und der Wade wird der Strumpf am stärksten belastet und ermüdet an diesen Stellen entsprechend zuerst.

Weist der Strumpf Laufmaschen oder Löcher auf, so ist er unbrauchbar, weil der elastische Faden zerstört und damit die Rückstellfähigkeit nicht mehr gewährleistet ist. Durch Dehnen des Strumpfes mit der Hand läßt sich die Dehnungsmöglichkeit und die Rückstellfähigkeit des Strumpfes überprüfen.

## 20.6 Entstauende Bewegungsübungen und Atemtherapie

### 20.6.1 Wirkung von Bewegung auf das Lymphzeitvolumen

Die Bedeutung der Bewegungstherapie zeigt ein sehr einfaches Experiment:
Kanüliert man bei einer Versuchsperson ein Lymphgefäß, z.B. am Unterschenkel, so wird man beim Ruhenden nur sehr wenig Lymphe sammeln können. Bewegt der Proband jedoch das Sprunggelenk, kommt es sofort zu einem deutlichen Anstieg des Lymphzeitvolumens. Bewegung bewirkt eine Steigerung der Lymphbildung und der Lymphangiomotorik.

Von großer Bedeutung ist hierbei die Bewegung der regionalen Skelettmuskulatur, da hierdurch ein entsprechender Druckanstieg bewirkt wird, der sich auf die Gefäßwand durch die bindegewebige Verankerung im Interstitium überträgt.

### 20.6.2 Muskel- und Gelenkpumpen

Im Zusammenhang mit den Wirkungen der Kompressionsbandage wurde bereits die sogenannte Muskelpumpe angesprochen. Durch die sich kontrahierende Skelettmuskulatur werden Venen und Lymphgefäße komprimiert, wobei der Fluß nach zentralwärts durch die Klappen garantiert wird.

Aber auch rein passive Bewegungen, z.B. bei gelähmten Patienten ausgeführt, unterstützen den venösen und lymphatischen Rücktransport. Führt man beispielsweise eine Plantarflexion im oberen Sprunggelenk durch, werden die Gefäße am Fußrücken nach zentral ausgepreßt.

Am wichtigsten sind diese rückflußfördernden Mechanismen selbstverständlich an der unteren Extremität.

Kurz vor dem Aufsetzen des Spielbeines sind die Zehen gestreckt, d.h. die über die Zehengrundgelenke hinwegziehenden Streckersehnen drücken die oberflächlichen Venen des Fußrückens aus und lüften die tieferliegenden. Beim Auftreten schließlich kommt es zur Entleerung der plantar gelegenen Gefäße zum Fußrücken hin – sog. Fußsohlenpumpe. (Bereits leichter Druck auf die Fußsohle beschleunigt die Strömungsgeschwindigkeit sogar in der Beckenvene).

Durch die folgende Plantarflexion im oberen Sprunggelenk werden die am Fußrücken liegenden Gefäße ausgedrückt. Die Gefäße der Knöchelregion werden gleichzeitig, aufgrund ihrer Verankerungen mit den dortigen Sehnen und Bändern, gelüftet und saugen so die Flüssigkeit weiter nach proximal.

Übergangslos, sozusagen in Reihe geschaltet, erfolgt der Weitertransport über die Wadenpumpe, die Kniekehlenpumpe und die Leistenpumpe.

Schwierigkeiten an den Füßen, egal ob wegen krankhafter Prozesse oder wegen falschen Schuhwerks, sind also nicht «nur» orthopädische Probleme, sondern müssen immer im Rahmen der KPE berücksichtigt und mitbehandelt werden.

## 20.6.3 Atemtherapie

Die Drainagewirkung der Atemtherapie beruht auf der Zwerchfellbewegung. Während der Einatmung kommt es zu einem Druckanstieg im Bauchraum bei gleichzeitigem Unterdruck im Brustraum. So kommt es zu einer Erweiterung der Venen im Thorax und damit zu einer Sogwirkung. Diese Druckveränderungen unterstützen selbstverständlich auch den lymphatischen Rücktransport.

Hinzu kommt auch ein sogenannter «Wasserstrahlpumpeneffekt»: Der verbesserte venöse Rücktransport während der Einatmung begünstigt das Einströmen der Lymphe in die beiden Venenwinkel über den Ductus thoracicus und den Ductus lymphaticus dexter.

Vor der Durchführung der Atemtherapie werden zunächst die Atembewegungen beobachtet.

Veränderte Thoraxbewegungen, wie sie z. B. bei Patientinnen nach Ablatio mammae durch hypertone Intercostalmuskulatur vorkommen, sind nicht selten zu beobachten. Beginnen sollte man mit Bewußtmachungsübungen der Atmung bzw. Atembewegung. Ein Zwerchfelltraining wird mit schnuppernder oder saugender Einatmung erreicht; die Ausatmung sollte mit Lippenbremse erfolgen. Maximale Inspiration und Expiration sollte vermieden werden. Packegriffe (nicht hyperämisierend) und Dehnlagen können nach der Wundheilung eingesetzt werden.

Nicht nur als Alternative zur Bauchbehandlung findet die Atemtherapie ihren Einsatz in der KPE.

## 20.6.4 Entstauende Bewegungsübungen

Entstauende Bewegungsübungen sind integrale Bestandteile beider Phasen der KPE. Neben der entstauenden Wirkung der Bewegungstherapie erreicht man auch einen verbesserten Abbau lymphostatischer Fibrosen durch Einlegen speziell gefertigter Schaumstoffteile in die Kompression (s. Kap. 20.5).

## 20.6.5 Allgemeine Grundsätze zur Entstauungsgymnastik

a) Durchführung der Bewegungstherapie immer in Kompression. Die Bandage ist so anzulegen, daß die Gelenkbewegung möglichst erhalten bleibt.
b) Symmetrisch arbeiten, d.h. betroffene und nicht betroffene Seite miteinander beüben.
c) Schwerpunkt auf aktive Übungen setzen, dabei schleudernde und nachfedernde Bewegungen vermeiden.
d) Die Bewegungen dürfen keine Schmerzen verursachen.
e) Auf einengende Kleidung und eine gute Ausgangsposition von Patient und Therapeut achten (u. U. auch Hochlagerung der gestauten Extremität).
f) In Muskelketten arbeiten, dabei bewegen ohne belasten!
g) Flexible Trainingsgeräte wählen, z. B. ein Handtuch statt eines Stabes.
h) Begleiterkrankungen wie Asthma, AVK, Gicht etc. berücksichtigen.
i) Bei der Durchführung der Bewegungstherapie im Wasser sollte die Wassertemperatur 28 °C nicht übersteigen.
j) Die Hausaufgaben sollten in die Aktivitäten des täglichen Lebens integriert werden.
k) Dosierung: «Lieber öfters und etwas weniger», z. B. 3mal tägl. 10–15 Minuten.
l) Keinen Muskelkater provozieren; Bandagedruck als Trainingsreiz beachten; für genügend Erholungspausen sorgen.
m) Alle Bewegungen bewußt und langsam ausführen.

## 20.6.6 Entstauungsübungen bei Patienten mit Armlymphödemen

Einleitend sollten Übungen zur Lockerung des Schultergürtels durchgeführt werden, z. B.

– langsames Schulterkreisen nur nach dorsal
– Schultern «breit» machen, das Hinterhaupt hierbei zur Decke strecken
– wechselweise eine Schulter heben und senken, dabei das Brustbein Richtung Decke strecken
– Hände ineinander falten und mit den gestreckten Armen einen Kreis beschreiben.

Danach folgt die «Hauptübung», eine Pumpübung, die wie folgt ausgeführt wird:
Faust machen, Handgelenk beugen, Ellenbogengelenke beugen und die Faust zur Schulter bringen; danach den Rückweg in umgekehrter Reihenfolge. Diese Übung wechselweise mit beiden Armen ausführen, dabei verschiedene Trainingsgeräte benutzen. Auch können Pro-/Supinationsbewegungen und Rotation miteinbezogen werden.

### 20.6.6.1 Modifikation für Patientinnen in der Frühphase nach Ablatio mammae

In der Frühphase, d.h. nach dem 7. Tag postop, sollten neben den reinen Pumpbewegungen Übungen zur Körperwahrnehmung durchgeführt werden, z. B. wie ist die Stellung des Schulterblattes, die Haltung des Kopfes, die Bewegung der BWS?
Bei den Ausführungen der Bewegungen ist darauf zu achten, daß frühzeitig weiterlaufende Bewegungen des Schulterblattes und der Wirbelsäule bei Aktionen des Armes vermieden werden. Eine gute Möglichkeit hier entgegenzuwirken, stellen die widerlagernden Bewegungen dar, z. B.

– Schultergelenk: Abduktion
– Skapula: unterer Schulterblattwinkel nach kaudal medial.

Nach der Übungsbehandlung sollte der Patient Empfehlungen zur Armhaltung und Lagerung bekommen. Günstig ist ein häufiger Positionswechsel des Armes. Eine der Möglichkeiten beim Gehen und Stehen wird durch Handkontakt am Beckenkamm prophylaktisch genutzt (eine Abduktion ohne Protraktion). Im Sitzen soll Unterarm oder Handkontakt vorhanden sein, z. B. Stuhllehne.

### 20.6.6.2 Modifikation für Patienten mit radiogenen Gewebeveränderungen

Radiogene Gewebeveränderungen erfordern in der Entstauungsgymnastik besondere Vorsicht, da es durch Dehnung zur Schädigung kommen kann. Eine erhöhte Fragilität besteht auch ohne sichtbare Hautveränderung. Bei beginnender Plexopathie können die Bewegungen auch geführt werden.

### 20.6.6.3 Modifikation bei Patienten mit rheumatoiden Veränderungen

Die «Hauptübung» ist mit dem Hinweis des kleinen Faustschlusses durchzuführen, d. h. Abwinkeln nur im Mittel- und Endgelenk der Finger, um einer übermäßigen Belastung der Lig. collaterale accessorium entgegenzuwirken und eine Subluxationsgefahr zu vermeiden.

## 20.6.7 Entstauungsübungen bei Patienten mit Beinlymphödemen oder phlebo-lymphostatischen Ödemen

Einleitend sollte hier mit Lockerungsübungen der Lenden-Becken-Hüftregion begonnen werden, z. B. im Liegen: Patient legt die Hände auf die Spina iliaca und führt eine Beckenkippung und Aufrichtung aus. Eine weitere Möglichkeit stellt die Beckenabduktion und -adduktion durch Herausschieben der Fersen dar.

Die Hauptübung für die Beine ist das sog. Radfahren im Liegen mit einem Bein, während das andere angestellt ist. Im Verlauf der Übung ist darauf zu achten, daß auch im Sprunggelenk bewegt wird. Wenn das Bein in Hüfte und Knie gebeugt wird, soll im Sprunggelenk eine Dorsalextension stattfinden, bei Streckung des Beines eine Plantarflexion. Neben dieser Hauptübung können weitere Bewegungen durchgeführt werden,

z. B. in *Rückenlage:*
– Zehen spreizen und heranführen.
– Füße kreisen lassen; mit den Füßen auswärts und einwärts Wischbewegungen durchführen lassen; Fußsohlen gegeneinander abrollen.
– Mit dem Fuß eine Acht beschreiben.
– Ferse über die Unterlage bis zur max. Kniebeuge ziehen und wieder strecken.
– Bein gebeugt hochheben, kreisen und wieder ablegen.
– Becken hochheben, wechselweise die gebeugten Beine strecken und wieder zurückführen.

z. B. in *Seitlage:*
– Das gebeugte Bein abduzieren und ablegen.

Alle Übungen aus verschiedenen Ausgangspositionen und mit Trainingsgerät variieren; bewährt haben sich Schaumstoffball, Pezziball und Tuch.

Eine besondere Bedeutung kommt hierbei der Gangschule zu; auf fließende Abrollbewegungen ist zu achten. Der Patient sollte auf flexible Schuhsohlen und gedämpftes Schuhmaterial aufmerksam gemacht werden.

# Anhang

M. Földi

## Verhaltenskodex des Physiotherapeuten bei der Durchführung der komplexen physikalischen Entstauungstherapie (KPE)

Sie haben die KPE in einem 180-Stunden-Lehrgang erlernt und haben vielleicht bereits mit Erfolg an Lymphödemen leidende Patienten behandelt. Oft ist Ihr theoretisches und praktisches Wissen in der Lymphologie größer als dasjenige des Arztes, der seinen Patienten zu Ihnen überwiesen hat. Dennoch hüten Sie sich davor, dies dem Patienten mit Worten oder gar durch Ihr Mienenspiel mitzuteilen. Ihr Beruf gehört zu den medizinischen Assistenzberufen, d. h. Sie sind Gehilfe des Arztes, eines Akademikers, dessen allgemein-medizinisches Wissen das Vielfache Ihres entsprechenden Wissens ausmacht.

Wenn Sie einer anderen Meinung sind als der Arzt, sprechen Sie mit ihm in einer angemessenen Form. Jedes andere Vorgehen ist unethisch und zerstört das Verhältnis zwischen Ihnen und dem Arzt sowie dasjenige zwischen dem Patienten und seinem Arzt[1].

Dies bedeutet nicht, daß Sie nach der Art irgendeines Automaten alles durchführen, was der einweisende Arzt verordnet. Wenn der Arzt z.B. einen an einem Lymphödem leidenden Patienten zu Ihnen schickt und nur manuelle Lymphdrainage rezeptiert, müssen Sie ihn anrufen und ihm in höflicher Form mitteilen, daß die Behandlung des Lymphödems mit isolierten manuellen Lymphdrainage-Behandlungen nicht möglich ist, d. h., daß er auch Bandagierungen und Bewegungstherapie verordnen muß. Sollte der Arzt hierzu nicht bereit sein, dann müssen Sie die Behandlung des Patienten verweigern.

Sollte ein Arzt mit dem Wunsch an Sie herantreten, daß Sie ein radiogenes Ulcus an der vorderen Brustkorbwand bei einem Patienten nach Brustkrebsbehandlung mit manueller Lymphdrainage behandeln, müssen Sie dies ebenfalls ablehnen.

Wenn Sie sehen, daß eine Frau nach einer Brustkrebsoperation eine schwere Prothese trägt, welche dazu führt, daß der Träger des Büstenhalters in die Gewebe einschneidet, müssen Sie mit dem Arzt und nicht mit dem Patienten sprechen, da möglicherweise der einweisende Arzt die schwere Prothese verordnet hat.

Es ist nicht Ihre Aufgabe, Patienten Diätvorschriften zu erteilen. Im Falle einer Übergewichtigkeit ist es freilich günstig, wenn Sie den Patienten motivieren, eine Abmagerungskur durchzuführen; fragen Sie den Arzt, ob er einverstanden ist, daß Sie in diesem Sinne mit dem Patienten reden.

Es ist nicht Aufgabe des Physiotherapeuten, dem Patienten die Verhaltensregeln mitzuteilen, an welche dieser sich halten muß, um einer Verschlechterung seines Lymphödems oder

---

[1] Ein abschreckendes Beispiel: Ein Masseur und medizinischer Bademeister sagte einem ihm anvertrauten, an einem malignen Lymphödem (s. Kap. 4) leidenden Patienten, er sei gegen die vom Arzt indizierte Bestrahlungstherapie!

Rückfällen vorzubeugen, wie sie im Büchlein Földi/Földi: Das Lymphödem, G. Fischer Verlag, aufgeführt sind. Beabsichtigen Sie dies zu tun, fragen Sie den Arzt, ob er hiermit einverstanden ist.

Wenn Sie in einer Klinik tätig sind, in welcher Krebsoperationen durchgeführt werden und der Chirurg (Gynäkologe) von Ihnen die frühzeitige Einleitung von das Schultergelenk zerrenden, krankengymnastischen Übungen verlangt, versuchen Sie mit diesem zu sprechen: Sie wissen, daß dieses Verfahren schädlich ist.

Empfehlen Sie Ärzten keine manuelle Lymphdrainage bei verschiedenen «Wunschtraum-Indikationen»[2]. Die von der Schulmedizin akzeptierten Indikationen der manuellen Lymphdrainage sind:

1. Lymphödem (nur als Teil der KPE)
2. Lipödem (nur als Teil der KPE)
3. Lipo-Lymphödem (nur als Teil der KPE)
4. Phlebo-lymphostatisches Ödem bei einer CVI (nur als Teil der KPE)
5. Phlebo-Lipo-Lymphödem (nur als Teil der KPE)
6. Zyklisch-idiopathische Ödemsyndrome (kombiniert mit Bandagierungen bzw. Kompressionstherapie und internistischer Therapie)
7. Erkrankungen des Bewegungsapparates im Rahmen des rheumatischen Formenkreises (als Ergänzung zu anderen Therapiemaßnahmen)
8. Sklerodermie (als Ergänzung zu anderen Therapiemaßnahmen)
9. Traumatisches Ödem nach Verletzung und nach Operation (als Ergänzung zu anderen Therapiemaßnahmen); Hämatome
10. Sudeck-Syndrom (mit anderen Maßnahmen kombiniert)
11. Lymphostatische Enzephalopathie (kombiniert mit Atemgymnastik und mit ärztlichen Therapiemaßnahmen)
12. Lymphostatische Enteropathie

Beachten Sie: Auch wenn Ihr Lymphödempatient kein malignes Lymphödem hat, sondern ein gutartiges Lymphödem nach Krebsbehandlung – das Damoklesschwert des Krebses schwebt über seinem Haupt. Er bedarf nicht nur einer körperlichen, sondern auch einer seelischen Betreuung. Aber selbst ein primäres Lymphödem oder ein schweres Lipödem als chronisches Leiden geht oft mit einer Depression einher. Überlegen Sie, worüber Sie mit dem Patienten während der Behandlung sprechen. Sie müssen nicht unbedingt reden, Sie können auch schweigen oder Sie können Musik anbieten; diese sollte jedoch dem Geschmack des Patienten entsprechen.

Mißbrauchen Sie die Situation des Körperkontaktes zum Patienten nicht, Ihre persönlichen Ansichten zu propagieren. Sie können Öko, grün und Atomkraftgegner sein, Sie können Vegetarier sein, Sie können eine «multikulturelle Gesellschaft» anstreben, oder im Gegenteil Anhänger eines Nationalstaates sein. Diese Dinge gehen den Ihnen anvertrauten Patienten nichts an. Sprechen Sie nicht über Ihre eigenen beruflichen Pläne. Vor allem dann nicht, wenn Sie Angestellter einer Klinik sind. Auch mit diesen Problemen hat Ihr Patient nichts zu tun.

---

[2] Der Geschäftsführer einer Ersatzkrankenkasse beschwerte sich, daß ein Masseur und medizinischer Bademeister einen niedergelassenen Arzt überredet hat, einen an einer chronischen *Sinusitis frontalis* leidenden Patienten zu einer Serie von 20 Lymphdrainagebehandlungen zu schicken. Diese Krankheit muß vom Hals-Nasen-Ohren-Arzt behandelt werden und bildet keine Indikation für die manuelle Lymphdrainage. Die Ersatzkasse hat berechtigterweise die Begleichung der Rechnung des Physiotherapeuten verweigert.

Im Behandlungsraum ist der Patient diejenige Person, auf die es ankommt und nicht Sie. Wenn Sie persönlich dem Mystizismus anhängen und z. B. an die Existenz von Erdstrahlen glauben, empfehlen Sie dem Patienten nicht, wie er in seiner Wohnung sein Bett aufstellen soll. Sollten Sie selbst an einem Krebs erkranken, ist es Ihr gutes Recht, die therapeutischen Methoden der Schulmedizin abzulehnen und sich «alternativ» zu behandeln. Aber hüten Sie sich davor, aus Ihrem Patienten einen Iscador-Anhänger machen zu wollen. Freilich ist das Umgekehrte auch nicht Ihre Sache. Der Weg, einen theosophisch orientierten Patienten der adäquaten onkologischen Behandlung zuzuführen, führt ausschließlich über den Arzt.

Für alle Mitglieder der Heilberufe – Ärzte, Krankenschwestern, Physiotherapeuten etc. – gilt der Grundsatz: Die absolute Nr. 1 ist der Patient und nicht die eigene Person und deren Bedeutung. Dies gilt auch dann, wenn Sie sich berufspolitisch betätigen. Als abschreckendes Beispiel: Am Vormittag eines Arbeitstages verweigerten einige Masseure unserer Klinik die Behandlung der ihnen anvertrauten, an schmerzhaften, bösartigen Lymphödemen leidenden Patienten, weil sie gerade dabei waren, einen Betriebsrat zu organisieren. Für diesen Zweck eigene Freizeit zu opfern, waren sie nicht bereit. Die überwiegende Mehrzahl der Therapeuten behandelte freilich die ihnen anvertrauten Kranken.

# Sachregister

Aberrante Inguinalknoten 101, 103
Abflußhindernis, venöses 238
Abführmittel 319
Ablatio mammae, Modifikation, Frühphase 522
Abt-Letter-Siwe-Syndrom 429
Abwehrmechanismus 403
Abwickeln 295
Adenosintriphosphorsäure 395
Adhäsionsmoleküle 413
Adipositas 273, 310, 312
– oedematosa 311
Adventitia 10, 79
Agenesie 269
AIDS 255
A. ischiadica 108
Akzessorische Abflußwege 90, 135
– Lymphwege 121
Akzessoriuskette 42, 43, 44
Aldosteron 259
Alveolarsepten 72
Amantadin 318
Amilorid 343
Aminosäuren 261
Amyloidose 433
Anamnese 455
Anastomose 31
– -äste 12
–, Lymphkollektoren 304
–, lympho-lymphatische 260, 262, 264, 303, 342
–, lymphonodovenöse 304
–, lymphovenöse 210, 211, 217, 260, 301, 303, 304, 342
–, Venen 304
Angina pectoris 292
Angiodysplasie 281
Angiomatose 432
Angiosarkom 251, 255, 264, 282, 286, 295, 309, 310
Ankerfasern 239, 246
Ankerfilamente 5, 207
Ankylose 262
Apathie 366

Aplasie 269, 342
Arbeitsunfall 267
Arcus lymphaticus palmaris profundus 95
– lymphaticus palmaris superficialis 95
Area avascularis 180
– jugulosubclavia 19
Armbehandlung 478
Arterielle Verschlußkrankheit 292, 330
Arterien 302
Arteriole, präkapilläre 227
Arteriosklerose 292
Arterio-venöser Druckgradient 322
Arthritis, rheumatoide 246, 337, 371, 374, 375, 425
Arthrogenes Stauungssyndrom 329, 330, 331
Arthropathia humeroscapularis 383
Arthropathie 273
Arthrose 273, 329, 331, 371
–, aktivierte 381
Arthrosis deformans 378
Ascites 343
–, Lebercirrhose-bedingte 343
– -punktion 340
Asthma 292
Atemgymnastik 335, 341, 343, 366, 369
Atemnot 314, 336, 342
Atemtherapie 520, 521
Atresie 269, 342
Atrioventrikularknoten 78
Atrophie, lipomatöse 433
Aufrechter Gang 217
–, Lymphödem 204
Äußere Rinde 28
Ausstreichmassage 286, 290, 293
Auswickeln 293
Autakoide 242
AVK 324
Axillärer Hauptweg 133
–, Wasserscheide 99

Axillarknoten 127
–, axiale Gruppe 82
–, oberflächliche 82
–, parietale Gruppe 82
–, tiefe 82
Axillo-axillär horizontaler Weg 124
Axillo-inguinal schräger Weg 124

Baker-Zyste 277
Bandage 324
Bandscheibenvorfall 382
Barrière-Funktion 33
Basalfilamente 5
Basalmembran 5
Basedowsche Krankheit 244, 292
Bauchbehandlung 480
Bauchregion 465
Bauchtiefdrainage 335, 341, 343, 480
BCG-Hytiozytose 421
B-CLL 439
Beckenvenenthrombose 292
Befunderhebung 455
Bein, Behandlung 482
Beingeschwür 327
Beinhochlagern 292
Beinlymphödem 343
Beinpumpe, venöse 277
– –, Hypofunktion 310
Beinschwellung 327
Beinvenendruck 336
Beinvenenthrombose 277
–, tiefe 323
Benzopyron 294, 331
Bewegungsapparat 461
–, Pathogenese der Störungen 398
Bewegungsstörungen der Arme 398
Bewegungstherapie 284, 292, 297, 298, 374
Bewegungsübungen 520
–, entstauende 521

Bindegewebe, epidurales 365
Bindegewebsproliferation 293, 329
Bindehaut 365
Blockierungseffekt, noziziptiver somatomotorischer 400
Blow out 327
Blutdruck 313
Blutgefäß-Hyperplasie 432
Blutgefäßwand 302
Blut-Hirn-Schranke 366
Blutkapillardruck 227, 238, 258, 310, 370
Blutkapillare 309, 322, 323, 327, 366, 370
Blutkapillarendothelzellen 327
Blutkapillarfragilität 314
Blutkapillarpermeabilität 314
Blutung 259
B-Lymphozyten 407
Brust, weibliche 465
Brustbehandlung 476
Brustdrüsenquadranten 136
Brustmilchgang 249, 269
–, Ligatur 342
Brustwirbelsäule 130
Bruttoultrafiltrat 232
Burkitt-Lymphom 445
Butemanid 343
Bypass 31, 157
B-Zell-Areal 26, 28
B-Zellen 26

Calcium-Antagonisten 318
Capillary leak syndrome 318, 319
Carbenoxalon 318
Carcinoma, lymphoepitheliales 434
CD-Nummer 415
Cellulitis 312
Ceres-Diät 341, 343
–, Margarine 335
–, Öl 335
Ceroid 429
Cervicalsyndrom 383
Cheilognathopalatoschisis 268
Cheiloschisis 268
Chlamydien 421
Cholesterin-Fettsäureester 236
Chondropathia patellae 380
Chylarthros 337, 340
Chylaskos 336
Chylom 193, 336
Chylomikron 185, 236, 335
Chylopericard 23, 78, 337, 339, 340, 343
Chyloperitoneum 193, 336, 342

Chylorrhagie 337, 343
Chylorrhö 176
Chylöser Aszites 336, 340
–, Flüssigkeitsansammlung 294
–, Pneumonie 339
–, Reflux 336
Chylothorax 23, 68, 73, 337, 339, 340, 342, 343
Chylurie 336, 340, 343
Chylus 185, 336, 337, 343
Chylusfistel 339
Chylusgefäß 185, 236
–, Zotten 185
Chylusreflux, Bauchhöhle 61, 68
–, Brusthöhle 60, 73, 78, 79
–, Leber 197
–, thorakaler 62
Chylusstatus 193
Chyluszysten 193, 336
–, mediastinale 339
Circulus lymphaticus pericervicalis 36
Cisterna chyli 16, 236, 334, 336, 337, 339, 343
–, Funktionsausfall 22, 69
Cloquetscher Knoten 106
Colitis ulcerosa 292, 333
Compliance 291
– des Bindegewebes 333
Computertomographie 203, 350
–, chronisch-venöse Insuffizienz 349, 350
–, Lipödem 349, 350
–, Lymphödem 349, 350
–, Volumenbestimmung 350
Condylomata acuminata 337
Confluens sinuum 29
Corona phlebectatica 281
Coronarsklerose 292
Coxarthrose 310, 329

Darmkrankheit, inflammatorische 292
Darmlymphödem 334
Darmverschluß 292
Dehydrationsreaktion 249, 257, 258, 316, 332
Deltoid system 91
Dendritische Retikulumzellen 417
Depression 314
Dermal backflow 22, 126
Desobliteration 267
Diagnostik
–, Funktionsdiagnostik 359
–, Isotopenlymphographie 359
–, nuklearmedizinische 357
–, Strahlendiagnostik 344

Dickdarmtumoren, Streuungsmuster 192
Dicke Beine 203
Diffusion 219
Digastric nodes 43
Digitalis 294
Dissesche Räume 195
Diuretikum 293, 294, 295, 314, 317, 318, 341, 342
Dolor 370
Dorsolaterales Bündel 115
Dorsolaterales Oberschenkelterritorium 114
Dorsomediale Kollektoren 95
Dorsomediales Oberschenkelterritorium 114
Drainage, prälymphatisch-lymphvaskuläre 366
Drainageterritorien des Magens 185
Drehgriff 472
Druckultrafiltration 225
Ductus hepaticus 337
– lymphaticus dexter 19
– thoracicus 15, 236, 241, 339, 342
– –, Endabschnitt 18
– –, Klappen 18
– – pars abdominalis 17
– –, Wurzeln 15
Durchfälle 334
Dysplasie 255, 341
–, hohe 277
Dyspnoe 314

Echinococcose 427
Effektiver resorbierender Druck 231, 293, 332
Effektiver ultrafiltrierender Druck 231, 319, 332, 370
Einwegklappen 7
Eismassage 396
Eisprung 313
Eiweißstau 329
Eiweißverlierende Enteropathie 332
Elastizität der Haut 309, 332
Elektroenzephalogramm 365
Elephantiasis 286, 295, 296
– alba 275
– fusca 275
–, lymphostatische 253, 254, 255, 283
– nigra 275
Endothelschaden 302
Enteromesenterische Brückenplastik 295, 303, 304
Enteropathie, exsudative 193, 333

Entstauungsgymnastik, allgemeine Grundsätze 522
Entwässerungstabletten 319, 326, 331, 333
Entzündung 250, 251, 253, 256, 264, 292, 302, 327, 329, 330, 331, 367, 370
–, akute 228, 232, 234, 236
–, neurogene 246, 277, 370, 374
Entzündungsmechanismus 376
Entzündungsmediatoren 370, 376, 392
Epifasciales System 3
Epigastrischer Weg 135
Epitheloidzellen 421
Epitheloidzellgranulom 421
–, Ursachen 422
Erysipel 281
Erysipelas bullosum 282
Erysipelschübe 255
Erythrozyten 208
Exsudation 392
Extrapulmonale Knoten 64
Extravaskuläre Zirkulation 233
Extremität, ödematisierte 465
– –, Rumpfgrenze 119
Exulceration 278

Farbstofftest 279, 295
Feinnadelpunktion 301
Fetalzeit 211
Fettbelastungsprobe 340
Fettgewebe 329
Fettleibigkeit 293
Fettsäuren, langkettige 207, 335, 341, 343
–, mittelkettige 341
Fettstühle 334
Fettverdauungsstörungen 340
Fibroblasten 250, 251
Fibrose 251, 317, 393
–, lymphatische Behandlung 484
–, ML-Behandlung 507
–, radiogene 262
–, Therapie 507
Fibrosklerose 327, 329
Filariasis 246, 265, 280, 291, 339
Flatterventile 239
Fluoreszenzmikrolymphographie 269
Flüssigkeitsretention 313
Folliculi lymphatici aggregati 184
– lymphatici solitarii 184
Folliculäre Phase 318
Foramen intervertebrale 382
– venae cavae 337

Fragilität 309
Frank-Starlingsches Herzgesetz 240
Frontales Territorium 44
Functio laesa 370
Funktionsdiagnostik 359
Funktionskrankheit 398
Fußrückenkollektoren 108

Gabelfigur 144
Gamma-Kamera 358, 359
Ganzkörperlymphdrainage 319
Gefäßnomenklatur 4
Gehirn 211, 364
Gelenkpumpen 241
Gemischter Typ 108
Genitallymphödem 270, 291
Genitalregion 125
Gerota-Knoten 183
Gesichtsbehandlung 474
Gewebedruck 319
Gewebekanal 211
Gewebsacidose 388, 393
Gewebscompliance 310, 318
Gewebsflüssigkeit 239
Gewebstod 327
Gewebsveränderungen, radiogene, Modifikation 523
Glattmuskuläre Media 216, 217
Gonarthrose 273, 310, 329, 331
Gordon-Test 335
Grand central station 43
Granulationsgewebe 262, 387
Granulom, eosinophiles 429

Haarzellenleukämie 440
Halsbehandlung 473
–, Kontraindikation 473
Halswirbelsäule 130
Hämangioendotheliom 255
Hämangiolymphangiom 268
Hämangiomatosis 432
Hämangiopathie, lymphostatische 260
Hämatom 372
Hämofuscin 327
Hämolymphknoten 33
Hämorrhoiden 203
Hämosiderin 327
Hans-Schüller-Christian-Erkrankung 429
Hauptkollektoren 115
–, kurze 12
Haut 212, 457
Hautareale 87
Hautblutungen 327
Hautfaltentest 485
Hautfaltenzeichen 296, 310, 329

Hautmuskelpumpe 310
Hautpflege 284, 297, 298
Hautzonen 89, 301
Herzrhythmusstörungen 292
Herzzeitvolumen 226, 240, 257, 259
Hilusknoten 64
Hinterhauptbehandlung 474
Hirnnerven 365
Hirnödem 365, 366
Hissches Bündel 78
Histozytose, mykobakterielle 421
Histozytosis X 429
Hochvolumeninsuffizienz 244
Hodgkin-Lymphom 447
Hodgkin-Sarkom 450
Hodgkin-Zellen 447
Hormonelle Last 215
Hounsfield-Einheiten 350
Hufeisenniere 161
Hüftgelenk 117
Hungerödem 332
Hydrarthros 337
Hydrostatischer Druck 322
Hydrozephalus 365
Hyperaldosteronismus, sekundärer 314, 316, 317, 319
Hyperämie, aktive 227, 237, 238, 253, 316, 370
–, passive 238, 249, 310, 322, 327
Hyperplasie 269, 271, 334
–, angiofolliculäre 427, 432
–, folliculäre lymphatische, Formen und Ursachen 423
–, T-Knötchen 427
Hypertension, ambulatorisch venöse 277, 287, 320, 324, 327, 331
–, physiologisch ambulatorische 323
Hyperthyreose 244, 292, 319
Hypervolämie 320
Hypocalciämie 334, 341, 342
Hypoonkie 238, 334
Hypoplasie 268, 270
Hypoproteinämie 238, 358, 293, 320, 342
Hypotonie 314
Hypovolämie 316
Hypovolämischer Schock 314

Ileitis regionalis 292
Iliac bypass 157
Iliosakrallinie 138
Immunantwort 255
Immunapparat 253

Immundefektsyndrom, erworbenes 425
Immunglobuline 375
Immunität 403
–, humorale 407, 408
–, zellvermittelte 406
Immunozytom 440
Immunschwäche 255
Immunsystem, humurales 403
–, zellgebundenes 403
Implantation, Fäden 304
–, Schläuche 304
Impulsraten 360
Induration 251
Inferolaterale Gruppe 103
Inferomediale Gruppe 103
Inflammatory bowel disease 333
Infrastruktur 401
Infraumbikale Körperterritorien 122
Inguinal bypass 157
Inguinallinie 138
Innere Rinde 28
Insertionstendopathie 380
Inspektion 457
Insuffizienz, cardiopulmonale 310
–, chronische 310, 320
–, chronisch-venöse 317
–, chronisch-venös-lymphatische, physikalische Therapie 493
–, dynamische 245, 329, 333, 370
–, elastische 291
–, hämodynamische 248, 334
–, mechanische 245, 249, 250, 254, 277, 278, 365, 367
–, murale 316, 360
–, phlebo-lympho-dynamische 326
–, phlebo-lymphostatische 329
Integrine 413
Interendotheliale Kanälchen 7
Interendotheliale Öffnungen 7
Interendothelialzelljunktion 227, 327
Interkalarknoten 13, 103, 134
Interkostaler Weg 136
Interleukin 250, 406
Intermediäre Kette 139
Intermediärsinus 29
Internodale Verbindung 27, 32, 150
Interpektoralknoten 136
Interstitieller Druck 332
Interstitium 302, 323
–, Compliance 237, 332
Interterritorialzonen 301

Intervallstadium 255, 257
Intestinelle Flüssigkeit 395
Intralymphvaskulärer Druck 317
Intrapulmonale Knoten 64
Irritabilität 314
Ischiasanastomose, Behandlung 484
Isotopenlymphographie 280, 296, 359

Jugularis-Interna-Kette 42, 43, 44

Kalor 370
Kälteschädigung 366
Kalzifikation 350
Kapillardiffusionskapazität 316
Kapillarfiltrationskoeffizient 314
Kapillarnetz 87
Kaposi-Sarkom 255, 283
Kapselfensterung 378
Katzenkratzkrankheit 421
Keimzentrum 26, 415, 423
Keimzentrumszellen 415
Keratinozyten 253
Kikuchi-Lymphadenitis 422
Killer-Zellen 408
Ki-1-Lymphom 446
Kinine 386
Klappen 212, 302
Klappeninsuffizienz 11, 21, 246, 256, 269, 271, 272, 336
Klappensegmente 10
Klimakterium 313
Klinostase 316
Klippel-Trenaunay-Weber-Syndrom 268, 273, 281
Knotenhilus 28
Kollagenvernetzung 387
Kollaps 323
Kollaterale 12, 31
–, neue 21
Kollateralwege 21
Kollektoren 4, 9, 302
–, epifasziale 209, 216
–, gestaute 126
–, Hypoplasie 217
–, oberflächliche 11
–, Palma manus 90
–, Säuger 216
–, subfasziale 216
–, vordere Brustwand 121
Kollektortyp 108
Kolloide 223
Kolloidosmose 222
Kolloidosmotischer Druck 332

Kolporrhagie 340
Kompartementsyndrom 389
Komplementsystem 403
Komplexe physikalische Entstauungstherapie (KPE) 251, 253, 256, 257, 261, 263, 284, 285, 286, 290, 292, 294, 295, 297, 303, 304, 312, 343
–, Phase I 468
Kompressionsbandage 297
–, Anlegen 514
–, Phase I 510
Kompressionklassen 518
Kompressionsstrümpfe 295, 320, 327, 329, 343
–, Anmessen 519
–, Halbarkeit 519
–, Kontrolle 520
–, medizinische 324
–, Phase II 515
Kompressionsstrumpfhose 319
Kompressionstherapie 249, 284, 288, 289, 290, 295, 298, 324, 325, 328, 329, 330, 508
–, Armstrümpfe 515
–, Befunderhebung 510
–, Beinstrümpfe 515
–, Handschuhe 515
–, Hautpflege 513
–, intermittierende 293, 295
–, Kontrollmessung 510
–, Material 511
–, Wirkungsweise 509
Kontraktionswellen 11
Kontralaterale Abflußwege 136
Kontrastmittel 351
–, ölige 351
–, wasserlösliche 351
Kopflymphödem, sekundäres, Behandlungsaufbau 497
Kopfschmerz 314
Koriumnetz 87
Körperquadranten 119
Körperregionen, Untersuchung 463
Krampfaderoperation 266
Krampfschwelle 365
Krankengymnastik 297, 298
Krebsbehandlung 251
Krebsmetastasen 251, 255
Krebszellen 236
Kreuzschmerzen 382
Kryotherapie 377
Kummerspeck 310
Kurzer Typ 91

Länge der Klappensegmente 11
Lange Hauptkollektoren 12

Langerhanszellen 235, 253, 411, 417
Langerhanszell-Histozytose 429
Langer Typ 91
Langzeitvolumen 238
Latenzstadium 257, 302
Laterale Kette 139
Laterale Knoten 43
Laterales Oberarmbündel 91
Laterales Oberarmterritorium 97, 98
Laterotracheale Kette, linke 65
–, rechte 64
Laxantien 314, 317
Lebercirrhose 238, 258
Leistenbruch 270
Leistenlymphknotenfibrose 269, 270
Leitgefäße 216
Leitungsgefäße 4
Lendenregion, Behandlung 482
Leptomeningeale Manschette 365
Lethargie 314
Leukämie, chronisch lymphatische vom B-Zelltyp 439
Leukotriene 242
Leukozytenemigration 413
LeVeen-Shunt 344
LgrX 444
Ligamentose 277, 281
Linksherzinsuffizienz 292
Lipektomie 265, 309
Lipide 343
Lipödem 265, 281, 308, 317, 318
–, Isotopenlymphographie 362
–, Strahlendiagnostik 344
–, Therapieaufbau 493
–, Xeroradiographie 344
Lipodermatosklerose 273, 278, 281, 329, 330
Lipo-Lymphödem 281, 310, 312, 317, 357
–, Therapieaufbau 493
Lipoprotein 236, 250
Liposuktion 304, 309, 312
Lippen-Kiefer-Gaumenspalte 268
Lippenspalte 268
Liquorraum 364, 365
Liquorresorptionswiderstand 365
Listeriose 421
Ln. (Lymphonodus)
– anuli brachiocephalici 63
– – inguinalis 122, 168
– arcus venae azygos 64

– axillaris superficialis 122
– Botalli 64
– canalis obturatorii 144
– cardiacus 63, 75
– centralis-presaphenus 101
– colli vesicae fellae 40
– cystus s. colli vesicae 40
– femoralis anterior 107
– fiburalis 115
– foraminis epiploici 179
– inguinalis inferomedialis 101
– intercostalis externus 130
– interiliacus 139
– – lateralis 139
– – medialis 139
– juguloomophyoidius 43, 44
– juxtaarticularis 107
– juxtacardiacus posterior 177
– juxtacevicalis 149
– lacunaris intermedius 139
– – medialis 140
– linae albae 122
– malaris 39
– mandibularis 39
– nasolabialis 39
– nervi obturatorii 142
– paramammaris 122
– pararectalis 149
– pectoralis inferior 122
– penis 103, 122
– premammaris 134
– principalis 144
– pubicus 122
– rectalis medius 149
– – principalis 183
– retropancreaticoduodenalis superior 179
– retroprostaticus 149
– subcutaneus clavicularis 122
– – dorsi inferior 122
– – dorsi superior 122
– suprapyloricus 176, 177
– tibialis posterior 115
– tibiofibularis 115
– tibiopopliteus 107
– tracheobronchialis superior sinister 64
– umbilicalis 131
– uterovaginalis 149
– vesicodiferentialis 149
– zygomaticus 39
Lnn. (Lymphonodi)
– abicales s. infraclaviculares 82
– aorticocavales 145
– appendiculares 181
– axillares 81, 82
– – centrales 84, 134, 136
– – laterales 82, 134

– – subscapulares 134
– bifurcationis 75
– brachiales 96, 98
– buccinatorii 39
– canalis obturatorii 141
– centrales 82
– cervicales laterales 42
– cervicali anteriores 40
– circumflexi ilium profundi 131
– coecales anteriores 180
– – posteriores 180
– coeliaci 179
– colici dextri 182
– – medii 182
– – sinistrii 182
– comitantes n. accessorii 42
– cricothyreoidei 41
– cubitales profundi distales 98
– – profundi proximales 98
– – superficiales 97
– curvaturae minoris 176
– deltoideopectorales 97
– diaphragmatici (phrenici) inferiores 66, 147
– epigastrici inferiores 131
– epiploici 181
– faciales 39
– femorales anteriores 117
– – posteriores 117
– fossae obturatoriae 144
– – supraspinatae 131
– gastrici 176
– – inferiores 177
– – inferiores dextri 177
– – inferiores sinistri 177
– – superiores 176
– gastrocoeliaci 176
– gastroepiploici 177
– glutaei inferiores 148
– – superiores 148
– hepatici 179
– hili pulmonis 64
– ilei 180
– ilcocolici 180
– iliaci 139
– – communes 139, 144
– – communes intermedii 144
– – communes laterales 144
– – mediales 144
– – externi 139
– – externi laterales 139
– – externi mediales 130
– – intermedii 139
– – interni 148
– infraauriculares 37, 42
– infraclaviculares (apicales) 85, 136

## Sachregister

- inguinales 101
- – inferolaterales 101
- – profundi 106, 115
- – superficiales 101, 117
- – superolaterales 101
- – superomediales 101
- interaortico-oesophagei 66
- intercondylares 106
- intercostales 60
- interiliaci 139
- interlobares 64
- interpectorales 85, 130, 136
- jugulares anteriores 40
- – externi 42
- – interni 43
- – interni anteriores 43, 44
- – interni laterales 43
- jugulodigastrici 44
- juxtaaortici 66
- juxtacardiaci 177
- – anteriores 177
- – sinistri 177
- juxtaintestinales 180
- juxtaoesophagei 66
- juxtavertebrales 66
- juxtaviscerales 40
- lacunares 141
- laterales 82
- lateroaortici 146
- laterocavales 146, 147
- lateropericardiaci 64
- laterotracheales 42
- – cervicales 42
- lineales 177
- ligamenti pulmonalis 66
- linguales laterales 40
- – mediani s. intralinguales 40
- – s. sublinguales 40
- lumbales 66, 145
- – dextri (cavales) 146
- – intermedii (intraaorticocavales) 146
- – sinistri (aortici) 146
- mammares superficales 122
- mastoidei 37
- mediastinales anteriores 62
- – anteriores dextri 62
- – anteriores intermedii 64
- – anteriori sinistri 64
- – posteriores 66
- mesenterici 179
- – centrales 180
- – inferiores 183
- – intermedii 180
- – superiores 183
- mesocolici 181
- – intermedii 181
- obturatorii 139, 142
- occipitales profundi 36
- – superficiales 36
- pancreatici inferiores 177
- – superiores 177
- pancreaticoduodenales 179
- – anteriores 179
- – posteriores 179
- pancreaticolineales 177
- paracolici 180, 181
- paramammares 134
- parasternales 61, 129, 130, 131, 137
- paratracheales (laterotracheales) 64, 70
- parauterini 149
- parotidei 37
- – inferiores 37
- – profundi 37, 39
- – superficiales 37
- pectorales 82, 84, 134, 136
- poplitei 106
- – profundi 106, 115
- – superficiales 106
- preaortici 146
- preauriculares 37
- precavales 146, 147
- preglandulares 41
- prelaryngei 40
- prepubici 103
- prethymici 79
- pretracheales 42, 65, 70, 75
- promontorii 144
- proprii ductus thoracici 18
- pylorici 176, 177
- radicis pulmonis 64
- rectales 183
- – medii 183
- – superiores 183
- retroaortici 146
- retroauriculares 37
- retrocavales 146, 147
- retrocoecales 181
- retropharyngei 40
- – laterales 40
- – mediales 40
- retropylorici 177
- retrothymici 79
- sacrales laterales 148
- – medii 131
- scapulares posteriores 131
- – posteriores profundi 131
- – posteriores superficiales 122
- sigmoidei 182
- spermatici interni 149
- subaortici 144
- subcutanei scapulares 122
- submandibuläres 39
- submentales 39
- subpectorales 84, 85
- subpylorici 177
- subscapulares 82, 83, 136
- substernocleidomastoidei 42
- subtrapezoidei cervicales 43, 131
- – dorsales 43, 131
- supraclaviculares 43, 129, 137
- supracondylares 106
- supraumbilicales 131
- tibiales anteriores 115
- tracheobronchiales dextri 75
- – inferiores (bifurcationes) 66
- – superiores 64
- vesicales (paravesicales) 149
- – anteriores 149
- – laterales 149
- – posteriores 149
- Lumbar bypass 157
- Lungenlymphgefäße 339
- Lungenödem 249, 292, 314, 317
- Lupus erythematodes 339
- Luteale Phase 313, 314, 318
- Lymphadenektomie 203
- Lymphadenitis 419
- –, abgelaufene 432
- –, dermatopathische 428
- –, eitrige 419
- –, epitheloidzellige, Ursachen 422
- –, granulomatöse 419
- – –, Ursachen 422
- –, Grundformen 419
- –, nektrotisierende 422
- –, Piringersche 422, 425, 429
- –, retikulär abszendierende 419
- Lymphadenographie 354
- Lymphadenopathie, AIDS 425, 432
- –, axilläre 301
- –, inguinale 301
- Lymphangiektasia mediastinalis 23
- Lymphangiektasie 269, 271, 339
- –, mediastinale 343
- Lymphangiektomia superficialis totalis 343
- Lymphangioleiomyomatose 339, 341
- Lymphangiom 268
- Lymphangiomotorik 239, 256, 258, 242, 273, 294
- Lymphangion 10, 240, 258, 271, 294, 341, 351
- –, Aktivität 11
- Lymphangioparalyse 246, 339
- Lymphangiopathie 320

–, suffizentes Lymphgefäßsystem 255, 257
Lymphangiosis carcinomatosa 263, 279, 281, 285, 339
Lymphangiosklerose 256, 272, 317
Lymphangiospasmus 246, 370
Lymphangitis 264, 265, 273, 281, 339, 366, 370
–, mesenterica 193
Lympharthros 340, 374
Lymphatische Abflußbahnen 396
Lymphatische Organe 1, 406
Lymphatisches Gewebe 25, 403
– – der Lunge 72
Lymphatisches Transportsystem 302
Lymphatische Transportkapazität 303
Lymphatische Wasserscheiden 89, 301
Lymphbahn, kollaterale 351
Lymphbildung 206, 207, 239, 309
Lymphblockade, cervikale 366
Lymphdrainage des Erregungsleitsystems 78
– des Rezibildungssysems 78
Lymphdynamik 216
Lymphe 239, 242, 337
Lymphfollikel 25, 415
Lymphgefäßanlagen 209
–, embryonale 211
Lymphgefäßdysplasie 317
Lymphgefäße 323, 401
–, Bauchmuskeln 130
–, Bildung 211
–, Brustmuskulatur 129
–, Fische 205
–, Gelenke 130
–, Handrücken 90
–, Haut 86
–, Hyperplasie 351
–, Hypoplasie 351
–, initiale 5, 203, 206, 210, 239, 260, 302, 355
– –, Blutgefäßwand 23
– –, Brustdrüse 131
– –, Muskeln 23
– –, Nerven 25
– –, Schleimhaut 25
– –, Sehnen 23
– –, Synovialhaut 23
–, Innervation 11
–, Insuffizienz 327
–, interkostale 339
–, Klappen 10

–, Kniegelenk 117
–, Knochen 130
–, Knochenhaut 117
–, Knochenmark 117
–, Knochensubstanz 117
–, Kopfhaut 44
–, mediastinale 339
–, mesenteriale 336
–, Nerven 117
–, Nervus ischiadicus, Behandlung 484
–, Neubildung 22
–, neue, Rekonstruktion 303
–, Oberarm 91
–, peribronchiale 339
–, Regio umbilicalis 130
–, Rückenmuskeln 130
–, Sicherheitsventilinsuffizienz 327
–, Sprunggelenk 117
–, tiefe 13
– –, Bauchwand 129
–, Transplantation, autologe 260
–, Transportkapazität 317, 325
–, tubuläre 214
–, Unterarm 91
Lymphgefäßsystem 2
–, Amphibien 206
–, Charakteristika 2
–, epifasziales 301
–, Gliederung 3
–, Insuffizienz 243
–, intrapulmonales 70
–, oberflächliches 3, 70
–, peribronchiales 70
–, subfasziales 301
–, subpleurales 70
–, tiefes 70
–, Vögel 213
Lymphherz 210, 211, 215
Lymphkapillare 4, 5, 239, 269, 309
Lymphknoten 25, 205, 207, 214, 217, 253, 302, 404, 432
–, Aufnahmekapazität 27
–, axilläre 127, 138, 300
–, Blutgefäße 412
–, Blutversorgung 29
–, Feinbau 28
– -fibrose 432
–, Form 26
–, Füllungsform 33
–, Füllungslücken 33
–, Funktionen 29
–, Gesamtzahl 27
–, Größe 26
–, Hilus 28

–, Innervation 29
– -kapsel 410
– -kollektoren, Innervation 13
–, Pseudohypertrophie 433
–, Pseudotumor 431
–, Regeneration 36
–, regionale 31
– -sektoren 31
–, Sinusreaktion 429
–, subepikardiale 78
–, Troisierscher 43
– -typen 32
– -vergrößerung 433
–, Volumen 27
–, Zahl 26
Lymphkollektoren 269, 301, 302, 309, 327, 356
Lymphobulbus 213
Lymphödem 202, 250, 255, 260, 261, 262, 270, 287, 309, 312, 324, 329, 343
–, adjuvante Chirurgie 304
–, Arm, beidseitiges sekundäres, Behandlung 487
– –, einseitiges sekundäres, Behandlung 485
– –, Entstauungsübungen 522
–, artifizielles 267
–, Bein, beidseitiges sekundäres, Behandlung 490
– –, einseitiges sekundäres, Behandlung 488
– -bereitschaft 211
–, bösartiges 291
–, chirurgische Behandlung 303
–, Extremitäten, primäres 485
– –, sekundäres 485
–, iatrogenes 265, 309
–, Indikation operative Therapie 300
– -klassifikation 264
–, latente Phase 303
–, Lymphknoten 433
–, malignes 265, 277, 294
–, operative Behandlung 300
–, postischämisches 266
–, postmastektomisches 278
–, posttraumatisches 270
–, primäres 202, 310, 320
– –, Hund 203
–, reversibles Stadium 251
–, sekundäres 202
–, Therapieaufbau 492
Lymphödematisierung 217
Lymphödembereitschaft, Menschwerdung 203
Lymphoedema congenitum 269
–, praecox 269, 283, 317

–, tardum 269
Lymphoepitel 404
Lymphogranuloma inguinale 421
Lymphographie 203, 267, 269, 279, 280, 285, 295, 296, 309, 310, 317, 341, 351
–, direkte 351
–, Indikationen 354
–, indirekte 354
– –, dermal backflow 355
– –, Injektionsdepot 355
– –, Xeroradiographie 355
Lymphohypertension 271, 327, 341
Lymphokutane Fistel 272
Lymphom 334, 339
–, extranodales 438
–, großzellig anaplastisches 446
–, immunoblastisches 446
–, Lennert- 443
–, lymphoblastisches vom B-Typ 445
– –, vom T-Typ 446
– –, malignes 445
–, lymphoepitheloides 443
–, lymphoplasmaozytisch/zytoides 440
–, malignes 435
– –, Gastrointestinaltrakt 439
– –, Staging 438
–, plasmozytisches 440
–, zentroblastisch malignes 445
–, zentroblastisch/zentrozytisch malignes 442
–, zentrozytisches 443
Lymphonodektomie 254, 256, 266, 302
Lymphonodi pararectales s. anorectales 183
Lymphonoditis 265, 273, 366
Lymphopenie 334, 341, 342
Lymphostase 250, 251, 258, 260, 264, 302, 334
Lymphostatische Enzephalopathie
– –, sekundäre, Kinder 498
Lymphostatische Ophthalmopathie 366
Lymphosuktion 295
Lympho-venöser Shunt 343
Lymphozyten 208, 341
– -rezirkulation 412
– -wall 26
Lymphpflichtige Last 232, 247, 248, 255, 258, 270, 301, 303, 327, 329
– Eiweißlast 233, 239, 245, 327, 366, 370

– Fettlast 236, 341
– Wasserlast 235, 249, 253, 273, 277, 310, 325, 370
– Zellast 235
Lymphpflichtiges Material 302
Lymphpumpe 240, 370
Lymphsäcke 209
Lymphsammelgefäße 240
Lymphsinus 28
Lymphstämme 4, 14, 240
–, große im Körperinnern, Behandlung 479
– –, Kontraindikation 479
–, lumbale 336
Lymphstau 250, 311
Lymphströmungsgeschwindigkeit 329
Lymphsystem, Bauelemente 1
–, oberflächliches 302
Lymphszintigraphie 280, 296, 327, 358
Lymphterritorien 301
Lymphthromben 302
Lymphtransport 3
–, Fördermechanismen 21
Lymphvaskuläre Evolution 202, 205, 216
– Last 207
– Transportkapazität 303
Lymphzeitvolumen 217, 218, 236, 237, 238, 249, 258, 329
Lymphzyste 272

Maculae lacteae 194
Magenkrebs 333
Makrophagen 208, 250, 251, 261, 294, 411
Makulazellen 194
Malabsorptionssyndrom 340
Maligner Prozeß, Hinweise 462
Malignes Melanom 251, 255
Malleolarer Flaschenhals 114
Mallscher Raum 195
MALT 439, 404
Manuelle Lymphdrainage (ML) 241, 248, 260, 261, 284, 285, 286, 288, 291, 292, 298, 312, 366, 369, 371, 372, 374, 469
–, Technik 469
–, Wirkung 469
Marasmus 332
Marginalsinus 29
Mark 28
– -pulpa 409
– -sinus 29
– -stränge 28
– -stränge 28
Massage 311

Mastodynie 314
Mastozytose 432
Matratzenphänomen 310, 311
Mediale Kette 139
Mediales Oberarmbündel 91
– Oberarmterritorium 98
– Vorderarmbündel 91
Mediastinopericarditis 334
Mehrwegsystem 209, 211, 213
Menarche 313, 317, 319
Meniscus-Operation 265
Menstruation 314
–, Zyklus 313, 316
Mesenchymale Reaktion 302
Mesenterium 342
Metastasen 285
–, retrograde 33
Metastasierung 203
Methyldopa 318
Migraine cervicale 383
Mikrognathie 268
Mikrolymphherzen 10
Mikropartikel 360
Milchbrustgang 285, 336
Milchflecken 194
Mittleres Oberarmterritorium 98
– Unterarmterritorium 98
Monozyten 261
Morbus Castleman 427, 432
– Crohn 333
– Gaucher 428
– Hodgkin, lymphozytenarmer Typ 450
– –, lymphozytenreicher Typ 448
– –, Mischtyp 450
– –, nodulär-sklerosierender Typ 450
– Sudeck 283
– Whipple 334
Mucosaassoziiertes lymphatisches Gewebe 404
Mundinnendrainage 475
Murale lymphoretikuläre Formation 207, 208
Muskel
– -atrophie 376
– -ermüdung 396
– -lähmung 330
– -logensyndrom 277
– -manschette 10
– -pflege 395
– -pumpen 241, 273, 396
Mycosis fungoides 443
Myogelosen 380
Myokardiale Kapazität 348
– Last 248

Nachlast 240, 249
Nackenbehandlung 473, 474
Nackenfalten 268
Nacken-Schulter-Arm-Syndrom 281
Nanokolloid 359
Narbenbildung 301
Nasenschleimhaut 365
Nebenkollektoren 115
Nephrose-Syndrom 332
Nervenwurzeln 365
–, spinale 364
Nervus opticus 365
Nettoultrafiltrat 232, 235, 237, 238, 253, 370
Nettoultrafiltration 257, 277, 288, 310, 320, 332
Netzhaut 364
Neuro-Endokrinium 313
Neurose 314
Niedrigvolumeninsuffizienz 244
Niemann-Picksche Erkrankung 428
Nierenlymphgefäße 336
Nierenmark 211
NK-Zellen 408
Nodi lymphatici deltoideopectorales 91
– – gastrici sinistri 176
Noduli lymphatici 25, 64
– – aggregati 25
– – solitarii 25
Non-Hodgkin-Lymphom 251, 255
–, hoch malignes 437, 445
–, Kiel-Klassifikation 435
–, Klassifikation 435
–, niedrig malignes 437
Noonan-Syndrom 268
Nozizeptoren 399
Nukleotidase 410

Obstipation 313, 314, 316
Obturatorlinie 138
Ödem 248, 249, 257, 258, 296, 313, 316, 326, 330, 374
–, akute Entzündung 504
–, Bein, Entstauungsübungen 523
– -bereitschaft 257, 316
–, eiweißarmes 333
–, eiweißreiches 249
–, extrazelluläres 302
– -griffe 484
–, hypoproteinämisches 223
–, intrafasziales 350
–, intrazelluläres 302
–, kardiales 249, 292, 310

–, lymphostatisches 250
– –, operative Behandlung 304
–, perilymphvaskuläres 317
–, phlebo-lymphodynamisches 493
–, phlebo-lymphostatisches 320, 494
– –, Behandlung 494
– –, Entstauungsübungen 523
– -punktion 294
– -therapie 332, 333
–, traumatisches 505
–, zyklisch-idiopathisches 269, 273, 281, 309, 310, 313
Ödemprotektiver Mechanismus 210, 310, 318, 323, 324, 332
Öffnungen, interendotheliale 207, 208
– –, Ausflußventile 212
Öffnungsapparat, initiale Lymphstrombahn 208
Okzipitales Territorium 44
Ölembolie 341
Oligurie 313, 314
Omentumtransfer 303
Onkotisch 224
Ontogenese 202, 211
Orangenhaut 310, 311
Organe, primär-lymphatische 26
Organlymphgefäße 3, 210
Ormondsche Krankheit 268
Orthostase 313, 316, 318
Osmose 221
Osmotischer Druck 222
Osteoarthritis 380
Osteosynthese 372
Östrogene 318
Ovarielle Dysfunktion 314
Ovulation 314

Pachydermie 253
Paget-von-Schroetter-Syndrom 278
Palpation 457
Panezzascher Plexus 168
Panniculitis 311
Panniculopathia oedematicosclerotica 310
Papille des Sehnerven 365, 366
Papillenödem 367
Paracortex 28
Paracorticale Pulpa 409
Paragranulom 448
Paraneoplastisches Syndrom 333
Parasiten 339
Parasternaler Weg 135
Parasternales Territorium 44

Pars abdominalis 17, 80
– cervicalis 18
– thoracalis 18
Patentblau-Farbstoff 351
Patent-Blau-Violett 342
Patientencompliance 312, 324
Pediculus inferior 190
– lateralis 190
– rectalis superior 190
Perforansgefäße 3
Periarthropathia humeroscapularis 391
Pericarditis constructiva 342
Pericardpunktion 340
Periostosen 277
Peripherer Widerstand 226, 257, 259
Periportale Felder 195
Perivaskuläres Geflecht 151
Permeabilität 309, 314, 316, 318, 327, 333, 364, 370
Peyersche Platten 25, 184
Pfortaderläppchen 195
Phagozytisches System 403
– –, monozytäres 360
Phagozytose 411
Phallus 213, 214, 215
Phase I 494
Phase II 496
Phenylbutazon 318
Phimose 270
Phlebographie 267, 277, 278, 280, 281, 295
Phlebopathie 323
Phylogenese 202
Physiologischer Flaschenhals 111
Pilzinfektion 253, 281, 291, 297, 310, 421
Pirogoffscher Knoten 106
Plasmaprotein 222, 366
– -bewältigung, extralymphvaskuläre zelluläre 294
– -konzentration 335
Plasma-Renin-Aktivität 318
Plasmazellhyperplasie 427
Plasmazytom 440
Platelet-derived-growth-factor 250
Pleura costalis 68
– diaphragmatica 69
– mediastinalis 68
Plexopathie 291
–, radiogene 277, 278
Plexus aorticocavalis 151
– areolaris 131
– axillaris 100
– circumareolaris 131, 132

## Sachregister

- cutaneus profundus 131
- - superficialis 131
- fascialis 132
- iliacus communis 151
- - externus 151
- - internus 151
- intermuscularis 183
- mucosus 79, 183
- muscularis 79
- myocardialis 73
- periprostaticus 166
- popliteus 107
- pubicus 174
- subareolaris 131, 132
- subendocardialis 73
- submucosus 183
- subpericardialis 74
- subperitonealis 69
- subserosus 183

Pneumomassage 293
Pneumothorax 340
Polydipsie 313
Polyurie 314
Postcricoid Area 80
Postsinusoidaler Block 238
Postthrombotisches Syndrom 274, 280, 281, 323, 327, 331, 348
Präkapilläre Sphinctären 377
Präkollektoren 4, 9, 87, 216, 302
Prälymphatische Kanäle 5, 260, 309, 374
–, Behandlung 484
Prämenstruelles Syndrom 313
Primärfollikel 25, 409, 412
Primärknoten 31
Primitive Klappen 6
Principal node 142
Prinzipalknoten 43, 84
Progesteronbindendes Globulin 314
Progesteron/Östradio-Quotient 314
Promontoriumknoten 148
Prophylaxe, chirurgische 300
Prostaglandine 386
Proteinurie 333
Pseudo-Bartter-Syndrom 309, 310
Pseudotuberkulose 421
Psychical edema 313
Pterygia colli 268
Pulpahyperplasie, bunte 428
Pumpgriff 471

Quadranten 260
Quellungsdruck 224

Radiales Bündel 91
Radiales Territorium 98
Randsinus 29
Reaktionszentrum 26
Reanastomisierung, lymphvaskuläre 215
Rechtsherzinsuffizienz 258, 292, 334
Redonsaugdrainage 385
Reflex
- -dystrophie 401
- –, Therapie 499
- -mechanismus 400
Reflux 11, 21, 269, 271
Regio olfactoria 54
- presaphena 101
- respiratoria 54
Rekurrenskette 42, 70
Renin 259
- -Angiotensin-Aldosteron-Achse 314
Rentenneurotiker 268
Resorptionsgefäße 4
Resorptionsschicht 87
Rete cutaneum profundum 87
Retikulumzellen 406, 417
–, dentritische 425, 442, 447
–, fibroblastische 26
–, interdigitierende 26, 417, 419, 441, 447
Retina 365, 366
Retrograder Fluß 11, 21
Retroperitonealfibrose 267, 268
Rezeptorsystem 399
Rheumafaktoren 375
Rheumatismus 375
Rheumatoide Veränderungen, Modifikation 523
Rheumatischer Formenkreis 317
Richter-Syndrom 440
Riechnervenfasern 365
Rinde 28
Rindenpulpa 409
Ringband, angeborenes 265
Röntgen
- -bestrahlung 262
- -diagnostik 351
- -kontrastmittel 355
- -Lymphographie 351, 354
Rosenkranzphänomen 327
Rosenmüllerscher Knoten 106, 140
Rotterscher Knoten 85, 130
Rouvièrsches Dreieck 42, 44
Rubor 370
Rückenbehandlung 477
Rückenmark 364
Rückläufige Verbindungen 32

Rumpfquadranten 127
Rumpfterritorien 126

Sammelgebiet 31
Sarcoid-like lesion 422
Schaltknoten 13
Schilddrüse 292
Schmincke-Tumor 434
Schock 317, 318, 319
Schöpfgriff 471
Schwangerschaftsödem 319
Schwellkörpermechanismus, vaskulärer 213
Schwellung, paraarticuläre 376
–, postoperative 388
Schweredruck 322
Schwingender Zipfel 6, 239
Segmentales Überspringen 32, 157
Segmentum retroaorticum 80
- supraaorticum 80
Sehnerv 364
Sekundäre Stationen 31
Sekundärfollikel 26, 409, 412
Sentinel lymph nodes 43
Serome 262
Serotonin 386
Sézary-Syndrom 441, 443
Sicherheitsventilfunktion 236, 237, 238, 242, 245, 248, 249, 253, 256, 257, 258, 271, 317, 320, 323, 325, 332, 333, 365, 370
–, systemeigene 208, 215
Sicherheitsventilinsuffizienz 247, 254, 277, 278, 310, 329, 366, 367, 370
Sinus 409, 411, 432
- caroticus 292
- -endothelien 409
- -histiozytose 429
- –, hämophagozytische 429
- –, unreife 429
- -katarrh 429
- lining cell 409
- -transformation, vaskuläre 431
Skalenusknoten 18, 43
Skeletale Orientierungslinien 138
Skip metastases 192
Sklerodermie 333
–, progressive systemische, physikalische Therapie 501
Sklerose 251, 293, 311
Solitärfollikel 25
Sorgius-Knoten 84, 134
Spannungsschmerz 276

Speicherdefekte, lymphonoduläre 354
Speichermakrophagen 428
Speicherrate, lymphonoduläre 360
Spina bifida 268
Spironolacton 343
Spitzfuß 329, 330, 331
Spondylarthritis ankylopoetica Bechterew 381
Sprue 333
Starlingsches Gleichgewicht 231, 237, 238, 242, 249, 257, 315, 372
Stehende Kreise 470
Stemmersches Hautfaltenzeichen 276, 281
Sternberg-Reed-Zellen 447
Sternhimmelmakrophagen 417
Stewart-Treves-Syndrom 251, 255, 282, 295, 432
Störfall 399
Strahlen
– -colitis 292
– -cystitis 292
– -folgen, akute 506
– –, chronische 507
– -therapie 261
– –, Tumorbehandlung 506
Streß 314
Stretched-pore-phenomenon 327
Stufendiagnostik 363
Subdigastrische Knoten 43
Subendotheliales Faserfilz 5
Subfasciales System 3
Subkutane Kollektoren 11
Subkutanes System 3
Subkutis 203, 204, 209, 217
Suchbewegung 8
Sudeck
– -dystrophie 401, 409
–, Syndrom 371
–, Therapie 499
Superolaterale Knotengruppe 103
Superomediale Gruppe 103
Supraklavikularkette 43, 44
Supraklavikularmetastasen 43
Supraklavikularwege 43
Suprapubischer Weg 124
Supraumbikale Körperquadranten 120
Sympathicomimetica 319
Syndaktilie 268
Syndrom der Gelben Fingernägel 268
Synovektomie 377

Synovialmembran 379
Synovialzellen 378
Synovitis, rezidivierende unspezifische 377

T-CLL 443
Tendinosen 277, 281
Tendomyose 401
Terminalsinus 29
Territorium 89, 301
– des dorsalen Bündels 114
– des ventromedialen Bündels 114
Tertiäre Stationen 31
Tertiärfollikel 412, 417
Thorakotomie 342
Thrombektomie 323
Thrombolyse 323
Thrombophlebitis 282
Tiefes System 3
T-Lymphom, angioimmunoblastisches 444
T-Lymphozyten 406
Tonsilla abdominalis 184
Tonsille 404, 429
Toxämie 319
Toxoplasmose 422, 425
Trabekel 28
Tractus brachialis 96
– horizontalis 102
– paratracheobronchalis 64
Tranquilizer 367
Transpektoraler Weg 135
Transplantation, Lymphkollektoren 304
–, Venen 304
Transportgefäße 216
Transportkapazität 217, 236, 257, 317, 320, 327
– des Lymphgefäßsystems 242, 249, 253, 255, 256, 317
Transsudat 333
Transsudation 392
Transversale Halskette 43
Tributäres Gebiet 31
Triglyceride 236
Trigonum femorale 101
– promontorii 145
Trimethadon 318
Truncus coronarius 168
– – dexter 76
– – sinister 75
– gastricus 179
– gastrointestinalis 16, 180, 336, 337
– hepaticus 179
– intercostalis 18, 60
– interventricularis anterior 74, 75

– – marginalis 74
– – posterior 74, 76
– intestinalis 183
– jugularis 18, 44, 365
– lumbalis dexter 16
– – sinister 16
– marginalis sinister 75
– mediastinalis anterior 18
– – anterior dexter 64
– – anterior sinister 64
– pancreaticolienalis 179
– parasternalis 18
– – dexter 62
– – sinister 63
– subclavius 18, 85
– supraclavicularis 18, 43
– tracheobronchialis 18
– – dexter 65
– – sinister 65
Tuberkulose 421
Tularämie 421
Tumor 370
– -metastasen 434, 450
– -zellen 208
Tunica externa 10
– intima 9
– media 9
T-Zellen 26
T-Zell-Lymphom, pleomorphes kleinzelliges 446
T-Zell-Region/Areal 26
T-Zonen-Lymphom 444

Überlauf-Niederdrucksystem, lymphvaskuläres 205
Ulcus cruris 273, 278, 281, 327, 329, 330, 331
– – venosum, Behandlung 495
Ullrich-Turner-Syndrom 268, 269, 270, 333
Ulnares Bündel 91
Ulnares Territorium 98
Ultrafiltration 224
Ultrafiltrierender Druck 322
Ultraschall-Doppler-Untersuchung 281
Umgehungskreislauf 258, 264
Umleitungswege 23
Unguentum lymphaticum 294
Unterschenkelgeschwüre 310
Ureterlymphknoten 139
Ureter-Uterina-Knoten 149

Vakuumultrafiltration 225
Varikosis 203, 312, 320
Varizen 281
Vasa afferentia 27
– efferentia 27

– lymphatica femoralia 115
– – poplitea 115
– – tibialia anteriora 115
– – tibialia posteriora et fibularia 115
Vaskulitis 311
Vasodilatation 316
Vasogenes Hirnödem 367
Vasomotion 227
Vas suprascapulare 97
Vegetative Dystonie 318, 319
Vehikelfunktion 230
Venae communicantes 324
– perforantes 289, 327
Venen 302
– -druck 302
– -insuffizienz, chronische 273, 287
– -klappen 323
– -mittel 324
–, subfasciale 327
Veno-arterieller Reflex 323
Venodiuretikum 327, 330
Venolen, epitheloide 412
Venolyse 280

Venöse Beinpumpe 309, 320, 323
Ventromediale Bündel 108, 265
Venulen, postkapilläre 227, 370
Vergleichende Lymphologie 202
Virchow-Lymphknoten 43
Viszerale Kollektoren 13
Vitamine 341
Volkmannsche ischämische Muskelkontraktur 389
Vorderer Jugularisweg 40
Vordere Wasserscheide 123
Vorlast 240, 249

Wadenmuskulatur 323, 324
Wandinsuffizienz 246
Wandödem 302
Wasserresorption, transkutane lymphvaskuläre 206
Wasserscheide 119, 127, 260
–, hintere 123
–, horizontale 123
Wasserscheidenphänomen 126
Weichteilrheumatismus 384
Wickeln 323

Wiederherstellung des Lymphabflusses 21
Wirbelsäulenspaltbildung 268
Wundheilung 250, 388
–, postoperative 385
Wundrose 277, 281, 291
Wundverschluß 300

Xeroradiographie 344
–, Bildinhalte 344
–, Lipödem 344
–, indirekte Lymphographie 355
–, Normbefunde 344
–, venöse Insuffizienz 344

Yersinia pseudotuberculosis 421

Zervikale Blockdissektion 367
Zona cutanea 190
Zonen 101
Zwerchfellhochstand 343
Zyanose 264, 281
Zyklische Mastodynie 318
Zytokine 250
Zytopempsis 8

# VIDEO & BÜCHER

## Leben mit dem Lymphödem
Ein Videoratgeber mit Begleitbroschüre für Patienten
Von Dr. E. Földi. Unter Mitarbeit von P. D. Asmussen

1993. Videokassette und Begleitbuch mit ca. 60 S. mit zahlr. Abb. in Kunststoffbox kplt. ca. DM 58,–

**Inhalt:**
**Der Kompressionsstrumpf - von jetzt an immer dabei** • Wozu brauchen Sie einen Kompressionsstrumpf? • Wie werden Kompressionsstrümpfe an- und ausgezogen? • Wann sollten Sie ihren Kompressionsstrumpf tragen? • Wichtige Gymnastik-Übungen • Wie pflegen Sie Ihren Kompressionsstrumpf? • Wann brauchen Sie einen neuen Kompressionsstrumpf? • **Kompressionsbinden für die Nacht** • Wie legen Sie Ihre Kompressionsbinden an? • Wie pflegen Sie Ihre Binden richtig? • Wann brauchen Sie neue Binden? • **Die richtige Haut- und Körperpflege** • **Manuelle Lymphdrainage - wichtige Tips** • **Was ist sonst noch wichtig?** • **Die Deutsche Lymph-Liga e. V.** • **Anhang: Bewährte Produkte:** Kompressionsstrümpfe, -bandagen • Hautpflegepräparate • **Erforderliches Material pro Bandage:** Armbandage • Beinbandage • **Kompressionsstrümpfe:** Übersicht, Formen, Längen • **Weiterführende Informationen:** Videoratgeber, Bücher

Der Film 'Leben mit dem Lymphödem' zeigt Patienten und deren Familien, wie sie schon mit relativ einfachen Mitteln vieles tun können, um den in der ersten Entstauungsphase erreichten Erfolg zu halten.
Die wichtigsten Informationen sind in dem Begleitbuch zum Film noch einmal zusammengefaßt.

## Das Lymphödem
Vorbeugende Maßnahmen und Behandlung. Ein Leitfaden für Patienten. Mit einem Anhang über Entstauungsgymnastik sowie einem ausführlichen Therapeuten-Verzeichnis. Von Prof. Dr. M. Földi und Dr. E. Földi

6. Aufl. 1993. Etwa 260 S., 16 Abb., 8 Tab., kt. etwa DM 19,80 (Mengenpreise für Endbezieher ab 20 Expl. je etwa DM 16,80, ab 50 Expl. je etwa DM 14,50)

Mit diesem erfolgreichen Ratgeber vermitteln die Autoren Fachwissen über Entstehung und Verhütung von Lymphödemen, die meist nach einer operativen bzw. strahlentherapeutischen Krebsbehandlung auftreten und helfen so den Patienten bei der Bewältigung ihrer Krankheit.

**Die Fachpresse urteilt:**
"Der Patient lernt Selbstbehandlungsmöglichkeiten kennen und erfährt, was die Manuelle Lymphdrainage bzw. die komplexe physikalische Entstauungstherapie vermögen. Therapeuten und Ärzte sollten das Buch lesen, auf jeden Fall aber ihrem lymphödemgeplagten Patienten empfehlen."
**Physikalische Therapie**

Weitere Informationen zu Video und Büchern erhalten Sie direkt vom Gustav Fischer Verlag, Postfach 72 01 43, D-70577 Stuttgart.

Preisänderungen vorbehalten.

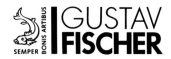

# BUCHTIPS

Muschinsky
**Massagelehre in Theorie und Praxis**
Klassische Massage – Bindegewebsmassage – Unterwasserdruckstrahlmassage
3. Aufl. 1992. X, 301 S., 274 Abb., geb. DM 62,–

Schuh
**Bindegewebsmassage**
Reflexzonenmassage zur Diagnostik und Behandlung funktionell gestörter Organsysteme
2. Aufl. 1992. X, 275 S., 157 Abb., kt. DM 58,–/Mengenpreis für Endbezieher ab 20 Expl. je Expl. DM 52,–

Brügger
**Die Erkrankungen des Bewegungsapparates und seines Nervensystems**
Grundlagen und Differentialdiagnose. Ein interdisziplinäres Handbuch für die Praxis
2. Aufl. 1980. XLI, 1178 S., 728 Abb., davon 178 mehrfarb., 199 Tab., Ln. DM 520,–

Kuprian
**Sport-Physiotherapie**
2. Aufl. 1990. XX, 532 S., 545 Abb., geb. DM 98,–

Feuerstake/Zell
**Sportverletzungen**
Theorie und Praxis
1990. XII, 419 S., 300 Abb., kt. DM 58,–

Preisänderungen vorbehalten

Krahmann
**Bewegungstherapie im Sitzen**
In Fortführung der Hockergymnastik nach W. Kohlrausch und H. Teirich-Leube
1991. VIII, 90 S., 69 Abb., Ringh. DM 32,–

Krauß
**Hydrotherapie**
5. Aufl. 1990. 210 S., 133 Abb., geb. DM 44,–

Wiedemann
**Taschenbuch physikalisch-therapeutischer Verordnungen**
1991. XII, 387 S., geb. DM 52,–

Dittel
**Schmerzphysiotherapie**
Lehr- und Handbuch des Neuromedizin-Konzepts
1992. XII, 401 S., 551 Abb., 11 Tab., geb. DM 98,– (unverbindliche Preisempfehlung)

Brenner
**Praktische Rechtskunde für Krankengymnasten, Masseure und med. Bademeister**
1987. XVI, 343 S., kt. DM 32,80

v. Brandis/Schönberger
**Anatomie und Physiologie**
für Krankenschwestern und andere Medizinalfachberufe
8. Aufl. 1991. XX, 501 S., 295 z. T. farb. Abb., 39 Tab., geb. DM 58,–/Mengenpreis für Endbezieher ab 20 Expl. je Expl. DM 52,–

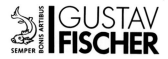